HANDBUCH DER ALLGEMEINEN PATHOLOGIE

HERAUSGEGEBEN VON

H.-W. ALTMANN · F. BÜCHNER · H. COTTIER · E. GRUNDMANN
G. HOLLE · E. LETTERER · W. MASSHOFF · H. MEESSEN
F. ROULET · G. SEIFERT · G. SIEBERT

SECHSTER BAND

ENTWICKLUNG · WACHSTUM GESCHWÜLSTE

VIERTER TEIL

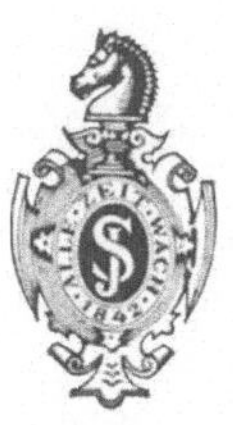

SPRINGER-VERLAG
BERLIN · HEIDELBERG · NEW YORK
1972

ALTERN

BEARBEITET VON

A. ARENDT · R. BERTOLINI · H. BREDT · G. HOLLE · Z. HRUZA
H. KRUG · J. LINDNER · A. J. LINZBACH · W. RIES
G. RUHENSTROTH-BAUER · D. SCHLETTWEIN-GSELL
R. SCHMIDT

REDIGIERT VON

GOTTFRIED HOLLE

MIT 183 ABBILDUNGEN

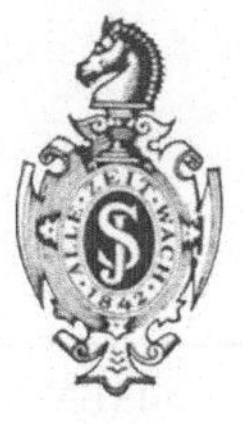

SPRINGER-VERLAG
BERLIN · HEIDELBERG · NEW YORK
1972

ISBN-13: 978-3-642-80638-4   e-ISBN-13: 978-3-642-80637-7
DOI: 10.1007/ 978-3-642-80637-7

Vorwort

Die Alternsforschung ist ein junges und unabgeschlossenes Wissensgebiet, dessen Umrisse gerade sichtbar werden. Es gibt deshalb mehr Probleme und Hypothesen als gesicherte Tatbestände. Auch tritt die Bedeutung des Alterns als krankheitsgestaltender Faktor erst ganz allmählich in das ärztliche Bewußtsein und hat sich noch kaum in Maßnahmen umgesetzt, die der immer breiter werdenden Schicht alter Menschen zugute kommen. Der hier vorgelegte Handbuchband, in dem Ergebnisse der theoretischen Gerontologie unter dem Blickwinkel der Allgemeinen Krankheitslehre zusammengetragen wurden, muß dieser Phase der Entwicklung Rechnung tragen. Er strebt deshalb neben einer Bestandsaufnahme bisher bekannter Fakten einen Überblick über noch ungelöste Fragen an, die sich auf allen Gebieten und Ebenen stellen.

Ein erstes Kapitel über die „Probleme der gegenwärtigen Alternsforschung" (G. HOLLE, Leipzig) gibt eine problemkritische Einführung in die Definitionsschwierigkeiten und Methoden der Alternsforschung und geht nach einer Einschätzung des Wertes von „Alterstheorien" besonders auf die Beziehungen zwischen Altern und Krankheit ein. Ein besonders ausführlicher Abschnitt ist ferner dem Altern auf verschiedenen Organisationsstufen des Lebens gewidmet, da sich immer mehr zeigt, daß einfache celluläre Modelle den Verhältnissen im komplexen Säugetierorganismus nicht voll gerecht werden.

Da die große Zahl von „Alterstheorien" bzw. -hypothesen die gegenwärtige Unabgeschlossenheit der Forschung und die Denkrichtungen verschiedener Schulen besonders verdeutlicht, werden im zweiten Kapitel (D. SCHLETTWEIN-GSELL, Basel) die noch bedeutsamen Theorien im Zusammenhang und unter Herausarbeitung ihrer charakteristischen Merkmale dargestellt. Gleichzeitig wird, der Arbeitsrichtung der Verfasserin entsprechend, die Vernetzungstheorie besonders in den Vordergrund gerückt.

Altern als inhärente Eigenschaft des Lebens und allgemeine morphologische Merkmale des Alterns bei Pflanze, Tier und Mensch stehen im dritten Kapitel „Allgemeine und vergleichende Morphologie des Alterns" (H. BREDT, Mainz) zur Diskussion und werden mit den Alterungsprozessen in der anorganischen Welt verglichen. Auch das Altern bei niederen und höheren Tierarten und die besonderen Verhältnisse im menschlichen Organismus werden einer Untersuchung unterzogen. Ein Abschnitt über den Alterswandel der menschlichen Hand, des menschlichen Gesichtes und des gesamten Körperbaues leiten zu einer allgemeinen Morphologie des Greisenalters über, und mündet in die Frage ein, welche Beziehungen zwischen reinen Alternsveränderungen und echten pathologischen Prozessen bestehen.

„Altern auf cellulärer und molekularer Ebene" ist das Thema des vierten, von H. HRUZA, New York, verfaßten Kapitels. Es stellt das Bindeglied zwischen einer morphologisch-experimentell orientierten Alternsforschung und der biochemischen bzw. genetischen Betrachtung des Problems dar. Besprochen werden hier das Altern von Einzellern, der Wandel in der Zusammensetzung des Körpers und seiner Zellen einschließlich der Ergebnisse der Gewebekultur. Umfangreiche Abschnitte sind ferner dem Altern des extracellulären Materials sowie den Veränderungen des Wasser- und Mineralgehaltes und der Ablagerung von Lipiden gewidmet. Der

Beitrag schließt mit der Diskussion einiger Alternstheorien, welche das Altern vorwiegend unter dem Aspekt gestörter cellulärer und molekularer Lebensvorgänge begreifen.

Im anschließenden fünften Kapitel (G. RUHENSTROTH-BAUER, München) „Biochemie der Alterung" werden nach einer einleitenden Darstellung einiger wichtiger Definitionsprobleme sowie der Unterschiede in der Alterung von Ein- und Mehrzellern biochemische Alterungserscheinungen an Modellen wie dem Erythrocyten und dem Leukocyten dargelegt. Ein weiterer Abschnitt gilt der Alterung von Zellen in Abhängigkeit vom Alter des Gesamtorganismus, wobei Wechselwirkungen in beiden Richtungen zu erwarten sind. Als Beispiele für derartige Zusammenhänge sind das „Erythron", das Blutplasma und das Bindegewebe ausgewählt. Der Abschnitt schließt mit einigen theoretischen Überlegungen und der versuchsweisen Formulierung einer eigenen Theorie.

Das sechste Kapitel „Physiologie des Alterns" von W. RIES, Leipzig, gibt zunächst sehr sorgfältige Definitionen dessen, was unter Altern zu verstehen ist, sowie der verschiedenen Deutungen des Begriffes Physiologie, der hier in seiner engsten Fassung als Lehre von den physikalisch faßbaren Lebensprozessen verstanden wird. Außerdem setzt sich der Verfasser mit normalen und pathologischen Alternsveränderungen sowie den sog. Normalwerten in Alternsforschung auseinander. Der zweite Abschnitt ist dem Lebensablauf gewidmet, bespricht seine Hauptphasen beim Menschen, die Bedeutung von Zeit und Raum sowie die einzelnen Entwicklungsabschnitte von der Embryonalzeit bis zum Greisenalter und Tod. Weiterhin finden sich Ausführungen zur Adaptationsfähigkeit, zur Regeneration, zum biologischen Alter, zum sexualdifferenten Altern und zu methodologischen Problemen des Lebensablaufes. Der dritte Abschnitt dieses Beitrages ist dem Altern physiologischer Funktionen in einzelnen Organen und Organsystemen gewidmet, wobei Blut, Herz, Kreislauf, Atmung, Verdauungswege, Nieren und Sinnesorgane berücksichtigt werden. Der vierte Abschnitt handelt das Leistungsvermögen im Lebenslauf ab und bespricht die Alternsveränderungen der menschlichen Gestalt, die körperliche Leistungsfähigkeit sowie die Frage der geistigen und seelischen Leistungen. Im fünften Abschnitt endlich wird auf den „gesunden" alten Menschen und die Verlängerung der Lebensdauer eingegangen.

Das siebte und letzte, in sechs Teile gegliederte Kapitel behandelt das „Altern wichtiger Teilstrukturen sowie der Steuerungs- und Integrationseinrichtungen des menschlichen Organismus". Da die morphologischen Befunde beim Altern von Geweben, Organen und wichtigen Organsystemen weit in der Literatur verstreut sind und noch keine zusammenfassende Bearbeitung erfahren haben, werden die hier entstandenen Berichte als Übersicht und Grundlage für zukünftige morphologisch-experimentelle Forschungen verstanden.

Der erste Beitrag über das „Altern des Bindegewebes" (J. LINDNER, Hamburg) bespricht nach einer Beschreibung des morphologischen und chemischen Aufbaues der Bindegewebe die Alterung der einzelnen Bestandteile (Zellen, Grundsubstanz, Fasern) sowie der verschiedenen Bindegewebsarten (Cornea und Linse, Haut, Sehnen, Knorpel, Gelenke, Gefäße und Muskeln). Dabei hat es der Verfasser verstanden, morphologische und biochemische Befunde zu korrelieren und durch eine sorgfältige Methodenkritik die derzeitigen Wissenslücken und zukünftigen Forschungsaufgaben zu umreißen. Nicht die Ablagerung von Schlackenstoffen, sondern alternsbedingte Stoffwechselverschiebungen und makromolekulare Zustandsänderungen der 3 Hauptbestandteile des Bindegewebes stehen heute im Mittelpunkt des Interesses. Ein weiterer Abschnitt handelt das Bindegewebe in den verschiedenen Organen und seine Bedeutung für deren Alternsschicksal ab. Die

Ausführungen schließen mit allgemeinen Erwägungen über die Bedeutung des Bindegewebsalterns für den Gesamtorganismus.

Der zweite Artikel dieses Kapitels stellt das „Altern des Herzens" (A. J. LINZBACH, Göttingen) dar und bespricht zunächst die Veränderungen der Evolutionsperiode. In der Involutionsperiode muß man Altern und Krankheit unterscheiden, d.h. die sog. Vernichtungsfaktoren vom eigentlichen Alternsfaktor abgrenzen. Wichtige Parameter sind hier Gewicht, Minuten- und Schlagvolumen sowie die strukturellen und biochemischen Veränderungen des Herzmuskels. Auch die Beziehungen der reinen Alternsveränderungen zu den verschiedenen Klappenfehlern sind sorgfältig dargestellt. Der Artikel, dem die Auswertung eines großen Materials von Altersherzen zugrunde liegt, schließt mit Ausführungen über die Herzinsuffizienz und mündet in eine kritische Auseinandersetzung mit dem häufig zu weit gefaßten Begriff des „Altersherzens" aus.

An dritter Stelle wird das „Altern der Blutgefäße" von H. KRUG, Leipzig, besprochen. Nach einer Einleitung und Diskussion der umstrittenen Begriffe „Physiosklerose" und „Pathosklerose" geht der Verfasser zunächst auf die Alternsveränderungen auf cellulärer Ebene einschließlich der histochemisch und biochemisch nachweisbaren enzymatischen Aktivitäten ein. Weitere Abschnitte behandeln die Alterung von Kollagen, Elastin und Grundsubstanz der Gefäße sowie die Bedeutung der Lipide sowie anderer anorganischer Substanzen. Die letzten Teile der Arbeit schildern die Veränderungen der morphologischen Struktur, die Beziehungen zwischen strukturellen Alternsveränderungen und Funktion sowie die Wechselwirkungen zwischen Gefäßsystem und Organismus am Beispiel der Oestrogenwirkung.

Die vierte Arbeit „Altern des Zentralnervensystems" von A. ARENDT, Leipzig, behandelt ein durch Fehldeutungen und übersteigerte Erwartungen besonders belastetes Gebiet. Der Verfasser bespricht nach einer Einleitung zunächst die quantitativen Verhältnisse beim Altern des Gehirns, wobei nacheinander Ganglienzellen, physikalische Veränderungen, Reduktion des funktionstragenden Parenchyms sowie die chemischen Zustandsänderungen zur Sprache kommen. Nach einer Schilderung der Grundstrukturen des Zentralnervensystems werden sodann die gestaltlichen Manifestationen der Alternsveränderungen abgehandelt, und zwar in der Reihenfolge neuronale, gliale und vasculäre Veränderungen. Weitere Teile dieser Untersuchung sind den Alternsveränderungen des Rückenmarkes, dem Alternswandel der Dura und den Leistungen des Zentralnervensystems auf psychischem Gebiet sowie den Veränderungen bei den systemgebundenen Alternsprozessen und im Zusammenhang mit neuronalen Veränderungen gewidmet. Der Beitrag schließt mit Darlegungen über das gealterte Zentralnervensystem und die bekannten Alternskrankheiten.

Ein fünfter Beitrag „Altern der Sexualorgane" von R. BERTOLINI, Leipzig, ist den Alternsveränderungen am Hoden und am Ovar gewidmet. Am Hoden muß man das Zwischengewebe mit den Leydigzellen, das interstitielle Bindegewebe samt Tunica albuginea und Blut- sowie Lymphgeweben und die Vorgänge an den eigentlichen Samenkanälchen unterscheiden. — Bei den Alternsveränderungen des Ovars sind der Begriff des Klimakteriums sowie die Beziehungen zwischen herabgesetzter Follikelzahl und nachlassender Oestrogenausscheidung zu berücksichtigen. An eigentlichen Alternsveränderungen unterscheidet man solche des Stroma ovarii, der Hiluszwischenzellen, der interstitiellen Zellen sowie der Follikel. Die Beziehung zwischen dem Wandel all dieser Strukturbestandteile und den spezifischen Alternsmerkmalen der Frau sind noch nicht ausreichend geklärt.

Der sechste und letzte Teil dieses umfangreichen Kapitels stellt die bisher bekannten und außerordentlich widersprüchlichen Befunde über das „Altern der endokrinen Drüsen" (R. Schmidt, Halle) zusammen. Der Verfasser bespricht zunächst den endokrinen Regulationsapparat, fragt dann nach den Kriterien der Gewebs- und Zellalterung und stellt in einem größeren Abschnitt die Merkmale der innersekretorischen Zelle im Alter sowie die Bedeutung der endokrinen Drüsen für den Alternsprozeß dar. Im speziellen Teil dieser umfangreichen Arbeit werden die Struktur- und Funktionsänderungen der einzelnen endokrinen Drüsen bzw. Systeme in der Reihenfolge Zwischenhirn-Hypophysensystem, Epiphyse, Schilddrüse, Epithelkörperchen, Nebennieren und Paraganglien und Inselapparat besprochen, wobei jeweils die morphologischen Befunde durch einen Überblick über die bekannten funktionellen Umstellungen ergänzt sind. Der Beitrag demonstriert sehr eindrucksvoll die auch heute noch unvollständige Befunderhebung, die oft noch ausstehende Anwendung moderner morphologischer Methoden sowie den Grad der Unsicherheit, mit der Alternstheorien, wie beispielsweise die endokrine Theorie des Alterns, behaftet sind.

Sämtliche Beiträge dieses Bandes sind so aufeinander abgestimmt, daß sich ein umfassender Überblick über den derzeitigen Wissensstand und die gegenwärtig möglichen Theorienbildungen ergeben. Gleichzeitig soll die Dynamik verdeutlicht werden, mit der sich dieses junge Wissensgebiet entwickelt und in naher Zukunft neue Einsichten erwarten läßt.

Leipzig, am 1. August 1972

Gottfried Holle

Inhaltsverzeichnis

Die Biochemie der Alterung. Von Professor Dr. Dr. G. RUHENSTROTH-BAUER, München

Physiologie des Alterns. Von Professor Dr. W. RIES, Leipzig. Mit 37 Abbildungen

Das Altern des menschlichen Herzens. Von Professor Dr. A. J. Linzbach, Göttingen. Mit 32 Abbildungen

Die Alternsveränderungen der Blutgefäße. Von Dozent Dr. H. Krug, Leipzig. Mit 26 Abbildungen

Altern des Zentralnervensystems. Von Professor Dr. A. Arendt, Leipzig. Mit 22 Abbildungen

Das Altern der Keimdrüsen. Von Professor Dr. R. BERTOLINI, Leipzig. Mit 10 Abbildungen

Das Altern endokriner Drüsen. Von Dozent Dr. Dr. R. SCHMIDT, Halle/Saale. Mit 23 Abbildungen

Probleme der gegenwärtigen Alternsforschung

Von

Gottfried Holle, Leipzig, DDR

Mit 2 Abbildungen

I. Einleitung

Zeugung, Geburt, Altern und Tod gehören zu den ältesten Menschheitserfahrungen. Zwar ist auch die Existenz niederer Lebewesen begrenzt[1], und das Säugetier erleidet das Ende seines Daseins unter Bedingungen, die sich mit dem menschlichen Altern und Sterben vergleichen lassen, jedoch allein der bewußte Geist des Menschen *erlebt* den Tod als folgenschwere Vernichtung der individuellen Existenz[2]. Spekulative Betrachtungen über die Ursachen des Alterns finden sich deshalb bereits in frühgeschichtlicher Zeit[3], häufig verbunden mit praktischen Anweisungen für eine Verlängerung des Lebens. So hat im zweiten Jahrhundert v.d.Z. in China Weih Po-Yang zuerst den „Stein der Weisen" beschrieben, mit dessen Hilfe es möglich sein sollte, sowohl Gold aus Blei zu gewinnen als auch Alternsveränderungen rückgängig zu machen[4]. Frühzeitig erwachten im Menschen die Hoffnung und das Bestreben, hinter der Vielfalt der Erscheinungen und der Komplexität der Natur allgemeinere Gesetzmäßigkeiten zu finden[5]. Verbunden damit war das Sammeln von Beobachtungen und deren Vereinigung zu einer „Theorie", deren allgemeine Verbindlichkeit von den betreffenden Autoren meist stark überschätzt wurde. In der Morgenröte der modernen Naturwissenschaften war Roger Bacon (1683) einer der ersten, dem wir eine solche Abhandlung verdanken. Den meisten dieser frühen Bemühungen haftet allerdings der Fehler einer zu schmalen Befundbasis und des im Vordergrund stehenden Bemühens an, eine erfolgreiche Methode zur Verjüngung bzw. zur Beseitigung von Alternsveränderungen anzupreisen. Die dabei in großer Zahl entwickelten „Alterstheorien" stellen jedoch entweder unzulässige Verallgemeinerungen aus einigen willkürlich herausgegriffenen Tatsachen oder stark philosophisch gefärbte Deduktionen aus dem allgemeinen Denken und Wissen der jeweiligen Zeit dar.

Eine wirkliche Alternsforschung entstand erst als spätes Kind der naturwissenschaftlichen Biologie und Medizin in den vergangenen drei Jahrzehnten[6] nach 1940. Sie gründete sich zunächst auf eine umfassende und jeder Kritik standhaltenden Materialsammlung in Gestalt klinisch-physiologischer und biochemischer[7] oder morphologisch-biostatischer[8] Beiträge.

Nach dieser deskriptiven Arbeitsperiode hat sich innerhalb der letzten 15 Jahre eine gerontologische Grundlagenforschung entwickelt, zu der ultrastrukturelle Untersuchungen, Biochemie und molekularbiologische, insonderheit genetische Gedankengänge in gleicher Weise beigetragen haben[9]. Sie ist allerdings noch eine junge Wissenschaft und steckt auf den meisten Gebieten noch in den Anfängen,

---

[1] Hruza, dieser Band.   [2] Strehler 1962.   [3] Gsell 1965.   [4] Comfort 1964.
[5] Shock 1960.   [6] Comfort 1964.   [7] Bürger 1957.   [8] Rössle u. Roulet 1932.
[9] v. Hahn 1966, Strehler 1966.

hat aber auf der anderen Seite erst das Alternsproblem einer erfolgversprechenden experimentellen Behandlung zugängig gemacht.

Man muß sich an dieser Stelle fragen, warum die Gerontologie so spät das Interesse der naturwissenschaftlichen Anthropologie und Medizin gefunden hat. Curtis (1968) sieht den Grund dafür in dem jahrzehntelangen Vorrang der Krankheitsbekämpfung und der offensichtlichen Schwierigkeit, rein biologische Alternsprozesse von krankhaften Vorgängen abzugrenzen. Diese sind im Alter, wie wir alle wissen, häufiger als auf der Lebenshöhe oder während der Entwicklungsjahre und werden häufig mit Alternserscheinungen verwechselt. Der Autor vermutet außerdem, daß eine effektive Grundlagenforschung erst möglich wurde, als die Gerontologie in jüngster Zeit in das Spannungsfeld der Genetik und Biochemie geriet[10].

Trotz dieser erwähnten Zuspitzung der gegenwärtigen Alternsforschung auf Fragen der Vererbung, des genetischen Code und des Zellmetabolismus ist Altern heute mehr denn je wissenschaftlich ein vielschichtiges Problem. Es umfaßt neben zellbiologischen, biochemischen, physiologischen und medizinischen Fragen vor allem psychologische bzw. verhaltenstheoretische[11], soziologische[12] und ökonomische[13] Gesichtspunkte. Die sinnvolle Einordnung des alternden und alten Menschen in die moderne Industriegesellschaft gehört zu den wahrhaft humanen gesellschaftlichen Aufgaben der Zukunft[14].

Es kann nicht das Anliegen des vorliegenden Bandes sein, das gesamte Spektrum möglicher gerontologischer oder geriatrischer Fragestellungen abzuhandeln. Worum es geht, ist eine Darstellung grundlegender Alternsmechanismen in ihrer Beziehung zu den allgemeinen Gesetzen des krankhaften Struktur- und Funktionswandels. Denn es kann heute kein Zweifel bestehen, daß die theoretische Krankheitsforschung um eine zeitliche Dimension bereichert werden muß[15]. Diese „Eigenzeit" der Lebewesen[16] ist die Ursache von Erscheinungen, die Bürger (1956) mit dem Begriff der „Biomorphose", Ehrenberg (1923) als „Biorheuse" bezeichnet haben.

II. Definitionsprobleme

Das Wort „Altern" wird im naiven Gebrauch der deutschen Sprache unmißverständlich zur Kennzeichnung der Rückbildungsjahre verwendet. Wenn wir von einem Menschen bei einem Wiedersehen nach langjähriger Trennung sagen, er sei gealtert, so meinen wir damit nicht einfach die Tatsache, daß er an Jahren zugenommen hat. Zur Kennzeichnung dieser einfachen additiven Vermehrung der Lebenszeit sprechen wir vielmehr von „Älterwerden", ein Begriff, der sich nicht nur auf die zweite Lebenshälfte, sondern in gleicher Weise auf das heranreifende Kind anwenden läßt.

Die gleiche Doppeldeutigkeit der Begriffsbildung[17] findet sich auch in der wissenschaftlichen Alternsforschung. Hier wird unter Altern gleichfalls entweder die gesamte Lebenswandlung von der befruchteten Eizelle bzw. der Geburt (Biomorphose, Bürger, 1957[18]) bis zum Tode oder lediglich die letzte, durch Rückbildung und Leistungsminderung charakterisierte Phase des Lebensbogens, also Altern im engeren Sinne („Seneszenz", Curtis, 1968) verstanden.

So definiert Bürger das Altern als einen „Vorgang, der mit der Geburt beginnt" und „jede irreversible Veränderung der lebenden Substanz als Funktion der Zeit umfaßt". Auch nach Curtis (1968) beginnt das Altern unmittelbar nach der Empfängnis. Einen ähnlichen Standpunkt finden wir bei Shock (1960), Com-

---

[10] Curtis 1968.   [11] Birren 1960.   [12] Havighurst 1960.   [13] McConnel 1960.
[14] Verzar 1966.   [15] Verzar 1966, Bürger 1957, Ehrenberg 1923.
[16] Frucht 1963.   [17] Strauzenberg 1970.   [18] Bürger 1957.

FORT (1964) und STREHLER (1965). Demgegenüber bevorzugt CHILD (1915) den engeren Alternsbegriff, demzufolge Altern dann einsetzt, wenn der Organismus an Strukturen zunimmt und aus einem aktiveren in einen weniger aktiven Zustand übergeht. Nach ROTZSCH (1970) setzt das Altern dann ein, wenn im Lebenscyclus nach Abschluß von Wachstum und Differenzierung die regressiven Veränderungen immer mehr die Oberhand gewinnen und BERTOLINI (1970) läßt das Altern dann beginnen, wenn regressive Veränderungen nicht mehr kompensiert werden können. Auch die Definition des Alterns als „Zunahme der Vulnerabilität und Abnahme der Vitalität, die schließlich zum Tode führen"[19], wendet den Alternsbegriff nur auf die zweite, regressive Lebensphase an.

Zweifellos verbergen sich hinter derartigen Definitionsunterschieden grundsätzliche Fragen, die auf das Wesen des Alterungsprozesses selbst hinzielen. Wie die gegenwärtige genetische und entwicklungsgeschichtlich ausgerichtete Alternsforschung[20] zeigt, entschleiert sich immer mehr das, was man das „genetische Programm" eines Organismus oder einer Zelle bezeichnet. Es wird in der frühesten Entwicklungs- und Differenzierungsphase festgelegt und soll als „innere Uhr" für den gesamten Lebensablauf und damit auch für das Altern verantwortlich sein[21]. Da heute vieles dafür spricht, daß Differenzierung durch den Mechanismus der schrittweisen Genblockade erfolgt[22], ist es vorstellbar, daß auf diesem Wege Zellen mit stark eingeschränkter Stoffwechselkapazität entstehen, die mit bestimmten, in der Frühphase ihrer Entwicklung gebildeten Stoffen für die Zeit ihres gesamten Lebens auskommen müssen[23]. Ein Alternsbegriff, der auch die frühen Entwicklungs- und Differenzierungsvorgänge einbezieht, steht also in guter Übereinstimmung mit einigen grundsätzlichen Erwägungen der modernen Gerontologie. Ein weiterer Vorteil dieser umfassenderen Betrachtung des Alternsprozesses besteht darin, daß sich der gesamte Lebensablauf eines höher differenzierten Lebewesens wie des Säugetieres und seiner verschiedenen Zellsysteme wenigstens grundsätzlich mit dem „life-cycle" eines Einzellers vergleichen läßt[24], wodurch zweifellos eine Verständigung zwischen der medizinischen und experimentellen Alternsforschung gefördert wird[25].

Eine andere Frage ist es, ob man für die Gesamtheit der Lebenswandlungen die Bezeichnung „Altern" beibehalten soll. BUTENANDT und RUHENSTROTH[26] haben als Synonym für den Bürgerschen Begriff der Biomorphose und im Gegensatz zum Alternsbegriff im engeren Sinne die Bezeichnung „Alterung" vorgeschlagen, zumal diese in den anorganischen Naturwissenschaften („Alterung von Kolloiden") bereits üblich sei. Es bleibt abzuwarten, ob sich zwei sprachlich so verwandte Substantivformen, für die es nur ein Verbum, nämlich „altern", gibt, für zwei so verschiedene Sachverhalte einbürgern.

Ein weiterer gewichtiger Einwand läßt sich insofern gegen einen das ganze Leben umfassenden Alterns- bzw. Alterungsbegriff erheben, als es durchaus fraglich erscheint, ob jeder spätere Zeitpunkt im Lebensablauf gegenüber einem früheren tatsächlich eine „Verminderung der Wahrscheinlichkeit der Lebensdauer"[27] mit sich bringt. LINZBACH[28] hat darauf hingewiesen, daß z.B. die Absterberate in den Frühstadien der menschlichen Entwicklung und in der Perinatalperiode auch unter normalen Bedingungen größer ist als nach dem 1. Lebensjahr. Das würde bedeuten, daß zumindest innerhalb bestimmter Entwicklungsstadien die Wahrscheinlichkeit der Lebensdauer im Ablauf der Zeit ansteigt. Daneben

---

[19] HRUZA, dieser Band.   [20] EBERT 1960, STREHLER 1966.   [21] STREHLER 1966.
[22] BECKER 1964, BEERMANN 1965.   [23] STREHLER 1966.
[24] RUHENSTROTH-BAUER, dieser Band.   [25] RIES, dieser Band.
[26] RUHENSTROTH-BAUER, dieser Band.   [27] RUHENSTROTH-BAUER, dieser Band.
[28] LINZBACH 1969, persönl. Mitteilung.

gibt es in biologischen Systemen zweifellos auch Alterungsprozesse, also im Zeitablauf auftretende Veränderungen, wie beispielsweise das Ergrauen der Haare, die bezüglich der Lebenserwartung inert sind. Entwicklung im evolutionären Sinne und Alterung als Gesamtheit der die Lebenserwartung verkürzenden Veränderungen sind also keineswegs identisch. Es ist vielmehr gerade die Frage, welchem der Entwicklungsprozesse ein Stellenwert im Gesamtablauf der Alterung zukommt. Da diese komplizierten Zusammenhänge bis zu einem gewissen Grade auch in der bekannten Gompertz-Funktion zum Ausdruck kommen, werden wir später auf sie zurückkommen.

Neben derartigen „ontologischen", d.h. das Wesen des Alterns einkreisenden Definitionen existieren eine größere Zahl von Definitionsversuchen, die an bestimmte Merkmale des Alternsprozesses anknüpfen. Sie gehen in der Regel von einem isolierten Aspekt der Alterungsvorgänge aus und dienen dann der Formulierung einer „Alternstheorie". So kann Altern „als regelmäßige und voraussagbare Störung der Energieumwandlung in Abhängigkeit von inneren, d.h. genetischen Faktoren"[29], als Folge aller während des Lebens eintretenden somatischen Mutationen[30] oder als Ausdruck autoimmunisatorischer Prozesse[31] aufgefaßt werden. Auf das Gewicht solcher Formulierungen wird bei der Besprechung der „Alternstheorien" näher eingegangen. Eine universellere Merkmalsdefinition gibt Strehler (1965), demzufolge Altern durch Universalität, Determiniertheit, Progressivität und deletäre Folgen charakterisiert sei. Bereits 1960 hat Shock 10 Grundmerkmale des Alterns formuliert, denen keine brauchbare Alternstheorie widersprechen dürfe.

Ein weiteres Problem ist die exakte zeitliche Abgrenzung der eigentlichen degenerativen Alternsphase vom Zeitabschnitt der Entwicklung bzw. des Lebenshöhepunktes. Wann also beginnt das Altern im engeren Sinne? Hier lassen sich zweifellos keine exakten Angaben machen, da nicht nur große individuelle Schwankungen, sondern auch Unterschiede von Gewebe zu Gewebe bzw. zwischen den verschiedenen Zellarten bestehen. Auch vollzieht sich der Übergang vom Kulminationspunkt zum absteigenden Lebensbogen grundsätzlich allmählich und kann durch regulative Kompensationen[32] lange Zeit überdeckt und ausgeglichen werden. Wir müssen also degenerative Grundprozesse und das Nachlassen der Kompensationsleistungen unterscheiden. Für ein derart allmähliches Einsetzen des eigentlichen Alterns sprechen sowohl morphologische[33] als auch klinisch-funktionelle[34] Untersuchungen.

III. Alternstheorien

Auf keinem anderen Gebiet der biologischen, anthropologischen oder medizinischen Forschung herrscht eine ähnliche Theorienfreudigkeit wie in der Gerontologie. Da Gsell in einem früheren Artikel ältere[35] und im vorliegenden Band[36] die neueren Theorien im einzelnen abhandelt, seien im folgenden nur einige wissenschafts-methodologische Anmerkungen gestattet.

Versteht man unter einer Theorie ein aufgrund zahlreicher bekannter und geprüfter Fakten entworfenes, in sich widerspruchsfreies gedankliches System, das mit allen bekannten Tatsachen in Einklang steht und als wahrheitsgetreues Modell der Wirklichkeit gelten kann[37], so gibt es gegenwärtig keine brauchbare Alternstheorie[38]. Fast alle alten und ein Teil der neueren „Theorien" gehen demgegenüber lediglich von einzelnen, im Blickpunkt des eigenen Interesses stehenden

---

[29] Strehler 1965.   [30] Curtis 1968.   [31] Walford 1969.
[32] Bertolini 1970, Bertolini, dieser Band.   [33] Bertolini, dieser Band.
[34] Ries, dieser Band.   [35] Gsell 1965.   [36] Gsell, dieser Band.   [37] Rothschuh 1959
[38] Shock 1960.

Tatbeständen aus, die nur durch vorzeitige Verallgemeinerung den Anstrich einer Theorie erhalten, in Wirklichkeit aber bestenfalls Arbeitshypothesen darstellen. Auch wird häufig vergessen, daß eine Theorie nicht deshalb stimmt, weil sie einfach ist[39]. Auch wird immer wieder die Tatsache vernachlässigt, daß die Alterungsprozesse nicht nur in einzelnen Geweben und Organen des Säugers, sondern auch innerhalb der Tierspecies unterschiedlich verlaufen, so daß eine allumfassende Theorie gar nicht existieren kann oder nur in einer sehr allgemeinen Form denkbar wäre[39].

Trotzdem ist wissenschaftsmethodisch die „Theorie" in Form der Arbeitshypothese nicht zu entbehren. Sie ist um so wertvoller, je mehr überprüfbare Aussagen sie enthält[40] und je weniger sie im Gewande einer endgültigen und starren Behauptung auftritt. Da in einer naturwissenschaftlichen Theorie nur so viel Wahrheit enthalten ist, wie sie sich an der Erfahrung bewährt, muß eine ständige Bereitschaft bestehen, eine Theorie fallen zu lassen, sobald Widersprüche auftreten oder Tatsachen bekannt werden, die sich nicht mehr in das Gedankengebäude einordnen lassen[41]. Mit diesen Einschränkungen ist ein gedankliches Modell der inneren Zusammenhänge sämtlicher bekannten Fakten zweifellos wertvoll und kann der schnellen Verständigung zwischen allen beteiligten Forschern dienen.

Da der Fortschritt der Wissenschaft einerseits durch den Erwerb neuer Fakten, andererseits durch vielfach intuitive modellhafte Formulierung vermuteter Gesetzmäßigkeiten erfolgt, kann eine „Theorie" auch den Wert eines Entwurfes haben, der dazu dient, ein neues Wissensgebiet zunächst in den Umrissen aufzubauen und später der experimentellen Bearbeitung zu erschließen[42]. Eine Voraussetzung dabei ist allerdings, daß eine solche „Theorie" breit fundiert ist und mit den allgemeinen biologischen Grundgesetzen harmoniert.

Einteilungen der gegenwärtig noch diskutierten Alternstheorien finden sich bei BÜRGER (1957), COMFORT (1956) sowie bei SCHLETTWEIN-GSELL S. 32 dieses Bandes, so daß wir an dieser Stelle auf Einzelheiten verzichten können. Die dabei gewählte Unterscheidung von *fundamentalen* und *epiphänomenalen* Theorien halten wir insofern für glücklich, als schon aus dieser Einteilung eine Entwicklung sichtbar wird, in deren Verlauf die epiphänomenalen Theorien mehr und mehr in den fundamentalen Theorienbildungen aufgehen.

1. Fundamentale Theorien

Zu den fundamentalen Theorien möchte ich in gewisser Abweichung von den oben genannten Autoren neben der Abnützungs- (Wear and Tear-)Theorie die genetische Theorie sowie die Theorie der Alterung großer Moleküle bzw. der Zustandsänderung der belebten Materie in Richtung auf eine größere Stabilität rechnen, da alle genannten theoretischen Ansätze von grundlegenden Eigenschaften belebter Organismen ausgehen.

Die erstmals von E. DARWIN[43] als „Erschöpfung der Irritabilität" inaugurierte Abnutzungstheorie geht von der Annahme aus, daß in lebenden Systemen bestimmte Stoffe oder Kräfte nicht ersetzt werden können und sich im Laufe des Lebens verbrauchen. Als konsequentester Vertreter gilt dabei PEARL (1928) mit seiner Vorstellung einer fixierten Lebensrate („rate of living"), die er aufgrund einer Beziehung zwischen Temperatur und Lebensdauer zu berechnen suchte. Auch die Anschauung RUBNERs (1908), derzufolge das Altern durch eine limitierte Stoffwechselgröße bedingt ist, sowie die Vorstellung von LOEB (1908, 1917) vom

---

[39] CURTIS 1968.   [40] STREHLER 1962.   [41] ROTHSCHUH 1959.   [42] CURTIS 1968.
[43] Zit. bei BÜRGER 1957.

Vorhandensein einer hypothetischen Substanz, nach deren Verschleiß das Altern einsetze, sind an dieser Stelle zu nennen. In neuerer Zeit hat Selye (1956) im Rahmen einer Stress-Theorie dieses Thema erneut aufgegriffen und Altern als Folge bestimmter, während des Lebens ablaufender Belastungen erklärt.

Demgegenüber vertritt die genetische Theorie bzw. Mutationstheorie[44] den Standpunkt, daß genetische Einflüsse primär in der einen oder anderen Form die Lebensdauer bestimmen. Altern soll dabei entweder das Ergebnis eines schon in der Entwicklungs- und Differenzierungsphase festgelegten genetischen Programmes[45] oder die Folge somatischer Mutationen sein[46], die zu Funktionseinschränkungen oder zum Tod von Zellen führen. Es kann kein Zweifel bestehen, daß die zuletzt genannten Theorien im Lichte der modernen Zellgenetik besonders zukunftsträchtig erscheinen.

Wie weit sich demgegenüber die dritte der fundamentalen Theorien, von den Zustandsänderungen großer Moleküle in Richtung auf eine zunehmende Vernetzung[47] und größere Stabilität der belebten Materie, als selbständige Theorie halten wird, muß die Zukunft lehren. Es wäre denkbar, daß die hier obwaltenden Gesetzlichkeiten gleichfalls von den Genen her programmiert sind und sich deshalb als Spezialfall dieser Theorie erweisen. Tatsächlich hat die experimentelle Untermauerung der Lehre von den „Cross links" wesentliche Einblicke in die Alternsveränderungen cellulärer Sekretionsprodukte, wie z. B. des Kollagens, vermittelt.

2. Epiphänomenalistische Theorien

Bezüglich der epiphänomenalistischen Theorien soll hier nur auf einige wenige Gedankenansätze eingegangen werden, da das ältere Schrifttum bereits unaktuell ist und die meisten dieser Konstruktionen mangels ausreichender Fundierung bereits zerbröckeln oder schon zusammengebrochen sind. Häufig enthalten diese an das Altern einzelner Systeme oder Bedingungen anknüpfenden[48] Modellvorstellungen allerdings „ein Körnchen Wahrheit", das in der einen oder anderen Form auch heute seine Gültigkeit beansprucht.

An erster Stelle ist hier die früher weit verbreitete Vergiftungstheorie zu nennen, die besonders als intestinale Intoxikation[49] bis in die jüngste Gegenwart die Fantasie beflügelt und ihren Niederschlag in naturheilkundlichen Kostvorschriften gefunden hat. Auch Autointoxikationen durch im Stoffwechsel entstehende oder wirksame Verbindungen, z. B. freie Radikale[50] oder abgelagerte Schlackensubstanzen wie Calcium[51], sollen eine Rolle spielen. Eine moderne und für die Zukunft sicher bedeutsame Spielart endogen entstehender Schädigungsmechanismen ist die immunologische Theorie des Alterns[52]. Sie beruht auf der Annahme einer mit den Jahren zunehmenden Autoimmunisierung und kann die Beobachtung für sich in Anspruch nehmen, daß Autoimmunerkrankungen im Alter tatsächlich zunehmen und die Lebensdauer im Tierversuch durch Injektion immunkompetenter Zellen verkürzt wird. Als weitere schädliche Substanzen gelten kosmische Strahlen sowie die Ansammlung schweren Wassers im Organismus.

Von besonderem Interesse ist der Einfluß der Nahrungsquantität auf das Altern. So hat bei Laboratoriumsratten eine Calorieneinschränkung von 50% bei gleichzeitiger ausreichender Verabfolgung aller essentiellen Nahrungsfaktoren eine Lebensverlängerung von durchschnittlich 200 Tagen zur Folge[53]. Die Deutung derartiger Experimente ist allerdings umstritten, da durch die Versuchsbedin-

<hr>

[44] Failla 1958, Curtis 1968, Scillard 1959.   [45] Strehler 1962.   [46] Curtis 1968.
[47] Verzar 1965.   [48] Schlettwein-Gsell, dieser Band.   [49] Korenchevsky 1961.
[50] Harman 1960.   [51] Lansing 1942.   [52] Walford 1969.   [53] McCay 1952.

gungen möglicherweise nur eine sonst bestehende Überfütterung der in engen Käfigen gehaltenen Tieren korrigiert[54] wird. Auch beim Menschen soll sich Bewegungsarmut und Fettsucht im Sinne einer Lebensverkürzung auswirken.

Auch Evolutionstheorien wie diejenige von BIDDER (1925, 1932), nach der die Entstehung hochdifferenzierter Landtiere erst nach einschränkender Wachstumsregulierung erfolgt sei und der Regulator für den Wachstumsstop gewissermaßen im Altern nachwirke, stehen auf schwachen Füßen und sind in dieser Form nicht haltbar. Zur Stütze dieser These läßt sich allerdings anführen, daß im Wasser lebende Arten (z.B. Karpfen) nicht nur unbegrenzt, allerdings mit abnehmender Wachstumsrate, wachsen, sondern auch langsam altern.

Die hier vorgelegte Zusammenstellung von Alternstheorien soll keineswegs einen vollständigen Überblick, sondern lediglich einen Eindruck von den gegenwärtig bedeutsamen Leitlinien des Denkens vermitteln. Weitere Einzelheiten sind einem besonderen Kapitel dieses Bandes aus der Feder von SCHLETTWEIN-GSELL zu entnehmen. Abschließend sei noch einmal betont, daß gegenwärtig die Zeit für eine umfassende und gesicherte Alternstheorie besonders vielzelliger Organismen noch nicht reif ist. Wenn wir eine exakte, wenn möglich mathematische Theorie des Lebens und besonders vielzelliger, komplizierter Organismen besitzen, werden wir auch wissen, warum sie altern. Alternsprozesse können also nicht isoliert, sondern nur im Zusammenhang aller biologischen Phänomene betrachtet werden.

IV. Methoden der Alternsforschung

Wie schon eingangs vermerkt, hat die Alternsforschung neben einem biologischen noch zahlreiche andere Aspekte, auf die hier nicht näher eingegangen werden kann. Nur von dem ersteren soll also die Rede sein, obwohl sich naturgemäß manche Forschungsbereiche überschneiden.

In der Alternsforschung können wir, wie auch in anderen Wissenschaftsbereichen, eine „statische Phase" der Materialsammlung von einer „dynamischfunktionellen Phase" unterscheiden. In der letzteren herrscht das Bestreben vor, Alternsprozesse analytisch in ihre Komponenten zu zerlegen, unter variierten Bedingungen zu beobachten und im Experiment zu reproduzieren. Dabei besteht ein unverkennbarer Trend zu immer einfacheren Modellen, so daß heute bereits Untersuchungen an einzelnen Zellen oder Zellbestandteilen bevorzugt werden.

1. Phase der Material- und Befundsammlung

In der Phase der Material- und Befundsammlung, die noch keineswegs abgeschlossen ist, wurden zunächst eine große Zahl morphologischer Tatbestände über den Altersumbau der Gewebe und Organe zusammengetragen. Man sieht dabei in erster Linie eine Bindegewebszunahme auf Kosten des Parenchyms[55] sowie z.T. beträchtliche Größen- und Gewichtsveränderungen[56]. Die bisher in der Literatur niedergelegten Befunde sind allerdings noch lückenhaft und stammen zum überwiegenden Teil aus einer Zeit, in der histochemische und elektronenmikroskopische Methoden noch nicht zur Verfügung standen. Es ist deshalb verständlich, daß in jüngster Zeit besonders ultrastrukturelle Alternsveränderungen an Zellen und Zwischensubstanzen im Mittelpunkt des Interesses stehen. Unter den subcellulären Organellen dürfte dabei den Lysosomen und ihren Speicherungsprodukten[57], insbesondere dem Lipofuscin[58], eine besondere Bedeutung zu-

---

[54] HOLECKOVA u. Mitarb. 1965.   [55] BOURNE 1960.   [56] RÖSSLE u. ROULET 1932.
[57] STREHLER 1965.   [58] CURTIS 1968.

kommen. Einen weiteren Schwerpunkt stellt die Bearbeitung des Altersamyloides[59] sowie der Veränderungen an den kollagenen Fasern dar[60]. Wir haben es deshalb für zweckmäßig gehalten, den gegenwärtigen Stand der morphologischen und histochemischen Alternsforschung von LINDNER S. 245 dieses Bandes im Zusammenhang darstellen zu lassen.

Daneben ist vorwiegend von klinischer Seite[61] eine große Zahl physiologischer und chemischer Parameter über Stoffwechselgrößen, Funktionsabläufe und Regulationsleistungen (z.B. Blutdruck, Grundumsatz usw.) zusammengetragen worden, die über den funktionellen Alternswandel des menschlichen Organismus und seiner Teile Auskunft geben. Auch äußere Einflüsse wie Ernährung und Temperatur wurden in die Betrachtung einbezogen. Als Resultat dieser in erster Linie von Klinikern erarbeiteten Grundlagen besteht heute bereits die Möglichkeit einer Beurteilung des Leistungsvermögens alternder Menschen, deren sinnvolle Einordnung in die moderne Industriegesellschaft mehr und mehr zu einem Problem geworden ist. RIES gibt in diesem Band einen Überblick über den gegenwärtigen Stand dieser Erhebungen. Methodisch haben sich dabei sowohl Querschnittsuntersuchungen von Gruppen Gleichaltriger als auch Längsschnittuntersuchungen eines bestimmten Personenkreises im Ablauf von Jahrzehnten bewährt. Erhebliche Schwierigkeiten kann dabei allerdings die Abgrenzung normaler Alternswandlungen von den Folgen krankhafter Prozesse bereiten, zumal sich beide gegenseitig beeinflussen[62].

2. Überlebens- und Absterberaten

Eine häufig vernachlässigte Voraussetzung für die Beurteilung von Alternsveränderungen stellt die Kenntnis der Überlebens- bzw. Absterberaten innerhalb bestimmter Populationen oder Tierkollektive dar. Eine derartige Tabelle (life table) oder Kurve gibt Auskunft über die Zahl der jährlich Überlebenden in Prozent des Ausgangsmaterials und bezogen auf das in jedem Jahr verbleibende Kollektiv. Dabei zeigte sich, daß keineswegs alle menschlichen oder tierischen Populationen altern. Primitive Menschenrassen sowie Bevölkerungsgruppen, die unter ungünstigen hygienischen und medizinischen Bedingungen leben, weiterhin auch die meisten wildlebenden Tiere erleben nicht ihr mögliches Endalter, sondern fallen zum überwiegenden Teil zufälligen äußeren Einwirkungen zum Opfer. Die Überlebensquote ist dann auf allen Altersstufen nahezu gleich, so daß ein logarithmischer Kurvenverlauf resultiert (Abb. 1a). Es ist bekannt, daß auch das „Altern" unbelebter Gegenstände wie Laboratoriums-Bechergläser oder Autos nach entsprechenden Gesetzmäßigkeiten erfolgt[63]. Demgegenüber bleibt bei alternden Populationen die Überlebensquote relativ lange Zeit hoch, um erst in der zweiten Lebenshälfte mehr oder weniger schnell abzusinken. Dadurch resultiert ein mehr rechteckiger Kurvenverlauf (Abb. 1b).

Bereits 1825 hat GOMPERTZ die Abhängigkeit der Mortalitätsrate vom Alter gefunden. In logarithmischer Darstellung ergibt sich dabei nach der Formel

$$r = r_0 \cdot e^{at}$$

(r_0 = initiale Mortalitätsrate, e = Basis des natürlichen Logarithmus, a = Richtungskoeffizient, t = Alter in Jahren) ein gradliniger Kurvenverlauf, wobei sich die Kurven in Abhängigkeit von der Todesrate nach Beginn und Steilheit unterscheiden. Echte Linearität besteht allerdings erst jenseits des Kleinkindesalters bzw. wenn alle plötzlichen kindlichen Todesfälle unberücksichtigt bleiben (Abb. 2).

---

[59] SCHWARTZ 1964, 1965, 1966.   [60] HRUZA, dieser Band, LINDNER, dieser Band.
[61] BÜRGER 1957, SHOCK 1956, 1957.   [62] RIES, dieser Band.   [63] COMFORT 1964.

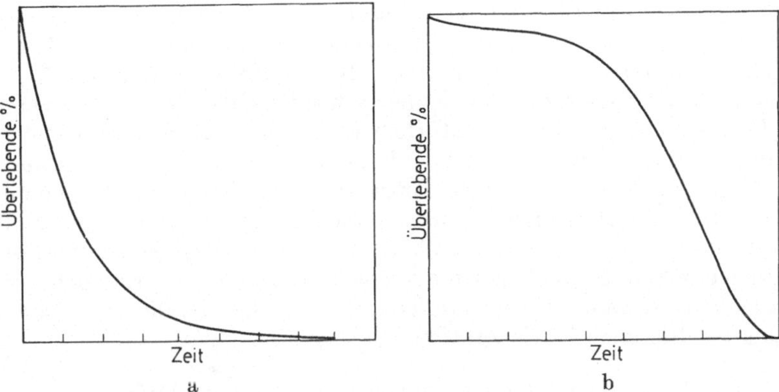

Abb. 1a. Überlebenskurve bei einer konstanten Absterberate von 50% pro Zeiteinheit. (Aus: COMFORT 1964)

Abb. 1b. Überlebenskurve einer alternden Bevölkerung. (Aus: COMFORT 1964)

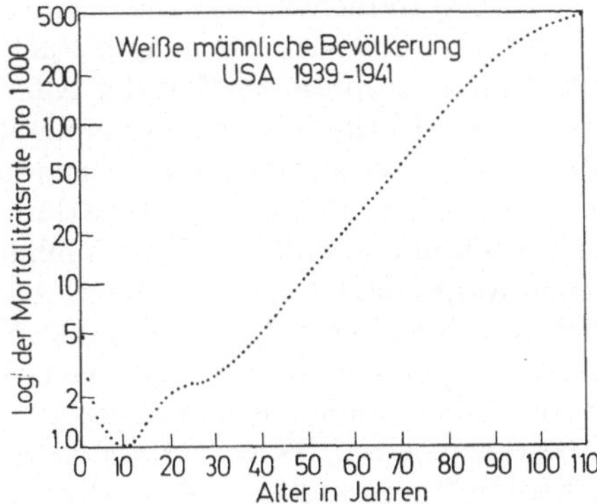

Abb. 2. Logarithmische Darstellung der altersspezifischen Todesrate bei der weißen männlichen Bevölkerung der Vereinigten Staaten im Zeitraum 1939—1941 (Gompertz-Kurve). Man beachtet, daß die Kurve im frühen Kindesalter nicht linear verläuft. (Aus: SHOCK 1960)

Wir haben auf die Tatsache, daß die Mortalitätsrate in der Perinatalperiode zunächst groß ist, um dann abzufallen und erst jenseits des 10. Lebensjahres wieder allmählich anzusteigen, bereits früher hingewiesen.

Mathematische Alternstheorien[64] knüpfen häufig an eine Interpretation der Gompertz-Funktion an. Auch läßt sich der Einfluß von Krankheiten am Kurvenverlauf ablesen. Wir werden auf diesen letzteren Punkt zurückkommen.

Überlebens- bzw. Absterbekurven sind auch für wildlebende Tierarten sowie für einzelne Laboratoriumsstämme errechnet worden. So starben von einer größeren Zahl beringter Rotkehlchen im ersten Jahr 77% und in jedem weiteren Jahr 50%, so daß das erreichbare Endalter von ca. 11 Jahren nur von ganz wenigen Exemplaren erreicht wurde[65]. Ähnliche Absterbekurven dürften auch während der Frühentwicklung des Menschen, ja selbst noch im europäischen Mittelalter bestanden haben. Erst bei steigender Zivilisation und intensiver gesundheitlicher Betreuung nähert sich die menschliche Absterbekurve dem uns heute geläufigen rechteckigen Alternstyp und gibt damit indirekt auch über soziologische Entwicklungsvorgänge Auskunft. Altern bzw. das Erreichen des für

---

[64] STREHLER u. MILDVAN 1960.   [65] LACK 1943.

eine Art typischen Endalters ist also an bestimmte Umweltbedingungen geknüpft. Man kann daher von einer physiologischen oder besser orthologischen Lebensdauer einer Tierart unter optimalen äußeren Bedingungen und ihrer ökologischen Lebensdauer bei Berücksichtigung der herrschenden Milieubedingungen sprechen[66]. In der Praxis ist es aber in den natürlich vorkommenden menschlichen Bevölkerungsgruppen und auch in tierischen Populationen häufig sehr schwer, die inhärenten, genetisch determinierten Einflüsse von solchen der Umgebung abzugrenzen. Am leichtesten glaubte man, derartige Probleme an genetisch reinen Laboratoriumsstämmen verfolgen zu können, die über lange Zeit unter konstanten Bedingungen gehalten wurden. Gerade solche Stämme erwiesen sich aber gegen umweltbedingte Schäden als wesentlich empfindlicher als die bei anschließender Kreuzung resultierende F_1-Generation.

3. Experimentell-theoretische Gerontologie

Mit diesen letzten Angaben haben wir bereits Ergebnisse der gegenwärtigen experimentell-theoretischen Gerontologie vorweggenommen. Für tierexperimentelle Untersuchungen zum Alternsprozeß eignen sich sowohl Invertebraten als auch Vertebraten, wobei verständlicherweise die kleinen Laboratoriumssäuger (Mäuse, Ratten) bevorzugt verwendet werden. Aber auch Versuche mit Wirbellosen haben interessante Einblicke in die Vielfalt der Alternsvorgänge vermittelt. So haben Untersuchungen an Rotiferen eindrucksvolle Befunde mit Pigmentanhäufungen ergeben[67]. Ein weiterer günstiger Umstand besteht in der Zellkonstanz der Tiere, die nach Abschluß des Entwicklungsvorganges nur durch Vergrößerung der Zellen wachsen, so daß alle Untersuchungen an fixierten postmitotischen Zellelementen ausgeführt werden können. An diesem Modell konnte gezeigt werden, daß bei ausschließlicher Verwendung von Eiern alter weiblicher Tiere zur Fortpflanzung die Lebenszeit in den nachfolgenden Generationen ständig abnimmt, bis die Klone schließlich aussterben[68]. Die gut erkennbaren Alternsveränderungen bestehen teils in Verarmung, teils in Anhäufung und Überschuß an bestimmten Stoffen[69]. Zweifellos stellen Rotiferen besonders günstige Objekte der Alternsforschung dar, da sie neben den erwähnten Eigenschaften klein und kurzlebig sind[70], so daß ihre Verwendung auch in Zukunft lohnend erscheint.

Auch Insekten bieten durch ihre schnelle Generationsfolge und die Zellkonstanz der Imagoformen eine Reihe experimenteller Vorteile. Manche Stoffe werden hier nur im Larvenstadium gebildet. Im fertigen Tier scheint der „Fettkörper" eine Art Reserve zu bilden, nach dessen Aufbrauch und Erschöpfung das Tier altert[71]. Ob ein Verbrauch nicht ersetzbarer Stoffe allerdings ein allgemeines Prinzip des Alterns darstellt, wie dies auch für celluläre Stoffwechselprozesse behauptet wird (s. dort), erscheint zunächst hypothetisch. Bei Arbeitsbienen stellt die Aktivität einen lebensbegrenzenden Faktor dar, so daß sich die Lebensdauer in Flugstunden definieren läßt[72]. Die wenigen Beispiele mögen die Bedeutsamkeit tierexperimenteller Untersuchungen auch an niederen Tierklassen belegen.

Experimentelle Untersuchungen an kleinen Laboratoriumssäugern beziehen sich auf den Einfluß sowohl endogener als auch exogener Faktoren auf Altern und Absterberate. Unter den endogenen Einflüssen wurden besonders Entwicklung und Wachstum, genetische Konstitution, Stoffwechsel und endokrine Regulationen untersucht.

Da die Lebensdauer bei allen bekannten Tierarten offenkundig genetisch determiniert ist, der Alternsprozeß aber nicht dem Selektionsdruck unterliegt,

---

[66] Bodenheimer 1938. [67] Comfort 1964. [68] Lansing 1948. [69] Lansing 1942.
[70] Comfort 1964. [71] Norris 1933, 1934. [72] Ribbands 1953.

müssen die Modalitäten des Alterns gemeinsam mit anderen Eigenschaften bereits in der Entwicklungsphase festgelegt sein. Altern erfolgt also in Partnerschaft und Abhängigkeit von Differenzierungsvorgängen in den für die Anpassung wichtigen frühen Entwicklungsphasen („Counterpart-Theorie")[73]. Andere Untersucher sind den Beziehungen zwischen Wachstum[74] sowie Stoffwechsel[75] und Altern nachgegangen[76].

Unter den exogenen Einflüssen wurden im Tierexperiment Toxine bzw. Autotoxine[77] sowie Ernährungsfaktoren geprüft, wobei Über-, Unter- oder Fehlernährung zu berücksichtigen ist. Bezüglich der schon erwähnten lebensverlängernden Wirkung einer eingeschränkten, sonst aber vollwertigen Diät bei Ratten[78] erscheint es noch ungeklärt, ob die Calorieneinschränkung das Altern unmittelbar oder über ein verzögertes Wachstum beeinflußt[79]. Ist die untercalorische Ernährung mit einem Mangel an lebenswichtigen Nährstoffen kombiniert, wie dies in der Regel für die Hungergebiete des Menschen in der Welt zutrifft, so resultiert trotz verzögerten Einsetzens der Pubertät eine Verkürzung des Lebens[80]. Auch ein lebensverkürzender Einfluß der Fettsucht ist bekannt, wobei allerdings sekundär begünstigte Krankheitszustände wie Diabetes und Coronarsklerose eine Rolle spielen.

Als besonders fruchtbar für die experimentelle Alternsforschung hat sich die Beobachtung erwiesen, daß bestrahlte Tiere eine verkürzte Lebenserwartung zeigen, die nicht auf das vermehrte Auftreten von Carcinomen und Leukämien zu beziehen ist[81]. Die Lebenserwartung nimmt dabei linear mit der Strahlendosis ab. Schon Ganzkörperbestrahlungen mit 25 r verursachen eine geringe Lebensverkürzung. Die Bestrahlung bedingt keinen steileren Verlauf der Gompertz-Kurve, sondern lediglich eine zeitliche Vorverlegung. Der Alterungsprozeß verläuft also nach Bestrahlung nicht in seiner Gesamtheit schneller, sondern setzt lediglich zu einem früheren Zeitpunkt ein. Bestrahlte Tiere altern also in den wenigen Minuten der Strahleneinwirkung um Wochen und Monate[82]. Da keine andere Zellstruktur so empfindlich ist wie das Chromatin, wird der Angriffspunkt der Strahlen in den genetischen Apparat verlegt, wo die Energie entweder von besonderen Schlüsselstrukturen aufgenommen oder auf irgendeine Weise vervielfältigt wird[82]. Das Ergebnis ist eine Reduktion der genetischen Information, wie sie auch moderne Alternstheorien annehmen[83]. Es ist interessant, daß ein ähnlicher Mechanismus auch für die verkürzte Lebenserwartung von Inzuchtstämmen vermutet wird[84], deren genetischer Apparat gegenüber den Wildformen verkleinert ist. Bestrahlung, Inzucht und Altern vermindern also in gleicher Weise die Fähigkeit von Organismen, ihre innere Homöostase gegen äußere Einwirkungen aufrechtzuerhalten[84]. — Der vorzeitige Tod tritt dementsprechend in bestrahlten Tierkollektiven an den gleichen Krankheiten ein, denen diese Tiere im Alternsablauf auch sonst erliegen. Ein spezieller Strahlentod existiert also nicht. Lediglich die Anfälligkeit gegen alle charakteristischen Krankheiten der jeweiligen Tierart ist gesteigert. Auch neuere Überprüfungen der älteren Befunde[85] haben diese eindrucksvollen Parallelen zwischen natürlichem und strahleninduziertem Altern bestätigt[86].

4. Zellmodelle und molekularbiologische Methoden

Eine vorläufig letzte Stufe hat die gerontologische Grundlagenforschung durch Arbeiten am Modell einzelner Zellen und die Einführung molekularbiologischer

---

[73] BIRREN 1960.   [74] STREHLER 1965.   [75] KORENCHEVSKY 1961.   [76] COMFORT 1964.
[77] KORENCHEVSKY 1961.   [78] COMFORT 1964.   [79] WIDDOWSON u. KENNEDY 1962.
[80] COMFORT 1964.   [81] MOLE 1957.   [82] HANDLER 1960.
[83] STREHLER 1965, CURTIS 1968.   [84] COMFORT 1964.   [85] LINDOP u. ROTBLAT 1959, 1961.
[86] FRITZ-NIGGLI 1960.

Methoden erklommen. Verwendung finden Zellaufschwemmungen, einfache Gewebe, Zellkulturen oder isolierte Zellorganellen. Obwohl sich die Ergebnisse dieser jüngsten Entwicklung infolge ihres hohen Abstraktionsgrades nicht ohne weiteres auf komplexe vielzellige Organismen übertragen lassen, haben sie sich als ungewöhnlich aufschlußreich erwiesen, da sie unmittelbar an bekannte biochemische, entwicklungsphysiologische und genetische Tatsachen anknüpfen. Wir werden auf die cellulären Mechanismen des Alterns im letzten Abschnitt dieser Einführung zu sprechen kommen.

V. Altern und Krankheit

Altern und Krankheit gelten häufig als nahe verwandt, doch handelt es sich um prinzipiell verschiedene Prozesse, die zwar in Wechselwirkungen miteinander stehen, aber scharf getrennt werden müssen[87]. Bredt hat in seinem Kapitel in diesem Band ausführlicher zu diesen Fragen Stellung genommen. Die Aussage „senectus ipsa morbus" (Terenz) ist zwar aus der Sicht des älteren Menschen verständlich, in der Sache aber falsch. Altern ist vielmehr ein normaler biologischer Vorgang, welcher naturnotwendig zur Erhaltung der Art gehört[88]. Evolutionär betrachtet kann Altern, d.h. die Erreichung der für eine bestimmte Art charakteristischen Lebensgrenze, sogar einen positiven Adaptationswert darstellen[89], weil dadurch die Möglichkeit von Lernprozessen und die Übertragung des Gelernten auf die nachfolgende Generation verbessert wird. So hängt die soziale Entwicklung von Insekten von der Entstehung langlebiger Sexualformen ab, und auch die menschliche Familie und andere menschliche Gemeinschaftsformen lassen sich unter dem Gesichtspunkt der Erfahrungsübertragung auf eine Nachfolgegeneration betrachten. Nimmt man an, daß die meisten Menschen durch ungünstige Umwelteinflüsse zwischen dem 20. und 30. Jahr sterben würden, wie dies zweifellos in frühgeschichtlichen menschlichen Populationen der Fall gewesen ist, so würden die meisten naturwissenschaftlichen Entdeckungen weder gemacht, noch ausgewertet worden sein.

Neben diesem positiven Aspekt wird der Alternsprozeß mit Recht als etwas Negatives empfunden, da er von einer steigenden Mortalitätsrate begleitet ist. Da hierbei alte Menschen in der gleichen Art wie jugendliche an Krankheiten sterben, müssen diese in ihrer Gesamtheit oder innerhalb einzelner Gruppen zunehmen. Aus dieser Situation ergeben sich eine Reihe von Fragen, deren Beantwortung zu den wichtigsten Aufgaben der Gerontologie gehört.

Schon die Frage, ob alternde, jugendliche oder erwachsene Menschen an den gleichen Krankheiten sterben, d.h. ob es besondere Alterskrankheiten gibt, ist nicht mit einem Wort zu entscheiden. Jedem Pathologen ist geläufig, daß im Alter grundsätzlich die gleichen Krankheitsgruppen vorkommen wie bei jüngeren Menschen, wenngleich einzelne von ihnen praktisch vor dem 40. oder 50. Jahr eine Seltenheit darstellen[90]. Der Satz, daß es keine besonderen Alterskrankheiten gibt, ist also nur insofern richtig, als im Alter keine prinzipiell neuen Krankheiten beobachtet werden. Was sich ändert, ist vielmehr die Häufigkeit, indem beispielsweise Arteriosklerose, Emphysem sowie Seh- und Hörstörungen in den Vordergrund treten, während andere, wie die typischen Kinderkrankheiten, nur noch in Ausnahmefällen zu Gesicht kommen. Andere Krankheiten wiederum erleiden einen Gestaltwandel[91]. So treten Lungenentzündungen beim Kleinkind in der Regel herdförmig, beim Erwachsenen lappenfüllend, im Senium als Bronchopneumonie in Erscheinung. Auch Infektionskrankheiten wie Tuberkulose oder Typhus ab-

---

[87] Korenchevsky 1961.   [88] Bürger 1957.   [89] Weismann 1882.   [90] McConnel 1960.
[91] Letterer 1956, 1964.

dominalis werden durch das Lebensalter geprägt. Was hier zum Ausdruck kommt, ist der in den letzten Kapiteln dieses Bandes ausführlicher dargestellte Struktur- und Funktionswandel des alternden Organismus, der auch Krankheitsprozessen ein besonderes Gepräge verleiht.

Eine andere Frage ist es, wieweit die im Alter auftretenden tödlichen Erkrankungen genetischen Einflüssen unterliegen. Für den Menschen ist die Erblichkeit gerade so häufiger Alterskrankheiten wie Krebs und Arteriosklerose umstritten[92]. Die Theorie der familiären Übertragung des Carcinoms oder seiner Anlage wird heute abgelehnt[93]. Bei der Arteriosklerose mehren sich die Beobachtungen über das familiär gehäufte Vorkommen beispielsweise des Herzinfarktes[94]. Besonders die Zwillingsforschung hat eindrucksvolle Beispiele für die genetische Bedingtheit bestimmter Todesursachen im Alter zusammengetragen[94]. Zur exakteren Prüfung derartiger Zusammenhänge eignen sich auch Berechnungen über den Einfluß verschiedener Todesursachen auf die Gompertz-Funktion.

Aufgrund älterer statistischer Angaben ist die jährliche Mortalitätsrate durch alle Todesursachen in den Vereinigten Staaten auf 8,1% pro Jahr geschätzt worden[95]. Spätere Untersucher[96] sind zu Werten gelangt, die in der gleichen Größenordnung liegen. Gliedert man die Todesursachen auf, so ergeben sich zwei voneinander abgrenzbare Krankheitsgruppen[97]. Während die kardiovasculären Erkrankungen und Nierenkrankheiten einen jährlichen Anstieg der Todesursachen von 11% ergeben, bedingt eine andere große Gruppe von Krankheiten (Infektionskrankheiten, Verdauungskrankheiten, Lobärpneumonie, nichtvasculäre Erkrankungen des Zentralnervensystems, respiratorische Krankheiten ohne Tuberkulose und Bronchopneumonie, Kropf, Pellagra, Arthritis sowie Erkrankungen der Haut und des Skelets) nur einen solchen von 5%. Da alle zuletzt genannten Krankheiten die Gompertz-Kurve durch einen übereinstimmenden Richtungskoeffizienten beeinflussen, wird ein ihnen gemeinsamer Faktor Q postuliert, der vermutlich genetisch zu definieren ist. Bei kardiovasculären Krankheiten und Nierenerkrankungen soll ein zusätzlicher konstitutioneller Faktor R im Spiele sein, der die Mortalitätsrate um weitere 6% ansteigen läßt. Aus diesen Untersuchungen wird die Tatsache abgeleitet, daß die im Alter steigende Mortalitätsrate das Ergebnis von Veränderungen ist, die den menschlichen Organismus für alle Krankheiten empfänglicher machen, jedoch einen besonders günstigen Nährboden für das Auftreten von Herz- und Gefäßkrankheiten sowie Nierenerkrankungen herstellen[98]. Fast 4 von 5 Todesfällen nach dem 30. Lebensjahr beruhen diesen Befunden zufolge nicht auf einer Prävalenz bestimmter Krankheiten, sondern auf Veränderungen der Faktoren Q und R, die die Mortalitätsrate an den gleichen Krankheiten ansteigen lassen, die in geringerem Umfange auch jugendliche Menschen befallen.

Die Frage, wodurch Krankheiten im Alter zunehmen, läßt offenbar mehrere Antworten zu[99]. Als wesentlichste Ursache haben wir bisher die steigende Empfänglichkeit des Organismus für Krankheiten, wahrscheinlich als Ausdruck einer nachlassenden Fähigkeit zur Erhaltung der inneren Homöostase[100], kennengelernt. Krankheiten werden also im Alter durch einen Schwund der Anpassungsreserven gestaltet. „Offenbar ist es so, daß dann, wenn der Körper ein bestimmtes Stadium erreicht hat, sein Zustand sich so verschlechtert, daß er einen guten Nährboden für Krankheiten abgibt, und wenn sich die eine Krankheit noch vermeiden ließ, so trifft ihn bald eine andere"[101].

Neben derartigen allgemeinen Aussagen ist es natürlich die Art der Altersveränderungen im einzelnen, welche interessiert und Auskunft geben kann, in

---

[92] Rössle 1940. [93] Bauer 1963. [94] Rössle 1940. [95] Simms 1940.
[96] Failla 1958, Jones 1956. [97] Simms 1940. [98] Simms 1940. [99] Letterer 1956.
[100] Dobzhansky 1958. [101] Curtis 1968.

welcher Weise die Pathogenese typischer Alterskrankheiten beeinflußt wird. Gerade hier beginnen aber die Schwierigkeiten, weil Alternswandel und Krankheit nicht selten fließend ineinander übergehen. So lassen sich bei Obduktionen erste Veränderungen aus dem Formenkreis der Arteriosklerose bereits im 2. und 3. Jahrzehnt nachweisen und nehmen dann mit dem Lebensalter so kontinuierlich zu, daß die Krankheit Arteriosklerose geradezu als Maßstab für den Grad des Alterns gelten kann. Der Versuch, eine alternsbedingte „Physiosklerose" von der Krankheit Arteriosklerose abzugrenzen[102], hat sich als praktisch undurchführbar erwiesen. Offenbar gibt es Krankheiten der zweiten Lebenshälfte, die so eng mit dem normalen Alternswandel bestimmter Gewebe und Organe verzahnt sind und so unmittelbar aus diesen erwachsen, daß eine scharfe Grenzziehung, wie sie aus begrifflichen Gründen zu fordern ist[103], auf außerordentliche Schwierigkeiten stößt. Hier liegt die tiefere Wahrheit der Aussage, daß in gewissem Sinne jede Krankheit erblich ist[104], da sie die Antwort des menschlichen Genotyps auf eine Umgebungseinwirkung darstellt. Da auch der Alternsablauf in engen Grenzen genetisch determiniert ist, dürfte das in den Genen fixierte Programm den Schlüssel zum Verständnis sowohl der Alternsveränderungen als auch der damit verbundenen artspezifischen Erkrankungen in sich bergen. Ein damit zusammenhängendes Problem hat Ries[105] mit der Bemerkung gestreift, daß es bei Querschnittsuntersuchungen größerer Bevölkerungsgruppen nahezu unmöglich sein kann, bei Alterskrankheiten wie der Arteriosklerose normale Vergleichspersonen zu finden. Zugleich ist man hier an einem Punkt angelangt, wo die Definition der Begriffe „gesund" und „krank" ihre Grenze findet.

Wie schon dargelegt, kann das Absterben alternder Individuen auch durch eindeutig genetisch bedingte Krankheiten zustande kommen. Beispiele dieser Art kennt die Humanmedizin in Gestalt etwa der familiären Hypercholesterinämie oder der erblichen Präblastomatosen (systematisierte Geschwulstbildungen wie Morbus Recklinghausen und Polyposis intestini, Xeroderma pigmentosum usw.)[106]. Auch die Absterberate bestimmter experimentell genutzter Inzuchtstämme kann durch charakteristische, erblich fixierte Todesursachen bestimmt werden[107]. Wir haben hier den Spezialfall vor uns, daß sowohl Alternswandel als auch die zum Absterben führende Krankheit in streng genetischer Korrelation, d.h. ohne Mitwirkung äußerer Einflüsse verlaufen. Doch sind derartige Beziehungen nur für einige wenige experimentelle Modelle und für eine begrenzte Zahl von Krankheiten bekannt[108].

Eine dritte Möglichkeit der Beziehungen zwischen Altern und Krankheit ist die rein statistische[109]. Sie besteht darin, daß mit der Länge des Lebens die Wahrscheinlichkeit, an bestimmten Noxen zu erkranken, zunimmt. Wer 80 Jahre lebt, hat mehr Gelegenheit, mit einem bestimmten pathogenen Reiz in Berührung zu kommen als ein 20jähriger. Das trifft vor allem für diejenigen Krankheitszustände zu, die ihre Entstehung einer Kumulation von Reizen verdanken. Ein Musterbeispiel dafür ist das Carcinom. Der Kreis solcher Alterskrankheiten dürfte aber wesentlich größer sein, als es auf den ersten Blick erscheint, da auch die große Gruppe der Autoimmunkrankheiten hierher gehört.

Wer Alternsforschung mit dem Ziel betreibt, das menschliche Leben zu verlängern, wird sich die Frage vorlegen, ob dies über eine Bekämpfung oder Verminderung der im Alter häufig auftretenden Erkrankungen möglich ist. Statistische Untersuchungen zeigen, daß die Hoffnung trügt. Curtis (1968) hat darauf hingewiesen, daß die beträchtliche Erhöhung der Lebenserwartung durch die moderne

---

[102] Bürger 1957.   [103] Korenchevsky 1961.   [104] Dobzhansky 1958.
[105] Ries, dieser Band.   [106] Bauer 1963.   [107] Grüneberg 1943, 1952.
[108] Simms 1940.   [109] Letterer 1956.

Medizin in erster Linie durch die Herabsetzung der Kindersterblichkeit erreicht wurde. Die Lebenserwartung der höheren Altersgruppen ist jedoch nur ganz gering gestiegen. Bereits bei der Gruppe der 58jährigen ist die Wahrscheinlichkeit, zu sterben, nahezu ebensogroß wie vor 100 Jahren.

Auch der Einfluß der im Alter besonders häufigen Krankheiten ist geringer als man im allgemeinen vermutet. So würde beispielsweise die durchschnittliche Lebenserwartung der Amerikaner nur um 7,5 Jahre steigen, wenn es gelänge, alle Herz-Gefäß- und Nierenkrankheiten auszuschalten[110]. Bei völliger Ausrottung des Krebses betrüge die Erhöhung der Lebenserwartung sogar nur 1,5 Jahre. Bei den anderen Krankheitsgruppen lassen sich ähnlich enttäuschende Werte errechnen. Diese Tatsachen lassen erkennen, daß Alternskrankheiten letzten Endes nur Symptome einer nachlassenden Widerstandskraft darstellen und das Problem, die Lebensspanne des Menschen zu verlängern, mit ganz anderen Methoden angestrebt werden muß[111].

Beziehungen zwischen Altern und Krankheit sind umgekehrt auch in Gestalt einer Beeinflussung des Alternswandels durch Krankheiten denkbar. Das Altern könnte dabei sowohl verfrüht einsetzen als auch beschleunigt ablaufen. Ältere Hypothesen über eine fixierte Lebensrate[112] oder ein begrenztes Stoffwechselvolumen[113], das gewissermaßen schnell oder langsam verbraucht werden kann, dienten zunächst als Begründung dieser Annahme. Seit 1956 hat SELYE die Hypothese vertreten, daß der *Stress* ein wesentlicher Alternsfaktor sei und der individuelle Lebensablauf sich mit dem allgemeinen Adaptationssyndrom vergleichen lasse[114]. Da auch Krankheiten Stress-Situationen darstellen, muß diesen Gedankengängen zufolge damit gerechnet werden, daß namentlich schwere und wiederholte Krankheitsschübe die Erholungsfähigkeit des Organismus beeinträchtigen und „abnützend", d. h. lebensverkürzend wirken. Es ist allerdings nicht hinreichend untersucht, ob und in welcher Form sich derartige, in relativ jugendlichem Alter ablaufende Krankheiten auf die Gompertz-Funktion auswirken. Der Pathologe weiß, daß die strukturell faßbaren Residuen überstandener Krankheiten im Lebensablauf zunehmen. Der Mensch trägt also mit steigendem Alter immer zahlreichere „Spuren seiner Siege und Niederlagen" in Gestalt von Narben und anderen Gewebs- und Organveränderungen davon. Es liegt nahe, daß dadurch die allgemeine Resistenzlage vermindert oder abgeändert werden kann, wodurch auch die Alternsprozesse im Sinne einer Beschleunigung modifiziert werden. Wie bereits erwähnt, kann dies für die Strahlenwirkung als gesichert gelten. Für andere chronische und den Stoffwechsel belastende Krankheiten wie Tuberkulose oder Rheumatismus läßt sich das nur vermuten. Hier liegt ein weites Feld für klinische und pathologisch-anatomische Untersuchungen, das bisher nur zu einem kleinen Teil bestellt wurde.

Die häufig erörterte Frage nach dem sog. physiologischen oder natürlichen Alterstod ist nach dem bisher Gesagten einfacher und klarer zu beantworten, als sich aufgrund der älteren Literatur vermuten läßt. Ein reiner Alterstod ohne Mitwirkung krankhafter Veränderungen existiert nicht[115]. Die Anfälligkeiten des alten oder greisenhaften Menschen gegen alle Arten von Krankheiten sind so groß, daß er schließlich schon banalen Störungen zum Opfer fällt. Sorgfältige eigene Auswertungen von Obduktionsbefunden haben das bestätigt und als Todesursachen besonders minimale Pneumonien und Herz-Kreislauf-Erkrankungen ergeben. Unter den Todesursachen alter Menschen spielen in jüngster Zeit auch Herzinfarkte eine zunehmende Rolle. Auch das Leben des alten Menschen

---

[110] DUBLIN u. Mitarb. 1949.   [111] CURTIS 1968.   [112] PEARL 1928.
[113] RUBNER 1908.   [114] SELYE 1956, SELYE u. Mitarb. 1960.
[115] BREDT 1958, dieser Band.

erlischt also nicht durch einfaches Aufhören der Lebensfunktionen, sondern unter Ausbildung von Struktur- und Funktionsstörungen, die wir als Krankheiten bezeichnen.

VI. Altern auf verschiedenen Organisationsstufen des Lebens

Alternsveränderungen finden sich keineswegs nur bei Metazoen oder besonders hoch entwickelten Lebewesen. Sie werden vielmehr auf allen Organisationsstufen des Lebens, selbst bei Einzellern beobachtet[116]. Bei Tokophrya (Wimpertierchen der Unterklasse Suctoria) läßt sich sogar ein Einfluß der Ernährung auf die Lebensdauer feststellen[117]. Auch die in Klonen wachsenden Protozoen wie Paramecium bursaria können nach Phasen des Wachstums und der sexuellen Vermehrung Rückbildungserscheinungen aufweisen, wobei einzelne Zellen altern und zugrundegehen[118]. Altern und Tod erfolgen dabei aus endogenen Ursachen, sofern es nicht zur sexuellen Reproduktion und Neuverteilung der Gene kommt.

Zweifellos altert auch die einzelne Zelle des Metazoenorganismus nach einem ihr eigentümlichen Programm. Allerdings ist der Alternsprozeß bei postmitotischen Zellen ein anderer als bei den Zellen der „Indifferenzzonen", deren Teilungsfähigkeit während des ganzen Lebens erhalten bleibt. Differenzierung und Erlöschen der Teilungsfähigkeit begünstigen offenbar das Altern, da sich in derartigen Zellen leichter Schäden anreichern und nicht durch den Teilungsmechanismus ausgemerzt werden[119]. Allerdings verharren auch intermitotische und reversibel postmitotische Zellen nicht in ewiger Jugend. Bekannt ist beispielsweise das im Alter nachlassende Wachstum der Fingernägel[120]. Bei der Heilung von Hautwunden durch Granulationsgewebe ändert sich zwar das Ausmaß der Zellvermehrung im Alter nur wenig, doch wird der Zeitraum zwischen initialer Schädigung und Erreichung des Gipfels der Mitosewelle immer länger[121]. Gleichartige Befunde wurden an der nach partieller Hepatektomie regenerierenden Rattenleber[122] sowie an Gewebekulturen erhoben, deren Zellen von älteren Spendern stammten[123]. Schon auf cellulärer Ebene sind also Alternsprozesse bekannt, wenngleich in ihrem Mechanismus uneinheitlich.

Eine Zunahme von Alternsveränderungen stellt sich bei steigender Komplexität hochentwickelter Organismen ein, in deren Verband Zellen offenbar schneller altern, als es ihrem eigenen Programm entspricht. Schon Carrel (1911) konnte zeigen, daß explantierte Fibroblasten länger leben als die Organismen, denen sie entstammten, und daß Zellkulturen durch Zusatz von Seren alter Tiere ungünstig beeinflußt werden. Das rein molekulare Altern der Zellen des Känguruhschwanzes ist rechnerisch auf 215 Jahre veranschlagt worden, während das gleiche Organ im intakten Tier schon nach wenigen Jahren altert[124]. Die höheren Organisationsstufen des Lebens (Gewebe, Organe, Organismen) und ihre hierarchische Stufenordnung stellen also die Alternsforschung vor andere und kompliziertere Probleme, als das Modell der isolierten Zelle[125]. Hier interferieren die cellulären und molekularen Basalprozesse mit humoralen und nervösen Steuerungsmechanismen und dem System der Blutverteilung durch das Herz und die Blutgefäße. Da diese übergeordneten Steuerungseinrichtungen aber gleichfalls altern, resultieren Systemgesetzlichkeiten, die gegenwärtig kaum zu übersehen sind. Es ist deshalb verständlich, daß die gerontologische Grundlagenforschung zur Zeit Untersuchungen

[116] Comfort 1964.   [117] Korschelt 1922.   [118] Jennings 1945.   [119] Curtis 1968.
[120] Bürger 1957, Hamilton, Terada u. Mestler 1955.   [121] Bourliere 1950.
[122] Marshak u. Bryon 1945.   [123] Hoffman, Goldschmidt u. Doljanski 1937.
[124] Sinex 1960, 1966.   [125] Letterer 1954, 1956, 1958, 1964, Shock 1960.

an cellulären Modellen bevorzugt, zumal hier bewährte Methoden der elektronenmikroskopischen Strukturforschung, Biochemie und Genetik zur Verfügung stehen.

1. Altern auf cellulärer und molekularer Ebene

Altern auf cellulärer und molekularer Ebene vollzieht sich sowohl an der Struktur als auch am Stoffwechsel der Zelle und kann als Funktionseinschränkung in Erscheinung treten. Da celluläre Stoffwechselmechanismen nach dem Modell von JACOB und MONOD (1959) genetisch determiniert sind, kann celluläres Altern rein gedanklich auf

a) Veränderungen am genetischen Apparat,

b) Abwandlungen nachgeordneter Stoffwechselmechanismen oder

c) Physikalisch-chemische Zustandsänderungen der molekularen Grundstruktur der belebten Materie

zurückgeführt werden. Tatsächlich lassen sich nahezu alle bisherigen Untersuchungen und die daraus abgeleiteten Hypothesen auf eine der genannten Möglichkeiten zurückführen. Für die Zukunft ist freilich zu bedenken, daß die Funktionen der spezifischen biologischen Polymere DNS, RNS und Protein in ihrer Bildung, Struktur und Wirksamkeit so eng korreliert sind[126], daß sich die drei genannten Aspekte wahrscheinlich nur als verschiedene Seiten des gleichen Problems erweisen werden und in nicht zu ferner Zeit zu einer molekularbiologischen Konzeption des Alterns zusammenwachsen dürften. Als auslösende Ursachen der Alternsvorgänge kommen sowohl exogene (Strahlen usw.) als auch endogene Einflüsse seitens des genetischen Programms der Zelle selbst in Betracht.

a) Veränderungen am genetischen Apparat

Auf die Bedeutsamkeit genetischer Faktoren für das Altern sowohl einzelliger als auch vielzelliger Organismen haben in jüngster Zeit zahlreiche Untersucher[127] aufmerksam gemacht. Als grundlegender Mechanismus wird die somatische Mutation sowohl intermitotischer als auch postmitotischer Zellen[128] betrachtet. Sie wird entweder durch einen „Treffer"[129] im DNS-Molekül ausgelöst, der einen Teil oder sämtliche Gene eines Chromosoms inaktiviert[130] oder entsteht infolge bestimmter Instabilitäten des genetischen Apparates spontan. Wichtig ist dabei daß ein Gen betroffen ist, das die spezifischen Eigenschaften der betreffenden Zellart steuert, während alle anderen, innerhalb des Differenzierungsvorganges „blockierten" Gene ohne Bedeutung sind. Da in diploiden Zellen jedes Gen doppelt vertreten ist, manifestieren sich Schäden erst dann, wenn beide Gene ausgeschaltet werden. Der Einwand, daß die voraussichtliche, aufgrund der bekannten Mutationsraten an Keimzellen berechnete Zahl somatischer Mutationen zu klein sei, um für die Alterung Bedeutung zu gewinnen[131], ist von FAILLA (1958) entkräftet worden, doch liegen für die Richtigkeit seiner Argumente noch keine sicheren Beweise vor[131]. Da der experimentelle Zugang zur Mutationstheorie sehr schwierig ist, weil es keine Möglichkeit gibt, somatische Mutationen in tierischen Zellen direkt nachzuweisen[132], hat man als indirekten Maßstab die Häufigkeit von Chromosomenaberrationen bestimmt. Dabei zeigte sich, daß beispielsweise bei den verschiedensten Formen der Bestrahlung der Grad der erzeugten Lebensverkürzung genau dem Umfang der nachweisbaren Chromosomenschäden entspricht. Das Ergebnis solcher Untersuchungen wird allerdings durch die Tatsache beeinflußt, daß ge-

---

[126] MEDVEDEV 1966.   [127] SZILARD 1959, FAILLA 1960, STREHLER 1965, CURTIS 1966, 1968.
[128] COMFORT 1964.   [129] TIMOFÉEFF-RESSOVSKY u. ZIMMER 1947.   [130] CURTIS 1966, 1968.
[131] CURTIS 1966, 1968.   [132] CURTIS 1966, 1968.

schädigte Chromosomen erholungsfähig sind, das endgültige Resultat also erst dann feststeht, wenn sich die restitutiven Fähigkeiten des Chromosoms entweder erschöpfen oder gegenüber der ursprünglichen Alteration durchsetzen. Neben der Schädigung ist also die Stabilität des Chromosoms von ausschlaggebender Bedeutung. Ist diese primär gering, so können Veränderungen, etwa in Gestalt von Chromosomenbrüchen, auch spontan zustande kommen.

„Offenbar liegt" also „der Unterschied zwischen einer langlebigen Person und einer, die bereits in jungen Jahren stirbt, in der Stabilität der Chromosomenstruktur begründet"[133].

Somatische Mutationen wirken sich in Wechselgeweben mit hoher Zellteilungsrate anders aus als im postmitotischen Dauergewebe. Wenn sich bei schneller Teilungsfolge eine Mutation ereignet, so wird diese in der Regel schnell durch Zellselektion ausgemerzt[133]. Postmitotische Zellen dagegen reichern Mutationen an und müssen früher oder später, falls keine Restauration eintritt, eine verminderte Leistung zeigen oder absterben. Damit läßt sich beispielsweise die Tatsache erklären, daß der Mensch bis zum 70. Lebensjahr 20% seiner Ganglienzellen verliert[134].

Auch die im Alter zunehmenden Autoimmunreaktionen und die aus solchen Beobachtungen abgeleitete Vorstellung über das immunologisch bedingte Altern lassen sich letzten Endes auf somatische Mutationen zurückführen[135]. Als Resultat treten hier Unterschiede in der Zusammensetzung der Zellproteine in Erscheinung. Die Zellen sind also nicht mehr „sie selbst", werden dadurch antigen und lösen die Bildung gegen sie gerichteter Antikörper aus[136]. Selbst die große Zahl der zur Verfügung stehenden Antikörper ist auf die mutagene Instabilität der Lymphocyten bezogen worden[137], so daß enge Beziehungen zwischen Immunprozessen und Alternsvorgängen vermutet werden. Die Wiederbelebung der immunologischen Alternstheorie und ihre Rückführung auf somatische Mutationen bedeuten „eine unerwartete Rückkehr zu Metschnikoff (1907)", der immer vorausgesagt hat, daß der gleiche celluläre Mechanismus im Embryo morphogenetische, beim Erwachsenen defensive und im Alter destruktive Wirkungen entfaltet[138].

b) Abwandlung cellulärer Stoffwechselmechanismen

Abwandlungen von cellulären Stoffwechselmechanismen als Ursache des Alterns werden naturgemäß besonders in biochemischen Arbeiten betont. White (1960) hat für derartige Untersuchungen drei grundsätzliche Voraussetzungen genannt, die nicht vernachlässigt werden dürften:

1. Der Zellstoffwechsel muß als eine Einheit betrachtet werden und nicht als eine Reihe einzelner Prozesse, von denen jeder einen eigenen limitierenden Faktor besitzt.

2. Das Gleichgewicht zwischen verschiedenen cellulären Prozessen kann sich mit dem Altern verschieben und bis zu einem gewissen Grade das Alter des Organismus widerspiegeln.

3. Während des Lebens werden im Organismus keine Stoffwechselsysteme zerstört oder neu entwickelt.

Das biochemische Grundproblem, warum Zellen mit der Fähigkeit zu kontinuierlichem Ersatz ihrer Strukturen sich letzten Endes doch abnützen und altern[139], ist von verschiedenen Seiten her in Angriff genommen worden.

Zunächst war es mit Hilfe der Isotopentechnik möglich, den Stoffdurchfluß („Turnover") von Zellen auf verschiedenen Altersstufen zu bestimmen. Ver-

---

[133] Curtis 1968.   [134] Brody 1955.   [135] Comfort 1964.   [136] Curtis 1968.
[137] Burnet 1959, 1961.   [138] Comfort 1964.   [139] Lansing 1952.

änderungen in den Umsatzraten geben sich dabei als abgewandelte Zusammensetzung zu erkennen[140]. Junge Tiere sollen dabei ein Überwiegen anaboler Prozesse zeigen, während sich im Alter nach einer Periode des Gleichgewichtes auf der Lebenshöhe katabole Vorgänge in den Vordergrund schieben. Es kann allerdings schwierig sein, beide Stoffwechselformen eindeutig zu unterscheiden. Die Ursachen für solche Verschiebungen und die daraus resultierende Schwierigkeit, die innere Homöostase aufrechtzuerhalten[141], sind nicht ausreichend geklärt. Da Enzyme und Hormone Regulatoren des Zellstoffwechsels darstellen, werden Alternsveränderungen möglicherweise durch Konzentrationsänderungen z.B. bestimmter Schlüsselenzyme ausgelöst[142]. Auf jeden Fall ist es notwendig, die Faktoren zu analysieren, welche die Größenordnung der einzelnen Stoffwechselreaktionen beeinflussen.

Betrachtet man den Zellstoffwechsel als eine Reaktionskette, die mit dem genetischen Code beginnt und über die Stufen der Transkription und Translation zur Synthese spezifischer Enzyme und den durch diese katalysierten Stoffumsetzungen führt[143], so können sich rein gedanklich Alterungsprozesse an jedem Glied dieser Kette auswirken[144]. Neben Veränderungen im Informationsgehalt der DNS und RNS sind es besonders Fehler der Proteinsynthese mit Abänderung der Aminosäuresequenz oder der für die Funktion wichtigen Tertiärstrukturen, die als Ursachen von Alterungsprozessen vermutet werden[145]. Es ist kaum anzunehmen, daß der Sitz des Schadens bei allen Zellarten der gleiche ist.

Als ursächliche Auslösemechanismen kommen sowohl äußere Faktoren wie ionisierende Strahlen, freie Radikale, Inkorporation von Nucleotidanalogen als auch Zustandsänderungen des inneren Zellmilieus (Chromosomenveränderungen, Reproduktionsfehler, zunehmende Quervernetzungen der biologisch wichtigen Polymere) in Betracht[146]. Eine systematische Überprüfung dieser Möglichkeiten steht allerdings noch aus.

Strukturelle Äquivalente für den im Alternsgang veränderten Stoffwechsel ergeben sich aus einer großen Zahl elektronenmikroskopischer Untersuchungen. Sie betreffen sowohl die extracellulären Substanzen wie kollagene Fasern und Grundsubstanz[147], als auch die subcellulären Organellen und Einzelbestandteile der Zelle wie Membranen und Stoffablagerungen. An Mitochondrien sind sowohl morphologische Alternsveränderungen[148] als auch Turnover-Raten einzelner Bestandteile nach radioaktiver Markierung[149] untersucht worden. Dabei fanden sich sehr kurze Halbwertzeiten in der Größenordnung von 12 Tagen, die ein molekulares Altern wenig wahrscheinlich machen. Frühere Vermutungen[150] über eine alternsbedingte Verkleinerung des Zellkernes haben sich nicht bestätigt. Dagegen scheint festzustehen, daß in verschiedenen Geweben alternder Tiere in zunehmendem Maße somatische Aneuploidie vorkommt[151]. Alternsveränderungen am endoplasmatischen Reticulum müssen schon aufgrund der bekannten Verminderung der Nissl-Substanz in Ganglienzellen vermutet werden. Ob es sich dabei allerdings um Strukturen handelt, die allmählich während des Lebens verbraucht werden, sich also nicht ersetzen lassen, erscheint noch nicht hinreichend bewiesen. Die gleiche Unsicherheit besteht hinsichtlich alternsbedingter Wandlungen der Zell- und Kernmembran[152]. Eine große Zahl von Arbeiten befaßt sich mit der Bedeutung der Alterspigmente, insbesondere des Lipofuscins, das in den verschiedensten Organen untersucht, chemisch analysiert und in seiner lyso-

---

[140] WHITE 1960.   [141] SHOCK 1952.   [142] WHITE 1960.   [143] JACOB u. MONOD 1959.
[144] MEDVEDEV 1966.   [145] STREHLER 1966.   [146] MEDVEDEV 1966, STREHLER 1966.
[147] LINDNER, dieser Band.   [148] DEMPSEY 1956, ANDREW 1960.
[149] FLETCHER u. SANADI 1961.   [150] MINOT 1907.
[151] HSU u. POMERAT 1953, YERGANIAN 1958.   [152] STREHLER 1966.

somalen Lokalisation erkannt wurde[153]. Da die Lysosomen cytolytische Enzyme enthalten, also eine Art „Selbstmordbeutel" der Zelle[154] darstellen und an zahlreichen endogenen Prozessen beteiligt sind, soll ihnen auch eine Bedeutung für das Altern zukommen. Sie könnte beispielsweise in einer zunehmenden Durchlässigkeit der Lysosomenmembran mit Freisetzung destabilisierender Faktoren bestehen, unter deren Einwirkung (z.B. DNS-Depolymerase) Brüche in den DNS-Strängen mit nachfolgendem Programmverlust der Zelle resultieren[155].

Eine bereits in den bisherigen Ausführungen anklingende Frage ist diejenige nach dem Vorhandensein „unersetzbarer" cellulärer Strukturen und Enzyme. Zellbestandteile dieser Art sollen nur in der Wachstums- und Teilungsphase gebildet werden, so daß die postmitotische Zelle schließlich nur über einen bestimmten Vorrat verfügt, dessen allmählicher Verbrauch identisch mit dem Altern ist. Gedanken dieser Art gehen auf Bütschli (1882) zurück, setzen allerdings voraus, daß es tatsächlich quantitativ begrenzte Enzymmengen in der Zelle gibt und daß derartige Enzyme ausschließlich während der Zellteilung ersetzt werden. Interessanterweise konnte gezeigt werden, daß die Turnover-Raten einzelner Enzyme sehr niedrig liegen[156], so daß derartige Systeme außerordentlich störanfällig sind. Ein günstiges Objekt zum Studium derartiger Zusammenhänge stellt der menschliche Erythrocyt dar, dessen Lebensdauer u.a. durch eine von vornherein fixierte enzymatische Ausrüstung limitiert ist[157]. Kurioserweise ist allerdings die Lebensdauer des kernhaltigen Vogelerythrocyten wesentlich kürzer als diejenige der Säuger[158].

c) Altern durch physikalisch-chemische Zustandsänderungen

Der Gedanke, daß Altern durch physikalisch-chemische Zustandsänderungen der molekularen Grundstruktur belebter Organismen bedingt sei und sich mit der Alterung von Kolloiden vergleichen lasse, erscheint heute einleuchtender als vor einigen Jahren[159]. Als Grundprozeß hatten ursprünglich Ruzicka (1924) und Marinesco (1934) eine als Hysterese bezeichnete progressive Wasserverarmung der Zellen und Gewebe angenommen. Inzwischen hat sich gezeigt, daß der Alternsprozeß in erster Linie mit einer zunehmenden Vernetzung der Makromoleküle einhergeht[160], die eine allmähliche funktionelle Inaktivierung zur Folge hat.

Diese Vernetzung („cross-linkage") und Versteifung entwickelt sich spontan, kann aber durch äußere Einflüsse wie Strahlen oder chemische Mutagene, welche in den Zellen freie Radikale erzeugen, unterstützt werden. Sie vollzieht sich an sämtlichen biologischen Polymeren, also an DNS, RNS, Proteinen und den extracellulär gelegenen Fasersubstanzen (Kollagen, Elastin, Gitterfasern). Verzar (1959, 1965, 1968) hat diesen Tatbestand zur Grundlage einer molekularen „Vernetzungstheorie" des Alterns ausgebaut, von der aus auch so komplizierte Veränderungen wie Codierungsfehler und Fehlsynthesen von Proteinen erklärt werden. Da zahlreiche Untersucher mit Kollagen gearbeitet haben[161], das als extracellulär deponiertes Molekül keinen Turnover hat[162] und sich als Modell in vielerlei Hinsicht als besonders geeignet erweist, ist häufig von einer Kollagentheorie[163] gesprochen worden. Verzar (1968) hat jedoch wiederholt betont, daß hier ein Prinzip vorliege, das *alle* nicht-erneuerungsfähigen Moleküle betreffe. Besondere Konsequenzen habe naturgemäß der Vernetzungsprozeß an der Doppelhelix der

---

[153] Gedigk u. Bontke 1956, Essner u. Novikoff 1960.   [154] De Duve 1957.
[155] Comfort 1966.   [156] Theorell u. Mitarb. 1951.   [157] Ruhenstroth, dieser Band.
[158] Hevesy 1947, Hevesy u. Ottesen 1945, Comfort 1964.   [159] Comfort 1964.
[160] Harman 1955, 1956, Bjorksten 1962, Gross 1962.
[161] Chvapil u. Hruza 1959, Hruza, Chvapil u. Kobrle 1961, Banga 1966.
[162] Schlettwein-Gsell, dieser Band.   [163] Curtis 1968.

DNS, da hier Codierungsfehler und Abwandlungen des Informationsgehaltes resultieren, die sich auf den gesamten Zellstoffwechsel auswirken. Experimentell liegen zu dieser Frage Untersuchungen über die Thermostabilität der DNS aus Rinderthymus vor, die sich mit dem Alter ständig erhöht[164] und sich bei alten Kühen wesentlich von der DNS aus Kalbthymus unterscheidet. Die Ursache der Brückenbildung ist allerdings noch nicht befriedigend geklärt, obwohl dieses Problem von den verschiedensten Seiten her bearbeitet wird[165]. Die Vernetzung von Makromolekülen kann aber heute zu denjenigen Grundvorgängen gerechnet werden, die für das Altern von Zellen von großer Bedeutung sind. Fraglich ist vorerst, ob hier die primäre Ursache des Alterns zu suchen ist oder ob auch die Brückenbildung bzw. Vernetzung als Folge anderer Kräfte zu betrachten sind.

2. Altern auf höheren Organisationsstufen

Den Ergebnissen der cytologischen und molekularbiologischen Alternsforschung gegenüber ist über die Ursachen des Alterns auf höheren Organisationsstufen des Lebens vergleichsweise wenig bekannt. Das betrifft sowohl das Altern von Geweben, Organen oder Organsystemen als auch die alternsbedingten Rückbildungserscheinungen in einem so komplexen Organismus wie dem menschlichen. Der Ruf nach einer synthesiologischen Betrachtung[166] beweist nur die Schwierigkeiten, die hier zu überwinden sind. Das eigentliche Problem besteht darin, daß vielzellige Organismen hierarchisch gegliederte Systeme entwickeln, in denen jede biologische Einheit in eine nächsthöhere integriert ist. Jede dieser Stufen ist evolutionär geformt und trägt die Möglichkeit zur Desorganisation in sich[167]. Welche Kräfte dabei zusammenwirken oder interferieren und die besprochenen molekularen bzw. cellulären Basalprozesse abwandeln und verstärken, ist heute kaum zu übersehen, da bereits die normalen Systemgesetze beispielsweise eines Säugetierorganismus nicht exakt definiert werden können. Gerade diese Fragen bewegen uns aber, wenn wir den Wandel des Menschen von der Lebenshöhe zum Greisen beobachten, ohne dabei ein lenkendes Prinzip zu erkennen, das nach Art eines Computers den Alternsprozeß steuert. Spekulationen über den „Sinn" von Altern und Tod können uns hier nicht befriedigen, da sie lediglich geeignet sind, den derzeitigen unzureichenden Wissensstand zu verschleiern[168].

Bei einer Analyse der anstehenden Probleme ist von der Frage auszugehen, durch welche Merkmale sich ein vielzelliger, komplexer Organismus von einer einzelnen Zelle bzw. einem Einzeller unterscheidet und ob eine genaue Definition und experimentelle Prüfung solcher Unterschiede das Verständnis unserer Frage fördert. Aus der Vielzahl möglicher Antworten seien drei in Form von Thesen hervorgehoben und im vorliegenden Zusammenhang diskutiert:

1. Im Metazoenorganismus beeinflussen sich innerhalb der Gewebe die Zellen gegenseitig, wobei ein „Mikromilieu"[169] entsteht, das sich mit einer Gewebekultur vergleichen läßt[170].

2. An der Entstehung von Organen und Organsystemen sind verschiedene Zellarten beteiligt, die unterschiedlich altern und einen allmählichen Struktur- und Funktionswandel des gesamten Systems bedingen.

3. Der menschliche Organismus unterliegt wie der jedes höheren Lebewesens zentralen Steuerungs- und Integrationsmechanismen (ZNS, innersekretorische Drüsen, Herz-Kreislauf-System), die ihrerseits altern und dadurch den Stoffwechsel nachgeordneter Zellen und Gewebe modifizieren.

---

[164] v. Hahn u. Verzar 1963.   [165] Luck 1967.   [166] Letterer 1958.
[167] Strehler 1965.   [168] Comfort 1964.   [169] Whittaker 1968.   [170] Letterer 1958.

a) Lokales Milieu

Über den Einfluß des lokalen Milieus auf die zu größeren Verbänden zusammen-
tretenden Zellen finden sich interessante Hinweise in den Ergebnissen der modernen Zell- und Gewebezüchtung. Da sich die meisten Zellen nach Explantation
in künstliche Nährmedien schnell verändern und ihrem äußeren Aspekt nach
dedifferenzieren, steht hier die Frage nach den Erhaltungsbedingungen des Differenzierungsstatus an[171]. Subtile Modifikationen der Kulturmedien haben dabei
gezeigt, daß es in erster Linie der Phänotyp ist, der sich wandelt, wenn bestimmte
Differenzierungsmerkmale zugunsten einer gesteigerten Wachstums- und Teilungsfähigkeit aufgegeben werden. Dagegen soll das in frühen Stadien der Entwicklung
durch Determination geprägte Differenzierungsgedächtnis erhalten bleiben[172]. Der
Angriffspunkt der Stoffe bzw. Milieubedingungen, die den Differenzierungsstatus
ändern, kann auf dem ganzen Weg von der Transkription der genetischen Information bis zur programmierten Proteinsynthese liegen, während der Code selbst
unverändert bleibt. Der Phänotyp einer Zelle wird also offenbar nicht allein von
den Genen kontrolliert, sondern gleichzeitig durch das „Mikromilieu" beeinflußt.
So gibt es in der Gewebekultur beispielsweise Wechselwirkungen zwischen Myo-
blasten und Fibroblasten derart, daß Muskelzellen nur in Gegenwart von Kollagen
entstehen[173]. An den 10 Zelltypen von Hydra[174] läßt sich weiterhin die Bedeutung
des örtlichen Ionenmilieus für die Aufrechterhaltung der Differenzierung zeigen,
wobei schon Veränderungen in der Permeabilität der Zellmembran wirksam sind.
Der jeweilige Differenzierungsstatus ist also das Ergebnis von Wechselwirkungen
zwischen genetischer Determination und örtlichen Einflüssen durch diffusible,
induzierende Substanzen. Man muß vermuten, daß auf diesem Wege auch Alternsveränderungen ausgelöst werden können, die in isolierten Zellen oder bei Einzellern
nicht wirken.

b) Gewebliche Struktur

Der Tatsache, daß Organe und Organsysteme aus mindestens zwei Zellarten,
dem eigentlichen funktionstragenden Parenchym und dem bindegewebigen und
gefäßführenden Stroma, aufgebaut sind, kommt im Prozeß des Alterns zweifellos
eine besondere Bedeutung zu. Tatsächlich sind *am Aufbau* so komplizierter Organe
wie etwa der Leber oder Niere oder selbst so *einfacher Gewebe* wie der Arterienwand
sehr viel mehr *verschiedene Zellen beteiligt*, und es ist von vornherein unwahrscheinlich, daß diese mit gleicher Geschwindigkeit und im gleichen Umfange
altern. Ein solcher unharmonischer Alterungsprozeß modifiziert aber nicht nur
den Bau, sondern auch die Fließgleichgewichte der beteiligten Stoffwechselmechanismen und kann auf diese Weise nicht nur zu allgemeiner quantitativer
Herabsetzung, sondern auch zur Veränderung der Gesamtleistung führen.
Bekannt ist das frühzeitige Altern und die Rückbildung des Parenchyms zugunsten
des lebensfähigeren Bindegewebes. „Die Beobachtung, daß Gewebe alter Tiere
größere Mengen von Kollagen enthalten als die der jungen, ist jeder Hausfrau
geläufig, die ein altes Beefsteak kauft"[175]. Hinzu kommt, daß sich das quantitativ
allmählich vorherrschende Bindegewebe auch qualitativ ändert und im Laufe der
Alterungsvorgänge neue Eigenschaften gewinnt, die sich ihrerseits auf Diffusion
und Ernährung des Organs auswirken[176]. An den verschiedenen cellulären Bestandteilen der Parenchyme sind die Alterungsprozesse ebenfalls uneinheitlich
und zusätzlich durch die topographische Lage, die Beziehung zum Gefäßsystem
und andere Faktoren beeinflußt. Strehler (1965) hat eine Reihe allgemeiner

---

[171] Ursprung (Edit.) 1968.   [172] Holtzer u. Abbot 1968.   [173] Hauschka 1968.
[174] Burnett 1968.   [175] Strehler 1965.
[176] Evans, Cowdry u. Nielson 1943, Lindner, dieser Band, Hruza, dieser Band.

Merkmale genannt, mit deren Hilfe alternsbedingte Parenchymveränderungen schon im Lichtmikroskop erkennbar seien. Diese umschließen a) eine Abnahme der Regelmäßigkeit in der Anordnung der Zellen, b) eine größere Variabilität der Kerngröße, c) eine Abnahme der homogenen Protoplasmastruktur, wie sie besonders im Herzmuskel beobachtet werden kann, und d) eine Anhäufung von Pigment. Vorwiegend qualitative histologische Befunde über das Altern der verschiedensten Organe finden sich bei ANDREW u. Mitarb. (1960) sowie bei KORENCHEVSKY (1961). Eine Zusammenstellung für eine Anzahl besonders wichtiger Gewebe und Organe findet sich in den letzten Kapiteln dieses Bandes. Die Erarbeitung quantitativer Parameter über den Alternswandel in Struktur und Zusammensetzung der verschiedensten Organc ist noch eine Aufgabe der Zukunft.

Der *Einfluß nervöser, endokriner oder vasculärer Steuerungsmechanismen* auf Geschwindigkeit und Ausmaß des Alterns von Individuen ist häufig behauptet, bisher aber noch nicht überzeugend bewiesen worden. Das gelegentliche Zusammentreffen von Alter und nachlassenden geistigen Fähigkeiten[177], die Beziehungen zwischen ausklingender Sexualität und Alter und der alte Satz, daß der Mensch so alt wie seine Gefäße sei[178], legen solche Beziehungen nahe, sind allerdings kein Ersatz für fehlende experimentelle Unterlagen.

c) Bedeutung des Nervensystems

Welchen Einfluß das *alternde Gehirn* auf die Rückbildungsprozesse im übrigen Organismus ausübt, ist schwierig zu beurteilen, da schon im Zentralnervensystem selbst kaum Beziehungen zwischen den morphologisch nachweisbaren Altersveränderungen und der geistigen Leistung bestehen[179]. Auch ist das Gehirn kein einheitliches Organ, sondern aus Arealen und Ganglienzellen sehr unterschiedlicher Bedeutung und Lebensdauer zusammengesetzt, so daß es schwer fällt, allgemein gültige Alternsmerkmale zu finden. Das am meisten interessierende vegetative und periphere Nervensystem ist bezüglich der Alternsprozesse noch wenig untersucht. In den großen peripheren Nerven kommt es zur Verödung von Blutgefäßen, Bindegewebsvermehrung im Endo- und Perineurium sowie einem kontinuierlichen Verlust von Neurofibrillen. Gemessen an der Menge des Bindegewebes beträgt die Dicke des Perineuriums in der ersten Dekade 6,9 μ, in der dritten 10,15 μ und bei 71—80jährigen 24,5 μ[180]. Korrelationen zwischen derartigen strukturellen Veränderungen und entsprechenden Leistungsparametern sind gegenwärtig noch nicht möglich. Auch muß bezweifelt werden, ob die durch das Licht- und Elektronenmikroskop zu erschließenden Dimensionen Vergleiche mit den im Alter abgewandelten vegetativ-nervösen Reaktionen zulassen. Die Beobachtung, daß ein bis in die höchsten Lebensjahre tätiger Geist auch den Körper langsamer altern läßt, entzieht sich einer exakten Überprüfung und ist möglicherweise auch anders zu erklären als durch eine unmittelbare Beeinflussung der Organe und Gewebe durch das nervöse Zentrum.

d) Einfluß endokriner Regulationen

Die *Beziehungen zwischen menschlichem Altern und dem Ausfall einzelner endokriner Drüsen*, insbesondere der Sexualhormone, ist häufig untersucht und dargestellt worden[181]. Besonders der Ausfall des männlichen Sexualhormons soll vorzeitiges Altern zur Folge haben. Schon KORSAKOW (1898) konnte zeigen, daß Kastraten vorzeitig altern und mit 40 Jahren die Merkmale eines 60jährigen darbieten können. Therapeutisch hat man versucht, das Altern durch Transplantation

---

[177] ARENDT, dieser Band.   [178] CAZALIS nach EBSTEIN 1931.   [179] ARENDT, dieser Band.
[180] COTTRELL 1940.   [181] KORENCHEVSKY 1961, SCHMIDT, dieser Band.

von Affenhoden zu verhindern[182]. Das weibliche Klimakterium ist dagegen nur selten von einschneidenden Alterungserscheinungen begleitet. Auch ist es in solchen Fällen schwer zu entscheiden, ob der allgemeine körperliche Verfall oder das Sistieren der Hormonproduktion als primär zu betrachten ist, zumal es Fälle von Progerie bereits im Kindesalter gibt[183]. Auch der Ausfall der Schilddrüsenhormone bei manifestem oder latentem Myxödem beschleunigt das allgemeine Altern[184], während die Nebenniere nur sekundär an Alterungsprozessen beteiligt ist[184].

Die Ausscheidung der 17-Ketosteroide sowie des Androgens und Oestrogens mit dem Urin nehmen im Alter bei Mann und Frau kontinuierlich ab[185], während beim Mann nach Kastration der Androgen- und Oestrogenspiegel innerhalb normaler Werte verbleibt, wahrscheinlich durch Einspringen der Nebennierenrinde. Altern und Kastration unterscheiden sich also in wesentlichen Punkten. Vergleicht man die Ausscheidung einer großen Zahl verschiedener Hormone[186], so muß man feststellen, daß keine durchgängige Verminderung festzustellen ist. Einige endokrine Wirkstoffe zeigen sogar eine Zunahme. Diese Tatsachen haben heute zu einer allgemeinen Ablehnung einer endokrinen Theorie des Alterns geführt. Man muß allerdings zugeben, daß die Veränderung des Hormonspektrums eine wichtige sekundäre Alterungsursache darstellt und einige Merkmale des alternden Menschen durch die verminderte Sekretion vor allem des männlichen Sexualhormons und des Schilddrüsenhormons geprägt werden. Eine ausführliche Darstellung der komplizierten Zusammenhänge findet sich in diesem Band von Schmidt.

Eine andere Frage ist die nach der biochemischen Wirkungsweise der Hormone[187]. Bekannt ist die anabole Wirkung besonders des Testosterons, nach dessen Verabreichung bei weiblichen oder kastrierten männlichen Ratten ein Anstieg der messenger RNS-Synthese erfolgt. Oestrogene bewirken in zeitlicher Reihenfolge zuerst Bildung von m-RNS und nachfolgend Transfer-RNS sowie später eine Zunahme der ribosomalen RNS[188]. Umgekehrt bewirkt Testosteronentzug verminderte Proteinsynthese und damit auch eine allgemeine Herabsetzung der cellulären Enzymbiosynthese. Untersuchungen an der Niere von Mäusen und Ratten haben ferner[189] die Abhängigkeit der Enzymverteilung im Nephron von einem ausreichenden Testosteronspiegel ergeben, womit bewiesen ist, daß Testosteron eine Steuerungsfunktion auch auf solche Organe ausübt, die nicht unmittelbar in ihrer Funktion den Sexualorganen unterliegen. Auch konnte in jüngster Zeit durch ferment-histochemische Untersuchungen gezeigt werden[190], daß die Enzymbiosynthese in der Mäuseniere in unterschiedlichem Maße androgenabhängig ist. Untersuchungen dieser Art dürften beweisen, daß sich der Einfluß einzelner Hormone auf den Zellstoffwechsel experimentell beweisen läßt. Damit sind für die Zukunft Grundlagen erarbeitet, die einer weiteren Aufklärung hormonaler Mechanismen während des Alterungsprozesses dienen können.

e) Gefäßsystem und Blutzirkulation

Da der Funktionsablauf im Organismus der Säugetiere und des Menschen eine geregelte Durchblutung voraussetzt, müssen sich *Alterungsprozesse am Gefäßsystem*, welche den Blutumlauf beeinträchtigen, nachteilig auf andere Gewebe und Organe auswirken. Trotz dieses fast trivialen und kaum bestreitbaren Tat-

---

[182] Voronoff 1926.   [183] Talbot u. Mitarb. 1945.   [184] Korenchevsky 1961.
[185] Korenchevsky 1961.   [186] McGavack 1951, Curtis 1968.
[187] Blech 1968, Karlson 1967.   [188] Davidson 1965.
[189] Deimling u. Noltenius 1964, Baumann, Deimling u. Noltenius 1964, Deimling, Baumann u. Noltenius 1965.   [190] Hahn u. Neumann 1969.

bestandes ist die Bedeutung des Kreislaufsystems als übergeordneter Alterungs-
faktor schwer zu fassen. Dafür gibt es drei Ursachen:

1. Die Blutgefäße stellen kein einfaches und einheitlich gebautes Röhren-
system dar, sondern setzen sich einerseits aus Arterien, Venen und Capillaren,
andererseits aus organspezifischen Provinzen mit spezialisierten Aufgaben zu
sammen. Die alternsbedingten Veränderungen sind in diesen verschiedenen Abschnitten unterschiedlich.

2. Reine Alternsveränderungen sind namentlich im Bereich der Arterien
schwer von Krankheitsprozessen wie der Arteriosklerose zu unterscheiden.

3. Die Gefäße altern nicht eigengesetzlich, sondern unter dem Einfluß humoraler Faktoren, besonders der endokrinen Drüsen.

Das Altern der Blutgefäße vollzieht sich auf cellulärer und molekularer Ebene,
auf der Ebene der strukturellen Organisation und schließlich im Bereich des Aufbaues und der Funktion größerer Gefäßprovinzen, hier oft in Wechselbeziehung
mit einem spezifischen Parenchym (Leber, Herzmuskel, Niere usw.)[191].
Angaben über das Altern der am Gefäßaufbau beteiligten Zellen, Grundsubstanz und Fasern finden sich bei KRUG[192] und LINDNER[193]. Dabei wird deutlich,
daß celluläre Veränderungen sowohl morphologisch als auch biochemisch bzw.
histochemisch durch Bestimmung der am Stoffwechsel beteiligten Enzyme erfaßbar sind. Über die Ursachen der sich im Lebensablauf wandelnden Zellfunktion
ist noch wenig bekannt, doch wird vermutet, daß auch hier somatische Mutationen
mit Einschränkung oder Verlust einzelner Synthesemechanismen eine Rolle
spielen. Eine wesentliche Folge dieser latenten Stoffwechselinsuffizienz ist die
zunehmende Anhäufung von Schlackenstoffen[194] und die Veränderung hoch-
wertiger Strukturbestandteile wie des Elastins bei gleichzeitig vermehrtem Einbau
von Kollagen[195]. Durch Interferenz dieser Basalprozesse entwickelt sich ein als
Erweiterung und Wandverdickung in Erscheinung tretender Strukturumbau der
Gefäßwand, der teils eigengesetzlich abläuft, teils als Anpassungsreaktion gegenüber Änderungen des intravasalen Druckes und der Wandelastizität zu verstehen
ist[196]. Ein wichtiger Teilvorgang ist dabei die zunehmende Verbreiterung der
Intima[197], wie sie besonders in den Coronararterien beobachtet werden kann[198].
Auch im Bereich der Venen ist der Alternswandel örtlich verschieden. Besonders
die venösen Gefäße oberhalb und unterhalb des Herzniveaus sind wegen des
verschiedenen hydrostatischen Druckes nicht unmittelbar zu vergleichen[199].
Im Gegensatz zu der Tatsache, daß im Alter die Austauschvorgänge an der
Blutgewebsschranke herabgesetzt sind[200] und die Gewebsclearance absinkt[201], ist
die immer wieder vermutete Capillarwandfibrose[202] bisher durch elektronenmikroskopische Untersuchungen noch nicht durchgängig bestätigt worden. Zwar
nimmt die Dicke der capillären Basalmembran bei der Ratte im Laufe des Lebens
zu[203], doch sind die Befunde beim Menschen[204] vorerst nur auf einige Gefäßprovinzen beschränkt und gestatten keine Verallgemeinerung.
Sämtliche genannten Veränderungen dürften sich am stärksten in Organen
mit hohem Blutbedarf auswirken. Am Beispiel der Blutverteilung bei einem
50jährigen Mann[205] läßt sich zeigen, daß es Organe gibt, die fünfmal die Menge des

---

191 KRUG, dieser Band.   192 KRUG, dieser Band.   193 LINDNER, dieser Band.
194 BÜRGER 1957.   195 KRUG, dieser Band, LANSING 1955, LANDOWNE u. STANLEY 1960.
196 KRUG, dieser Band.   197 KNIERIEM u. HUEBER 1970.   198 KRUG, dieser Band.
199 KRUG, dieser Band.   200 RIES 1963.   201 RIES u. SCHUSTER 1960.
202 LANG 1961, LEUTERT 1961.   203 FUCHS 1970.
204 NORDMANN 1958, DONAHUE u. PAPPAS 1961, FUCHS u. SCHARNWEBER 1968.
205 LANDOWNE u. STANLEY 1960.

eigenen Gewichtes an Blut pro Minute erhalten (Niere, Schilddrüse, Nebenniere), während andere in der gleichen Zeiteinheit von weniger als 5% des eigenen Gewichtes an Blut durchströmt werden (Haut, ruhende Muskulatur, Knochen). Daraus folgert, daß die Anfälligkeit gegen alternsbedingte Zirkulationseinschränkungen bei den genannten Organen und Geweben sehr verschieden ist.

Neben der Verdickung der Capillarwand wird im Alter eine Abnahme der Capillardichte beschrieben, die Bürger (1957) als „Wipfeldürre" bezeichnet hat. Exakte Untersuchungen sind allerdings nur in solchen Capillargebieten durchzuführen, die, wie das Glomerulum[206], eine zahlenmäßige Bestimmung der Gefäßdichte gestatten. Als Ergebnis derartiger Rückbildungsvorgänge resultiert eine zunehmende Einschränkung der Sauerstoff- und Nährstoffversorgung, deren Auswirkungen schwer vom „primären" Altern der Zellen und Gewebe abzugrenzen ist. Das letztere sollte man deshalb im Säugetierorganismus erst dann annehmen, wenn eine ursächliche Mitbeteiligung von Kreislaufstörungen sicher auszuschließen ist[207].

Als besonders hinderlich für das Studium des Einflusses von Alternsveränderungen der Blutgefäße auf den menschlichen Organismus erweist sich die fast regelmäßige Kombination von alternsbedingtem Gefäßumbau und Arteriosklerose. Wir sind auf dieses Problem schon an anderer Stelle eingegangen. Es erweist sich als nahezu unlösbar, wenn bei klinisch-epidemiologischen Untersuchungen Altersarteriosklerosen mit „normalen" Vergleichspersonen verglichen werden sollen[208]. Auch der angiographische Nachweis einer mit dem Alter zunehmenden Rarefizierung des Gefäßbaumes[209] ist so lange unsicher, wie eine gleichzeitige morphologische Kontrolle derartiger Befunde durch die Obduktion unterbleibt, da sonst arteriosklerotische Veränderungen mit in die Ergebnisse eingehen. Als besonders wertvoll würden sich pathologisch-anatomische Erhebungen am gesamten Gefäßsystem alter Menschen erweisen, und zwar unter Einbeziehung der jeweiligen Herzbefunde[210], da alle Arterienveränderungen im Alter nur bei gleichzeitiger Kenntnis der Herzleistung richtig zu interpretieren sind.

Auf die Abhängigkeit des Arterienwandstoffwechsels und seiner Alternsveränderungen von hormonalen Einflüssen hat Krug[211] aufmerksam gemacht. In erster Linie sind es die Sexualhormone, welche sich auswirken und einen Geschlechtsdimorphismus der Arterienwand bedingen. Das männliche Geschlecht zeigt dabei eine stärkere Labilität des Gefäßwandstoffwechsels bei unterschiedlicher Enzymausstattung[212] und besonderer Erkrankungsbereitschaft während bestimmter Lebensperioden. Besonders an den Coronararterien ist die Zunahme der Intimadicke beim Mann beträchtlich größer als bei der Frau[213]. Nach der Menopause verwischen sich die Unterschiede bis zu einem gewissen Grade. Aus diesen wenigen Angaben geht hervor, daß der Alternswandel der Arterien sehr wesentlich unter dem Einfluß der Sexualhormone abläuft.

Demgegenüber ist die Bedeutung von Schilddrüse und Nebennierenrinde[214] für den Zustand der Blutgefäße auf verschiedenen Altersstufen vergleichsweise gering, zumal für beide Organe selbst im höchsten Alter eine völlig normale Hormonproduktion gefunden wurde[215]. Seltene Fälle von latenter Insuffizienz einer der beiden Drüsen können allerdings zu einer Verlangsamung des Gefäßwandstoffwechsels und damit sekundär zu einem beschleunigten Altern führen[216].

[206] Fitze 1958.   [207] Landowne u. Stanley 1960.   [208] Ries, dieser Band.
[209] Schoenmackers u. Vieten 1954, Steinberg u. Mitarb. 1959.
[210] Linzbach, dieser Band.   [211] Krug, dieser Band.   [212] Kirk 1963, 1965.
[213] Neufeld u. Mitarb. 1962, Massmann u. Holle 1970.
[214] Schmidt, dieser Band.   [215] Korenchevsky 1961.
[216] Korenchevsky 1961.

VII. Schlußbetrachtung

Die gerontologische Grundlagenforschung bedient sich unter Zugrundelegung moderner genetischer und biochemischer Einsichten in zunehmendem Maße einfacher cellulärer Modelle zur Bearbeitung von Alternsmechanismen. Die Fruchtbarkeit dieser Forschungsrichtung steht außer Zweifel, kann jedoch nicht darüber hinwegtäuschen, daß auf komplexeren Organisationsstufen des Lebens Probleme anstehen, die nur unter Berücksichtigung des Systemcharakters höherer Lebewesen zu lösen sind. Das gilt besonders für die Beziehung zwischen Altern und Krankheit. Das Altern des Menschen ist kein einfaches celluläres Problem, sondern ein biologisches Schicksal, in dem darüber hinaus Differenzierung, Entwicklung und die Entstehung komplizierter organismischer Strukturen eine unübersehbare Rolle spielen.

Literatur

ANDREW, W.: In: The biology of aging, ed. by B. L. STREHLER et al., p. 37, Publ. Nr. 6, Ann. Inst. Biol. Sci., Washington 1960.

BANGA, ILONA: Structure and function of elastin and collagen. Budapest: Akad. Kiadó 1966. — BAUER, K. H.: Das Krebsproblem, 2. Aufl. Berlin-Göttingen-Heidelberg: Springer 1963. — BAUMANN, G., DEIMLING, O. v., NOLTENIUS, H.: Hormonabhängige Enzymverteilung in Geweben. 2. Histochemische Untersuchungen an Nierenphosphatasen erwachsener Ratten. Histochemie 4, 150—160 (1964). — BECKER, H. J.: Die genetischen Grundlagen der Zelldifferenzierung. Naturwissenschaften 51, 205—211, 230—235 (1964). — BEERMANN, W.: Operative Gliederung der Chromosomen. Naturwissenschaften 52, 365—375 (1965). — BERTOLINI, R.: Das Altern der Geschlechtsdrüsen. Wiss. Z. Karl-Marx-Univ. Leipzig, Math.-naturw. Reihe 19, 475—481 (1970). ~ Morphologie des Alterns. Wiss. Z. Karl-Marx-Univ. Leipzig, Math.-naturw. Reihe 19, 383—389 (1970). ~ Dieses Handbuch, S. 543. — BIDDER, G. P.: The mortality of plaice. Nature (Lond.) 115, 495—496 (1925). ~ Senescence. Brit. med. J. 1932, 583—585. — BIRREN, J. E.: Behavioral theories of aging. In: SHOCK, N. W., Aging. Some social and biological aspects, p. 305—332. Washington 1960. — BJÖRKERUD, S., BJÖRNTORP, P., SCHERSTEN, T.: Lysosomal enzymes and ageing. The content of different lysosomal enzymes of human liver tissue at different age. Proc. Internat. Congr. of Gerontology 1966, p. 119—124. — BJORKSTEN, I. A.: Aging: Present status of our chemical knowledge. J. Amer. Geriat. Soc. 10, 125—139 (1962). — BLECH, W.: Die biochemische Wirkungsweise der Hormone. Naturw. Rdsch. 21, 457—465 (1968). — BODENHEIMER, F. S.: Problems of animal ecology. Oxford: Univ. Press 1938. — BORNSTEIN, P., PIEZ, K. A.: The crosslinking of collagen chains. Proc. Internat. Congr. of Gerontology, Wien 1966, p. 375—378. — BOURLIÈRE, F.: Sénescence et vitesse de cicatrisation chez le rat. Rev. méd. Liège 5, 669—672 (1950). — BOURNE, G. H.: Structural changes in aging. In: SHOCK, N. W.: Aging. Some social and biological aspects, p. 123—136. Washington 1960. — BREDT, H.: Über den Tod. Eine naturwissenschaftliche Betrachtung. Berlin: Akademie-Verl. 1958. — BRODY, H.: Organization of the cerebral cortex. III. A study of aging in the human cerebral cortex. J. comp. Neurol. 102, 511—556 (1955). — BÜRGER, M.: Altern und Krankheit, 3. Aufl. Leipzig: Thieme 1957. ~ Altern. In: Das Fischer-Lexikon Medizin I. Frankfurt/M.: Fischer 1959. — BÜTSCHLI, O.: Gedanken über Leben und Tod. Zool. Anz. 5, 64—67 (1882). — BURNET, F. M.: Clonal selection. Croonian lecture. Roy. Coll. of Physicians, London 1959. ~ The new approach to immunology. New Engl. J. Med. 264, 24—34 (1961). — BURNETT, A. L.: The acquisition, maintenance, and lability of the differentiated state in hydra. In: Results and problems in cell differentiation. A series of topical volumes in developmental biology, ed. by W. BEERMANN, I. REINERT and H. URSPRUNG. Berlin-Heidelberg-New York: Springer 1968, p. 109—133. — BUTENANDT, A., RUHENSTROTH, G.: Biochemie der Alterung. In: Handbuch der allgemeinen Pathologie, Bd. 6, Tl. 4. Berlin-Heidelberg-New York: Springer (im Druck).

CARREL, A.: Rejuvenation of cultures of tissues. J. Amer. med. Ass. 57, 1611 (1911). — CAZALIS, E. E.: Zit. bei EBSTEIN, E. H., Ärztliche Lebensweisheit in über 400 Sprüchen, Sentenzen und Aphorismen. Stuttgart: Enke 1931. — CHILD, CH. M.: Senescence and rejuvenescence. Chicago: Univ. of Chicago Press 1915. — CHVAPIL, M., HRUZA, Z.: The influence of aging and undernutrition on chemical contractility and relaxation of collagen fibers in rats. Gerontologia (Basel) 3, 241—252 (1959). — COMFORT, A.: Ageing. The biology of senescence. London: Routledge u. Kegan Paul 1964. ~ The prevention of ageing in cells. Lancet 1966 II, 1325—1329. ~ Die biologischen Grundlagen des Alterns. Z. Alternsforsch. 22, 105—110 (1969). — COTTRELL, L.: Histologic variations with age in apparently normal peripheral nerve trunks. Arch. Neurol. Psychiat. (Chic.) 43, 1138—1150 (1940). — CURTIS, H. J.: Biological mechanisms of aging. Springfield: Thomas 1966. ~ The role of somatic mutations in aging. In: Topics in the biology of aging, ed. by P. L. Krohn, p. 63—74. New York: Intersc. Publ. 1966. ~ Das Altern. Die biologischen Vorgänge. Jena: Fischer 1968. — Darwin, E.: Zit. nach Bürger, M., Altern und Krankheit. 1957. — Davidson, E. H.: Hormones and genes. Scient. Amer. 212, 36—45 (1965). — Deimling, O. v., Baumann, G., Noltenius, H.: Hormonabhängige Enzymverteilung in Geweben. 5. Wirkung von Kastration und Sexualhormon auf fünf Enzyme der Mäuseniere. Histochemie 5, 1—10 (1965). — Deimling, O. v., Noltenius, H.: Hormonabhängige Enzymverteilung in Geweben. 1. Histochemische Untersuchungen über die Geschlechtsunterschiede der alkalischen Nierenphosphatase bei erwachsenen Ratten. Histochemie 3, 500—508 (1964). — Dempsey, E. W.: Mitochondrial changes in different physiological states. In: Ciba Foundation Colloquia on ageing, ed. by G. E. W. Wolstenholme and E. C. P. Millar, vol. 2: Ageing in transient tissues, p. 100—102. Boston: Little, Brown & Co. 1956. — Dobzhansky, Th.: Genetics of homeostasis and of senility. Ann. N.Y. Acad. Sci. 71, 1234—1241 (1958). — Donahue, S., Pappas, G. D.: The fine structure of capillaries in the cerebral cortex of the rat at various stages of development. Amer. J. Anat. 108, 331—347 (1961). — Dublin, L. J., Lotka, A. J., Spiegelmann, M.: Length of life: A study of the life table. New York: Ronald Press 1949. — Duve, C. de: The enzymatic heterogenecity of cell fractions isolated by differential centrifugation. Symp. Soc. exp. Biol. Nr 10, 50—61 (1957).

Ebert, J. D.: Aging and development. In: Shock, N. W., Aging. Some social and biological spects, p. 101—122. Washington 1960. — Ehrenberg, R.: Theoretische Biologie. Berlin: Springer 1923. — Essner, E., Novikoff, A.: Human hepatocellular pigments and lysosomes. J. Ultrastruct. Res. 3, 374—391 (1960). — Evans, R., Cowdry, E. V., Nielson, P. E.: Ageing of human skin. Anat. Rec. 86, 545—559 (1943).

Failla, G.: The aging process and carcinogenesis. Ann. N.Y. Acad. Sci. 71, 1124—1135 (1958). ~ The aging process and somature mutations. AIBS Symposion, The biology of aging. AIBS publ. Nr 6, 170—175, Washington 1960. — Fitze, J.: Altersveränderungen der Nierengefäße (postmortale Untersuchungen). Diss. Leipzig 1958. — Fletcher, M. J., Sanadi, D. R.: Turnover of rat liver mitochondria. Biochim. biophys. Acta (Amst.) 51, 356—360 (1961). — Fritz-Niggli, Hedi: Allgemeine Strahlenbiologie. In: Handbuch der allgemeinen Pathologie, Bd. 10, Tl. 1, S. 1—126. Berlin-Göttingen-Heidelberg: Springer 1960. — Frucht, A.-H.: Die Eigenzeit der Lebewesen. In: Biologie der Lebensalter. Verh. Ges. exp. Med. d. DDR, hrsg. v. K. Lohmann, S. 1—5. Dresden: Steinkopff 1963. — Fuchs, U.: Pathologische Anatomie der Endstrombahn. In: Ratschow, Angiologie, 2. Aufl., hrsg. v. Heberer, Rau u. Schoop. Stuttgart: Thieme 1970. — Fuchs, U., Scharnweber, W.: Elektronenmikroskopische Untersuchungen an Skeletmuskelcapillaren des Menschen bei Arteriosklerose und Diabetes mellitus. Virchows Arch. path. Anat. 343, 276—285 (1968).

Gedigk, P., Bontke, E.: Über den Nachweis von hydrolytischen Enzymen in Lipopigmenten. Z. Zellforsch. 44, 495—518 (1956). — Gompertz, B.: On the nature of the function expressive of the law of human mortality and on a new mode of determining the value of life contigencies. Phil. Trans. A 115, 513—589 (1825). — Grad, B.: Theories of ageing. Excerpta med. (Amst.), Sect. XX, 11, 233—238 (1959). — Gross, I.: In: Bourne, G., Structural aspects of ageing. London: Pitman Med. 1962. — Grüneberg, H.: Genetics of the mouse. Cambridge: Univ. Press 1943. ~ Genetics of the mouse. Bibl. Genet. 15, 1—650 (1952). — Gsell, Daniela: Alterstheorien. In: Handbuch der praktischen Geriatrie, hrsg. v. W. Doberauer, A. Hittmair, R. Nissen u. I. H. Schulz, Bd. 1, S. 14—26. Stuttgart: Enke 1965.

Hahn, H. P. von: The chemical basis of genetic mechanisms in aging. Proc. Internat. Congr. of Gerontology, Wien 1966, p. 243—251. — Hahn, H. P. von, Verzár, F.: Age dependent thermal denaturation of DNA from bovine thymus. Gerontologia 7, 104—107 (1963). — Hahn, I. D., Neumann, F.: Untersuchungen zum Geschlechtsdimorphismus von sechs Enzymen der Mäuseniere mit Hilfe von Cyproteronacetat. Histochemie 17, 39—48 (1969). — Hamilton, J. B., Terada, H., Mestler, G. E.: Studies of growth throughout the life-span in Japanese: Growth and size of nails and their relationship to age, sex, heredity and other factors. J. Geront. 10, 401—415 (1955). — Handler, Ph.: Radiation and aging. In: Shock, N. W., Aging. Some social and biological aspects, p. 199—223. Washington 1960. — Harman, D.: Aging—a theory based on free radical and information theory. UCRL Publ. Nr 3078, University of Calif. 1955. ~ Aging, a theory based on free radical and radiation chemistry. J. Geront. 11, 298—300 (1956). ~ The free eadical theory of aging, the effect of age on serum mercaptan levels. J. Geront. 15, 38—40 (1960). — Hauschka, St. D.: Clonal aspects of muscle development and the stability of the differentiated state. In: Results and problems in cell differentiation. A series of topical volumes in developmental biology, ed. by W. Beermann, J. Reinert u. H. Ursprung, p. 37—57. Berlin-Heidelberg-New York: Springer 1968. — Havighurst, R. I.: Work and retirement. In: Shock, N. W., Aging. Some social and biological aspects, p. 41—50. Washington 1960. — Hevesy, G.: Report of XIth Internat. Congr., Pure and applied chemistry. Nature (Lond.) 160, 247 (1947). — Hevesy,

G., Ottensen, I.: Life cycle of the red corpuscles of the hen. Nature (Lond.) **156**, 534 (1945). — Hoffmann, R. S., Goldschmidt, I., Doljanski, L.: Comparative studies on the growth capacities of tissues from embryonic and adult chickens. Growth **1**, 228 (1937). — Holeckova, E., Chvapil, M.: The effect of intermittent feeding and fasting and of domestication on biological age in the rat. Gerontologia (Basel) **11**, 96—119 (1965). — Holtzer, H., Abbott, J.: Oszillations of the chondrogenic phenotype in vitro. In: Results and problems in cell differentiation. A series of topical volumes in developmental biology, ed. by W. Beermann, J. Reinert u. H. Ursprung, p. 1—16. Berlin-Heidelberg-New York: Springer 1968. — Hruza, Z., Chvapil, M., Kobrle, V.: The effect of ageing and castration on the tensile strength, closticity and swelling of rat collagen fibres. Physiol. bohemoslov. **10**, 291—295 (1961). — Hsu, T. C., Pomerat, C. M.: Mammalian chromosomes in vitro. III. On somatic aneuploidy. J. Morph. **93**, 301—329 (1953).

Jacob, F., Monod, I.: Génétique biochimique. Gènes de structure et gènes de régulation dans la biosynthèse des protéines. C. R. Acad. Sci. (Paris) **249**, 1282—1284 (1959). ~ In: Symposium Cytodifferentiation and macromolecular synthesis, ed. by M. Locke. London: Acad. Press 1963. — Jennings, H. S.: Paramecium bursaria: life history. V. Some relations of external conditions, past or present, to aging and to mortality of exconjugants, with summary of conclusions on age and death. J. exp. Zool. **99**, 15—31 (1945). — Jones, H. B.: A special consideration of the aging process, disease and life expectancy. Advanc. biol. med. Phys. **4**, 281—337 (1956).

Karlson, P.: Mechanisms of hormone action, S. 228. Stuttgart: Thieme 1965. ~ Lehrbuch der Biochemie, 6. Aufl. Stuttgart: Thieme 1967. — Kirk, J. E.: Intermediary metabolism of human arterial tissue and its changes with age and atherosclerosis. In: Atherosclerosis and its origin, ed. by M. Sandler and G. H. Bourne, p. 67. New York: Acad. Press 1963. ~ Aging in enzyme activities of human arterial tissue. In: Perspectives in experimental gerontology, ed. by N. Shock. Springfield: Thomas 1966. — Knieriem, H.-J., Hueber, R.: Quantitative morphologische Untersuchungen an der Aorta des Menschen. Beitr. path. Anat. **140**, 280—297 (1970). — Korenchevsky, V.: Physiological and pathological aging. Basel-New York: Karger 1961. — Korsakow, W.: Die Eunuchen in Peking. Dtsch. med. Wschr. **24**, 338—340 (1898). — Korschelt, E.: Lebensdauer, Altern und Tod. Jena: Fischer 1922.

Lack, D.: The life of the robin. London: Witherby 1943. — Landowne, M., Stanley, J.: Aging of the cardiovascular system. In: Aging. Some social and biological aspects, ed. by N. W. Shock, p. 159—188. Washington 1960. — Lang, I.: Die Gelenkinnenhaut, ihre Aufbau- und Abbauvorgänge. Morph. Jb. **98**, 387—482 (1957). ~ Über die Kapillaren der Wand und Adventitia mittelgroßer Arterien und Venen des Unterschenkels und Unterarmes. Anat. Anz. **111**, Erg.-H. 44—60 (1961). — Lansing, A. I.: Some effects of hydrogen ion concentration, total salt concentration, calcium and citrate on longevity and fecundity of the rotifer. J. exp. Zool. **91**, 195—211 (1942). ~ The influence of parental age on the longevity in rotifers. J. Geront. **3**, Suppl. z. Nr 4, 6 (1948). ~ General physiology. In: Cowdry's problems of ageing, 3. ed., ed. by A. I. Lansing, chap. 1, p. 3. Baltimore: Williams & Wilkins 1952. ~ Aging of elastic tissue and the systemic effects of elastase. In: CIBA Foundation colloquia on aging, ed. by G. E. W. Wolstenholme and M. P. Cameron. Vol. 1: General aspects, p. 88—102. Boston: Little and Brown 1955. — Letterer, E.: Morphologisches zur Problematik des Alterns. Universitas **3**, 1335—1342 (1948). ~ Alter und Krankheit. Dtsch. med. Wschr. **79**, 1473—1475 (1954). ~ Das Alter in pathologisch-anatomischer Sicht. Mkurse ärztl. Fortbild. **1956**, Nr 9, 1—7. ~ Probleme des Alters aus der Sicht des Pathologen. Verh. dtsch. orthop. Ges. **46**, 58—70 (1958). ~ Alter und Altern in morphologischer Sicht. Ärztl. Prax. **16**, 421, 441—443 (1964). — Leutert, G.: Über die histologische Biomorphose der menschlichen Stimmlippen. Leipzig, Habil.-Schr. 1961. — Lindop, P. I., Rotblat, I.: Aging effects of ionising radiation. Progr. nuc. Energy, Ser. 6, **2**, 58—69 (1959). ~ Shortening of life-span of mice as a function of age at irradiation. Gerontologia (Basel) **3**, 122—127 (1959). ~ Shortening of life and causes of death in mice exposed to a single whole body dose of radiation. Nature (Lond.) **189**, 645—648 (1961). ~ Long term effects of a single whole-body exposure of mice to ionizing radiation. Proc. roy. Soc. B **154**, 332—349, 350—368 (1961). — Linzbach, J.: Persönl. Mitteilung 1969. — Loeb, I.: Über die Temperaturkoeffiziente für die Lebensdauer kaltblütiger Tiere und über die Ursache des natürlichen Todes. Pflügers Arch. ges. Physiol. **124**, 411—426 (1908). — Loeb, I., Northrop, I. H.: On the influence of food and temperature on the duration of life. J. biol. Chem. **32**, 103—121 (1917). — Lohmann, K. (ed.): Biologie der Lebensalter. Verh. Ges. exper. Med. der DDR, Bd. 2. Dresden-Leipzig: Steinkopff 1963. — Luck, W. A. P.: Zur Spezifität der Wasserstoff-Brückenbindungen. Naturwissenschaften **54**, 601—607 (1967).

Marinesco, M. G.: Nouvelle contribution à l'étude du mécanisme de la vieillesse. Bull. Acad. Med. (Paris) **111**, 761—772 (1934). ~ Études sur le mécanisme de la vieillesse. Rev. Soc. argent. Biol. **10**, 355 (1935). Zit. nach Comfort, A. (1964). — Marshak, A., Bryon, R. L.: The use of regenerating liver as a method of assay. Proc. Soc. exp. Biol. (N.Y.) **59**, 200—202

(1945). — Massmann, J., Holle, G.: Histologisch-statistische Untersuchungen der Koronarsklerose in Abhängigkeit von Alter und Geschlecht. Atherosclerosis 11, 37—50 (1970). — McCay, C. M., in: Lansing, A. I., Problems of ageing. Baltimore: Williams & Wilkins 1952. — McConnel, J. W.: Economic aspects. In: Shock, N. W., Aging. Some social and biological aspects, p. 3—18. Washington 1960. — McGavack, T. H.: Endocrine pattern during aging. Ann. intern. Med. 35, 961—974 (1951). — Medvedev, Zh. A.: Protein biosynthesis and problems of heredity development and ageing. Edinburgh-London: Oliver & Boyd 1966. — Metschnikoff, E.: The nature of man. London: Heinemann 1904. ~ The prolongation of life, optimistic studies. London: Heinemann 1907. — Minot, C. S.: The problem of age, growth and death. Popular Sci. Monthly 71, June p. 481—496, Aug. p. 97—120, Dec. p. 509—523 (1907). — Mole, R. H.: Shortening of life by chronic irradiation—the experimental facts. Nature (Lond.) 180, 456—468 (1957).

Neufeld, H. N., Wagenvoort, C. A., Edwards, J. E.: Coronary arteries in fetuses, infants, juveniles and young adults. Lab. Invest. 11, 837—844 (1962). — Nordmann, M.: Die Lebenswandlung der Struktur der Kapillaren. Verh. dtsch. Ges. Kreisl.-Forsch. 24, 41—60 (1958). — Norris, M. J.: Contributions towards the study of insect fertility. II. Experiments on the factors influencing fertility in Ephestia Kühniella. Proc. zool. Soc. London 1933, 903—934. ~ Contributions towards the study of insect fertility. III. Adult nutrition, fecundity and longevity in the Genus Ephestia. Proc. zool. Soc. London 1934, 333—360.

Pearl, R.: The rate of living. New York: Knopf 1928.

Ribbands, C. R.: The behaviour and social life of honey bees. London: Bee Res. Ass. Ltd. 1953. — Ries, W.: Das Altern des Kapillarsystems. In: Biologie der Lebensalter, hrsg. v. K. Lohmann, S. 318—329. Dresden-Leipzig: Steinkopff 1963. ~ Physiologie des Alterns. Wiss. Z. Karl-Marx-Univ. Leipzig, math.-naturw. Reihe 19, 407—414 (1970). ~ Physiologie des Alterns s. diesen Band, S. 150—244. — Ries, W., Schuster, L.: Über funktionelle Alternsveränderungen der Blutgewebsschranke. Med. Welt 1960, 2531—2535. — Rössle, R.: Wachstum und Altern. München: Bergmann 1923. ~ Die pathologische Anatomie der Familie. Berlin: Springer 1940. — Rössle, R., Roulet, F.: Maß und Zahl in der Pathologie. Berlin-Wien: Springer 1932. — Rothschuh, K. E.: Theorie des Organismus. Bios, Psyche, Pathos. München-Berlin: Urban & Schwarzenberg 1959. — Rotzsch, W.: Biochemische Alternsveränderungen. Wiss. Z. Karl-Marx-Univ. Leipzig, math.-naturw. Reihe 19, 391—397 (1970). — Rubner, M.: Das Problem der Lebensdauer und seine Beziehung zu Wachstum und Ernährung. München: Oldenburg 1908. ~ Probleme des Wachstums und der Lebensdauer. Mitt. Ges. inn. Med., Wien, Suppl. 9, 58—81 (1908). — Ruzickǎ, V.: Beiträge zum Studium der Protoplasmahysteretischen Vorgänge. (Zur Kausalität des Alterns.) Arch. mikr. Anat. 101, 459—482 (1924).

Schlettwein-Gsell, D.: Alternstheorien s. diesen Band, S. 32—44. — Schoenmackers, J., Vieten, H.: Atlas postmortaler Angiogramme. Stuttgart: Thieme 1954. — Schwartz, P.: Senile cerebral, pancreatic insular and cardiac amyloidosis. Trans. N.Y. Acad. Sci. 27, 393—413 (1965). ~ Über Amyloidose des Gehirns, der Langerhansschen Inseln und des Herzens alter Personen. Zbl. allg. Path. path. Anat. 108, 169—187 (1965). ~ Cerebral, pancreatico-insular and cardiac alterations shown by fluorescence microscopy in aged persons and in old dogs. Proc. 5th Internat. Congr. of Neuropathology, Zürich, Sept. 1965, p. 580—584. Amsterdam: Excerpta Med. Foundat. 1966. ~ Amyloidosis. Cause and manifestation of senile deterioration. Springfield: Thomas 1969. — Selye, H.: The stress of life. New York: McGraw-Hill 1956. — Selye, H., Prioreschi, P.: Stress theory of aging. In: Shock, N. W., Aging. Some social and biological aspects, p. 261—272. Washington 1960. — Shock, N. W.: Aging of homeostatic mechanisms. In: Cowdry's problems of ageing, 3rd ed., ed. by A. I. Lansing, chap. 18, p. 415. Baltimore: Williams & Wilkins 1952. ~ Some physiological aspects of aging in man. Bull. N.Y. Acad. Med. 32, 268 (1956). ~ Trends in gerontology, 2nd ed. Palo Alto: Stanford Univ. Press 1957. ~ Aging. Some social and biological aspects. Publ. Nr 65 of the Amer. Assoc. for the Advancement of Science. Washington 1960. ~ Some of the facts of aging. In: Shock, N. W., Aging. Some social and biological aspects, p. 241–260. Washington 1960. — Simms, H. S.: Physiological alterations as the cause of senile debility and senile mortality. Science 91, 7—9 (1940). — Sinex, F. M.: Aging and lability of irreplaceable molecules. Proc. Gatlinburg Conf. Biol. Aspects of aging 1957. Washington: Amer. Institute of biol. Sciences 1960. ~ The biochemical approaches to an altered life span. Proc. Internat. Geront. 1966, p. 89—92. — Steinberg, J., Finby, N., Evans, J. A.: A safe and practical intravenous method for abdominal aortographie, peripheral arteriographie, and cerebral angiographie. Amer. J. Roentgenol. 82, 758 (1959). — Strauzenberg, S. E.: Altern und Leistungsfähigkeit. Wiss. Z. Karl-Marx-Univ., Leipzig, math.-naturw. Reihe 19, 415—427 (1970). — Strehler, B. L.: Time, cells and aging, 3rd ed. New York-London: Acad. Press 1965. ~ Code degeneracy and the aging process: A molecular-genetic theory of aging. Proc. Internat. Congr. of Gerontology, Wien 1966, S. 177—182. — Strehler, B. L., Mildvan, A. S.: General theory of mortality and aging. Science 132, 14—21 (1960). — Szilard, L.: On the nature of the aging process. Proc. nat. Acad. Sci. (Wash.) 45, 30—42 (1959).

Talbot, N. B., Butler, A. M., Pratt, E. L., Maclachlan, E. A., Tannheimer, J.: Progeria. Amer. J. Dis. Child. **69**, 267—279 (1945). — Theorell, H., Béznak, M., Bonnichsen, R., Paul, K. G., Akeson, A.: Distribution of injected radioactive iron in guinea pigs and its rate of appearance in some hemoproteins and ferritins. Acta chem. scand. **5**, 445—475 (1951). — Timoféeff-Ressorsky, N. W., Zimmer, K. G.: Das Trefferprinzip in der Biologie. Leipzig: Hirzel 1947.

Ursprung, H.: The stability of the differentiated state. In: Results and problems in cell differentiation. A series of topical volumes in developmental biology, ed. by W. Beermann, J. Reinert and H. Ursprung. Berlin-Heidelberg-New York: Springer 1968.

Verzár, F.: Influence of ionizing radiation on the age reactions of collagen fibers. Gerontologia (Basel) **3**, 163—170 (1959). ~ Experimentelle Gerontologie. Stuttgart: Enke 1965. ~ Gegenwart und Zukunft der Gerontologie. Proceedings of Internat. Congr. of Gerontology, Wien 1966, S. 1—12. ~ Gegenwart und Zukunft der experimentellen Gerontologie. Bull. schweiz. Akad. med. Wiss. **24**, 319—326 (1968). — Voronoff, S.: Étude sur la vieillesse et la vajeunissement par la greffe. Paris: Doin 1926.

Walford, R. L.: Immunologische Aspekte des Alterns. Klin. Wschr. **47**, 599—605 (1969). ~ Immunologische Aspekte des Alterns. Naturw. Rdsch. **22**, 172—173 (1969). — Weismann, A.: Über die Dauer des Lebens. Jena 1882. — White, A.: Some biochemical aspects of aging. In: Shock, N. W., Aging. Some social and biological aspects, p. 137—145. Washington 1960. — Whittaker, J. R.: In: Ursprung, H. (ed.), The stability of the differentiated state. Berlin-Heidelberg-New York: Springer 1968. — Widdowson, E. M., Kennedy, G. C.: Rate of growth, mature weight and life-span. Proc. roy. Soc. B **156**, 96—108 (1962).

Yerganian, G., Gagnon, H.: Chromosomes of an adenocarcinoma in the Chinese hamster. Proc. Amer. Ass. Cancer Res. **2**, 358—359 (1958).

Alternstheorien

Von

DANIELA SCHLETTWEIN-GSELL, Basel[*]

I. Einleitung

Eine Übersicht über die heute diskutierten Alternstheorien kommt ohne die Kenntnis der älteren Theorien nicht aus, weil manche Gedankengänge an sich unhaltbarer Hypothesen noch in modernen Interpretationen zu finden sind.

Auch für das Verständnis der zum Schluß dieses Kapitels diskutierten Theorien der experimentellen Gerontologie ist es wichtig, einen Überblick über die verschiedenen Gebiete zu gewinnen, zu denen heute Alternstheorien aufgestellt werden, die teilweise experimenteller Unterlagen entbehren. Über die nur noch vom historischen Standpunkt interessanten Auffassungen über das Alter, die in der Antike und im Mittelalter herrschten, orientiert ein früherer Artikel[1]. An dieser Stelle beschränken wir uns auf eine Zusammenstellung der in diesem Jahrhundert diskutierten Theorien.

Einteilungen der Alternstheorien nach sachlichen Gesichtspunkten trafen BÜRGER (1947), COMFORT (1956) und GRAD (1959).

Aufgrund der Einteilung nach COMFORT sind in Tabelle 1 die verschiedenen Forschungsgruppen schematisch zusammengestellt. Es läßt sich klar daraus ersehen, daß alle verschiedenen Hypothesen bis in die neueste Zeit hinein bearbeitet werden.

Im einzelnen werden *fundamentale* Theorien, die das Alter als inhärente Eigenschaft aller lebenden Organismen oder jedenfalls der Metazoen betrachten, getrennt von *epiphänomenalen* Theorien, die das Altern auf spezifische Systeme oder Bedingungen zurückführen.

II. Fundamentale Theorien

Die fundamentalen Theorien lassen sich nach COMFORT unterteilen in Abnutzungstheorien, Theorien, die die Ausbildung einer größeren Stabilität voraussetzen, und solche, die die primäre Involution eines Organes oder Systems als ausschlaggebend für das Altern des Organismus halten.

1. Abnutzungstheorie

Abnutzung als Ursache für das Alter wurde zuerst von ERASMUS DARWIN (1781—1802), dem Onkel des berühmten Biologen, angeführt, der von einer „Erschöpfung" der „Irritabilität" sprach.

Im 19. Jahrhundert wurde dann Abnützung vor allem mit dem altersabhängigen Versagen der Reproduktionsfähigkeit in Zusammenhang gebracht. So argumentiert beispielsweise GÖTTE, daß Reproduktion bei niederen Organismen

[*] Institut für experimentelle Gerontologie (Prof. Dr. F. VERZÁR), Basel.
[1] GSELL 1965.

Tabelle 1. Alternstheorien

1. Fundamentale Theorien

a) Abnutzung	Weismann (1882)
	Child (1915)
	Pearl (1928)
	Oeriu (1963)
	Szent Györgyi (1966)
b) Primäre Involution eines Organes	
Endokrine Drüsen	
Schilddrüse	Lorand (1904)
Hypophyse	Raab (1936), Aisling (1952)
Nebenniere	Selye (1946)
Diencephalon	Groen (1957)
Keimdrüsen	Brown Sequard (1889), Steinach (1920)
	Voronoff (1926)
Gefäße	Demange (1886)
Reticuloendotheliales System	Bogomolets (1946)
Nervensystem	Mühlmann (1900)
	Friedenthal (1910)
	Vogt (1946)
	Sacher (1959)
	Comfort (1966)
c) Ausbildung größerer Stabilität	Marinesco (1914)
	Ružička (1924)
	Sobel (1956)
d) Makromolekulare Alterung	Verzár (1960)

2. Epiphaenomenale Theorien

a) Vergiftung	
1. durch äußere Faktoren	
Gravitation	Daranyi (1930)
Schweres Wasser	Hakh (1934), Barbour (1939)
Kosmische Strahlen	Kunze (1933), Szilard (1959), Curtis (1966)
2. durch Stoffwechselfaktoren (Autointoxikation)	
Toxine	Metchnikoff (1908)
	Carrel (1921)
	Harman (1960)
	Korenchevsky (1961)
Exzessive Akkumulation	Gompertz (1825)
	Carrel (1911)
	Molisch (1938)
	Lansing (1942)
	Selye (1962)
	Walford (1966)
b) Allgemeine Entwicklungstheorien	Mühlmann (1910)
	Whartin (1929)
c) Entelechetisches Prinzip	Driesch (1941)
d) Stoffwechseltheorien (fixierte Quantität)	
	Minot (1891)
	Rubner (1908)
	Loeb (1908)
	Murray (1926)
	Pearl (1928)
	Lansing (1956)
	Selye (1956)
	Comfort (1956)
e) Evolutionstheorien	Weismann (1889)
	Bidder (1932)
	Hyndman (1952)
	Comfort (1956)
	Medavar (1957)

mit dem Tode verbunden ist. Nach Maupas soll Altern bei Infusorien der Abnutzung nach wiederholten agamischen Reproduktionen entsprechen[2]. Enge Verbindungen zu den Gedankengängen derjenigen Ärzte, die das Versagen der Keimdrüsen beim Menschen in den Vordergrund ihrer Diagnostik und Therapie stellten, werden hier sichtbar (s.u.).

Vom theoretischen Gesichtspunkt aus sind die Ausführungen von Weismann (1882) besonders wichtig, der eine Unterscheidung zwischen Keimplasma und Soma traf. Danach sei Altern nicht eine inhärente Eigenschaft der einzelnen Zelle, wie ja auch das Altern bei Protozoen nicht nachweisbar sei. Wohl aber sei es eine erworbene Eigenschaft der Metazoen, die eine limitierte Zahl von reproduktiven (unsterblichen) Keimplasmazellen neben einer überwiegenden Menge von somatischen Zellen mit beschränkter Reproduktionsfähigkeit aufweisen. Die Weismannsche Theorie ist gleichzeitig Evolutionstheorie. Überlegungen, wonach — wie Weismann sich ausdrückt — „die Lebensdauer durch die Bedürfnisse der Species bestimmt werden", sind den später diskutierten Argumenten von Bidder (1932) oder Medawar (1957) vergleichbar.

Enge Zusammenhänge bestehen auch zwischen Abnutzungstheorien und den unter den epiphänomenalen Theorien näher beschriebenen Stoffwechseltheorien. So reiht Comfort (1964) die Konzeption von Pearl (1928), der von einer fixierten Lebensrate (rate of living) sprach, sowohl unter die Abnutzungs- wie auch unter die Stoffwechseltheorien (s.u.). Auch jenen Arbeitshypothesen, die Störungen von metabolischen Gleichgewichten, z.B. zwischen Cystein und Cystin[3] oder Promin und Retin[4], für ursächliche Faktoren im Alternsprozeß ansehen, liegt der Abnutzungsgedanke zugrunde.

2. Primäre Involution eines Organs

Als Untergruppe der Abnutzungstheorien sind die vielen Theorien zu betrachten, die im Altern die Folge der primären Involution eines Organs oder Systems sehen. Sie sind insofern nur von sekundärer Bedeutung, als sie die Frage nach der Ursache des Alterns im allgemeinen umwandeln in die Frage nach der Ursache des Alterns eines spezifischen Organs.

Fast alle endokrinen Drüsen sind im Laufe der Zeit als von primärer Wichtigkeit für den Alterungsprozeß betrachtet worden. Schon 1904 wies Lorand auf die Ähnlichkeiten zwischen seniler Involution und den Symptomen eines Hypothyreoidismus hin und betonte die Wichtigkeit der Abnutzung der Schilddrüse für den Alterungsprozeß.

Die zentrale Rolle der Hypophyse im Gleichgewicht endokriner Funktionen hat ein primäres Versagen dieses Organs für wahrscheinlich erscheinen lassen[5]. 1952 haben Aisling et al. experimentell nachgewiesen, daß die Applikation von Wachstumshormon den Körpergehalt alter Tiere an Stickstoff, Fett und Wasser in Richtung derjeniger junger Tiere verändere. Ein Mangel an diesem Hormon erschien als mögliche Ursache der Alternsveränderungen.

Selye (1946) demonstrierte in experimentellen Untersuchungen, daß Corticoide, die bei Stress-Situationen ausgeschieden werden, Abnutzungserscheinungen, vergleichbar denjenigen, die im Alter auftreten, hervorrufen können.

Groen (1957) glaubte, daß die Abnutzung des Diencephalons an zentraler Stelle stehe und deletäre Störungen der Regulation von Nahrungsaufnahme, Stoffwechsel und endokriner Aktivität nach sich ziehe. Auch Parhon (1948), Shock (1952) u.a. erwähnen Störungen der Homoeostasis an primärer Stelle im Alterungsprozeß.

Demange (1886) stellte das primäre Versagen des *Kreislaufapparates* in den Vordergrund seiner Betrachtungen. Cazalis[6] prägte den Ausdruck „on a l'âge de ses artères", der auch in neuester Zeit wiederholt zitiert wird. Der sowjetische Pathologe Bogomolets hat 1946 die Hypothese aufgestellt, daß nicht die differenzierten, sich nicht regenerierenden Zellen der Involution ausgesetzt seien, sondern das *reticuloendotheliale System*, also ein besonders aktives mesenchymales Gewebe. Er entwickelte ein antireticulocytotoxisches Serum.

---

[2] Child 1915.   [3] Oeriu 1963.   [4] Szent Györgyi 1966.   [5] Raab 1936.
[6] Zit. nach Grmek 1958.

Die Anschauung, daß das Altern auf einer primären Degeneration der *Nervenzellen* beruhe, wurde ausführlich von MUEHLMANN (1900) bearbeitet. Als Ursache der Degeneration wurden anatomisch sichtbare Altersveränderungen, wie die Pigmentatrophien, angenommen, die einer Anhäufung von toxischen Stoffwechselprodukten entsprechen sollten. C. und O. VOGT (1946) fanden, daß die Zellen des Olivenkernes auffallend früh degenerieren, diejenigen der Medulla oblongata auffallend spät. Es schien, daß Todesfälle aufgrund eines Versagens der Medulla oblongata nur bei sehr langlebigen Individuen zu finden sind.

SACHER (1966) hat auf die Wichtigkeit der schon 1910 publizierten Berechnungen von FRIEDENTHAL wieder hingewiesen. FRIEDENTHAL sammelte Daten über Lebensdauer und Cephalisationsindex (Gehirngewicht/Körpergewicht $^2/_3$) bei 11 Säugerfamilien und schloß aus diesen Unterlagen, daß der „Klügste am längsten lebt". Ähnliche Unterlagen konnten an Vögeln gesammelt werden. SACHER selber hat 1959 aufgrund moderner Kenntnisse diese Relation zwischen Lebensdauer, Gehirngewicht und Körpergewicht quantitativ bestätigt und statistisch ausgewertet. COMFORT (1966) weist auf die Bedeutung des Cephalisationsfaktors für die Lebensdauer sogar innerhalb einer Species hin. Die Anzahl ursprünglich vorhandener Ganglienzellen im Zentralnervensystem scheint demnach in einer Relation zu den sichtbaren Auswirkungen der altersabhängigen Abnahme der Ganglienzellen zu stehen.

3. Ausbildung größerer Stabilität

Die Ausbildung größerer Stabilität als Folge der mechano-chemischen Entartung der Plasmakolloide, entsprechend den Veränderungen, die an nicht lebenden Kolloiden beobachtet werden, wurde bereits von RUBNER (1909) als mögliche Ursache der Alternsveränderungen in der Zelle erörtert.

MARINESCO (1914) demonstrierte, daß Eiweißkolloide spontan und irreversibel an Dispersion verlieren und dehydrieren. RUŽIČKA (1924) bezeichnete diese Eigenschaft der Kolloide, die Fähigkeit, Wasser zurückzuhalten, zu verlieren und in einen stabileren Zustand überzugehen, als „Hysteresis". SOBEL und MARMORSTON wiesen 1956 quantitativ nach, daß das Verhältnis Fibrillen zu Gel im intercellulären Raum verschiedener Gewebe mit dem Alter zunimmt, wodurch Stoffwechselfunktionen, besonders der Transport von Material in und zu Parenchymzellen, erschwert werden.

III. Epiphänomenale Theorien

1. Vergiftung

Unter den epiphänomenalen Theorien ist die Gruppe derjenigen, die von *Vergiftung* als Ursache des Alterns sprechen, die wichtigste. Vergiftung durch von *außen einwirkende (extrinsic) Faktoren* nehmen u.a. HAKH et al. (1934) und BARBOUR et al. (1930) an, die in der Anhäufung von schwerem Wasser einen den Alterungsprozeß fördernden Faktor sahen, oder auch DARANYI (1930), der Berechnungen über die Auswirkungen der Gravitation als Alternsursache anstellte.

Kosmische Strahlen als Ursache der Alternsvorgänge wurden bereits von KUNZE 1933 diskutiert. Viel Aufsehen erregte die Theorie des Physikers SZILARD (1959), nach dessen Auffassung der Tod dann eintritt, wenn die Summe aller Schädigungen durch Strahlungseinwirkungen auf die Chromosomen einen Letalwert erreicht. Jeder Organismus beginnt sein Leben bereits mit zufällig verteilten unterschiedlichen Mengen genetischer Störungen und ist während des Lebens den zufällig eintreffenden Schädigungen in unterschiedlichem Maße ausgesetzt.

Experimentell bearbeitet werden die möglichen alternsbeschleunigenden Schädigungen an Chromosomen vor allem von CURTIS (1966), der mit Metaphasenplatten regenerierender Leber alternder Mäuse arbeitet und zeigen konnte, daß ionisierende Strahlen, besonders γ-Strahlen und schnelle Neutronen, Chromosomenaberrationen hervorrufen können. CURTIS konnte in alternden Zellen Frequenzen von bis zu 80% abnormaler Metaphasen nachweisen und nahm dies als direktes Maß für die Häufigkeit somatischer Mutationen in den Zellen. Diese Korrelation wird jedoch ernstlich bezweifelt, da es sich um Phänomene sehr verschiedener Dimensionen handelt[7]. Zudem ist nicht sicher, daß solche schweren Abnormitäten, wie Curtis sie unter extrem unphysiologischen Bedingungen erreichen konnte (Leberschädigung durch Chloroform zur Anregung der Mitosetätigkeit), überhaupt zu lebensfähigen Tochterzellen führen.

Failla (1960) führte zur Unterstützung der somatischen Mutationstheorie des Alterns an, daß kleine Dosen chronischer Bestrahlung lebensverkürzend wirken. Alexander (1966) hat jedoch zeigen können, daß die Todesursachen bei chronisch bestrahlten Tieren nicht dieselben sind wie bei Kontrolltieren, sondern daß spezifische neue pathologische Erscheinungen auftreten.

Auch haben sowohl Verzár (1959) wie Connell und Alexander (1959) gefunden, daß physiologische Alternsprozesse wie die Erhöhung der thermischen Kontraktion in der Kollagenfaser und die Häufigkeit des Auftretens bestimmter Tumoren nicht durch Strahlung beschleunigt werden[8].

Intoxikation durch Stoffwechselfaktoren, mit anderen Worten *Autointoxikation*, wurde nach Child (1915) bereits von Bernstein, Jickeli und Montgomery diskutiert. Carrel demonstrierte 1921, daß im Gegensatz zu jungem Serum das Serum alter Tiere das Wachstum von Zellkulturen hemmt. Man sprach von Intoxikation, aber Weitzmann (1940) zeigte, daß im Serum alter Tiere gleichzeitig wachstumsfördernde Substanzen fehlen. Harman hat 1960 Altern mit den toxischen Einwirkungen freier Radikale auf Bestandteile der Zellen und des Bindegewebes in Verbindung gebracht.

Im Gegensatz zu diesen erwähnten Theorien sind viele der Auto-Intoxikationstheorien nur auf Metazoen anwendbar, so die berühmteste von Metchnikoff (1908), die nur für Lebewesen mit großen Darmsystemen denkbar ist, in denen fäulniserregende Bakterien Toxine produzieren könnten, die nach Metchnikoff durch die Darmwand absorbiert werden und auf Gehirn, Muskel etc. einwirken. Orla-Jensen et al. (1949) fanden tatsächlich, daß das Ausmaß intestinaler Putrefaktion bei alten Individuen größer ist als bei gesunden jungen Erwachsenen. Bekanntester Vertreter der Auto-Intoxikationstheorie ist Korenchevsky (1961), der eine große Zahl von Unterlagen gesammelt hat, wonach im menschlichen Körper toxische Substanzen vorhanden sind, die unter gewissen, möglicherweise sogar physiologischen Bedingungen, autotoxisch wirken.

Autoimmunologischen Gedankengängen wurde bisher entgegengehalten, daß sie Organsysteme zur immunologischen Reaktion voraussetzen, die beispielsweise bei Invertebraten fehlen. Neueste Untersuchungen zeigen aber, daß auch unspezifische Zellen unter gewissen Voraussetzungen ein immunologisches Gedächtnis aufweisen können[9].

Autointoxikation durch übermäßige Ansammlung *nicht toxischer Substanzen* erwog bereits Gompertz (1825), der das geometrische Ansteigen der Mortalitätskurve mit einer progressiven Anhäufung von Stoffwechselprodukten in Verbindung brachte. Diese Ansicht wurde wesentlich gestützt durch die 1911 begonnenen Untersuchungen von Carrel, der zeigte, daß im künstlich gezüchteten Gewebe die Lebensdauer der Zellen erhöht werden kann, wenn Stoffwechselprodukte dauernd weggewaschen und frische Nährsubstanzen zugefügt werden.

Lansing (1942) und Molisch (1938) hielten altersabhängige Calciumeinlagerungen in den Zellmembranen, die die Permeabilität der Zelle verringern, von primärer Wichtigkeit für den Alternsprozeß. Calciumablagerungen, induziert oder spontan, als mögliche Ursache verfrühter Alterungsprozesse werden augenblicklich

---

[7] v. Hahn 1968.   [8] Übersichtsreferat zu diesem Thema: v. Hahn 1968.
Walford 1966.

vor allem im Zusammenhang mit den sensationellen Untersuchungen über Calciphylaxis[10] diskutiert.

GROEN (1957) betonte, daß übermäßige Nahrungszufuhr nach Wachstumsstillstand die Umwandlung von intracellulärem Protein in schädliche Produkte fördern könne.

Die Quantität der Nahrung wird verschiedentlich als Faktor im Alternsprozeß diskutiert.

Die ersten experimentell einwandfrei durchgeführten Untersuchungen über den *Einfluß der Quantität der Nahrung* auf die Lebensdauer stammen von McCAY et al. (1935). Frühere Versuche arbeiteten entweder mit zu geringer Tierzahl oder mit ungeeigneten Diätformen[11]. McCAY fand, daß bei Ratten eine drastische Einschränkung der Calorienzufuhr bis zu 50% der ad libitum gefressenen Mengen bei gleichzeitiger Verabreichung aller essentiellen Nahrungsfaktoren in ausreichendem Maße zu einer Verlängerung der Lebensdauer von durchschnittlich 200 Tagen führt. Eine durchschnittliche Verlängerung der Lebensdauer von 200 Tagen bei Männchen und 350 Tagen bei Weibchen fanden auch BERG et al. (1961) bei einer Restriktion der freiwilligen Futteraufnahme um 38%.

Ähnliche Versuche mit gleichen Ergebnissen sind außer an Ratten auch an Mäusen[12], Fliegen[13], Infusorien[14] und Amöben[15] durchgeführt worden.

Die Lebensverlängerung tritt auch dann ein, wenn die Tiere freiwillig weniger fressen, sei es bei Verfütterung großer Mengen von Erucasäure[16] oder bei ausgewählten Eiweiß-Kohlenhydratgemischen, die zur freiwilligen Nahrungsrestriktion führen[17]. Bei jeder Diätform stand die Lebensdauer in inverser Relation zur Calorienaufnahme, doch modifiziert der Proteingehalt der Diät jeweils den calorischen Effekt[18].

Die Deutung der Ergebnisse ist nicht einheitlich. Die meisten Autoren nehmen grundsätzlich an, daß diese Experimente die Theorie stützen, wonach Energieumsatz und Lebensdauer in einer Beziehung zueinander stehen. McCAY sah die Lebensverlängerung als Folge der Wachstumsverzögerung. CHVAPIL et al. (1959) zeigten durch Messungen der altersabhängigen thermischen Kontraktionen des Kollagens[19], daß bei der retardierten Ratte aber auch der Alterungsprozeß hinausgezögert wird. Die Tatsache, daß je nach verfütterter Kostform verschieden häufige Morbiditätsraten und auch zeitliche Verschiebungen der Beziehungen zwischen Morbidität und Mortalität für die einzelne Krankheit zu finden sind[20], spricht gegen die Annahme, daß die Wachstumsgeschwindigkeit einen entscheidenden Einfluß auf die Lebenserwartung hat.

ROSS konnte bei erwachsenen Ratten, die mit ad libitum-Fütterung aufgezogen worden waren, durch Nahrungsrestriktion ebenfalls eine deutliche, wenn auch nicht sehr große Lebensverlängerung erzielen. BARROWS et al. (1965) hingegen sahen bei ihren 12 Monate alten ad libitum aufgezogenen Ratten nach anschließend 50%iger Nahrungsrestriktion eine signifikante Verkürzung der Lebensdauer.

Gegen die Versuche von McCAY ist eingewendet worden, daß Laboratoriumstiere wegen mangelnder Bewegung, Domestizierung oder Instinktverlust sich bei ad libitum-Fütterung überfressen. HOLECKOVA et al. (1965) haben deshalb mit vergleichenden Untersuchungen an wildlebenden Tieren begonnen.

Auch ist behauptet worden, daß frühzeitig den Tieren auferlegte Futterbeschränkung die Zahl der frühen Todesfälle erheblich erhöht, so daß die Tiere, die überleben, bereits eine Selektion darstellen[21]. Es wird auch bezweifelt, ob das bei Nahrungsbeschränkung resultierende adulte Tier dem normal ernährten Tier gleichgesetzt werden kann[22], unter anderem kann beim retardierten Tier eine deutliche Herabsetzung der Spontanaktivität beobachtet werden[23].

Es ist auch denkbar, daß die Quantität der Nahrung das Ausmaß der cross-link-Bildung (s.u.) beeinflußt: je größer die Nahrungsmenge, um so mehr cross-link-bildende Faktoren, z.B. freie Radikale oder Aldehyde, entstehen im intermediären Stoffwechsel. Möglicherweise produzieren auch gewisse Nahrungsmittel besonders viele Stoffe mit gerbender Wirkung[24].

2. Allgemeine Entwicklungstheorien

Als weitere Gruppen unter den epiphänomenalen Theorien erwähnt COMFORT (1956) allgemeine Entwicklungstheorien, zu deren hauptsächlichsten Vertretern

[10] SELYE 1962.   [11] LANG 1966.   [12] CARR et al. 1949, LEE et al. 1956.
[13] ROCKSTEIN 1959, TRIBE 1966.   [14] RUDZINSKA 1962.   [15] DANIELLI 1959.
[16] THOMASSON 1955.   [17] ROSS 1961.   [18] ROSS 1964.   [19] VERZÁR 1955.
[20] SIMMS et al. 1957, ROSS 1964.   [21] SILBERBERG et al. 1962.   [22] WIDDOWSON 1964.
[23] OLEVINE et al. 1964.   [24] SCHLETTWEIN-GSELL 1966.

Muehlmann (1910) gezählt werden muß, der Alternsveränderungen bei Metazoen dem Hungerzustand der Zelle zuschrieb, der entsteht, wenn das Verhältnis zwischen Zelloberfläche und Zellvolumen abnehme. Whartin (1929) machte den Verlust an Wachstumsenergie im Alter dafür verantwortlich, daß zunehmend die Verluste in den Zellen über die Neubildung überwiegen.

3. Entelechiales Prinzip

Mit Theorien, die ein entelechetisches Prinzip voraussetzen, z.B. die von Driesch (1941) entwickelte neovitalistische Autonomielehre, sympathisierte zeitweise auch Bürger (1947). Driesch (1941) sprach von einem übermechanischen Prinzip (Vitalfaktor, Entelechie), das die Umwandlungen im Organismus beherrscht, nachdem der Begriff des Lebens nicht in physikalisch-chemischen Vorstellungen erfaßt werden kann. Wenn die durch Stoffwechselprozesse entstandenen Produkte ein gewisses Ausmaß überschreiten, übersteigen sie die Kontrollmöglichkeit des entelechetischen Prinzipes und der Organismus altert und stirbt.

4. Stoffwechseltheorien

Stoffwechseltheorien, die die Auswirkung einer fixierten Quantität oder eines fixierten Gleichgewichtes voraussetzen, stellen eine weitere Gruppe der epiphänomenalen Theorien dar.

Rubner (1908) vermutete, daß die Energiemenge, die ein Organismus ausgeben könne, fixiert sei und daß alle metabolischen Prozesse mit dem Alter abnehmen, nachdem bei vielen (aber z.B. nicht bei weiblichen Mäusen oder Ratten[25]) alternden Organismen der Grundumsatz abnimmt. Fixierte Quantitäten eines, gewissen „Etwas", das, wenn aufgebraucht, Altern und Tod nach sich zieht, wurden ferner erörtert von Minot (1891), der von einem „gewissen Impuls" sprach, von Loeb (1908), der eine chemische Substanz postulierte, die im Stoffwechsel aufgebraucht wird. Murray (1926) sprach von „aliveness", Pearl (1928) von „inherent vitality", Lansing (1956) von „growth potential", Selye (1956) von fixiertem Ausmaß der „adaptation energy", Comfort (1956) endlich von einem „Programm", das abläuft.

5. Evolutionstheorien

Evolutionstheorien, zu deren frühesten Vertretern auch Weismann (1882) gezählt werden kann, erwähnt Comfort (1956) ebenfalls als Beispiel einer epiphänomenalen Theorie.

Ähnlich wie Weismann postulierte, daß Metazoen mehr Überlebensschwierigkeiten haben als Protozoen, postulierte Bidder (1932), daß Landtiere mit zunehmender Größe wachsende Hindernisse zu überwinden haben, und daß deshalb ein Regulator das natürliche Wachstum hemme, sobald die für die Species typische Größe erreicht sei. Damit ist eine maximale Leistungsfähigkeit und gleichzeitig die beste Überlebenschance gewährleistet. Altern dagegen ist die Folge der auch nach dem Wachstumsstop nachwirkenden Fähigkeit des Regulators. Tiere, die unter Wasser leben, müßten nach Bidders Ansicht fähig sein, unbeschränkt zu wachsen. Die Auffassung der damaligen Zeit, daß Fische nicht altern, gab Bidders Überlegungen weitere Argumentationsmöglichkeiten.

Auf Weismann stützt sich die Ansicht von Hyndman (1952), daß Metazoen altern, weil ihr Soma adaptiert ist, die Reproduktion zu fördern und kein Adaptationsprozeß existiere, der diese Mechanismen über die für die Reproduktion gün-

---

[25] Grad 1959.

stige Zeit hinaus erhält, ähnlich wie COMFORT (1956) annimmt, daß nach Ablauf des „Programms" keine weiteren Kontrollmöglichkeiten bestehen, um die einzelnen Prozesse zu koordinieren und die Gesamtfunktion zu erhalten.

MEDAWAR (1957) diskutierte, daß Seneszenz eine Folge der Tendenz sei, durch natürliche Selektion das Auftreten ungünstiger Faktoren hinauszuschieben. Diese Theorie ist unabhängig von einer postreproduktiven Periode, setzt aber voraus, daß der reproduktive Wert der einzelnen Altersgruppen abnimmt. Dies müßte sogar in einer potentiell unsterblichen Population der Fall sein.

IV. Diskussion

Diese Übersicht über die in den letzten 100 Jahren diskutierten Alternstheorien läßt zwei zum Verständnis der gerontologischen Forschung wichtige Tatsachen deutlich werden:

Einmal ist es leicht nachzuweisen, daß keine der aufgeführten Theorien den von SHOCK (1960) zusammengestellten Kriterien genügt, nach denen eine vertretbare Alternstheorie erklären müßte, warum

1. die Wahrscheinlichkeit des Todes logarithmisch zunimmt, die physiologischen Funktionen aber mit dem Alter eine lineare Abnahme zeigen,

2. die Lebensdauer genetische Charakteristik zeigt,

3. sich beim männlichen Geschlecht eine kürzere Lebensdauer findet als beim weiblichen,

4. die Lebensdauer durch Nahrung beeinflußt werden kann,

5. bei Wechselblütern die Lebensdauer durch die Umgebungstemperatur beeinflußt wird,

6. unterschwellige Dosen radioaktiver Strahlen die Lebensdauer verkürzen,

7. das Ausmaß der Alternsveränderungen bei den einzelnen Organen verschieden ist,

8. die Reservefähigkeiten, einen „stress" zu überstehen, mit dem Alter abnehmen,

9. Alternsveränderungen auffälliger im Verhalten des ganzen Tieres als im extracellulären Prozeß sind, und

10. je komplexer die Funktion ist, die gemessen wird, um so größer die sichtbaren Alternsveränderungen sind.

Die meisten Hypothesen beziehen sich auf eine dieser durch experimentelle Forschung nachgewiesenen Tatsachen, manche auch auf zwei oder drei. Keine einzige Alternstheorie aber vermag die Mehrzahl oder gar alle Phänomene zu deuten.

Zum anderen ist es auffallend, daß auf ganz verschiedenen Gebieten gleichzeitig gearbeitet wird und sich für fast alle Hypothesen Publikationen von der Jahrhundertwende bis in die letzten Jahre finden, ohne daß sich ein gemeinsamer Nenner finden ließe.

Es ist möglich, daß sich in der biologischen Forschung auch gar kein gemeinsamer Nenner finden läßt. Die experimentelle Gerontologie arbeitet heute mit den Methoden der *molekularen Forschung*.

V. Molekulare Alternstheorien

In der Schweiz hat VERZÁR im Institut für experimentelle Gerontologie in Basel seit 1954 am Kollagen, dem verbreitetsten Eiweißmolekül des Körpers, Alternsveränderungen physikalischer und chemischer Natur nachgewiesen und als

Ausbildung von „crosslinks" (H-Brücken, covalente Brücken) gedeutet. Die meßbare innere Spannung der Kollagenmakromoleküle beträgt im Alter ein Vielfaches der bei Jugendlichen anzutreffenden Werte.

Für Verzár ist das Altern nicht mehr eine Frage der Zellbiologie, sondern des Schicksals bestimmter Makromoleküle, die entweder dauernd oder aber überhaupt nie erneuert werden. Was nicht erneuert wird, das altert, geht zugrunde[26].

Epitheliale Zellen, z.B. im Darm oder in der Körperhaut, werden zwar dauernd geschädigt und gehen zugrunde, sie werden aber auch kontinuierlich durch mitotische Zellteilung ersetzt. Auch Erythrocyten, beispielsweise, werden ständig neu gebildet. Alternsvorgänge an den Erythrocyten dürfen daher nicht eo ipso als symptomatisch für die Alternsvorgänge des Gesamtorganismus interpretiert werden. Denn gerade bei höchstdifferenzierten Zellen des Zentralnervensystems, z.B. den Ganglienzellen, gibt es keine Mitosen und das genetische Material der Chromosomen, die Nucleoproteine und in diesen speziell die Desoxyribonucleinsäure (DNS), die „genetische Substanz", wird nicht erneuert.

Ein solches Makromolekül altert durch den Verlust seiner inneren Struktur. Durch die mit dem Alter zunehmenden intramolekularen Bindungen wird es „versteift", und in der Folge dürften wegen falscher Codeübertragung in der Zelle „nonsense" — Proteine entstehen und schließlich die Zelle atrophieren.

Eine Abnahme der Zahl der Ganglienzellen ist in allen Teilen des Zentralnervensystems als gesicherte Tatsache nachgewiesen. Dies bedeutet Störungen der zentralnervösen Mechanismen, so vor allem eine Verlängerung der Reaktionszeit. Viele experimentell-psychologische Untersuchungen zeigen, wie diese im Alter — besonders bei komplizierten Aufgaben — verlängert wird. Ebenso werden Adaptationsprozesse verlangsamt, was zum Versagen von Homoeostaseregulationen führt. Die Abnahme der Adaptationsfähigkeit sowohl auf somatischem als auch auf psychischem Gebiet gilt derzeit als die charakteristische funktionelle Alternsveränderung.

Bei einer anderen Gruppe von Zellkernen, bei jenen der Skeletmuskeln, gibt es beim Erwachsenen ebenfalls keine Mitosen. Ihr Nucleoprotein altert, und damit vermindert sich auch hier die Proteinbildung, was zu einer Verminderung der Zahl der Muskelfasern führt und funktionell die altersbedingte Abnahme der Leistungsfähigkeit der Skeletmuskulatur bewirkt.

Der Mechanismus dieses Versagens der Nucleoproteinwirkung auf die Proteinsynthese ist bisher nur teilweise geklärt, aber auf Grund von Analogien mit dem Schicksal anderer Makromoleküle des Körpers kann man sich ein Bild davon machen, was zwischen der Doppelhelix der DNA und dem Protein geschieht.

Nur als Modell für das makromolekulare Altern hat man seit 1954 die Vorgänge beim Kollagen untersucht[27], also nicht — wie fälschlich interpretiert — eine Kollagentheorie aufgestellt. Die am Kollagen beobachteten Verhältnisse können auch an anderen Makromolekülen nachgewiesen werden.

Mit dem Altern gehen im Kollagen charakteristische kontinuierliche Veränderungen vor sich. Es werden starke kovalente Brücken eingebaut, die eine Versteifung des Moleküls bewirken. Sie lassen sich durch physikalische Messungen der Spannung bei thermischer oder bei chemischer Denaturation erkennen (Zerstörung der H-Brücken).

Hochmolekulare Elektrolytlösungen oder Urea greifen ebenfalls in die stabilisierende Wasserstruktur ein[28].

---

[26] Verzár 1968.   [27] Verzár 1964, 1965.
[28] Übersichtsreferate: Verzár 1964, Verzár 1968.

Auch an der DNS sind kovalente „crosslinks" durch verschiedene Methoden (Ultraviolettbestrahlung, salpetrige Säure u. a.) experimentell erzeugt worden[29]. An der alternden DNS selbst lassen altersbedingte Veränderungen der Beziehung zwischen DNS und ihren assoziierten Proteinen wahrscheinlich erscheinen. In den Zellkernen ist DNS mit bestimmten basischen Proteinen, den Histonen und Protaminen etwa im Gewichtsverhältnis 1:1 bis 1:2 assoziiert. Die wichtigste Gruppe, die basischen Histone, zeigen in vitro die Funktion von Gen-Repressoren: diese Proteine blockieren die Synthese von Messenger-RNS an der DNS.

Die experimentellen Untersuchungen[30] lassen vermuten, daß im alternden Nucleoprotein festere Bindungen zwischen den negativ geladenen Phosphatgruppen der DNS und den positiv geladenen Arginin- und Lysin-Seitengruppen der Histone entstehen. Wo solche neuen Bindungen auftreten, ist das Histon derart an die DNS gebunden, daß es nicht mehr durch die zelleigenen Reaktionsmechanismen entfernt werden kann. Dadurch wird der betreffende Genbereich irreversibel blockiert, und die genetische Funktion geht verloren.

Die Frage nach dem Entstehen der kovalenten Brücken ist eines der wichtigsten Probleme der Forschung über die Alternsveränderungen der Makromoleküle. SINEX (1960) hat die Zunahme dieser kovalenten Brücken mit der kontinuierlichen Wirkung der Brownschen Molekularbewegung zu erklären versucht. Demnach würden sich die helikalen Teile des Moleküls mit der Zeit so weit nähern, daß sich neue sterische Situationen entwickeln, die zu neuen Bindungen führen. Seine Ansicht ist nicht durchgedrungen, aber das Problem der Entstehung dieser Bindungen wird dauernd weiter diskutiert. In Betracht zu ziehen sind HÖRMANNs (1962) Zuckerbrücken mit Ester- oder Aldehydgruppen oder mit der Zwischenschaltung von Aminosäuren[31], deren eine MILCH (1963) bei Alkaptonurie-Arthrosen sogar nachweisen konnte. Manche dachten an den Einfluß von Stoffwechselprodukten, z.B. von Aldehyden, denn es ist bekannt, daß diese besonders stark tannierend wirken. Auch wurde den freien Radikalen, welche bei Oxydationsprozessen entstehen, eine Rolle zugesprochen[32].

VERZÁRs These ist also, daß nicht alle Zellen und nicht alle Eiweiße unseres Körpers altern, sondern nur jene makromolekularen Proteine, die nicht erneuert werden. Diese Auffassung steht im Gegensatz zu jener, die das Altern als eine generelle kolloidale Präcipitation oder Hysterese beschrieben hat, die auch in allen Parenchymorganen zum Altern des Proteinanteils führt.

Primäres Altern kommt demnach nur in Makromolekülen ohne „turnover" vor. Das Kollagen, das Haupteiweiß des Bindegewebes, beträgt über 30% der gesamten Körperproteine. DNS bzw. Nucleoproteine der Ganglienzellen sind andererseits für alle zentralen Korrelationsfunktionen maßgebend. Beide sind helikale, fadenförmige Makromoleküle. Es ist auffallend, daß gerade diese beiden wichtigen Makromoleküle im Leben des Erwachsenen nicht erneuert werden. Sie sind die Repräsentanten der beiden großen Systeme, deren Stabilität die Konstanz des individuellen Organismus ergibt.

Auch globuläre Proteine der Parenchymzellen gehen zugrunde bzw. altern im höheren Alter. Deren Veränderungen müssen als *sekundäres Altern* bezeichnet werden, denn sie sind eine Folge unvollkommener Ernährung durch das primäre Altern der erwähnten, nicht erneuerten Makromoleküle. Die Frage, wie das sekundäre Altern zustande kommt, wird neuerdings oft besprochen. Das Altern des Kollagens führe zur Verminderung der Gefäßpermeabilität und damit zu Störungen der Blutversorgung, was weiterhin die Abnahme der Sauerstoffversorgung

[29] Übersichtsreferate: v. HAHN 1968, v. HAHN 1964/65.
[30] v. HAHN et al. 1963, v. HAHN et al. 1966.   [31] GALLUP et al. 1960.   [32] HARMAN 1960.

und der übrigen kreislaufbedingten Ernährung der Gewebe zur Folge hat[33]. Auch die Homoeostasestörungen, welche durch das Ausfallen zentralnervöser Mechanismen der neurohumoralen Regulationen entstehen, bewirken sekundäre Ernährungsstörungen des Parenchyms[34].

Zunehmend an Interesse gewinnt auch die Rolle der Calciumbindung im Körper, auf die Ramachandran schon 1954 hingewiesen hat. Das Wesentliche des Alterungsprozesses ist nicht die Calcifizierung an sich, sondern die molekulare Veränderung, die am Protein, das Calcium bindet, vor sich geht.

Diese Beispiele mögen zeigen, daß die experimentell-gerontologische Forschung heute zu einer Zell- und Molekularbiologie des Alterns geworden ist, welche die grundlegenden Mechanismen der Alterungsprozesse auf meßbare Prozesse im Bereiche der Makromoleküle zurückführt. Es ist möglich, daß diese gegenwärtige Entwicklung der experimentellen Gerontologie einen Weg zeigt, auf dem man zu einer auf experimentellen Grundlagen ruhenden einheitlichen molekularen Theorie der Alternsveränderungen gelangen kann.

Literatur

Aisling, C. W., Moon, H. D., Bennett, L. L., Evans, H. M.: Relation of the anterior hypophysis to problems of aging. J. Geront. 7, 292—293 (1952). — Alexander, P.: Is there a relation between aging, the shortening of lifespan by radiation and the induction of somatic mutation? In: Shock, N. W. (ed.), Perspectives in experimental gerontology, p. 266—279. Springfield: Ch. Thomas 1966.

Barbour, H. G., Hammett, F. S.: Heavy water and longevity. Science 90, 538—539 (1939). — Barrows, C. H., Roeder, L. M.: The effect of reduced dietary intake on enzymatic activity and lifespan of rats. J. Geront. 20, 69—71 (1965). — Berg, B. N., Simms, H. S.: Nutrition and longevity in the rat. III. Food restriction beyond 800 days. J. Nutr. 74, 23—32 (1961). — Bernstein: Zit. nach Child 1915. — Bidder, G. P.: Senescence. Brit. med. J. 1932 II, 583—585. — Bogomolets, A. A.: The prolongation of life. New York: Duell Sloan & Pearce 1946. — Brown-Séquard, Ch. E.: Des effects produits chez l'homme par des injections sous-cutanées d'un liquide etc. C. R. Soc. Biol. (Paris) 41, 415—422 (1889). — Bürger, M.: Altern und Krankheit, 4. Aufl. Leipzig: Thieme 1960.

Carr, C. J., King, J. T., Vischer, M. B.: Delay of senescence infertility by dietary restriction. Fed. Proc. 8, 22 (1949). — Carrel, A.: Rejuvenation of cultures of tissues. J. Amer. med. Ass. 57, 1611 (1911). — Carrel, A., Ebeling, A. H.: Antagonistic growth principles of serum and their relation to old age. J. exper. Med. 38, 419—425 (1921). — Cazalis, A.: Zit. nach Grmek, M. D. — Child, C. M.: Senescence and rejuvenescence. Chicago: Chicago Univ. Press 1915. — Chvapil, M., Hruza, Z.: The influence of aging and undernutrition on chemical contractility and relaxation of collagen fibers in rats. Gerontologia (Basel) 3, 241—252 (1959). — Comfort, A.: Ageing, the biology of senescence, 1. Aufl. 1956, 2. Aufl. 1964. London: Routledge & Kegan. ~ Models of aging: Mammals. In: Shock, N. W. (ed.), Perspectives in experimental gerontology, p. 245—256. Springfield (Ill.): Ch. Thomas 1966. — Connell, D. I., Alexander, P.: The incidence of hepatomas in irradiated and non-irradiated CBA mice as a criterion of ageing. Gerontologia (Basel) 3, 153—158 (1959). — Curtis, H. J.: The role of somatic mutations in aging. In: Krohn, P. L. (ed.), Topics in the biology of aging, p. 63—74. New York: Interscience Publ. 1966.

Danielli, F. J., Muggleton, A.: Some alternative states of amoeba with special reference to lifespan. Gerontologia (Basel) 3, 76—90 (1959). — Daranyi, G.: Fejlödés, fajfenntartás és öregedés a természetben. Term. Tud. Közl. 62, 305—313 (1930).—Darwin, E.: Zit. nach Bürger, M. 1947. — Demange, E.: Etudes cliniques et anatomo-pathologiques de la vieillesse. Paris: Baillière 1886. — Driesch, H.: Zur Problematik des Alterns. Z. Alternsforsch. 3, 26—43 (1941).

Failla, G.: The aging process and stomatic mutations. In: Strehler, B. L. (ed.), The biology of aging, p. 170—175. Washington: Americ. Inst. Biol. Sci. Publ. 1960. — Friedenthal, H.: Über die Giftigkeit der Massenwirkung für den Energieumsatz der lebendigen Substanz. Zbl. Physiol. 24, 321—327 (1910).

Gallup, P. M., Seifter, S., Franzblau, C.: Some aspects of collagenolytic action. Trans. N.Y. Acad. Sci. 23, 540—547 (1961). — Götte: Zit. nach Child 1915. — Gompertz, B.: On the nature of the function expressive of the law of human mortality and on a new mode of determining life contingencies. Phil. Trans. A 115, 513—585 (1825). — Grad, B.: Theories of

---

[33] Sobel et al. 1967.   [34] Verzár 1968.

ageing. Excerpta med. (Amst.), Sect. XX 11, 233—238 (1959). — GRMEK, M. D.: On ageing and old age. Monogr. Biolog., Bd. 5. Den Haag: Bodenheimer und Weisbach 1958. — GROEN, J. J.: General physiology of aging. IV. Congr. Int. Ass. Geront., vol. I, p. 61—77 (1957). — GSELL, D.: Alterstheorien. In: DOBERAUER, W., HITTMAIR, A., NISSEN, R., and SCHULZ, F. H. (eds.), Handbuch der praktischen Geriatrie, Bd. 1, p. 14—26. Stuttgart: Enke 1965.

HAHN, H. P. VON: Age-related alterations in the structure of DNA. II. The role of histones. Gerontologia (Basel) 10, 174—182 (1964/65). ~ Genetische Faktoren im cellulären Alternsprozeß. Bull. schweiz. Akad. med. Wiss. 24, 272—283 (1968). — HAHN, H. P. VON, FRITZ, E.: Age-related alterations in the structure of DNA. III. Thermal stability of rat liver DNA related to age, histone content and ionic strength. Gerontologia (Basel) 12, 237—250 (1966). — HAHN, H. P. VON, VERZÁR, F.: Age dependent thermal denaturation of DNA from bovine thymus. Gerontologia (Basel) 7, 104—107 (1963). — HAKH, I. W. D., WESTLING, E. M.: A possible cause of old age. Science 79, 231 (1934). — HARMAN, D.: The free redical theory of aging; the effct of age on serum mercaptan levels. J. Geront. 15, 38—40 (1960). — HÖRMANN, H.: Chemische Untersuchungen über die Kohlehydratgruppierungen des Kollagens. Leder 11, 173—179 (1960). ~ Zur Frage der Quervernetzungen von Kollagen. Leder 13, 79—86 (1962). — HOLECKOVA, E., CHVAPIL, M.: The effect of intermittent feeding and fasting and of domestication on biological age in the rat. Gerontologia (Basel) 11, 96—119 (1965). — HYNDMAN, O. C.: The origin and the evolution of living things. New York: Hallmak Hubner 1952.

JICKELI: Zit. nach CHILD 1915.

KORENCHEVSKY, V.: Physiological and pathological ageing. Basel: Karger 1961. — KUNZE, P.: Die Korpuskeln der Ultrastrahlung in Meereshöhe. Forsch. Fortschr. dtsch. Wiss. 9, 363—364 (1933).

LANG, K.: Tierexperimentelle Untersuchungen über die Beeinflussung der Langlebigkeit durch die Ernährung. In: Klinische Ernährungslehre II, S. 84—93. Darmstadt: Steinkopff 1966. — LANSING, A. I.: Some effects of hydrogen ion concentration, total salt concentration, calcium and citrate on longevity and fecundity of the rotifer. J. exp. Zool. 91, 195—211 (1942). ~ What is aging? Bull. N.Y. Acad. Sci. 32, 5—13 (1956). — LEE, Y. C. H., VISCHER, M. B., KING, J. T.: Lifespan and causes of death in inbred mice in relation to diet. J. Geront. 11, 364—371 (1956). — LOEB, J.: Über die Temperaturkoeffizienten für die Lebensdauer kaltblütiger Tiere und über die Ursache des natürlichen Todes. Pflügers Arch. ges. Physiol. 124, 411—426 (1908). — LORAND, A.: Quelques considérations sur les causes de la sénilité. C. R. Soc. Biol. (Paris) 57, 500—502 (1904).

MARINESCO, G.: Mécanisme chimico-colloidal de la sénilité et la problème de la mort naturelle. Rev. Sci. Paris 1, 673—679 (1914). — MAUPAS: Zit. nach CHILD 1915. — McCAY, C. M., CROWELL, M. F., MAYNARD, L. G.: The effect of retarded growth upon the length of life span and upon the ultimate body size. J. Nutr. 10, 63—79 (1935). — MEDAWAR, P. B.: The uniqueness of the individual. London: Methuen 1957. — METCHNIKOFF, E.: The prolongation of life, optimistic studies. London: Putnam 1908. — MILCH, R. A.: Studies of collagen tissue aging, interaction of certain intermediary metabolites with collagen. Gerontologia (Basel) 8, 105—113 (1963). — MINOT, C. S.: Senescence and rejuvenation. First paper: on the weight of guinea pigs. J. Physiol. (Lond.) 12, 97—153 (1891). — MOLISCH, H.: The longevity of plants. N.Y. Bot. Gardens, New York, 1938. — MONTGOMERY: Zit. nach CHILD 1915. — MUEHLMANN, M. S.: Über die Ursache des Alterns. Wiesbaden: Bergmann 1900. — MUEHLMANN, M.: Das Altern und der physiologische Tod. Jena: Fischer 1910. — MURRAY, H. A.: Physiological ontogeny. VIII. Accelerations of integration and differentiation during the embryonic period. J. gen. Physiol. 9, 603—619 (1925/1926).

OERIU, S., TONASE, I.: Biochemische Aspekte der Alterungsprozesse. Z. Alternsforsch. 17, 35—60 (1963). — OLEVINE, D. A., BARROWS, C. H., SHOCK, N. W.: Effect of reduced dietary intake on random and voluntary activity in male rats. J. Geront. 19, 230—233 (1964). — ORLA-JENSEN, S., OLSEN, E., GEILL, T.: Senility and intestinal flora; a reexamination of Metchnikoff's hypothesis. J. Geront. 4, 5—15 (1949).

PARHON, C. I.: Batrinetea si tratamentul ei. Bukarest 1948. — PEARL, R.: The rate of living. New York: Knopf 1928.

RAAB, W.: Analogien zwischen gewissen Alterserscheinungen und der Cushing'schen Krankheit. Wien.klin.Wschr. 49, 112—113 (1936). — RAMACHANDRAN, G. N., KARTHA, G.: Structure of collagen. Nature (Lond.) 174, 269 (1954); 176, 593—595 (1955). — ROCKSTEIN, M., LIEBERMANN, H. M.: A life table for the common house fly. Gerontologia (Basel) 3, 23—36 (1959). — ROSS, M. H.: Length of life and nutrition in the rat. J. Nutr. 75, 197—210 (1961). ~ Nutrition, disease and length of life. In: WOLSTENHOLME, G. E. W. (ed.), Diet and bodily constitution, p. 90—103. Boston: Little Brown & Co. 1964. — RUBNER, M.: Das Problem der Lebensdauer und seine Beziehung zu Wachstum und Ernährung. München: Oldenburg 1908. ~ Kraft und Stoff im Haushalt der Natur. Leipzig 1909. — RUDZINSKA, M.: The use of a protozoon for studies on aging. Gerontologia (Basel) 6, 206—226 (1962). — RUŽIČKA, V.:

Beiträge zum Studium der Protoplasmahysteresis und der hysteretischen Vorgänge. (Zur Kausalität des Alterns.) Arch. mikr. Anat. **101**, 459—482 (1924).

Sacher, G. A.: Relation of lifespan to brain and body weight in mammals. CIBA Colloq. Aging **5**, 115—141 (1959). ∼ Abnutzungstheorie. In: Shock, N. W. (ed.), Perspectives in experimental gerontology, p. 326—335. Springfield, Ill.: Ch. Thomas 1966. — Schlettwein-Gsell, D.: Nutrition as a factor in aging. In: Shock, N. W. (ed.), Perspectives in experimental gerontology, p. 280—286. Springfield, Ill.: Ch. Thomas 1966. — Selye, H.: The general adaptation syndrome and the diseases of adaptation. J. clin. Endocr. **6**, 117—230 (1946). ∼ Calciphylaxis. Chicago: Chicago University Press 1962. — Shock, N. W.: Chapt. 18 in Lansing, A. (ed.), Cowdrys problem of ageing, 3rd ed. Baltimore: Williams & Wilkins 1952. ∼ Aging...some social and biological aspects. Publ. 65, Amer. Ass. Adv. Science, Washington 1960. — Silberberg, R., Jarrett, S. R., Silberberg, M.: Longevity of female mice kept on various dietary regimens during growth. J. Geront. **17**, 239—244 (1962). — Simms, H. S., Berg, B. N.: Longevity and the onset of lesions in male rats. J. Geront. **12**, 244—252 (1957). — Sinex, F. M.: Aging and the lability of irreplaceable molecules. III. The amide groups of collagen. J. Geront. **15**, 15—18 (1960). — Sobel, H., Marmorston, J.: The possible role of the gel-fiber ratio of connective tissue in the aging process. J. Geront. **11**, 2—7 (1956). ∼ Possible role of gel-fiber ratio of connective tissue. Adv. geront. Res. **2**, 205—283 (1967). — Steinach, E.: Verjüngung durch experimentelle Neubelebung der alternden Pubertätsdrüse. Berlin: Springer 1920. — Szent-Györgyi, A.: Autobiotics and senescence. In: Shock, N. W. (ed.), Perspectives in experimental gerontology, p. 323—325. Springfield, Ill.: Ch. Thomas 1966. — Szilard, L., Smith, J. M.: A theory of ageing. Nature (Lond.) **184**, 956—958 (1959).

Thomasson, H. J.: The biological value of oils and fats. III. The longevity of rats fed rapeseed oil- or butterfat-containing diets. J. Nutr. **57**, 17—27 (1955). — Tribe, M. A.: The effect of diet on longevity in Calliphora erythrocephala. Exp. Geront. **1**, 269—284 (1966).

Verzár, F.: Veränderungen der thermoelastischen Eigenschaften von Sehnenfasern. Experientia (Basel) **11**, 230 (1955). ∼ Influence of ionizing radiation on the age reactions of collagen fibers. Gerontologia (Basel) **3**, 163—170 (1959). ∼ Ageing of the collagen fiber. Int. Rev. conn. Tissue Res. **2**, 243—300 (1964). ∼ Experimentelle Gerontologie. Stuttgart: F. Enke 1965. ∼ Gegenwart und Zukunft der experimentellen Gerontologie. Bull. schweiz. Akad. med. Wiss. **24**, 319—326 (1968). — Vogt, C., Vogt, O.: Ageing of nerve cells. Nature (Lond.) **158**, 304 (1946). — Voronoff, S.: Etudes sur le vieillissement et le rajeunissement par la greffe. Paris: Droin 1926.

Walford, R. L., Troup, G. M.: Auto-immunity theories. In: Shock, N. W. (ed.), Perspectives in experimental gerontology, p. 351—358. Springfield, Ill.: Ch. Thomas 1966. — Weismann, A.: Über die Dauer des Lebens. Jena: Fischer 1882. — Weitzmann, G.: Der Einfluß von Serum und Plasma junger und alter Menschen auf das Wachstum menschlicher embryonaler Gewebskulturen. Z. Alternsforsch. **2**, 81—87 (1940). — Whartin, A. S.: Old age: the major involution. New York: P. B. Hoeber 1929. — Widdowson, E. M.: Early nutrition and later development. In: Wolstenholme, G. E. W. (ed.), Diet and bodily constitution. CIBA Found. Study Group No 17, p. 3—18. Boston: Little Brown & Co. 1964.

Allgemeine und vergleichende Morphologie des Alterns

Von

Heinrich Bredt, Mainz

A. Einleitung und Problemstellung

I. Eine Darstellung der allgemeinen Prinzipien unserer wissenschaftlichen Kenntnisse und Deutungen des Alterns bereitet schon in der ersten Berührung mit der Materie Schwierigkeiten: Altern ist als wissenschaftlicher Begriff schwer zu umgrenzen und zu gliedern. Der Alternsbegriff ist der Sprache des Alltags entnommen, ist uralte Erfahrung der Menschheit und hat im Alltag keine besondere Gliederung, wohl aber gefühlsbetonte Wertung erfahren. *Altern ist danach sichtbare und nachweisbare Einbuße an Lebendigkeit, Minderung der Leistung und Verringerung der Substanz.*

Wenn Begriffe des Alltags in die wissenschaftliche Sprache übernommen werden, dann erleben sie einen Bedeutungswandel. So mußten die als Altern empfundenen und bezeichneten Phänomene in die neue Begriffswelt der allgemeinen Biologie eingeordnet werden. Dabei ergab sich, daß Altern nicht etwa eine hinzutretende Eigenschaft, ein bestimmter Defekt der Lebewesen oder gar das Schwinden einer bemessenen Lebenskraft ist, sondern *eine Ausdrucksform, eine „Spielregel" des Lebens selbst.* Mit der Entstehung, dem Wachstum, der Entwicklung und Differenzierung der Organismen sind zunehmende Größe, Entfaltung und Kompliziertheit der Teilkörper und des Ganzen verbunden. Das ideale „Fließgleichgewicht"[1] wird durch diesen zeitlichen Wandel der Strukturen *in allen Ebenen* beeinträchtigt.

II. Mit diesem ganz allgemeinen Hinweis ist gesagt, daß *in der Lehre vom Altern alle Prinzipien der allgemeinen Biologie erörtert und angewandt werden müssen.* So wie das Leben nicht kurz und erschöpfend definiert werden kann, so muß auch das Altern durch eine gleichsam einkreisende Darstellung der Phänomene begriffen werden. Damit ist angedeutet, daß kein Bereich der Biologie außer acht gelassen werden darf. Das gilt besonders für die Tatsache, daß Leben nur in diskreter Form, im Lebewesen existiert. *Es altert nicht eine allgemeine lebende Substanz, sondern das Individuum in seinem Lebensablauf.* Alle erörterten Befunde müssen in den Individualcyclus verankert werden. Die Organisation der Lebewesen und besonders des Menschen muß die Richtschnur und der Maßstab der Alternslehre sein.

Was nun die Aufgabe betrifft, die allgemein-morphologische Sicht des Alternsproblems darzustellen, so ist durch die Ebene des „Allgemeinen" schon der Verzicht auf die Fülle der Einzeltatsachen der Alternsmanifestierung im Bereich der speziellen Organlehre geboten.

---

[1] v. Bertalanffy 1951.

Wenn auch nicht zu bestreiten ist, daß Prinzipien von allgemeiner Bedeutung am klarsten und überzeugendsten aus dem Vergleich zahlreicher systematisch verarbeiteter Teilerkenntnisse gewonnen werden können, so erheben sich doch *bei der wissenschaftlichen Darstellung des Alterns in dieser Hinsicht zwei Schwierigkeiten* bzw. Bedenken:

a) Das Problem des Alterns ist nach vielen Seiten hin offen und wenig abgegrenzt. Das betrifft einmal, aus ganz hoher Perspektive, die Grenzziehung nach der *unbelebten Welt* hin, die Frage nach der Geltung physikalisch-chemischer Kräfte im Reiche des Lebendigen, zum anderen aber die außerordentlich enge begriffliche Verknüpfung von *Altern und Krankheit*. Wenn man die beiden letzteren nicht für gleichsinnig erachtet — und *diese Negation soll gerade hier betont vertreten* sein —, dann muß dem Wesen der Krankheit eine möglichst ebenso klare Bestimmung der wesentlichen Merkmale des Alters entgegengestellt werden können. Diese begrifflichen Grenzziehungen können nur *in enger Anlehnung an die allgemeine Biologie* vollzogen werden.

b) Die Kennzeichnung der speziellen Strukturveränderungen am Körper des alternden Menschen erfolgte seit der Durchführung wissenschaftlicher Obduktionen nach dem Prinzip der *zahlenmäßigen Häufung im Greisenalter*. Dieserart gerät die Lehre vom Altern in die enge Verbindung zur *Lehre vom Alter* (Gerontologie). Auch wurde die Grenze nach den Krankheiten hin weit geöffnet (Geriatrie). Die in einem unübersehbaren Schrifttum über Gerontologie[2] niedergelegten Teilbefunde sind inhomogen und spiegeln die unterschiedliche allgemeine Auffassung vom Altern wieder. Zusammenfassende morphologische Darstellungen nach dem Prinzip der systematischen Anatomie, z.B. von BOURNE (1961) und SCHALLOCK (1965), bringen mehr interessante Fragestellungen als gültige Resultate. Tagungsberichte beginnen oft in einem einleitenden Referat mit der Frage „Was ist Altern?"[3].

Aus all diesen Hinweisen ist die Berechtigung einer allgemeinen Betrachtung des Gegenstandes abzuleiten. Dieser Aufgabe sollen die folgenden Ausführungen dienen. Die dabei gewonnenen allgemeinen Prinzipien werden in besonderen Abschnitten auf ihre Gültigkeit und Brauchbarkeit bei der Bewertung einzelner Organsysteme hin geprüft werden (s. S. 429ff.).

III. Wenn wir Altern als eine Wertung aller Lebensvorgänge von einem besonderen Gesichtspunkt aus verstehen, dann müßten in einer allgemeinen Lehre vom Altern, so wie in der allgemeinen Biologie, Form und Funktion, Bau und Leistung sowie Wandel der stofflichen Zusammensetzung in enger Verflechtung dargestellt werden. Eine solche Zusammenfassung ist ein fernes Ziel. Im Hinblick auf die Problematik der Stoffumgrenzung und -gliederung scheint es vordringlich, *zunächst von der Morphologie her eine Begriffsstruktur anzustreben, in die dann die physiologischen und chemischen Erkenntnisse eingefügt werden können.*

Altern hat eine sehr nahe innere Beziehung zum Begriff der Entwicklung. Entwicklung trägt in sich die schicksalhafte Verwicklung, die Entfaltung führt zur Zerfaltung und Abfaltung. Auch die Entwicklungslehre ist eine besondere Sicht auf das Leben hin. Es liegt deshalb im Wesen einer allgemeinen Darstellung des Alterns, daß sie sich an die in der Entwicklungslehre so erfolgreiche *Gliederung der Befunde nach Organisationsstufen* und besonderen Struktureinheiten anlehnt. Auf diese Weise wird eine ganz natürliche Hierarchie der Teilbegriffe sichtbar, die schließlich zur Integration derselben in den ganzen Organismus führt[4]. Einer solchen Gliederung folgt in wesentlichen Teilen auch dieser Beitrag.

---

[2] Siehe Bibliographie bei SHOCK 1950—1969.   [3] Zum Beispiel LANSING 1956.
[4] Siehe Darstellung von F. E. LEHMANN 1955; Bd. VI/1 dieses Handb., S. 6.

IV. *Die Lehre vom Altern* (Gerontologie, Geriatrie, Gerohygiene und Gerosoziologie) *ist im wesentlichen auf den Menschen hin ausgerichtet.* Am menschlichen Organismus wurden die wesentlichen anatomischen, physiologischen und chemischen Befunde erhoben. Es darf aber nicht übersehen werden, daß, besonders in der mikroskopischen Anatomie, Strukturbefunde an Tieren eine große Rolle spielen. Da auch die Experimente zur Erkennung des Alterns an verschiedenen Tierarten durchgeführt werden und schließlich durch das Lebenswerk von E. Korschelt und J. W. Harms die Kenntnis der Alternsvorgänge im Tierreich ganz hervorragend entwickelt wurde, konnte von einer *vergleichenden Betrachtung des Problems* (Tier- und Pflanzenreich) nur Klarheit und Schärfe der Begriffe erwartet werden. Auch bei Tieren und Pflanzen wurde hier keine erschöpfende Darstellung des überaus weiträumigen Stoffes angestrebt, es sollten nur *Berührungspunkte, Gemeinsamkeiten und Abgrenzungen* aufgezeigt werden.

V. Eine wissenschaftliche Lehre vom Altern konnte es erst mit der Entwicklung der modernen Naturwissenschaft, besonders Anatomie und Physiologie, geben. Bis dahin wurde Altern von der jeweiligen Theologie, Philosophie und praktischen Heilkunde gedeutet[5]. Dementsprechend wurde die *sichtbare Vergreisung des Menschen* als Minderung der Vitalkräfte, als Abnahme der angeborenen Körperwärme, als falsche Mischung der Elementarqualitäten oder als Austrocknung verstanden.

Die darin zum Ausdruck gebrachte Neigung, das Altern des Menschen gleichsam als zusätzliche krankhafte oder gar erworbene Eigenschaft auf eine *einzige Ursache* zu beziehen, hat bis in unsere Zeit angehalten[6]. Da diese Frage eingehend S. 32ff. in diesem Bande behandelt wird, sollen *hier nur wenige Beispiele zeigen, in welchen Bereichen Lösungen gesucht wurden:*

a) Die von Pearl (1922) schon in den Mittelpunkt gestellte „*Abnutzung*" wird neuerdings von Selye (1960, 1962) mit Nachdruck vertreten, indem er Altern kennzeichnet „als die Summe aller Abnutzungserscheinungen..., die wir im Leben erlitten haben"[7].

b) Die Definition des Alterns als mathematisch faßbare *Funktion der Todesrate* (nach der sog. Gompertz-Formel) vertritt Strehler (1960, 1962). Gleicherweise betont Comfort (1964) die Bedeutung der genetisch festgelegten Lebensdauer für die Alterung.

c) Zunehmend wird der *Änderung der Makromoleküle* und dadurch der Minderung der Adaptation Beachtung geschenkt[8].

d) Änderung der *Viscosität* der Grundsubstanzen steht im Mittelpunkt des Alternsprozesses[9].

e) Eine zunehmende *Mutationsrate somatischer Körperzellen* führt zu weitgehender Funktionsstörung[10].

f) *Störungen der Capillarisierung* und Capillarpermeabilität sind die wesentlichen Mechanismen des Alterns[11].

g) Die Zunahme *autoimmuner Reaktionen* im Organismus führt zur Alterung und zum Tod[12].

Aus diesen wenigen Hinweisen ist zu ersehen, daß die Alternsforschung in verschiedener Hinsicht Schwerpunkte gesetzt hat. Das kommt auch in den zahlreichen weiteren *Bemühungen um eine Definition des Alterns* zum Ausdruck. Von den älteren Autoren sollen Aschoff (1938), Liesegang (1938), Backman (1943, 1945), Matzdorff (1948) und Rössle (1948) genannt werden. Sehr lesenswert sind die neueren Ausführungen von Letterer (1954), Lansing (1956), Hirsch

---

[5] Lit. Steudel 1942, 1962, 1965, Kotsovski 1954, Grmek 1958, Abderhalden 1950, D. Gsell 1965. [6] Lit. Bürger 1960, Gsell 1965, Curtis 1966.
[7] Siehe auch Ordy et al. 1966, Arvay et al. 1966. [8] Verzár 1965. [9] Schallock 1965.
[10] Lit. Curtis 1966. [11] Bürger 1960. [12] Walford 1962.

(1958), Schallock (1957), Butenandt (1959), Friedrich (1959), Groen (1959), Bürger (1960), Pflugfelder (1958), Comfort (1964), Weitzel (1964) und Verzár (1965). In ihnen kommt insgesamt die Vielschichtigkeit des Problems zum Ausdruck. Für die *methodische Forschung ergibt sich die Verpflichtung, keine Ebene der Biologie aus dem Auge zu verlieren.*

VI. Die Auffassung, daß Altern als „Wandel der lebenden Struktur in der Zeit" bestimmt werden müsse, ist zu wenig genau. In einer solchen zeitlichen Folge sehen wir auch die einzelnen Phasen der Entwicklung des Kreislaufs, des Stoffwechsels, die periodischen Vorgänge der Atmung, Systole und Diastole ablaufen und weiterhin jene Wandlungen, die, als Metamorphosen bezeichnet, jeweils einen ganz neuen Zustand herbeiführen, der im Prinzip aus dem vorherigen abgeleitet werden kann. Es fehlt aber allen diesen Vorgängen und Phasen der Strukturbildung die *einsinnige, unerbittliche Richtung auf das Nichtsein,* auf den Tod. Das Erlebnis des Todes hat die Menschheit auf die Grundvorgänge der Entwicklung, der Reifung und des Alterns hingewiesen.

Die Hochform des biologischen Daseins, die Reifezeit, galt und gilt auch heute noch als Repräsentant des Menschen, des Homo sapiens. An dieser Hochform des Lebens orientiert sich im allgemeinen die wissenschaftliche Begriffsbildung: *der Aufstieg zur Reife wurde Evolution, der Abstieg von ihr Involution oder Altern genannt.* Beide Phasen waren und sind gleich geheimnisvoll, bestimmen und begrenzen einander und sind gleicherweise Gegenstand wissenschaftlicher Bemühungen.

Der Begriff des Alterns enthält in der hier gewählten Sicht den einsinnigen, irreversiblen Wandel zum Tode hin, *die zunehmende Minderung der Hochform aller Lebensleistungen* bis zum völligen Verlöschen der Leistungen, die in den einzelnen Epochen der Biologie als Merkmale des Lebens (Reizbarkeit, Atmung, Herzschlag, Bewegung u.a.) gelten. Besonders sinnfällig sind die geänderten körperlichen Merkmale, wie Atrophie, Runzelung und Blässe der Haut, Ergrauen der Haare, Verlust der Zähne u.a.m. Ihre Kennzeichnung und Deutung waren und sind auch noch Teilinhalt der Lehre vom Altern, der Greisenkunde (Gerontologie). Diese Bindung an ein hohes Lebensalter, dessen Beginn sehr unterschiedlich angesetzt und das vom Tod begrenzt wird, ist häufigster Ausgang und Hauptanliegen jeder Forschung.

Die enge *Verbindung der Alternslehre mit dem Phänomen des Todes* hat nach zwei Richtungen hin Fragestellungen aufgeworfen.

a) Die Frage nach den Ursachen des Ablebens und des Todes führt bei exakter Methode und klarer Begriffsbildung dazu, daß immer *frühere Lebensphasen* in die Betrachtung einbezogen werden müssen. Nur bei rein bildhafter Beurteilung kann man annehmen, daß um die Lebensmitte der aufsteigende Schenkel des Wachstums, der Reifung und der Leistung sich zum Abstieg wendet. Sobald wir die einzelnen Funktionen oder die einzelnen Glieder des Organismus genauer betrachten, sehen wir eine Kontinuität des Ganzen, bei variabler Ausgestaltung der Teile ohne merkliche Grenze und ohne Sprünge. Ein erster Schritt in der Anerkennung dieses Sachverhaltes war der vielzitierte Satz „Nascentes morimur[13]. Er ist der Sprache der Laien entnommen, für die die wesentlichen Funktionen des menschlichen Körpers mit der Geburt beginnen und für die der Embryo im Mutterleib ein Teil des mütterlichen Körpers ist. Die vergleichende Biologie hat die Bewertung der Geburt korrigiert und ihre unterschiedlichen Formen in der Tierwelt und beim Menschen aufgezeigt[14]. Es kann keinem Zweifel unterliegen, daß die Trennung von Mutter und Kind für das biologische Elementargeschehen als

---

[13] Lit. Bürger 1960.   [14] Portmann 1959.

Episode gewertet werden muß. Die Beschränkung der Forschung auf das Geschehen nach der Geburt ist nur aus Gründen methodischer Schwierigkeit zu verstehen. *Die moderne Altersforschung reicht bis zur befruchteten Eizelle hin, sie umfaßt den ganzen Individualcyclus*[15]. Das ganze Individuum, durch Befruchtung der Eizelle entstanden, altert und stirbt. Wir werden noch zeigen können, daß die Individualcyclen nicht nur individuell verlaufen, sondern auch artgebunden sind. Darin liegt der Hinweis, daß *Altern und Tod wesentlich im Genom verankert sind*. Die Dauer des menschlichen Lebens und die Phänomene des Alterns, ihre zeitliche Folge und Ausprägung sind schicksalhaft bei der Vereinigung von Samenzelle und Ei festgelegt.

b) Weil der Begriff des Alterns vom Tod her bestimmt wird, ist in der Alternslehre die Frage nach der Vermeidbarkeit des Todes, nach der *Unsterblichkeit* aufgeworfen worden. Sie kann nicht emotional gelöst, angenommen oder abgelehnt werden. Für den Menschen ist, soweit wir metaphysische Deutungen außer acht lassen, das Problem auf die Frage nach der Verlängerung des Lebens (Makrobiotik) eingeschränkt. *Der Tod des Menschen wird wissenschaftlich nicht in Frage gestellt*, das wird auch die weitere Erörterung hier ergeben. Aber im Reich des Lebendigen, bei den Einzellern und wenig determinierten Metazoen, konnten Vorgänge beobachtet werden, die in der Biologie zu lebhaften Diskussionen führten. Wir werden bei der Darstellung des Alterns der Tiere darauf eingehen müssen.

B. Sogenanntes Altern der anorganischen Welt

Bei der langdauernden historischen Entwicklung des wissenschaftlichen Alternsbegriffes, seiner Dignität und bei der Fülle einschlägiger Bemühungen im neueren Schrifttum ist es verständlich, daß Überschreitungen des begrifflichen Geltungsbereiches vorkamen. Durch Vergleich mit anderen Erscheinungen, Zuständen, Wandlungen hoffte man, den dunklen Begriff des Alterns beim Menschen aufhellen zu können.

Es schien zunächst ein Fortschritt zu sein, als die in der Sprache des Alltags schon lange vollzogene Ausweitung des Alternsbegriffes auch im wissenschaftlichen Bereich angestrebt wurde[16]. Man sah Gebirge altern, geologische Formationen, Kristalle, Glas, Edelsteine, Eisenstrukturen, radioaktive Substanzen, die Erde, Planeten, Gestirne, das Weltall usf. Das ist alles sehr verständlich, denn es handelt sich um *Wandlungen der Materie in der Zeit*, an Gebilden, die wohldefiniert werden können und die als eine solche Einheit ihre wesentlichen Merkmale in der Zeit verlieren, die also „altern und sterben". Hinter all diesen und ähnlichen Erscheinungen steht aber die *Tatsache, daß sie besser chemisch-physikalisch zu deuten sind*, daß aber ihre wissenschaftliche Erklärung nicht von einem Vergleich mit dem biologischen Altern zu erwarten ist. Alle genannten Beispiele lassen sich als einsinnige, irreversible Vorgänge dem II. Hauptsatz der Wärmelehre zuordnen, das zunehmende Maß der Unordnung führt zum Endzustand des totalen Wärmeausgleichs, des sog. Wärmetods[17].

Ein der physikalischen Forschung zugängliches Phänomen sollte nicht mit schwierigen biologischen Deutungen verunklart werden, wenn nicht holistische Zielsetzung besteht. Bürger (1960) hat diese Probleme ausführlich und kritisch erörtert. Er schlägt vor, bei anorganischem Substrat von Alterung, bei lebender Substanz von Altern oder von Biomorphose zu sprechen. Es bliebe dann den naturwissenschaftlichen Disziplinen überlassen, ob sie dem Begriff „Alterung" einen Erkenntniswert zumessen wollten, wenn andererseits die exakte Forschung viel präzisere Aussagen ermöglicht.

---

[15] Harms 1924a.   [16] Liesegang 1938.   [17] Heitler 1970.

Wir halten es für verfrüht, in dieser Frage nach der Bedeutung von Wortinhalten bei Begriffen, die aus der vorwissenschaftlichen Zeit stammen, schon jetzt eine Entscheidung herbeiführen zu wollen. In der Ordnung und Zusammenschau der Teilbefunde leisten alle angeführten Wortsymbole einen guten Dienst. Sie werden im wissenschaftlichen Bereich in späterer Zeit aufgrund von org. Alterstests einer Neuprägung weichen müssen.

Knappworst (1966) hat in letzter Zeit die Fakten und Probleme dieser Materie in der anorganischen Welt zusammengetragen. Er untersucht die Gemeinsamkeit aller Vorgänge, die in der unbelebten Welt als Alterungsprozesse bezeichnet und die dem menschlichen Altern verglichen werden können. Unabhängig ist dieser Begriff von der Größenordnung: vom Kosmos über geologische Formationen, zu Legierungen und schließlich molekularen Größen in den Kolloiden begegnen wir dieser Deutung. Wenn man bestimmte Komplexe und phasenhaft ablaufende Prozesse physikalisch-chemisch analysiert, dann erweisen sich als gemeinsame Merkmale der spontane, ohne Zufuhr von Energie erfolgende Beginn, die einsinnige Richtung, die Abhängigkeit von der Temperatur — Alterung kann „eingefroren" werden — und die Irreversibilität. Letztere aber kann in der unbelebten Welt durch künstliche Zufuhr zusätzlicher Energie rückläufig gewendet werden.

Es handelt sich bei allen herangezogenen Beispielen um *komplizierte und vielschichtige physikalische Kräfte und chemische Reaktionen*, die eine gemeinsame Kennzeichnung durch das Wort „Alterung" nahelegen, *ohne daß aus dem Wort selbst neuere Erkenntnisse zu erwarten wären*.

Für das biologische Altern ist ein Teilgebiet der hier behandelten Materie, nämlich die *gesetzmäßige physikalisch-chemische Wandlung der Kolloide* von größter Bedeutung, da kolloidchemische Phasen in den Strukturelementen des Körpers eine große Rolle spielen. Durch Überwiegen der Van der Waalschen Kräfte[18] verfestigt sich das Gel — durch Wasserabspaltung —, wodurch die biologischen Grenzmembranen eine Änderung ihrer Durchlässigkeit erfahren. In der Lehre vom Altern wurde von Ruzicka (1924) für die kolloidchemische Verdichtung organischer Strukturen der Ausdruck „Hysterese" gebraucht[19]. Diesen Teilvorgängen des biologischen Fließgleichgewichts wird große Bedeutung zukommen[20]. Letterer (1954) hat aber nach diesen physikalisch-chemischen „Alterungen" hin für die Biologie eine klare Grenze gesetzt: „*Es gibt kein Leben ohne Altern, wie es kein Altern ohne die Dynamik des Lebens gibt.*"

Vom Standpunkt der allgemeinen Morphologie aus müssen die Begriffe *Altern und anorganische Welt in einem diametralen Verhältnis* gesehen werden, das sich am klarsten am Gedankenmodell des Schichtungsaufbaues der realen Welt[21] veranschaulichen läßt.

Das Phänomen des Alterns wurde und wird in den hohen obersten Schichten des Geistig-seelischen, des Organismischen gefunden, registriert und definiert. Der Begriff umfaßt in seiner allgemeinen Form die gesamte leibliche und geistige Persönlichkeit des Menschen und wird sekundär auf die anderen Lebewesen übertragen. An ihm müssen alle Teilergebnisse der Alternsforschung gemessen und geprüft werden.

Die Schicht der chemisch-physikalisch definierten *anorganischen Welt ist als Basis in das Lebendige integriert*. Ihre Gesetze haben unabdingbare Gültigkeit, sie werden nur überformt von den Gesetzen und Regeln des organischen Lebens. Die naturwissenschaftliche Forschung strebt danach, die Gültigkeit der Aussagen unterster Schichten des Seins nach oben hin aufzuwerten.

---

[18] Liesegang 1944.   [19] Bauer 1924.   [20] Butenandt 1959
[21] Nikolai Hartmann 1940.

So wird also die naturwissenschaftliche Gerontologie ganz allgemein danach streben, die *allgemeinen Begriffe der exakten Naturwissenschaften induktiv mehr und mehr in ihre Definition zu übernehmen.* Die Umkehrung in der wissenschaftlichen Verfahrensweise, nämlich die Übernahme komplexer Begriffe aus den oberen Schichten in die Basis, wird immer unfruchtbar bleiben, sofern sie die Grenzen heuristischer Anregung überschreitet.

C. Alternsprobleme im Tierreich

Es kann nicht Aufgabe sein, hier alle Ergebnisse der reichhaltigen zoologischen Altersforschung zusammenzutragen und zu bewerten. Vorbereitende zusammenfassende Darstellungen in dieser Hinsicht liegen bereits vor[22].

Einzelne Tierarten und -klassen wurden unter diesen Gesichtspunkten eingehend untersucht: Einzeller[23], Hydra[24], Polychaeten[25], Bienen[26], Insekten[27], Schnecken[28], Fische[29], Reptilien[30], Katzen[31], Hunde[32].

Aber es gilt der Frage nachzugehen, *welche Prinzipien des Alterns den Menschen mit der Tierwelt verbinden* und welche Erkenntnisse aus den beobachteten Unterschieden abgeleitet werden können. Rössle (1952) spricht in diesem Zusammenhang davon, daß „durch Gegenüberstellung der unterschiedlichen Formen fundamentaler Lebenserscheinungen bei den Lebewesen niederer und höherer Ordnung eine tiefere Einsicht in die Natur dieser Vorgänge zu gewinnen" sei.

Die enge Bindung von Altern und Tod an den einzelnen Organismus und damit die Verankerung im Genom ist bereits ein Hinweis auf ein *allgemeines Gesetz* der Lehre vom Altern.

1. Eigengesetzlichkeit des Alterns[33]

Pflugfelder (1962) hat die unterschiedliche Lokalisation der Erstvorgänge des irreversiblen Alterns dargestellt. Bei Nais altern die Darmzellen zuerst, bei Schnecken erscheint Pigment in den Ganglienzellen, Insekten altern ganz allgemein zuerst im Hirn, aber auch hier mit artspezifischer Bevorzugung einzelner Teile, z.B. Protocerebrum (Cyclops), Pilzstiele (Bienenkönigin), optische Ganglien (Termitenkönigin). Weyer (1931) fand bei der Ameise im Alter alle Hirnteile verändert. Rockstein (1960) sah bei der Arbeitsbiene eine Verminderung der Zahl der Ganglienzellen um 35%.

Auch die *Lebensdauer ist,* soweit sie bei den einzelnen Tierarten wissenschaftlich ermittelt werden kann[34], *für die einzelnen Arten spezifisch.* Dabei kommen der sehr unterschiedliche Entwicklungsgang und die Metamorphose einzelner Fischarten (Aal, Lachs) zur Geltung[35].

2. Altern und Umwelt im Tierreich

Bei einem Teil der Tiere ist zwar das Altern und der Tod in der Organisation des Soma bzw. im Genom verankert, der Ablauf der *Alterserscheinungen und die Todeszeit werden aber von dem Milieu realisiert,* in dem die Individuen leben. Das ist uns bei den Einzellern ganz geläufig. Bei Fischen (Micropterus salmoides) sah

---

[22] Korschelt 1924, Harms 1944, 1958, Rössle 1952, Pflugfelder 1958, 1962, Friedrichs 1959, Lueth 1961, Comfort 1963, Remane 1966.
[23] Sonneborn et al. 1960.   [24] Schlottke 1930.   [25] Stolte 1927, Pflugfelder 1928.
[26] Schmidt 1923, Weyer 1931, Pflugfelder 1948.   [27] Rockstein 1960.
[28] Szabo 1939.   [29] Wurmbach 1951, Gerking 1957, 1960.   [30] Bourlière 1958.
[31] Pflugfelder 1955.   [32] Harms 1944.   [33] Remane 1966.
[34] Korschelt 1924, Comfort 1964, A. M. Brues u. G. A. Sacher 1965, Curtis 1966.
[35] Lit. Wurmbach 1951, Lueth, 1961.

Gerking (1960) eine Abhängigkeit des Wachstums und der Lebensdauer von der Außentemperatur: im nördlichen Ozean verlief das Wachstum langsam, bei geringer Todesrate erreichten die einzelnen Individuen ein Alter von 15 Jahren, im wärmeren, südlichen Ozean erreichten sie bei 30%iger Beschleunigung des Wachstums nur 7 Jahre. Man wird in diesem Zusammenhang darauf hinweisen müssen, daß die Körpertemperatur bei Fischen auch immunologische Reaktionen beeinflussen kann[36] und daß die Lebensverlängerung in kalter Umwelt auf ganz komplizierten Mechanismen beruhen kann.

Korschelt (1924) bringt eine Fülle von Beispielen über die Bedeutung der Außentemperatur für die Lebensdauer der Tiere, besonders der Kaltblüter. Sie unterstreichen die überragende Rolle der Homoiothermie für die Biologie und auch das Altern der Tiere. Bourlière (1958) berichtet, daß bei den Kaltblütern mit zunehmendem Alter die geschlechtliche Leistung zunimmt, die Weibchen legen mehr Eier. Bei warmblütigen Tieren nimmt die geschlechtliche Leistung ganz allgemein ab.

3. Altern und Fortpflanzung im Tierreich

Um die besonderen Verhältnisse der Säuger und des Menschen zu verstehen und abzuschätzen, ob bei ihnen ein besonderer Grenzfall im Verhältnis von Sexualität und Lebenslauf vorliegt, ist es notwendig, auf die *Mannigfaltigkeit der Fortpflanzungsarten im Tierreich* hinzuweisen. Dabei wird klar, daß die Erzeugung der Geschlechtsprodukte, der Keimzellen, im Vordergrund steht. Das Soma kann unter dem Übermaß der Keimzellen leiden[37] und geht bald nach der Eiablage zugrunde. *Die geschlechtliche Fortpflanzung bestimmt die Lebensdauer*, die Reifung der Keimzellen stellt gleichsam den Alternsfaktor dar. Die Organisation ist auf die Art, nicht auf das Individuum ausgerichtet. Wenn z.B. bei der Flügelschnecke[38] der mit befruchteten Eiern erfüllte Brutsack platzt und die entwickelten Embryonen in die Leibeshöhle gelangen, dann bringen sie die Organe des Mutterkörpers zum Zerfall, die Körperdecke zerreißt und die Brut verläßt eine leblose Hülle. Bekannt sind ähnliche Verhältnisse bei Nematoden[39], deren Larven die Organe des Mutterkörpers direkt aufzehren.

Während nun die *enge Verknüpfung von Geschlechtsfunktion und Lebensschicksal* bei den Weibchen verständlich ist, ist es schwer zu deuten, wenn auch die Männchen durch die Fortpflanzung ihr Leben beenden, wie z.B. die Drohnen, die wenige Sekunden nach der Begattung der Königin sterben. Korschelt spricht von einem Schocktod und vergleicht ihn mit starken Einwirkungen auf das menschliche Nervensystem. Remane (1966) betont die Tatsache, daß der Geschlechtsapparat der Drohne bei der Kopulation herausgerissen wird und dieserart der Tod eintrete.

Es fällt schwer, die hier geschilderten Vorgänge mit dem Begriff des Alterns zu verknüpfen. Keimdrüsen und Keimzellen wachsen und reifen für sich, für die Art. Die Eigengesetzlichkeit des Körpers tritt erst hervor, wenn die Fortpflanzung verhindert wird: dann wird z.B. bei Cyclops das Leben des Organismus fast auf die doppelte Zeitdauer verlängert. Auch bei den Männchen wirkt die Absonderung vom Weibchen lebensverlängernd.

Während nun im Tierreich die Fortpflanzung im Überfluß garantiert wird und z.B. die Fische bis zum Tode befruchtungsfähige Eier bilden, wird bei den Säugern die Geschlechtsreife in zeitlicher Begrenzung (Menarche — Menopause) herausgehoben. *Das ist in der belebten Natur eine Teilentwicklung*, eine Sonderform, deren Eigenart noch besprochen wird (s. S. 67).

---

[36] Walford 1963.   [37] Korschelt 1924.   [38] Meisenheimer 1921.
[39] Lit. Korschelt 1924.

4. Altern und Regeneration im Tierreich

Wohl kaum eine andere Ausdrucksform des Lebendigen hat so viele Modifikationen und Stärkeformen aufzuweisen, wie die Regeneration der Gestalt und Regulation der Funktion. Leben ist nur möglich durch ständige ganzheitsbezogene Ausgleichsvorgänge. Eine vielgeäußerte, aber insgesamt doch nur *partielle Bestimmung des Alterns* lautet, daß es *durch allmählichen, stetigen Verlust der Anpassungsfähigkeit* gekennzeichnet sei.

Im Tierreich ist dieses Prinzip in ungewöhnlicher Mannigfaltigkeit artgebunden realisiert. M. Lüscher (1955) hat in diesem Handbuch[40] die Regeneration der Tiere — mit Ausnahme der Vögel und Säuger — nach der klassifizierenden Systematik ausführlich beschrieben. Daraus geht hervor, daß ein *Schema der Entwicklung der Regenerationskraft nicht besteht* und daß die einzelnen Arten in dieser Hinsicht keine ablesbare Beziehung zueinander aufweisen. Geprüft wurde die akzidentelle (experimentelle) Organregeneration. Gemeinsam ist den genannten Tierarten die Reihenfolge der Vorgänge: Wunde — Blastembildung (Archaeocyten, interstitielle Zellen, Neoblasten, entdifferenzierte örtliche Gewebszellen) — Wachstum (Mitosen) — Differenzierung (an der Basis des Blastems beginnend, peripher fortschreitend). Von Bedeutung für die Auslösung und Fortdauer sind Hormone und Nervengewebe. *Die Fähigkeit zur Regeneration nimmt im Laufe der Ontogenese ab.*

Für die Lehre vom Altern, besonders des Menschen, muß das systematisch gewonnene Ergebnis der Experimente, ungeachtet der Gliederung in der Systematik, so geordnet werden, daß *eine Linie mit zwei Extremen* entsteht.

Auf der einen Seite stehen Organismen mit einer ungeahnten Möglichkeit des Ausgleichs von Schädigungen und Teilverlusten. Das Individuum paßt sich der Umwelt, den Insulten mechanischer oder anderer Art an, seine biologische Labilität erlaubt ihm weitgehende Regulation[41]. Zu diesen *labilen und ausgesprochen regenerationsfähigen Tieren* gehören u. a. die Schwämme, Süßwasserpolypen und Turbellarien.

Den Gegensatz zu dieser Gruppe bilden die zellkonstanten, stabilen Rotatorien und Nematoden mit ausgesprochen determinierter Entwicklung[42]. Wegen ihrer Zusammensetzung aus zahlen- und formkonstanten Einzelteilen werden sie auch als „Mosaiktiere" bezeichnet. Das *Prinzip der determinierten Entwicklung,* der Eutelie[43], wurde an verschiedenen Tierarten überprüft[44]. Pai (1927, 1928) beschrieb den Lebenscyclus des Essigälchens (Anguillula aceti Ehrb.) und konnte in Verfolg der Entwicklung von der befruchteten Eizelle bis zum physiologischen Tod hin das Wachstum, die Lebensdauer und die Alterserscheinungen beobachten.

a) Schon im zweizelligen Stadium erfolgt die *Trennung der Keimzellen von der Ursomazelle.* Nach fünf weiteren Teilungen der Keimbahnzelle, wobei jeweils eine Somazelle sich abtrennt, wird die Urgeschlechtszelle erreicht, die die endgültigen Geschlechtszellen liefert. Die reifen Eizellen gehen, falls sie nicht befruchtet werden, nach 5 Tagen cytolytisch zugrunde, die Spermatozoen bleiben erhalten.

b) Die *Somazellen des Organismus sind nach Gesamtzahl* und in den einzelnen Organen *konstant.* Während der Reifung nach Abschluß des Wachstums erlangen sie *Formkonstanz* und verlieren nicht nur die Fähigkeit zur Regeneration durch Zellteilung, sondern auch zu cytoplasmatischer Reparation, z. B. nach Amputation des Schwanzendes. *„Zellkonstanz bedeutet Konstanz der Zellenzahl, der Zellform, der Zellgröße und der Zellage."* In der stationären Phase erfolgt Keimzellreifung und Fortpflanzung.

---

[40] Bd. VI/1, S. 405—440. [41] Harms 1924. [42] Martini 1906, 1919.
[43] Martini, 1923. [44] Martini 1923, Spemann 1924, Lehmensick 1926.

c) *In der regressiven Phase*, die durchschnittlich 2—3 Tage dauert, hört die Fortpflanzung auf, Muskeltonus und Verdauung sind vermindert, in den Organen ist der Zellverband, besonders der Ganglien, gelockert, das Chromatin der Kerne verklumpt, die Kernmembran wird undeutlich, schließlich *tritt Caryolyse ein*. In den Zellen des Mitteldarms ist eine Schrumpfung zu erkennen, die Wabenstruktur schwindet, der Inhalt wird homogen, der Kern pyknotisch. Gleiche Wandlungen machen auch die Zellen der Geschlechtsorgane durch.

Harms (1944) hat das Altern einer ganzen Zahl von Tieren (Achordaten, Arthropoden, Chordaten) studiert, die zwischen die Regulationstiere und die extremen Zellkonstanztiere eingeordnet werden können.

In diese Gruppe der nur partiell stabilisierten Lebewesen gehört auch der Mensch. Er zeigt im Reifezustand fehlende Regeneration der Ganglienzellen, gedämpfte Regeneration der Drüsenzellen und praktisch uneingeschränkte Proliferation der Keim- und Blutzellen. Dieserart *können am Menschen alle Prinzipien des biologischen Verhaltens alternder und nicht alternder tierischer Organe und Gewebe studiert werden.*

5. Altern als universales Phänomen im Tierreich

Das Problem ist eng verknüpft mit der *Frage nach Tod und Unsterblichkeit*. Sie hat in früheren Zeiten die Forschung stark bewegt[45]. In neuerer Zeit ist die Diskussion durch Strehler (1960) erneut belebt worden[46]. Dabei kommt zum Ausdruck, daß es ganz auf den definitorischen Standpunkt bezogen werden muß, ob man das Wachstum eines Einzellers und seine Teilung als Fortdauer des nichtgealterten Lebens ansehen kann, oder ob man in der Teilung der Zelle das Ende, also den immateriellen Tod dieses bestimmten Individuums sehen will. *Die wachsende und sich teilende Zelle altert nicht.* Auch der Klon altert und stirbt unter optimalen Bedingungen nicht; wenn die Bedingungen sich verschlechtern, *dann krankt die Zellkolonie*. Die einzelne Zelle ist aber im Klon nicht so integriert, daß sie altern und sterben *müßte*. Sonneborn et al. (1960) weisen jedoch auf das Phänomen hin, daß einzelne Linien durch stetige Teilung ihrer Individuen am Leben bleiben, während andere Kulturen trotz optimaler Bedingungen sterben. Es bleibt hier also noch eine Frage offen[47].

Für die *vielzelligen Organismen läßt sich die obige Frage nach dem Altern als universalem Phänomen bejahen.*

Jedoch weist Remane (1966) darauf hin, daß auch bei Metazoen Grenzformen der ständigen inneren Erneuerung vorkommen, also eine Art „Endomyxis". Ascidien z.B. können durch „Menonten" mit hoher Potenz das Individuum erneuern. Bei Actinien hat man einen natürlichen Tod noch nicht sicher beobachten können. Der Süßwasserpolyp besitzt omnipotente interstitielle Zellen, die eine fortlaufende Erneuerung des ganzen Organismus vollziehen, während die „alternden" Zellen durch Fermente verdaut werden. Dieserart ist hier das *Prinzip der Meristeme nach Pflanzenart im tierischen Körper verwirklicht.*

Den hier angeschnittenen Fragen werden wir mit Betonung ihrer Bedeutung für den Menschen bei der Besprechung der Morphologie alternder Zellen begegnen (s. S. 83).

6. Einzeller — Vielzeller als Problem des Alterns

In dem Prinzip aufsteigender Organisation haben wir ein wesentliches Element des Lebens und des Alterns erkannt. Wir verstehen seine Tragweite, wenn wir die freilebenden Einzeller dem vielzelligen tierischen Organismus gegenüberstellen.

---

[45] Lit. Korschelt 1924.   [46] Siehe dort S. 3—13.   [47] Siehe Hayflick 1965.

a) Alternsvorgänge an einzelligen Organismen

„Ein vermehrungs- und mutationsfähiges Gebilde in einer energie- und baustoffliefernden Umgebung ist noch kein Lebewesen. Ein Lebewesen ist erst dann entstanden, wenn energieumsetzendes und genetisches Material zu einem Gebilde vereinigt sind"[48]. Die optimale und dauernde Form des postulierten „Gebildes" ist die Zelle. Ihre Membran grenzt das lebendige System ab, verbindet aber gleichzeitig das Zellindividuum mit seiner Umwelt zu einer trophischen Einheit.

Die Einzeller (Protozoen) haben in der Lehre vom Altern eine große Rolle gespielt[49]. Wenn wir, wie ausgeführt, den Begriff des biologischen Todes mit der „Individualität" verknüpfen, und „nur hier hat die Frage nach Tod und Unsterblichkeit eine Berechtigung"[50], dann ist die Teilung des Einzellers der Abschluß der individuellen Entwicklung, also einer natürlichen physiologischen Individualität. Die Generationsreihen der Einzeller, der Klon, ist ebensowenig imstande zu altern wie die Tierstämme (Einwände, s. S. 57).

Wenn wir von der Frage nach Tod und Unsterblichkeit absehen, dann bleibt doch zu untersuchen, *ob im inneren Bau eines Protozoon von einer Teilung zur anderen Umwandlungen vor sich gehen, die mit der individuellen Existenz nicht vereinbar sind* und die nur durch eine Teilung ausgeglichen werden können. In seinen bekannten Versuchen an Amöben konnte M. HARTMANN zeigen, daß die *totale Teilung durch eine partielle Amputation ersetzt* werden kann. Das ist aber nur eine Partialteilung, durch die der Stoffwechsel und das Wachstum weiter ermöglicht werden. Die Teilung geschieht gleichsam fraktioniert, so daß nur das neue Individuum übrig bleibt.

Diese Überlegungen gelten nur einfach gebauten Protisten. Es soll aber unterstrichen werden, daß die *Protozoen* zwar in der Größenordnung einer einzigen Zelle verharren, daß sie aber *phylogenetisch die ältesten Formen darstellen*[51] und Entwicklungen durchmachen, die über den Normalbau einer Zelle weit hinausgehen. Die spezielle Differenzierung führt zu Vielkernigkeit, Kerndimorphismus und einem gewaltigen Reichtum an Organellen und bizarren Strukturen, die dann zur Minderung der Teilungs- und Lebensfähigkeit führen können[52]. ANDREW (1961) spricht von *binnenzelliger Organisation als Ursache des Alterns*. Auch gibt es einzelne Protozoenarten, bei deren Teilung ein Leichnam übrig bleibt (Tokophrya infusionum)[53].

b) Alternsvorgänge an vielzelligen Organismen

Für unser Problem sei kurz darauf hingewiesen, daß *phylogenetisch der Übergang vom Einzeller zu vielzelligen Organismen nur einmal und sicher über eine Protozoenkolonie erfolgte*[54]. Im Vergleich mit lebenden Formen können die einzelnen Etappen dieser Entwicklung vom Einzeller über die kugelige, freischwimmende Blastaea zur polar orientierten Gastraea nachgezeichnet werden. Die ursprünglich nur locker zusammengefügten Einzeller werden in der Entwicklung der zoologischen Hauptstämme der Metazoen, deren humane Linie über Coelomata — Deuterostomia — Chordata — Vertebrata — Mammalia — Primates — Hominiden geht, immer mehr integriert. Die Formen dieser Organisation werden immer komplizierter, weil neue Gewebe und Organe entstehen. *Diese Spezialisationen* verlaufen in den einzelnen Tierstämmen gleichsinnig und *lassen*[55] *folgende Prinzipien erkennen:*

---

[48] FRIEDRICH-FREKSA 1954. [49] Lit. M. HARTMANN 1956a u. b.
[50] M. HARTMANN 1956a u. b. [51] REMANE 1954. [52] SONNEBORN 1960.
[53] Lit. RUDZINSKA 1962. [54] REMANE 1954. [55] REMANE 1954.

1. *Arbeitsteilung und Differenzierung* erst gleichartiger Zellen und Organe (z.B. Wirbel, Zähne),

2. *Zusammenschaltung* (Synorganisation) primär verschiedener Teile zu Komplexapparaten,

3. *Versenkung oder Überdeckung* wichtiger Organe (sog. Internation),

4. *Konzentration* einzelner Organsysteme (Nervensystem, Nephridien),

5. *Leistungssteigerung und Umbau* einzelner Gewebe (Bindegewebe — Knorpel — Knochen).

Bei einer solchen Wandlung der Zellstrukturen im Laufe der Jahrmillionen werden wir bei den jetzt lebenden Säugern und besonders beim Menschen eine *genetisch festgefügte Architektur und gebahnte Leistungen* erwarten dürfen. Es kann eigentlich nur überraschen, daß das celluläre Prinzip der Organismen so weit gewahrt blieb, daß wir uns bemühen können, elementare Phänomene des Lebendigen, wie Altern und Tod, an den Einzellern und den einzelnen Zellen der Metazoen zu studieren.

Überlegungen dieser Art sind im neuesten Schrifttum zu finden. Sie besagen, daß die Auffassung vom „Matrizenschicksal" der Einzelzelle im Organismus nicht befriedigt.

Seit der vergleichenden Betrachtung der Alternsprozesse[56] ist immer wieder die Frage nach der Bedeutung der Zelle im „Zellenstaat", nach dem Verhältnis des Ganzen zu seinen Teilen, nach dem Wesen der Differenzierung eines Vielzellers aus der Eizelle gestellt worden. *Wenn die Einzelzelle nicht altern muß* — und eine gegenteilige Meinung muß noch durch Tatsachen bewiesen werden —, *warum wandelt sich ihr Schicksal im Gewebsverband, im Organ und im Organismus?*

Für diesen *Sachverhalt sind viele Modellvorstellungen entwickelt* worden. Es werden zwischen die — potentielle — nicht alternde Zelle und den in jedem Fall alternden und sterbenden vielzelligen Organismus eine ganze Reihe organisatorischer Zwischenstufen gefügt, um die ganz neuen Prinzipien zu charakterisieren, unter die das Fließgleichgewicht der Zelle gestellt wird. Rössle (1923, 1952) sieht in diesen *Eigenheiten der Organisation eine Hauptursache für Altern und Tod der Metazoen.*

Wenn wir von der unsterblichen, in optimaler Umwelt lebenden, wachsenden und sich teilenden Zelle ausgehen, dann sind es *verschiedene völlig neue Faktoren,* denen sie sich im vielzelligen Organismus unterwerfen bzw. anpassen muß:

a) Die *Umwelt wird immer großräumiger,* der Stoffwechsel bedarf eines weiteren *Stofftransportes* mit komplizierten *Hilfsmechanismen des Kreislaufs,* die selbst Wandlungen in der Zeit erleben.

b) Die Statik des riesengroß gewordenen Organismus bedarf eines eigenen *Stützsystems, das nach physikalischen Prinzipien aufgebaut* ist und aus den gleichen Prinzipien heraus in seinen Teilkomponenten altern kann.

c) Die Größe der Oberfläche und der inkorporierten Umwelt mit den Hilfsmechanismen der Verdünnung und Ausscheidung schaffen eine *hohe Differenzierung der Teilorgane.*

d) Die in dieser Weise in den Körper integrierten, bzw. aus der Eizelle ausgegliederten Zellen werden von *besonderen Zellsystemen* (Nervensystem, Endocrinium) *reguliert und zum Ganzen zusammengefügt.*

Die Zellen lassen nach ihrem Verhalten zur Differenzierung, Proliferation und Regulation eine *ganze Skala von unterschiedlichen Verhaltensweisen* erkennen. In allen diesen Vergrößerungen und Ausgestaltungen des Ganzen und seiner Teile, in der Organisation des Körpers, ist das Altern und der Tod begründet.

---

[56] Korschelt 1924.

Hier ist auch die gemeinsame Basis für eine allgemeine und vergleichende Alternsforschung des Menschen (s. S. 57) und der Tiere gegeben.

7. Altern überindividueller Tierverbände

HARMS (1944) hat Altern und Tod der *sog. polyindividuellen Lebensketten, d.i. der sog. sozialen Insekten,* schematisch dargestellt.

a) Er ging vom einfachsten Beispiel der *Hummeln und Wespen* aus. Bei ihnen werden im Herbst große Weibchen und Männchen erzeugt und die ersteren befruchtet. Sie überwintern und im Frühjahr, nach dem Nestbau, legen sie Eier, aus denen sie kleine sog. Hilfsweibchen großziehen. Diese besitzen völlig unausgebildete Ovarien, sind von der Fortpflanzung ausgeschaltet (Somatiere). Sie leisten im Nest die Arbeit und ernähren das Muttertier, das dauernd weitere Arbeiterinnen erzeugt. Im Herbst werden neue Geschlechtstiere erzeugt und das fruchtbare Weibchen, also die Königin, stirbt ab. Wir sehen somit eine *Trennung von Fortpflanzung und Ernährung* bzw. Stoffwechsel in verschiedenen Individuen *nach Art der Differenzierung entsprechender Organe im Körper.*

b) Das ist in der nächsten Stufe, bei den *Ameisen,* noch stärker der Fall (sog. Mutterfamilie). Die eine Königin legt dauernd und ausschließlich befruchtete Eier, aus denen Arbeiterinnen, d.h. rudimentäre Weibchen hervorgehen, die als „somatische" Organe der Kolonie ihre Funktion ausüben. Sie altern und sterben, sobald genügend Nachwuchs erzeugt ist. Die Königin, als reines „Geschlechtsorgan der Kolonie", erzeugt nun mehrere Jahre hindurch jeweils im Sommer geflügelte Weibchen und Männchen, die ausschwärmen, und nach Befruchtung gründet nunmehr das Weibchen als Königin eine neue Kolonie. Die *Königin selbst ist aber noch ein eigener Körper und altert als solcher* nach einigen Jahren. *Mit ihrem Tod muß dann die ganze Kolonie sterben,* denn die z.Z. vorhandenen Arbeiterinnen können keine Männchen erzeugen.

c) Die *Bienen* zeigen im Prinzip die gleichen Verhältnisse wie die Ameisen, nur schwärmt hier die Königin, nachdem sie junge Weibchen und Drohnen erzeugt hat, selbst mit einem Teil des alten Stocks aus und sucht einen neuen Wohnraum, während der alte Stock von einer jungen, im Hochzeitsflug begatteten Königin gemehrt und am Leben gehalten wird. Hier ist also *das Schwärmen nach* HARMS *mit der Teilung z.B eines segmentierten Anneliden zu vergleichen,* dessen Substanz auf zwei Tochterindividuen verteilt und *durch „Regeneration" gleichsam unsterblich wird.* Aber auch im Bienenstock stirbt dann die Königin doch nach 4—7 Jahren an Veränderungen der Ganglienzellen[57].

d) Eine Konvergenz mit den geschilderten Tierstaaten zeigen auch die *Termiten.* Ihr *Staat besteht aus einem Königspaar* (Männchen und Weibchen), *das ausschließlich als Fortpflanzungswerkzeug dient (sog. Elternfamilie).* Die Königin, immer von neuem begattet, legt bei guter Fütterung in immer schnellerer Folge Eier, wobei das Abdomen zu einem mit den Ovarien erfüllten unförmigen Sack anschwillt. Aus den Eiern entstehen rudimentäre Weibchen und Männchen, die als Arbeiter fungieren. Auch hier werden zu bestimmten Zeiten Geschlechtstiere erzeugt, die ausschwärmen und nun Kolonien gründen. Stirbt aber die Königin, dann kann aus den bisexuell angelegten Eiern durch besondere Fütterung ein neues Königspaar entstehen und die Kolonie fortbestehen.

e) Für das allgemeine Problem des Alterns ergibt sich aus dieser Betrachtung überindividueller Tierverbände *keine besondere Erkenntnis.* Es altert die Königin als Individuum, desgleichen die Arbeiter und Arbeiterinnen. *Die Kolonie altert*

---

[57] PFLUGFELDER 1962.

und stirbt nicht, sie wird durch den Individualtod ihrer Angehörigen entleert, weil kein Ersatz geschaffen wird.

Der neue Gesichtspunkt bei diesen psychisch verknüpften Tierstaaten besteht in der *extremen Funktionsteilung*, einer Differenzierung der Leistungen mit Atrophie ursprünglich angelegter Organe. Sie können aber unter gewandelten Bedingungen wieder leistungsfähig werden, so wie die Regenerationsfähigkeit einzelner Gewebe des Menschen wieder erweckt werden kann. Nur die unterschiedlichen Prinzipien der Integration in einer komplexen höheren Einheit können an dem Tierstaat studiert werden. Sie sind *Individuen höherer Ordnung mit geistiger Bindung.* Arbeitsteilung und Differenzierung der Einzelglieder ermöglichen schließlich komplizierte Leistungen wie Verteilung und Nahrungserwerb[58].

8. „Altern" der Tierstämme und -arten

Der Begriff des Alterns und des Todes ist, wie wir sahen, biologisch an das Individuum, an den Organismus gebunden. Erst die *metazoische Organisation schafft die Voraussetzungen für die irreversible Minderung* des Leistungsvermögens der lebenswichtigen Teile des tierischen und menschlichen Körpers.

Können wir von einem „Altern" der Tierstämme sprechen? Es handelt sich hier doch um eine *Folge von Individuen in der Zeit.* Organismus und Art oder Individuum und Stammeseinheit stehen in Ebenen verschiedener Größenordnung. Es kann deshalb von vornherein bezweifelt werden, daß außer dem Einzelwesen Mensch auch die Menschheit oder eine Menschenrasse *altern muß.*

Kaiser (1955, 1961) ist von Erfahrungen der Paläontologie aus dieser Frage nachgegangen und hat sie eindeutig verneint. Die Formen der *Organismen sind phylogenetisch einem Wandel unterworfen.* Neue Stämme treten in der Erdgeschichte auf und sind keineswegs das Resultat eines Alterungsprozesses. Die einzelnen Typen haben ein sehr unterschiedliches Schicksal, es gibt langlebige Formen, die mit nur geringen Formabweichungen viele hunderte von Jahrmillionen überdauern (z.B. Radiolarien, Lungulacea, Neoceratodus u.a.), andere Typen sind bald erloschen.

Welches sind nun die Prinzipien, nach denen sich das Schicksal so unterschiedlich gestaltet?

Es ist die Änderung des Bauplans, die zum Arttod führt. Die langlebigen Tierformen sind primitiv, sie behalten durch lange Zeitepochen ihren Bauplan, ihre heute lebenden Vertreter sind gegenüber den Urformen nur ganz gering abgewandelt. Die Geschlechterfolge kann also stabil bleiben, ohne jegliche Minderung der Vitalität.

Demgegenüber lassen die kurzlebigen Typen des Tierreichs eine extreme Änderung der Organkorrelation erkennen, die harmonische Zentralisation der lebenswichtigen Organe tritt nicht ein, es kommt zu einer Dezentralisation, zu einem *Verlust der Harmonie des Bauplans.* Die kleinen Ausgangsformen werden einseitig und extrem vergrößert. Spezialisierungen von Organen führen zu Korrelationsstörungen, die Endformen der Stammeseinheiten lösen sich auf (Typolyse), *der Typus stirbt aus.*

Das Einzelindividuum dagegen bleibt von diesen langzeitigen Entwicklungen völlig unberührt. Es altert innerhalb des ihm gegebenen Bauplans, es ändert spontan den eigenen Bauplan selbst nicht.

Die außerordentlich mannigfaltigen Formen der Typenwandlung in der Phylogenie, die unterschiedliche Umbildungsfähigkeit der phylogenetischen Linien und die umstrittene Frage der Höherentwicklung im Tierreich hat Remane (1954,

---

[58] Wurmbach 1957.

1966) ausführlich behandelt. Auch daraus geht hervor, daß Tierstämme nicht altern und daß nur das Einzelindividuum altern kann.

Es würde zweifellos zur Klärung und schärferen Begrenzung der Begriffe führen, wenn *nicht vom „Sterben" der Tierstämme, sondern von ihrem „Aussterben"* gesprochen würde.

Zum Sterben, dem natürlichen Tod des Einzelindividuums, führen jene Wandlungen der Strukturen und Funktionen, die von genetischer Information gesteuert werden und die bei sich ändernder Umwelt durch adaptive Leistung kompensiert werden können, wobei die Minderung der Adaptation gerade aus der inneren Differenzierung der Teilstrukturen während des Alterns resultiert. Stärkere *Änderung der Umweltfaktoren* (O_2-Mangel, Kälte, Toxine u. a.) *löst Krankheiten aus*, die einen *vorzeitigen, biologisch gesehen unnatürlichen Tod herbeiführen*.

Das Aussterben der Tierstämme, sowohl in der Stammesgeschichte wie auch in der Gegenwart, zeigt die besonders *enge biologische Verzahnung von Umwelt und Innenwelt* der Organismen. Arten und Stämme sind bedroht[59], wenn sich die Umwelt klimatisch oder tektonisch radikal ändert, wenn neue, übermächtige Feinde aufkommen, oder die lebenswichtigen Beutetiere aus anderer Ursache plötzlich schwinden. Einer solchen Umweltkatastrophe werden die einzelnen Arten und Stämme unterschiedlich begegnen können, da sie variable genetische Erstarrung zeigen.

Zusammenfassend läßt sich sagen, daß der allgemeine Begriff des Alterns in der Lehre von der Stammesentwicklung wissenschaftliche Erkenntnisse weder vermitteln noch erhellen kann.

D. Alternsprobleme im Pflanzenreich

Die mannigfachen Tatsachen und Probleme des menschlichen Alterns konnten hier besser verstanden und bewertet werden, indem sie mit den Erfahrungen der Zoologie konfrontiert wurden. Dabei wurde unterstrichen, daß bei aller Gemeinsamkeit der Grundvorgänge *jede Tierart doch andere Mechanismen* in der Realisierung der Lebensvorgänge und damit des Alterns aufweisen kann.

In viel stärkerem Ausmaß ist das bei den Pflanzen der Fall.

1. Eigengesetzlichkeit des pflanzlichen Alterns

a) Schon der grundsätzliche *Unterschied in der Energiegewinnung* zur Unterhaltung von Struktur und Funktion trennt Tier und Pflanze: Tier und Mensch entnehmen die Energie der Nahrung, sind also heterotroph, die autotrophen Pflanzen hingegen entnehmen die Energie unmittelbar dem Sonnenlicht. Daraus ergeben sich *zwei fundamental verschiedene Prinzipien der Gestalt und des Verhaltens*[60]. Die Pflanze ist ortsfest, meist verwurzelt, nach außen entfaltet, mit möglichst großer Oberfläche (Zweige und Blüten), mit offener, d. h. praktisch unbegrenzter Möglichkeit des Wachstums. Der nach innen eingefaltete, in der Größe begrenzte, bewegliche Körper der Tiere dagegen erlebt eine aufsteigende Phase des Wachstums und danach Stillstand. Dieser strukturbedingte *Wachstumsstillstand ist aber eine hauptsächliche Bedingung des Alterns*. Damit hängt auch die so unterschiedliche durchschnittliche Lebensdauer von Tieren und Pflanzen zusammen. Nur wenige Tierarten und der Mensch werden über 100 Jahre alt. Bei Baumarten, die immerhin statische Schwierigkeiten der Entfaltung überwinden müssen, wird eine Lebensdauer von 200—4600 Jahren berichtet. Für Stauden-

---

[59] Jux 1969.   [60] v. Denffer 1966.

gewächse oder gar Moose hält v. Denffer (1966) ein Alter von 1 Million Jahre
für möglich.

b) Neben den unterschiedlichen Stoffwechselprinzipien und Bautypen dürfte
in der Lehre vom Altern aber auch der unterschiedliche Tatbestand und die
Problematik der *Individualität im Tier- und Pflanzenreich* von Bedeutung sein.
An diesem Begriff hat sich die Lehre vom Altern der Pflanzen orientiert. Das
Individuum des unteilbaren tierischen und menschlichen Organismus entsteht,
wächst, reift, altert und stirbt. Nur in einigen Grenzfällen (Vermehrung durch
Teilung) entsteht in der Zoologie die Unschärfe des Begriffes, der aber wohl all-
gemein dahin präzisiert wird, daß mit der Teilung die im Mittelpunkt stehende
Einheit, also das Individuum, aufgehört hat zu existieren.

Bei den Pflanzen verfügen z.B. die äußersten Spitzen der Verzweigungen über
unbegrenzt teilungs- und wachstumsfähige Meristeme, die als „Steckling" eine
neue erbgleiche Pflanze, also *ein „Dividuum" entstehen lassen.*

Andererseits sterben Zellen und Zellsysteme (s.u.) der noch lebenden und
wachsenden Pflanze ab, sie treten aus dem Zellverband heraus und bilden *rein
physikalisch wirkende Leitsysteme.* Die Pflanze als Individuum kann durch Entfaltung im Raum in ihrem Inneren abgestorbene Elemente zur mechanischen
Stützung einbauen bzw. benützen, ohne daß man dabei, im Hinblick auf den
Organismus, von Alternsvorgängen sprechen dürfte.

c) Die Formen und Bedingungen der *Regeneration bei Pflanzen* hat Bünning
(1955)[61] eingehend dargestellt. Daraus geht hervor, daß ein direkter *Vergleich mit
den Regenerationsvorgängen beim Menschen nur bedingt möglich ist.* Das manifestiert sich schon in der abgewandelten Nomenklatur, indem auch eine funktionelle Anpassung als Regeneration bezeichnet wird. Noch bedeutsamer für die
Lehre vom Altern sind die Ausführungen über die Regeneration von Pflanzen-
gewebe durch Rückgang von Dauergewebe in den embryonalen Zustand. Dieser
Modus ist bei Pflanzen sehr verbreitet. Die Zellen einer Pflanze behalten alle
Anlagen latent. Bei Verletzungen mannigfacher Art erfährt die differenzierte
Zelle eine Rückbildung, indem Kern, Nucleolus und Cytoplasma sich vergrößern
und die Zelle sich zu einem *Callus* vermehrt. Die rückgebildeten Zellen verlieren
ihre ursprüngliche prospektive Bedeutung und differenzieren sich *nach Faktoren,
die im Nachbargewebe und in der Umwelt* gegeben sind. Dabei spielt die Polarität
eine große Rolle, durch die formbildende Stoffe eine bestimmte Verteilung
erfahren.

Die *artgemäße Gestalt* einer Pflanze oder eines Organs ist somit nur dadurch
möglich, daß von den vollembryonalen Zellen der natürlichen Vegetationspunkte
Hemmwirkungen ausgehen. Jede Verletzung dieser Hemmzone führt zur Re-
embryonalisierung der differenzierten, aber multipotenten Zellen. Auf Zellebene
sind also diese Pflanzen keine Individuen, sondern *Aggregate von Zellen.* Damit
verschiebt sich das Problem des Alterns in Tatsachenbereiche, die für die Botanik
wesentlich sind.

2. Formen des pflanzlichen Alterns

Nach v. Denffer (1966) unterscheiden wir *bei höheren Pflanzen verschiedene
Formen und Weisen des Alterns*:

a) Altern und Tod der Zellen (primäres Altern)

Die in den zahlreichen Meristemen durch Wachstum und Teilung entstandenen
Zellen erfahren in unterschiedlicher Entfernung vom Vegetationspunkt eine

---

[61] Siehe dieses Handb. VI/1, S. 383—404.

Differenzierung in Funktionsgewebe: Hautgewebe, Leitgewebe für Wasser und Nährstoffe, Stützgewebe und Grundgewebe für Assimilation und Speicherung. Einige dieser Funktionen, nämlich Festigung und Wasserleitung, können nur dadurch erfüllt werden, daß die Zellwände extrem verdickt werden und verholzen und die Zellen absterben (sog. Verkernen).

Man wird auf der Ebene cellulärer Betrachtung prinzipiell diese Reifung der Zellen unter Verlust bzw. Hemmung der Teilungs- und Wachstumsfähigkeit mit den Zellelementen des tierischen Organismus vergleichen können.

Die Unterschiede zum Tierreich resultieren aus der Tatsache, daß Pflanzenzellen, mit wenigen Ausnahmen, den Geweben fest verbunden sind, durch das *ausladende Wachstum der Pflanze zunehmend statisch belastet* werden und diese Aufgaben nur durch Stabilisierung der Zellwände durch Lignin erfüllen können. Letzteres ist metabolisch inaktiv und unterliegt sekundären kolloidchemischen Metamorphosen (Verholzung). Dadurch zeigt die *biologische Wertigkeit der Pflanzenzellen die breiteste Streuung von der Omnipotenz bis zum Stillstand des Stoffwechsels*, trotz Kohärenz im Gewebsverband.

b) Altern und Tod der Organe (sekundäres Altern)

Gemeint sind hier die verschiedenen Blattformen, die als Systeme höherer Ordnung und Differenzierung viel rascher altern bzw. wachsen und reifen, um schließlich nach 6 Monaten (Laubblätter) oder 2—8 Jahren (Nadelblätter) abzusterben. *Dieser Partialtod* hat aber, im Hinblick auf Organaltern beim Menschen, doch in vielen Fällen unübersehbare *Eigenheiten:* Das Altern der Blätter wird von benachbarten Blüten und Früchten beeinflußt, ist also nicht allein von der autonomen Differenzierung der Organe selbst abhängig, zum anderen können die Blätter vieler Mutterpflanzen, als Blattsteckling bewurzelt, noch jahrelang weiterleben.

Damit entstehen hier Alterungsprobleme, die für die Pflanzen zu ganz besonderen begrifflichen Lösungen führen werden. So wurde schon für bestimmte Zellgruppen am Rande von Blättern der Begriff „Meristemoid" geprägt, weil aus ihnen Tochterpflanzen hervorgehen können. Dieserart ist *die Pflanze nach außen offen, sie ist gar kein „Individuum"*, v. DENFFER spricht daher folgerichtig von „scheinbaren Individuen".

c) Altern und Tod der sog. Dividuen (tertiäres Altern)

Wenn wir von der geschilderten Teilbarkeit der „Dividuen" absehen, so treten sie uns doch als geschlossene Organismen entgegen, als Pflanzen mit genetisch festgelegter Gestalt und einem Lebensablauf, der eine vegetative Entwicklungsperiode und eine reproduktive Reifephase erkennen läßt. Im einzelnen variieren diese beiden Phasen und ihre zeitliche Beziehung zueinander außerordentlich. Für unsere Betrachtung ist wesentlich, daß *alle Teilphasen der Biomorphose*[62] *in fest vorbestimmter Folge ablaufen*, sie sind alle auf die Fortpflanzung durch Blüte und Frucht ausgerichtet. Dies kann bei vielen Pflanzen an dem charakteristischen Wandel der Blattgestalt direkt abgelesen werden: Keimblatt — Jugendblatt — Laubblatt — Hochblatt — Blütentragblatt.

Die Bedingungen, die, außer der genetischen Information, Zeitpunkt und Dauer dieser Entwicklung bestimmen, sind *stark in der Umwelt* (Klima, Belichtungsdauer, Temperatur) *verankert*, sie können *experimentell verändert* werden, wovon reiche Erfahrungen der Pflanzenzüchter Zeugnis ablegen. *Kann dadurch das Altern verhindert werden?*

---

[62] Siehe v. DENFFER 1966.

Die genannten Umweltbedingungen realisieren und modifizieren Gestalt, Funktion und Entwicklung eines Organismus, aber seine spezifische strukturelle Organisation, die morphologische Differenzierung, wird davon nur wenig berührt. Jene Vorgänge der individuellen Entwicklung, die in verschiedenen Ebenen bleibende Strukturen zur Folge haben und im humoralen Bereich Hormone und Wuchsstoffe erzeugen, führen über Wachstum, Differenzierung abschließlich zum Tod auch der pflanzlichen Individuen, sofern sie nicht künstlich zerteilt — dividiert — werden.

d) Altern und Tod von Klonen (quartäres Altern)

Da die Klone oder Pflanzensorten durch vegetative Zerteilung und dadurch unbegrenzte Vermehrung einer einzigen Mutterpflanze entstehen, wurde die Frage nach der Alterung solcher Klone besonders an Obstsorten geprüft. Die wiederholte Beobachtung einer sog. Altersdegeneration einzelner Sorten konnte *noch nicht zureichend geklärt* werden. Durch Erfahrungen beim Pfropfen wurde aber bekannt, daß bei den einzelnen Dividuen eines Klons, von der Wurzel bis zur Spitze, ein *deutlicher Altersgradient* besteht. Stecklinge von der Krone, also der Altersphase, sind blühwilliger, aber unfähig, in den Nachkommen einen ähnlichen Altersgradienten zu wiederholen.

So vielschichtig hier die Probleme und offenen Fragen auch sein mögen, so scheint es doch sicher zu sein, daß nur die Einzelpflanzen (Stecklinge, Ableger) Differenzierung und Altern zeigen, daß also *allein durch den Vorgang der Zerteilung kein einsinnig-irreversibles Geschehen ausgelöst* wird, das dann zur Minderung der Lebensfähigkeit und zum Tod führen müßte.

E. Schlußbetrachtung über Altern im Tier- und Pflanzenreich

Unter dem Eindruck der Fülle von Einzelergebnissen in der Speziellen Zoologie und Botanik konnte die Aufgabe einer allgemeinen und morphologischen biologischen Betrachtung nur darin bestehen, in der Mannigfaltigkeit der Formen und Abläufe gemeinsame Linien zu finden. Tatsächlich gelingt es auch, von dem Blickpunkt der naturwissenschaftlichen Gerontologie her das Gemeinsame zu sehen und den gemeinsamen Begriff des Alterns von dem Sonderfall hier schärfer zu bestimmen. Auch für die Alternsforschung gilt, was die allgemeine Biologie und Biochemie lehrt, „daß der Grundstoffwechsel *aller* Organismen, der Tiere *und* der Pflanzen *und* der Mikroben prinzipiell gleich ist. Das will heißen: Überall wird mit ähnlichen Substanzen gearbeitet, überall liegen gleiche oder verwandte Reaktionssysteme vor; die eigentlichen Akteure des Stoffwechsels, die Katalysatoren, sind in allen Organismen prinzipiell gleich. Die Vielgestaltigkeit der belebten Natur kann uns nicht mehr darüber hinwegtäuschen, daß sie eine großartige Einheit darstellt"[63].

F. Allgemeine morphologische Prinzipien des menschlichen Alterns

Die Erkenntnis von der Einheit alles Lebendigen, die in den vorangehenden Kapiteln uns entgegentrat, kann als Systole verstanden werden, der in der Alternsforschung die Diastole, die Ausweitung auf die unendliche Mannigfaltigkeit der Formen folgen muß. Hier gilt es, den *Begriff des Alterns zu zergliedern*, indem wir

---

[63] Mothes 1965.

ihn mit allen Teilvorgängen und Teilstrukturen des Organismus in den unterschiedlichen Ebenen möglicher Betrachtung konfrontieren.

1. Ordnung nach Organisationsstufen der Entwicklung

Die eine mögliche Schichtung unserer Begriffe nach *Organisationsstufen der Entwicklung* des Menschen, die vom molekularen Bereich über Zellen und Faserstrukturen zu Geweben und Organen führt, umfaßt die ganze Fülle von Teilergebnissen der speziellen beschreibenden und experimentellen Gerontologie. Ihre Darstellung soll besonderen Beiträgen dieses Handbuchs vorbehalten bleiben (s. S. 83, 245—652). Dabei wird sich zeigen, daß besonders die organbezogenen Forschungsergebnisse sehr ungleichmäßig sind und daß vielfach nur die Problematik besprochen und bestehende Lücken der Forschung aufgezeigt werden können. Das kommt auch in den bisherigen Zusammenfassungen dieser Gebiete zum Ausdruck[64].

Die Unterschiede der genannten Histosysteme[65] ergeben sich aus dem ganz speziellen Leistungsanspruch mit daraus gewordenen hochdifferenzierten Strukturen (Ganglienzellen, Herz, Lunge u. a.). Zellen, Gewebe und Organe haben, wie schon die Erfahrungen der Zoologie zeigten, ein sehr abgestuftes Regenerationsvermögen, variable Adaptationsfähigkeit und einen unterschiedlichen Rang in der Strukturhierarchie des menschlichen Organismus. *Das spezifische Organisationsprinzip der Organe und ihrer Teilsysteme bedingt gewissermaßen eine organeigene Form des Alterns.* Unsere Kenntnisse davon sind im Schrifttum breitgestreut und verborgen. Erst eine künftige Zusammenschau aller Teilergebnisse wird hier die allgemeinen morphologischen Grundsätze des menschlichen Alterns erkennen lassen.

2. Ordnung nach basalen trophischen Strukturelementen

Eine andere Sicht der morphologischen Betrachtung knüpft an den bereits skizzierten (S. 54) allgemein-biologischen *Vorgang der Metazoenbildung* an. Während der einzellige Organismus, in Harmonie mit seiner Umwelt assimiliert, wächst und sich teilt, also im allgemeinen Sinne des Wortes nicht altert (Kritik s. HAYFLICK 1965, 1966, 1968), wird beim Vielzeller diese Harmonie gestört. *Die Umwelt der Einzelzellen wird in den Organismus integriert*, wobei andere Prinzipien zur Geltung kommen, die ein Wachstum des Gesamtkörpers zwar ermöglichen, aber ihrerseits die ideale Bilanz des Zellstoffwechsels beeinträchtigen.

a) Intercelluläre Flüssigkeit

Das Nährmedium des Vielzellers stellt nun die Flüssigkeit im *peri- und intercellulären Raum* dar. Der Zellorganismus als Fließgleichgewicht hat nur Bestand, wenn die für den ausgewogenen Stoffwechsel notwendigen Stoffe und Kräfte in bestimmter Menge, Stärke und Beschaffenheit zur Verfügung und wenn Zu- und Abfluß in einem Gleichgewicht stehen. Gleichgewicht heißt aber im obengenannten Sinne: Aufbau — Wachstum — Teilung.

Dieses neue System der intercellulären Nährflüssigkeit ist eine *basale, unabdingbare Gegebenheit des Lebens*, des menschlichen Organismus. Auch seine Wandlungen müssen in die Deutung der Alternsprozesse einbezogen werden.

α) Durch vergleichende Ausblicke auf die unterschiedlichsten Realisationen dieses Problems im Tierreich[66] vermögen wir zu erkennen, daß die Aufrecht-

---

[64] Lit. ASCHOFF 1938, MATZDORFF 1948, OLIVER 1949, BOURNE 1961, BLUMENTHAL 1962, KETTLER 1963, SCHALLOCK 1965, VERZÁR 1965, BRUES u. SACHER 1965.
[65] M. HEIDENHAIN.   [66] PÜTTER 1911.

erhaltung von biologischen Konstanten — Homöostase — der Körperflüssigkeiten[67] nur durch *phylogenetisch entstandene Reglersysteme* möglich wird. Dieserart
werden die einfachen anorganischen Stoffe — Wasser und Elektrolyte —
mit den hochmolekularen organischen Verbindungen in eine feste Ordnung
gebracht. Die Teilfunktionen dieses intrakorporalen Nährmediums der Zellen
werden nacheinander entwickelt: zuerst die Isotonie, danach die Isoionie, Iso-
hydrie und Isothermie. Komplizierte Mechanismen dieser Art werden aber, das
läßt sich schon durch reine Überlegung ermitteln, mit zunehmendem Alter stark
streuende Werte und geminderte Leistung aufweisen[68].

b) Die mannigfache pathogenetische Bedeutung der anorganischen Stoffe der
Körperflüssigkeit, der unterschiedlichen Resorbierbarkeit, Ausnutzung, des Be-
darfs, Mangels, Überangebots und der Schätzung, also die *Fragen der Bilanz*, hat
Glatzel (1962) in diesem Handbuch ausführlich dargestellt. Baur (1965) gibt
eine Zusammenstellung des Problems vom geriatrischen Standpunkt aus[69].

Die *anorganischen Stoffe* erleben als Substanzen selbst keine Änderung in der
Zeit, sie *altern*, im Gegensatz zu bestimmten Eiweißmolekülen und höheren Strukturelementen, *nicht*. Wohl aber bedarf ihre Aufgabe (Regulierung des Säure-
grades, osmotischer Druck, Wärmeregulation, Mitwirkung bei der Löslichkeit der
Kolloide, Mitwirkung bei der Fermenttätigkeit und dem Stoffumsatz) einer
ständigen Regulierung der Konzentration. Besonders deutlich wird dies bei der
Wasserstoffionenkonzentration (pH), deren Konstanz durch ein System sehr
empfindlicher Regulationsmechanismen gewährleistet wird (Atmung, Harn). *Die
Jonogramme der Körperflüssigkeiten bleiben mit zunehmendem Alter konstant.* Der
intracelluläre pH-Wert ist wahrscheinlich etwas niedriger als der der extracellulären Flüssigkeit, die sezernierten Flüssigkeiten können modifizierte Werte aufweisen (Magensaft, Dünndarminhalt, Harn).

Wenn wir den Mineralstoffwechsel unter dem Gesichtspunkt einer ausgeglichenen Bilanz, ohne krankhafte Störung von Aufnahme und Abgabe betrachten, dann haben *die einzelnen Stoffe selbst keine Beziehung zum Alter* des
Gesamtorganismus, vielmehr sind nur die Regulationsmechanismen selbst zunehmend gefährdet[70]. Und in diesem Reglerkreis sind es die *Leistungen des Nervensystems, die der Alterung unterliegen.* So kann die Zufuhr des Wassers gedrosselt
werden, wenn mit zunehmendem Alter das Durstgefühl abstumpft. Während
Nieren und Haut als Abgabeorgane funktionieren, entsteht dieserart eine zunehmende Minderung des Wassergehalts. Der normale Anteil des Wassers am
Körpergewicht sinkt von etwa 60% auf 52% ab, das geschieht zuungunsten des
intracellulären Wassergehaltes[71].

Die Minderung der Wassermenge führt nicht nur u.a. zu einer Verkleinerung
der Zellen — sog. Altersatrophie —, es erfolgt durch Dehydratation auch eine
Oberflächenverkleinerung der intracellulären Kolloidteilchen, eine sekundäre Verfestigung bzw. „Hysteresis". Auf die Beziehung zu den gleichen Vorgängen im
Bereich des Anorganischen wurde bereits hingewiesen.

b) Homoiostase und Altern

Das neue Milieu der Körperzellen, die *homoiostatische pericelluläre Flüssigkeit*,
ist aber nur die eine Seite einer völlig neuen Struktur im menschlichen Organismus.

Wir müssen hier die Tatsache unterstreichen, daß beim Vielzeller der Organismus selbst durch wesensbedingte Vergrößerung eine *Verlängerung der Transport-
wege* der Nährflüssigkeiten schafft. Das ist ein neues Merkmal der Organisation

---

[67] H. Baur 1965.   [68] Shock 1952.
[69] Siehe auch Wick et al. 1966, Formanek et al. 1966, Whittenberger 1956.
[70] H. Baur 1965.   [71] Schallock, S. 7.

des Lebens und in ihm ist eine Möglichkeit zunehmender Minderung des Stoffwechsels, also der Lebensgrundlage, gegeben. Vor die unmittelbare Permeation der Nährstoffe in die Zelle schalten sich mehr oder minder lange Gefäßstrecken ein und die Gefäßfunktion selbst gewinnt Einfluß auf den Stoffwechsel. Die Zellen des menschlichen Organismus sind abhängig von den *kritischen Werten des Kreislaufs*, dem Tonus der Gefäße, den Strukturen der Gefäßwände und nicht zuletzt von der Mischung des Blutes selbst. Das sind strukturelle, funktionelle, physikalisch und chemisch so variable Werte, daß schon sehr bald *im Lebenslauf Disharmonien der Leistung eintreten*, die dann als Merkmale und auch Ursache des Alterns gelten könnten.

Diesen Sachverhalt hat man in einer funktionellen Betrachtungsweise orthologisch und pathologisch als „Histion"[72] bezeichnet. Auch diese „Gestalt" kann besondere irreversible Wandlungen durchmachen, die als Altern bezeichnet werden können.

c) Capillarisierung und Altern

Unzulänglichkeiten des Stoffwechsels können in einer altersbezogenen *Verschlechterung der Capillarisierung* einzelner Teile des Körpers begründet sein. Jedes gesunde Organ hat auf dem Höhepunkt seiner Entwicklung und Leistung ein eigenes optimales Capillarisierungsmuster[73]. Mit zunehmendem Alter kann eine immer ungünstigere Capillarsituation entstehen. Dies haben LANG und KOLLMANNSBERGER (1964) für den Endoneuralraum, RUCKES und SCHUCKMANN (1962) für die Synovialmembran nachgewiesen. BÜRGER (1960) *spricht von „Wipfeldürre"* und unterstreicht, daß mit zunehmendem Alter die Gesamtcapillarfläche sich vermindert und im Stoffwechsel aller Gewebe ein Engpaß entsteht[74].

Die Schwierigkeiten einer befriedigenden Aussage wurden schon angedeutet, sie liegen in dem *sehr variablen Bauprinzip der Capillarprovinzen*. Streng genommen gilt jede Aussage nur für ein Organ oder für eine bestimmte Gewebseinheit[75].

d) Capillarwand und Altern

Ein wesentlicher Faktor in dem funktionellen System „Histion" ist die *Beschaffenheit der Capillarwand*, deren Wandel im individuellen Lebensablauf in der Alternsforschung mehr und mehr Bedeutung erlangte. BÜRGER (1960) sieht „in der fortschreitenden Verdichtung ein Kernproblem der ganzen Alternsforschung, ... danach hat der Mensch das Alter seiner Haargefäße". Er muß aber einräumen (S. 250), daß für das Vorhandensein organischer Veränderungen an alternden Capillaren „von keinem Verfechter der Verdichtungstheorie ... überzeugende Beweise beigebracht" wurden.

Im Schrifttum[76] sind die Angaben über eine *Verdickung des Grundhäutchens* sehr verstreut und haben noch keine zureichende kritische Darstellung erfahren. Allgemein wird bestätigt, daß eindrucksmäßig die Dicke der gelartigen, aus Proteinen und Mucopolysacchariden bestehenden Membran mit dem Altern zunimmt[77].

Gegenüber diesen quantitativen Angaben sind die Auffassungen über *Wesen und Mechanismus der Veränderung* nicht einheitlich. Es könnte sich um eine zunehmende kolloidchemische Verdichtung mit Vermehrung der Mucopolysaccharide handeln[78] oder um Kollagenisierung der Fibrillen[79], schließlich um primäre Quellung mit Einlagerung von Hyalin[80]

---

[72] LETTERER.   [73] LINZBACH 1955, HORT 1955, ABRAMSON 1961.
[74] RIES 1963 (s. ausführliche Darstellung in diesem Band, S. 150).   [75] NORDMANN 1958.
[76] Lit. NORDMANN 1958, LEUTERT 1961, RIES 1963.   [77] LANG et al. 1964, GIESE 1961.
[78] LANG 1957.   [79] SCHWARZ 1959.   [80] NORDMANN 1952.

Ganz allgemein ist zu erwarten, daß die morphologische Ausdrucksarmut des Grundhäutchens eine sichere Abgrenzung zusätzlicher krankhafter Vorgänge von den irreversiblen Folgen des Alterns nur bedingt möglich machen wird.

Es ist deshalb verständlich, wenn erstrebt wurde, die erwarteten Strukturveränderungen indirekt durch Anwendung funktioneller Verfahren zu ermitteln. Der *Alternswandel der Capillarfunktion*[81] hat im Schrifttum reichen Niederschlag gefunden. Die *Capillarresistenz* zeigt in der Haut aller Körperregionen eine kontinuierliche Abnahme[82]. Allerdings konnte Brüschke (1955) mit der Saugmethode in der infraclavicularen Region bis zur Pubertät einen Anstieg, bis zum 60. Jahr eine konstante Höhe und danach im Senium eine geringe Abnahme feststellen. Diese Befunde konnten Oehme und Haberland (1957) mit der Saug- und Druckmethode bestätigen. Die *Capillarpermeabilität* kann bis zum 4. Jahrzehnt erhöht sein, danach tritt, unabhängig von den angewandten Methoden, eine deutliche Minderung ein[83].

Für unsere Fragestellung können diese Befunde nur ein Hinweis darauf sein, daß diesen korrelierten Leistungsänderungen auch ein morphisches Substrat zugeordnet sein dürfte.

e) Altern und pericapilläre Transitstrecke

So sehr begrifflich die anatomische Trennung von Capillaren und pericapillärem Raum mit darin vorhandenen Strukturelementen für eine allgemeine Morphologie von Bedeutung sein kann, so müssen in der Lehre vom Altern der Stoffwechsel und die Leistung des lebenden, strukturierten Organismus im Mittelpunkt stehen. Wenn wir diese Forderung auf die capillarisierten Gewebe übertragen und uns vergegenwärtigen, daß die Blutflüssigkeit das nährende Milieu der Organe darstellt, dann müssen wir dem *Stofftransport und dem Transport in dem Raum zwischen Capillare und Erfolgszelle* eine besondere Bedeutung beimessen[84]. Nur in wenigen Organen (Leber, Pankreas, Schilddrüse) grenzt die Capillarwand unmittelbar an die Membran der Parenchymzelle (sog. Organcapillaren), während die meisten Capillaren von einem Interstitium mit unstrukturierter Grundsubstanz und faserigen Strukturen umgeben sind — sog. Verteilercapillaren[85]. Poche (1957) wies darauf hin, daß im Herzmuskel mehr oder minder breite Intercellularräume mit kollagenen Fibrillen zu sehen sind. Letztere sind mit der Basalmembran der Capillaren und der Perimembran vernetzt.

In diesem extracapillären und extracellulären Raum, der 10—11 % des Körpervolumens beträgt[86] und zumeist ungünstige Stoffwechselbedingungen aufweist, ist eine *Möglichkeit der zeitabhängigen Strukturwandlung* gegeben. Hier muß die lebenswichtige Homoiostase für die Parenchymzellen erhalten werden. Hier kann aber die geringste Bilanzstörung der von den Capillaren eingefluteten Stoffe und der von den Zellen des pericapillären Mesenchyms abgegebenen Produkte zu Kumulationen und neuen Strukturen führen, die unter dem Namen *„pericapilläre Fibrose"* auch in der Lehre vom Altern bekannt geworden sind.

Der unterschiedlichen Art der Capillarisierung entsprechend sind auch die *Angaben über diese interstitielle Fibrose der einzelnen Organe wechselnd und insgesamt wenig ergiebig.* Sie sind mehr ein Hinweis als schlüssiger Beweis in einer so bedeutsamen Frage.

Nordmann (1958) bringt als Beleg für allgemeine Ausführungen Beispiele der Nierencapillaren. Linzbach (1958) verlegt die primären Altersveränderungen des Herzens in die

---

[81] Lit. Knobloch 1958, Ries 1963.   [82] Kühn 1952, Puech u. Pages 1958.
[83] O. Müller 1939, 1951, Ries 1956, Gorev 1966.
[84] Rössle 1923, Barthelheimer u. Küchenmeister 1955, Nordmann 1958, Bürger 1960, Bennhold u. Ott 1961.
[85] Nordmann u. Bässler 1957.   [86] Bennhold u. Ott 1961.

Zwischensubstanzen des Bindegewebes, besonders der Gefäßwände. LEV u. McMILLAN (1961, Lit.) schildern die unterschiedlich starke Fibrose des Muskelinterstitiums mit zunehmendem Alter des Herzens. Allerdings konnte mit chemischen Methoden eine Zunahme des Kollagens in alternden Herzen nicht nachgewiesen werden[87], so daß die genauere Bestimmung der Strukturelemente in der Altersfibrose noch offen steht. Bekannt ist die Vermehrung des kollagenen Bindegewebes im Interstitium der alternden Nebennierenrinde[88], der Schilddrüse (BOURNE 1961), der Hypophyse[89] und der glatten Muskulatur[90].

Stark hervortretend ist die Fibrose der männlichen und weiblichen Keimdrüse[91].

Diese Angaben sind nur Hinweise und können nicht vollständig sein. Sie erschöpfen das eigentliche Problem der sog. Altersfibrose auch nicht, weil die Abgrenzung nach den Einflüssen hormonaler Regulationen und echt krankhaften Störungen für jedes Organ geklärt werden muß. In den pericapillären Räumen sind so *zahlreiche enzymatisch gesteuerte Teilvorgänge des Stoffwechsels* lokalisiert, daß die Zuordnung zu altersbedingter Verbreiterung des Abstandes Capillare— Parenchym und Verdichtung der Grundsubstanz einer neuen kritischen Bearbeitung bedarf[92]. Die Voraussetzungen dafür sind in den Grundvorgängen im makromolekulären und kolloidchemischen Bereich gegeben.

3. Problem der Sexualität im allgemeinen biologischen Prozeß des menschlichen Alterns

Das Phänomen des Alterns ist beim Menschen scheinbar wesensmäßig mit der Entwicklung, Reifung, Funktion und Involution der Keimdrüsen und der abhängigen sexuellen Hilfsorgane verbunden. Die dabei wirksam werdenden Hormone regulieren nicht nur die verschiedenen Phasen der geschlechtlichen Fortpflanzung, sie wirken in vielerlei Hinsicht auf die elementaren Prozesse der Morphogenese, des Stoffwechsels, des Kreislaufs, der endokrinen Organe, der Lokomotion und besonders des Zentralnervensystems ein. Sie prägen das typische Bild der geschlechtsreifen Person, ihre Formen, ihre Vitalität, ihre Gesamtleistung. Ihr Schwinden wird als Minderung der gesamten biologischen Situation, als Abstieg, als „altern" empfunden[93]. *Das Plateau der geschlechtlichen Reifezeit wird als das eigentliche biologische Dasein gedeutet*, die anschließende Phase als Niedergang, als Senium bezeichnet. Aus dieser Sicht ist dann die allgemeine Frage des Alterns zur „Greisenkunde" (Gerontologie) geworden.

Die in der Alternsforschung gleichsam standardisierten Einteilungen der Lebensstufen des Menschen sind unter diesem Gesichtspunkt zu verstehen[94]. Immer sind Pubertät und Erlöschen der Geschlechtsfunktion die Eckpfeiler der Betrachtungsweise.

Wenn wir aber, wie schon erwähnt, unter Leben die ständige Vermehrung von Eiweiß, seine Strukturierung im Organismus, also das Wachstum verstehen, das entweder zur Teilung oder zum Tod der Zellen führen muß, dann wird klar, daß die für den *Menschen spezifische Form der Sexualität als ein spätes Produkt seiner organisierten Vielzelligkeit im Laufe der Phylogenese gewertet* werden muß[95].

Die unterschiedlichen Formen der Sexualität in der Welt des Lebendigen, die allmähliche Entstehung einer Heterogamogonie (Makrogameten und Mikrogameten) aus einfachen gamogonen bzw. isogamogonen Formen hat M. HARTMANN (1956a) dargestellt. Bei den Wirbeltieren und besonders beim Menschen ist im Laufe seiner phylogenetischen Differenzierung, sehr wahrscheinlich seit der Landtierwerdung in der jurassischen Periode vor etwa 150 Millionen Jahren, zu der Sexualdifferenz der Geschlechtszellen bzw. -organe die genetische Kontrolle des

---

[87] Lit. BÜRGER u. LOHMANN 1963.   [88] BOURNE u. JAYNE 1961.   [89] SCHALLOCK 1965.
[90] GERGELY 1961.   [91] Lit. bei SCHALLOCK 1965.   [92] KETTLER 1963.
[93] HARMS 1924a, 1961.   [94] ASCHOFF 1938.   [95] WITSCHI 1959.

Geschlechtsdimorphismus hinzugekommen[96]. Dadurch ist die zweigeschlechtliche Anlage aller Körperzellen garantiert. Die endgültige Ausprägung des Geschlechtscharakters durch Entwicklung einer Keimdrüse und der sekundären Geschlechtsorgane folgt dann einer sehr wahrscheinlich quantitativ gestuften Alternativregel. *Die Gesamtheit der sinnfälligen Geschlechtsmerkmale*, besonders auch der Instinkte, haben sich im Verlauf der Stammesgeschichte herausgebildet, sie sind *subsidiäre Einrichtungen*[97].

Wir dürfen hier aber nicht übersehen, daß die feste Bindung der *Sexualität des Menschen* an die genetische Information nur *einen biologischen Spezialfall* darstellt. Wir kennen eine ganze Fülle von Beispielen des Tierreiches, in denen nutritive örtliche Bedingungen den Dimorphismus der Sexualzellen oder Keimdrüsen bestimmen[98], auch kann mit zunehmendem Alter und Vergrößerung durch Wachstum ein Wechsel des Geschlechts erfolgen[99].

Für das Problem des Alterns, speziell beim Menschen, müssen wir den speziellen Dimorphismus und die Einrichtung der *Fortpflanzungsorgane als zusätzliche Differenzierung* betrachten. Ihre Bedeutung wird von den Keimzellen bzw. Gonaden her verstanden werden müssen. Sie sind in den biomorphotischen Ablauf eingebaut, entstehen, wirken und vergehen. Der fundamentale Kreislauf des Lebens: Stoffwechsel, Wachstum und Differenzierung, Altern und Tod sind davon unabhängig, sie verlaufen nach eigener Gesetzmäßigkeit. Harms (1961) formuliert das umgekehrt, indem er die Keimlehre betont und das Soma als „eine sterbliche Seitenkette" im Lebensablauf darstellt. Auch Bürger (1961) unterstreicht (S. 520), daß das Ovarium „gewissermaßen als selbständiger Organismus im Körper des Weibes" lebt. Daß die Geschlechtsorgane in der Reifephase den Menschen im Körperbau, in seinen Funktionen und Verhaltensweisen prägen, ist von der Erfahrung der Intersexualität bekannt[100]. Das eigentliche Problem des Alterns wird davon nicht berührt.

Ganz besonders bedeutsam sind Beobachtungen über *Aplasie der Keimdrüsen* oder sog. Agonadismus bzw. Gonadendysgenesie[101]. Es sind etwa 1000 z.T. gut durchuntersuchte Fälle bekannt, bei denen eine „Germinalzellaplasie"[102] angenommen werden muß. Die inneren Geschlechtsorgane sind weiblich stark hypoplastisch, der äußere Geschlechtshabitus stark infantil. An Begleitveränderungen des Organismus wird nur ein fakultativer Kleinwuchs mit sog. Morgagni-Ulrich-Turner-Albright-Syndrom erwähnt[103]. Auch bei Frühkastraten sieht man sexuelle Ausfallserscheinungen und einen mehr femininen Habitus, aber *keine Änderung im Sinne einer Alterung*[104].

Es bleibt zu betonen, daß diese gedankliche Scheidung von Sexualität und Altern nur der begrifflichen Schärfe dienen soll. Davon unberührt bleibt die biologische Erkenntnis bestehen, daß die Vorgänge bei der Fortpflanzung auch Struktur und Funktion des sterblichen Somas bestimmen und tönen.

Das wird besonders dann vordergründig, wenn die Probleme des Alterns in die *soziale Gerontologie und Geriatrie übergreifen.* Dann *altert nicht eine geschlechtslose Kreatur, sondern der Mann und die Frau.*

4. Altern höherer Teilsysteme und des ganzen Organismus

Daß ganze Organsysteme einander zugeordnete und voneinander abhängige Altersveränderungen ihrer Teile aufweisen können (Zentralnervensystem. Atmungsorgane, Kreislauf, Sexualorgane u.a), ist angedeutet worden. Der Begriff

[96] Witschi 1959.   [97] Witschi u. Opitz 1961.   [98] Baltzer 1928.
[99] Hartmann 1956a u. b.   [100] Overzier 1961.   [101] Lit. Overzier 1961.
[102] Nowakowski 1960.   [103] Hauser et al. 1957.   [104] Rockenschaub 1966.

des Alterns ist aber *historisch und im Alltag* in viel höherem Maße von bestimmten zusammengesetzten Teilen des Körpers geprägt worden, die in ihrer Gestalt und spezifischen Funktion ganz wesentlich das Bild des alten Menschen als solches geformt haben: *die Hand und das Antlitz.* Sie sind nach ererbtem Muster aus zahlreichen Geweben zusammengesetzt, deren jedes eigene Wege des Alterns geht (Haut mit Anhangsgebilden, Gefäße, Knochen und Gelenke, Muskulatur und Sehnen u. a.), und doch ist das *Besondere nur in Beziehung zum Charakter der Gesamtperson* zu begreifen. Sie lassen nicht nur allgemeine Wandlungen der ererbten Gewebsstrukturen erkennen, sie sind auch *Spiegel der geistigen Persönlichkeit.* Wenn aber auch damit Grenzbereiche zur Psychologie, Soziologie und künstlerischen Schau hin sich auftun, so kann doch eine eingehende morphologische Betrachtung den allgemeinen Prinzipien nachspüren, nach denen z. B. die Kinderhand zur Greisenhand wird.

a) Alternswandel der menschlichen Hand

M. Bürger (1956) hat seinen Ausführungen über die „Hand der Kranken" Hinweise auf die Bedeutung dieses Organs für die Entwicklung des „homo sapiens" vorangestellt. Aus der vorderen Extremität der Vierbeiner konnte nur eine Hand werden durch den aufrechten Gang, der eine unbelastete Beweglichkeit derselben ermöglichte. Aber erst in enger Verbindung mit der parallel erfolgenden Hirnentwicklung erfolgte die Umwandlung in ein Werkzeug zum „Begreifen", letzteres im geistigen Bereich dann zum „Begriff" transponiert. Die Hand als Erfolgsorgan zur Gestaltung der Umwelt schuf sich Handwerkzeuge und „handelte" sinngemäß. In der Stammesgeschichte wuchs dieserart ein *wesentliches Merkmal des Menschen.*

Form und Fähigkeit der Hände sind vererbt und sehr individuell. Einer wissenschaftlichen Betrachtung steht diese große Variabilität der normalen Hand entgegen. Carus (1927) versuchte *4 Grundformen* abzugrenzen, indem er *Morphologie und Funktion des Organs zur Richtschnur* nahm:

1. Die *elementare Hand* mit großer, harter Handfläche, starker dorsaler Behaarung, kurzen und dicken Fingern und starken, kurzen und breiten Nägeln. Eine solche grobe und unvollendete Hand, einer Affenhand ähnlich, behält weitgehend das Aussehen einer Kinderhand und wird nur nach dem Geschlecht modifiziert.

2. Die *motorische Hand*, groß, kräftig, viereckig, mit straffen Sehnen und massiven Knochen, langen kräftigen Fingern, vollen Daumenballen, großen viereckigen Fingernägeln. Sie kann für mannigfache Funktionen „nützlich" sein.

3. Die *sensible Hand*, besonders der Frau, zeigt zarten Knochenbau und ihm zugeordnet schlanke Muskulatur. Die schmalen, konischen Finger, spatelförmig werdend, die Nägel schmal und durchscheinend. Dem gesamten Organ eignet gleichsam künstlerische Fähigkeit („artistische Hand").

4. Die *psychische Hand* wird von Carus als selten bezeichnet, gleichweit von der Kinderhand und Greisenhand entfernt. Sie kommt in voller Ausprägung bei beiden Geschlechtern in mittlerem Lebensalter vor, spiegelt also die Persönlichkeit des Trägers in der Vollreife seiner Eigenart. In näherer Sicht erscheint ihre Haut fein, nur schwach behaart, in der Handfläche nur mit einfachen, klaren Linien, die Finger lang und schlank, die Nägel länglich.

Aus dieser kurzen Übersicht geht hervor, daß die *Hand der gesamten Körperkonstitution zugeordnet* ist. Eine entsprechende Typisierung wurde auch im Hinblick auf die Lehre von Kretschmer durchgeführt. Es ergaben sich Beziehungen der sensiblen Hand zum leptosomen asthenischen Typus, während die motorische Hand mehr dem athletischen Typ zugehört. Die naheliegende Vergleichung der elementaren Hand mit dem pyknischen Konstitutionstypus macht indessen Schwierigkeiten, wie auch insgesamt die Mischtypen am häufigsten in Erscheinung treten.

Die Betrachtung der Hand auf die Regeln der Gesamtperson hin sollte die Zusammenordnung unserer Auffassungen von den Alterserscheinungen der Körperteile betonen. Folgen wir einer analysierenden Betrachtung[105], dann wandelt sich die Hand während der Altersstufen wie folgt:

5. Das *kindliche Fettpolster*, besonders in der Gegend der Grundphalangen und auf dem Handrücken, spannt die Haut zu praller Polsterung, die Finger zeigen eine konische Verjüngung. Der Schwund dieses Fettgewebes ändert nicht nur die Kontur der Hand, sondern auch

6. die charakteristische *Hautspannung*. Die Greisenhand zeigt eine gerunzelte Haut und Faltenbildung durch Änderung ihrer Zugfestigkeit und Elastizität[106]. Die Dehnungsfähigkeit der Haut am Handrücken wurde von Bürger (1956) mit einem besonderen Apparat gemessen. Die Länge der Hautfalten nimmt von 9,2 mm in der Jugend auf 16,3 mm im Alter zu, auch bei steigender Kraftanwendung bleibt diese Proportion gewahrt.

7. Die *Dicke der Haut* des Handrückens nimmt zunächst zu, bleibt vom 20. bis 40. Lebensjahr konstant, um danach allmählich abzunehmen. Sie wird fettarm, trocken, rissig und offenbart das Alter des Menschen am eklatantesten[107].

8. Die *funktionellen Strukturen* des Handrückenhautreliefs[108] lassen neben deutlicher Beziehung zu Individuum und Rasse auch eine Abhängigkeit vom Lebensalter erkennen, sie sind als funktionelles System in ein übergeordnetes Gesamtsystem — die Hand — eingefügt.

9. Ganz auffällig sind in zunehmendem Maße *Pigmentflecken*, zumal die Hände zu den besonnten Teilen der Haut gehören.

10. Da das Corium eine einfache senile Atrophie aufweist, scheinen die *Gefäße deutlich* durch, der mangelnde Turgor läßt sie stark hervortreten.

11. *Gelenkverdickungen der Finger* treten durch die allgemeine Abmagerung besonders deutlich hervor und führen zu dem Begriff der „knochigen Hand" alter Menschen.

12. Das *Skelet* der Hand nimmt an der allgemeinen Atrophie teil, die Eigenart seiner Struktur wird aber auch stark von der beruflichen Inanspruchnahme (Boxer, Geigenspieler u.a.) geprägt.

13. Die *Fingernägel* machen mit zunehmendem Alter charakteristische Änderungen durch, indem der glatte jugendliche Nagel eine immer stärker werdende Längsstreifung erfährt. Durch senile Ektasie der Capillaren kommt es zu einem Cutisbuckel und zur Leistenbildung[109]. Der perlmuttartige Glanz der Nägel Jugendlicher wird allmählich matt, gelblich oder grau-grün durch Retention des Keratins. Die Lunula, erst leicht bläulich-weiß, wird allmählich rötlich, weil das Nagelbett durchscheint, oft verschwindet sie ganz. Das ständige Wachstum der Fingernägel verlangsamt sich nach dem 30. Lebensjahr[110], es ist allerdings sehr stark von anderen Faktoren (Geschlecht, Rasse, Jahreszeit, Tag-Nacht) abhängig[111].

14. Viel mehr noch als die genannten Teilstrukturen der Hand ändern sich mit zunehmendem *Alter die Leistungswerte*, z.B. Muskelkraft, Hautsinnesempfindungen

---

[105] Bürger 1956.   [106] Rollhäuser 1951.   [107] Wagner 1960.
[108] Lit. P. Boonlualohr 1966.   [109] Wagner 1960.   [110] Bürger 1956.
[111] Wagner 1960.

und vor allem die *Handschrift*. Hier ist die Hand aber sichtbarlich nur das ausführende Organ der Gesamtperson, ihrer Erbanlage, ihrer Erlebnisse und auch ihres Alterns. Diesen letzteren Faktor herauszulösen ist im Einzelfall schwierig, weil Krankheiten des Nervensystems z.B., im Schriftbild vordergründig werden können.

b) Alternswandel des menschlichen Gesichtes

Schon bei der Beurteilung der menschlichen Hand kam zum Ausdruck, daß wohl die Teilstrukturen einer naturwissenschaftlichen Analyse zugänglich sind, daß aber die Erscheinungen des Alterns auch seelische Ausdrucksformen umfassen und daß ganz besonders auch die *Ganzheitsbezogenheit dieses Organs* als gestaltende Kraft berücksichtigt werden muß.

Viel mehr noch ist dies der Fall bei der Beurteilung des Gesichts. Das kommt auch in der Sprache des Alltags zum Ausdruck, indem wir einmal anatomisch vom Gesicht bzw. Gesichtsschädel sprechen, zum anderen aber vom „Antlitz" als *dem Spiegel der Persönlichkeit.* Im geistigen und seelischen Bereich und besonders in künstlerischer Schau ist das Antlitz einmal der Ausdruck einer einmaligen Individualität (REMBRAND), nur bei eineiigen Zwillingen wirklich naturwissenschaftlich vergleichbar, zum anderen aber Sinnbild des Menschtypus, also einer Geisteshaltung, aber auch eines Lebensalters oder einer hintergründigen Krankheit, eines Schicksals, das den Menschen über seine Leiblichkeit hinaus in einen sozialen Zusammenhang stellt. Hier kann das Menschenantlitz Sinnbild und Ausdruck des Wahren, Guten und Schönen sein, um *schließlich in metaphysischen Bereichen zum Abbild Gottes erhoben* zu werden.

Diese Sinndeutung kann hier nur anklingen, sie zeigt die Grenzen rein biologischer Analyse des Alterns. Sie enthebt uns aber nicht der notwendigen *Pflicht zu allgemeiner morphologischer Analyse des alternden Gesichts.* Wohl am eingehendsten ist dies durch die forensisch geforderte Altersschätzung geübt worden[112]. Es läßt sich der dominierende Gesamteindruck in verschiedene Komponenten zerlegen:

1. Die *Gesichtshaut* ist den Einflüssen der Außenwelt am stärksten ausgesetzt. Da wir den Anteil exogener klimatischer Faktoren auf die Gestaltung der alternden Haut hoch einschätzen müssen, ist das Altern der Haut selbst, wie auch der Erfolg prophylaktischer Maßnahmen andeutet, nur zu einem Teil an dem typischen Greisenantlitz verantwortlich. Auch dürfte der Schwund der Sexualhormone und des Fettgewebes zu berücksichtigen sein. Stärker und selbständiger treten unregelmäßige Pigmentflecken und senile Warzen hervor.

2. Der *Kauapparat* hat wesentlichen Anteil an der spezifisch menschlichen Gestaltung des Gesichts[113]. Die Besonderheiten der Dentition[114] geben den einzelnen Lebensepochen des Menschen das Gepräge. Der Verlust der Ersatzzähne mit der weitgehenden Atrophie der Kieferknochen[115] und Umbau der Kiefergelenke führt zu einer tiefgreifenden Änderung des Gesichts mit spitzem Kinn und Einfaltung der Lippen[116].

3. Eine weitere wesentliche Wandlung erfolgt durch *Änderung der Proportionen* (Länge) des ganzen Gesichts und der Ohren[117].

4. Die tiefliegenden *Augen* erleiden in ihren Teilen ganz auffällige Wandlungen[118] mit Beeinträchtigung der Leistung (Presbyopie) und glanzlosem Blick.

5. Wechsel der *Haarfarbe, der Behaarung* (Vibrissae) sind weitere Elemente der so charakteristischen Gesichtsalterung.

---

[112] Lit. B. MUELLER 1953. [113] PORTMANN 1959. [114] Lit. MASSHOFF 1955.
[115] Lit. SCHNEIDER 1956. [116] ASCHOFF 1938, HENKEL 1966. [117] HSIEH u. CHEN 1960.
[118] SCHALLOCK 1965.

c) Alternswandel des ganzen menschlichen Körpers

1. In analytischer Betrachtung steht beim Altern des Menschen die jeweilige Änderung der *Körpergröße* im Vordergrund. Die Regeln des Wachstums haben unter verschiedenen Gesichtspunkten Harms und Linzbach im Band VI/1 dieses Handbuchs 1955 ausführlich erörtert. Daten über Längen und Gewichtswachstum bringen Rössle und Roulet (1932). Die absoluten Zahlen sind für das Altern von geringer Bedeutung, viel *wesentlicher ist die dauernde Transformation,* die der menschliche Körper während seiner Entwicklung[119] erfährt und die auch zum Altern Beziehungen aufweist[120]. Die quantitativen Aussagen müssen auch die Teilkörper berücksichtigen (Organe, Zellen) und sich auf genau definierte stoffliche Substrate beziehen[121]. Bei einer solchen Betrachtung der einzelnen Histosysteme gelangen wir in konsequenter Regression zur *katabolischen Minderung enzymatischer Tätigkeit,* durch die der Aufbau des Skelets gedrosselt wird und der physiologische Abbau erhalten bleibt[122].

2. Neben der Wandlung in der Körpergröße steht im Altern die *Änderung des Tonus der Gewebe:* Senkung der Lider, des Kehlkopfs, der Brust, des Bauchs, des Magens u.a. Im Erscheinungsbild des Menschen wirkt der aufrechte Gang mit. Die Manifestation dieser Teilbilder ist verschieden, doch hat Greppi (1955) versucht, eine Gruppierung bestimmter „*Gerotypen*" vorzunehmen, indem er dem plethorischen Hypersteniker den schlaffen Hyposteniker gegenüberstellt. Weiterhin unterscheidet er noch bevorzugt nach Gesichtspunkten der Pathologie einen greisen Dyspeptiker und mageren Kachektiker.

Man wird diesen Bemühungen zwar kritisch gegenüberstehen, doch es bleibt die Tatsache, daß *die Menschen eine sehr unterschiedliche ererbte Körperverfassung* aufweisen und wohl sicher auch in der Altersformung des Körpers eine Streuung erkennen lassen. In ihr wirkt sich die Fülle der abgeänderten Funktionen der Sinnesorgane und des Zentralnervensystems aus.

Am ganzen Organismus ist die *Grenze vom Altern zu Altersgebrechen fließend,* gleiche Schwierigkeiten zeigt die Abgrenzung der Alterskrankheiten. Das liegt daran, daß Änderungen aus allen Schichten des hierarchischen Aufbaus in dem komplexen Zusammenwirken sehr leicht einseitige Steigerungen oder Abschwächungen erfahren.

Eine zusammenfassende Betrachtung des ganzen Menschen und der für die Person charakteristischen Systeme ergibt eine *Bestätigung des Grundgesetzes, daß in jeder Strukturebene des Organismus die Elemente der tieferen, einfacheren Ebene* (Moleküle, Zellen, Gewebe, Organe) zunächst *die ihnen eigene Form des irreversiblen Alterns durchmachen.* Kollagen, Grundsubstanz, Fasersystem, Capillaren, Nervengewebe, Knochengewebe, Schleimhaut, Sinnesorgane wandeln sich nach den „Spielregeln" der eigenen Organisation. Indem sie aber in ein höheres, kompliziertes System eingebaut werden, nehmen sie teil an den führenden Elementen dieser Ebene (z.B. Gesicht). Wir werden den Zahnausfall auf die Alternsmechanismen an den verschiedenen Teilen des Kauapparats zurückführen können, aber in der allgemeinen Morphologie ist auch die fehlende Regeneration des diphyodonten Zahns eine Bedingung des Alterns und diese wiederum ist nur aus der phylogenetischen Formung des menschlichen Gesichtsschädels zu deuten. In biologischer Betrachtung ist manches Phänomen des Alterns der ganzen Person auch mitbestimmt vom aufrechten Gang und dem besonderen Behaarungsmuster des Menschen.

Die *Fragen nach dem Wesen des Alterns sind historisch von der Erscheinung des alternden Menschen ausgegangen.* Durch verfeinerte naturwissenschaftliche Me-

---

[119] Stratz 1928.   [120] Medawar 1948.   [121] Linzbach 1956.   [122] Chiari 1962.

thoden haben wir große Einblicke in die Alternsprozesse der Teilkörper und elementaren Bausteine gewinnen können. Eine Antwort auf die gestellten Fragen wäre nicht vollständig, wenn sie bei der Analyse verharren würde. Die wissenschaftliche Brauchbarkeit neuer Begriffe in der Lehre vom Altern wird an dem Gesamtorganismus geprüft werden müssen.

5. Allgemeine Morphologie des Greisenalters (Senium)

a) Einleitende Bemerkungen

Die historische Entwicklung unserer Kenntnisse in dieser Hinsicht hat P. LÜTH (1965) sehr eingehend dargestellt. Von LEONARDO DA VINCI, der der Obduktion eines Hundertjährigen beiwohnen durfte, stammen die ersten Zeichnungen altersveränderter gekrümmter Blutgefäße. Eine systematische Zusammenfassung seiner Erfahrungen bei Obduktionen greiser Personen gab 1754 I. B. FISCHER. Er ist der eigentliche Vater der wissenschaftlichen, morphologisch orientierten Greisenkunde (Gerontologie). Die im pathologisch-anatomischen Schrifttum der folgenden Zeit verstreuten Einzelbefunde hat ASCHOFF (1938) systematisch und kritisch zusammengefaßt. Die morphologischen Daten wurden von MATZDORFF (1948) mit den allgemeinen klinischen Erfahrungen verglichen. Eine ganz vorzügliche Übersicht über die historische Entwicklung und den gegenwärtigen Stand dieses Wissensgebietes hat F. O. ZEMAN (1962) gegeben.

In den letzten 3 Jahrzehnten wurden zahlreiche Erfahrungsberichte über Sektionsbefunde bei alten Personen veröffentlicht. Sie unterscheiden sich aber schon im Ansatz dadurch, daß *die Grenze nach dem Greisenalter verschieden gesetzt* wurde, wodurch ein Vergleich ihrer Ergebnisse sehr erschwert wird. Von ROGERS (1961) wird das 60. Lebensjahr als Grenze gesetzt, von DE JAGER (1962) das 65. Die Befunde nach dem 70. Lebensjahr faßt McKEOWN (1956) zusammen, GRODDECK (1939) untersuchte 283 Personen über 80 Jahre, BUSCH (1958) berichtet über seine Erfahrungen an 282 Personen, die im 85.—98. Lebensjahr verstorben waren; KECK (1955) und HOWELL (1966) berichten über Sektionserfahrungen an 60 bzw. 40 Personen, die älter waren als 90 Jahre. Im Rahmen einer großen Sammelstatistik, die über fast alle Lebensjahrzehnte geht, hoben JOKIPII und HEIMO (1963) die Befunde bei über 90jährigen besonders hervor. Sektionsbefunde bei Hundertjährigen s. Lit. bei STEINMANN (1966).

b) Altersdisposition für Krankheiten

Die angeführten Untersuchungen dienten einmal dem Bestreben, die steigende Pathoklise der einzelnen Organsysteme und Organe zu ermitteln und sie mit den klinisch-diagnostischen Möglichkeiten zu konfrontieren[123]. Die *Altersdisposition der Organe* für Krankheiten[124] wird gerade in hohem Alter besonders sinnfällig. Die Autoren fanden einhellig eine *bevorzugte Beteiligung der Herzkreislauforgane* an krankhaften Veränderungen. Es wird nicht immer zwischen Restzuständen früherer Krankheiten und akuten, im Alter erworbenen Krankheiten unterschieden, zumal die Dauer und der besondere Verlauf einzelner Krankheiten (Lebercirrhose, Arteriosklerose und z.T. Tumoren) nicht im einzelnen bewertet werden kann. Bei der Fülle der Teilbefunde an den Einzelorganen können diese *statistischen Erhebungen nur einen groben Hinweis* geben.

c) Todesmechanismus und Rangordnung der Todesursachen

In den angeführten Untersuchungsreihen wurde aber weiterhin versucht, den besonderen Todesmechanismus im hohen und höchsten Alter zu ermitteln. *Ein*

---

[123] HOWELL 1966.   [124] Lit. BÜRGER 1960.

„Tod ohne Krankheit"[125] *konnte in keinem Fall gefunden werden,* immer waren an den Organen so schwere Veränderungen zu sehen, daß nach den allgemeinen Erfahrungen der morphologischen Pathologie daraus die unmittelbare Todesursache abgeleitet werden konnte[126].

In jeder Altersphase des Menschen ändert sich die *Rangordnung der Todesursachen.* Für den Zeitraum des Greisenalters haben die oben erwähnten Autoren einheitlich die *Kreislauforgane,* auch Cerebralsklerose, *an die Spitze gestellt,* wobei die Krankheiten der Respirationsorgane nicht eindeutig abgetrennt werden können[127]. Bei der engen Verbindung beider Systeme einerseits und bei der deutlichen und schwerwiegenden Alterung gerade der Lunge und der Gefäße andererseits, wird man eine gleichsinnig wirkende und sich gegenseitig steigernde Insuffizienz der Leistung annehmen dürfen. Es kommt hinzu, daß die Bronchopneumonie auch bei schwerer kardio-vasculärer Grundkrankheit als unmittelbare Todesursache aufgeführt wird[128]. An *zweiter Stelle* werden teils die *Verdauungsorgane,* teils die malignen Geschwülste aller Organsysteme als Träger und Ursache der tödlichen Krankheit angesehen. Howell (1966) betont, daß bei 12,5% der 90jährigen der Tod durch Zusammenwirken mehrerer organisch bedingter Teilursachen eintritt. Ein solcher Summationseffekt ist um so mehr zu erwarten, je älter das Individuum und je geringer die Regulationsmöglichkeiten geworden sind.

d) Altersgebrechen

Für die allgemeine Morphologie des Greisenalters ist nicht allein die genauere Kenntnis der Alterskrankheiten bedeutsam und ihre Besonderheit gegenüber den gleichen Krankheitsformen jüngerer Lebensphasen. Viel dringender muß die Frage nach den *Altersgebrechen* sein, auf die besonders Aschoff (1938) hingewiesen hat (s. auch nächstes Kapitel). Es handelt sich um Folgen jener molekularen und strukturellen Wandlungen der Stützsubstanzen (Kollagen) der Gewebe (Bindegewebe) und Organe (z.B. Altersemphysem, Osteoporose), die zu einer *stetigen irreversiblen Minderung der Organleistungen* führen. Während in jungen Jahren noch eine Adaptation möglich ist und das Zusammenwirken der Gewebe und Organe reguliert werden kann, tritt nunmehr eine *schleichende Dekompensation* ein. *Altersgebrechen sind also keine Krankheit,* sondern manifeste Alterung, bemerkbar durch *Leistungsänderungen* (Presbyacusis, Presbyopie, Adynamie u.a.). Zellen und Organe geraten in ein kritisches Gleichgewicht mit *Erschöpfung der Anpassungsbreite.* Jeder zusätzliche Reiz kann zum pathogenetischen Faktor werden[129].

So sehr eine solche Begriffsbestimmung theoretisch Klarheit schafft, so muß doch unterstrichen werden, daß eine *sog. Alterskrankheit* pathogenetisch *an dem gleichen biologischen Mechanismus angreifen* kann, der im Lebensablauf gewandelt wird[130]. In den Grenzbereichen wird im Einzelfall eine Sonderung beider Prozesse methodisch schwierig sein, doch ändert das an der grundsätzlichen Kennzeichnung nichts. *Altern ist der Lebensdauer korreliert, die ihrerseits im Erbgut verankert ist.*

e) Sogenannte Progerie

Mit diesen Feststellungen dürfte auch in einer weiteren Frage eine Klärung gegeben sein: Progerie, Senilitas praecox, „präsenile Persönlichkeit". Die Ausdrücke sind dem allgemeinen ärztlichen Sprachgebrauch entnommen und umschreiben in allgemeiner, ungenauer Form einen krankhaften Befund bei jungen Menschen, der nicht zureichend geklärt werden kann. Eine allgemeine Ähnlichkeit

---

[125] Bürger 1960, S. 12.   [126] Keck 1955.   [127] Busch 1958.
[128] de Jager 1962, Jokipii u. Heino 1963.   [129] Linzbach 1956.
[130] Lit. bei Kettler 1963.

der Formen oder Symptome dieser Krankheit mit Veränderungen, die bei Greisen regelmäßig gesehen werden, führt zur Anwendung des verbindenden Ausdruckes. Rössle (1923) sprach vom pathologischen oder disharmonischen Altern, Kettler (1963) spricht von „Äquivalenten eines pathologischen Alterns", deren vielfältige Ursachen aufgezeigt werden müssen. *„Progerie" beinhaltet keine Erklärung, sondern die Forderung nach weiterer Kausalforschung.* Besonders die Fälle von „Senilität im Kindesalter"[131] bedürfen einer zureichenden Deutung ihrer Pathogenese (z.B. Werner-Syndrom). In der Psychiatrie[132] werden Demenzen als „präsenil" bezeichnet, wenn sie vorzeitig als rasch fortschreitende Krankheiten entstehen. Hier ist an dem Charakter als Krankheit kein Zweifel[133]. Störungen der endokrinen Organe können Teilbilder vorzeitigen Alterns hervorrufen. Comfort (1960) weist auf die Tatsache hin, daß Fälle von sog. Progerie als Simmondsche Kachexie gedeutet werden können, auch besteht Ähnlichkeit mit bekannten Bestrahlungsfolgen. Bourliere (1960) äußert gleiche Kritik.

f) Biologisches und kalendarisches Altern

Die in diesem Kapitel der Greisenpathologie erörterten Befunde und Probleme sind mit statistischen Methoden erarbeitet. Dadurch ist von der Sache her eine Bindung an das kalendarische Alter gegeben. Der Lebensablauf wird in Dekaden geschichtet und für jede Dekade wird die durchschnittliche Häufigkeit eines Befundes angegeben. Damit sind aber zwei Dinge miteinander gekoppelt, von denen das eine individuell variabel sein kann: das biologische Altern. Es ist in der belebten Welt artgebunden und im Individuum erblich verankert. Damit ist es naheliegend anzunehmen, daß der *eigentliche Vorgang des Alterns statistisch nicht völlig erfaßt werden kann.* Wir müssen uns weiterhin erinnern, daß *alle Werte der Form und Funktion im Alter stärker streuen,* also auch aus diesen Gründen schwer zu addieren sind.

Diesen Schwierigkeiten will die *progressive longitudinale Alternsforschung* begegnen[134]. Die an einzelnen Individuen über Jahrzehnte bis zum Tode erhobenen Befunde werden es vielleicht möglich machen, die genetischen Faktoren der biologischen Zeit von den umweltbedingten Krankheitsursachen und Korrelationsstörungen zu unterscheiden.

G. Allgemeine Beziehungen zwischen Altern und Krankheit

1. Einleitung

Wenn wir unter dem Gesichtspunkt der Prinzipien einer allgemeinen Biologie des Alterns den menschlichen Organismus betrachten und die vorstehenden Ausführungen dadurch ergänzen, daß wir alle aufgezeigten Vorgänge „unter veränderten Bedingungen" verfolgen, dann erst könnten wir *neben die „Alternsbiologie" eine „Alternspathologie"* stellen. Der Schichtung des Lebensablaufes in Altersstufen entspricht eine entsprechende Schichtung der Krankheitsneigung von der befruchteten Eizelle bis zum natürlichen Tod (s. Ausführungen in diesem Band, S. 73).

Die Entwicklung unseres Wissens in diesen Dingen ist nicht kontinuierlich und systematisch erfolgt. Erst waren Tod und Krankheit die Lehrmeister der Begriffsbildung, dann zielte die Forschung auf das Gesamtbild des Menschen, auf Struktur, Funktion und Substanz des Organismus in Gesundheit und Krankheit,

---

[131] Oberdisse 1950.   [132] Hoff u. Ringel 1967.   [133] Siehe auch Selye 1966.
[134] Brückner et al. 1956, Brückner 1966, Gsell 1960, Tripod 1966, Brozek et al. 1966, Shock et al. 1966, Jones 1966.

danach erst traten die Altersstufen in das Bewußtsein der Ärzte, auch hier die Krankheit wieder als „spiritus rector". Zur Pädiatrie trat die Geriatrie, die Embryopathie. Im Wechselspiel mit der Erforschung weiterer Teilphasen der Entwicklung wird auch die Krankheitslehre weitere Untergliederungen erfahren, die u. a. stark von den sozialen Problemen geprägt sein werden. Damit wird *die Wissenschaft vom Altern zu einer Säule der Krankheitslehre werden*, weit mehr, als dies uns heute bewußt ist. So wie die allgemeine Pathologie viele Probleme der Biologie aufgeworfen und mitgelöst hat, so können die Erfahrungen an kranken Menschen die Lehre vom Altern anregen und bereichern.

Über die Beziehungen dieser beiden Wissensgebiete ist viel gesagt worden (Steudel 1942, 1962, 1965, Letterer 1954, 1956, 1958, Bürger 1960, Strehler 1960, Kettler 1963, Weitzel 1964, Lüth 1965, Steinmann 1965). Das ältere Schrifttum wurde eingehend von Matzdorff (1948) gewürdigt.

In der antiken Welt sah man die Verbindung von Altern und Krankheit sehr eng, beider Schicksal war der Tod. Aristoteles wertete das Altern als natürliche Krankheit, die Krankheit als vorzeitiges Altern „senectus ipsa morbus" (Terenz), „senectus insanabilis morbus" (Seneca).

Erst Galen kam zu der Erkenntnis, daß Altern nicht „wider die Natur", also keine Krankheit sei. Diese Negativbestimmung konnte erst 1500 Jahre später durch Sektionen (J. B. Fischer 1754, G. B. Morgagni 1763) mit genauen morphologischen Befunden in eine „Anatomie des Greisenalters" (B. W. Seiler 1799) mit Abtrennung von dem Krankheitsbegriff gewandelt werden.

Die Begriffe Altern und Krankheit sind indessen nicht so klar und deutlich zu trennen. Es ist vielmehr notwendig, diese Frage in ihre Teile zu zerlegen, um danach die gedankliche Berührung der Teile (Altersgebrechen, Alterskrankheiten, Aschoff 1938) verstehen und werten zu können. Dazu gelangen wir nur dann, wenn wir die mannigfachen Prinzipien der Krankheit gesondert ins Auge fassen und das Altern als Biomorphose[135] verstehen.

2. Altern und Krankheit haben verschiedene Ursachen

Während wir, den bisherigen Ausführungen folgend, in einer kurzen Zusammenfassung nach Letterer (1954) sagen können: „Die *Ursache des Alterns ist die Bionomie des Organismus*, seine Lebensgesetzlichkeit, die sich im Ablauf des Lebens innerhalb seiner biologischen Zeit auswirkt", lassen sich andererseits die Ursachen vieler *Krankheiten eindeutig als Einwirkung äußerer Kräfte* (Bakterien, Strahlen, Gifte u. a.) bestimmen. Dadurch wird der Zeitpunkt, die Art und die Bedeutung der Krankheit für den Organismus geprägt. Aber es liegen schon gesicherte Erfahrungen darüber vor, daß in der Wechselwirkung zwischen exogenen Faktoren und Organismus die Lebensalter eine ganz wesentliche Rolle spielen können.

3. Die Altersstufen bestimmen die Krankheit nach Art und Verlauf

Bürger (1960) hat die einschlägigen Erfahrungen (z. B. Pneumonie, Ulcuskrankheit, Tuberkulose, Lymphogranulomatose, Lebercirrhose, fieberhafter Rheumatismus u. a.) zusammengefaßt. Er weist darauf hin, daß die besondere Eigenart des klinischen Verlaufs einer Krankheit auf unterschiedliche biologische Mechanismen (Resistenz, Anfälligkeit, Regeneration, Steuerung, Regulation) zurückgeführt werden kann und daß sie am brutalsten durch die unterschiedliche Sterblichkeit in den Altersstufen dokumentiert wird. „*Die Phänomenologie jedes krankhaften Geschehens wird durch den Altersfaktor — die Biomorphose — determiniert*"[136]. Dieser Faktor kann grundsätzlich wissenschaftlich bestimmt werden, wir sind aber von diesem Ziel noch weit entfernt. Es kann nicht der abstrakte Begriff der

---

[135] Bürger 1960.   [136] Bürger 1960, S. 742.

Krankheit Gegenstand dieser Forschung sein, sondern der einzelne kranke Mensch in seiner biologischen Substanz. BÜRGER spricht von der *„Realität des kranken Menschen"*.

4. Statistische Häufigkeit der Krankheiten in den Altersstufen

Dies gehört zum Urwissen der Menschheit. Die meisten Krankheiten haben ganz *charakteristische Gipfel ihres Manifestationsalters* (z.B. bestimmte Knochen- und Hirntumoren, Rheumatismus, essentielle Hypertonie, Apoplexie u.a.).Wir kennen Krankheiten des Kindesalters und der Greise. Aber der Ausdruck „Altersdisposition" bedarf der Kritik und letztlich der Auflösung. Es muß die mit dem Lebensalter u.U. zusammenhängende Exposition Berücksichtigung finden. Die tatsächlichen statistischen Beziehungen müssen von den addierten besonderen Krankheiten (z.B. Bronchialcarcinom, nicht „Tumoren") ausgehen, die nach gleichen pathogenetischen Prinzipien entstehen. Eine Häufung mit zunehmendem Alter kann Addition der Restzustände früherer Krankheiten bedeuten, also nur zeitabhängig sein. Dabei kann erhöhte Lebenserwartung auch Krankheitshäufung mit sich bringen. Die Auffassung, daß einzelne Krankheiten nur in einem bestimmten Lebensalter vorkommen oder ein Lebensalter verschonen, bedarf einer ständigen Überprüfung und letztlich der wissenschaftlich begründeten Darlegung des Krankheitsprinzips (Formen der Tumoren, Ulcuskrankheit, Arteriosklerose u.a.).

5. Beziehung der Alternswandlung von Form und Funktion des Organismus zu Krankheitsprozessen

Dies ist in diesem Bereich das zentrale Problem. Es hat vielfach eine praktische Lösung gefunden, indem man zwar die Begriffe Altern und Krankheit trennte und unter „Alterskrankheiten" Krankheiten *im* Alter anerkannte, aber als Zwischenform die „Altersgebrechen" verstand, also fühlbare Minderung der Funktionen, besonders der Sinnesorgane, als Folge des Alterns. Der Ausdruck hat mehr diagnostische Bedeutung insofern, als im Alter die Krankheiten versteckt, symptomärmer, schleichend und mit großen individuellen Unterschieden verlaufen[137], und die Erkennung der eigentlichen Ursachen von Leistungsausfällen schwierig sein kann.

LETTERER (1954) hat zu dieser Frage grundlegende Gedanken mitgeteilt. Er geht davon aus, daß die *morphischen Manifestationen des Alterns an die biologische Zeit des Individuums gebunden* sind. Von dem Augenblick der Befruchtung der Eizelle an beginnt der Organismus zu altern, seinem Tode entgegenzureifen. Während zunächst die Wachstumsgeschwindigkeit sehr hoch und gleichmäßig ist, beginnt nach der Stabilisierung der Formen eine Änderung der Proportionen der Organe und Gewebe. Dabei läßt sich verfolgen, daß bei einer normalen Involutionsatrophie, z.B. Thymusdrüse, das Gewebe in gleicher Weise umgewandelt wird, wie z.B. im Ablauf der senilen Atrophie der Lymphknoten, die gleicherweise von Fettgewebe ersetzt werden. Involutionen erleben wir an vielen Stellen des Körpers, sie sind mit dem Funktionsausfall anderer Teile gekoppelt. Es verschieben sich dieserart die Proportionen. Unsere Organe, z.B. die Gefäße, Knorpel, Hornhaut, Bandscheibe u.a., sind aber in ihren funktionellen Aufgaben und natürlichen Erfordernissen auf solche Proportionen eingestellt. Änderungen dieser ausgeglichenen orthischen Durchschnittslage führen zu Störungen. So kann die „der Arterie inhärente mangelhafte, strukturgebundene Ernährungsgrundlage" bei Verdickung der Wand während des Alterns — konform mit der Zunahme des Herzgewichts, also bei geändertem Leistungsanspruch — eine Änderung der

---

[137] STIEGLITZ 1954, STEINMANN 1965.

Gestalt und Gewebsproportionen erfahren: Untergang von Muskelfasern, Ersatz durch Bindegewebe, Vascularisierung von der Adventitia her, Verdickung der Intima, Vermehrung der Grundsubstanz mit regressiven Metamorphosen. Es kommt zu struktur- bzw. regulationsbedingten Diskrepanzen in positivem und negativem Sinn. Die im Lebensablauf geänderten Leistungsansprüche wirken in jedem Lebensalter gestaltändernd. Aber die Art und Weise, in der das geschieht, ist in jeder Altersstufe gleich, sie ist in höherem Alter nur ganz allgemein häufiger. *Altern ist ein Physiologicum, der alte Mensch ist ein Greis, aber kein Kranker.*

Der Abbau und Umbau der biotechnischen Strukturen während des Alterns kann zu *Störungen der wichtigen,* zumeist mehrfach gesicherten[138] *Regulationssysteme* führen, zu krankhaften Entregelungen, die schließlich, besonders bei äußeren Einwirkungen auf die gleichen Mechanismen, zum Bild der Alterskrankheit führen. Es kann hinzugefügt werden, daß gerade hier die Grenzziehung von Gesundheit und Krankheit eine ganz besondere Bedeutung hat. Ihre Verflechtung verläuft unbemerkt, ein erhöhtes Krankheitspotential läßt geringe pathogene Faktoren Geltung erlangen.

Eine andersgeartete Beziehung zum Altern zeigen *Autoimmunkrankheiten,* wenn wir der Auffassung von der autoimmunen Entstehung der Alternsprozesse folgen[139]. Burch (1963) und Burch-Rowell (1968) haben darauf hingewiesen, daß der Krankheitsmechanismus autoimmuner Krankheiten, z.B. systematisierter Erythematodes, chronischer Gelenkrheumatismus, chronische Thyreoiditis (Hashimoto), verständlich wird, wenn bei ererbten dominanten Mutationen der x-Chromosomen eine damit verbundene Mutation von somatischen Stammzellen der lymphoiden Reihe angenommen wird. Die Autoren weisen auf die gleiche Häufigkeit beider Mechanismen hin und postulieren eine effektive Konstanz der postnatalen Durchschnittshäufigkeit somatischer Mutationen.

Blumenthal und Berns (1964) erweitern die Reihe der altersverwandten autoimmunen Krankheiten durch die Makroglobulinämie (Waldenström), bei der Zellen mit atypischen Chromosomen (Mutation?) gesehen wurden; durch das Carcinom, dessen altersverbundene Häufigkeit immer wieder betont wird[140]. Burch (1963) hat die Vorstellungen über die Carcinogenese durch somatische Mutationen und folgende Immunreaktionen ausführlich formuliert; ebenso den Diabetes als altersbedingte fortschreitende Verschlechterung der Glucosetoleranz auf dem Boden eines autoimmunen Mechanismus.

Eine kritische Stellungnahme zu den genannten Thesen gibt Comfort (1964). Er bezweifelt, daß letale Zellmutationen einen merkbaren Einfluß auf die übrigen Zellen haben könnten.

Diese und andere Einwände machen verständlich, daß durch eine *Verallgemeinerung einzelner Befunde noch keine Lösung des Alternsproblems in der Krankheitslehre erwartet werden kann.*

Literatur

Abderhalden, E.: Wandlungen in der Auffassung des Wesens der Alternsvorgänge. Bull. schweiz. Akad. med. Wiss. **6**, 102—114 (1950). — Abramson, D. J.: Aging changes in blood vessels. In: Bourne, Structural aspects of aging. London: Pitman Med. Publ. Co. Ltd. 1961. — Andrew, W.: The aging process and the cell. In: Bourne, Structural aspects of aging. London: Pitman Med. Publ. Co. Ltd. 1961. — Arvay, A., Takacs, J., Lelkes, Gy.: Die Wirkung der nervösen Umwelteinflüsse auf die Geschwindigkeit des biologischen Alterns. 7th Internat. Congr. of gerontol. Nr 53, Vienna 1966. — Aschoff, L.: Zur normalen und pathologischen Anatomie des Greisenalters. Berlin-Wien: Urban & Schwarzenberg 1938.

[138] Wezler 1942.   [139] Lit. Walford 1962, 1963·
[140] Tyler 1960, Milgrom 1965, Oldt et al. 1961.

BACKMAN, G.: Der Lebenslauf der Organismen nebst kritischen Betrachtungen zu meiner Wachstumstheorie. Z. Alternsforsch. 4, 237—290 (1943). ~ Altern und Lebensdauer der Organismen. Uppsala: Almquist & Wiksell 1945. — BALTZER, F.: Über metagame Geschlechtsbestimmung und ihre Beziehung zu einigen Problemen der Entwicklungsmechanik und Vererbung. Verh. dtsch. Zool. Ges. 1928. III, 273—325. — BARTHELHEIMER, H., KÜCHMEISTER, H.: Kapillaren und Interstitium. Stuttgart: G. Thieme 1955. — BAUER, E.: Beiträge zum Studium der Protoplasmahysteresis und der hysteretischen Vorgänge. (Zur Kausalität des Alterns.) II. Die physikalischen Voraussetzungen der hysteretischen Veränderungen. Arch. mikr. Anat. 101, 483—488 (1924). ~ Wasser- und Elektrolythaushalt. In: Handbuch der praktischen Geriatrie, S. 240—270. Stuttgart: Enke 1965. — BENNHOLD, H., OTT, H.: Der Stofftransport. In: Handbuch der allgemeinen Pathologie, Bd. V/1, S. 166—276. Berlin-Heidelberg-New York: Springer 1961. — BERTALANFFY, L. v.: Theoretische Biologie, 2. Aufl. Bern: Franke AG 1951. — BLUMENTHAL, H. T.: Medical and clinical aspects of aging. New York and London: Clumbia University Press 1962. — BLUMENTHAL, H. T., BERNS, A. W.: Autoimmunity and aging. By STREHLER, Advance in gerontol. Res. I. New York-London: Acad. Press 1964. — BOONLUALOHR, P.: Die funktionellen Strukturen des Handrückenreliefs. Med. Diss. Mainz 1966. — BOURLIÈRE, F.: Kalt- und warmblütige Wirbeltiere. Intern. Kongr. Meran 1957. Nordmark 1958. ~ Diskussionsbemerkung. In: STREHLER, The biology of aging, p. 42. Wash. D.C.: Amer. Inst. biol. Sci. 1960. — BOURNE, G. H.: Structural aspects of aging. London: Pitman Medical Publ. Co. Ltd. 1961. — BOURNE, G. H., JAYNE, E. P.: The adrenalgland. In: BOURNE, Structural aspects of aging. London: Pitman Med. Publ. Co. Ltd. 1961. — BROZEK, J., KEYS, A., TAYLOR, H. W.: Longitudinal research: The Minnesota study, 7th Internat. Congr. of gerontol., Vienna 1966. — BRÜCKNER, R.: Das Altern des Auges. 7th Internat. Congr. of gerontol., Vienna 1966. — BRÜCKNER, R., GSELL, O., HÜGIN, F., BARTSCHELAT, E., VERZAR, F.: Fortlaufende Erfassung des Alternsprozesses — vergl. Untersuchungen am Auge und anderen Organen. In: Exp. Alternsforschung, Symposion. Basel: Birkhauser 1956. — BRÜSCHKE, G.: Untersuchungen über die Altersabhängigkeit der Kapillarresistenz beim Menschen. Z. ges. inn. Med. 10, 292 (1955). — BRÜS, A. M., SACHER, G. A.: Aging and levels of biological organization. Chicago: Chicago University Press 1965. — BÜNNING, E.: Regeneration bei Pflanzen. In: Handbuch der allgemeinen Pathologie, Bd. VI/1, S. 383—404. Berlin-Göttingen-Heidelberg: Springer 1955. — BÜRGER, M.: Altern und Krankheit als Problem der Biomorphose. Leipzig: VEB Georg Thieme 1960. — BÜRGER, M., KNOBLOCH, H.: Die Hand des Kranken. München: Lehmann 1956. — BÜRGER, M., LOHMANN, D.: Lebenswandlungen (Biomorphose) des gesamten menschlichen Herzens in ihren Beziehungen zum Alter und Geschlecht. In: Das Herz des Menschen, herausgeg. v. BARGMANN, W., und W. DOERR. Stuttgart: Thieme 1963. — BURCH, P. R. J.: Mutation, autoimmunity and aging. Lancet 1963 II, 299. — BURCH, P. R. J., ROWELL, N. R.: The sex and distributions of chronic discoid lupus erythematosus in four countries. Possible aetiological and pathogenic significance. Acta derm.-venerol. (Stockh.) 48, 33—46 (1968). — BUSCH, H.: Pathologisch-anatomische Beobachtungen bei Angehörigen des hohen Greisenalters (Untersuchungen bei 282 85 bis 98jährigen). Z. Alternsforsch. 12, 103—132 (1958). — BUTENANDT, A.: Altern und Tod als biochemisches Problem. Dtsch. med. Wschr. 84, 297—300 (1959).

CARUS, H.: Über Grund und Bedeutung der verschiedenen Formen der Hand bei verschiedenen Personen. Berlin 1927. — CHIARI, K.: Altersveränderungen am Bewegungsapparat. In: Der Mensch im Alter. Schriftenreihe d. med. pharm. Studienges. Frankfurt: Umschau 1962. — COMFORT, A.: Diskussionsbeitrag. In: STREHLER, The biology of aging. Washington D.C.: Amer. Inst. biol. Scienc. 1960. ~ Ageing. The biology of senescence, 2. Aufl. London: Rontlege and Kegan Paul Ltd. 1964. — CURTIS, H. J.: Biological mechanism of aging. Springfield, Illinois (USA): Ch. C. Thomas Publisher 1966.

DENFFER, D. v.: Das Altern aus der Sicht des Botanikers. In: Das Altern, Fakten und Probleme. Veröff. d. Jungiusgesellschaft Hamburg. Göttingen: Vandenhoeck & Ruprecht 1966.

FISCHER, J. B.: De senio e jusque gradibus et morbis. Erfurt 1754. — FORMANEK, K., WICK, G., DOBERAUER, W.: Altersbedingte Unterschiede im Wasser- und Elektrolythaushalt nach radikaler Entwässerung. 7th Internat. Congr. of gerontol. Nr 157, Vienna 1966. — FRIEDERICHS, K.: Lebensdauer, Altern und Tod. Frankfurt/M.: Vitt. Klostermann 1959. — FRIEDRICH-FREKSA, H.: Die stammesgeschichtliche Stellung der Virusarten und das Problem der Urzeugung. In: HEBERER, G., Die Evolution der Organismen. Stuttgart: Fischer 1954.

GERGELY, I.: Aging in smooth muscle. In: BOURNE, Structural aspects of aging. London: Pitman Med. Publ. Co. Ltd. 1961. — GERKING, S. D.: Evidence of aging in natural populations of fishes. Gerontologia (Basel) 1, 287—305 (1957). ~ Evidence of aging in fishes. In: STREHLER, The biology of aging. Amer. Inst. biol. Sciences, p. 181—185, Washington D.C. 1960. — GIESE, W.: Die allgemeine Pathologie der äußeren Atmung. Handbuch der allgemeinen Pathologie, Bd. VI/1, S. 402—638. Berlin-Göttingen-Heidelberg: Springer 1961. — GLATZEL, H.: Die Ernährung des alternden Menschen. Ergebn. inn. Med. Kinderheilk. 19,

206—273 (1963). — Gorev, N. N.: Modification de la permeabilité des Vaisseaux, dues à l'âge. 7th Internat. Congr. of gerontol., Vienna 1966. — Greppi, E.: Invecchiamento e vecchiaia. G. Geront. **3**, 51 (1955). — Grmek, M. D.: On aging and old age. Basic problems and historic aspects of gerontology and geriatrics. Monogr. biol. (Haag) **5**, 57—162 (1958). — Groddeck, H.: Sektionsbefunde bei über Achtzigjährigen. Z. Alternsforsch. **1**, 238—255 (1939). — Groen, J. J.: General physiology of aging. Geriatrics **14**, 318 (1959). — Gsell, D.: Alterstheorien. In: Handbuch der praktischen Geriatrie, S. 14—26. Stuttgart: Enke 1965. ~ Zehn Jahre longitudinale Alternsforschung in Basel (Organisation, Ergebnisse von Körpermaßen, von Kreislauf und von Lunge). 7th Internat. Congr. of gerontol., Vienna 1966.

Hartmann, N.: Der Aufbau der realen Welt. Berlin: Walter de Gruyter & Co. 1940. — Hartmann, M.: Gesammelte Vorträge und Aufsätze. Stuttgart: G. Fischer 1956a. ~ Die Sexualität, 2. Aufl. Stuttgart: G. Fischer 1956b. — Harms, J. W.: Individualcyclen als Grundlage für die Erforschung des biologischen Geschehens. Schr. Königsberg. gelehrt. Ges., Naturw. Reihe, H. 1 (1924a). ~ Morphologische und experimentelle Untersuchungen an alternden Hunden. Z. Anat. Entwickl.-Gesch. **71**, 319—381 (1924b). ~ Altern und Somatod der Zellverbundstiere. Z. Alternsforsch. **5**, 73—126 (1944). ~ Zoobiologie, 5. Aufl. Jena: VEB G. Fischer 1961. — Harms, J. W., Lieber, A.: Der Lebensablauf der Tiere. Handbuch der Biologie, Bd. II, H. 1 u. 2, Liefg 83/84. Konstanz: Akademische Verlagsanstalt Athenaion Dr. Albert Hachfeld 1958. — Hauser, G., Keller, M., Wenner, R.: Gonadendysgenesie. In: 4. Symposion der dtsch. Ges. für Endokrinologie, 1.—3. März 1956, Berlin. Berlin-Göttingen-Heidelberg: Springer 1957. — Hayflick, L.: The limited in vitro lifetime of human diploid cell strains. Exp. Cell Res. **37**, 614 (1965). ~ Cell culture and the aging phenomen. In: Topics in the biology of aging, p. 83. New York: Interscience 1966. ~ Human cells and aging. Sci. Amer. **218**, 32 (1968). — Heitler, W.: Naturphilosophische Streifzüge. Braunschweig: Friedr. Vieweg & Sohn 1970. — Henkel, G.: Probleme der prothetischen Stomatologie während des Alterns des Kauorgans. 7th Internat. Congr. of gerontol. Nr 599, Vienna 1966. — Hirsch, S.: Alternsforschung und Geriatrie. Vortrag: Fortbildungskurs Geriatrie April 1957, Hofgastein. Z. Alternsforsch. **11**, 286 (1958). — Hoff, H., Ringel, E.: Die Psychologie des Alterns. Handbuch der praktischen Geriatrie, S. 41—58. Stuttgart: Enke 1965. — Hort, W.: Quantitative Untersuchungen über die Capillarisierung des Herzmuskels im Erwachsenen- und Greisenalter, bei Hypertrophie und Hyperplasie. Virchows Arch. path. Anat. **327**, 560—576 (1955). — Howell, T. H.: Nonagenarians. 7th Internat. Congr. of gerontol., Vienna 1966.

Jager, H. de: Pathologie van de onderdom. Ned. T. Geneesk. **106**, 821—823 (1962). — Jokipii, S. G., Heino, A. E.: The causes of death in persons over 90 in the light of autopsy material. Ann. Med. intern. Fenn. **53**, Suppl. 40, 13—21 (1963). — Jones, M. C.: The California longitudinal studies. 7th Internat. Congr. of gerontol., Vienna 1966. — Jux, U.: Merkmale individuellen Wachstums bei Fossilien. In: Entwicklung, Wachstum, Mißbildungen und Altern bei Mensch und Tier, herausgeg. v. K. A. Rosenbauer. Stuttgart: Wiss. Verlagsges. 1969.

Kaiser, H. E.: Die Wandlung der Typen (Baupläne) und die Frage des „Alterns" der Stämme. Z. Alternsforsch. **9**, 155—163 (1955). ~ Über die Problematik des Aussterbens vorzeitlicher Tiere auf Grund anatomischer Dekorrelation. Z. Alternsforsch. **15**, 30—45 (1961). — Keck, E.: Sektionsbefunde von 60 über 90jährigen. Z. Alternsforsch. **9**, 145—158 (1955). — Kettler, L. H.: Der Einfluß des Lebensalters auf Entstehung und Ablauf regressiver Veränderungen. In: Biologie des Lebensalters. Dresden: Th. Steinkopff 1963. — Knappworst, A.: Das Altern in der unbelebten Welt. Das Altern, Fakten und Probleme. Göttingen: Vandenhoeck & Ruprecht 1966. — Knobloch, H.: Die Lebenswandlungen der Funktionen der Kapillaren. Verh. dtsch. Ges. Kreisl.-Forsch. **24**, 243—246 (1958). — Korschelt, E.: Lebensdauer, Altern und Tod. Jena: Fischer 1924. — Kotsovsky, D.: Alte und neue Wege der Erforschung des Alterns. Sudhoffs Arch. Gesch. Med. **38**, 58—70 (1954). — Kühn, G.: Vergleichende Kapillarresistenzbestimmungen in den verschiedenen Altersklassen. Z. Alternsforsch. **5**, 363—381 (1952).

Lang, J., Kollmannsberger: Über die Biomorphose der Nervengefäße und ihre klinische Bedeutung. Dtsch. Z. Nervenheilk. **186**, 433—444 (1964). — Lansing, A. J.: What ist aging. In: Problems of aging. Bull. N.Y. Acad. Med. **32**, 1 (1956a). ~ Biology of aging cells. Res. Publ. Ass. nerv. ment. Dis. (N.Y.) **35**, 1—7 (1956b). — Lehmann, F. E.: Die embryonale Entwicklung. Entwicklungsphysiologie und experimentelle Teratologie. Handbuch der allgemeinen Pathologie, Bd. VI/1. Berlin-Göttingen Heidelberg: Springer 1955. — Lehmensick, R.: Zur Biologie, Anatomie und Eireifung der Rädertiere. Z. wiss. Zool. **128** (1926). — Letterer, E.: Alter und Krankheit. Dtsch. med. Wschr. **79**, 1473—1475 (1954). ~ Das Altern in pathologisch-anatomischer Sicht. Mkurse ärztl. Fortbild. **9**, 1—7 (1956). — Leutert, G.: Über die histologische Biomorphose der menschlichen Stimmlippen. Med. Habilitation. Leipzig 1961. — Lev, M., McMillan, J. B.: Aging changes in the heart. In: Structural aspects of aging. London: Pitman Medical Publ. Co. Ltd. 1961. — Liesegang, R. Ed.: Thixotropie und Altern. Alternsforsch. **4**, 369—372 (1944). — Liesegang, R. Ed., Raphael, E. V.:

Altern des Nichtlebenden. Z. Alternsforsch. 1, 23—26 (1938). — LINZBACH, A. J.: Quantitative Biologie und Morphologie des Wachstums. In: Handbuch der allgemeinen Pathologie, Bd. VI/1, S. 180—302. Berlin-Heidelberg-New York: Springer 1955. ~ Das Greisenherz. Berlin: Volk und Gesundheit 1956. ~ Die Lebenswandlungen der Struktur des Herzens. Verh. dtsch. Ges. Kreisl.-Forsch. 24, 1—15 (1958). — LÜSCHER, M.: Die Regeneration in der Zoologie. Handbuch der allgemeinen Pathologie, Bd. VI/1, S. 404—440. Berlin-Heidelberg-New York: Springer 1955. — LÜTH, P.: Altersforschung und Altersbehandlung. Wiss. Berichte Merck 2, Darmstadt 1961. ~ Geschichte der Geriatrie. Stuttgart: Enke 1965.

MARTINI, E.: Die Nematoden-Entwicklung als Mosaikarbeit. Verh. Anat. Ges., Rostock 1906. ~ Die Zahlenkonstanz im Aufbau des biologischen Zellenstaates. Naturwissenschaften 7 (1919). — MASSHOFF, W.: Die physiologische Regeneration. Handbuch der allgemeinen Pathologie, Bd. VI/1, S. 441—514. Berlin-Heidelberg-New York: Springer 1955. — MATZDORFF, P.: Grundlagen zur Erforschung des Alterns. Frankfurt: Steinkopff 1948. — McKEOWN, F.: Malignant disense in old age. Brit. J. Cancer 10, 251—256 (1956). — MEDAWAR, P. B.: Size, shape and age. In: Essays on growth and form. Oxford 1948. — MEISENHEIMER, J.: Geschlecht und Geschlechter. Jena: Fischer 1921. — MILGROM, F.: When does self-recognition fail? Ser. Haematol. 9, 17 (1965). — MORGAGNI, G. B.: De sedibus et causis morborum per anatomen indagatis, 1. Aufl. 1763. — MOTHES, K.: Chemische Muster und Entwicklung in der Pflanzenwelt. Naturwissenschaften 52, 571—585 (1965). — MUELLER, B.: Gerichtliche Medizin. Berlin-Göttingen-Heidelberg: Springer 1953. — MÜLLER, O.: Die feinsten Blutgefäße des Menschen in gesunden und kranken Tagen. Stuttgart: Enke 1939.

NORDMANN, M.: Die pathologische Anatomie der Kapillaren. In: Kapillaren und Interstitium. Stuttgart: Thieme 1955. ~ Die Lebenswandlungen der Struktur der Kapillaren. Verh. dtsch. Ges. Kreisl.-Forsch. 24, 41—56 (1958). — NORDMANN, M., BÄSSLER, R.: Elektronenoptische Untersuchungen an Kapillaren. Verh. dtsch. Ges. Path. 41, 320—325 (1957). — NOWAKOWSKI, H.: Disordines testicular congenite. First international Congr. of Endocrinology, Copenhagen, July 1960.

OBERDISSE, K.: Senilität im Kindesalter. Dtsch. Arch. klin. Med. 197, 103—114 (1950). — OEHME, J., HABERLAND, R.: Die Kapillarresistenz bei Kindern und älteren Erwachsenen. Ärztl. Wschr. 12, 673 (1957). — OLIVER, J.: Principal anatomic changes with normal aging, chap. 4, in: E. J. STIEGLITZ (editor), Geriatric medicine. Philadelphia: W. B. Saunders 1943, p. 72—98; 2nd ed. 1949, p. 67—90. — ORDY, J. M., SAMOJARSKI, R., ROLSTEN, C.: Environmental stress and biological aging in mice: 1. Effects on longevity, behavior and biochemistry. 7th Internat. Congr. of gerontol. Nr. 52a, Vienna 1966. — OVERZIER, C.: Echter Agonadismus. In: OVERZIER, Die Intersexualität. Stuttgart: Thieme 1961.

PAI, S.: Lebenszyklus der Anguillula aceti Ehrbg. Zool. Anz. 74, 257—270 (1927). ~ Die Phasen des Lebenszyklus der Anguillula aceti Ehrbg. und ihre experimentell-morphologische Beeinflussung. Z. wiss. Zool. 131, 293 (1928). — PEARL, R.: The biology of death. Philadelphia 1922. — PFLUGFELDER, O.: Histogenetische und organogenetische Prozesse bei der Regeneration polychaeter Anneliden. Z. wiss. Zool. 133, 123—210 (1928). ~ Volumetrische Untersuchungen an den Corpora allata der Honigbiene. Biol. Zbl. 67 (1948). ~ Untersuchungen über das inkretorische System alternder Katzen. Z. Alternsforsch. 9, 1—28 (1955). ~ Probleme des Alterns bei Tieren. Dtsch. med. Wschr. 83, 345—348 (1958). ~ Allgemein biologische Fragen des Alterns. In: STEINMANN, Der Mensch im Alter. 1962. — POCHE, R.: Diskussionsbeitrag zum Vortrag NORDMANN u. BÄSSLER: Elektronenoptische Untersuchungen an Capillaren. Verh. dtsch. Ges. Path. 41, 325 (1957). — PORTMANN, A.: Einführung in die vergleichende Morphologie der Wirbeltiere, 2. Aufl. Basel-Stuttgart: B. Schwabe 1959. — PUECH, A., PAGÉS, A.: Capillary resistance after the age of 60. Rev. franç. Géront. 4, 193—196 (1958). — PÜTTER, A.: Vergleichende Physiologie. Jena: G. Fischer 1911.

REMANE, A.: Die Geschichte der Tiere. In: G. HEBERER, Die Evolution der Organismen. Stuttgart: G. Fischer 1954. ~ Altersprobleme im Tierreich. In: Das Altern, Fakten und Probleme. Veröff. d. Jungiusgesellschaft Hamburg. Göttingen: Vandenhoeck & Ruprecht 1966. — RIES, W.: Zur Altersabhängigkeit der Kapillarpermeabilität. Z. Alternsforsch. 10, 153—168 (1956). ~ Das Altern des Kapillarsystems. In: Biologie der Lebensalter. Dresden-Leipzig: Th. Steinkopff 1963. — ROCHENSCHAUB, A.: Anpassung und Fortpflanzung in ihrer Bedeutung für die Gerontologie. 7th Internat. Congr. of gerontol. Nr 754, Vienna 1966. — ROCKSTEIN, M.: Aging of insects. In: B. L. STREHLER, The biology of aging. Amer. Inst. biol. Sci. 243—246 (1960). — RÖSSLE, R.: Wachstum und Altern. München: J. F. Bergmann 1923. ~ Warum sterben so wenig Menschen eines natürlichen Todes? Experientia (Basel) 4, 295—303 (1948). ~ Natürliches und krankhaftes Altern bei Mensch und Tier. VI. Congr. internac. de Patologia comparade, Madrid 1952. — RÖSSLE, R., ROULET, F.: Maß und Zahl in der Pathologie. Berlin-Wien: Springer 1932. — ROGERS, J. B., KATERYNIUK, N., MORRIS, C. W.: Autopsy findings and clinical diagnosis in elderly patients in a state hospital. J. Geront. 16, 391 (1961). — ROLLHÄUSER, H.: Die Zugfestigkeit der menschlichen Haut. Gegenbaurs morph. Jb. 90, 249 (1951). — RUCKES, J., SCHUCKMANN, F.: Über die Topik der Kapillaren im

Stratum synoviale des Kniegelenks in Abhängigkeit des Lebensalters unter besonderer Berücksichtigung der Arthrosis deformans. Frankfurt. Z. Path. **72**, 243—256 (1962). — Rudzinska, M.: The use of a protozoon for studies on aging. Gerontologie (Basel) **6**, 206 (1962). — Ruzicka, V.: Die Protoplasmahystersis als Entropieerscheinung. Arch. mikr. Anat. **101** (1924).

Schallock, G.: Alternsvorgänge an der Grundsubstanz. Dtsch. Intern. Tagg, 319—323, Leipzig 1956. ~ Morphologische Veränderungen im Alter. Handbuch der praktischen Geriatrie, Bd. I, S. 58—101. Stuttgart: Enke 1965. — Schlottke, E.: Zellstudien an Hydra. I. Altern und Abbau von Zellen und Kernen. Z. mikr.-anat. Forsch. **22** (1930). — Schmidt, H.: Über den Alterstod der Biene. Jena. Z. med. Naturw. **59** (1923). — Schneider, G.: Alternsprobleme in der Stomatologie. Dtsch. Internisten-Tagg Leipzig 1955. Berlin: Volk und Gesundheit 1956. — Schwarz, W., Merker, H. J., Jahnke, A., Hofmann, M.: Wachstum und Altern des Bindegewebes. Berl. Med. Jubiläumsausg. 1958, 88—90. — Shock, N. W.: Aging of homeostatic mechanism. In: Cowdry's problems of aging, 3. ed., p. 415—446. Baltimore: Will & Wilkins 1952. ~ A classified bibliography of gerontology and geriatrics. Stanfort: University Press 1950—1969. — Shock, N. W., Norris, A. H., Andres, R.: The Baltimore longitudinal study. 7th internat. Congr. Congr. of gerontol., Vienna 1966. — Seiler, B. W.: Anatomia corporis humani senilis specimen. 1799. — Selye, H.: Stress und Altern. Bremen: Angelsachsenverlag 1962. ~ The future for aging research. Perspektives in experimental gerontology, ed. by Shock, N. Springfield, Illinois: Ch. Thomas Publ. 1966. — Selye, H., Prioreschi, P.: Stress theory of aging. In: Shock, Aging — some social and biological aspects. Amer. Assoc. Adven. Sci. 1960, p. 261—271. — Sonneborn, T. M., Dippell, R. V.: Cellular changes with age in paramaecium. In: B. L. Strehler, The biology of aging. Amer. Inst. biol. Sci. 285—286 (1960). — Spemann, F.: Über Lebensdauer, Altern und andere Fragen der Rotatorien-Biologie. Z. wiss. Zool. **123** (1924). — Steinmann, B.: Allgemeine Beziehungen zwischen Altern und Krankheit. In: Handbuch der praktischen Geriatrie, Bd. I, S. 130—155. Stuttgart: Enke 1965. ~ Über Hundertjährige. Geront. clin. (Basel) **8**, 23—35 (1966). — Steudel, J.: Zur Geschichte der Lehre von den Greisenkrankheiten. Sudhoffs Arch. Gesch. Med. **35**, 1 (1942). ~ Alter, Altersveränderungen und Alterskrankheiten — historischer Abriß. Der Mensch im Alter. Schriftenreihe der med. pharmazeut. Stud.Ges. Frankfurt: Umschau Verlag 1962. ~ Historischer Abriß der Geriatrie. In: Handbuch der praktischen Geriatrie, Bd. I, S. 1—13. Stuttgart: Enke 1965. — Stieglitz, E. J.: Geriatric medicine, 3. Aufl. Philadelphia-London-Montreal: J. B. Lippincott 1954. — Stolte, H. A.: Studien zur Histologie des Altersprozesses. Z. wiss. Zool. **129** (1927). — Stratz, Ch.: Der Körper des Kindes, 11. Aufl. Stuttgart 1928. — Strehler, B. L.: The biology of aging. Amer. Inst. Biol. Sci. Publ. No 6, Washington D.C. 1960. ~ Time, cells and aging. New York: Acad. Press 1962. — Szabó, I.: Über zweiphasischen, heterochronen oder synchronen Ablauf des Alterns. Z. Altersnforsch. **1**, 235—237 (1939).

Tripod, J.: Longitudinale Altersforschung. 7th internat. Congr. of gerontol., Vienna 1966. — Tyler, A.: Clues to the etiology, pathology and therapie of cancer provided by analogies with transplantation disease. J. nat. Cancer Inst. Wash. **25**, 1197 (1960).

Verzár, F.: Experimentelle Gerontologie. Stuttgart: Ferd. Enke 1965.

Wagner, G.: Altersveränderungen der Haut. In: Gottron-Schönfeld, Dermatologie und Venerologie, Bd. 4, S. 776—781. Stuttgart: Thieme 1960. — Walford, R. L.: Autoimmunity and aging. J. Geront. **17**, 281—285 (1962). ~ An immunologic theory of aging. Gerontologist **3** (1963). — Weitzel, G.: Weltanschauliche Aspekte der Biochemie. Naturw. Rdsch. **17**, 216—224 (1964). — Weyer, F.: Zytologische Untersuchungen am Gehirn alternder Bienen und die Frage nach dem Alterstod. Z. Zellforsch. **14** (1931). — Whittenberger, J. L.: The nature of the response to stress with aging. In: Problems of aging. 32: The New York Academy of medicine 1956. — Wick, G., Formanek, K., Doberauer, W.: Abhängigkeit der Wasser- und Elektrolytausscheidung im Harn vom Lebensalter. 7th Internat. Congr. of gerontol. Nr 156, Vienna 1966. — Witschi, E.: The age of sex determining mechanism in vertebrates. Science **130**, 372 (1959). — Witschi, E., Opitz, J. M.: Grundlagen der Intersexualität. In: Overzier, Die Intersexualität. Stuttgart: Thieme 1961. — Wurmbach, H.: Über Wachstum und Altern der Fische. Z. Altersnforsch. **5**, 277—293 (1951). ~ Lehrbuch der Zoologie. Stuttgart: G. Fischer 1957.

Zeman, F. D.: Pathologic anatomy of old age. Notes on the development of our knowledge. Arch. Path. **73**, 126—143 (1962).

Aging of Cells and Molecules

By

Zdenek Hruza, New York, N.Y.

With 16 Figures

1. Definition, Aging and Diseases, "Physiological" Death

Aging, according to the most acceptable definition, is "increase of vulnerability and decrease of vitality finally leading to death". The aging changes have mostly irreversible character, at least at the present state of knowledge. The decrease of vitality and increase of vulnerability can be demonstrated on Fig. 1. The mortality of *all* diseases increases steeply with aging (the scale is logarithmic). This means that even if some important diseases were eliminated aging would not be solved because vulnerability to other diseases would lead to death several years later. Also the length of milder diseases which do not cause death increases in older people (Fig. 2). Man has the best vitality at the age of about 10–12 years. It has been calculated on the basis of mortality statistics that if the resistance to diseases were the same during the whole life as in this peak resistance, 50% men would still live when beeing 1500 years old and women would live about twice as long. Unfortunately, old people die much sooner and the autopsy usually reveals multiple diseases each of them beeing capable to kill the person within several years. "Physiological" death, i.e. death without apparent pathological cause is extremely rare if it exists at all. It can be speculated that if all diseases known at present were eliminated, other diseases that do not have time to develop now because people die too soon would take over and cause death. One of the main difficulties in experimental aging research is to distinguish between the physiological and pathological changes because all old subjects have one or more diseases. The whole area of aging research is still mostly in a descriptive stage. Aging changes may be caused by various factors and there is not a generally accepted opinion what has the primary importance. The theories of aging will be mentioned briefly later on. In general, the aging process may be iniciated by changes in the cells themselves, by changes in the intercellular substance, insufficiency of circulation and permeability changes leading to generalized or selective starvation of the cells or by changes in the internal environment. All these aspects may be affected by aging and it is still impossible to establish where is the primary change.

---

* The references in this chapter are highly selective, not exhaustive. For more complete literature, the following books are recommended:

Shock, N. W.: Classified bibliography of gerontology and geriatrics. Stanford University Press 1950, 1955, 1962. This list continues in each number of J. Gerontology.

Comfort, A. (1964): Aging: the biology of senescence. Holt, Rinehart, Winston, Covers the whole subjects, particularly zoological aspects.

Korenchevski, V. (1961): Physiology and pathology of aging. Hafner, New York. Whole subject with particular reference to the endocrine glands.

Strehler, B. L. (1962): Time, cells and aging. Academic Press. New edition is in press. Mostly cellular aspects.

Bertolini, A. M. (1969): Gerontologic metabolism. Springfield (Ill.): Thomas.

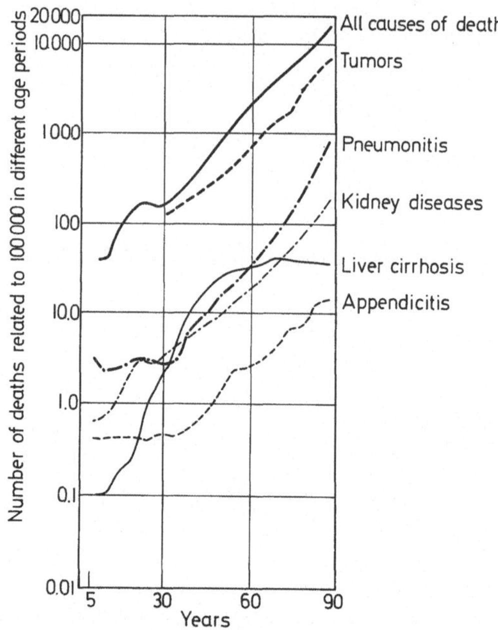

Fig. 1. Causes of death by various diseases at different ages. The scale is logarithmic. Mortality of all diseases increases during aging. [National Office of Vital Statistics: Mortality from selected causes by age, race and sex, US., 1955, Spec. Rep. nat. Summ. U.S. Dept. Health. Educ. Welfare **46**, 5 (1957)]

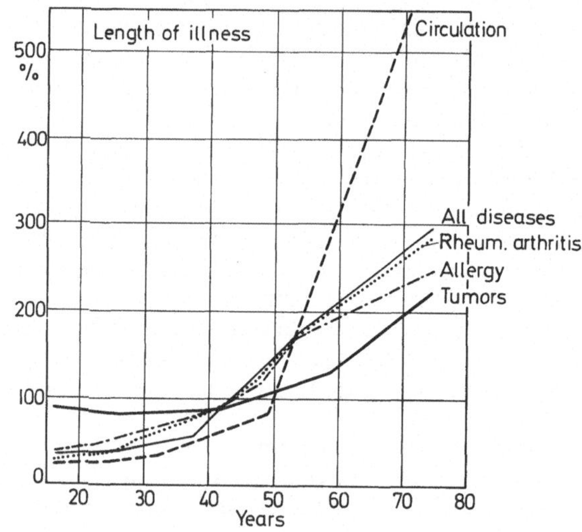

Fig. 2. Length of disability caused by various illnesses at different ages. Disability is much longer in older people. (Statistics from Czechoslovakia, various sources)

2. Aging of Unicellular Organisms, Metazoa and Animals

To eliminate the complex situation in the mammalian body, aging of *unicellular organisms* has been studied. In most species, the cell divides into two daughter cells and this division continues indefinitely under suitable environmental conditions. Both cells are fully viable and seem to have the same properties and it is impossible to find aging changes in them—the cell is rejuvenated by division. However, some unicellular organisms reproduce themselves by budding and the separation of the daughter cell leaves a scar on the maternal cell. After several reproductions, signs of aging manifesting themselves as a decrease in vitality leading to death can be observed on the mother cell as e.g. in *Tokophrya infusionum*[1]. Therefore, aging is not limited to metazoa but exists also in protozoa. More about aging of protozoa can be found in the books of COMFORT and STREHLER mentioned in the introduction of this chapter. Aging of blood cells and bacteria will be discussed in the chapter "Biochemie der Alterung". Immortality is extremely rare in *metazoa:* Perhaps only sea anemone lives and reproduces itself indefinitely. All other multicellular organisms stop their reproductive capacity after some time and finally die. Even the longestliving trees (sequoias, redwoods, bao-babs) usually do not live more than about 5000 years and then die. There are not many reliable statistical data about the life-span of *animals*, both wild and domesticated. There are some individual data, however, about the life-span of animals permanently tagged after birth. Capture of such animals many years later showed that animals living over 100 years are big turtles and vultures. No single reason for the longevity of animal species has been found. In the related species, length of gravidity, length of development, and brain weight are directly proportional to the length of life and the rate of metabolism is indirectly proportional to the length of life. Senility in the wilderness does not exist because a small decrease of neuromuscular coordination leads to violent death or death caused by starvation. From wild rats living in the nature only 5% reached 1 year of age although this species can potentially live for about 3 years in captivity[2]. Senility is a product of domestication and civilization. In experimental aging research, mostly rats and mice are beeing used because of their comparatively short life-span, low cost and dietary habits similar to human beeings.

3. Changes of Body Composition during Aging

The body becomes shorter because of thinning of intervertebral discs. The body weight decreases which may be caused by several factors: decrease of apetite and (or) food money and occurence of diseases shifting the equilibrium toward catabolic processes manifesting themselves as negative caloric and nitrogen balance. Other factors are involved also: loss of cells and water which may be partly caused by a change of endocrine activity as e.g. secretion of anabolic steroids. Most organs lose their weight (Fig. 3). The relative proportion of the loss of weight of various organs in aging does not correspond to loss of weight caused by starvation, apparently more complex factors are involved here. The decrease of weight of the organs is caused mainly by loss of cells and is greatest in the organs which are dependent on the changed hormonal balance like thymus or ovary. It has not yet been established to which extend is this cell loss caused by vascular deterioration and consequent starvation of cells and which role plays pure loss of cell viability without apparent disturbances of blood supply. In comparison with the age group of 25 years when the organ weight reaches usually maximum, the ovaries lose 64% weight, uterus 23%, kidneys 22%, spleen around 20%, adrenals and brain 10% and the heart nothing. This peculiar behavior of the heart may be caused by atherosclerotic changes of the arteries overloading the heart and leading to functional hypertrophy. This would show that com-

---

[1] RUDZINSKA 1952, 1957.   [2] DAVIS 1948.

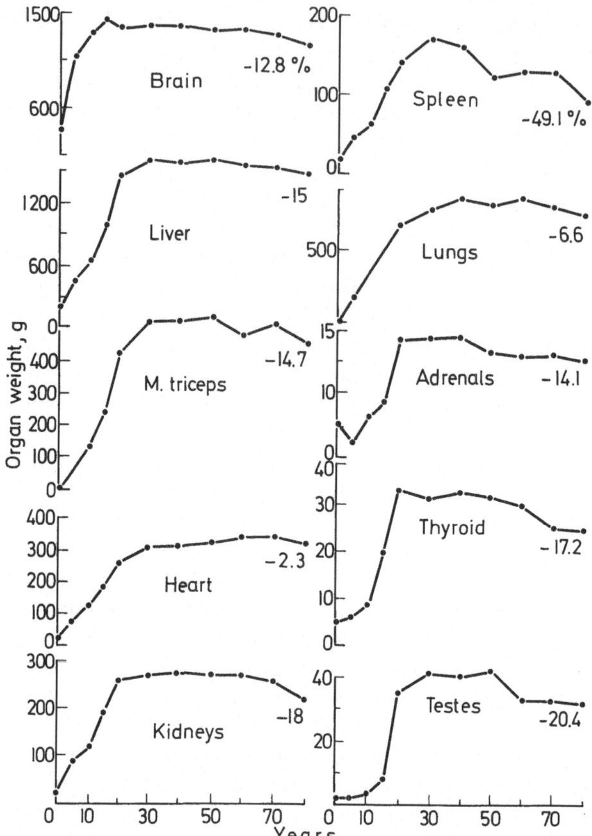

Fig. 3. Changes of weights of different organs in different age periods. The numbers give percentage of decrease of weight in cases over 70 years in comparison with the weight at 30 years. Greatest involution is seen in the spleen and there is no involution of the heart. (Mainly after Korenchevski, V.: Physiological and pathological aging. Basel: Karger 1961)

pensatory hypertrophy in old age is possible and it is a question to which extend is the decrease of organ weight actually caused by smaller functional demands.

4. Cellular Changes during Aging

The *loss of cells* is one of the most important aging changes and some authors[3] are of the opinion that the cell loss is the main cause of aging. The total decrease of the amount of body cells can be estimated e.g. by the amount of intracellular water or potassium which is prevalently an intracellular cation. The amount of potassium in the body is under otherwise normal conditions proportional to the amount of cells and can be measured by dilution of injected radioactive potassium or by the amount of natural radioactivity of potassium. Fig. 4 shows that the amount of potassium steadily decreases during aging.

Cellular changes during aging. Most authors give only their subjective impressions about the histological changes in the tissues during aging without exact measurement of various indexes. It seems that there is less regularity of arrange-

---

[3] Handler 1961.

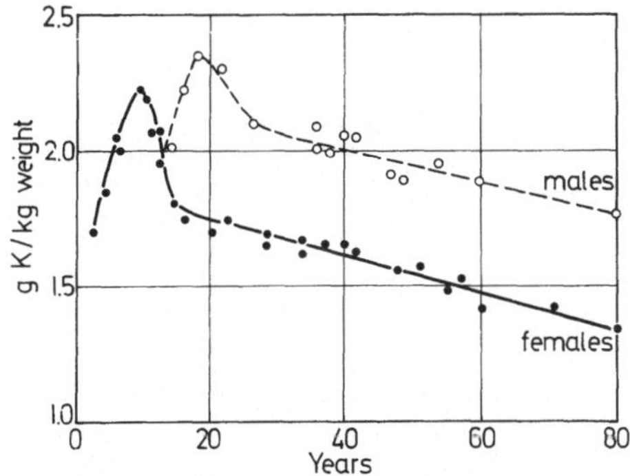

Fig. 4. Changes of total body potassium during aging. The amount of potassium is a representation of the amount of cells. It decreases during aging. (Various sources)

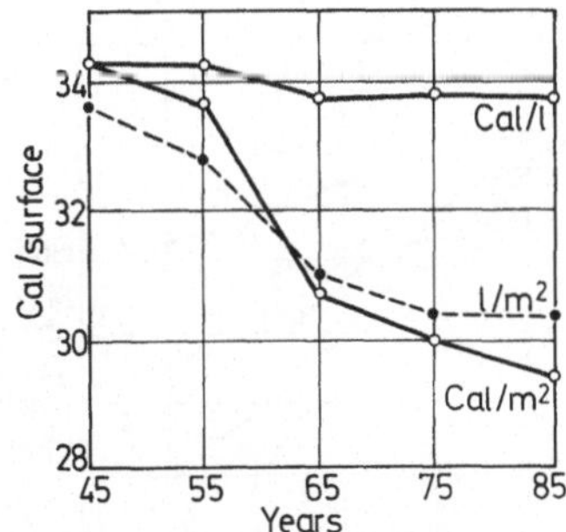

Fig. 5. Changes of basal metabolism during aging, calculated in Cal./m² body surface. Since the amount of water (in liters) decreases during aging also, the calories related to body surface do not change during aging. [N. W. SHOCK, Age changes in some physiological processes. Geriatrics **12**, 40 (1957)]

ment of cells. The size of the nucleus varies more in the old than in the young subjects. This may be caused, e.g. in the heart, by hypertrophy of some muscle fibres replacing the atrophied fibres. According to VOGT and VOGT (1946) there is a different rate of loss of neurons from different parts of the brain in aging. This led to speculation that aging of the nervous system has different speed in different structures and some peole proposed a theory that aging of one part of the nervous system is a pace-maker of aging of the whole body. GROEN (1957) had this opinion about diencephalon but nobody confirmend this theory and there is not an evidence for it. Also the experiments of VOGT and VOGT need confirmation. Changes in the ultrastructure of cells of old individuals have been described by ANDREW (1968) and others[4]. According to the literature, the amount of mitochondria in the cells decreases during aging, they become vesiculous or filamentous, losing some of its surface area. The Golgi apparatus degenerates and the shape and location of the nucleus is different. Nevertheless, functional changes in the cell are not apparent. Mitochondria of old animals keep the same oxygen uptake and glycolysis and the activity of most enzymes is not changed. Rapid turnover rate of mitochondria (12 days according to FLETCHER and SANADI (1961) apparently overcomes all aging changes before they may become measurable. Increased amount of pigments appears in the cells, the main one beeing the inert material, lipofuscin[5] which may be perhaps an obstacle of the functional ability of the cell.

---

[4] SULLIVAN et al. 1963, review.   [5] STREHLER et al. 1959.

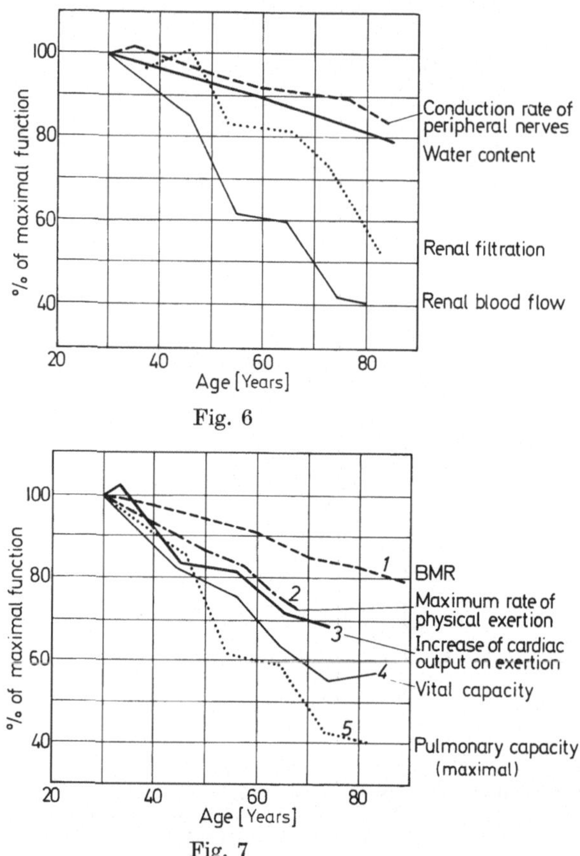

Fig. 6

Fig. 7

Figs. 6 and 7. Decrease of several functions during aging. Greatest diminution of function is seen in the kidney functions and in the maximal ventilation capacity after maximum load. [Shock, N. W.: The physiology of aging. Scient. Amer. (1962)]

In the heart, its amount increases by 0,3% of the volume of the cell per decade. A great increase of the amount of the lipofuscin granules have been observed also under other conditions than aging, as e.g. in the brain after fatigue[6]. Increase of the amount of lipofuscin is apparently not specific for aging and its importance to affect the functional ability of the cell is questionable.

Cowdry (1952) proposed categorisation of the cells in the mammalian body mainly into intermitotic cells that continue to reproduce themselves during the whole life span and postmitotic cells whose ability to divide stops at a certain stage of development, like muscle cells or ganglionic cells. An intermediate group, "potential intermitotic cells" can divide even in older age but only under special conditions during regeneration of the organ when a part of the organ was destroyed. Liver and kidney cells and cells of the endocrine gland belong to this category. Aging changes can be found mostly in the postmitotic cells that have the same life-span as the whole individual.

The size of the cells may vary in aging: some of them may be small, atrophic, others hypertrophic. The data about nucleus: cytoplasma ratio differ, most authors describe smaller nucleus in most organs in aging[7].

[6] Sulkin 1960.   [7] Korenchevski 1961.

Table 1. *Changes of composition of the body and functions during aging*[a]

Function	% in 75 years if 30 years are 100%
Body weight (males)	88
Water content	82
Blood flow through the kidneys	50
Glomerular filtration	69
Minute blood volume	70
Vital capacity of lungs	56
Maximal breathing capacity	43
Basal metabolism	84
Muscular strength	55
Blood flow through the brain	80
The amount of ganglionic cells	63
Conduction velocity (nerve)	90
Tactile corpuscles in the skin	36
Return of blood pH after acidification	17
Maximal work (longer)	70
Maximal work (short)	40

[a] Data from N. W. Shock: The physiology of aging. Scient. Amer. 1962.

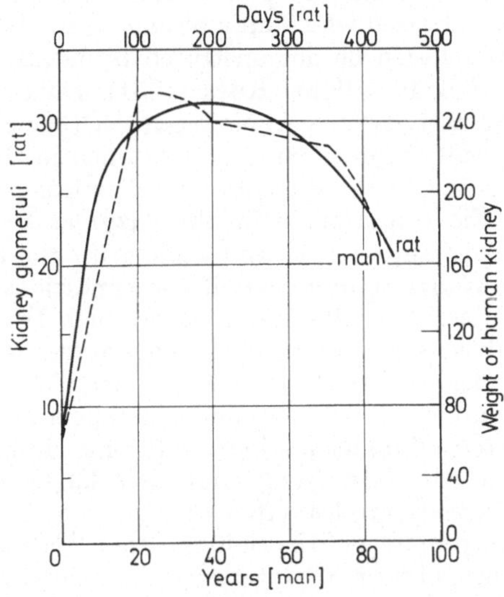

Fig. 8. Decrease of the amount of glomeruli in the rat during development and aging and weight of human kidney. The scales are adjusted to show that both curves are very similar. (According to autopsy material and archives of N. W. Shock)

How do the remaining cells function? Are they normal or is there some additional disturbance in the remaining cells? An answer to this question was tried on various levels of organization. It has been known for a long time that energetic metabolism measured as basal metabolism decreases with aging. Since the amount of cells decreases also, the decrease of basal metabolism may be just an expression of the decreased amount of cells. Shock (1957) showed that this explanation is true (Fig. 5): the amount of calories of basal oxygen consumption does not decrease during aging if it is related to the amount of body water which is proportional to the amount of cells. According to this simplified indicator of cell activity under resting conditions the aging cells function normally. Another indirect indicator of the functional ability of old cells is the decrease of different functions of the body (Figs. 6, 7 and Table 1). The decrease of many functions, as e.g. of the kidney decreases much more than the corresponding decrease of the amount of glomeruli (Fig. 8). However, in the estimation of function, much more complex factors are involved as e.g. circulation, vasoactivity, respiration, permeability etc. In the whole organism where the function is measured is impossible to relate the function directly to the amount of cells because of the other complicating factors. This demonstrates that the decreased amount of cells in aging cannot explain the aging process of the whole organism. The more complex the function is, the greater decrease with age can be usually observed.

5. Changes of the Properties of Tissues and Tissue Cultures

Enzymatic activity of tissues from animals of different age has been studied with unsatisfactory results. Many papers are difficult to reproduce because enzymatic activity has been calculated according to the tissue weight, nitrogen content etc. Barrows (e.g. 1956 and other papers) did not find striking differences in the activity of many enzymes even if the activity was related to DNA content. Only a small decrease of the alkaline phosphatase in the kidneys was found. The activity of cathepsins increased which may be caused by the prevalence of protein-catabolic processes which can be demonstrated by negative nitrogen balance or simply by decrease of body weight. Ross (1954) reached different results—an increase of enzymatic activity in various organs. Other experiments as e.g. the ones with the aortic wall enzymes will be mentioned in the chapter "Biochemie der Alterung". According to these results, no chemical parallelity was found to cell atrophy: under the conditions how the enzymes are studied, i.e. optimal oxygen tension, nutrient supply, pH and osmolarity the old cells seem to work normally. It is the authors opinion that if the conditions of the old body were simulated *in vitro*, different results might be reached. Impaired circulation may certainly create conditions in the organ which are less favorable for enzymatic activity especially under conditions of a greater load. This seems to be one of the key problems in gerontology: old body and old cells are capable to perform the normal functions quite well under resting conditions. However, any load changes the equilibrium in the old body deeply and for a longer time. The homeostatic mechanisms of the old body are less efficient.

Another important property of the tissues is their *ability to regenerate*. It is well known that the ability of skin to regenerate decreases sharply during aging[8]. Although the damaged area of the skin is healed later in old individuals, this does not necesserily mean that only regeneration of cells is involved. It was shown that retraction of the skin wounds is far greater in younger animals after trauma, i.e. the new cells have to replace much smaller area. Hypertrophy of organs after removal of a part of the organ is not changed during aging as was documented for the heart, kidney and adrenal glands[9]. According to Bucher and Glinos (1950) liver regeneration of old animals starts later but reaches finally the same increase of weight as in the young animal. There are slightly less new nuclei in the old animal but cytoplasma regenerates satisfactorily. Regeneration of lymphatic glands after previous involution by hydrocortisone is equal in the young and old animals[10].

---

[8] De Nouÿ 1936.   [9] Verzár and Hügin 1957.   [10] Orishige 1970.

The question of physiological abilities of old and young animals has been studied in *tissue cultures*. Already at the beginning of this technique, CARREL and EBELING (1921) showed that explanted tissues from young animals, evtl. embryonic cells grow much better *in vitro* than cells from adult or old animals. They kept the fibroblasts from the heart of chicken embryos for several decades in the tissue culture and the cells continued to divide. This brought up the impression that the cells can live indefinitely and it is the environment which causes aging and finally death of cells. An exhaustive review of these early experiments can be found in the book of STREHLER (1962). However, Carrel's experiments have been revised and it was shown that the cells cannot live indefinitely. Firstly, all cells explanted into tissue cultures dedifferentiate and are changed into cells with the properties of malignant cells which are capable of limitless non-regulated divisions like cancer cells. HAYFLICK (1965) showed that the human *diploid* cells brought into the tissue cultures undergo just about 50 divisions and then die. It has been calculated that even this small amount of divisions would be satisfactory during the life span, if only a fraction of cells divides at the same time. This amount of divisions would be theoretically enough to replace the cells in organs like the intestine so that no cell loss would occur. On the other hand, the limited amount of divisions would theoretically limit the life span of an individual to these 50 divisions of his cells. However, some of the potentially intermitotic cells can undergo division if properly stimulated and this property does not change substantially with aging. It is a question what would the intermitotic cells do if they were after the last mitosis and got a stimulus to divide again, perhaps after some cell drop-out. There is not an evidence that aging of cells concerns the intermitotic cells as it would be if the lack of mitoses of these cells were the main problem why the body grows old. Therefore, the importance of these experiments for the aging process still has to be established. Even postmitotic cells which do not divide at all are still well functioning even in old age.

The cells from older animals grow far less in the tissue cultures than the cells from their younger partners. SOUKUPOVA and HOLECKOVA (1963) and MICHL et al. (1968) showed that the cultures of growing fragments from the brain were active only in young animals. Liver, kidney and spleen tissue remained active till senility, but the activity was lower in the older groups. The latent period (the time it takes the cells to start traveling out of the central fragment) is always much longer in older animals. SHARAV and MASSLER (1967) described a decrease of the number of replication progenitor cells in mouse oral epithelium with age and LEFFORD (1964) found a negative correlation of the migratory and mitotic activity in the heart cultures of chicken embryos with increasing age. Since the old tissues have more collagen and their collagen is more stable, the thick collagen layer may prevent cell division and cell migration. It is difficult to establish the importance of thicker collagen network for cell divisions in tissue cultures. In our laboratory[11], cell fragments from old an young animals were treated with trypsin and collagenase and devoid completely from collagen structures. The old cells were heavily damaged by this treatment whereas young cells formed many colonies. Old cells are apparently more susceptible to damage than the young ones and are therefore not equivalent: under adversary conditions, old cells break down easily which may be one of the reasons of cellular atrophy in old age.

The growth of tissue cultures can be stimulated by cultivation in the serum from young individuals and inhibited by cultivation in old serum[12]. This has been confirmed by other authors. The growth-stimulating substances of the serum are

---

[11] SOUKUPOVA et al. 1968.   [12] CARREL and EBELING 1921.

probably lipoproteins, mostly α. One of the effective substances seem to be carbamylphosphate[13]. Hrachovec (1968) found that the cell sap from the liver of older animals has growth-inhibiting properties on liver cells as measured by aminoacid incorporation *in vitro*. The internal environment can influence the rate of aging of proteins. In our experiments[14] we have shown that connective tissue which invades the polystyrene sponges implanted under the skin grows old faster in the body of an old animal than in the young one.

6. Aging of Extracellular Material

The main component of the extracellular material is connective tissue, composed mainly of collagen fibres and fibroblasts embedded in the intercellular substance. Collagen forms 30–40% of all body proteins, it is the main part of the structures of the body, as bones, cartillage, tendons, vessel walls and others. There are many reviews about the structure and function of collagen[15], therefore only essentials will be mentioned here. Aging of collagen has been reviewed e.g. by Hlavackova (1964) and Sinex (1968).

a) Intercellular Substance

Aging changes in the intercellular substance are far less well described than the changes of collagen. The intercellular substance consists mainly of acid and neutral mucopolysaccharides in high degree of polymerization, as e.g. hyaluronic and chondroitinsulphuric acid. The ability of hyaluronic acid to bind water is responsible for the gelatinous character of the intercellular substance and the elasticity of tissues. Chondroitinsulphates with collagen fibres and minerals are responsible for the rigidity of hard tissues.

The amount of mucopolysaccharides estimated usually as hexosamin decreases during aging. The decrease is usually calculated in relation to collagen fibres, chemically estimated as hydroxyprolin. Sobel and Marmorston (1956) consider the relation of hexosamine: hydroxyproline to be a good index of tissue aging. This index is more sensitive indicator of the aging process if it is calculated in the residue of the tissue remaining after acetic acid extraction[16]. There is not an unanimous opinion if the absolute amount of mucopolysaccharides decreases during aging if the amount of mucopolysaccharides is not related to the amount of collagen which is increasing. Decrease of the amount of mucopolysaccharides in the skin and tendon of rats was described by Houck et al. (1961), Hvidberg (1959), Kao et al. (1960), in the rat's bone and cartilage by McGavack and Kao (1963), Shetlar and Masters (1955), in the human skin, aorta and myocardium by Clausen (1962). Others did not find changes in the oral mucosa of rats[17], human aorta[18] some found an increase in the human skin[19] and in the aorta in humans and rats[20]. The variances in data of different authors especially in the aortic wall can be caused by coincidence with atherosclerosis and aging: in the beginning of the atherosclerotic process, mesenchymal reaction with an increased amount of mucopolysaccharides was observed[21].

---

[13] Michl 1961.   [14] Hlaváčková and Hrůza 1964.
[15] Asboe-Hansen 1963, Gross 1961, Grassmann 1960, Harkness 1961, Roseman 1959, Viidik 1968, Chvapil 1967, Gould 1968, Ramachandran 1963.
[16] Hrůza and Hlaváčková 1963.
[17] Murray et al. 1961.
[18] Kaplan and Meyer 1960, Kirk 1959.
[19] Sobel and Marmorston 1956.
[20] Murray et al. 1961, Bertelsen 1962, Buddecke 1958, Jackson 1957, Rugarli et al. 1962.
[21] Rugarli et al. 1962, Hruza and Chvapil 1962, Lorenzen 1959.

b) Acid Mucopolysaccharides and Serum Mucoproteins

On the other hand, there is an unanimous opinion that the decrease of *acid mucopolysaccharides* takes place during aging, especially of the uronic acids in the tissues of rats[22] and human beings[23]. The chondroitinsulphates decrease less or even rise[24]. The relation of chondroitinsulphate B:A in the vessels decreases with aging[25] and relation of galactosamine: glucosamine increases[26]. It is clear that the amount of acid mucopolysaccharides is more characteristic for aging than the amount of total mucopolysaccharides.

Some authors described that the amount of *serum mucoproteins* increases during aging[27], others described a decrease of their level[28]. The urinary excretion of acid mucopolysaccharides decreases during aging[29].

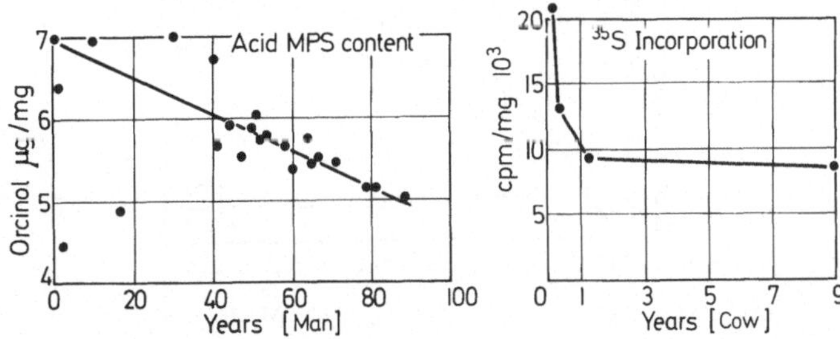

Fig. 9. Content of acid mucopolysaccharides in the aorta of people of different age and incorporation of $^{35}SO_4$ into the aorta of cows *in vitro*. [According to BOSTRÖM, H., MORETTI, A., and WHITEHOUSE, M.: Studies on the biochemistry of heart valves 1. Biochim. biophys. Acta (Amst.) **74**, 213 (1963) and CLAUSEN, B.: Influence of age on chondroitin sulphates and collagen of human aorta, myocardium and skin. Lab. Invest. **12**, 538 (1963)]

Metabolism of polysaccharides is comparatively fast. The half-time of ^{35}S-polysaccharides in skin is 9–10 days[30], the half-time of hyaluronic acid is 2,5 days. Only keratosulphate has the half-time of 120 days. During aging, the turnover of acid mucopolysaccharides measured as the uptake of $^{35}SO_4$ by the human, bovine and rat aorta *in vitro* decreases paralel with the cellularity of the tissue[31], as shown on Fig. 9. The same holds for other tissues of rats[32]. HAUSS et al. (1962) estimated the half-time of sulphated mucopolysaccharides in the skin: young rats 4,5 days, 1-year old rats 8 days.

Only DAVIDSON and SMALL (1963) described an increase of turnover of chondroitinsulphate-C in nucleus pulposus of rats during aging. The amount of mucopolysaccharides and turnover of $^{35}SO_4$ in skin increases in old animals after treatment with cysteine[33] which is a therapy prolonging the life span of rats according to HARMAN (1961) and OERIU (1964). Also the serum mucoproteins decrease after this therapy to levels found in younger animals. Since the properties of collagen do not change, this effect on mucopolysaccharides is probably an

[22] PRODI 1962, SCHILLER and DORFMAN 1960.
[23] KAPLAN and MEYER 1960, BERTELSEN and JENSEN 1960, BOAS and PETERMAN 1953, CLAUSEN 1962, DYRBYE and KIRK 1957, LAGIER and EXER 1960, LOEWI 1961, STIDWORTHY et al. 1958.
[24] PRODI 1962, BERTELSEN and JENSEN 1960, CLAUSEN 1962, LOEWI 1961.
[25] ZUGIBE 1961.   [26] BUDDECKE 1958.
[27] HRUZA et al. 1964, MILCU et al. 1961, SHETLAR et al. 1948.
[28] BOAS and PETERMAN 1953.
[29] RECHENBERGER 1960.   [30] BOSTRÖM and GARDELL 1953.
[31] DYRBYE 1959, BOSTRÖM et al. 1963, HILTZ 1963.
[32] VIOLA 1961, DZIEWIATKOWSKI 1954.   [33] HRUZA et al. 1966.

expression of the non-specific mesenchymal reaction. The resistance of cystein-treated animals to traumatic shock also increases which may be related to this non-specific effect of cysteine therapy and may be interpreted as an increase of the vitality of these animals.

c) Collagen

Collagen is a fibrous protein which differs from the other proteins by its content of hydroxyproline and hydroxylysine. Therefore, chemical estimation of the amount of collagen can easily be calculated from the estimation of hydroxyproline. The basic unit of collagen molecule, tropocollagen, is composed of 3 polypeptide chains forming a spiral. The structural rigidity of collagen is caused by:

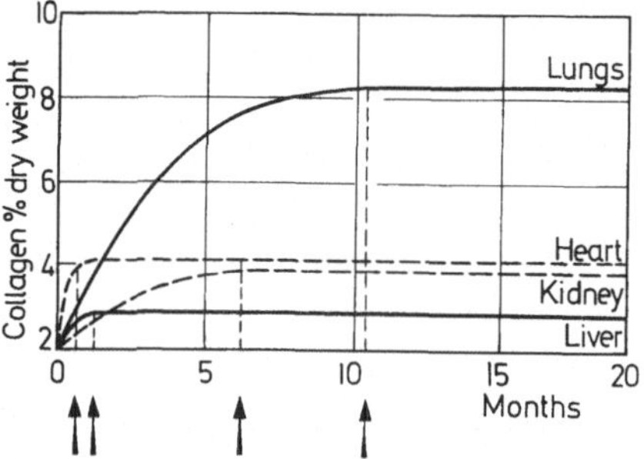

Fig. 10. Concentration of collagen in various organs during aging. [Chvapil, M., and Dejl, Z.: Some theoretical considerations on the aging of collagen. Gerontologia (Basel) **10**, 199 (1964—1965)

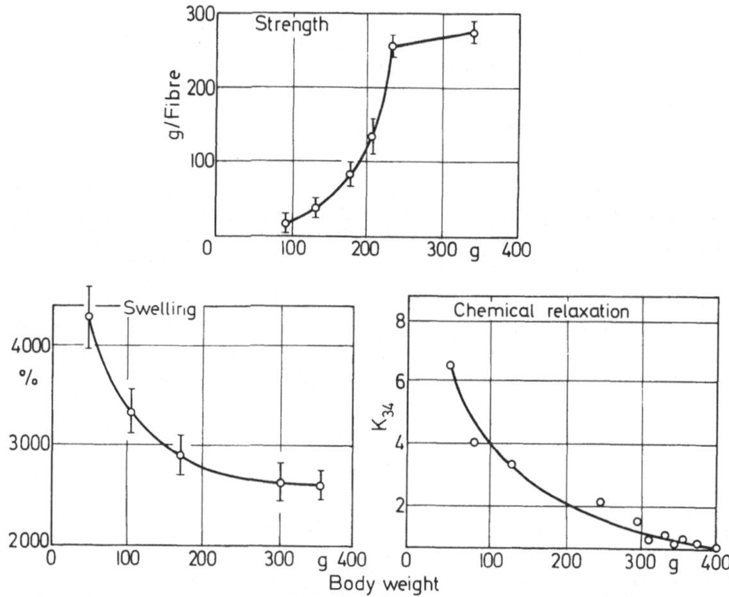

Fig. 11. Changes of tensile strength, swelling of skin and chemical relaxation of tail tendon collagen fibres in $NaClO_4$ during aging of rats. [Author's own material published in: Physiologia bohemoslovenica **10**, 290 (1961) and Gerontologia (Basel) **3**, 241 (1959)]. Swelling is expressed in % of increase of tissue weight in weak acetic acid. Chemical relaxation in expressed as a velocity constant calculated in the relaxation period from the curves in Fig. 12. Age of rats is given as body weight

the steric rigidity of cyclic aminoacids in its structure, H-bridges between the CO groups of one chain and NH group of the other chain, lyophobe contacts between the non-polar chains of amino acids, covalent and electrostatic cross-links and built in water molecules. In addition, the close relationship between the collagen molecule and mucoprotein matrix in which it is embedded and apposition of minerals especially Ca salts further contributes to the rigidity of collagen structure.

Biosynthesis of collagen does not essentially differ from biosynthesis of other proteins. The fibroblast produces the complete unit of tropocollagen which is released from the cell into the intercellular space where it polymerizes into fibrils. Polysaccharides regulate polymerization of tropocollagen.

The concentration of *collagen* in most organs increases *during aging*[34] (Fig. 10). In the very old animals, some decrease of the amount of collagen was observed which is probably connected with the decrease of body weight and prevalently catabolic processes in such animals[35]. The properties of collagen change substantially during aging. The changes in the properties of collagen can be easily measured during development. After adulthood is reached, the changes continue but their detection is less sensitive with the available techniques. However, some of the techniques can be used after modification, but they are less accurate: it is easy to estimate the difference in the age of collagen of 3 and 4 months old rats, but a difference in age of several month is necessary to detect changes in animals over 1 year old.

Elasticity and *tensile strength of collagen* depends on hydratation, mucopolysaccharide content and submicroscopic structure. Elasticity decreases and tensile strength increases during aging[36] (Fig. 11). Collagen increases its weight by about 20% by addition of water from the air. In the acid or alkaline medium, there is visible *swelling*, the weight of collagen increases several times. Swelling of collagen is explained by hydratation of the polar groups in acids and alkalis (Hofmeister's lyotropic effect) and by a difference in the osmotic pressure between the protein and medium in the neutral salt solutions (Donnans effect). Swelling of collagen decreases during aging[37] as shown on Fig. 11. Some forms of collagen are *soluble* in hot water and after cooling of the solution, gelatine is formed. The molecule of collagen was irreversibly destroyed by this treatment and the spiral chains were separated. A part of collagen ist soluble in the solution of NaCl at low temperature (neutral salt-soluble collagen), another part is acid-soluble collagen. After administration of isotopic glycine, the soluble collagen accepts the isotope very fast like soluble proteins whereas the turnover of insoluble collagen is very slow. Great portion of collagen is soluble in sodium perchlorate[38]. This fraction is similar to the fraction that is beeing solved during denaturation in hot water[39]. There is a decrease of the amount of soluble collagen during aging which was described by several authors and became a part of routine estimation of aging of collagen[40]. Also the enzymatic breakdown of collagen by collagenase decreases during aging[41].

Collagen fibres *contract* in hot water up to about $^1/_3$ of its original length. In collagen of mammals, this temperature of contraction is about 65°C. Later on the fibre relaxes again because it is beeing dissolved. The mechanisms keeping

---

[34] CHVAPIL 1967, CLAUSEN 1962, MURRAY et al. 1961, SOBEL and MARMORSTON 1956/58.
[35] HOUCK et al. 1961, KAO et al. 1960.
[36] CHVAPIL 1967, HRUZA et al. 1961, ROLLHÄUSER 1951.
[37] NAGEOTTE and GUYON 1934, HRUZA et al. 1961.
[38] HÖRMAN 1963.   [39] MEYER and VERZÁR 1959.
[40] KOHN and ROLLERSON 1959, HRUZA and HLAVACKOVA 1963, HOUCK et al. 1961, BAKERMAN 1962.
[41] KOHN and ROLLERSON 1960, HOUCK 1967.

the collagen molecule in an extended position as e.g. crystal water and cross-links are destroyed by high temperature. Similar effect as high temperature has the solution of KJ, NaClO$_4$ or urea. The *contraction temperature* increases during aging. Also contraction of the old fibre is greater if it is measured as a length of the fibre and stronger if it is measured by the weight which is necessary for prevention of contraction[42]. Contraction of the fibre is slower in older animals and relaxation is not complete[43]. Similar changes during aging were found in contraction and relaxation of the fibre in KJ[44], in sodium perchlorate[45] or in urea[46]. The techniques measuring the age of animals by contraction and relaxation of collagen fibres were later modified using more sophisticated instrumentation as e.g. the

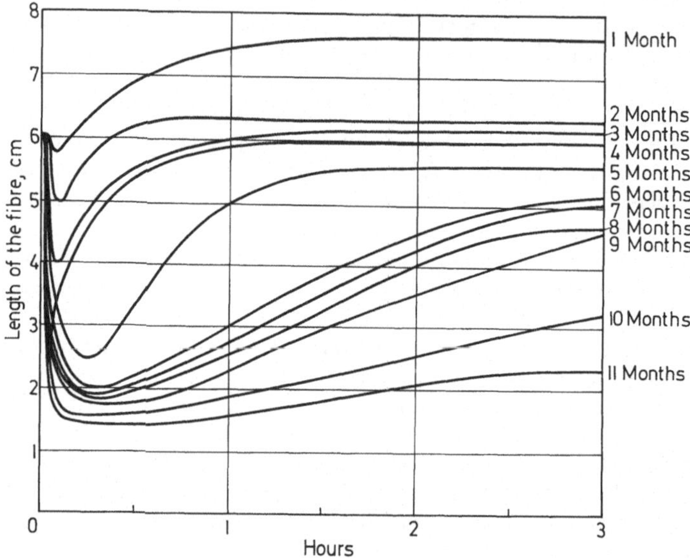

Fig. 12. Contraction and relaxation of collagen fibres in NaClO$_4$. Scales: length of the fibre and time of immersion into the solution. 1—2-months old rats, the subsequent numbers represent fibres of animals 1 month older than the previous number. Velocity constant (Fig. 11) was calculated from these curves. [Chvapil, M., and Hruza, Z.: The influence of aging and undernutrition on chemical contractility and relaxation of collagen fibres of rats. Gerontologia (Basel) **3**, 241 (1959)]

exact measurement of the strength of contraction electronically instead putting more weight to collagen fibre in order to prevent contraction. Another modification is the measurement of time after which collagen fibre completely breaks in concentrated urea solution used by Elden. The technique of contraction and relaxation of collagen fibres is one of the most often used techniques for indirect estimation of aging of collagen. Collagen fibres are usually removed from the tail of a rat or other rodent with similar tail tendon which is a small operation and can be repeated many times on the same animal. Fig. 12 shows typical contraction-relaxation curves measured in sodium perchlorate from rats of different age. Matematical calculation of the relaxation period from the same material (velocity constant) is on Fig. 11.

Aging changes in the collagen molecule can be explained, according to most investigators, by an increase of the amount of *cross-links*[47]. The amount of these

---

[42] Brown and Consden 1958, Verzar 1955, 1957. [43] Chvapil and Zahradnik 1960.
[44] Banga 1957. [45] Chvapil and Hruza 1959. [46] Hlavackova and Hruza 1964.
[47] Verzár 1951.

cross-links increases in the individual tropocollagen chains, between two tropocollagen molecules and between the collagen molecule and mucopolysaccharides. The above mentioned techniques show aging changes mostly because the amount of cross-links increases. It is possible to calculate the exact amount of cross-links if several of the above-mentioned techniques are combined. Another aging change of collagen which is also an expression of the amount of cross-links is an increase of the amount of heavier chains of collagen measured as alpha and beta fractions.

Collagen precursors have half-time only about 2 days. *Turnover of collagen* in young rats is about the same as turnover of other proteins. However, in adult rats collagen half-time is much longer, around 400 days[48]. *Elastin* is the most inert of scleroproteins. It does not swell and has different amino acid composition than collagen. Its fibres are homogenous, cross-striated and elastic. Concentration of elastin in the aorta, myocardium and lungs decreases during aging[49]. According to LANSING (1951) the amino acid composition changes during aging, old elastin is similar to collagen. However, the main problem in evaluating the data on changes in elastic tissue with age is still how the authors have defined their criteria for pure elastin[50]. The solubility, susceptibility to enzymatic breakdown, metabolism and extensibility decreases during aging[51]. Histologically, fragmentation of the elastic membrane in aorta is known in old individuals and this is probably related to the development of atherosclerosis.

Newly formed collagen which invades the polystyrene sponges implanted under the skin has the same extractibility in diluted acetic acid in animals of all ages[52] and also the scar tissue has similar properties in young and old people[53]. On the other hand, collagen from polystyrene sponges implanted to older animals is more resistant to collagenase than collagen from sponges implanted to young animals[54]. This shows that splitting by collagenase is probably more sensitive indicator of aging changes of collagen than its solubility in acid which is too artificial process with doubtfull value for conditions *in vivo*. Furthermore this would show that synthesis of collagen is not equivalent at all ages and old animals produce older collagen, the aging change beeing in the protein-forming or polymerizing system. In addition, the newly formed collagen grows old faster in older animals[55] which suggests an aging-accelerating effect of the internal environment of the old body.

According to BJÖRKSTEN (1958) and MILCH (1963) cross-linking of collagen is a consequence of the action of *"cross-linking agents"* as e.g. some aldehydes which are products of normal metabolism. SINEX (1957), KOHN and ROLLERSON (1959) and VERZÁR (1957) are of the opinion that that cross-links are caused by "denaturation" of collagen by body temperature. Although this is an inaccurate terminology, the aging changes in collagen may well be caused by temperature. It was found that the decrease of environmental temperature slows down the aging process of collagen fibres *in vitro* and the same holds *in vivo* in hibernating animals[56]. Increase of temperature of the tail alone *in vivo* speeds up its aging[57]. Undernutrition which prolongs life span of rats slows down aging of collagen taken from the tail of rats[58]. If the experiment is repeated so that the tail is kept warm at body temperature, no difference in the rate of aging can be seen after undernutrition. Blood flow was apparently decreased into the tail during undernutrition

---

[48] NEUBERGER 1960, NEUBERGER et al. 1951.
[49] CHVAPIL 1967, FABER and MOLLER-HOU 1952, LANSING et al. 1950.   [50] HALL 1969.
[51] LA BELLA 1963, KAO et al. 1961, SLACK 1964, WRIGHT et al. 1960.
[52] HRŮZA and HLAVÁČKOVÁ 1963.   [53] VERZÁR and WILLENEGGER 1961.
[54] HLAVACKOVA and HRUZA, in press.   [55] HLAVACKOVA and HRUZA 1964.
[56] HRUZA et al. 1966.   [57] HRUZA and HLAVACKOVA 1969.   [58] CHVAPIL and HRUZA 1959.

and this caused a decrease of tail temperature with the resulting slowing down of aging of collagen fibres.

It is still speculative, if the *changes in collagen* properties during aging decidingly *contribute to the general aging process* of the body. One possible effect of greater structural stability of collagen is a limitation of available energy from amino acids of collagen in emergency situations as mentioned above. The other, more important effect may be limitation of permeability of the capillaries, intercellular space and cell membranes to transport of oxygen and nutrients inside the cells because the thickness of interstitium increases. A consequence of this may be an occasional cell loss and limitation of mitotic activity of cells which cannot freely move. In collagen gels growing old *in vitro*, the diffusion coefficient decreases.

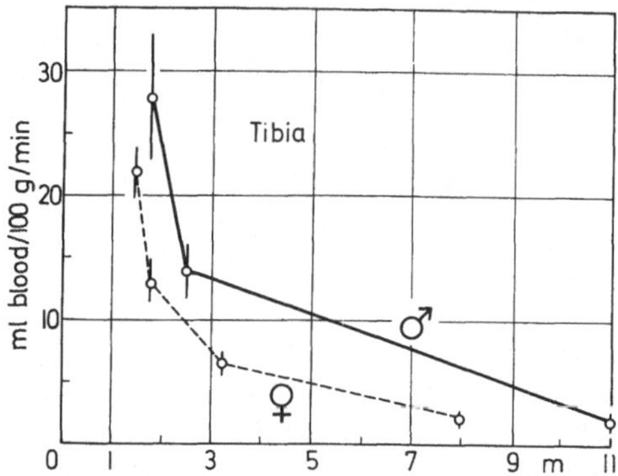

Fig. 13. Decrease of bone blood flow in rats during aging. Blood flow in ml blood/100 g of bone/min. The decrease of bone blood flow during aging is not caused by smaller physical activity because the same decrease can be seen in bone which do not have the supporting function. [Hruza, Z., and Wachtlova, M.: Diminution of bone blood flow and capillary network in rats during aging. J. Geront. **24**, 315 (1969)]

Capillary permeability is the principal aging change according to Bastai (1955). Some data in support of this theory have been brought by Duran-Reynols (1946). Other papers using iodinated albumin etc. for estimation of capillary permeability are not unanimous. In the aging erythrocytes, entry of water inside the cells is decreased and so is the mechanical and osmotic resistance of the cell membrane[59]. Aging changes in the permeability of the cell membrane was not studied sufficiently, it may differ from one substance to another[60].

The impression of morphologists is that the *amount of capillaries* is decreased during aging and the remaining capillaries are dilated or obliterated. Actual measurement of the amount of capillaries was made just in several special organs as the bones[61], fat tissue[62] and heart[63]. A decrease of the amount of capillaries was observed but the greatest change occurs up to adulthood. Later on, the changes are much less significant. Greatest decrease of the amount of capillaries during development and aging from all organs studied was found in the bones (Fig. 13).

The *fragility of capillaries* is increased in old persons[64], but this does not necessarily mean that they work less efficiently, they are just more vulnerable. Functional studies are rare. Hruza and Zweifach (1967) showed that the precapillary and arteriolar sphincters in the mesenterial capillaries in the older rats need more catecholamines for constrictions than their young controls. This is in

---

[59] Diekstein et al. 1949.   [60] Lansing 1942.   [61] Hruza and Wachtlova 1969.
[62] Pexieder 1965.   [63] Rakusan and Poupa 1964.   [64] Bertolini 1969.

agreement with the morphological observation that the capillaries are dilated. Various authors, usually with unsatisfactory techniques, showed that capillaries are less permeable in older individuals. In the experiments of BASTAI (1955) for instance the capillaries of older individuals released less fluid after histamine injection.

It appears that old cells live under *hypoxic conditions*, at least in old people: JACOBS et al. (1970) placed old psychiatric patients into hyperbaric chambers to increase the saturation of blood with oxygen. A remarkable improvement of memory and other brain functions was observed.

If the change of permeability really occurs in aging the principal mechanism of aging would be at hand but a proof of this theory is still missing.

7. Aging of Nucleic Acids

Some authors looked for cross-linking or similar changes in the molecules of nucleic acids in aging. HAHN (1964) found differences in denaturation of DNA from cells of young and old animals but this difference was bound to the presence of histone in the complex. The experiment can be interpreted so that there is perhaps an increase of intermolecular cross-links between DNA and histone during aging. It is questionable what is the physiological meaning of this phenomenon. On the other hand, the ability to form adaptive enzymes does not change during aging.

8. Changes of Water and Mineral Content during Aging

One of the most externally apparent signs of aging is drying out of the body. For information about the changes of water content in different organs during aging, Fig. 14 can be consulted. There are several reasons for this decrease of body water during aging. The amount of water-rich cells decreases and they are replaced by dense connective tissue. In the connective tissue itself, there is less ground substance during aging which has a tremendous ability to bind water. HVIDBERG and JENSEN (1959) and HVIDBERG (1960) explain the decrease of tissue water during aging by a decrease of the amount of hyaluronic acid. Actually, in the skin which has plenty of connective tissue and ground substance the amount of water decreases during aging substantially and so does the water-binding capacity of connective tissue[65]. Another reason for the decrease of body water during aging is the relative increase of the amount of fat at least to a certain age. Progressive mineralization of the vessels and other tissues is a further reason for the decrease of the amount of water during aging. The *composition of bones changes during aging* (Fig. 15). The amount of water decreases and *mineralization increases*. Also the turnover of bone mineral measured with ^{45}Ca steeply declines with aging[66]. The explanation why there is slower mineral turnover in the bones during aging is not completely clear. To a part, smaller blood supply to the bones is responsible[67]. Another reason may be that the volume of the hydroxyapatite crystals increases during aging and therefore less of the surface is exposed to the injected isotope. The third reason is that calcium penetrates into the crystal more slowly in older individuals[68].

In the arterial walls the amount of Ca increases during aging about 7×. The increase of Ca in other tissues is less marked, usually 2–4×[69]. The increased mineralization of the soft tissues during aging may have two important implica-

---

[65] ASBOE-HANSEN 1958, HALL 1961, MATSUMURA et al. 1970.
[66] HANSARD and CROWDER 1957 and many others.   [67] HRUZA and WACHTLOVA 1969.
[68] HRUZA and WACHTLOVA 1969.   [69] CARRUTHERS 1953, NATHAN and STERN 1928.

7*

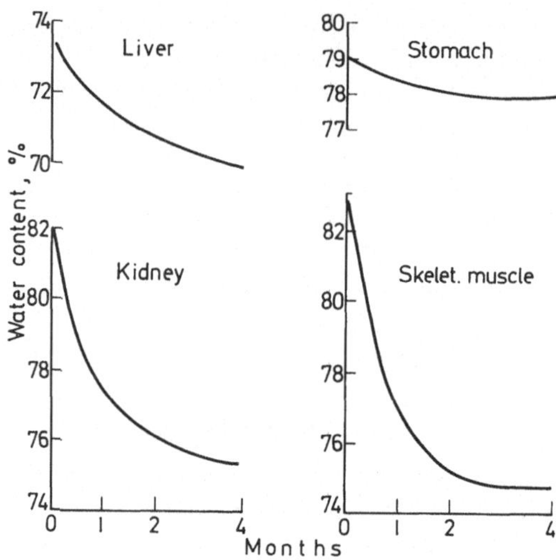

Fig. 14. Decrease of water content of various organs of rats during aging. (Own material)

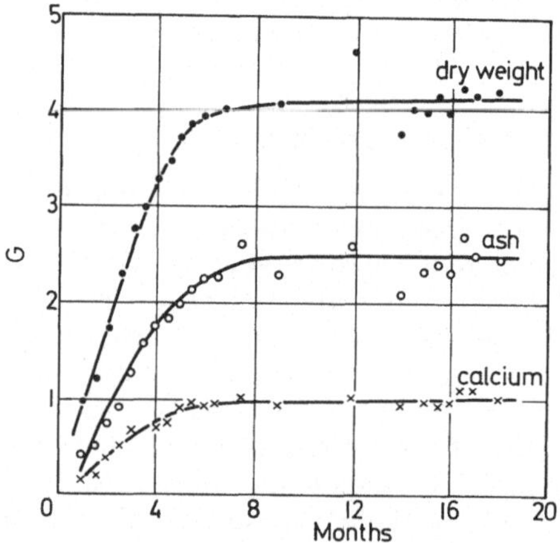

Fig. 15. Changes of composition of bones during aging in rats (Compillation of various sources including own material)

tions for the aging process. The mineral is deposited in the vessel wall and contributes to thickening of the arterial walls and limits blood supply to the tissues. It is speculated that Ca deposition may have still another, more basic importance for the aging process. According to Lansing (1942) *Ca* is bound *in the cell membrane* with ribonucleic acid (ribonuclease disrupts this connection). It can interfere with the permeability of cells and intercellular space. Heilbrunn (1956) removed Ca from the membrane of eggs of some aquatic animals and increased so the longevity of these cells. There is not only more Ca in the cells and in the intercellular space during aging but Ca in soft tissues has much slower turnover in older individuals[70]. The size of hydroxyapatite crystals in soft tissues in older individuals probably increases in soft tissues as well as in bones during aging. Deposits of Ca in soft tissues become more stable during aging and are therefore

---

[70] Owada and Oshiro 1962, Hruza et al. 1967, Hruza 1969.

less responsive to factors that would eventually remove them. In its most important location, i.e. in the arterial wall Ca is bound to elastin and collagen fibres[71]. Its presence further stabilizes collagen fibres so that they have physico-chemical stability of much older collagen. Ca probably participates in cross-linking of collagen. If Ca is removed from collagen fibres, the indirect techniques show less cross-links ("rejuvenation" *in vitro*) and addition of Ca again restores the original properties of collagen[72]. Theoretically, removal of Ca deposits from soft tissues would cause certain rejuvenation. Unfortunately, these deposits are extremely stable to any physiological influences *in vivo*. In our own experimente, we were unable to remove Ca deposits from soft tissues in rats and increase their turnover by feeding the animals with Ca-free diet for 6 months which depleted the depots of Ca in bones by about 50%. Hormones affecting general Ca metabolism do not affect Ca metabolism in soft tissues[73]. On the other hand, it is possible to increase Ca turnover in the soft tissues of old animals by parabiotic connection of young and old animals. Presence of a humoral factor in the blood of younger animals which is responsible for it can be supposed. This factor may be related to pyrophosphate[74] which prevents calcification and the amount of which variates during aging.

Paradoxically, young animals have much better ability to calcify foreign material implanted into the eys[75] or into the peritoneum[76]. This reaction is biologically useful because it belongs to the protective mechanisms of the body.

9. Deposition of Lipids during Aging

Changes in fat and cholesterol metabolism in aging. Neutral fat and cholesterol are comparatively inert materials whose amount increases during aging. The deposition of these substances is important mostly for the atherosclerotic process. Contrary to previous opinion, *fat depots* are not absolutely inert stores but have some turnover. Since the amount of fat in the body decreases during aging and so does the food intake[77] and basal oxygen consumption, the only explanation of the positive energetic balance can be a deep decrease of spontaneous activity which was described in the old paper of SLONAKER (1907). However, exact energetic balance during aging was not measured so far. Fat, once deposited in the body, cannot be easily removed in old individuals. Reactivity of fat tissue to catabolic stimulation decreases during aging as it was found e.g. for stimulation of fat catabolism by epinephrine, norepinephrine, STH, stress etc.[78]. A part of the smaller catabolism of fat tissue and aorta in aging is caused by the relative decrease of the amount of active cytoplasma in relation to the amount of fat in the cell[79] and decrease in the blood supply to the fat tissue. This is, however, not a complete explanation because the fat catabolism *in vivo* decreases also later in life (from the adulthood to old age) when further changes in the composition of fat cells do not occur. Decreased secretion of sexual hormones which facilitate fat catabolism is perhaps partly responsible for this decrease of fat catabolism[80]. The decrease of fat catabolism during aging after administration of fat-catabolising substances found in rats was also confirmed in human beeings[81].

Cholesterol is another mostly inert material the amount of which increases during aging, mostly in the arterial wall. Incorporation of H_3-cholesterol into most organs decreases during aging by about 50% both *in vivo* and *in vitro*[82].

[71] SOLOMONS and IRVING 1958, MARTIN et al. 1963.   [72] HRUZA and HLAVACKOVA 1967.
[73] HRUZA 1969.   [74] FLEISH and BISAZ 1962.   [75] URIST and MOSS 1964.
[76] HLAVACKOVA and HRUZA 1967.   [77] HARTE et al. 1948, EVERITT 1958.   [78] HRUZA 1967.
[79] JELINLOVA et al. 1965.   [80] JELINKOVA and HRUZA 1967.   [81] HRUZA 1967.
[82] HRUZA et al. 1967, HRUZA and WACHTLOVA 1969.

Also excretion of cholesterol from the body is slowed down during aging. Cholesterol excretion can be increased by thyroxine or insulin treatment and perhaps also by some hormones from the hypophysis. Decrease of secretion of these hormones is probably responsible for the slowdown of cholesterol excretion during aging. Cholesterol turnover in the tissues of older animals cannot be influenced by hormones and the only possibility how to speed it up is the parabiotic connection of the old animals with the young ones so that their circulation becomes unified. Presence of the young animal speeds up cholesterol turnover in its old parabiotic partner[83]. Serum factors are probably responsible for this, because incorporation of cholesterol into the aorta *in vitro* in the young serum is faster than in the old serum[84].

The decrease of metabolism of calcium, collagen, cholesterol and neutral fats during aging may play an important role in the aging process. All these substances form atherosclerotic depots in the arterial walls limiting so the blood supply to the organs which may then cause further atrophic changes of the cells. The aging changes of turnover of these substances may also increase the susceptibility to atherosclerosis in older age which is the main killer in older people even if its occurence is not limited to old age only. Unfortunately, experiments trying to decrease or prevent these deposits are only in the beginning.

10. Some of the Theories of Causes of Aging

There are many survey articles about theories of aging, therefore only some of them will be mentioned briefly here[85] (the books mentioned in the introduction of this chapter).

a) Wear and Tear Theory

The general idea was started by Rubner (1908) who established very close relationship between the amount of energy utilized during life and longevity. The life-span is about $30 \times$ longer in man than in mouse, yet they both spend about 700 calories per gram tissue during their whole lifespan. In poikilotherms, this relationship is very straightformward: daphnia lives 25.5 days at 20°C, 108 days at 8°C. Sceloporus undulatus lives 1 year in the warm see around Florida but 4 years around Maryland. This relationship is valid just in close related species: e.g. many birds with generally much higher metabolism live longer than mammals who have lower metabolism. Johnson et al. (1961) kept rats in cold environment. The animals increased their energy consumption and their life span was proportionately shortened. Death was not caused by additional respiratory infections but all diseases just emerged earlier. What is the cause of this wear and tear of organism is not clear. The theory offers just observations without explanation.

b) Stress Theory

Stresses accumulating during life shorten life span and man has only a limited amount of "adaption energy" to withstand stress according to Selye (1956). Jones (1956) brought additional data in favor of this theory. The theory was experimentally disproved by Curtis (1968) who injected bacterial toxins to animals for a long time but did not observe shortening of life-span.

c) Accumulation of Inert Material

as a cause of aging was elaborated mostly by Bürger (1954) who described on large human material from his clinic intra- and extracellular accumulation of inert

---

[83] Hruza 1970.   [84] Hruza et al. 1967.   [85] Grad 1959.

material (Schlackenstoffe) in vital organs during aging. Mostly tissues with slow metabolism are affected. Intracellular lipofuscin belongs to this category as well as Ca, cholesterol etc. The theory is essentially sound but there is still a proof missing that this accumulation of inert materials can seriously affect nutrition of the cells.

d) The Mutation Theory

The main defender of this theory is CURTIS (1968). Somatic cells may undergo changes by mutation so, that they produce a defective population of cells. Radiation which shortens life span increases also the amount of mutations. According to MAYNARD-SMITH (1959) the amount of mutations in the somatic cells should be much higher than in the germinal cells in order to proove this theory and this

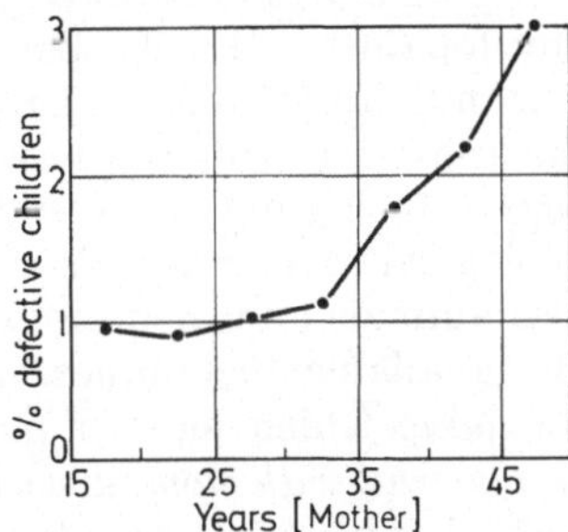

Fig. 16. Congenital malformations in children in relation to age of the mother. The scale shows relation of the amount of defective children to normal children. [Data of MURPHY, D. P.: The birth of congenitally malformed children in relation to maternal age. Ann. N.Y. Acad. Sci. **57**, 503 (1954)]

is improbable. However, the amount of damaged cells apparently increases during aging because old mothers have much greater percentage of children with congenital defects (Fig. 16). On the other hand, there is not a proof available that the old somatic cell is clearly defective. Radiation which increases the amount of somatic mutations does not change the functional abilities of the remaining cells as far as this can be measured.

e) Autoimmune Theory

of aging stresses a deleterious mutation in the antibody-producing cells causing autoimmune disturbances in the body. However, all the proofs for this theory are rather indirect, as e.g. increase of the amount of amyloid in tissues in aging and increase of gamma-globulins. Both these increases can be caused by diseases.

f) Free Radical Theory

HARMAN (1961) and OERIU (1964) showed that some of the inactivators of free radicals as mercaptopurine or cysteine prolong life span of rats and mice. However, other inhibitors of free radicals do not have this effect.

g) The Error Theory of Aging

According to this theory, alterations occur in the primary structure of DNA which are transcribed to RNA and finally translated into newly synthesized, active enzymes. If substrates accumulate in the cell, synthesis of RNA and protein may be stimulated in order to compensate for the defective enzymes[86].

---

[86] WULFF et al. 1967.

There is greater turnover of RNA in aging which may point out that protein synthesis is erroneous. However, Beauchene et al. (1970) found that increase of RNA turnover and stimulation of protein synthesis in old rats is more likely stimulated by losses of proteins in the urine in aging as described by Everitt (1958) and not by faulty protein synthesis. No proof for this theory exists at the moment.

h) Atrophy of Cells

as the main cause of aging changes as proposed by Shock (1957) and Handler (1961) can certainly explain some of the aging changes but certainly not all of them. Furthermore, this theory does not show what is the cause of cellular atrophy during aging. Other theories of aging probably do not need description on this spot. It is quite possible that aging starts in several systems and on several levels. Pathological changes that develop during the life span decrease further the vitality of the organism so that the manifestations of aging become more apparent. Several parts of different theories will probably have to be brought together to explain the complex process of growing old. Some of the missing parts, as e.g. an evidence of a changed physiological ability of cells of the old organism could not be brought about yet because animals and men die too soon before such changes become measurable with the available techniques. There are certainly at least *two lines of leading events in aging* which may or may not be interrelated. The *first one is accumulation of a material with slow turnover* in intercellular space and in the vessel walls which may obviously increase the time the nutrients need to reach the cell. Under conditions of stress this lower effectiveness of the transport system may be deciding for performance of the organism and survival of its cells. The *second* line of *events occurs in the cells*. There is cellular atrophy in aging and perhaps the *old cells are* also *defective*. Both possibilities can perhaps be explained by slowing down of the transport of nutrients if we suppose that chronic deficiency of oxygen and other nutrients can cause not only cell atrophy but also changes of cell properties which was not yet prooved. On the other hand, the changed properties of cells can influence the properties of body fluids and this can again increase the deposition of inert material causing so the vicious circle. There is some evidence that *body fluids can influence this process*. Some of the links are still missing and it is impossible to establish at this moment on the basis of available evidence which sequence of events is most probable during aging and what is the primary cause.

References

Andrew, W.: The fine structural and histochemical changes in ageing. In: The biological basis of medicine, vol. 1. New York: Academic Press 1968. — Asboe-Hansen, G.: Hormonal effects on connective tissue. Physiol. Rev. 38, 446 (1958). ~ Connective tissue. Ann. Rev. Physiol. 25, 41 (1963).

Bakerman, S.: Quantitative extraction of acid-soluble human skin collagen with age. Nature (Lond.) 196, 375 (1962). — Banga, I.: Der Effekt der schwachen Säuren auf die Rattenschwanz-Kollagenfasern von jungen und alten Tieren. Gerontologia (Basel) 1, 325 (1957). — Barrows, O. H.: Cellular metabolism and aging. Fed. Proc. 15, 954 (1956). — Bastai, P.: Die biologischen Grundlagen des Alterns. Z. Alternsforsch. 9, 3 (1955). — Beau- chene, R. E., Roeder, L. M., Barrows, C. H.: The interrelationships of age, tissue protein synthesis and proteinuria. J. Geront. 25, 358 (1970). — Bertelsen, S.: Hexosamine, hydroxy- proline and calcium levels in the intima of the human aorta as related to age and atherosclerotic changes. J. Geront. 17, 24 (1962). — Bertelsen, S., Jensen, C. E.: Physico-chemical in- vestigations on acid mucopolysaccharides in human aortic tissue. Acta pharmacol. (Kbh.) 16, 250 (1960). — Bertolini, A. M.: Gerontologic metabolism. Springfield (Ill.): Thomas 1969. — Bjorksten, J.: A common molecular basis for the aging syndrome. J. Amer. Geriat. Soc. 6, 780 (1958). — Boas, N. F., Peterman, A. F.: Effect of age, food intake and stress on plasma hexosamine levels in the rat. Proc. Soc. exp. Biol. (N.Y.) 82, 19 (1953). — Boström, H.,

GARDELL, S.: Uptake of sulphates in mucopolysaccharides esterified with sulphuric acid in the skin of adult rats after intraperitoneal injection of ^{35}S-labeled sodium sulphate. Acta chem. scand. 7, 216 (1953). — BOSTRÖM, H., MORETTI, A., WHITEHOUSE, M.: Studies on the biochemistry of heart valves. I. On the biosynthesis of mucopolysaccharides in bovine heart valves. Biochim. biophys. Acta (Amst.) 74, 213 (1963). — BROWN, P. C., CONSDEN, R.: Variation with age of shrinkage temperature of human collagen. Nature (Lond.) 181, 349 (1958). — BUDDECKE, E.: Angiochemische Alterswandlungen des Aortenbindegewebes. Verh. dtsch. Ges. Kreisl.-Forsch. 24, 143 (1958). — BUCHER, N. L. R., GLINOS, A.: The effect of age on regeneration of rat liver. Cancer Res. 10, 324 (1950). — BURGER, M.: Altern und Krankheit. Leipzig: G. Thieme 1954.

CARREL, A., EBELING, A. H.: Age and multiplication of fibroblasts. J. exp. Med. 34, 599 (1921). — CARRUTHERS, C., SUNTZEFF, V.: Biochemistry and physiology of epidermis. Physiol. Rev. 33, 229 (1953). — CHVAPIL, M.: Physiology of connective tissue. London: Butterworth 1967. — CHVAPIL, M., HRUZA, Z.: The influence of aging and undernutrition on chemical contractility and relaxation of collagen fibres in rats. Gerontologia (Basel) 3, 241 (1959). — CLAUSEN, B.: Influence of age on connective tissue. Hexosamine and hydroxyproline in human aorta, myocardium and skin. Lab. Invest. 11, 229 (1962). ~ Influence of age on chondroitin sulphates and collagen of human aorta, myocardium and skin. Lab. Invest. 11, 229 (1963). — COMFORT, A.: Ageing. The biology of senescence. New York: Holt, Rinehart and Winston 1964. — COWDRY, E. V.: Cowdry's problems of aging. Baltimore: Williams & Wilkins 1952. — CURTIS, H. J.: The nature of the aging process. In: The biological basis of medicine, vol. 1, p. 521. New York: Academic Press 1968.

DAVIDSON, A. E., SMALL, W.: Metabolism in vivo of connective tissue mucopolysaccharides. I. Chondroitinsulphate C and keratosulphate of nucleus pulposus. Biochim. biophys. Acta (Amst.) 69, 445 (1963). — DAVIS, D. E.: The survival of wild brown rats on a Maryland farm. Ecology 29, 437 (1948). — DURAN-REYNOLS, F.: Age and infection. J. Geront. 1, 358 (1946). — DYRBYE, M.: Studies on the metabolism of the mucopolysaccharides of human arterial tissue by means of ^{35}S with special reference to changes related to age. J. Geront. 14, 32 (1959). — DYRBYE, M., KIRK, J. E.: Mucopolysaccharides of human arterial tissue I. Isolation of MPS material. J. Geront. 12, 20 (1957). — DZIEWIATKOWSKI, D. D.: Effect of age on some aspects of sulphate metabolism in the rat. J. exp. Med. 99, 283 (1954).

EVERITT, A. V.: The changes in food and water consumption and in feces and urine production in ageing male rats. Gerontologia (Basel) 2, 21 (1958).

FABER, M., MÖLLER-HOU, G.: The human aorta. V. Collagen and elastin in the normal and hypertensive aorta. Acta pathol. microbiol. scand. 31, 377 (1952). — FLEISCH, H., BISAZ, S.: Isolation from urine of pyrophosphate, a calcification inhibitor. Amer. J. Physiol. 203, 671 (1962). — FLETCHER, M. J., SANADI, D. R.: Turnover of rat-liver mitochondria. Biochem. biophys. Acta (Amst.) 51, 356 (1961).

GOULD, B. S.: Treatise on collagen, vol. 2, Biology of collagen. New York: Academic Press 1968. — GRAD, B.: Theories of aging. Excerpta med. (Amst.), Sect. XX, 2, 233 (1959). — GRASSMANN, W.: Kollagen und Bindegewebe. Svens. kem. Tidskr. 72, 275 (1960). — GROEN, J.: General physiology of aging. Proc. 4th Gerontol. Congr., Merano (1957). — GROSS, J.: Collagen. Sci. Amer. 204, 121 (1961).

HAHN, H. P.: Age-related alterations in the structure of DNA 2. The role of histones. Gerontologia (Basel) 10, 174 (1964). — HALL, D. A.: Connective tissues. In: S. BAKERMAN, Aging life processes, p. 79. Springfield, Ill.: Thomas 1969. — HALL, M. C.: Comparative examination of the physical character of ground substance by means of gelatinous bullae. Canad. J. Biochem. 39, 915 (1961). — HANDLER, P.: Biochemical considerations of relationships between the effects of time and radiation on living systems. Fed. Proc. 20, 8 (1961). — HANSARD, S. L., CROWDER, H. M.: The physiological behavior of calcium in the rat. J. Nutr. 62, 325 (1957). — HARKNESS, R. D.: Biological functions of collagen. Biol. Rev. 36, 399 (1961). — HARMAN, D.: Prolongation of normal lifespan and inhibition of spontaneous cancer by antioxydants. J. Geront. 16, 247 (1961). — HARTE, R. A., TRAVERS, J. J., SARICH, P.: Voluntary caloric intake of the growing rat. J. Nutr. 36, 667 (1948). — HAUSS, W. H., JUNGE-HÜLSING, G., HOLLANDER, H. J.: Changes in metabolism of connective tissue associated with aging and arterio- or atherosclerosis. J. Atheroscler. Res. 2, 50 (1962). — HAYFLICK, L.: Senescence and cultured cells. In: SHOCK, Perspectives in experimental gerontology, p. 195. Springfield, Ill.: Ch. C. Thomas 1966. — HEILBRUNN, L. V.: Cellular physiology and aging. Fed. Proc. 15, 948 (1956). — HILTZ, H., ERICH, C., GLAUBITT, D.: Veränderungen von Zelldichte und Polysaccharidstoffwechsel im alternden Bindegewebe. Klin. Wschr. 41, 332 (1963). — HLAVÁČKOVÁ, V.: Stárnutí vaziva (Aging of connective tissue). Čs. Fysiol. 14, 126 (1965). — HLAVÁČKOVÁ, V., HRŮZA, Z.: The role of mucopolysaccharides in the mechanism of contraction of collagen fibres in rats of various age. Gerontologia (Basel) 9, 84 (1964). ~ Ageing of sponge-biopsy connective tissue. Gerontologia (Basel) 9, 78 (1964). ~ Ectopic calcification in young and adult rats. Exp. Geront. 2, 209 (1967). — HÖRMAN, H.: Zur biologischen Entwicklung des Kollagens: Einfluß der zunehmenden Verfestigung auf das physikalische, chemische und biochemische Verhalten des Kollagens. Beitr. Silikose-Forsch. 5, 205 (1963). — Houck, J. C., Angelo, L. de, Jacob, R. A.: Connective tissue III. Dermal chemical response to age. Proc. Soc. exp. Biol. (N.Y.) 107, 280 (1961). — Houck, J. C., Hesse, C. de, Jacob, R.: The effect of ageing upon collagen catabolism. In: Symp. Soc. exp. Biol. 21, 403 (1967). — Hrachovec, J. P.: Amino acid incorporation by liver microsomes from rats of different age. Gerontologist 8, No 3, 10 (1968). — Hrůza, Z.: Changes in lipid metabolism with aging. In: Symp. Soc. exp. Biol. 21, 375 (1967). ~ Decrease of calcium turnover in soft tissues during aging. Exp. Geront. 4, 251 (1969). ~ Increase of cholesterol turnover of old rats connected by parabiosis with young rats. Exp. Geront. 5, 103 (1970). — Hrůza, Z., Babicky, A., Hlavackova, V.: Binding of cholesterol to the rat aorta and collagen fibres during aging and atherosclerosis in vitro. Exp. Geront. 2, 101 (1967). — Hrůza, Z., Chvapil, M.: Collagen characteristics in the skin, tail tendon and lungs in experimental atherosclerosis in the rat. Physiol. bohemoslov. 11, 423 (1962). — Hrůza, Z., Chvapil, M., Kobrle, V.: The effect of aging and castration on the tensile strength, elasticity and swelling of rat collagen fibres. Physiol. bohemoslov. 10, 290 (1961). — Hrůza, Z., Hlaváčková, V.: The characteristics of newly formed collagen during aging. Gerontologia (Basel) 7, 221 (1963). ~ Effect of decalcification on collagen aging in rats. Gerontologia (Basel) 13, 246 (1967). ~ Effect of environmental temperature and undernutrition on collagen aging. Exp. Geront. 4, 169 (1969). — Hrůza, Z., Hlaváčková, V., Babický, A.: The effect of cysteine and cholic acid on age. Exp. Geront. 2, 9 (1966). ~ Age differences in binding of Ca in collagen fibres in vitro. Exp. Geront. 2, 191 (1967). — Hrůza, Z., Hlavackova, V., Neuwirt, J.: Serum mucoproteins following stress in young and old rats. Exp. Geront. 1, 133 (1965). — Hrůza, Z., Vrzalová, Z., Hlaváčková, V., Hrabalová, Z.: The effect of cooling on the speed of aging of collagen in vitro and in hibernation in fat dormouse. Exp. Geront. 2, 29 (1966). — Hrůza, Z., Wachtlová, M.: Diminution of bone blood flow and bone capillary network in rats during aging. J. Geront. 24, 315 (1969a). ~ Decrease of cholesterol turnover in old rats. Exp. Geront. 4, 245 (1969b). — Hrůza, Z., Zweifach, B. W.: Effect of aging on vascular reactivity to catecholamines in rats. J. Geront. 22, 469 (1967). — Hvidberg, E.: Growth and the connective tissue ground substance. Acta pharmacol. (Kbh.) 16, 55 (1959).

Jackson, D. S.: Connective tissue growth stimulated by caragenin. I. The formation and removal of collagen. Biochem. J. 65, 277 (1957). — Jacobs, E. A., Small, S. M., Alvis, H. A.: Effect of hyperbaric oxygen on cognition in aged males. Gerontologist 10, No 3, 29 (1970). — Jelinkova, M., Hruza, Z.: The influence of endocrine factors on the decreased reactivity of adipose tissue to epinephrine in old rats. Physiol. bohemoslov. 16, 48 (1967). — Johnson, H. D., Kintner, L. D., Kibler, H. H.: J. Geront. 18, 29 (1961) (qoted acc. to Curtis 1968). — Jones, H. B.: A special consideration of the aging process, disease and life expectancy. Advanc. biol. med. Phys. 4, 281 (1956).

Kao, K. T., Hilker, D. M., McGavack, T. H.: Connective tissue 5. Comparison of synthesis and turnover of collagen and elastin in tissues of rats at several ages. Proc. Soc. exp. Biol. (N.Y.) 106, 335 (1961). — Kao, K. T., Schwartz, J. H., Carleton, R. T., McGavack, T. H.: Connective tissue 2. Effect of age and sex upon lipid composition of tissues of rat. Proc. Soc. exp. Biol. (N.Y.) 103, 666 (1960). — Kaplan, D., Meyer, K.: Mucopolysaccharides of aorta at various ages. Proc. Soc. exp. Biol. (N.Y.) 105, 78 (1960). — Kirk, J. E.: Mucopolysaccharides of arterial tissue. In: A. I. Lansing, The arterial wall, p. 161. Baltimore 1959. — Kohn, R. R., Rollerson, E.: Effect of age and heat on human collagenous tissue. Arch. Path. 68, 316 (1959). ~ Aging of human collagen in relation to susceptibility to the action of collagenase. J. Geront. 15, 10 (1960). — Korenchevski, V.: Physiological and pathological aging. Basel: Karger 1961.

La Bella, F. S.: The structure of human aortic elastin as influenced by age. J. Geront. 18, 2 (1963). — Lagier, R., Exer, B.: Étude de la composition chimique de tissus humains de nature conjonctive en rapport avec l'âge: derme et aponévrose de la paroi abdominale, tendon d'Achille. Gerontologia (Basel) 4, 39 (1960). — Lansing, A. I.: Some effects of hydrogen ion concentration, total salt concentration, calcium and citrate on longevity and fecundity of the rotifer. J. exp. Zool. 91, 195 (1942). — Lansing, A. I., Roberts, E., Ramasarma, G. B., Rosenthal, T. B., Alex, M.: Changes in amino acid composition of arterial elastin with age. Proc. Soc. exp. Biol. (N.Y.) 76, 714 (1951). — Lansing, A. I., Rosenthal, T. B., Alex, M., Dempsey, E. W.: Significance of medial age changes in the human pulmonary artery. J. Geront. 5, 211 (1950). — Lefford, F.: The effect of donor age on the emigration of cells from chick embryo explants in vitro. Exp. Cell Res. 35, 557 (1964). — Loewi, G.: The acid mucopolysaccharides of human skin. Biochem. biophys. Acta (Amst.) 52, 435 (1961). — Lorenzen, I.: Repair processes in the arterial tissue. Biochemical alterations in rabbit aorta induced by norepinephrine. Circulat. Res. 12, 449 (1963).

Martin, G. R., Schiffmann, E., Bladen, H. A., Nylen, M.: Chemical and morphological studies on the in vitro calcification of aorta. J. Cell Biol. 16, 243 (1963). — Matsumura, I.,

TORII, S., WHITE, H. J., TANAKA, K.: Changes in the water-binding capacity and acid mucopolysaccharide content with aging in the rat skin. J. Geront. **26**, 386 (1971). — MAYNARD-SMITH, J.: The causes of aging. Nature (Lond.) **184**, 956 (1959). — McGAVACK, T. H., KAO, K. T.: The influence of age and sex on the soluble collagen, insoluble collagen and elastin of rat tissues. Exp. Med. Surg. **18**, 104 (1960). ~ Aging in connective tissue: a dynamic process. J. Amer. Geriat. Soc. **11**, 1024 (1963). — MEYER, A., VERZÁR, F.: Altersveränderung der Hydroxyprolin-Abgabe bei der thermischen Kontraktion von Kollagenfasern. Gerontologia (Basel) **3**, 184 (1959). — MICHL, J.: Metabolism of tissue cultures *in vitro*. Exp. Cell Res. **23**, 321 (1961). — MICHL, J., SOUKUPOVÁ, M., HOLEČKOVÁ, E.: Ageing of cells in cell and tissue culture. Exp. Geront. **3**, 129 (1968). — MILCU, S. M., SPANDONIZE, T., MIHAIESCU, C., MIHAIESCU, E.: Investigation on the glycoprotein compounds in the blood and urine as related to age and thyroid syndromes. Geront. clin. (Basel) **3**, 27 (1961). — MURRAY, D. H., WATTS, W. R., RING, J. R.: Hexosamine and hydroxyproline concentration in skin and buccal mucosa of an aging rat population. J. Geront. **16**, 17 (1961).

NAGEOTTE, J., GUYON, L.: Les properties physico-chimiques du collagène et leurs consequences morphologiques. C. R. Acad. Sci. (Paris) **29**, 408 (1934). — NATHAN, E., STERN, F.: Über den Mineralgehalt der Haut unter normalen und pathologischen Verhältnissen. 11. Über den Kalium-Kalzium- und Wassergehalt der normalen Menschenhaut. Derm. Z. **54**, 14 (1928). — NEUBERGER, A.: The metabolism of collagen in mammals. Arzneimittel-Forsch. **10**, 390 (1960). — NEUBERGER, A., PERRONE, J. C., SLACK, H. G. B.: The relative metabolic inertia of tendon collagen in the rat. Biochem. J. **49**, 199 (1951). — DU NOUŸ, L.: Biological time. London: Methuen 1936.

OERIU, S.: Proteins in development and senescence. In: STREHLER, B., Advances in gerontological research, p. 23. New York: Academic Press 1964. — ORISHIGE, K.: The age differences in the responsiveness of lymphatic tissue after administration of hydrocortisone. J. Geront. **25**, 236 (1970). — OWADA, K., OSHIRO, N.: Studies on ^{45}Ca turnover rate in blood of old age. Osaka Cy med. J. **8**, 121 (1962).

PEXIEDER, T.: Age changes in vascularization of the adipose tissue in rats. Exp. Geront. **1**, 95 (1965). — PRODI, G.: The biochemical alterations of the acid polysaccharides of the skin of various ages. G. Geront. **10**, 821 (1962).

RAKUSAN, K., POUPA, O.: Capillaries and muscle fibres in the heart of old rats. Gerontologia (Basel) **9**, 107 (1964). — RAMACHANDRAN, G. N.: Aspects of protein structure. New York: Academic Press 1963. — RECHENBERGER, J.: Zur alters- und geschlechtsdifferenten Ausscheidung saurer Mukopolysachariden im Harn. Z. Alternsforsch. **14**, 314 (1960). — ROLLHÄUSER, H.: Die Zugfestigkeit der menschlichen Haut. Morph. Jb. **90**, 249 (1951). — ROSEMAN, S.: Metabolism of connective tissue. Ann. Rev. Biochem. **28**, 545 (1959). — ROSS, M. H., ELY, J. O.: Ageing and enzyme activity. J. Franklin Inst. **250**, 63 (1954). — RUBNER, M.: Probleme des Wachstums und der Lebensdauer. Mitt. Ges. inn. Med. Wien **7**, 58 (1908). — RUDZINSKA, M. A.: Overfeeding and life-span in Tokophrya infusionum. J. Geront. **7**, 544 (1952). ~ The influence of starvation and overfeeding on the fine structure of "Tokophrya infusionum" as revealed by electrone microscopy. 4th Internat. Gerontol. Congr., Merano (1957). — RUGARLI, C., CANTALAMESSA, L., MOSNA, S., VALINO, F.: Mucopolysacharides of aortic arch in aging. G. Geront. **10**, 189 (1962).

SCHILLER, S., DORFMAN, A.: Effect of age on the heparin content of rat skin. Nature (Lond.) **185**, 111 (1960). — SELYE, H.: The stress of life. New York: McGraw-Hill 1956. — SHARAV, Y., MASSLER, M.: Age changes in oral epithelium. Progenitor population, synthesis index and tissue turnover. Exp. Cell Res. **47**, 132 (1964). — SHETLAR, M. R., FOSTER, J. V., KELLY, K. H., EVERETT, M. R.: Serum polysaccharides in the normal state. Proc. Soc. exp. Biol. (N.Y.) **69**, 507 (1948). — SHETLAR, M. R., MASTERS, Y. F.: Effect of age on polysaccharide composition of cartilage. Proc. Soc. exp. Biol. (N.Y.) **90**, 31 (1955). — SHOCK, N. W.: Age changes in some physiological processes. Geriatrics **12**, 40 (1957). — SINEX, F. M.: Aging and the liability of irreplaceble molecules. J. Geront. **12**, 190 (1957). ~ The role of collagen in aging. In: B. S. GOULD, Treatise on collagen, vol. 2, p. 410. New York: Academic Press 1968. — SLACK, H. C. B.: Metabolism of the elastin in the adult rat. Nature (Lond.) **174**, 512 (1954). — SLONAKER, J. R.: The normal activity of the white rat at different ages. J. comp. Neurol. **17**, 342 (1907). — SOBEL, H., MARMORSTON, J.: The possible role of the gel-fiber ratio of connective tissue in the aging process. J. Geront. **11**, 1 (1956). ~ Hormonal influences upon connective tissue changes of aging. Recent Progr. Hormone Res. **14**, 457 (1958). — SOLOMONS, C. C., IRVING, J. T.: Studies in calcification. The reaction of some hard- and soft-tissue collagens with 1-fluoro-2:4 dinitrobenzene. Biochem. J. **68**, 499 (1958). — SOUKUPOVÁ, M., HNĚVKOVSKÝ, P., CHVAPIL, M., HRŮZA, Z.: Effect of collagenase on the behaviour of cells from young and old donors in culture. Exp. Geront. **3**, 135 (1968). — SOUKUPOVÁ, M., HOLEČKOVÁ, E.: The latent period of explanted organs of newborn, adult and senile rats. Exp. Cell Res. **33**, 361 (1964). — STIDWORTHY, G., MASTERS, J., SHETLAR, M. R.: The effect of aging on mucopolysaccharide composition of human costal cartilage as measured by hexosamine and uronic acid content. J. Geront. **13**, 10 (1958). — Strehler, B. L.: Time, cells and aging. New York: Academic Press 1963. — Sullivan, F. J., Bender, A. D., Horvath, S. M.: The aging cell. J. Amer. Geriat. Soc. **11**, 923 (1963). — Sulkin, N. M., Srivanij, P.: The experimental production of senile pigments in the nerve cells of young rats. J. Geront. **15**, 2 (1960).

Urist, M. R., Moss, M. J., Adams, J. M.: Calcification of tendon. Arch. Path. **77**, 594 (1964).

Verzár, F.: Veränderungen der thermoelastischen Kontraktion von Sehnenfasern im Alter. Helv. physiol. Acta **13**, 64 (1955). ~ The ageing of connective tissue. Gerontologia (Basel) **1**, 363 (1957). — Verzár, F., Hügin, F.: Einfluß des Alters auf die Entwicklung der Arbeitshypertrophie von Organen. Kompensatorische Hypertrophie der Niere und Nebenniere. Acta anat. (Basel) **30**, 918 (1957). — Verzár, F., Willenegger, H.: Das Altern des Kollagens in der Haut und Narben. Schweiz. med. Wschr. **41**, 1234 (1961). — Viidik, A.: The aging of collagen as reflected by physical properties. Thule internatl. symposia. Aging of connective and skeletal tissue, p. 125. Stockholm: Nordiska bokhandlen forlag 1969. — Viola, S.: Aging changes in connective tissue, observations in white rats by means of ^{35}S. J. Geront. **9**, 249 (1961). — Vogt, C., Vogt, O.: Age changes in neurones. Nature (Lond.) **158**, 304 (1946).

Wright, E. T., Sobel, H., Nelson, N. H.: Hexosamine-collagen ratio of skin biopsies in patients receiving synthetic corticosteroids. Proc. Soc. exp. Biol. (N.Y.) **103**, 117 (1960). — Wulff, V. J., Samis, H. V., Falzone, J. A., Jr.: The metabolism of ribonucleic acid in young and old rodents. In: B. L. Strehler (ed.), Advances in gerontological research, vol. 2, p. 37. New York: Academic Press 1967.

Zugibe, F. T.: Relationship between the chondroitin sulphates and collagen in human arteries with aging. J. Geront. **16**, 392 (1961).

Die Biochemie der Alterung

Von

G. Ruhenstroth-Bauer, München

Einführung

Seit altersher hat den Menschen die Frage nach der Ursache des Alterns bedrängt und ihn zu den verschiedensten Erklärungsversuchen geführt[1], aber keine jener Theorien hat der kritischen Analyse standgehalten. Im folgenden wird versucht, vorläufige Elemente eines naturwissenschaftlichen Lösungsversuchs dieses Problems zusammenzutragen im Bewußtsein, daß über die Grenzen einer solchen Lösung heute keine endgültige Antwort gegeben werden kann.

Alterung kommt nur bei „konkreten Systemen" vor. Unter *System* wird ganz allgemein eine Gruppe von Elementen verstanden, die untereinander in geordneten Beziehungen stehen[2]. *Organismen* gehören zu den konkreten Systemen. Diese sind dadurch gekennzeichnet, daß ihre Elemente („Subsysteme") aus einer überstatistischen Anhäufung und Anordnung von Materie bzw. Energie bestehen[3]. Für die Definition der *lebenden Systeme* sind zwei vielfach gekoppelte Kriterien entscheidend: erstens die identische Reduplikation im weitesten Sinn des Wortes und zweitens der Stoffwechsel, der die spezifischen räumlichen Anordnungen der Teile und die spezifischen zeitlichen Abläufe in diesen Systemen regelt.

Der Stoffwechsel, wahrscheinlich aber auch die identische Reduplikation und die Beziehung der Subsysteme untereinander sind bei allen lebenden Systemen mit Veränderungen verbunden, die als *Alterung* zusammengefaßt werden. Darunter sollen in Analogie zu dem allgemeinen naturwissenschaftlichen Alterungsbegriff alle irreversiblen, nicht pathologischen Veränderungen innerhalb biologischer Systeme während der ganzen Lebensdauer dieser Systeme verstanden werden. Unter *Altern* im engeren Sinn verstehen wir dagegen die zum Tode führende Endphase der Alterung eines Organismus. Es sei darauf hingewiesen, daß die beiden Begriffe Alterung und Altern in anderen Beiträgen dieses Handbuchs z.T. in anderem Sinne verwendet werden. Ich halte aber diese begriffliche Unterscheidung sowohl aus theoretischen wie pragmatischen Gründen für nötig. „Alterung" entspricht im angloamerikanischen Sprachgebrauch etwa dem Begriff „aging", während „Altern" im Begriff „senescence" enthalten ist. In ähnlicher Weise wurde auch von „primärer" und „sekundärer" Alterung gesprochen[4].

Diese Definition von Alterung setzt u.a. zweierlei voraus: 1. Die Vorgänge der Alterung eines Organismus als solche sind irreversibel. 2. Nicht-pathologische Vorgänge lassen sich von pathologischen abgrenzen.

ad 1. Alle bisherigen experimentellen Daten sprechen dafür, daß sich zwar die Geschwindigkeit der Alterung von Organismen beschleunigen oder verlangsamen, nicht aber umkehren läßt, d.h. daß sich ein bestimmter Organismus nicht von sich selbst aus verjüngen kann. Dies schließt allerdings nicht aus, daß es unter

<hr>

[1] Grant 1963.   [2] Miller 1965.   [3] Miller 1965.   [4] Sorokin 1964.

der Einwirkung äußerer Faktoren auf einen Organismus zu einer Verjüngung kommen könnte.

Die Irreversibilität der Alterungsvorgänge würde die Erhaltung höher organisierten Lebens verhindert haben, hätte die Natur nicht den genauso großartigen wie in dieser Hinsicht noch völlig rätselhaften Vorgang der Zellteilung erfunden, bei der es zur Wiederherstellung des thermodynamischen Ausgangszustandes kommt. Erst damit wurde das Leben höher organisierter Systeme ermöglicht.

Das Problem der Alterung spielt wahrscheinlich schon bei der Entstehung des Lebens eine wesentliche Rolle. Wenn die Annahme richtig ist, daß Leben als ein Regelkreis von Nucleinsäuren und Proteinen begonnen hat, so waren physikalisch-chemische Umweltverhältnisse, die möglichst wenig Anlässe zu irreversiblen Änderungen innerhalb dieses Regelkreises gaben, entscheidend für seine Erhaltung. Das Problem der Alterung lebender Systeme ist jedoch im Laufe der Evolution, bei der die Aufrechterhaltung einer immer größeren Zahl vermaschter Regelkreise mehr und mehr unwahrscheinlich wurde, immer komplexer geworden.

ad 2. Das Gegensatzpaar „gesund" und „krank" gehört zu den injunktiven Begriffen, die zwar in ihrem Kernbereich klar erkennbar, nicht dagegen gegeneinander scharf abgrenzbar sind. Deshalb kann begrifflich nur in klaren Fällen zwischen *physiologischer* Alterung und *pathologischer* Veränderung, die ebenfalls zu einer Verkürzung der Lebensdauer von biologischen Systemen führen können, unterschieden werden, in Grenzfällen dagegen kommt es zu Überschneidungen. Trotzdem halten wir die Unterscheidung aus pragmatischen Gründen für notwendig.

Bei *Einzellern* führen Alterungsveränderungen unter adäquaten Umweltbedingungen zur Zellteilung. Der zeitliche Abstand zwischen zwei Teilungen wird als Lebens- oder Generationsdauer des Individuums bezeichnet. Man kann aber beim Abschluß eines solchen Cyclus nicht von einem „Tod" der betreffenden Zelle, sondern nur von ihrem Ende sprechen. Ein wirklicher Tod, d.h. ein echtes Altern, ist bei zahlreichen Einzellern nur die Folge der Alterung in einer inadäquaten Umwelt, wenn es auch Einzeller gibt, die auch in physiologischer Umwelt altern und absterben können. Andererseits gibt es unter den Vielzellern niedrig organisierte Lebewesen, bei denen es nicht zu einem individuellen Untergang kommen muß, da sie zu einem Ersatz „alter" Zellen befähigt sind. Diese Individuen erhalten ihre Art durch Reduplikation, sei es des gesamten Organismus wie bei den Einzellern, sei es durch Ersatz einzelner Zellen. Einen individuellen Tod erfahren diese niedrigen Vielzeller so wie viele Einzeller, abgesehen von Letalmutationen, nur durch zerstörende, d.h. pathologische Umwelteinflüsse.

Erst bei höher organisierten *Vielzellern* steht am Ende des Alterungsvorganges immer der individuelle Tod. Zwar besitzen auch diese Organismen eine hochspezialisierte Fähigkeit zur identischen Reduplikation in bestimmten cellulären wie subcellulären Bereichen, sie sind aber von sich aus nicht mehr in der Lage, einzelne fortschreitende und irreversible Veränderungen in anderen Teilsystemen ihres Organismus zu verhindern. Die Erhaltung der Art kann daher bei ihnen nur durch spezifische Reproduktionssysteme gewährleistet werden.

Entsprechend der Mehrschichtigkeit des Alterungsbegriffs sind auch die biochemischen Aspekte der Alterung je nach Art der Organismen verschieden. Im folgenden sollen im Teil A eine Reihe biochemischer Befunde der alterungsbedingten Zustandsänderungen bei Einzellern kurz dargestellt werden. Im Teil B werden Beispiele für biochemische Abläufe bei der Alterung von Einzelzellen von Metazoen als solche (B a) und die Veränderungen einzelner Organsysteme in Beziehung zur Organismusalterung (B b) getrennt betrachtet werden. Schließlich (C) werden noch einige theoretische Überlegungen über die Alterung bzw. das

Altern angestellt. Bei der notwendigen Auswahl der biochemischen Befunde bei der Alterung wurden Beispiele ausgesucht, die für die grundsätzliche Frage physiologischer und pathologischer Alternsveränderungen im medizinischen Bereich besondere Bedeutung haben.

A. Einzeller

Ein wesentlicher Teil der neueren Kenntnisse über die biochemischen Vorgänge bei der Alterung von Einzellern stammen aus Untersuchungen an Bakterien, hier läßt sich auch der Unterschied zwischen Alterung und Altern besonders klar zeigen.

Das Zellwachstum und die Zelldifferenzierung werden von genetischen Faktoren der Zellen beherrscht, sie sind aber auch abhängig von der chemisch-physikalischen Umwelt. Zur chemischen Umwelt gehören vor allem die Energiequellen, zur physikalischen z.B. die Temperatur[5] oder das pH der Umgebung.

Unter „Lebensdauer" von Bakterien, also der Zeit, innerhalb der die physiologische Alterung stattfindet, soll, wie oben dargestellt, ihre Generationszeit verstanden werden. Alle Einwirkungen innerhalb einer adäquaten Umwelt, die die Generationsdauer verkürzen, beschleunigen demnach die physiologische Alterung und umgekehrt. Ein vermehrtes Angebot an einzelnen Bausteinen muß nicht notwendig zu einer Verkürzung der Generationsdauer der Zellen führen, da offenbar Kontrollmechanismen existieren, die die Syntheseleistungen der Bakterien balancieren. Diese Mechanismen führen bei einer Reihe darauf untersuchter Bakterienpopulationen zu einer Normalverteilung der Generationszeit. Die Korrelation der Generationszeiten von Geschwisterbakterien ist hoch, jene zwischen Eltern und Kindern dagegen wesentlich niedriger. Demnach erben Bakterien, die unter konstanten Bedingungen gehalten werden, nur in der F_1-Generation eine gut übereinstimmende Generationszeit[6].

Neben physiologischen gibt es aber unphysiologische Veränderungen der Umwelt, wie etwa Nahrungsmangel u.ä. Diese führen schließlich zu einem unphysiologischen Altern des Bacteriums, d.h. zum Zelltod. Damit wird aus dem offenen System der lebenden Zelle ein geschlossenes. Im folgenden Abschnitt wird dementsprechend 1. die Zellalterung von Einzellern unter physiologischen und 2. unter unphysiologischen, d.h. pathologischen Bedingungen besprochen.

1. Physiologische Alterung

Bei Bakterien wird die physiologische Lebenszeit von der *Wachstumsintensität* bestimmt. Bei der Umstellung von einem Milieu in ein anderes, reichhaltigeres, werden verschiedene Teilsysteme der Bakterien verschieden beeinflußt, wobei sich oft nach einer anfänglichen Wachstumsverlangsamung ein neuer Gleichgewichtszustand mit einer schnellen Generationsfolge einstellt. Zum Verständnis dieser und ähnlicher Beobachtungen sei zuerst der Wachstumsmechanismus von Bakterien skizziert.

Das Wachstum von Bakterien benötigt eine große Zahl von Fermenten für die Synthese und den Zusammenbau der Einzelteile. Deren Aufbau untersteht einer genetischen Kontrolle. Die Gene, die die Informationen einer bestimmten Zellleistung in Form des Desoxyribonucleinsäurecodes enthalten, transkribieren die Informationen auf die m-Ribonucleinsäuren. Diese lagern sich an Ribosomen an und bilden so die Matrizen für den Aufbau der entsprechenden Fermente. Bei der Fermentsynthese werden die an t-Ribonucleinsäuren gebundenen Aminosäuren in

---

[5] Kubitschek 1962.   [6] Kubitschek 1962.

einer der Ausgangsinformation entsprechenden Reihenfolge aneinandergeheftet. Dieser Vorgang heißt Translation. Die gebildeten Fermente ihrerseits üben ihre charakteristischen synthetischen oder sonstigen Leistungen aus, so z.B. den Aufbau einer bestimmten chemischen Bindung.

Zwischen den einzelnen Schritten vom Gen bis zum Endprodukt können zahlreiche hemmende oder aktivierende Beziehungen herrschen. So kann z.B. das Endprodukt einer fermentativen Leistung eine spezifische reprimierende Aktivität auf die Informationsübertragungskette besitzen, entweder auf die Syntheserate oder -leistung der m-RNS, also auf die Transkription, oder auf die Translation, oder auf die Fermentaktivität selbst. Damit läßt sich z.B. die gelegentliche Verminderung des Wachstums von Bakterien[7] durch Zugabe einer bestimmten für das Wachstum nötigen Substanz erklären: ein solcher Stoff wirkt reprimierend auf eine bestimmte Fermentbildung oder -aktivität und vermindert dadurch vorübergehend das Wachstum. Eine solche Repression ist für Bakterien von Vorteil: Bei einem größeren Angebot eines bestimmten Baustoffes wird die weitere Synthese des jetzt nicht mehr für dessen Herstellung benötigten Enzyms verhindert; umgekehrt wird bei Entzug einer Substanz aus der Umwelt deren Eigenproduktion durch eine Verstärkung der Enzymleistung erhöht.

Eine Zellteilung findet im Durchschnitt immer dann statt, wenn sich die Zellmasse gegenüber der Anfangsmasse der Zelle etwa verdoppelt hat[8]. Anfangs- und Endwerte der Masse sind aber keine streng konstanten Größen, sondern sie sind ebenfalls abhängig von der physikalischen und chemischen Umgebung der Zellen.

Die Generationszeit eukariontischer Einzeller kann in die 4 Abschnitte G_1, S, G_2 und D eingeteilt werden: Der Abschnitt G_2 umfaßt die Zeit zwischen der Vollendung einer Zellteilung und dem Beginn der DNS-Synthese am ersten Chromosom; der Abschnitt S entspricht der DNS-Verdopplungsperiode; unter Abschnitt G_1 versteht man die Zeit zwischen dem Ende der DNS-Synthese der Chromosomen und den ersten morphologisch erkennbaren Zeichen der Zellteilung; als Abschnitt D wird die Zeit der eigentlichen Zellteilung bezeichnet. Die Regelung der Zellteilung fällt bei den meisten Eukarionten in die Periode G_1, denn wenn es aus irgendwelchen Gründen zum Sistieren der Teilungen in einer Zellpopulation kommt, so verbleiben die Zellen im Stadium G_1, der Vor-DNS-Synthese-Periode. Ist die S-Periode einmal erreicht, so läuft der weitere Vermehrungsmechanismus unter physiologischen Umweltbedingungen in festgelegter Weise ab[9].

Bei einer ungefähren Verdopplung der Cytoplasmamasse, die etwa 75% der Bakterienmasse ausmacht, kommt es zur Zellteilung. Untersuchungen an verschiedenen Einzellern, insbesondere Pilzen, sprechen dafür, daß die Kontrolle der Generationsdauer im Cytoplasma lokalisiert ist. Es läßt sich aber vorläufig nicht sagen, welche Einzelgröße des gesamten Verdopplungsmechanismus der entscheidende Schrittmacher der Zellteilung ist. Die Zusammensetzung des Cytoplasmas ist variabel und hängt u.a. auch von der Wachstumsgeschwindigkeit der Bakterien ab[10].

2. Pathologisches Altern

Werden Bakterien in ein neues günstiges Medium überimpft, so wachsen sie nach einer kürzeren Adaptationsphase exponentiell weiter, bis das Wachstum entweder durch eine Anhäufung von Stoffwechselprodukten oder infolge Nahrungsmangel verlangsamt wird und schließlich aufhört. Am Ende kommt es zu einem allmählichen Absterben der Bakterien. Im Falle der Anhäufung von Stoffwechselgiften kann der Zelltod manchmal überraschend schnell eintreten, offenbar nach

[7] Maaløe 1960.   [8] Kuempel, Pardee 1963, Neidhard 1964.   [9] Prescott 1963.
[10] Mitchell 1959.

Überschreiten einer Schwellendosis. Über die Art solcher giftigen Eigenstoffwechselprodukte der Bakterien ist nichts Genaues bekannt. Beim Tod infolge Nahrungsmangels werden aus lysierten Bakterien immer wieder neue Nährstoffe für die noch lebenden Nachbarzellen abgegeben, so daß diese zu einer neuen Teilung befähigt werden; damit zieht sich der Tod der Gesamtkultur lange hinaus.

Die Abklingphase des Wachstums wurde als *„Altern der Gesamtkultur"* bezeichnet. Sie dürfte u.a. in dem pathologischen Altern der einzelnen Zellen begründet sein: Die Zellen verlieren ohne Teilung die Fähigkeit, den thermodynamisch unwahrscheinlichen Zustand des Lebens aufrechtzuerhalten. Überraschend ist jedoch die Beobachtung, daß auch bei einem exponentiellen Wachstum einer Bakterienkultur ein beträchtlicher Prozentsatz von Zellen absterben kann. Dieser ist zu hoch, um durch Letalmutationen erklärt werden zu können.

Das pathologische Altern von Bakterien läßt sich aber nicht nur durch die Verringerung der durchschnittlichen Teilungsaktivität in der Gesamtkultur charakterisieren, sondern auch durch eine Reihe von Veränderungen in den einzelnen Zellen. So ist z.B. die negative Überschußladung von Zelloberflächen bei E. coli während der exponentiellen Wachstumsphase konstant, bei der Verlangsamung des Wachstums erhöht sie sich kontinuierlich bis auf etwa 30% über den Ausgangswert [11]. Weiter konnten Veränderungen der Membranpermeabilität beobachtet werden: Wachsende Bakterien zeigen höhere spezifische Permeabilitäten für bestimmte Bausteine als solche aus alten Kulturen.

Aus dem übrigen Bereich der Einzeller sei auf Untersuchungen an Paramaecien hingewiesen [12], nach denen es Stämme gibt, die keine Konjugation oder Endomixis für ein unbegrenztes Weiterleben des Stammes benötigen, während es andere Stämme gibt, die ohne diese Vorgänge schrittweise altern und schließlich absterben. Wichtig ist auch die Beobachtung, daß bei Amoeba vulgaris eine fortgesetzte Amputation zu einer dauernden Verjüngung und damit zu einem dauernden Weiterleben auch der Einzelindividuen führt [13].

Über die Theorien der Alterung bzw. des Alterns von Einzellern werden im Schlußabschnitt noch einige Überlegungen angestellt.

B. Mehrzeller

Aus Alterungsuntersuchungen an niedrig differenzierten Mehrzellern geht hervor, daß es beim Übergang von Einzellern zu den Mehrzellern zu keiner grundlegenden Änderung des Alterungsvorganges gekommen ist, zeigen doch die wenig differenzierten Metazoenarten auch heute noch ein Alterungsverhalten, das im wesentlichen dem von Bakterienkulturen entspricht. Zahlreiche Vertreter dieser Arten sind nämlich „potentiell unsterblich" (z.B. Coelenteraten, Turbellarien u.a.) [14]. Dieses Verhalten ist dadurch gekennzeichnet, daß zwar einzelne Zellen solcher Organismen altern und sterben, worauf sie z.T. abgebaut und als Energiequelle verwendet werden. Es erfolgt aber ein Ersatz aus weniger differenzierten Zellen, so daß der Gesamtorganismus als solcher bei adäquaten Umweltbedingungen nicht stirbt. Diese Beobachtung zeigt, daß schon in diesem relativ niedrigen Entwicklungsstadium das Problem des Alterns von Einzelzellen bzw. Organen mit der Differenzierung verbunden ist: Die Differenzierung geht mit einem morphologischen wie funktionellen Altern der Einzelzellen im Hinblick auf den Gesamtorganismus einher. Differenzierung ist demnach ein Vorgang, der Altern begünstigt. Das Altern steht aber nicht nur mit der allgemeinen Differenzierung, sondern auch

---

[11] ABRAMSON et al. 1942.   [12] SONNEBORN, SCHNELLER 1960.   [13] HARTMANN 1928.
[14] PFLUGFELDER 1958.

mit der besonderen geschlechtlichen Differenzierung in Beziehung: Anneliden, die sich ungeschlechtlich fortpflanzen, sind potentiell unsterblich, Anneliden mit geschlechtlicher Fortpflanzung zeigen dagegen als Individuen deutlich Alterserscheinungen. Das begrenzende Teilsystem dieser Art ist das Nervensystem: Der Ausfall von Ganglienzellen scheint den Tod der Tiere herbeizuführen. Die Differenzierung des Nervensystems ist demnach so weit fortgeschritten, daß keine Teilung dieser Zellen mehr möglich ist. Ohne Teilung sterben aber, wie schon dargestellt, Metazoen so wie Einzeller. Bei zahlreichen anderen wirbellosen Tieren ist ebenfalls das Nervensystem bzw. das Gehirn das die Lebenszeit begrenzende System (Cyclops, Apis u. a.). Andererseits gibt es aber auch Wirbellose, die das Nervensystem regenerieren können (Coelenteraten, Hydra, Polychäten). Bei bestimmten Vertretern von Polychäten ist das begrenzende System die Darm- bzw. Ringmuskulatur. Hier kommt es zu einer zunehmenden Pigmenteinlagerung, namentlich am Körperende; diese Körperregion wird schließlich durch Phagocyten abgebaut[15].

So dürften zunächst beim Übergang von Protozoen zu Metazoen keine wesentlichen Änderungen des Alterungsprozesses gegenüber den Verhältnissen bei Protozoenkulturen eingetreten sein. Erst im Verlaufe der weiteren Differenzierung der Wirbellosen ist es offenbar zu einer Einbeziehung des „pathologischen Alterns" der Einzeller in den „physiologischen" Bereich gekommen: Was bei Einzellern nur aufgrund mangelnder *Umweltbedingungen* eintritt, gehört hier in die physiologischen *Inweltbedingungen* des Gesamtorganismus. Solche Organismen müssen deshalb durch eigene Regenerationsmechanismen bzw. bei noch weiterer Differenzierung durch ein geschlechtliches Fortpflanzungssystem das entwicklungsgeschichtlich neuartige physiologische Altern kompensieren, das mit dem Tod des Einzelindividuums endet.

1. Beispiele der Alterung von Einzelzellen von Metazoen
a) Erythrocyten

Die Alterung der Einzelzellen von Metazoen ist am eingehendsten bei den Blutzellen studiert worden. Für unsere Fragestellung sind Untersuchungen an den kernlosen Erythrocyten von Säugern von besonderer Bedeutung. Da sich diese Zellen nicht mehr teilen, werden bei ihnen die irreversiblen Prozesse der Alterung bis zum Zelltod nicht abgebrochen; sie lassen sich deshalb hinsichtlich der Alterung relativ einfacher untersuchen.

Diese Zellen sind auch deshalb als Untersuchungsobjekt besonders geeignet, weil sie ihren Energiebedarf hauptsächlich aus der Glykolyse und dem Pentosephosphatcyclus decken, dagegen keinen geschlossenen Citronensäurecyclus und keine volle Atmungskette aufweisen[16]. Nur Reticulocyten haben noch einen Citronensäurecyclus, den sie beim Übergang zum Normocyten verlieren; aus der Atmungskettenfunktion ist nur ein Teil vorhanden, nämlich die Übernahme des Wasserstoffs von NADH durch das Methämoglobinreductasesystem und des NADPH durch das Glutathionreductasesystem. Außerdem findet sich im Überstand von Reticulocyten ein Hemmstoff, der die Atmungskette inaktiviert[17]; wahrscheinlich handelt es sich um ein Ferroprotein. Reifen kernlosen Erythrocyten fehlt weiterhin die Möglichkeit, Proteine zu synthetisieren, da sie die hierfür notwendigen Synthesesysteme ebenfalls nicht besitzen. Die Zeitkonstanten der Enzymaktivitäten gewinnen hierdurch eine besondere Bedeutung.

Die Erythrocyten verbringen die ersten Stunden und Tage ihres Lebens im Kreislauf als Reticulocyten. Diese enthalten noch Reste des ribosomalen Mechanis-

---

[15] Pflugfelder 1958.   [16] Prankert 1961.   [17] Wagenknecht, Rapoport 1957.

mus für die Bildung von Hämoglobin. Die daran beteiligten Nucleinsäuren können durch bestimmte Farbstoffe angefärbt und als sog. Substantia filamentosa ausgefällt werden. Dies ist jedoch nicht der einzige Unterschied zwischen Reticulocyten und ausgereiften Erythrocyten: Immunologisch konnte gezeigt werden, daß die Zellmembran von Kaninchenreticulocyten Antigene enthält, die Erythrocyten fehlen[18]. Demnach wird die Erythrocytenmembran noch im Kreislauf umgebaut.

Bei kernlosen Erythrocyten muß eine „Uhr"[19] vorhanden sein, die ihre Lebensdauer bestimmt. Die Lebensdauer dieser Zellen zeigt nämlich artspezifisch charakteristische Werte, die kleinen jahreszeitlichen Schwankungen unterworfen sein können[20]. Beim gesunden Menschen z.B. beträgt ihre Lebensdauer etwa 120 Tage[21], beim Schwein 62[22], beim Kaninchen 69[23], bei der Ratte 55[24], bei der Maus 50[25] und beim Lama mit seinem elliptischen Erythrocyten etwa 235 Tage[26]. Poikilotherme Tiere zeigen eine besonders hohe Lebensdauer ihrer Erythrocyten: bei der Schildkröte z.B. beträgt sie mindestens 500 Tage[27].

Der die Lebensdauer determinierende Faktor könnte theoretisch im Bereich der *Erythrocyten* selbst liegen, es würde sich dann um eine „innere" Uhr handeln[28], deren Laufzeit bei gesunden Individuen von dem zelleigenen Aufbau abhängt; oder aber die Uhr könnte außerhalb der Zellen liegen, so daß die *Zellumwelt* deren Lebensdauer bestimmt. Im zweiten Fall könnte z.B. eine Besetzung der Erythrocytenoberfläche mit Hämolysinen stattfinden, die aus der Zellumgebung stammen und sich nach statistischen Gesetzen an entsprechende punktförmige Receptoren der Membran binden. Nach Überschreitung einer Grenzbesetzung würden die Erythrocyten im reticuloendothelialen System abgefangen und hämolysiert[29]. Vorgänge im Zellinneren wären dann als Folge solcher Membranveränderung anzusehen. Aus statistischen Gründen müßte die Überlebenskurve markierter transfundierter Erythrocyten im Falle einer streng inneren Uhr linear fallen. Dagegen sollte bei einem durch äußere Hämolysine hervorgerufenen in vivo-Abbau der Hauptteil der Abbaukurve einer Exponentialfunktion entsprechen. Je nach den Bindungskonstanten solcher Hämolysine mit ihrem Wirkungsmechanismus wäre es allerdings theoretisch möglich, daß die Exponentialfunktion einen einem linearen Abfall sehr angenäherten Verlauf ergibt, so daß dann die Entscheidung „innere" oder „äußere" Uhr schwer möglich wäre.

Die Messungen ergaben, daß der *physiologische* Abbau der Erythrocyten beim gesunden Menschen linear erfolgt. Die „Uhr" läuft offenbar bei den einzelnen Zellen mit einem großen Gleichmaß, da die Standardabweichungen der Lebensdauer sowohl innerhalb der einzelnen Erythrocytenpopulationen als auch jene der Mittelwerte der Absterberaten der Erythrocyten zwischen gesunden Individuen nur gering sind. Im Gegensatz dazu stellt die Absterbekurve von Erythrocyten, die durch eine *pathologische* Hämolyse eine Verkürzung ihrer Lebensdauer erfahren, eine eindeutige Exponentialfunktion dar[30].

Die innere Uhr der Erythrocyten scheint aber nur zu laufen, wenn die Zellen sich im Körperkreislauf befinden. Sie steht nämlich eine Zeitlang, wenn die Zellen unter optimalen Blutbankbedingungen gehalten werden. Transfundiert man nämlich solche Zellen kurz nach ihrer Gewinnung oder aber erst einige Zeit später, so erweist sich ihre Lebensdauer im Empfängerorganismus als etwa gleich[31].

---

[18] SCHULMAR, NELSON 1969. [19] RUHENSTROTH-BAUER 1959. [20] STRUBELT 1966.
[21] SHEMIN, RITTENBERG 1966. [22] BUSH et al. 1955. [23] MARVIN, LUCY 1957.
[24] SMITH et al. 1959. [25] SMITH, TOHA 1958. [26] CORNELIUS, KANEKO 1962.
[27] BRACE, ALTLAND 1956. [28] RUHENSTROTH-BAUER 1959. [29] MIESCHER 1956.
[30] MILLER et al. 1956, SCHLEGEL, KAPPERT 1956.
[31] SHIELDS et al. 1969.

Isotopenuntersuchungen an gelösten Erythrocytenenzymen[32] aus dem Zellinneren zeigen im Gegensatz zu den Versuchen über die Lebensdauer der gesamten Erythrocyten des Gesunden, daß die Abklingkurve einer exponentiellen Gleichung entspricht. Das gleiche gilt für die Plasmaproteine[33], die einen derartigen Abfall sowohl dann zeigen, wenn die Markierung während ihrer Synthese erfolgt, als auch wenn sie nachträglich durch die Bindung von [131]Jod-markierten Antigenen an Antikörperglobuline zustande kommt.

Bei den Erythrocytenenzymen konnte zugleich ausgeschlossen werden, daß ihre Aktivitätsverluste auf einer Diffusion durch die Zellmembran beruhen. Die zeitabhängige Aktivitätsverminderung der intracellulären gelösten Erythrocytenenzyme und der Plasmaproteine des Kreislaufes scheint demnach auf einem gleichartigen Prinzip zu beruhen: der Abbau bzw. Durchsatz dieser gelösten Proteine erfolgt statistisch. Allerdings kann auch dieser vom Alter des Gesamtorganismus beeinflußt sein: Der Durchsatz von Fibrinogen ist z.B. bei älteren Menschen deutlich höher als bei jüngeren[34].

Was ist biochemisch über jene „Uhr" des Erythrocyten bekannt? Untersuchungen solcher Art sind deshalb schwierig, weil es in vitro leicht zu Veränderungen bei den mit der Alterung verbundenen Stoffwechselvorgängen kommt; in vivo dagegen stört die dauernde Regeneration von jungen Zellen die Zuordnung der Veränderungen, da Zellen eines einheitlichen, definierten Alters oder einer definierten Altersverteilung im allgemeinen schwer zu finden sind. Bei den Erythrocyten gelingt es, in vivo eine solche zu gewinnen:

a) durch Transfusion verträglicher, aber blutgruppenunterschiedlicher Zellen[35];

b) durch Transfusion andersartig markierter Erythrocyten[36];

in vitro

a) durch Fraktionierung beim Zentrifugieren[37];

b) durch osmotische Fraktionierung[38] oder durch pH-Fraktionierung[39].

Mit Hilfe dieser Methoden wurden eine Reihe struktureller und funktioneller Unterschiede zwischen jungen und alten Erythrocyten gefunden. Bei den meisten Unterschieden ist aber anzunehmen, daß sie nicht den begrenzenden Faktor für die Lebensdauer der Erythrocyten bilden, sondern nur im Gefolge der Alterung auftreten.

Der Gedanke lag nahe, daß der begrenzende Faktor im Bereich des Energiestoffwechsels liegt[40]. Im folgenden sollen daher kurz unsere Kenntnisse auf diesem Gebiet dargestellt werden, namentlich hinsichtlich der Glykolyse und des Pentosephosphatcyclus.

Unter zahlreichen untersuchten Enzymen[41] des aeroben und anaeroben Kohlenhydratabbaus in menschlichen Erythrocyten weisen die Konzentrationen der Glycerinaldehyd-3-phosphat-Dehydrogenase (GAPDH) und der Glucose-6-Phosphatdehydrogenase (G-6-PDH) während der Zellalterung die stärkste Änderung auf. Beide Konzentrationen fallen stark ab; der Abfall entspricht einer Exponentialfunktion. Die Konzentration des ATP bleibt dagegen bis zum 60. bis 80. Lebenstag ungefähr gleich. Wenn die GAPDH aber etwa 70% ihrer Anfangskonzentration verloren hat, beginnt auch die ATP-Konzentration steil abzufallen und die ADP-Konzentration anzusteigen. Dementsprechend steigt der Quotient ADP/ATP, der normal etwa 0,2 beträgt, schließlich auf den Wert 0,65. Auch an in vitro-Modellen wurden diese Beobachtungen bestätigt: Wird die GAPDH mittels Monojodacetat zu etwa 70% vergiftet, fällt die ATP-Konzentration rasch ab. Ein

[32] Allison 1960.   [33] Allison 1960.   [34] Pilgeram, Pickart 1966.
[35] Zum Beispiel: Dacie, Mollison 1949.   [36] Berlin 1964.   [37] Bishop, Prentice 1966.
[38] Marks, Johnson 1958.   [39] Vorbiev 1960.   [40] Löhr, Waller 1958.
[41] Löhr, Waller 1958.

Drittel der ursprünglichen Aktivität dieses Ferments reicht offenbar noch aus, um den Energiestoffwechsel der Zelle aufrechtzuerhalten, d.h. um das für die Bildung des ATP notwendige Substrat zu liefern. Auch bei Erythrocyten, die unter Blutbankbedingungen alterten, konnte der gleiche Enzymverlust beobachtet werden. Unter Blutbankbedingungen verlieren Erythrocyten zunehmend an Deformierbarkeit. Werden aber solche Zellen anschließend mit einem großen Überschuß von Adenin inkubiert und erreichen dadurch wieder eine höhere Konzentration an ATP, stellt sich die ursprüngliche gute Deformierbarkeit wieder ein[42].

Trotzdem sind aber die beiden Enzyme GAPDH und G-6-PDH nicht für die Begrenzung der Glykolyse der Erythrocyten im Laufe ihres Lebens verantwortlich; diese Funktion scheint der Hexokinase zuzukommen[43]. Die Aktivität dieses Ferments nimmt während des Erythrocytenlebens zwar relativ langsamer ab, trotzdem ist es aber immer Glykolyse-begrenzend, wie aus der Messung der Enzymaktivitäten in Bücher-Einheiten hervorgeht. Von besonderer Bedeutung für seine Gesamtaktivität ist die oben geschilderte zeitliche Änderung des intracellulären ATP/ADP-Spiegels und der Magnesiumkonzentration. Die mittlere ATP-Konzentration der Erythrocyten ist nämlich niedriger, als zur Vollsättigung der Hexokinase erforderlich ist; die Abnahme der ATP-Konzentration bei etwa 90 Tage alten menschlichen Erythrocyten erniedrigt die Hexokinase-Aktivität deshalb um etwa 20%. Eine gleiche Erniedrigung kommt durch die Erhöhung der intracellulären ADP-Konzentration zu diesem Zeitpunkt zustande. Auch die Verringerung der Magnesiumkonzentration im Laufe der Zellalterung könnte noch zu einer zusätzlichen Minderung der Hexokinase-Aktivität führen. Demnach spielt bei der Alterung des Erythrocyten nicht nur die Alterung der Enzymproteine als solche eine Rolle, sondern auch nicht-enzymatische Faktoren wie das ATP/ADP-Verhältnis.

Die Prüfung der elektrophoretischen Beweglichkeit der G-6-PD, der GOT und der LDH von jungen und alten menschlichen Erythrocyten ergab, daß die beiden erstgenannten Enzyme alter Erythrocyten schneller anodisch wandern als jene junger Erythrocyten[44]. Die Inaktivierung von Enzymen während der Erythrocyten-Alterung kommt aber nicht allein durch die besprochenen Faktoren zustande: es treten darüber hinaus noch spezifische Hemmstoffe auf. So wurde z.B. ein Reticulocyten-Überstands-Hemmstoff der Mitochondrien-Atmungskette sowie ein Stromalipoid als Inaktivator dieses Hemmstoffs[45] nachgewiesen.

Die Konzentrationsverminderung der G-6-PDH bei der Alterung der Erythrocyten beeinträchtigt den Pentose-Phosphatcyclus[46]. Dieser Teil des Glucoseabbaus dient unter anderem der Reduktion des Triphosphopyridinnucleotids (TPN). Die ersten beiden Stufen des Pentosephosphatcyclus liefern 2 Molekeln reduziertes TPNH:

$$\text{Glucose-6-Phosphat} + \text{TPN}^+ \xrightarrow{\text{G-6-PDH}} \text{6-Phosphogluconat} + \text{TPNH} + \text{H}^+$$

$$\text{6-Phosphogluconat} + \text{TPN}^+ \xrightarrow{\text{6-PGDH}} \text{3-Keto-6-Phosphogluconat} + \text{TPNH} + \text{H}^+.$$

Als Folge der Alterungsinaktivierung der G-6-PDH können die Pyridinnucleotide im alternden Erythrocyten nicht mehr genügend nachgebildet werden, so daß der Nucleotidabbau durch Nucleosidasen die Synthese übertrifft.

Das TPNH aber benötigt das rote Blutkörperchen u.a. zur Reduktion von oxydiertem Glutathion (GSSG)[47]:

$$\text{GSSG} + \text{TPNH} + \text{H}^+ \xrightarrow{\text{GSSG-Reduktase}} 2\ \text{GSH} + \text{TPN}^+.$$

[42] La Celle 1969.   [43] Rapoport et al. 1961, Löhr, Waller 1961.
[44] Walter et al. 1965.   [45] Rapoport, Gerischer-Mothes 1959.   [46] Marks et al. 1959.
[47] Mills, Randall 1958.

Die Bedeutung des Glutathions im Erythrocytenstoffwechsel ergab sich u.a. aus Versuchen, bei denen die Zellen mit Phenylhydrazin und reinem Sauerstoff behandelt werden, wodurch es zu einer Oxydation des Glutathions kommt. Bei solchen Zellen ist eine Hemmung der anorganischen Pyrophosphatase und eine Verminderung des Gärungsferments GPADH zu beobachten[48]. Bei alten Erythrocyten ist jene Hemmung stärker ausgeprägt als bei Reticulocyten und jungen Erythrocyten.

Das Glutathionsystem stellt einen zentralen Redoxmechanismus im Erythrocytenstoffwechsel dar, der das Hämoglobin vor einer irreversiblen Oxydation zu Verdoglobin bzw. der Bildung von Heinz-Körperchen zu schützen vermag. Dies dürfte darauf beruhen, daß Glutathion SH-haltige Fermente wie Pyrophosphatase oder GPADH vor der Oxydation bewahrt. Die Abhängigkeit der TPNH-Reduktion und der Nucleotidsynthese vom Penthosephosphatcyclus einerseits und der Glutathionreduktion andererseits machen den Oxydationsschutz des Glutathions jedoch alterungsanfällig.

Es ist wahrscheinlich,daß das Glutathionsystem bei mangelndem TPNH seine Reduktionsäquivalente aus dem DPN-DPNH-System bezieht und damit seine Schutzfunktion aufrechterhält. Bei der glykolytischen Umsetzung von Pyruvat zu Lactat wird laufend $DPNH + H^+$ aus DPN^+ gebildet[49]. Diese Möglichkeit ist indes begrenzt, und zwar ebenfalls aus Gründen der Zellalterung: der Schritt von Pyruvat zu Lactat ist ATP-abhängig. Das ATP fällt jedoch nach der kritischen Verminderung des oxydativen Gärungsfermentes GAPDH stark ab. Aus diesem Grunde verschiebt sich in alternden Erythrocyten das Gleichgewicht zwischen Pyruvat und Lactat zugunsten des ersteren. Zwar können alternde Erythrocyten ihren Lactatmangel z.T. dadurch ausgleichen, daß sie Milchsäure aus ihrer Umgebung aufnehmen[50], die Menge ist aber begrenzt.

In den Erythrocyten des Menschen wurde eine Purinnucleosidphosphorylase beschrieben[51], die in Gegenwart von Phosphat Inosin bzw. Guanosin in Purin und Ribose-1-Phosphat spalten kann nach der Gleichung

$$Inosin + H_3PO_4 \rightleftharpoons Purin + Ribose\text{-}1\text{-}Phosphat.$$

Ribose-1-Phosphat wird in der Zelle in Ribose-5-Phosphat umgesetzt und dieses wiederum über den Pentosephosphatcyclus in 3-Phosphoglycerat und 2,3-Diphosphoglycerat umgewandelt. 2,3-Diphosphoglycerat dient als Phosphatdepot für die oxydierende Gärungsreaktion. Mit der künstlichen Bereitstellung von Nucleosiden wird eine „schwache Stelle" in der Enzymkette alternder Zellen, nämlich die G-6-PDH im Pentosephosphatschluß, umgangen[52]. Bei der Purinnucleosidphosphorylase ist eine Abhängigkeit der Aktivität vom Zellalter nicht festgestellt worden[53].

Mit Hilfe von Ribose-5-Phosphat (R5P) und einem in der Zelle noch vorhandenen Rest ATP vermag die Zelle weiteres ATP zu bilden, wobei folgender Syntheseweg vorgeschlagen wurde:

$$R5P + ATP \rightleftharpoons AMP + PRPP \tag{I}$$
$$PRPP + Adenin \rightleftharpoons AMP + PP \tag{II}$$
$$2\,AMP + 2\,ATP \rightleftharpoons 4\,ADP \tag{III}$$
$$4\,ADP + n\,R5P \rightleftharpoons 4\,ATP + X \tag{IV}$$

$$\overline{(n+1)R5P + Adenin + 3\,ATP \rightleftharpoons 4\,ATP + PP + X} \tag{V}$$

[48] Scheuch et al. 1961.   [49] Waller et al. 1955.   [50] Matthies et al. 1955.
[51] Huennekens et al. 1956.   [52] Waller et al. 1955.   [53] Marks et al. 1958.

Das aus dem Pentosephosphat zur Verfügung gestellte oder das nach Angebot von Inosin aus Ribose-1-Phosphat gebildete Ribose-5-Phosphat reagiert demnach mit Spuren des restlich in der Zelle vorhandenen ATP unter Bildung von Phosphoribosylpyrophosphat (PRPP) und AMP (I). ADP wird aus AMP, das nach (I) und (II) gebildet wurde, und einem weiteren ATP-Rest synthetisiert unter katalytischer Beteiligung der Adenylatkinase[54] (III). ADP wird in ATP mit Hilfe energiereicher Phosphate aus der Glykolyse umgewandelt (IV). In der Summengleichung (V) hat die Zelle unter Bereitstellung von 3 Molekülen ATP ein viertes zusätzlich erhalten. Je weiter der Reaktionscyclus fortschreitet, desto größer ist die Menge des hinzugewonnenen ATP. Auf diese Weise wird die in alternden Zellen verbleibende Restmenge an ATP zu einer Art Schlüsselsubstanz für die Regeneration von ATP[55]. Dazu paßt, daß Nucleoside, in vitro in hoher Konzentration zugesetzt, bei Voraussetzung einer vita minima eine Verlängerung der Überlebensdauer der Zelle herbeiführen können.

Im Erythrocyten bilden sich dauernd geringe Mengen von Methämoglobin; die Zellen besitzen aber Enzymsysteme, die dieser Umwandlung des Hämoglobins entgegenwirken oder sie wieder rückgängig machen. In erster Linie muß die $NADH_2$-spezifische Methämoglobinreductase genannt werden, die ein Flavoprotein ist[56]. Sie schützt das 2wertige Eisen des Hämoglobins vor der laufenden gefährlichen Spontanoxydation zu 3wertigem Methämoglobineisen. Rund 10% der bei der Glykolyse anfallenden $NADH_2$ wird für die Methämoglobinreduktion verbraucht, 90% für die Lactatbildung. Daneben existiert in den roten Blutzellen ein zweites Methämoglobin-reduzierendes Enzym, das jedoch Nicotinsäureamid-Dinucleotidphosphat ($NADPH_2$)-spezifisch ist. Es spielt bei der physiologischen Reduktion des Blutfarbstoffes keine Rolle, ist aber von toxikologischem Interesse, da es in den Kreisprozeß der katalytischen Methämoglobinbildung durch aromatische Amine und Nitroverbindungen eingeschaltet ist[57].

Im Laufe der Alterung der Erythrocyten kommt es zu einer Verminderung der Konzentration der Katalase[58]; menschliche Reticulocyten enthalten eine wesentlich höhere Katalasekonzentration als Erythrocyten[59]. Auch bei einer Reihe anderer Fermente findet sich in Abhängigkeit vom Zellalter eine Verminderung der Konzentration, ohne daß aber diese Veränderung zur Begrenzung der Lebensdauer der Zellen beitragen dürfte. Dies gilt z.B. wahrscheinlich für die Aldolase: ihre altersbedingte Verminderung führt zu einer Senkung der Glykogenese solcher Zellen[60]. Ferner wurde ein Rückgang der Enzymaktivität für Pyrophosphatase[61], der sauren und alkalischen Phosphate[62], der Cholinesterase bzw. Acetylcholinesterase[63], von Peptidasen, Kathepsin[64] und Protease[65] und anderer Enzyme[66] beschrieben. Bei einer Reihe weiterer Fermente konnte dagegen keine sichere Verminderung im Verlauf der Zellalterung festgestellt werden[67]. Bei Isoenzymen wurde eine Verschiebung des Verhältnisses der Komponenten während der Erythrocytenalterung beobachtet[68]. Ein Teil dieser Ergebnisse wurde allerdings in letzter Zeit in Frage gestellt.

Arretiert man nämlich die Erythropoese von Mäusen durch chronische Actinomycin D-Gaben während mehrerer Wochen und schafft damit eine Überalterung der Erythrocytenpopulation, ändert sich nichts an der Konzentration von G-6-PDH und GAPDH. Die Konzentration von GOT fällt anfänglich gering ab und bleibt konstant, sobald die Reticulocyten aus dem Blut verschwunden sind. Wird

[54] TATIBANA et al. 1958.   [55] NAKAO et al. 1962.   [56] SCOTT, GRIFFITH 1959.
[57] KIESE et al. 1957.   [58] SCHLEGEL, KAPPERT 1956.   [59] ALLISON, BURN 1955.
[60] SCHAPIRA 1959.   [61] SCHEUCH, RAPOPORT 1961.   [62] ELLIS et al. 1955.
[63] ALLISON, BURN 1955.   [64] ELLIS et al. 1955.   [65] JAGEMANN, KONOPATZKY 1964.
[66] BLUM 1962.   [67] BLUM 1962.   [68] MONN 1969.

Actinomycin D wieder abgesetzt, treten erneut Reticulocyten auf, dies führt zu einem Anstieg der Konzentration von G-6-PDH und GOT. Dieser Befund spricht dafür, daß die Konzentrationen der drei Fermente keinen Alterungsgang bei den Erythrocyten selbst aufweisen, sondern sich in erster Linie auf die Reticulocyten beziehen. Es wäre sehr wichtig, mit der gleichen Methode auch weitere Angaben über Alterungsveränderungen von Erythrocyten zu überprüfen.

Bei Erythrocyten aus Blutkonserven wurde mit zunehmendem Alter der Konserve eine starke Steigerung der Sauerstoffaufnahme festgestellt. Dies wurde als Ausdruck eines geschädigten Stoffwechsels gedeutet[69]. Gleichzeitig fand man eine Verminderung des respiratorischen Quotienten von 1,0 auf 0,7. Daraus wurde auf eine vermehrte Fettoxydation in alternden Erythrocyten geschlossen, nachdem der Kohlenhydratstoffwechsel zum Erliegen kommt. Diese Vermutung konnte in vitro bestätigt werden: Konserven-gealterte Kaninchenerythrocyten zeigen ein Absinken des Gesamtlipidgehalts und eine Verschiebung der Lipoidfraktionen[70]. Auch in vivo-gealterte menschliche Erythrocyten weisen eine geringere Menge an Gesamtlipoiden, Phospholipiden und Cholesterin auf als junge Erythrocyten[71]. Menschliche Erythrocyten bauen demnach vielleicht ihre eigenen Membran-Phospholipide ab, was möglicherweise eine Ursache der verminderten osmotischen Resistenz ist. Vielleicht stehen damit auch morphologische Unterschiede zwischen den Membranen junger und alter Erythrocyten im Zusammenhang[72]. Während der Lagerung werden aber anfänglich weder die Hexokinase noch die Phosphoglycerinaldehyddehydrogenase und Glucose-6-Phosphatdehydrogenase inaktiviert; nach 28 Tagen Erythrocytenlagerung wurde allerdings eine Abnahme der Hexokinaseaktivität gefunden. Das Enzym wird besonders durch die während der Konservierung auftretende Lactat-Acidose inaktiviert; unterhalb von pH 7 ist kaum noch eine Hexokinaseaktivität nachweisbar. Der während der Konservierung in ACD-Milieu absinkende ATP-Gehalt bewirkt weiter, daß die Zellen keine Glucose mehr aufnehmen und in den Abbauweg einschleusen können. Die Zugabe größerer Mengen von Purinnucleosiden zu Erythrocyten nach einer Lagerung von 80—100 Tagen ändert nicht nur die Glykolyserate, sondern bewirkt auch eine bessere Hb III-Reduktion[73].

Seit langem ist bekannt, daß die osmotische Resistenz menschlicher Erythrocyten eine Funktion des Zellalters ist: sie sinkt mit fortschreitender Alterung ab. Diese Veränderung ist aber wahrscheinlich nur eine Begleiterscheinung und nicht die primäre, auslösende Ursache des physiologischen Zelltods. Dies ergibt sich u. a. daraus, daß sich z. B. die osmotische Resistenz von Hunde-Erythrocyten mit dem Zellalter in der umgekehrten Richtung ändert[74]. Diese Unterschiede ähneln jenen des Natrium-Kalium-Verhältnisses innerhalb und außerhalb der Erythrocyten: die allgemeine Zelleistung besteht hier darin, einen Konzentrationsgradienten aufrechtzuerhalten. Wie aber das Verhältnis der beiden Kationen in der Zelle liegt, ist artspezifisch und somit keine allgemeine Bedingung des Erythrocytenaufbaus. Die Zelldichte ist bei eintägigen Erythrocyten am geringsten und nimmt mit dem Zellalter zu; diese Veränderung geht aber bei den einzelnen Erythrocyten verschieden schnell vor sich[75] und dürfte ebenfalls nur Begleiterscheinung und nicht Kernpunkt der Erythrocytenalterung sein. Deshalb spiegelt eine Zellfraktionierung durch Zentrifugieren den Altersaufbau der Zellen nur sehr bedingt wider. Auch die Thermofragilität menschlicher Erythrocyten soll bei älteren Zellen größer als bei jüngeren sein[76]. Angaben über die Abhängigkeit der elektrischen Ladung von

[69] Löhr, Waller 1958.   [70] Raderecht et al. 1960.   [71] Danon, Perk 1962.
[72] Danon, Perk 1962.   [73] Fritzsche et al. 1964.   [74] Stewart et al. 1950.
[75] Bishop, Prentice 1966.   [76] Goldschmidt 1961.

Erythrocytenmembranen vom Alter der Zellen sind widersprüchlich[77]. Die geringere Streuung der elektrophoretischen Beweglichkeit der Erythrocytenpopulationen macht einen merklichen Alterungsgang der Membranladung jedoch unwahrscheinlich. Auch konnte[78] bei einem reticulocytenreichen Kaninchenblut kein Unterschied der mittleren elektrophoretischen Beweglichkeit der Zellpopulation oder deren Streuung gegenüber der Norm gefunden werden. Von anderer Seite wurden Erythrocyten durch Dichtegradientenzentrifugation aufgetrennt; dabei fanden sich in den unteren Schichten Zellen mit einer niedrigeren elektrophoretischen Beweglichkeit als in den oberen Schichten[79]. Der oben dargestellte Zweifel am Ergebnis der Dichtegradientenzentrifugation verlangt dringend nach einer Überprüfung dieser Behauptung mit anderen Methoden.

b) Leukocyten

Untersuchungen an Leukocyten haben besonders für die Frage der Beziehung zwischen der Lebensdauer von Zellen und ihrem Differenzierungsgrad wichtige Befunde ergeben; dies gilt namentlich für die segmentierten *Granulocyten*. Die normalen Blutgranulocyten stellen das Endglied in einer Zellreifungsreihe dar, an deren Anfang die sog. Knochenmarksstammzellen stehen. Deren Existenz konnte bisher nur auf indirekte Weise erschlossen werden[80]. Es handelt sich dabei um eine morphologisch noch nicht sicher charakterisierbare Zellart, die sich vermutlich auf bestimmte humorale Anstöße hin in verschiedenen Blutzellreihen, nämlich Erythrocyten, Granulocyten oder Thrombocyten entwickeln kann. Im normalen Gleichgewicht dürfte sich diese Zellpopulation allerdings nur in geringem Maße an der Bildung von Granulocyten beteiligen. Die erste für die normale Granulopoese wichtige Zellvorstufe ist der Promyelocyt; an diesen schließen sich der unreife Myelocyt, der reife Myelocyt und der Metamyelocyt im Knochenmark an. Daraus bilden sich schließlich die stab- und die segmentkernigen Granulocyten, die in das Blut eingeschleust werden und von dort in die Gewebe gelangen. Der Aufenthalt der Granulocyten im Blut und Gewebe stellt nur ein relativ kurzes Endstadium dar.

Die quantitativen Beziehungen zwischen den verschiedenen Zellstadien der Granulocytopoese wurden durch eine Reihe von Methoden näher analysiert. Hierzu gehört die Markierung mit $DF^{32}P$[81], mit tritiertem Thymidin[82], ^{32}P[83] in vivo und in Gewebekulturen, die kinematographische Direktbeobachtung von Knochenmarkszellen[84] und die Bestimmung des stathmokinetischen Index nach ASTALDI (1960). Diese Experimente ergaben mehrere mathematische Modelle als Abbilder der Granulopoese[85].

Im folgenden sollen nur einzelne, für die Frage der Alterung wichtige Punkte dieser Modelle besprochen werden.

Die Stammzellen sind eine nicht differenzierte Zellgruppe; ihre Zahl bleibt vermutlich konstant. Auf welche Weise diese Konstanz erhalten bleibt, ist noch unbestimmt. Nach einer älteren Vermutung sollte jede Teilung einer Stammzelle wieder eine Stammzelle und einen Promyelocyt ergeben, wäre also homoheteroplastisch. Dies steht aber mit der Lebendbeobachtung an Knochenmarkskulturen nicht in Einklang: Die Teilungen haben isoplastischen Charakter. Demnach dürfte es bei dieser „ruhenden" Zellgruppe nur auf entsprechende Reize hin zu isoheteroplastischen Teilungen kommen und damit zur Bildung von zwei Promyelocyten.

[77] PIPER 1952, RUHENSTROTH-BAUER, SACHTLEBEN 1959, DANON, MARIKOWSKY 1961, YAARI 1969.
[78] PIPER 1952.   [79] DANON, MARIKOWSKY 1961, YAARI 1969.   [80] BOLL 1966.
[81] ATHENS et al. 1959.   [82] BOND et al. 1959.   [83] CRADDOCK et al. 1959.
[84] BOLL 1966.   [85] BOLL 1966.

Der Verlust an Stammzellen, der durch diese Differenzierung entsteht, würde dann durch isohomoplastische Teilungen ersetzt.

Die Hauptausgangsstufe der Granulocytenreihe, die Promyelocyten, dürften ihre zahlenmäßige Konstanz nach dem gleichen Prinzip erhalten: entweder teilen sie sich isoheteroplastisch und münden in die Granulocytenreihe oder die Teilung erfolgt isohomoplastisch; die zweite Art von Teilungen sorgt für die Konstanz dieser Zellgruppe. Einige Befunde sprechen weiter dafür, daß auch Zellen eines in der Richtung auf die Granulocyten differenzierteren Stadiums noch eine längere Ruhepause einlegen können. Wenn diese Vorstellung richtig ist, gewinnt der Begriff „Lebensdauer der einzelnen Zellstadien der Granulocytenreihe" bzw. Generationszeit oder Verweildauer eine neue Bedeutung: Die festgestellten Werte würden dann Zeitmittelwerte bei einzelnen Zellstadien darstellen, die je nach Bedarf eine sehr breite Streuung besitzen können.

Der Übergang einer Zelle eines bestimmten Stadiums in das nächste kann theoretisch entweder nach einem bestimmten altersabhängigen Mechanismus oder statistisch erfolgen[86]. Auch der jeweilige Raum, in dem sich eine Zellart befindet, ist variabel. So ist z.B. die Zahl der Granulocyten des strömenden Blutes beim gesunden Menschen etwa gleich der Zahl der gefäßwandständigen Zellen[87]. Die Ausschleusung der Granulocyten aus dem Knochenmark ist statistischen Gesetzen unterworfen[88]. Für die Berechnungen ist von Wichtigkeit, daß die Ausstoßung von Granulocyten ins Blut bei bestimmten Reizen nur die wandständigen Granulocyten, nicht aber die blutkreisenden Zellen vermehrt[89].

Die „Auftrittszeit" der Granulocyten, d.h. die Zeit, die zwischen der Injektion von Tritium-markiertem Thymidin und dem Auftreten markierter Granulocyten im Blut von Menschen verstreicht, liegt zwischen 48 und 144 Std. Der weitere Austritt dieser Zellen aus dem Blut erfolgt auf zwei Wegen: erstens treten die Zellen wiederum nach Zufallsgesetzen über die Gewebe in epitheliale Oberflächen aus, z.B. in die Mundschleimhaut; und zweitens kommt es bei den im Blut verbleibenden Zellen nach etwa 30 Std zu einer Pyknose. Diese Zellen verlassen dann ebenfalls nach Zufallsgesetzen das Blut. Die Pyknose der Zellen dürfte auf ihr Altern zurückzuführen sein[90].

Die Tatsache, daß bei akuten Reizen aus dem Knochenmarkdepot Granulocyten ausgeschüttet werden und damit offenbar die durchschnittliche Gesamtlebensdauer der Zellen sehr verkürzt werden kann, ist ein weiteres Beispiel dafür, daß die Lebensdauer von Zellen von ihrer Funktion abhängen kann.

Die Bestimmung der Lebensdauer von *Lymphocyten* durch Markierung der Zellen[91] hat ergeben, daß es sich bei den Lymphocyten um eine groß- und eine kleinzellige Population mit einer mittleren Lebensdauer von 3—4 bzw. 100 bis 200 Tagen unter Einschluß der Generationszeit, Zirkulationsdauer und evtl. Speicherung handelt. Die Lebensdauerbestimmung bei kleinen Lymphocyten mittels des azentrischen Chromosoms nach Röntgenbestrahlung ergab sogar einen Wert von 530 ± 64 Tagen[92]. Der scheinbare Widerspruch zwischen dem dauernden Eintritt großer Mengen von Lymphocyten aus dem Ductus thoracicus in den Kreislauf einerseits und dem teilweise hohen Lebensalter zirkulierender Zellen andererseits ist dadurch zu erklären, daß die Lymphocyten nach kurzem Aufenthalt in der Blutbahn wieder zu den Lymphknoten und ein Teil auf dem Weg über den Ductus thoracicus wieder in die Blutbahn zurückkehrt. Neue Befunde sprechen dafür, daß die kleinen Lymphocyten auch ihrerseits aus zwei elektro-

[86] Fliedner, Cronkite 1963.   [87] Athens et al. 1961.   [88] Warner, Athens 1964.
[89] Boggs et al. 1964.   [90] Cronkite et al. 1965.
[91] Ottesen 1954, Everett et al. 1960.   [92] Norman et al. 1965.

phoretisch sowie durch ihre Größe unterscheidbaren Populationen bestehen[93]. Es hat den Anschein, daß die kurzlebigen Lymphocyten im wesentlichen die sog. großen Lymphocyten sowie die Gruppe der größeren Zellen der kleinen Lymphocyten, die als A-Lymphocyten bezeichnet wurden, sind, während die Gruppe der kleineren Zellen der kleinen Lymphocyten, die sog. B-Lymphocyten, mit der langlebigen Population übereinstimmen.

Die Angaben der Kreislaufzeit von *Eosinophilen* sind widersprechend. Die Lebensdauer der Eosinophilen in konserviertem Blut wurde schon in älteren Arbeiten mit 2—3 Tagen angegeben[94]. Aus der Doppelbestimmung einer Eosinopenie nach ACTH-Gabe und nachfolgender Eosinophilie wurde eine in vivo-Lebensdauer von 6 Tagen für neugebildete und von 1—2 Tagen für die ausgeschwemmten Eosinophilen angenommen[95]. Andere Beobachtungen über die Proliferationshemmwirkung der Corticosteroide[96] ergaben in strömendem Blut eine Lebensdauer der Eosinophilen von nur 3—4 Std. Der Austritt folgt statistischen Gesetzen. Ob die durch Corticoide herbeigeführte Verschiebung der Eosinophilen aus dem Blut besonders in die Lunge und den Darm[97] mit der normalen Regelung der Eosinenlebensdauer zusammenhängt, ist unbekannt.

Die Verweildauer im Blut von menschlichen *Monocyten*, d.h. Peroxidasepositiven einkernigen Zellen, wurde ebenfalls mittels radioaktiver Markierung untersucht. Diese Zellen verlassen den Kreislauf nach einer Exponentialfunktion mit einer Halbwertszeit von 1—2 Tagen. Der Austritt aus dem Blut unterliegt demnach wie der von Granulocyten dem Zufall und entspricht nicht einem Alterungsprozeß[98]. Diese Untersuchungen haben zugleich ergeben, daß ein von manchen vermuteter Übergang von Lymphocyten zu Monocyten sehr unwahrscheinlich ist; offenbar stammen diese Zellen von Promonocyten des Knochenmarks ab[99]. Zwischen den primitiven Vorstufen bis zu den Blutmonocyten scheinen zwei Generationen von Zellen mit einer mittleren Generationsdauer von jeweils 1—2 Tagen zu liegen[100]. Dem entsprechen ältere Angaben über eine Gesamtlebensdauer der Monocyten von 4—5 Tagen[101]. Im Gewebe kann die Lebensdauer von Monocyten mehrere Monate betragen[102].

Bei der Maus wurden analoge Befunde erhoben. Mittels Markierungsversuchen mit ^{3}H-Thymidin wurde gezeigt, daß sowohl Blutmonocyten als auch Peritonealmakrophagen Endstadien der Zelldifferenzierung darstellen, die Vorstufen der Monocyten im Knochenmark sind dagegen schnell teilende Zellen. Die Peritonealmakrophagen stammen aus den Blutmonocyten. Die Halbwertszeit der Blutmonocyten beträgt 22 Std, der Austritt aus dem Blut ist ein Zufallsprozeß. Der Durchsatz der Peritonealmakrophagen beträgt täglich etwa $2^1/_2\%$[103].

Lymphocyten und Monocyten wandeln sich in Gewebekulturen in einem Zeitraum von 5 Tagen in fibroblastenartige Zellen, während die Granulocyten innerhalb Stunden absterben.

Die Enzymmuster wie die nicht-enzymatischen Bestandteile der Leukocyten in den einzelnen Differenzierungsstadien wurden näher bestimmt[104], besonders genau ist der Granulocyt untersucht worden. Bei seiner Reifung kommt es zu einer Verminderung der Enzyme der Pyrimidinbiosynthese und einzelner Enzyme des Tricarbonsäurecyclus. Dagegen nimmt die Aktivität der alkalischen Phosphatase, der Glykogengehalt und die B_{12}-Bindungskapazität zu. Die frühen

[93] JOHNSON et al. 1966, RUHENSTROTH-BAUER, LÜCKE-HUHLE 1969.
[94] BENHAMON, MERCIER 1940.   [95] ESSELLIER, WAGNER 1952.
[96] DUSTIN, DE HARVEN 1954.   [97] GROSS 1959.   [98] WHITELAW 1966.
[99] LEDER 1967.   [100] FLIEDNER et al. 1969.   [101] OSGOOD 1954.
[102] EBERT, FLOREY 1939.   [103] FURTH, COHN 1968.   [104] CLINE 1965.

myeloischen wie lymphatischen Zellstadien scheinen im Gegensatz zu leukämischen Zellen nicht zu einer Biosynthese des Puringerüsts fähig zu sein.

Vergleicht man die Enzymbefunde der genannten Blutzellarten miteinander, so ergibt sich, daß in allen in vivo und in vitro untersuchten alternden Blutzellen die Aktivität der Hexokinase den begrenzenden Faktor der Glykolyse darzustellen scheint. Daneben kommt es zu einem besonders starken Abfall der G-6-PDH. Gleichzeitig tritt eine deutliche Erniedrigung der Konzentration der Ribonucleotide und der energiereichen Phosphate als Folge der Unterbrechung des Pentosephosphatschlusses ein. Bei kernlosen Erythrocyten und Thrombocyten findet sich daneben ein besonders starker Verlust an GAPDH, was zum Absinken der energiereichen Phosphate führt. Die übrigen abfallenden Enzymaktivitäten in alternden Blutzellen erreichen nicht die Inaktivierungsgeschwindigkeit der G-6-PDH und GAPDH.

2. Die Alterung von Einzelzellen und Systemen in Abhängigkeit vom Alter des Organismus

Die Alterung von Zellen ist bei Mehrzellern z.T. auch von Einflüssen ihrer Umgebung abhängig, so wie umgekehrt das Alter bestimmter Einzelzellen oder Zellsysteme auf die Alterung des Gesamtorganismus einwirken kann. Dies gilt sowohl für die im folgenden besprochenen physiologischen Beispiele als auch für pathologische Zellarten: so wächst z.B. ein Yoshida-Ascitestumor bei jungen Wistarratten[105] dreimal schneller als bei alten Tieren. Ähnliches gilt für die Wundheilung[106] und den Verlauf des experimentell gesetzten Rattenpfotenödems[107].

Die Bedeutung des Alters eines Gesamtorganismus für seine Einzelzellen ist besonders eingehend an Zellkulturen untersucht worden, seitdem sich herausgestellt hat, daß es meist viel besser gelingt, proliferierende Zellexplantate von Embryonalgewebe als von älteren Spendern zu gewinnen und daß zwischen dem Spenderalter und der Lag-Periode nach der Auspflanzung von Geweben eine stark positive Korrelation besteht.

Eine Zeitlang schien es überhaupt nicht möglich zu sein, euploide Säugerzellkulturen über eine bestimmte Generationszahl hinaus zu halten. Möglicherweise beruht dies jedoch auf noch immer unzureichenden Kulturbedingungen; bei Rattenzellgeweben ist es nämlich jetzt gelungen, verschiedene euploide Zellkulturen über 100 Generationen ohne Zeichen einer Wachstumseinschränkung zu halten[108]. Bei analogen Versuchen an menschlichen Zellgeweben kam es dagegen bisher immer zum Absterben der Kulturen. Die Zellgröße nimmt in diesen Fällen mit der Generationszahl zu; sie scheint für die Vitalität der Zellen von Bedeutung zu sein[109].

a) Das Erythron

Kernlose rote Blutzellen altern im Gefäßsystem. Diese Alterung verläuft, wie dargestellt, praktisch unabhängig vom Alter des Organismus. Trotzdem beeinflußt das Alter des Trägerorganismus auch die Erythrocyten sehr deutlich.

Zwar können auch die Konzentrationen gelöster Stoffe, wie der Plasmaproteine, mit dem Individualalter in Zusammenhang stehen, ihre Durchsatzkinetik läßt aber im Gegensatz zu den Erythrocyten keine autonome Alterungsgesetzmäßigkeit, sondern einen statistischen Abbau erkennen. Die Konzentration solcher gelöster Substanzen hängt z.T. von der Stoffwechselleistung des Gesamtorganismus ab, diese aber ist ihrerseits eine körpergewichtsspezifische Größe. So

[105] Doberauer et al. 1966.   [106] Bartoš 1966.   [107] Stoklaska, Doberauer 1966.
[108] Coon 1968.   [109] Simon 1967.

wurde bei über 30 verschiedenen Funktionen eine steigende artspezifische Stoffwechselleistung bei fallendem artspezifischem Körpergewicht gefunden[110]. Dazu gehören z.B. die Gesamt-N-Ausscheidung, die Schwefelausscheidung, mechanische Herzleistungen, Klärungswerte der Niere, die Hämoglobin- und Myoglobinmenge, der Cytochrom c-Gehalt vergleichbarer Gewebe und Organgewichte.

Eine ähnliche Beziehung besteht aber auch zwischen der Lebensdauer von Erythrocyten und dem Körpergewicht bei verschiedenen Tierarten[111]: sie ist um so kürzer, je kleiner die betreffende Tierart ist (Tabelle 1). Das Umgekehrte gilt für den Plasma-Eiweiß-Durchsatz (Tabelle 2).

Tabelle 1

Art	Körpergewicht (g)	Erythrocyten-lebensalter (Tage)
Maus	23	41—45
Ratte	250	50—60
Kaninchen	2000	50—75
Katze	2000	68—77
Hund	13000	90—135
Schaf	70000	120
Mensch	65000	110—120

Tabelle 2

Art	Körpergewicht (g)	Biologische Halbwertszeit	
		Albumin (Tage)	Globulin (Tage)
Rind	185000	20,7	—
Mensch	65000	15,0	20,3
Hund	13000	8,0	8,0
Affe	2500	—	6,6
Kaninchen	2000	5,7	5,7
Meerschweinchen	730	2,8	5,4
Ratte	250	2,5	5,5
Maus	25	1,9	1,9

Eine Beziehung zwischen Körpergewicht bzw. Organismusalter und Einzelzelle wurde aber auch an Individuen solcher Arten nachgewiesen, die während ihres ganzen Lebens eine Massenzunahme des Körpers erfahren. Dies gilt z.B. für Amphibien, bei denen das Körpergewicht ein Maß für das Lebensalter darstellt; ihr kontinuierliches Körperwachstum kommt nicht durch Zellvermehrung, sondern durch Vergrößerung der Zellen zustande, wie dies z.B. bei Bufo melanostictus gefunden wurde[112]. Auch seine Erythrocyten gewinnen entsprechend dem Körpergewicht und Alter kontinuierlich an Größe zugleich mit einer altersabhängigen Zunahme der Hämoglobinkonzentration, des Hämatokrits und des spezifischen Gewichts des Blutes. Diese Beobachtungen gelten auch für die Leberzelle, die kuboiden Nierenepithelien oder die Reihenzellen des Darms dieser Tiere.

Ratten, die ebenfalls ein lebenslängliches Wachstum zeigen, vermehren ihr Organgewicht altersabhängig durch Zellvergrößerung, z.B. bei den Muskelzellen und den Hirnrindenzellen[113]. Das Erythrocytenvolumen nimmt dagegen mit dem

[110] ADOLPH 1949.   [111] ALLISON 1960.   [112] CHURCH 1961.   [113] DONALDSON 1925.

Alter der Ratten ab[114]. Beim Menschen wurde im Laufe des Lebens eine geringe mittlere Größenzunahme des Erythrocyten beschrieben, sie soll nach dem 40. Lebensjahr 0,06 μ Durchmesser/Lebensdekade betragen[115].

Für die Korrelation zwischen *Stoffwechselaktivität* und *Zellalterung* lassen sich weitere Beispiele aus der Physiologie und Pathologie anführen. Die Häufigkeit der Hämoxydation des Erythrocyten stellt eine Kreislauffunktion dar, da die Blutzellen bei der Oxydation die Lungencapillaren durchströmen. Unter der Voraussetzung, daß die Erythrocyten die Organe des Körpers in statistischer Weise passieren, ist die Frequenz der O_2-Aufnahme vom Herzminutenvolumen und der Kreislaufzeit abhängig. Es wurde folgende Gleichung aufgestellt[116]:

$$\text{Frequenz der } O_2\text{-Beladung} = \frac{\text{Herzminutenvol.} \times \text{Eryth.-Lebensdauer}}{\text{Blutvolumen}}$$

Die sich für Mensch, Hund und Ratte ergebenden Werte gibt Tabelle 3 wieder.

Tabelle 3

Art	Blutvolumen (ml)	Herzminuten-volumen (ml)	Erythrocyten-Lebensdauer	Frequenz der gesamten Oxydationen
Ratte	20	47	55	186120
Hund	1000	1300	95	177840
Mensch	5500	5100	120	160344

Trotz der Unsicherheiten bei der Berechnung der Herzauswurfleistung erhält man auf diese Weise befriedigend übereinstimmende Werte für die Oxydationshäufigkeit verschiedener Erythrocytenarten unterschiedlicher Lebensdauer.

Da die Kreislaufzeit der Körpergröße proportional ist, läßt sich auch dadurch die Abhängigkeit der Lebensdauer roter Blutzellen von Körpergewicht bzw. Stoffwechselaktivität des Organismus bestätigen.

Weitere Beispiele für den Zusammenhang zwischen Stoffwechselphysiologie und Lebensdauer von Einzelzellen bieten die verlängerte Erythrocytenlebensdauer des Murmeltieres während des Winterschlafs[117] und die relativ kurzlebigen Erythrocyten der Vögel, welche einen hohen Basalstoffwechsel besitzen. Die Erythrocytenlebensdauer bei Hühnern von 28 Tagen[118] oder bei Enten von 30 Tagen[119] ist nicht nur im Hinblick auf das Körpergewicht dieser Arten überraschend kurz, sondern auch deshalb, weil bei diesen kernhaltigen Blutzellen eine erhöhte Vitalität infolge der Resynthesemöglichkeit von Enzym-Trägerproteinen angenommen werden kann. Andererseits zeigen Kaltblüter eine Erythrocytenlebensdauer, welche jene wesentlich größerer Säugetiere weit übertrifft. So lassen sich bei der poikilothermen Schildkröte markierte Erythrocyten länger als 11 Monate im Kreislauf verfolgen, wobei auch der kaum meßbare Glycin N-Einbau in die Zellen für besonders lange biologische Halbwertszeiten spricht[120].

Auch bestimmte Krankheiten beeinflussen die Erythrocytenlebensdauer und lassen somit eine Beteiligung des Organismus an der Regulierung des Zellabbaus erkennen. So zeigen Erythrocyten aus gesunden Spendern eine verkürzte Lebensdauer, wenn sie Kranken mit Perniciosa, hämolytischen Anämien, Tumoren, Lymphogranulomatose oder rheumatischen Erkrankungen transfundiert werden[121].

[114] Creskoff et al. 1949.   [115] Spriggs 1958, Shock 1961.   [116] Allison 1960.
[117] Church 1961.   [118] Hevesy, Ottesen 1945.   [119] Brace, Altland 1956.
[120] Brace, Altland 1955.   [121] Miller et al. 1956, Schlegel, Kappert 1956.

Ein solcher vorzeitiger Abbau der Zellen folgt einer exponentiellen Funktion, d. h. einer statistischen Gesetzmäßigkeit, wobei die einzelne transfundierte Zelle durchaus eigene Alterungsmerkmale beibehalten kann, wie die weiterhin „physiologisch" linear abfallende Katalase-Aktivitätskurve dieser Zellen zeigt. Werden die transfundierten Zellen nach Rückgewinnung aus dem kranken Organismus durch Differentialagglutination wiederum dem gesunden Spenderorganismus reinjiziert, so bleibt trotzdem die Lebensdauer dieser Erythrocyten verkürzt.

Bei hyperthyreotischen Patienten mit erhöhtem Grundumsatz besteht eine Verkürzung der durchschnittlichen Lebensdauer der Erythrocyten[122]. Das gleiche gilt für die Ratte mit experimenteller Hyperthyreose. Allerdings läßt sich auch die biologische Halbwertszeit für Albumin und die Globuline experimentell durch eine künstlich erzeugte Hyperthyreose verkürzen[123]. Eine Hyperthyreose führt dagegen beim Hund nicht zu einer Änderung der Erythrocytenlebensdauer[124], das gleiche gilt für hypophysektomierte Ratten[125]. Bei Ratten wird die Lebensdauer der roten Blutzellen durch einen Alloxandiabetes verkürzt: 3 Wochen nach der Manifestation der Erkrankung beträgt die maximale Lebensdauer der mit ^{51}Cr-markierten Zellen 56 Tage gegenüber 68 Tagen bei den Kontrolltieren, wobei eine unmittelbare Erythrocytenschädigung durch Alloxan ausgeschlossen werden konnte[126]. Rattenerythrocyten, die nach einer akuten Blutung gebildet werden, zeigen dagegen eine normale Alterung[127].

Bei einer Maus, die nach Ganzkörperbestrahlung und Injektion von Rattenknochenmark zu einer Maus-Ratten-Chimäre geworden ist, zeigen transfundierte Mäuseerythrocyten eine normale, Rattenzellen dagegen eine verkürzte Lebensdauer. Rücktransfusion der verkürzt lebenden Rattenerythrocyten aus dem Chimärenkreislauf in normale Ratten zeitigt andererseits wieder eine für Ratten normale Lebensdauer[128]. Diese Befunde belegen ebenfalls, daß der Organismus unter bestimmten abnormen Bedingungen die Lebensdauer von Zellen zu beeinflussen vermag.

Auch bei der mechanischen Resistenz des menschlichen Erythrocyten wurde eine Abhängigkeit vom Lebensalter des Gesamtorganismus gefunden: es kommt zu einer zunehmenden Resistenzsteigerung mit S-förmigem Kurvenanstieg[129]. Dagegen nimmt die thermische Fragilität der Erythrocyten von der Geburt bis zum Greisenalter kontinuierlich zu, wie die Bestimmung der Halbwertszeit der Überlebensrate der bei 56° inkubierten Erythrocyten ergab[130]. Auch zeigt die thermische Stabilität der Zellen im frühen und späten Lebensalter des Gesamtorganismus eine größere Streubreite als in mittleren Altern. Verschiedene Inzucht-Rattenstämme besitzen unterschiedliche und charakteristische Abhängigkeiten der osmotischen Resistenz ihrer Erythrocyten vom Lebensalter der Trägertiere[131]. Die Titer der A-B-Antigene der menschlichen Erythrocyten steigen ebenfalls bis zum ersten Lebensjahrzehnt steil an und bleiben dann bis ins hohe Alter etwa konstant[132]. Bei der Geburt ist der A-Antigentiter der Erythrocyten viel enger mit dem Geburtsgewicht korreliert als mit der Schwangerschaftsdauer; Mädchen haben einen höheren Titer als Jungen[133].

Auch die Aktivität vieler Erythrocytenenzyme ist nicht nur eine Funktion der Zellalterung, sondern auch des Alters des Gesamtorganismus. Einen Vergleich von Enzymaktivitäten während der Erythrocytenalterung mit Enzymveränderungen der Zelle im Lebenslauf des Gesamtorganismus[134] zeigt Tabelle 4.

---

122 McCellan et al. 1958.   123 Dixon et al. 1953.   124 Cline, Berlin 1963.
125 Berlin et al. 1953.   126 Younathan, Marvin 1963.
127 Forssberg, Tribukait 1962.   128 Goodman, Smith 1959.
129 Schlomka, Christiani 1958a.   130 Goldschmidt 1961.   131 Ring et al. 1964.
132 Grundbacher 1964.   133 Grundbacher 1968.   134 Bertolini 1962.

Tabelle 4. *Prozentuale Veränderungen einiger Enzymaktivitäten in Erythrocyten als Funktion der Zell- und Organismusalterung*

	Zellalterung	Organismusalterung
LDH	—	+ 3
Cholesterinesterase	−36	−33
GOT	−45	−25
GPT	+ 9	−16
Aldolase	+45	−15

Bemerkenswert ist der unterschiedliche Aktivitätsverlauf der Aldolase und GPT: einer besonders für die Aldolase typischen Aktivitätszunahme während der Zellalterung steht eine Verminderung mit steigendem Lebensalter des Organismus gegenüber.

Eine Beeinflussung der Enzymaktivität in den Zellen ist auf zwei Wegen denkbar: Einmal kann eine zeitabhängige Veränderung an der fertigen Enzymmolekel eintreten, etwa durch Zunahme der Entropie, irreversible Oxydation, Mangel an Coenzym usw.[135], zum anderen kann es zu quantitativen oder qualitativen Veränderungen in der Synthese der Enzyme selbst kommen. Fertige Säuger-Erythrocyten synthetisieren keine Enzyme; die Veränderungen an ihren Enzymsystemen können deshalb, soweit sie vom Alter des Gesamtorganismus abhängen, mindestens zum Teil als ein Maß für eine über Zellgenerationen hinweg sich entwickelnde Stoffwechseländerung angesehen werden[136], die auf der Alterung der Erythrocytenmatrix im Knochenmark beruhen.

Die Erythrocyten Neugeborener unterscheiden sich bei den meisten Säugetieren in mehrfacher Hinsicht von den Erythrocyten erwachsener Individuen. Die beiden Zellgruppen enthalten verschieden gebaute Hämoglobine (beim Menschen Hb_{A1} und Hb_F), die sich elektrophoretisch und durch ihre verschiedene Alkaliresistenz leicht voneinander unterscheiden lassen[137]. Der Übergang von Erythrocyten mit fetalem Hämoglobin in der Embryonalzeit zu Zellen mit adultem Hämoglobin nach der Geburt kommt jedoch nicht so zustande, daß die neonatale Population allmählich abstirbt und durch die andere Zellart ersetzt wird, sondern dadurch, daß die neugebildete Zelle die einzelnen Merkmale allmählich in immer stärkerem Maße besitzt. So lassen sich beide Hämoglobine bereits beim 9 Wochen alten Embryo des Menschen in ein und derselben Blutzelle nachweisen. Beide Hämoglobine werden hier zur gleichen Zeit in Leber, Milz und Knochenmark synthetisiert. Die Glycin-^{14}C-Einbauaktivität verhält sich beim Hb_{A1} und Hb_F der Leber bei einem 9 Wochen alten Embryo wie 1:2, wobei fetale Erythrocyten, die Hb_{A1} enthalten, vielleicht noch eine kürzere Lebensdauer aufweisen als Hb_F-haltige Zellen[138]. Je älter der Organismus wird, desto ausgeprägter „erwachsen" sind die neu entstehenden Zellen. Wie eng Reifungs- und Alterungsvorgänge hier miteinander verknüpft sind, zeigt sich auch darin, daß die Reticulocytenreifung selbst einen Altersgang besitzt: Während die Gesamtdauer der Erythrocytenreifung in allen Lebensphasen etwa gleich bleibt, ändert sich mit steigendem Lebensalter das Ausmaß der 50%igen Reticulocytenreifung und damit die durchschnittliche Reifungsgeschwindigkeit, also die „Zeitform" der Reifung[139].

Die einzelnen Merkmale und Funktionen ein und derselben Zellart können überraschenderweise im Verlauf der Entwicklung des Gesamtorganismus verschiedene charakteristische Zeitkonstanten besitzen. So ist z.B. der Übergang

---

[135] Fronaini et al. 1969, Gershon, Gershon 1970.   [136] Szillard 1959
[137] Lehmann 1966.   [138] Thomas et al. 1960.   [139] Schlomka, Christiani 1958b.

vom Neugeborenen- zum Erwachsenenhämoglobin im menschlichen Erythrocyten im Organismusalter von 3—4 Monaten beendet[140], wogegen die O_2-Dissoziationskurve der Zellen 6 Monate benötigt, um den adulten Typ zu erreichen[141]. Der Ionenkonzentrationsgradient für Kalium und Natrium zwischen Erythrocyt und Plasma ist bei fetalen Schafen größer als bei adulten, der Übergang zum adulten Wert erfordert etwa 7—8 Wochen[142]. Bei ausgewachsenen Schafen und Ziegen kann man zwei Gruppen von Erythrocyten mit verschiedenen Natriumgradienten unterscheiden; die O_2-Dissoziationskurve ist aber bei beiden gleich. Im reifen Organismus scheint also bei diesen Tieren keine Beziehung zwischen O_2-Dissoziationskurve und Ionengradienten zu bestehen, dagegen weisen die fetalen Tiere stets einen im Vergleich zu den Muttertieren erhöhten Ionengradienten sowie eine Linkslage der Dissoziationskurve auf. Man kann bei den Feten daher im Gegensatz zu den erwachsenen Tieren eine gegenseitige Abhängigkeit der beiden Parameter annehmen.

Auch in der Fermentausstattung bestehen Unterschiede zwischen Neugeborenen- und Erwachsenen-Erythrocyten. So fand sich bei einem Vergleich der Altersgruppen Frühgeborene, Neugeborene, Säuglinge und Erwachsene mit steigendem Alter eine Verminderung der Aktivitäten für G-6-PDH, 6-PGDH und Aldolase, ohne daß eine Korrelation mit dem in der Neugeborenenperiode vorhandenen Abfall des Hb_F bzw. Anstieg des Hb_{A1} zu erkennen war[143]. Möglicherweise bestehen auch Beziehungen zwischen der geringen Aktivität des Pentosephosphatcyclus und der relativ niedrigen Pyridinnucleotidkonzentration in Neugeborenen-Erythrocyten[144]. Allerdings ist die hierbei erforderliche Nicotinamidmononucleotid-Synthetase beim Menschen erst vom 5. Monat nach der Geburt an nachweisbar, was etwa dem Ende der Hämoglobinumstellung vom fetalen auf den adulten Typ entspricht. Ob das Auftreten der Synthetaseaktivität eine Anpassung an die Stoffwechselbedingungen des Erythrocyten während der Entwicklung eines Organismus darstellt oder ob es sich dabei um völlig voneinander unabhängige Zeitkonstanten einzelner Zellfunktionen handelt, ist unentschieden.

Auch die Galaktoseverwertung bei der Methämoglobinreduktion ist in Neugeborenen-Erythrocyten dreimal größer als in Zellen von Erwachsenen[145]. Es besteht eine erhöhte Empfindlichkeit der neonatalen Erythrocyten gegenüber Methämoglobinbildnern; sie läßt sich beim Menschen noch bis zur Pubertät nachweisen. Die Angleichung an die Eigenschaften der Erwachsenen-Zellen ist mindestens bei Ratten nicht durch Sexualhormone bedingt, sondern entwickelt sich in Abhängigkeit von der Wachstumsgeschwindigkeit: Bei dieser Tierart ändert sich die Empfindlichkeitskurve nicht plötzlich zur Zeit der Pubertät, sondern steht mit der Wachstumsgeschwindigkeit bis zur Erreichung eines Körpergewichts von etwa 50 g in Korrelation; dieser Punkt liegt lange vor der Pubertät[146]. Für die Methämoglobin-Rückbildung scheint ebenfalls eine doppelte Alterungsabhängigkeit nach Zell- und Organismusalter zu bestehen: Verjüngung der Erythrocytenpopulation im Kreislauf durch Aderlaß führt beim Hund zu einem zwei- bis dreifachen Anstieg der Methämoglobin-Rückbildungsgeschwindigkeit, die erst 4 Wochen nach dem Aderlaß zur Norm zurückkehrt[147].

b) Das Blutplasma

Das Plasma ist ein Transportträger des Körpers. Deshalb ist zu erwarten, daß altersabhängige Änderungen in den Konzentrationen der Plasmabestandteile Veränderungen im Stoffwechsel der Organe widerspiegeln, vor allem solche der Leber

---

[140] LEHMANN 1966.   [141] BARTELS et al. 1960.   [142] BLECHNER 1961.
[143] GROSS, HURWITZ 1958.   [144] TULPULE 1958.   [145] BETKE et al. 1960.
[146] METCALF 1961.   [147] JALAVISTO 1959.

und der Muskulatur. Dementsprechend korreliert z. B. die Konzentrationsabnahme einer injizierten Menge markierter α-Aminoisobuttersäure im Serum des Menschen und der Ratte mit dem Alter des Organismus, weil diese Aminosäure, die nur schwer abgebaut werden kann, bei der sehr aktiven Proteinbiosynthese eines wachsenden Körpers von den Zellen stärker aufgenommen wird als im ausgewachsenen Organismus; der Quotient der Konzentrationen dieses Stoffes in Muskulatur und Serum beträgt daher beim Kind 11 und sinkt jenseits des 50. Lebensjahres auf 2,3 ab[148].

Von der Konzentration der Aminosäuren im Plasma würde man Aufschlüsse über die Proteinsynthese in den einzelnen Lebensphasen erwarten. Die Ergebnisse der wenigen darüber vorliegenden Untersuchungen widersprechen einander jedoch stark. Schon die Werte für Plasma- bzw. Serumaminosäuren bei Personen der gleichen Altersgruppe schwanken erheblich, was z.T. auf Unterschiede in der Untersuchungsmethode, vielleicht aber auch auf solche in der Ernährung der Versuchspersonen zurückzuführen ist. Noch mehr weichen die Befunde bei Vergleichen zwischen Jung und Alt voneinander ab. Riemenschneider et al. (1961) fanden einen Konzentrationsabfall der meisten Aminosäuren des Menschen im Alter bis zu 20%. Der Serinanteil soll bei über 70jährigen sogar gegenüber dem Wert für jugendliche Erwachsene um 40% niedriger liegen. Auch bei Ratten und Meerschweinchen fand diese Arbeitsgruppe einen Abfall der Serumkonzentrationen von Glycin, Valin, Lysin, Phenylalanin, Tyrosin, Arginin, Histidin, Prolin, Tryptophan, Serin, Cystein, Methionin und Asparaginsäure im Alter. Der Serinverlust sowie der Citronensäureverlust betrug 50%. Dagegen fand Theimer (1965) bei einem Vergleich junger Männer von durchschnittlich 25 Jahren mit Greisen zwischen 80 und 90 Jahren eine 19—39%ige Zunahme von Glycin, Serin, Alanin, Lysin, Threonin, Glutaminsäure und noch einigen Aminosäuren bei den Greisen, dagegen eine Abnahme von Valin, Leucin, Phenylalanin und Isoleucin. Die Altersabnahme betraf im wesentlichen die unpolaren Aminosäuren, die Zunahme hauptsächlich die polaren. Zunahmen und Abnahmen kompensierten sich in dem Sinne, daß die Gesamtmenge des α-Aminostickstoffs im Serum im Alter gegenüber der Jugend kaum verändert war. Diese Tendenz der Serumaminosäuren zur Homöostase des α-Aminostickstoffs wurde in anderem Zusammenhang bestätigt[149]. Das regelnde Organ scheint die Leber zu sein. Oeriu und Tanase (1961) fanden dagegen bei 10jährigen Kindern eine erheblich höhere Konzentration der Plasma-Aminosäure — bei einigen Aminosäuren fast das Doppelte — als bei einer Altersgruppe von 60—93jährigen. Sie werten dies als einen Ausdruck der intensiveren Proteinsynthese und des schnelleren Proteinumsatzes beim wachsenden Organismus.

Aufgrund dieser widerspruchsvollen Befunde können die daran geknüpften Folgerungen höchstens hypothetischen Charakter beanspruchen. So wurde auf eine verminderte Proteinsynthese im Alter geschlossen, die bisher jedoch nicht nachgewiesen ist, oder an einen Zusammenhang mit den Kollagen-Elastin-Prozessen gedacht: Im Alter nimmt der Anteil des normalen Kollagens im Bindegewebe (s. S. 245ff.) ab, während sich ein elastinähnliches Protein vermehrt, das wesentlich mehr Valin, Leucin, Isoleucin und Phenylalanin enthält. Danach würde das Aminosäurespektrum des Altersserums eine Veränderung des Einbaubedarfs an bestimmten Aminosäuren widerspiegeln[150]. Fragwürdig sind alle Versuche, die Verschiebungen in der Serumkonzentration einzelner Aminosäuren als Ursache bestimmter Alterserscheinungen zu deuten. Mehrere Autoren fanden zwar, daß durch Verabreichung von Cystein und z.T. Methionin bei alten

---

[148] Christensen et al. 1958.   [149] Knauff 1959, Knauff 1964.
[150] Theimer 1965.

Versuchstieren eine Annäherung des Aminosäurespektrums im Plasma an das jugendliche Bild bewirkt werden kann[151] — die Werte für Cystein und Glutaminsäure fallen und jene von Asparaginsäure, Methionin und Serin steigen auf Werte von jungen Tieren —, man erfährt aber nicht, ob diese Tiere länger leben als andere und ob sie überzeugende Anzeichen einer allgemeinen Verjüngung zeigen.

Der Cysteinwirkung liegt vermutlich ein SH-abhängiger reversibler Mechanismus zugrunde, da eine Cysteinzufuhr das Gleichgewicht Cys-SH/Cys-SS-Cys zugunsten des Monomeren beeinflussen kann. Methionin kann sich über Cystathionin, zusammen mit Serin, an der Biosynthese des Cysteins beteiligen. Injektionen von Methionin und Serin bewirken am alten Organismus die Verschiebung des Gleichgewichts Cys SH Cys SS Cys zugunsten des Cysteins; ganz allgemein scheint sich das Gleichgewicht R-SH $\rightleftharpoons$ R-S-S-R im Alter zur oxydierten Seite hin zu verlagern. Die Normalisierung von Asparaginsäure und Glutaminsäure ließe sich dadurch erklären, daß Asparaginsäure über Homoserin in die Reaktion Methionin $\rightarrow$ Cystein $+$ Homoserin eingreifen kann. Diese Reaktion ist bei alten Ratten im Gegensatz zu jungen Tieren umkehrbar[152]. Auch beim Glutathion liegt eine Verschiebung von der Sulfhydrylform zum Disulfid im Serum wie in den Zellen des alternden Organismus vor.

Die große biochemische Bedeutung der Thiolgruppen bzw. deren Konzentrationsänderung geht aus der Vielfalt der Reaktionen hervor, an denen sie beteiligt sind. Sie können Redoxsysteme bilden, Enzyme schützen und sind an der Tertiärstruktur der Proteine beteiligt[153]. Weiter haben sie offenbar Funktionen beim Wachstum, denn der Thiolbedarf der Zelle ist während der Mitose gesteigert[154]. Die Thiolgruppen sind auch für die Blutgerinnung wichtig[155]. Die Polymerisation des Keratins in der Zelle verläuft über eine Oxydation von Protein-SH-Gruppen zu —S—S-Brücken[156]. Aber auch die Wirkungsweise mancher Hormone hängt von dem Vorhandensein freier SH-Gruppen ab. So läßt sich z. B. die diabetogene Wirkung des Alloxans, die wahrscheinlich in einer Thioloxydation in den β-Zellen des Pankreas und damit in der Synthesehemmung des Insulins besteht, durch Cystein und andere SH-Substanzen aufheben[157]. Änderungen der Permeabilität der Zellmembran, an deren Regulation Insulin beteiligt ist, kommen über eine Disulfidbrückenbildung reaktiver SH-Gruppen der Membranproteine zustande[158]. Sulfhydrylreagentien vermögen die Wärme- und Harnstoffdenaturierung des Serumalbumins zu hemmen, was ebenfalls für die Frage der Bedeutung der Sulfhydrylfunktion bei der Alterung des Organismus von Bedeutung sein könnte[159]. Verschiedene Autoren haben eine unmittelbar sulfhydrylabhängige Alternsveränderung an der Linse als Cystein- oder Glutathion-Oxydation innerhalb der Linsenproteine beschrieben, womit vielleicht auch die im Alter auftretenden Linsentrübungen zu erklären sind[160].

Bei einer amperometrischen Messung waren auch die proteingebundenen Sulfhydrylgruppen im Plasma mit steigendem Alter vermindert[161]. Als Ursache für die altersbedingte Verminderung der Thiolgruppen in den Plasmaproteinen kommen in Betracht: a) Verschiebung der Konzentrationen der Proteinfraktionen, b) altersabhängige Veränderungen im sterischen Aufbau der Proteinmolekeln mit unterschiedlicher Zugänglichkeit der SH-Gruppen, c) relative Zunahme der oxydativen Stoffwechselprozesse. Für alle drei Möglichkeiten lassen sich Beispiele anführen. Zahlreiche Autoren haben festgestellt, daß der Albumin-Globulin-Quotient beim Menschen von der Jugend bis zum Greisenalter von etwa 1,7 auf

---

[151] RIEMENSCHNEIDER et al. 1961, OERIU, TANASE 1961.   [152] OERIU, TANASE 1961.
[153] BARRON 1951.   [154] MAZIA 1958.   [155] LYONS 1945.   [156] DANIELLI, DAVIES 1951.
[157] BARRON 1951.   [158] KARLSON 1961.   [159] HOSPELHORN et al. 1954.
[160] DISCHE et al. 1957.   [161] THOMAS, TILLING 1962.

9*

etwa 1,0 abfällt, was hauptsächlich auf eine relative Zunahme der Globuline zurückgeht; die IgG- und IgA-Globuline nehmen angeblich am meisten zu. Schwick und Becker stellten 1969 bei je einer Gruppe von alten und jungen Menschen keinen Unterschied bei der Konzentration des IgG-Globulins im Serum fest; dagegen besaßen alte Menschen einen höheren Gehalt an IgA- und einen geringeren an IgM-Globulin. Fast alle untersuchten Hetero-Antikörperaktivitäten zeigten bei alten Menschen eine deutliche Verringerung gegenüber der jugendlichen Gruppe, die Isoantikörpertiter stiegen dagegen im Laufe des Alters an. Die Verteilungsänderung der einzelnen Plasmaproteinfraktionen soll auch mit qualitativen Veränderungen verbunden sein. So soll sich chromatographisch eine an die Lipoproteinfraktion gebundene glutaminsäurehaltige Komponente nachweisen lassen, die sich mit steigendem Alter zunehmend von der α- zur β-Fraktion verlagert[162]. Für strukturelle Veränderungen der Proteinmolekeln sprechen auch Bausteinanalysen der Plasmaproteine bei jungen und alten Individuen: Differenzen sollen vor allem das Valin betreffen[163]. Auch die elektrophoretische Wanderungsgeschwindigkeit einzelner Fraktionen zeigt Altersunterschiede: Während bei jungen Rindern die Glykoproteine vorwiegend mit der α-Globulinfraktion wandern, finden sie sich bei älteren Tieren mehr in der β- und γ-Fraktion[164]. Die Konzentration der Serumpolysaccharide nimmt im Alter gegenüber der Jugend zu, nur die des Heparins ist vermindert.

Auch der Proteindurchsatz im Plasma scheint sich mit dem Alter zu ändern. Die biologische Halbwertszeit des ^{35}S-markierten Serumalbumins beträgt bei 50 g schweren, rasch wachsenden Ratten 1,5 Tage, bei reifen jungen Ratten 2,0 und bei alten Ratten 2,6 Tage. Dagegen zeigt das IgG-Globulin mit steigendem Alter einen beschleunigten Umsatz; die Halbwertszeit sinkt von 9,8 Tagen bei reifen jungen Ratten auf 4,3—5,1 Tage bei alten Tieren. Die Durchsatzrate von β-Globulin fällt, die von α_1-Globulin steigt mit zunehmendem Lebensalter, während sich α_2-Globulin uncharakteristisch verhält. Die körpergewichtsspezifische Reservegröße für Albumin beträgt bei der alten Ratte 2,6—3,5 mg/g Körpergewicht gegen 2,8—5,0 mg/g bei jungen Tieren; gleichzeitig ist der Durchsatz des Albumins sowie des Globulins bei wachsenden Tieren wesentlich größer als bei erwachsenen Tieren. Daß nicht zirkulatorische oder vasculäre Faktoren für die unterschiedlichen Reserven maßgebend sind, geht daraus hervor, daß vorwiegend der extravasculäre Anteil des Albumins davon betroffen ist[165].

Die Serumlipide steigen beim Menschen im mittleren Lebensalter an, um im späten Alter wieder abzusinken, wenn auch nicht ganz auf das Niveau der Jugend[166]. Das soll auch für das Cholesterin gelten. Andere Autoren[167] fanden dagegen keinen allgemeinen Alternsgang des Cholesterins: ab 60 Jahren bleibt das Serumcholesterin bei Männern unverändert, bei Frauen nimmt es langsam ab. Pathologische Werte des Cholesterins sind im Alter selten zu finden, eher im mittleren Lebensstadium. Eine Beziehung zu kardiovasculären Krankheiten wurde jedoch nicht gefunden. Dieses Ergebnis wurde mehrfach bestätigt, dagegen ist die etwaige Bedeutung einer im Alter feststellbaren Zunahme der Cholesterinester noch ungeklärt. So wurde eine Korrelation der Alterszunahme der Serumlipide mit der Cholesterinesterkonzentration beschrieben[168], nicht aber mit der des freien Cholesterins oder der des Albumins oder Globulins.

In den Altersklassen bis zu 30 Jahren findet man kleinere Absolutkonzentrationen an Polyensäuren im Serum als in den höheren Altersstufen, jedoch ist der relative Anteil der mehrfach ungesättigten Fettsäuren an den Gesamtfettsäuren

[162] Hamilton, Pilgeram 1960.   [163] Rafsky et al. 1952.
[164] Dimopoullos et al. 1959.   [165] Jeffay 1960.   [166] Bürger 1960.
[167] Thompson et al. 1965.   [168] Das, Bhatta-Charya 1961.

in der Jugend höher als im Alter. Auch die Zusammensetzung der Cholesterinester ändert sich mit dem Alter: Bei 6—10jährigen Kindern fand man einen deutlich geringeren Anteil der Ölsäure und eine stärkere Veresterung der Linolsäure als bei der Altersgruppe von 60—87 Jahren.

Das Blut enthält albumingebundene freie Fettsäuren, die u.a. als Brennstoff für die Muskelarbeit dienen. Sie kommen aus Triglyceriden des Fettgewebes. Bei Versuchen mit Noradrenalin wurde festgestellt[169], daß alte Individuen die freien Fettsäuren ebenso mobilisieren wie junge. Auch die Entfernung injizierter albumingebundener $1-^{14}C$-Palmitinsäure geht in allen Altersklassen gleichartig vor sich; eine Beziehung zu altersmäßigen Unterschieden der Muskelleistung besteht nicht.

Das arterielle Blut von Greisen hat im Durchschnitt eine im Vergleich zur Jugend verminderte Sauerstoffspannung und Sauerstoffsättigung, was auf physiologische Änderungen in der Lunge zurückgeführt wird[170]. Der Greis lebt nach seiner Sauerstoffspannung in einer scheinbaren Höhe von 1500—2000 m. Der Grundverbrauch an O_2 sinkt beim Menschen vom 20. bis zum 90. Lebensjahr von 253 auf 180 ml/min/kg, die Grund-Wärmeproduktion gleichzeitig von 73 auf 52 cal/h/kg[171]. Dies wird damit erklärt, daß die noch funktionierenden Greisenzellen unverändert viel O_2 verbrauchen, daß aber die Zahl der funktionalen Zellen vermindert ist. Weiter wurde beim Menschen festgestellt, daß der O_2-Verbrauch je Oberflächeneinheit im Alter abnimmt, auf das intracelluläre Wasser bezogen jedoch unverändert bleibt[172].

Auch der Mineralgehalt des Blutes ändert sich im Alter. Calcium und Eisen[173] sind deutlich verringert, was als Anzeichen eines Einbaues in „Schlacken" gedeutet wurde; vermutlich ist aber eine solche „Verschlackung" Folge und nicht Ursache des Alterns. Jod ist im Altersblut etwas vermehrt[174], was auf die verringerte Speicherungsfähigkeit der Schilddrüse zurückgeführt wird. Über die Alternsveränderungen der wichtigsten Elektrolyte, Natrium und Kalium, gehen die Befunde auseinander. Diese Frage wird durch Änderungen des Wassergehalts und der Wasserverteilung im alten Organismus kompliziert. So wurden bei alten Ratten unveränderte Plasmakonzentrationen von Natrium und Kalium gefunden[175], obwohl das Gesamtkörper-Natrium vermehrt, das Gesamtkörper-Kalium verringert war. Die Zunahme des extracellulären Wassers gleicht die Änderungen von Natrium und Kalium aus. Die Organzellen zeigen ähnliche Ionengradienten-Veränderungen wie Erythrocyten: Natrium nimmt hauptsächlich extracellulär, aber wenig intracellulär zu. Das Ergebnis ist die Änderung des transcellulären Natriumgradienten. Der transcelluläre Kaliumgradient ist im alten Organismus verringert. Dies setzt die Arbeitsfähigkeit des Muskels herab. Bei den meisten alten Ratten fand sich auch schon in der Ruhe ein herabgesetzter Natriumgradient, während der Ruhe-Kaliumgradient kaum verändert war. Tretversuche zeigten eine bis auf ein Viertel verminderte Arbeitsfähigkeit alter Ratten. Gaben von Vasopressin und Aldosteron konnten Gradienten und Arbeitsfähigkeit etwas bessern. Bei einigen alten Tieren war auch der Kaliumgradient schon in der Ruhe vermindert, außerdem der Natriumgradient besonders stark zurückgegangen. Diese Tiere waren arbeitsunfähig. Daran können Membranveränderungen bzw. ein Nachlassen der Elektrolytpumpen beteiligt sein.

Eine allgemeine „Austrocknung" des Organismus im Alter kann, sollte sie existieren, höchstens wenige Prozent betragen[176]. Zwar wurde über größere Wasserverluste während der Alterung vom 20.—90. Lebensjahr des Menschen berichtet[177]; danach sollte das intracelluläre Wasser durchschnittlich von 28 auf 19,5 Liter,

[169] EISDORFER et al. 1965.   [170] DILL et al. 1940.   [171] SHOCK 1963.
[172] RING et al. 1964.   [173] HAMILTON, PILGERAM 1960.   [174] BÜRGER 1960.
[175] FRIEDMAN et al. 1963.   [176] THEIMER 1965.   [177] SHOCK 1963.

das extracelluläre von 13 auf 11,5 Liter zurückgehen. Die meisten Untersucher haben jedoch keine oder nur eine geringe Abnahme des Gesamtwassers im alten Organismus gefunden[178], einzelne sogar eine leichte Zunahme[179]. Die Autoren sind sich jetzt einig, daß im Alter eine Neuverteilung des Wassers stattfindet: das intracelluläre Wasser nimmt ab, das extracelluläre vermehrt sich[180]. Die beiden Änderungen sind voneinander nicht eindeutig abhängig[181]. Die Bestimmungsmethoden der Wasserräume sind allerdings unsicher. Dies gilt schon für die Bestimmung des Gesamtwassers, noch mehr für die Unterscheidung von intra- und extracellulärem Wasser, da man dabei auf indirekte Methoden (Inulin, Antipyrin, Thiocyanat usw.), Schätzungen und Extrapolationen angewiesen ist. Das Plasmagesamtvolumen/100 g Körpergewicht von Ratten ist altersunabhängig[182].

Der Blutzucker ist im Alter gegenüber jugendlichen Erwachsenen leicht erhöht. Dies wird auf eine physiologische Insuffizienz des Inselapparates zurückgeführt. Der alte Organismus reagiert stärker auf Insulingaben als der junge. Die Kenntnisse über den Alternsgang der Hormonkonzentrationen im Blut sind jedoch noch ziemlich gering. Thyroxin scheint im Plasma im Alter quantitativ unverändert[183], obwohl die Produktionsfähigkeit der Schilddrüse für Thyroxin nachläßt. Der Organismus antwortet mit einer Veränderung von Abbau und Verteilung. Auf den Spiegel der Sexualhormone im Blut schließt man aus der Ausscheidung von 17-Ketosteroiden im Harn: danach scheint bei Männern ein Anstieg bis zum 30. Lebensjahr, dann aber ein flacher Abstieg bis zum Lebensende zu existieren. Bei Frauen findet sich anscheinend ebenfalls ein Anstieg bis zum 25. Lebensjahr, dann ein steiler Abfall bis zum 40. Jahr, ein flacherer bis zum 50. Jahr und wieder ein Abstieg bis zum Lebensende.

Versuche einer Alterstherapie mit Sexualhormonen hatten keinen Erfolg: Rigby et al. (1964) gaben 3 Monate lang an 15 Männer und 27 Frauen zwischen 67 und 94 Jahren wöchentlich oral 40 mg Testosteron und 2 mg Stilböstrol. Es ergab sich keine Änderung im Verhalten, Gewicht, Blutdruck oder Puls. Bei den ausgeschiedenen Hormonen bzw. Hormonderivaten von Menschen zwischen 17 und 88 Jahren zeigt der Quotient 17-Ketosteroid/17-Hydroxycorticosteroid mit dem Alter eine Abnahme[184]. (Siehe auch die Beiträge über endokrine Drüsen von Bertolini, S. 543, und Schmidt, S. 582.)

In diesem Zusammenhang ist die Beobachtung von Bedeutung, daß der Nebennierenrinden-Ausfall als einzige hormonale Erscheinung zu einer Vergreisung jugendlicher Personen führen kann, obwohl im Alter die Konzentration der Rindenhormone im Organ unverändert gefunden wurde[185]. In den genannten Beiträgen werden weitere Beziehungen zwischen einer Reihe endokriner Drüsen und dem Altern dargestellt.

Von den Serumenzymen zeigen viele eine altersabhängige Aktivitätsänderung. Erwähnt sei die kontinuierliche Verminderung der Cholinesterase beim Menschen zwischen 20 und 90 Jahren[186], die Verminderung des „Klärfaktors", d.h. der heparinaktivierten Lipoproteinlipase[187], der Anstieg der sauren und alkalischen Serumphosphatasen, der bei der Ratte mit der Wachstumsgeschwindigkeit korreliert ist, und die mit dem Alter zunehmende Aktivität der Transaminasen des Serums[188]. Auch Bürger (1954) fand beim Menschen bei der alkalischen Serumphosphatase eine Alterszunahme, die vielleicht durch osteoporotische Prozesse bedingt ist. Glykolytische Blutenzyme zeigen nach diesem Autor im Alter eine abnehmende, fibrinolytische Enzyme dagegen zunehmende Aktivität.

---

[178] Rubinstein 1961.   [179] Hrachovec, Rockstein 1961.
[180] Rockstein, Hrachovec 1963.   [181] Sanadi, Fletcher 1961.
[182] Leeuw-Israel et al. 1969.   [183] Gregerman et al. 1963.   [184] Abbo 1966.
[185] Swyer 1958.   [186] Barrows et al. 1958.   [187] Pilgeram 1958.   [188] Bertolini 1962.

c) Das Bindegewebe

Das Bindegewebe stellt eine funktionelle Einheit aus den Fibrocyten, der sog. Grundsubstanz und den in ihr eingelagerten fibrillären Proteinen dar. Das Verhältnis dieser Elemente ist in verschiedenen Organen recht unterschiedlich. Über eine Alterung der Fibrocyten ist wenig bekannt, während die alterungsbedingten Veränderungen der fibrillären Proteine und der aus Mucopolysacchariden bedingten Grundsubstanz eingehend studiert worden sind. Namentlich die Bindegewebsproteine Kollagen und Elastin haben frühzeitig die Aufmerksamkeit der Alterungsforschung auf sich gezogen, weil sie in ausgeprägt alternden Geweben wie der Gefäßwand, dem Knorpel oder der Haut stark vertreten sind; das Kollagen macht etwa ein Drittel des Säugetierproteins aus.

Das Kollagen macht nach der Biosynthese, die in den Fibrocyten erfolgt, im intracellulären Raum einen Reifungsprozeß durch. Es durchläuft die Stadien des neutralsalzlöslichen, säurelöslichen und unlöslichen Kollagens, woran sich weitere Reifungsvorgänge anschließen[189]. Die Molekel des Kollagens besteht aus 3 verdrillten, eine Helix bildenden Peptidketten, die aus etwa je 1000 Aminosäureresten zusammengesetzt sind, darunter ungefähr 33 Mol-% Glycin, 11 Prolin und 9 Hydroxyprolin. Diese Elemente lagern sich wahrscheinlich über Zwischenstufen zu den eigentlichen Kollagenfibrillen zusammen, die wieder zu Fasern zusammentreten.

Verzár (1956) studierte eingehend das thermoelastische Verhalten von Kollagenfibrillen aus der Rattenschwanzsehne in seiner Beziehung zum Lebensalter; später wurden diese Untersuchungen mit im wesentlichen gleichen Ergebnissen auch auf andere Bindegewebe ausgedehnt. Nach der thermischen Kontraktion zwischen 50 und 60° in Ringerlösung verliert die Faser ihre ursprüngliche Struktur, sie wird glasig und gummielastisch. Dies ist wahrscheinlich auf den Verlust von Wasserstoffbrücken in den Helices zurückzuführen, der zu einer Zerstörung der geordneten Helixstruktur führt. Die dann auftretende Gummielastizität der Faser ist durch kovalente Brücken bedingt, die bei weiterer Erhitzung ebenfalls allmählich zerstört werden, wobei die Fasern ihre Elastizität einbüßen. Mit chemischen Mitteln, wie z.B. durch Behandlung mit hochkonzentrierten Lösungen von KJ und NaClO$_4$, konnten ähnliche Effekte wie bei der thermischen Kontraktion erzielt werden.

Verzár hat gefunden, daß mit zunehmendem Alter die so bestimmte Elastizität der Schwanzsehnen von Ratten zunimmt; Parallelen mit Kautschuk und Kunststoffen führten zu der Annahme, daß mit dem Alter im Kollagen zunehmend eine intra- und intermolekulare Vernetzung eintritt. Dies wäre die molekulare Basis für einen wesentlichen Teil der Alterungserscheinungen des Bindegewebes.

Eine weitere Art von Brücken scheint durch eingelagerte Wassermolekeln gebildet zu werden; nach Wasserentzug durch Behandlung mit Neutralsalzen sollen diese Brücken abreißen. Auch salzartige Bindungen und hydrophobe Brücken zwischen den Seitenketten unpolarer Aminosäuren sind diskutiert worden.

Am bedeutsamsten dürften die genannten kovalenten Brücken sein, die durch Vernetzung der Fibrillen entstehen. Vernetzte und unvernetzte bzw. lösliche und unlösliche Kollagenfraktionen lassen sich trennen. Aus ihrem Verhältnis glauben manche Autoren das Lebensalter des Organismus bestimmen zu können. Nach thermischer Behandlung bei 65° wird das hierbei freigesetzte Hydroxyprolin bestimmt; ihm soll das vorhandene „labile" Kollagen entsprechen. Dessen Anteil sinkt von 20% in der Jugend auf 0,2—4% im Alter. Das zunehmende „stabile"

---

[189] Kühn 1966.

Kollagen ist das stärker vernetzte[190]. Bei der Vernetzung sind sowohl esterartige Bindungen zwischen Hydroxy- und Carboxygruppen als auch Zuckerbrücken postuliert worden[191]. Kollagen enthält kleine Mengen Glucose und Galaktose, die in löslichem Kollagen hauptsächlich einwertig o-glykosidisch, in unlöslichem dagegen überwiegend zwei- oder mehrwertig o-glykosidisch bzw. esterartig mit dem Protein verknüpft sind. Auch Amidbindungen an der ε-Aminogruppe des Lysins sind erwogen worden[192]. Bisher sind aber keine Bruchstücke mit den genannten Brücken isoliert worden.

Aufgrund von Analogien aus der Gerberei-Chemie ist auch an Aldehyde und andere gerbende Substanzen als Verfestigungs-Agentien gedacht worden. Allerdings besitzen nur wenige Metaboliten von niedermolekularem aliphatischem Aldehydcharakter die Fähigkeit, Peptidketten des Kollagentyps zu vernetzen[193]. Man hat hier eine intramolekulare Schiff'sche Basenbildung und eine intermolekulare Methylenbrücke diskutiert, während sonst die intra- und intermolekularen Brücken für gleichartig gehalten werden.

Eine Untersuchung der Vernetzung mit Hilfe von schrittweisem Abbau und Chromatographie der Zwischenstufen[194] hat neuerdings zu der Auffassung geführt, daß Brücken durch die Kondensation zweier aus dem Lysin stammender Aldehyde entstehen. Die Lysylderivatbrücke wäre demnach physiologisch und erschiene im 1. Stadium der Reifung des Kollagens; ihre Bildung komme dann aber nicht zum Stillstand, sondern laufe weiter über das Optimum hinaus, bis sie nachteilig wirkt. Dies ist auch von einer fluorescierenden Verbindung angenommen worden, die im Kollagen und Elastin mit dem Lebensalter ständig zunimmt[195]. Diese chinoide Verbindung soll aus der Oxydation aromatischer Aminosäuren im Protein stammen[196]. Freie Radikalformen der Aminosäuren sollen potentielle Brücken zwischen Peptidketten sein.

An diese Hypothese sind therapeutische Überlegungen geknüpft worden. Sogenannte Lathyrogene[197] können während der Reifung die Vernetzung im Kollagen wie im Elastin verhindern. Die beiden Lathyrogene ^{14}C-β-Aminopropionitril und ^{14}C-Semicarbazid werden in vitro bei UV-Bestrahlung kovalent an beide Proteine gebunden. UV induziert die Bildung freier Radikale aus Tyrosin- und Phenylalaninresten in Proteinen. Die Lathyrogene sollen sich an reaktiven Stellen aktivierter aromatischer Aminosäuren oder die oben erwähnten Aldehydgruppen in den Proteinen binden und diese Gruppen daran hindern, kovalente Brücken von einer Peptidkette zur anderen zu bilden. Dadurch soll sich die Reifung und das Altern der Proteine verhindern lassen.

Die Altersvernetzung wird nur für Proteinmolekeln postuliert, die nach ihrer Fertigstellung keinen oder nur einen sehr geringen Umsatz aufweisen; Proteine mit lebhafterem Umsatz werden jeweils in der „jungen" Form erneuert und können schon deshalb kaum altern. Umgekehrt ist es anscheinend gerade die zunehmende Vernetzung, die den Umsatz der Gerüstproteine behindert: je älter das Protein, desto schwerer wird es enzymatisch angreifbar. Zahlreiche Autoren haben nach Versuchen mit markierten Aminosäuren berichtet, daß reifes Kollagen überhaupt keinen Umsatz mehr zeigt. Andere schätzen den Umsatz auf nicht mehr als 2% jährlich. Es liegt allerdings auch eine Untersuchung vor[198], wonach Rattenkollagen einen Eiweißumsatz von 0,5% des exokrinen Pankreasepithels besitzt, was auf eine mittlere Lebensdauer von nur 50 Tagen schließen ließe. Dies läge in der Größenordnung der Lebensdauer der Muskelproteine. Diese Untersuchung erfolgte an ausgewachsenen, aber noch nicht alten Tieren. Aber auch bei alten Tieren

[190] Verzár, Meyer 1961.   [191] Schaub 1964.   [192] Hörmann 1966.   [193] Milch 1953.
[194] Bornstein, Piez 1965.   [195] La Bella 1966.   [196] La Bella, Paul 1965.
[197] La Bella 1966.   [198] Maurer 1960.

findet man eine geringe Neubildung von Kollagen des Bindegewebes. Da neugebildetes Kollagen immer „jung" sein soll, könnte hier die Quelle des beobachteten kleinen Umsatzes liegen.

Kollagen von Narben zeigt nach den Verzár'schen Kriterien stets das Alter der Narbe, nicht des Gesamtorganismus. Auch künstlich durch Polystyrolimplantate zum Wachstum angeregtes Kollagen ist im Eiweißcharakter immer „jung"[199]. Dies deutet[200] darauf hin, daß die DNS-Matrizen für die Proteinbiosynthese der Fibrocyten im Alter unverändert sind und das vernetzte Alterskollagen nicht durch Neusynthese aufgrund veränderter Bauanweisungen, sondern in situ aus den in der Jugend gebildeten Molekeln entsteht. Es ist allerdings nicht gesichert, daß die Wundheilung den allgemeinen Typ der Bindegewebsbildung repräsentiert.

Das Verhalten des Kollagens in vivo und in vitro ist z.T. verschieden. In vitro nehmen Kollagenfasern von jungen Ratten[201] mehr ^{45}Ca auf als solche aus alten Tieren, in vivo ist es umgekehrt. Bei einer Parabiose eines jungen und eines alten Tieres wurde eine gegenseitige Beeinflussung festgestellt: das Kollagen des jungen Tieres nahm mehr, das Kollagen des alten Tieres aber weniger ^{45}Ca auf. Das Alterskollagen war also „verjüngt", das Jugendkollagen „gealtert". Dieses Ergebnis deutet auf die Mitwirkung humoraler Faktoren hin. Dafür spricht auch die Beobachtung, daß das Kollagen bei der Inkubation im Serum alter Tiere eine verringerte, im Serum junger Tiere eine vermehrte Cholesterineinlagerung zeigt.

Das 2. fibrilläre Protein des Bindegewebes ist das Elastin. Seine Aminosäurezusammensetzung unterscheidet sich von der des Kollagens. Unpolare Aminosäuren sind im Elastin vergleichsweise stark vermehrt, einige polare vermindert, Hydroxyprolin fehlt fast völlig. Eine Untersuchung der freien Aminosäuren des Serums junger und alter Menschen[202] ergab, daß die im Elastin vermehrt eingebauten Aminosäuren wie Valin und Leucin im Greisenserum merklich vermindert sind.

Beim Elastin werden ähnliche Vernetzungsmechanismen und Altersveränderungen angenommen wie für das Kollagen[203]. Verschiedene Autoren haben eine Zunahme des Elastins im Alter gegenüber dem Kollagen der Bindegewebe festgestellt. Mindestens ein Teil des scheinbar neuauftretenden Elastins ist jedoch ein sog. Pseudo-Elastin, das dem Elastin nur ähnelt. Es erinnert an abgebautes Kollagen; ein ähnliches Produkt kann in vitro durch chemischen Abbau von Kollagen erhalten werden. Der sehr umstrittene Befund von HALL (1956) eines chemisch vom jugendlichen unterscheidbaren Alterskollagens hat vielleicht eine Stütze durch die Ergebnisse von LA BELLA (1966) erhalten, der eine chemisch feste Anlagerung eines modifizierten Kollagens an Elastinfasern im Alter fand.

Enzymhistochemische Untersuchungen des Bindegewebes von jungen und alten Ratten[204] ergaben das Vorhandensein von Dehydrogenasen des Kohlenhydratstoffwechsels und Enzyme des Citratcyclus. Dieser spielt allerdings in bradytrophen Geweben, also solchen mit langsamem Stoffwechsel im Vergleich zu den stoffwechselaktiven Geweben nur eine untergeordnete Rolle. Der Sauerstoffverbrauch ist gering. An der Aorta wurde gezeigt, daß Energie hier vorwiegend durch anaerobe Glykolyse gewonnen wird. Die Enzymaktivität der Zellen dieser bradytrophen Gewebe nimmt mit dem Alter noch weiter ab, die Verringerung betrifft die einzelnen Gewebe in verschiedenem Ausmaß. Dementsprechend ist der Einbau von ^{3}H-Leucin in Proteine im Alter bei stoffwechselaktiven Geweben unverändert, bei bradytrophen Geweben verringert; die Abnahme korreliert mit der altersmäßigen Verschiebung des Verhältnisses der Zell- zur Intracellularsubstanz. Die Bradytrophie ist in der Aorta am geringsten, im Rippenknorpel am

[199] HRŮZA, HLAVÁČKOVÁ 1963.   [200] HRŮZA et al. 1963.   [201] HLAVÁČKOVÁ et al. 1965.
[202] THEIMER 1965.   [203] LA BELLA, LINDSAY 1963.   [204] HALL 1956.

stärksten, bei Sehnen, Hornhaut und Linse in der Mitte liegend (s. auch die Beiträge von Lindner, S. 245, und Krug, S. 429).

In zahlreichen Organen vermehrt sich das Kollagen mit dem Alter. Im Senium ist seine Menge in den verschiedenen Organen um 3—12% höher als in der Jugend; jedes Organ hat eine spezifische Geschwindigkeit der Vermehrung. Anscheinend dringt kollagenes Bindegewebe in die nach Zelluntergang oder Zellschrumpfung entstehenden Räume ein, wie das für die Glia des Gehirns nachgewiesen ist. Am Pferdehirn wird sogar angenommen, daß die Gliazellen die Ganglienzellen im Alter verdrängen können. Was den Prozeß auslöst, ist unbekannt. Die alterungsabhängige Veränderung des Kollagens äußert sich entsprechend der zunehmenden Vernetzung auch in einer Vermehrung seiner Dichte und seiner Stabilität. Folgende Beobachtung weist darauf hin, daß diese Änderung genetisch bedingt ist: bei Wildtieren tritt sie kaum auf, bei domestizierten Tieren kann dagegen auch durch Stimulierung der Wildlebensumstände, wie Bewegung, Futter u.ä., keine Annäherung an die Bindegewebsverhältnisse der Wildtiere erzielt werden[205].

Von großer Bedeutung ist der Vergleich der konstanten Zunahme der Elastizität des Kollagens bei seiner Alterung mit der Elastizität bindegewebsreicher ganzer Gewebe, wie z.B. der Sehnen: Die größte Elastizität der Achillessehne liegt beim Menschen zwischen 25 und 30 Jahren[206] und fällt dann wieder ab. Obwohl also die fibrillären Fasern den Hauptanteil der Achillessehne ausmachen, hängt ihre Elastizität offenbar auch von anderen Faktoren ab.

Über die Rolle der Mucopolysaccharide, der Grundsubstanz des Bindegewebes beim Altern, ist erst wenig bekannt. Das Verhältnis Hexosamin/Kollagen nimmt mit dem Lebensalter ab, doch scheint dies weniger auf einer Verminderung der Mucopolysaccharide als auf der Vermehrung des Kollagens zu beruhen. In der Aorta und einigen anderen Bindegeweben wurde allerdings eine Zunahme der Mucopolysaccharide gefunden. Mehrfach festgestellt ist eine Verschiebung vom Chondroitinsulfat zum Keratosulfat[207]: Bindegewebe junger Kaninchen enthält doppelt soviel Chondroitinsulfat wie Keratosulfat, bei alten Tieren ist dagegen dreimal soviel Keratosulfat wie Chondroitinsulfat vorhanden. Im Bandscheibenknorpel des Menschen ist bei der Geburt kein oder nur ganz wenig Keratosulfat enthalten, dagegen macht Chondroitinsulfat über 90% der gesamten sauren Glykosaminoglykane aus. Mit zunehmendem Lebensalter kehrt sich diese Relation um. Die Wandlung ist kontinuierlich, von der Wachstumsphase unabhängig und so eng mit dem Lebensalter korreliert, daß man diese Relation zur biochemischen Bestimmung des Alters verwendet hat. In der Altersgruppe 60—90 Jahre macht das Keratosulfat mehr als die Hälfte der sauren Glykosaminoglykane aus. Hier ist auch eine absolute Abnahme dieser Stoffklasse festzustellen: die Gewebekonzentration sinkt, bezogen auf das Trockengewicht, von 28 auf 17%. Die Hyaluronsäure des Bindegewebes zeigt diesen Altersgang in besonderem Maße.

Auch andere Organe zeigen solche altersabhängige Verschiebungen im Verteilungsmuster ihrer Mucopolysaccharide. Sie sind eng mit Veränderungen im Polysaccharidstoffwechsel und der Aktivität der beteiligten Enzyme gekoppelt. Nur die Hornhaut des Auges nimmt an diesen Veränderungen nicht teil; darauf wird zurückgeführt, daß ihre Transparenz und ihre optischen Eigenschaften während des ganzen Lebens unverändert bleiben. Das Chondroitinsulfat ist im Gewebe kovalent an spezifische Proteine gebunden: 20—60 Chondroitinsulfatketten sind mit einem Protein verknüpft, so daß Riesenmolekeln entstehen. Größe und Bau dieser Molekeln bedingen die kolloiden Eigenschaften des Gewebes wie Wassergehalt und Kompressionsresistenz; insbesondere scheint der Gehalt an

[205] Yu, Ridley 1961.   [206] Buddecke 1965.   [207] Davidson et al. 1961.

Tabelle 5. *Änderungen in den Konzentrationen von Aortenwandenzymen im Alter und bei Arteriosklerose*

(+ = Zunahme, − = Abnahme, ○ = unverändert gegen normale Werte jüngerer Menschen)

Enzyme oder Coenzyme	Im Alter	Bei Arteriosklerose
Kreatinphosphokinase	−[a]	−[a]
Cytochrom c-Reductase	−[b]	−
Glykogenphosphorylase	−[c]	−[c]
Glyoxalase I	−	−
Phenolsulfatase	−	−
Kathepsin	+[d]	+[d]
Ribose-5-Phosphatisomerase	+[e]	+[e]
Glutathion	+	○
Aldolase	+	−
Diaphorase	○	−
Glucose-6-Phosphat-dehydrogenase	○	−
Glucose-6-Phosphogluconat-dehydrogenase	○	±[f]
Purinnucleosidphosphorylase	○	+
5-Nucleotidase	+	○
LDH bis 60 Jahre	+	
LDH ab 60 Jahre	−	
β-Glucuronidase bis 69 Jahre	+	
β-Glucuronidase ab 69 Jahre	−	
Maleinsäuredehydrogenase	○	○
Phosphoglucoisomerase	○	○
Hexokinase	○	○
Fumarase	○	○
Riboflavin	○	○
Nicotinsäure	○	○
Leucinamidopeptidase	○	○
Enolase	○	○
Aconitase	○	○
Isocitrat-dehydrogenase	○	○
TPN-Malein-Enzyme	○	○

[a] Für den Energieumsatz wichtig.
[b] Nur in der alten Aorta vermindert, dagegen in Herz und Lungenarterie unverändert.
[c] Für den glatten Wandmuskel wichtig. Im Alter nur in Aorta und Herz, nicht in der Lungenarterie vermindert.
[d] Proteolytisches Enzym, dessen Zunahme im Alter auch bei anderen Organen beobachtet wurde.
[e] Keine Alterszunahme in der Lungenarterie.
[f] Bei Sklerose wenig verändert.

Hyaluronsäure für den Wassergehalt des Bindegewebes von Bedeutung zu sein. Im Rippenknorpel des Menschen steigt das Molekulargewicht der genannten Verbindung von der Geburt bis zum 20. Lebensjahr bis auf 4 000 000, um sodann kontinuierlich auf einen Wert von etwa 2 500 000 in der Altersgruppe 60—80 zu sinken. Die Fähigkeit zur Bindung von Gewebewasser nimmt hierbei um 40 % ab. Die altersbedingte Abnahme des Wassergehalts bestimmter Gewebe könnte hier ihre chemische Grundlage haben[208].

Im Nucleus pulposus und im Knorpel des Kaninchens kann Wachstumshormon den jugendlichen Stoffwechseltyp der Polysaccharide wieder herstellen und die Relation der beiden Stoffgruppen in Richtung auf den Jugendwert verschieben; nach Absetzen des Hormons kehrt der Alterstyp wieder[209]. Der Umsatz der Polysaccharide ist im Alter normalerweise verlangsamt. Die sulfurierten Mucopolysaccharide des Rippenknorpels nehmen im Alter ab, die nicht-sulfurierten bleiben

[208] BUDDECKE 1966.   [209] DAVIDSON 1963.

unverändert. [35]S wird in Chondroitinschwefelsäure des Knorpels von jungen Ratten weit stärker eingebaut als bei alten Ratten. Bemerkenswert ist, daß das nach Polystyrolimplantation gebildete „junge" Kollagen alter Tiere nur im Eiweißanteil jugendlich ist, dagegen weniger Mucopolysaccharide enthält als junges[210]. Die altersmäßige Zunahme der Polysaccharide des Blutplasmas wurde mit Depolymerisation von Bindegewebe-Mucopolysacchariden in Zusammenhang gebracht. Beim Heparin wurde dagegen kein Altersgang festgestellt.

Studien an der Aorta und anderen Arterien sind hinsichtlich der Bindegewebeveränderungen des Alters besonders wichtig, weil hier der Zusammenhang mit einer typischen Alterserscheinung und häufigen Ursache des Alterstodes, der Arteriosklerose, offenkundig ist. Auf die Pathologie der Arteriosklerose wird im Abschnitt Krug, S. 429 dieses Handbuchs näher eingegangen. Biochemisch scheinen in gealterten Gefäßwänden teilweise präsklerotische Bedingungen einzutreten. Ein Vergleich der Altersgruppe 50—60 Jahre mit der Altersgruppe 80—90 Jahre ergab[211], daß die Greisenaorta dreimal soviel Calciumphosphat enthält wie die Aorta im mittleren Lebensalter. Außerdem fand sich Calcium in Assoziation mit elastischen Fasern, teilweise auch Kollagenfasern. Elektronenoptisch zeigte sich Calciumablagerung in Assoziation mit dem Mucopolysaccharid-Überzug der elastischen Fasern. Es wird vermutet, daß die biochemische Alternsveränderung der Mucopolysaccharide die Calciumeinlagerung begünstigt, wie dies auch die Alternsveränderung des Kollagens und Elastins tut. Die Plasmalogene nehmen in der Aorta vom 60.—80. Lebensjahr um 40% ab; bei Arteriosklerotikern jeglichen Alters sind sie um 30% vermindert[212].

Kirk u. Mitarb. (1963) untersuchten 34 Enzyme bzw. Coenzyme der Arteriengewebe, hauptsächlich der Brustaorta und der Pulmonararterie, und verglichen ihre Alternsveränderungen mit denen bei Arteriosklerotikern. Bei den Sklerotikern sind 17 Enzyme verringert, 4 vermehrt und 13 unverändert. Es ergab sich für die wichtigsten Enzyme das in Tabelle 5 widergegebene Bild.

In diesen Zusammenhang gehört vielleicht auch die Beobachtung, daß die Permeabilität der Aorta für Albumin mit dem Alter zunimmt[213].

d) Lipofuscin und Lipoide

Das Auftreten von Lipofuscin ist eine der augenfälligsten Alterserscheinungen. Es manifestiert sich in braunen Einlagerungen in fast sämtlichen Organen. Im Herzmuskel alter Individuen kann es bis 30% der Trockensubstanz ausmachen, in Purkinjezellen noch mehr. Auch bei Kleinkindern, die an Progerie starben, fanden sich im Körper große Mengen von Lipofuscin. Sonst tritt es erst vom 20. Lebensjahr an in kleinen Mengen auf; größere Quantitäten erscheinen in vorgerücktem Alter. Schon im 5. Lebensjahrzehnt kann sich das Lipofuscin namentlich bei Frauen stärker bemerkbar machen. Es wird als das einzige mit Sicherheit alterskorrelierte Zellphänomen betrachtet[214], wenn es auch in Leberzellen des menschlichen Neugeborenen gefunden werden kann[215].

Morphologisch erweisen sich die Alterspigmente als elektronenoptisch dichte, amorphe Körner, die um einen hellen, runden Körper liegen, der eine Membran besitzt[216]. Die Dichte der Pigmentkörner beträgt 1,20. Kleinere Aggregate dieser Art vereinigen sich zu größeren mit mehreren kugeligen Zentren. Diese Aggregate sind wiederum von einer gemeinsamen Membran umgeben. Das Pigment tritt im Inneren von Zellen, und zwar innerhalb Lysosomen auf. Die Pigmentkörner ent-

[210] Hrůza, Hlaváčková 1963.   [211] Yu, Ridley 1961.   [212] Buddecke 1965.
[213] Ducan 1966.   [214] Whiteford, Getty 1966, Wünscher, Küstner 1967.
[215] Goldfischer, Bernstein 1969.   [216] Sulkin, Sulkin 1963.

halten Proteine, Lipide und neutrale Mucopolysaccharide. In der Lipidfraktion finden sich gesättigte und ungesättigte Kohlenwasserstoffe, Cholesterin und Cholesterinester, Mono-, Di- und Triglyceride, Kephaline, Lecithine und andere Phospholipide. Das Pigmentkephalin zeigt papierchromatographisch ähnliche Eigenschaften wie synthetisches Dipalmitoyl-phosphatidyläthanolamin; die Absorptionsspektren erinnern an autoxydierte Lipide.

Außer topologischen Befunden ergeben auch cytochemische Untersuchungen Beziehungen zwischen Lipofuscin und Lysosomen[217]. Hierzu gehören Messungen der Autofluoreszenz, Färbereaktionen und die Lokalisierung spezifischer enzymatischer Reaktionsprodukte, aus denen auf Kathepsin, C-Esterase, saure Desoxyribonuclease II und saure Phosphate zu schließen ist.

Über die Entstehung des Lipofuscins gibt es widersprechende Vorstellungen. Einerseits wird angenommen, daß die Veränderung an der Membran der Lysosomen beginnt, die myelinartige Lipoproteine enthalten. Die veränderte Membranstruktur leitet die Umwandlung der Lysosomen in Pigmentkörper ein. Von anderer Seite wird vermutet, daß es sich beim Lipofuscin um gespeicherte Abbauprodukte des allgemeinen Zellstoffwechsels handelt und nicht um Umwandlungsprodukte der Lysosomenmembran[218]. Über die Bedingungen, die im Alter zur Bildung von Lipofuscin führen, ist sehr wenig bekannt[219]. Das Lipofuscin selbst scheint die Zelle nicht zu schädigen. Aus dem Froschhirn wird Lipofuscin durch besondere Trägerzellen kontinuierlich entfernt[220].

Die Alterskurven der Lipidkonzentrationen stimmen in einigen untersuchten Organen, z.B. im menschlichen Hirn, mit der Kurve der Serumlipide überein: ein Anstieg bis zur Lebensmitte, dann ein Abstieg bis fast zum Niveau bei Jugendlichen[221]. Die Gesamtlipide von Lebern und Skeletmuskeln junger und alter Ratten zeigen z.B. diesen Alternsgang[222]. Der Plasmalogengehalt des Gehirns z.B. nimmt bei Ratten in den ersten Lebenswochen beträchtlich zu[223]. Das Trockengewicht der entfetteten Gewebe ist im Alter vermindert, der Wassergehalt jedoch erhöht; freies Cholesterin ist im Alter vermehrt, der Lipidphosphorgehalt im ganzen verringert. Diese Erscheinungen sind bei Rattenstämmen mit kürzerer Lebensdauer ausgeprägter als bei Stämmen mit längerer Lebensdauer.

Das subkutane Bauchfett jugendlicher Menschen enthält etwa 12% Wasser, 22% Bindegewebe und 64% Lipide; mit zunehmendem Lebensalter nimmt der Wasseranteil ab, der Lipidgehalt zu. Mit dem Alter steigen auch die Verbrennungswärme der Lipide, der Restkohlenstoff-, Cholesterin- und Stickstoffgehalt, dagegen nimmt die Jodzahl ab[224].

Das beim Lipofuscin erwähnte Phänomen der Autoxydation soll sich auch auf die Lipide der Bindegewebe erstrecken[225]. Die autoxydierten Lipide scheinen mit Proteinen zu reagieren und fluorescierende, dabei ninhydrinpositive Verbindungen zu bilden. Ein Rückschluß von diesen Ergebnissen auf die Verhältnisse in vivo ist allerdings nicht ohne weiteres möglich, weil eine Autoxydation bei der Präparation nicht sicher ausgeschlossen werden kann.

C. Theoretische Überlegungen

Die Alterung ist so wie alle biologischen Grundphänomene mit allen anderen Lebenserscheinungen aufs engste verknüpft und läßt sich deshalb nur mit einer

[217] STREHLER et al. 1963, SAMORAJSKI et al. 1964.
[218] BJÖRKERUD 1963, MERKER 1964, GOLDFISCHER, BERNSTEIN 1969.
[219] SLOTTA 1966.   [220] SREBRO 1966.   [221] BÜRGER 1960.
[222] ROCKSTEIN, HRACHOVEC 1963.   [223] SLOTTA 1966.   [224] RIES 1963.   [225] SINEX 1961.

gewissen Willkür von Nachbarbereichen abgrenzen. Ich kann deshalb nur versuchen, Alterung und Altern in ihren begrifflichen Kernbereichen theoretisch zu analysieren.

Wie einleitend dargestellt, unterscheiden wir bei Einzellern zwischen physiologischer Alterung und pathologischem Altern mit schließlicher Todesfolge. Die unter physiologischen Bedingungen ablaufende Alterung schließt bei Einzellern mit der Zellteilung ab, die die thermodynamische Ausgangslage wieder herstellt; Altern unter pathologischen Bedingungen führt dagegen unaufhaltsam zum Tod des Einzelorganismus. Höher organisierte Mehrzeller können sich dagegen auch unter physiologischen Bedingungen als Einzelindividuen nicht mehr regenerieren. Bei ihnen ist das pathologische Altern der Einzeller in den physiologischen Bereich der Einzelzellen übernommen worden, sie altern also aus inneren Gründen auch unter äußeren physiologischen Bedingungen. Voraussetzung des Existierens der höher organisierten Mehrzeller war deshalb ein neuer Regenerationsmechanismus: die geschlechtliche Fortpflanzung.

Diese Überlegungen führen zu der Frage: Gibt es einen molekularen biochemischen *Grundvorgang*, der für alle lebenden Systeme gilt und unter den genannten Umständen das Altern bedingt. Denn zweifellos sind die meisten zeitabhängigen Veränderungen von lebenden Systemen nur Epiphänomene der eigentlichen Alterung.

Die Tatsache, daß sowohl Einzeller wie auch Einzelzellen von Mehrzellern unter bestimmten Bedingungen dem Altern unterliegen, beweist, daß diese Erscheinung nicht allein auf die gegenseitigen Beziehungen zwischen Zellen eines Mehrzellorganismus beschränkt ist. Deshalb scheinen uns alle Alternstheorien, die nur solche Beziehungen berücksichtigen, zu eng zu sein. Der vermutete gemeinsame Grundvorgang des Alterns muß sich auch innerhalb von einzelnen Zellen abspielen können.

Mir scheint folgende Annahme als gemeinsame biochemische Basis der verschiedenartigen Beobachtungen beim biologischen Altern die meiste Wahrscheinlichkeit zu besitzen: Altern kommt durch nicht-kompensierbare Fehler *verschiedenartiger* biologischer Regelkreise zustande; die Fehler können von außen induziert oder intern bedingt sein.

Diese Annahme würde bedeuten, daß zahlreiche Alternativfragen über den Grundvorgang des Alterns sinnlos sind, so etwa die Frage, ob *allgemein* für das Altern von Einzelzellen in Mehrzellern eine innere oder eine äußere Uhr entscheidend ist. Theoretisch sind beide Möglichkeiten denkbar und bei Erythrocyten bestimmter Arten auch realisiert. Aus diesem Grund wurde die Alterung und das Altern von Blutzellen als ein auch für die Pathologie wichtiges Beispiel ausgewählt, zumal bei diesen Zellen die physiologische Alterung und das Altern sehr eingehend untersucht worden sind.

Ähnliche Überlegungen gelten für die Theorie, Alterung bzw. Altern seien durch eine Vermehrung der Quervernetzung von Makromolekülen, z.B. von Proteinen oder Nucleinsäuren, bedingt. Zur näheren Erläuterung dieses Problems haben wir als wichtigstes Beispiel die zeitabhängigen Veränderungen des Kollagens im Organismus näher dargestellt. Es ist anzunehmen, daß nicht nur die Bildung des Kollagens, sondern auch seine Funktion geregelt ist und so durch innere oder äußere Einwirkungen auf die Kollagenstruktur irreversible Vernetzungen zustande kommen können; dies ist aber nur eine der Möglichkeiten, wie ein Organismus altert.

Auch die Beobachtung, daß ein Teil der Bestrahlungsfolgen in enger Beziehung zum Altern von Zellen steht, läßt sich unter dem obigen Gesichtspunkt subsummieren. Es wird dabei verständlich, daß es keine volle Übereinstimmung zwischen den Folgen einer Bestrahlung und dem Altern gibt.

Unter dem Gesichtspunkt der Störung eines Regelkreises soll noch kurz die Immuntheorie des Alterns[226] besprochen werden, da sie in den letzten Jahren besonders eingehend studiert worden ist. Nach der Immuntheorie kommt das Altern von höher organisierten Vielzellern dadurch zustande, daß im Laufe der Lebenszeit zunehmend geringfügige immunologisch wirksame Strukturänderungen zu autoimmunologischen Reaktionen führen. Die wichtigste Aufgabe des Immunsystems ist nämlich nach dieser Vorstellung neben der Abwehr von Krankheitserregern die Unterscheidung von ,,selbst'' und ,,nicht selbst'' und damit die Erkennung und Beseitigung von mutierten Zellen. Immunologisch wirksame Strukturänderungen können einerseits durch somatische Mutationen, andererseits aber auch aufgrund von Entgleisungen im Stoffwechsel zustande kommen. Zahlreiche Elemente der Zellen stehen in einem dynamischen Stoffwechselgleichgewicht des Auf- und Abbaus; zum Teil besitzt der Umbau relativ kurze mittlere Durchsatzzeiten. Diese dauernde Neubildung erhöht die Wahrscheinlichkeit von Fehlstellen, z.B. bei Enzymen[227]. Eine anfänglich kleine Zahl von fehlgebauten Molekeln von Schlüsselenzymen wie etwa der Transkription oder Translation könnten kaskadenartig zu einer Vermehrung weiterer falsch gebauter Molekeln führen[228]. Wenn sich deren Anzahl nach einer Zeit bis über eine bestimmte Schwelle häuft, würde dies den Tod der Zelle charakterisieren. Ein weiterer Grund für die Bildung von Fehlstellen könnte darin liegen, daß manche Enzyme vermutlich bei ihrem enzymatischen Umsatz strukturlabile Phasen durchlaufen, in denen die Wahrscheinlichkeit einer Strukturänderung erhöht ist; je häufiger das Enzym einen Umsatz durchführt, um so größer ist die Wahrscheinlichkeit eines Enzymdefekts, der sich schließlich immunologisch auswirkt.

Die Immuntheorie des Alterns wird von einer Reihe von Experimenten gestützt. So konnte eine Beschleunigung des Alterns bei Parabiosen erzielt werden, deren Partner sich nur in Orten von schwacher Histoinkompatibilität unterscheiden[229]. Zu einem gleichen Schluß kamen Untersuchungen der Amyloidosis: diese Krankheit beruht wahrscheinlich auf einer Autoimmunreaktion und ist mit dem Alter korreliert. Andererseits verringert sich in den Milzen von Mäusen mit zunehmendem Alter das Potential zur primären oder sekundären Antikörperbildung; auch das Gesamtpotential der sekundären Antikörperbildung der Tiere fällt im Laufe des Lebens ab[230].

Gegen den Einwand, daß auch primitive Mehrzeller, bei denen noch kein Immunsystem entwickelt ist, die Charakteristika des Alterns besitzen, wird vorgebracht, solche Organismen besäßen vielleicht ,,quasi''-Immunmechanismen, die das allgemeine Zusammenpassen von Zellen bestimmen. Strukturfehler könnten sich auch deshalb in diesen Fällen auswirken.

Dieses immunologische Konzept des Alterns läßt sich jedoch ebenfalls unter dem oben genannten thermodynamischen Gesichtspunkt subsummieren: Immunologische Regelkreise des Gesamtorganismus werden durch Fehler von internen Regelkreisen von Einzelzellen angestoßen und führen ihrerseits in ähnlicher Weise wie pathologische Umweltbedingungen bei Einzellern zu einer Änderung des Entropiezustands der Einzelzellen. Damit kommt es zum Altern der Zellen und schließlich zu ihrem Tod.

Aus diesen Überlegungen würde sich ergeben, daß die Frage nach einem *übereinstimmenden biochemischen* Grundmechanismus des Alterns keine Antwort finden kann, da die verschiedensten Mechanismen Regelungsfehler erleiden

---

[226] WALFORD 1962, WALFORD, LEE 1966.   [227] BUTENANDT 1959.   [228] SOROKIN 1964.
[229] WALFORD, LEE 1966.   [230] PETERSON 1965.

können. Es ist aber anzunehmen, daß Art und Höhe des Differenzierungsgrades eines lebenden Systems dafür mitverantwortlich ist, welcher Regelkreis des jeweiligen Systems für das Altern eines Mehrzellenorganismus die maßgebliche Rolle spielt.

Zweifelsohne gibt es Beobachtungen, die sich im gegenwärtigen Zeitpunkt nicht ohne weiteres in dieses Konzept einordnen lassen, so z. B. die Tatsache, daß die Lebenserwartung verschiedener Versuchstiere durch chronischen Hunger erhöht werden kann[231]; sie widersprechen ihm aber auch nicht. Es scheint möglich, daß solche heute noch „neutrale" Beobachtungen einmal ebenfalls unter das Konzept gefaßt werden können.

Zusammenfassend kann man trotz der Lückenhaftigkeit unserer Kenntnisse über Alterung und Altern sagen, daß die Evolution zu biologischen Systemen geführt hat, die potentiell, d. h. unter adäquaten Umweltverhältnissen, unsterblich sind. Dieses ganz unglaubliche Geschehen, noch dazu auf dem so kleinen Raum einer Zelle, muß mit höchstem Staunen erfüllen. Die weitere Evolution hat die potentielle Unsterblichkeit aus dem Bereich des Einzelorganismus in jenen der Art übertragen; der Gewinn der Differenzierung wird mit dem Tod der Einzelorganismen bezahlt. Auch dieser Übergang übersteigt weit unser heutiges Verstehen. Diese Unkenntnis verhindert aber auch die Beantwortung der Frage, ob und bis zu welchem Grade die Kopplung zwischen höherer Differenzierung und individueller Sterblichkeit zwingend ist.

Diese Übersicht wurde im wesentlichen 1968 abgeschlossen, 1970 wurden nur mehr einige wenige Ergänzungen eingefügt. Ich danke Herrn Professor K. Kühn (Max-Planck-Institut für Eiweiß- und Lederforschung, München) und Herrn Professor G. W. Löhr (Medizinische Klinik der Universität Freiburg) für ihre wertvolle Kritik an einzelnen Abschnitten, Herrn Dr. W. Theimer für seine wertvolle Hilfe bei der Zusammenstellung der Literatur und Herrn G. Garweg für seinen Beitrag bei der Abfassung des Artikels.

Literatur

Abbo, F. E.: The 17-ketosteroid/17-hydroxycorticosteroid ratio as a useful measure of the physiological age of the human adrenal cortex. J. Geront. 21, 112 (1966). — Abramson, H. A., Moyer, L. S., Gorin, M. A.: Electrophoresis of proteins and the chemistry of cell surfaces. New York: Reinhold Publ. Comp. 1942. — Adolph, E. F.: Quantitative relations in the physiological constitutions of mammals. Science 109, 579 (1949). — Allison, A. C.: Turnovers of erythrocytes and plasma proteins in mammals. Nature (Lond.) 188, 37 (1960). — Allison, A. C., Burn, G. P.: Enzyme activity as function of age in human erythrocytes. Brit. J. Haemat. 1, 291 (1955). — Astaldi, G.: Differentiation and maturation of haematopoietic cells studied in tissue cultures. In: Ciba Found. symp. on haematopoiesis. London: J. and H. Churchill Ltd. 1960. — Athens, J. W., Mauer, A. M., Ashenbrucker, H., Cartwright, G. E., Wintrobe, M. M.: A method for labeling leukocytes with diisopropylfluorophosphate (DFP^{32}). Blood 14, 303 (1959). — Athens, J. W., Raab, S. O., Haab, T. W., Maurer, A. M., Ashenbrucker, H., Cartwright, G. E., Wintrobe, M. M.: The distribution of granulocytes in the blood of normal subjects. J. clin. Invest. 40, 159 (1961).

Barron, E. S. G.: Thiol groups of biological importance. Advanc. Enzymol. 11, 201 (1951). — Barrows, C. H., Shock, N. W., Chow, B. F.: Age differences in cholinesterase activity of serum and liver. J. Geront. 13, 20 (1958). — Bartels, H., Hilpert, P., Riegel, K.: Die O$_2$-Transportfunktion des Blutes während der ersten Lebensmonate von Mensch, Ziege und Schaf. Pflügers Arch. ges. Physiol. 271, 169 (1960). — Bartoš, F.: Die Wundheilung bei jungen und alten Tieren. Kurzfassungen 7. Internat. Kongr. Gerontol. (Wien 1966). — Benhamon, E., Mercier: Les modifications morphologiques et physiologique du sang conserve. Presse méd. 48, 66 (1940). — Berlin, N. J.: In: The red cell. New York: Acad. Press 1964. — Berlin, N. J., Dyke, D. C. van, Lotz, E.: Life span of the red blood cell in the hypophysectomized rat. Proc. Soc. exp. Biol. (N.Y.) 82, 287 (1953). — Bertolini, A. M.: Modifications of cellular enzymatic systems during ageing. Gerontologia (Basel) 6, 175 (1962). — Betke, K., Baltz, A., Maas, U.: Utilisation von Galaktose durch Erythrozyten menschlicher Neugeborener. Z. Kinderheilk. 84, 226 (1960). — Bishop, Ch., Prentice, Th. C.: Separation of rabbit

---

[231] McCay 1952.

red cells by density in a bovine serum albumin gradient and correlation of red cell density with cell age after in vivo labeling with 59 Fe. J. cell. Physiol. **67**, 197 (1966). — BJÖRKERUD, S.: The isolation of lipofuscin granules from bovine cardiac muscle with observations on the properties of the isolated granules on the light an electron microscopic levels. In: J. Ultrastruct. Res. **5** (1963). — BLECHNER, J. N.: Ionic composition of red cells in fetal newborn and adult sheep. Amer. J. Physiol. **201**, 85 (1961). — BLUM, K.: Enzympathologie der Blutzellen. Blut **8**, 239 (1962). — BOGGS, D. R., ATHENS, J. W., CARTWRIGHT, A. E., WINTROBE, M. M.: Selective enlargement of the marginal granulocyte pool. Blood **24**, 844 (1964). — BOLL, I.: Granulocytopoese unter physiologischen und pathologischen Bedingungen. Berlin-Heidelberg-New York: Springer 1966. — BOND, V. P., FLIEDNER, T. M., CRONKITE, C. P., RUBINI, J. R., ROBERTSON, J. S.: In: The kinetics of cellular proliferation. New York: Grune & Stratton 1959. — BORNSTEIN, P., PIEZ, K. A.: The crosslinkuß of collagen chains. Kurzfassungen 7. Internat. Kongr. Gerontol. (Wien 1965). — BRACE, K. C., ALTLAND, P. D.: Red cell survival in the turtle. Amer. J. Physiol. **183**, 91 (1955). ~ Life span of duck and children erythrocytes as determined with C^{14}. Proc. Soc. exp. Biol. (N.Y.) **92**, 615 (1956). — BUDDECKE, E.: Kurzfassungen 6. Internat. Kongr. Gerontol. (Kopenhagen 1965). ~ Biochemische Altersveränderungen mesenchymaler Strukturen. Umschau **66**, 472 (1966). — BURGER, M.: Altern und Krankheit, 4. Aufl. Leipzig: Thieme 1960. — BUSH, J. A., BERLIN, N. I., JENSEN, W. N., BRILL, A. B., CARTWRIGH, G. E., WINTROBE, M. M.: Erythrocyte life span in growing swine as determined by glycin-C^{14}. J. exp. Med. **101**, 451 (1955). — BUTENANDT, A.: Altern und Krankheit als biochemisches Problem. Dtsch. med. Wschr. **84**, 297 (1959).

CHRISTENSEN, H. N., THOMPSON, D. H., MARKER, S., SIDLEY, M.: Decreasing "amino acid hunger" of human muscle with age. Proc. Soc. exp. Biol. (N.Y.) **99**, 780 (1958). — CHURCH, G.: Auxetic growth in the javanese toad, Bufo melanostictus. Science **133**, 2012 (1961). — CLINE, M. J.: Metabolism of circulating leukocyte. Physiol. Rev. **45**, 674 (1965). — CLINE, M. J., BERLIN, N. J.: Erythropoiesis and red cell survival in the hypothyroid dog. Amer. J. Physiol. **204**, 415 (1963). — COON, H. G.: Clonal culture of differentiated rat liver cells. J. Cell Biol. **39**, 29a (1968). — CORNELIUS, C. E., KANEKO, J. J.: Erythrocyte life span in the Guanaco. Science **137**, 673 (1962). — CRADDOCK, C. G., PERRY, S., LAWRENCE, J. S.: In: The kinetics of cellular proliferation. New York: Grune & Stratton 1959. — CRESKOFF, A., FRITZ-HUGH, T. H., JR., FARRIS, E. J.: Hematology of the rat—Methods and standards. In: The rat in laboratory investigation. Philadelphia: J. B. Lippincott Comp. 1949.

DACIE, J. V., MOLLISON, P. L.: Survivae of transfused erythrocytes from donor with nocturnal haemoglobinuria. Lancet **1949** I, 390. — DANIELLI, J. F., DAVIES, J. T.: Reactions at interfaces in relations to biological problems. Advanc. Enzymol. **11**, 35 (1951). — DANON, D., MARIKOWSKY, Y.: Différence de charge electrique de surface entre erythrocytes jeunes et agés. C. R. Acad. Sci. (Paris) **253**, 1271 (1961). — DANON, D., PERK, K.: Age population distribution of erythrocytes in domestic animals. An electron microscopic study. J. cell. Physiol. **59**, 117 (1962). — DAS, B. C., BHATTACHARYA, S. K.: Variation in lipoprotein level with changes in age, weight and cholesterol ester. Gerontologia (Basel) **5**, 25 (1961). — DAVIDSON, E. A.: Connective tissue, heteropolysaccharides and aging. Kurzfassungen 6. Internat. Kongr. Gerontol. 34 (Kopenhagen 1963). — DAVIDSON, E. A., WOODHALL, B., BAXLEY, W.: Kurzfassungen 5. Internat. Kongr. Gerontol. 348 (1961). — DILL, A. B., GRAYBIEL, A., HURTADO, A., TAQUINI, A. C.: Der Gasaustausch in den Lungen im Alter. Z. Alternsforsch. **2**, 20 (1940). — DIMOPOULLOS, G. T., SCHRODER, G. T., FLETCHER, B. H.: Differences in serum glycoproteins due to age and sex. Proc. Soc. exp. Biol. (N.Y.) **102**, 704 (1959). — DISCHE, Z., ZELMENIS, G., YOULUS, J.: Studies on protein and protein synthesis. Amer. J. Ophthal. **44**, 332 (1957). — DIXON, F. J., MAURER, CL., DEICHMILLER, P. H., MEARIK, P.: Half-lives of homologous serumalbumin in several species. Proc. Soc. exp. Biol. (N.Y.) **83**, 287 (1953). — DOBERAUER, W., LINDNER, A., KOVAČ, W.: Der Einfluß des Lebensalters auf das Wachstum von Impftumoren. Kurzfassungen 7. Internat. Kongr. Gerontol. (Wien 1966). — DONALDSON, H. H.: The rat. Mem. Wistar Inst. Anat. and Biol. Philadelphia 1925. — DUNCAN, L. E.: The permeability of aortic tissue to albumin as a function of age. 7. Internat. Kongr. Gerontol. (Wien 1966). — DUSTIN, P., HARVEN, E. DE: La régulation hormonale de l'éosinophilie sanguine et son mécanisme. Rev. Hémat. **9**, 307 (1954).

EBERT, R. H., FLOREY, H. W.: The extravascular development of the monocyte observed in vivo. Brit. J. exp. Path. **20**, 342 (1939). — EISDORFER, C., POWELL, A. H., SILVERMAN, G., BOGDONOFF, M. D.: The characteristics of lipid mobilization and peripheral disposition on aged in dividerals. J. Geront. **20**, 511 (1965). — ELLIS, B., SEWELL, C. E., STEINNER, L. G.: Reticulocyte enzymes and protein synthesis. Nature (Lond.) **177**, 190 (1955). — ESSELLIER, A. F., WAGNER, K. F.: Bestimmung der Lebensdauer der eosinophilen Granulocyten. Schweiz. med. Wschr. **82**, 526 (1952). — EVERETT, N. B., REIKE, W. O., REINHARDT, W. O., YOFFEY, J. M.: Radioisotopes in the study of blood cell formation with special reference to lymphocytepoiesis. In: Ciba Foundation Symp. on Haematopoiesis. London: Churchill 1960.

Fliedner, T. M., Cronkite, E. P.: Studies on the transit-time and fate of neutrophilic granulocytes in human. Blood 22, 824 (1963). — Fliedner, T. M., Langer, F., Cronkite, E. P.: In: Der Monozyt. München: J. F. Lehmann 1969. — Forssberg, A., Tribukait, B.: Bestimmung der Lebenszeit der nach akuter Blutung gebildeten Rattenerythrozyten (C^{14}-Hämin). Acta physiol. scand. 54, 152 (1962). — Friedman, S. M., Sréter, F. A., Friedman, C. L.: The distribution of water, sodium and potassium in the aged rat: A pattern of adrenal preponderance. Gerontologia (Basel) 7, 44 (1963). — Fritzsche, W., Wosegien, F., Fischer, H.: Untersuchungen zur verbesserten Blutkonservierung. Blut 10, 13 (1964). — Fronaini, G., Leoncini, G., Segni, P., Calabria, G. A., Pacha, M.: Relationship between age and properties of human and rabbit erythrocyte glucose-6-phosphate dehydrogenase. Europ. J. Biochem. 7, 214 (1969).

Gershon, H., Gershon, D.: Detection of inactive enzyme molecules in ageing organisms. Nature (Lond.) 227, 1214 (1970). — Goldfischer, S., Bernstein, J.: Lipofuscin (aging) pigment granules of the newborn human liver. J. Cell Biol. 42, 253 (1969). — Goldschmidt, L.: Variations in the thermal fragility of erythrocytes with aging. Gerontologia (Basel) 5, 158 (1961). — Goodman, J. W., Smith, L. H.: Life span of rat and mouse erythrocytes in the rat-mouse chimera. Nature (Lond.) 183, 1833 (1959). — Grant, R. L.: Concepts of ageing: historical review. Biol. and Med. 6, 443 (1963). — Gregerman, R. J., Solomon, N. D., Shock, N. W.: Thyroxine turnover and age in man: implications of changes induced by acute febrile illnes. Kurzfassungen 6. Internat. Kongr. Gerontol. (Kopenhagen 1963). — Gross, R.: In: Physiologie und Physiopathologie der weißen Blutzellen. Stuttgart: G. Thieme 1959. — Gross, R. T., Hurwitz, R. E.: The pentose phosphate pathway in human erythrocytes. Relationship between the age of the subject and enzyme activity. Pediatrics 22, 453 (1958). — Grundbacher, F. J.: Changes in the human A antigen of erythrocytes with individual's age. Nature (Lond.) 204, 192 (1964). ~ Changes from fetal to adult hemoglobin in relation to changes in the A antigen of human erythrocytes. Acta haemat. 40, 322 (1968).

Hall, C. E.: Independance of the survival time of rat erythrocytes and thyroxine induced hypermetabolism. Tex. Rep. Biol. Med. 15, 890 (1957). — Hamilton, R. E., Pilgeram, L. C.: Lipid bound glutamine acid deficiency in aging arteriosclerotic subjects. Proc. Soc. exp. Biol. (N.Y.) 103, 574 (1960). — Hartmann, M.: Über experimentelle Unsterblichkeit von Protozoenindividuen. Arch. Protistenk. 45, 973 (1928). — Hevesy, G., Ottesen, J.: Life-cycle of the red corpuscles of the hen. Nature (Lond.) 156, 534 (1945). — Hlaváčková, V., Hrůza, Z., Babický, A.: Effect of aging on binding of cholesterol and calcium by connective tissue. Kurzfassungen 7. Internat. Kongr. Gerontol. (Wien 1965). — Hörmann, H.: Über die Bindung der Kohlenhydrate in löslichem und reifem Kollagen. Kurzfassungen 7. Internat. Kongr. Gerontol. (Wien 1966). — Hospelhorn, V. D., Cross, B., Jensen, E. V.: Sulhydryl-depedent aggregation accompanying the denaturation of bovine plasma albumin by urea. J. Amer. chem. Soc. 76, 2827 (1954). — Hrachovec, J. P., Rockstein, M.: Kurzfassungen 5. Internat. Kongr. Gerontol. (1961). — Hrůza, Z., Chvapil, M., Hlaváčková, V.: Changes of the properties of normal and new-formed connective tissue during aging and atherosclerosis. Kurzfassungen 6. Internat. Kongr. Gerontol. (Kopenhagen 1963). — Hrůza, Z., Hlaváčková, V.: The characteristics of newly formed collagen during ageing. Gerontologia (Basel) 7, 221 (1963). — Huennekens, F. M., Nurk, E., Gabrio, B. W.: Purine nucleoside phosphorylase. J. biol. Chem. 221, 971 (1956).

Jagemann, K., Konopatzky, H.: 4. Internat. Eryth.-Symp. (Berlin 1964). Leipzig: Akad. Verlagsges. — Jalavisto, E.: Bleeding anemia and methomoglobin reduction in dog erythrocytes. Acta physiol. scand. 46, 252 (1959). — Jeffay, H.: Kinetics of serum protein metabolism during growth. J. biol. Chem. 235, 2352 (1960). — Johnson, H. A., Schnappauf, H., Chanana, A. D., Cronkite, E. P.: Variability of ribosomal aggregation in lymphocytes. Nature (Lond.) 211, 420 (1966).

Karlson, P.: Biochemische Wirkungsweise der Hormone. Dtsch. med. Wschr. 86, 668 (1961). — Kiese, M., Schneider, C., Waller, H.: Hämiglobinreduktase. Naunyn-Schmiedebergs Arch. exp. Path. Pharmak. 231, 158 (1957). — Kirk, J. E.: Comparison of enzyme activity of arterial samples from sexually mature men and women. Clin. Chem. 10, 184 (1964) und Kurzfassungen 6. Internat. Kongr. Gerontol. (Kopenhagen 1963). — Knauff, H. G.: Quantitative Bestimmungen von 21 freien Plasma-Aminosäuren bei gesunden Versuchspersonen. Hoppe-Seylers Z. physiol. Chemie 316, 186 (1959). ~ Die freien Plasmaaminosäuren bei Lebercirrhose und Hepatitis. Klin. Wschr. 42, 326 (1964). — Kubitschek, H. E.: Normal distribution of cell generation rate. Exp. Cell. Res. 26, 439 (1962). — Kühn, K.: Molekulare Grundlagen der Reifung und Alterung des Kollagens im Bindegewebe. Kurzfassungen 7. Internat. Kongr. Gerontol. (Wien 1966). — Kuempel, P. L., Pardee, A. B.: The cycle of bacterial duplication. J. cell. comp. physiol. 62 (Suppl. 1) (1963).

La Bella, F. S.: The reaction between lathyrogens and the fibrous connective tissue proteins in vivo and in vitro. Kurzfassungen 7. Internat. Kongr. Gerontol. 17 (Wien 1966). — La Bella, F. S., Lindsay, W. G.: The structure of human aortic elastin as influenced by age.

J. Geront. **18**, 111 (1963). — LA BELLA, F. S., PAUL, G.: Structure of collagen from human tendon as influenced by age and sex. J. Geront. **20**, 54 (1965). — LA CELLE, P. L.: Alteration of deformability of the erythrocyte membrane in stored blood. Transfusion (Philad.) **9**, 238 (1969). — LEDER, L.: The origin of blood monocytes and macrophages. Blut **16**, 86 (1967). — LEEUW-ISRAEL, F. R. DE, ARP-NEEFJES, J. M., HOLLANDER, C. F.: Note on plasma volume in aging rats. Gerontologia (Basel) **15**, 273 (1969). — LEHMANN, H.: Mans haemoglobin. Amsterdam: Nord Holland Publ. 1966. — LÖHR, G. W., WALLER, H. D.: Zur Alterung von Erythrocyten. Klin. Wschr. **36**, 1008 (1958). ~ Zur Biochemie der Erythrocytenalterung. Folia haemat. (Lpz.) **78**, 385—402 (1961). — LYONS, R. U.: Thiol-vitamin K mechanism in the clotting fibrinogen. Nature (Lond.) **155**, 633 (1945).

MAALØE, O.: In: Microbiological genetics. Cambridge: Univ. Press 1960. — MAKINODAN, T., PETERSON, W. J.: Growth and senescens of the primary antibody-forming potential of the spleen. J. Immunol. **93**, 886 (1965). — MARKS, P. A., JOHNSON, A. B.: Relationship between the age of human erythrocytes and their osmotic resistence. A basis for separating young and old erythrocytes. J. clin. Invest. **37**, 1542 (1958). — MARKS, P. A., JOHNSON, A. B., HIRSCHBERG, E.: Effect of aging on the enzyme activity in erythrocytes. Proc. nat. Acad. Sci. (Wash.) **44**, 529 (1958). — MARVIN, H. N., LUCY, D. D.: The survival of radiochromium-tagged erythrocytes in pigeons, ducks and rabbits. Acta haemat. (Basel) **18**, 239 (1957). — MATTHIES, H., JUNG, F., SCHÄFER, R.: Zur Aufklärung des sogenannten Mischeffekts bei der Methamoglobinrückbildung. Naunyn-Schmiedebergs Arch. exp. Path. Pharmak. **225**, 352 (1955). — MAURER, W.: Die Größe des Umsatzes von Organ- und Plasmaeiweiß. Berlin-Göttingen-Heidelberg: Springer 1960. — MAZIA, O.: SH-compounds in mitosis. Exp. Cell Res. **14**, 486 (1958). — McCAY, C. M.: Chemical aspects of aging and the effect of diet upon aging in cowdrys problems of aging. Baltimore: Williams & Wilkins 1952. — McCLELLAN, I. E., DONEGAN, CH., THORUP, O. A., LEAVELL, B. S.: Survival time of erythrocyte in myxedema and hypertension. J. Lab. clin. Med. **51**, 91 (1958). — MERKER, H.-J.: Die Lysosomen, eine neue Zellorganellgruppe. Berl. Med. **15**, 237 (1964). — METCALF, W. K.: Sensitivity of haemoglobin to oxidation in various conditions. Nature (Lond.) **190**, 543 (1961). — MIESCHER, P.: Le mécanisme de l'érythroclasie a l'état normal. Rev. Hemat. **11**, 248 (1956). — MILCH, R. A.: Studies of collagen tissue aging: interaction of certain intermediary metabolites with collagen. Gerontologia (Basel) **7**, 129 (1953). — MILLER, A., CHODOS, R. B., EMERSON, CH. P., ROSS, J. F.: Studies of anemia and iron metabolism in cancer. J. clin. Invest. **35**, 1248 (1956). — MILLER, J. G.: The organisation of life. Perspect. Biol. Med. **9**, 107 (1965). — MILLS, G. C., RANDALL, H. P.: The protection of hemoglobin from oxidative breakdown in the intact erythrocyte. J. biol. Chem. **232**, 589 (1958). — MITCHELL, P.: Biochemical cytology of microorganism. Ann. Rev. Microbiol. **13**, 407 (1959). — MONN, E.: Relation between blood cell phosphoglucomutase isoenzymes and age of cell population. Scand. J. Haemat. **6**, 1 (1969).

NAKAO, K., NADA, T., KAMIYAMA, T.: A direct relationship between adenosine triphosphate level and in vivo viability of erythrocytes. Nature (Lond.) **194**, 877 (1962). — NEIDHARD, F. C.: In: Progress in nucleic acid research and molecular biology. New York: Acad. Press 1964. — NORMAN, A., SASAKI, M. S., OTTOMAN, R. E., FINGERHUT, A. G.: Lymphocyte lifetime in women. Science **147**, 745 (1965).

OERIU, S., TANASE, I.: Kurzfassungen 5. Internat. Kongr. Gerontol. (1961). — OSGOOD, E. E.: Number and distribution of human hemic cells. Blood **9**, 1141 (1954). — OTTESEN, J.: On the age of human white cells in peripheral blood. Acta physiol. scand. **32**, 75 (1954).

PFLUGFELDER, O.: Probleme des Alterns bei Tieren. Dtsch. med. Wschr. **83**, 345 (1958). — PILGERAM, O.: Deficiencies in the lipoprotein lipase system in arterio-sclerosis. J. Geront. **13**, 32 (1958). — PILGERAM, L. O., PICKART, L. R.: Characterization of the plasma factor responsible for inducing an enhanced turnover of fibrinogen in aging and arteriosclerosis subjects. Kurzfassungen 7. Internat. Kongr. Gerontol. (Wien 1966). — PIPER, W.: Über die elektrische Wanderungsgeschwindigkeit der roten Blutzellen von Kaninchen nach wiederholten starken Aderlässen. Dissert. Tübingen 1952. — PRANKERT, T. A. J.: The red cell. Oxford: Blackwell Scientific. Publ. 1961. — PRESCOTT, D. M.: Internat. Sympos. on Control of Cell Division and Induction of Cancer (1963).

RADERECHT, H. J., SCHÖLZEL, E., RAPPORT, S. M.: Über das Verhalten der Lipoide bei der Reifung und Konservierung von Blutzellen. Klin. Wschr. **38**, 824 (1960). — RAFSKY, H. A., BRILL, A. A., STERN, K. G., COREY, H.: Electrophoretic studies on serum of "normal" aged individuals. Amer. J. med. Sci. **224**, 522 (1952). — RAPOPORT, S., GERISCHER-MOTHES, W.: Phosphatide als Inaktivatoren des Reticulocyten-Hemmstoffes der Mitochondrien-Atmung. Hoppe-Seylers Z. physiol. Chem. **315**, 38 (1959). — RAPOPORT, S., HINTERBERGER, U., HOFMANN, E. C. G.: Die begrenzende Rolle der Hexokinase-Reaktion für die anaerobe Glykolyse der roten Blutzellen. Naturwissenschaften **48**, 561 (1961). — RIEMENSCHNEIDER, R., GÖHRING, O., FRÖMMING, E.: Altersabhängigkeit des Gehaltes an Aminosäuren im Blut. Z. Naturforsch. **16**b, 704 (1961). — RIES, W.: Zur Biomorphose des menschlichen Fettgewebes. Kurzfassungen 6. Internat. Kongr. Gerontol. (Kopenhagen 1963). — RIGBY, M. K., SOULE,

S. D., Barber, W., Rothman, D.: Sex hormone replacement in the aged. J. Geront. **19**, 313 (1964). — Ring, G. C., Kurabatov, T., Hernendez, G. G., Dunn, R. D.: Changes in erythrocytes related to the age of the rats. J. Geront. **19**, 352 (1964). — Rockstein, M., Hrachovec, J. P.: Age changes in the chemical composition of rat liver and muscle: water content, defatted dry weight, total lipids and varions lipid compounds. Gerontologia (Basel) **7**, 40 (1963). — Rubinstein, L. J.: In: Structurel aspects of ageing. London: Pitman 1962. — Ruhenstroth-Bauer, G.: In: Die Biochemie der Hämolyse. 7. Freiburger Symposion. Berlin-Göttingen-Heidelberg: Springer 1961. — Ruhenstroth-Bauer, G., Lücke-Huhle, Ch.: Two populations of small lymphocytes. J. Cell Biol. **37**, 196 (1969). — Ruhenstroth-Bauer, G., Sacht-leben, P.: In: Medizinische Grundlagenforschung, Bd. II. Stuttgart: G. Thieme 1959.

Samorajski, Th., Keefe, J. R., Ordy, J. M.: Intracellular localization of lipofuscin age pigments in the nervous system. J. Geront. **19**, 262 (1964). — Sanadi, D. R., Fletcher, M. J.: Kurzfassungen 5. Internat. Kongr. Gerontol. 298 (1961). — Schapira, F.: Activité aldolasique et age des hématies. Rev. franç. Étud. clin. biol. **4**, 151 (1959). — Schaub, M. C.: Qualitative and quantitative changes of collagen in parenchymatous organs of the rat during ageing. Gerontologia (Basel) **8**, 114 (1964). — Scheuch, D., Kahrig, C., Ockel, E., Wagen-knecht, C., Rapoport, S. M.: Role of glutathione and of a self-stabilizing chain of SH-enzymes and substrates in the metabolic regulation of erythrocytes. Nature (Lond.) **190**, 631 (1961). — Scheuch, D., Rapoport, S.: Biologische Dynamik der anorganischen PP-ase im Verlauf einer Entblutungsanämie. Acta biol. med. germ. **6**, 23 (1961). — Schlegel, B., Kappert, P.: Untersuchungen zur intravitalen Erythrocytolyse. Klin. Wschr. **34**, 805 (1956). — Schlomka, G., Christiani, H.: Untersuchungen über die Einflüsse des Lebensalters auf die menschlichen Erythrozyten. I. Über das Verhalten der mechanischen Erythrozytenresistenz in den verschiedenen Lebensaltern. Z. Alternsforsch. **11**, 212 (1958a). ~ Untersuchungen über die Einflüsse des Lebensalters auf die menschlichen Erythrozyten. III. Über die Retikulozytenreifung in den verschiedenen Lebensaltern. Z. Alternsforsch. **12**, 6 (1958b). — Schul-mar, H. M., Nelson, R. A., Jr.: Antibody to Rabbit Reticulocytes. Nature (Lond.) **223**, 613 (1969). — Schwick, H. G., Becker, W.: Human antibodies in older humans. Bayer-Symp. I. Berlin-Heidelberg-New York: Springer 1969. — Scott, E. M., Griffith, J. V.: The enzymic defect of hereditary methemoglobinemia: diaphorase. Biochem. biophys. Acta (Amst.) **34**, 584 (1959). — Shemin, D., Rittenberg, D.: The life span of the human red blood cell. J. biol. Chem. **166**, 627 (1966). — Shields, C. E., Bunn, H. F., Litwin, S. D., Reed, L. Y., Dauber, L. G.: Clinical evaluation of transfused blood after longterm storage in ACD with adenine. Transfusion (Philad.) **9**, 240 (1969). — Shock, N. W.: Physiological aspects of aging in man. Ann. Rev. Physiol. **23**, 97 (1961). — Shock, N. W., Watkin, D. M., Viengst, M. J., Norris, A. H., Gaffney, G. W., Gregerman, R. I., Falzone, J. A.: Age differences in the water content of the body as related to basal oxygen consumption in males. J. Geront. 18, 1 (1963). — Simons J. W. I. M.: The use of frequency distributions of cell diameters to characterize cell populations in tissue culture. Exp. Cell Res. **45**, 336 (1967). — Sinex, F. M.: Genetic mechanisms of aging. J. Geront. **21**, 340 (1966). — Slotta, K. H.: Increase of aldehydogenic brain lipids due to aging. Kurzfassungen 7. Internat. Kongr. Gerontol. (Wien 1966). — Smith, L. H., Odell, T. T., Coldwell, B.: Life span of rat erythrocytes as determined by Cr^{51} and differential agglutination methods. Proc. Soc. exp. Biol. (N.Y.) **100**, 29 (1959). — Smith, L. H., Toha, J.: Survival of mouse-grown rat erythrocytes. Proc. Soc. exp. Biol. (N.Y.) **98**, 125 (1958). — Sonneborn, T. M., Schneller, M.: In: Biology of Aging. New York: S-H Service AG. 1960. — Sorokin, C.: Aging at the cellular level. Experientia (Basel) **20**, 353 (1964). — Spriggs, A. J.: The influence of age on red cell diameter. J. clin. Path. **11**, 53 (1958). — Srebro, Z.: Lipofuscin turnover in the frog brain. Naturwissenschaften **53**, 590 (1966). — Stewart, W. B., Stewart, J. M., Izzo, M. J., Young, L. E.: Age as affecting the osmotic and mechanical fragility of dog erythrocytes tagged with radioactive iron. J. exp. Med. **91**, 147 (1950). — Stoklaska, E., Doberauer, W.: Alter und experimentelle Entzündung. Kurzfassungen 7. Internat. Kongr. Gerontol. (Wien 1966). — Strehler, B. L., Hendley, D., Malkoff, D.: Properties of human cardiac lipofuscin. Kurzfassungen 6. Internat. Kongr. Gerontol. 31 (Kopenhagen 1963). — Strubelt, O.: Der Einfluß von Cortison, Metenolon auf die Erythrozytenlebensdauer der Ratte. Med. pharmakol. exp. **15**, 555 (1966). — Sulkin, N. M., Sulkin, D.: Electron microscopical observations on "age" pigments. Kurzfassungen 6. Internat. Kongr. Gerontol. (Kopenhagen 1963). — Swyer, G. I. M.: Hormonal aspects of water and electrolyte metabolism in relation to age and sex. In: Ciba Found. Colloquia on Aging (1958). — Szillard, L.: On the nature of the aging process. Proc. Nat. Acad. Sci. **45**, 30 (1959).

Tatibana, M., Nakao, M., Yoshikawa, H.: Adenylate kinase in human erythrocytes. J. Biochem. (Tokyo) **45**, 1037 (1958). — Theimer, W.: Freie α-Aminosäuren im Blutserum junger und alter Menschen. Mit Exkurs über Serumproteine. Diss. Univ. München (1965). — Thomas, E. D., Lochte, H. L., Greenargh, W. B., Wales, M.: In vitro synthesis of foetal and adult haemoglobin by foetal haematopoietic tissues. Nature (Lond.) **185**, 396 (1960). —

THOMAS, H., TILLING, W.: Untersuchungen über das Verhalten proteingebundener Sulf-hydrilverbindungen des Plasma bei alternden und kataraktösen Patienten. Klin. Wschr. **40**, 109 (1962). — THOMPSON, L. W., NICHOLS, C. R., OBRIST, W. D.: Relation of serum cholesterol to age sex and race in an elderly community group. J. Geront. **20**, 160 (1965). — TULPULE, P. G.: Species difference in pyridine nucleotide synthesis by erythrocytes. Nature (Lond.) **181**, 1804 (1958).

VERZÁR, F., MEYER, A.: Chemische Veränderungen von Kollagenfäden während der thermischen Kontraktion. Gerontologia (Basel) **5**, 163 (1961). — VOROBIEV, A. I.: Problemi gematologii i pereliwanije krowi (Moskau) **5**, 63 (1960).

WAGENKNECHT, C., RAPOPORT, S.: Die Wirkung des Reticulocyten-Hemmstoffes auf lösliche Succinodehydrase und DPNH-Cytochrom-Reduktase. Hoppe Seylers Z. physiol. Chem. **308**, 127 (1957). — WALDSCHMIDT-LEITZ, E., GUTERMANN, H.: Auf den Einfluß des Alters von Fischen auf die Zusammensetzung ihrer Protamine. Hoppe-Seylers Z. physiol. Chem. **344**, 50 (1966). — WALFORD, R. L.: Auto-immunity and aging. J. Geront. **17**, 281 (1962). — WALFORD, R. L., LEE, H.: In: Immunopathology. Basel: Schwabe & Co. 1966. — WALLER, H. D., SCHLEGEL, B., MÜLLER, A. A., LÖHR, G. W.: Der Hämoglobingehalt in alternden Erythrocyten. Klin. Wschr. **37**, 898 (1955). — WALTER, H., SELBY, F. W., JUANITA, J. R.: Altered electrophoretic mobilities of some erythrocytic enzymes as a function of their age. Nature (Lond.) **208**, 76 (1965). — WARNER, H. R., ATHENS, J. W.: In: Leukopoiesis in health and disease. N.Y. Acad. Sci. **113**, 523 (1964). — WHITEFORD, R., GETTY, R.: Distribution of lipofuscin in the canine and porcine brain as related to age. J. Geront. **21**, 31 (1966). — WHITELAW, D. M.: The intravascular lifespan of monocytes. Blood **28**, 455 (1966). — WÜNSCHER, W., KÜSTNER, R.: Untersuchungen über die mengenmäßige Verteilung von Lipofuscin und Vitamin-E-Mangelpigment in Nervenzellen von Ratten verschiedener Alters-stufen. Gerontologia (Basel) **13**, 153 (1967).

YAARI, A.: Mobility of human red blood cells of different age groups in an electric field. Blood **33**, 159 (1969). — YASIN, ABO EL GHAFFAR: Immunologic studies on muscle of infant and old mice. Kurzfassungen 6. Internat. Kongr. Gerontol. (Kopenhagen 1963). — YOUNA-THAN, E. S., MARVIN, A. N.: Decreased erythrocyte survival in alloxan diabetic rat. Nature (Lond.) **197**, 85 (1963). — YU, S. Y., RIDLEY, A.: Kurzfassungen 5. Internat. Kongr. Gerontol. 365 (1961).

Physiologie des Alterns

Von

WERNER RIES, Leipzig, DDR

Mit 37 Abbildungen

I. Begriffsbestimmungen

1. Vorbemerkungen

Unbeschadet der im Einführungskapitel dieses Handbuches dargelegten Definitionen für das Gebiet der Alternsforschung soll an dieser Stelle eine Klärung der im folgenden Abschnitt anzuwendenden Begriffe erfolgen. Dies ist zum einen erforderlich, um die Übereinstimmung des Verfassers mit der Gesamtkonzeption des Bandes zu dokumentieren. Zum anderen sollen durch möglichst präzise Begriffsbestimmungen die Grenzen aufgezeigt werden, in denen sich Ausführungen über eine „Physiologie des Alterns" bewegen müssen, sollen sie sich nicht in Grenzgebiete verlieren und eine eindeutige Konzeption vermissen lassen. Diese Vorbetrachtungen dienen somit der erforderlichen Klarheit für den Leser und dem Selbstverständnis des Autors.

2. Physiologie

Die Definition des Begriffes *Physiologie* ist Sache der Physiologen. Nach SCHUBERT (1966)[1] bezeichnet man heute alle diejenigen Zweige naturwissenschaftlicher Forschung als Physiologie, die sich um die Kenntnisse der *Funktionen der lebenden Strukturen* bemühen. Dabei handelt es sich um die Lebensabläufe an den Bauteilen der einzelnen Zellen, um die Tätigkeit der aus diesen Zellen zusammengesetzten Organe und Organsysteme, um die Reaktionsweise des Organismus bei der Ausführung der Lebensvorgänge im Verbande der ihn zusammensetzenden Teile sowie um die Wechselwirkungen mit der Umwelt. BÁLINT (1963) sieht in ähnlicher Weise die Aufgaben der Physiologie in der Behandlung der Lebenserscheinungen, der Gruppierung der Lebensfunktionen, der Klarstellung der Zusammenhänge zwischen diesen Erscheinungen und der Beschreibung der Bedingungen, unter denen sie zustande kommen.

Historisch hat sich die physiologische Forschung aufgrund unterschiedlicher Methoden in zwei Richtungen unterteilt, welche sich der allgemeinen Grundgesetze von Chemie und Physik bedienen. Der chemisch orientierte Zweig hat sich in den letzten Jahrzehnten zu einer eigenen Wissenschaft, der physiologischen Chemie, entwickelt. Daraus ergab sich zwangsläufig, daß die Physiologie im Sinne ihres heutigen Wissens- und Forschungsgebietes zur *Lehre von den physikalisch erklärbaren Lebensfunktionen* geworden ist. Natürlich sind die Verbindungen zwischen chemischer und physikalischer Physiologie im Sinne der gegebenen Definitionen nicht gänzlich abgerissen, was sich unter anderem darin zeigt, daß die

---

[1] SCHUBERT 1966.

thermodynamisch energetischen Betrachtungen solcher Reaktionen, die zum Verständnis der physikalischen Lebensvorgänge nötig sind, auch von der physikalischen Physiologie ausführlich behandelt werden[2].

Da die Lebensfunktionen normal (beim Gesunden) oder pathologisch (beim Kranken) ablaufen können, ist eine normale Physiologie von einer pathologischen zu unterscheiden. Im täglichen Sprachgebrauch hat sich dabei immer mehr eingebürgert, die normale Physiologie als „Physiologie" zu bezeichnen, wodurch dieser Begriff allmählich die Bedeutung von „normal" angenommen hat. In diesem Sinne definieren auch zwei angesehene deutschsprachige medizinische Wörterbücher die Physiologie als die Lehre von den *normalen* Lebensvorgängen[3]. Die Folge davon ist, daß der Gegensatz zwischen gesund und krank häufig nicht mehr als normal und pathologisch, sondern als physiologisch und pathologisch bezeichnet wird. Auf den Widersinn einer solchen Gegenüberstellung hat vor allem STEINMANN (1965) hingewiesen, wobei er sich besonders auf das Beispiel der Anatomie beruft. Auf diesem Gebiet käme es niemandem in den Sinn, anstatt normal und pathologisch „anatomisch" und „pathologisch" zu sagen.

Ausgehend von diesen Überlegungen wird in den folgenden Ausführungen das Adjektiv *physiologisch* ausschließlich für die *Eigenschaften von physikalisch erklärbaren Lebensfunktionen* angewandt werden und ist daher *nicht* mit dem Begriff „normal" zu identifizieren. Zur Kennzeichnung des Normalen wird, abgeleitet von dem Begriff *Orthologie*, das Adjektiv *orthologisch* als Synonym eingesetzt werden, das sich in der modernen Medizin immer mehr durchzusetzen beginnt, auch wenn es in den Seiten der Fachwörterbücher noch fehlt.

3. Altern

Die klassische Definition BÜRGERs (1960) für den Begriff *Altern* lautete:

„Altern bedeutet jede irreversible Veränderung der lebenden Substanz als Funktion der Zeit."

BÜRGER (1960) verband damit die Vorstellung, daß man unter dem Altern den gesamten Lebensablauf von der Befruchtung bis zum Tode zu verstehen habe.

Die gleiche Konzeption liegt dem 1956 geprägten Begriff *Biomorphose* zugrunde. Diese umfaßt im Sinne BÜRGERs (1956) die materiellen, funktionellen, geistigen und seelischen Prozesse, die den Menschen im Laufe seines Daseins begleiten bzw. prägen. Die Biomorphose ist nach BÜRGER (1956) keimplasmatisch angelegt und von Gattung zu Gattung, von Geschlecht zu Geschlecht, von Familie zu Familie und von Mensch zu Mensch verschieden. Gegen den Begriff wurden manche Einwände erhoben, so etwa gegen die in der Definition enthaltene Integration geistiger und seelischer Merkmale in den Gestaltbegriff *morphe*[4]. Als problematisch erwies sich auch die Anwendung der Biomorphose zur Verdeutlichung eines Spezialgebietes, etwa im Sinne von „Lebenswandlungskunde", wie es BÜRGER (1960) gehofft hat. Es kann aber nicht abgestritten werden, daß der Begriff als Konzeption für die Erforschung von Alternswandlungen außerordentlich fruchtbar gewesen ist und in dieser Hinsicht Anerkennung verdient. Er war im deutschen Sprachraum und auch in anderen Ländern das Leitmotiv für eine historisch gewordene Phase der Alternsforschung, in welcher die Veränderungen des Menschen während seines Lebens in mühevoller Kleinarbeit studiert wurden. Es besteht keine Veranlassung, diese Entwicklungsstufe der Forschung als Stadium einer deskriptiven Gerontologie gering zu schätzen. Sie war sicher notwendig und hat im weltweiten Maßstab dazu beigetragen, das wissenschaftliche Interesse am Alternsprozeß zu wecken. Auf der Grundlage vieler dabei

---

[2] SCHUBERT 1966.   [3] ZETKIN et al. 1964, PSCHYREMBEL 1969.   [4] KEHRER 1961.

gewonnener Erkenntnisse kann die moderne Gerontologie heute dazu übergehen, die rein vitalistischen Betrachtungen der Alternsveränderungen zu überwinden und sich den expositionellen Faktoren zuzuwenden, welche den Lebensablauf mitbestimmen. Eine solch umfassende Betrachtungsweise des Alterns deutete sich vor vielen Jahren schon in dem Begriff *Biorheuse* von EHRENBERG (1923) an. Er verstand darunter den gesamten Lebensfluß von der Wiege bis zur Bahre unter Einbeziehung all dessen, was dem Menschen während seines Daseins an seelischem, geistigem und körperlichem Gewinn zuströmt, auch die Einwirkungen, die ihn durch Nahrung, Klima, Beruf usw. beeinflussen. Biorheuse wurde auch als Biographie der Person bezeichnet[5].

Es kann nicht übersehen werden, daß die Anwendung des Wortes „Altern" für den gesamten Lebenslauf inhaltliche Schwierigkeiten zu bereiten vermag, da die ersten Jahre und Jahrzehnte des Lebens unter den besonderen Gesetzen von Entwicklung und Wachstum stehen und mit den Alternsprozessen der zweiten Hälfte des Lebens in des Wortes ursprünglicher Bedeutung nichts gemein haben. Man hat deshalb die Phase des „eigentlichen" Alterns auch als die Phase der Regression oder der Seneszenz[6] bezeichnet (Abb. 3). Im folgenden wird für den Gesamtvorgang des Alterns der Begriff *Lebens(ab)lauf* bevorzugt eingesetzt werden, der sich sinngemäß mit dem Terminus *life cycle* der angloamerikanischen Literatur deckt[7].

4. Physiologie des Alterns

Aus dem bisher Gesagten ergibt sich, daß unter der Formulierung *Physiologie des Alterns* die Alternsveränderungen der physikalisch erklärbaren Lebensfunktionen des Organismus zu verstehen sind. In der Literatur finden sich kaum Zusammenstellungen mit einer derartig klar abgesteckten Thematik, weder im gerontologischen noch im physiologischen Schrifttum, obwohl verschiedentlich Arbeiten über die Physiologie des Alterns erschienen sind[8]. Dabei wurde allerdings der Rahmen weiter gefaßt, vor allem durch die Einbeziehung biochemischer Gesichtspunkte. Dies mag angehen, wenn der Aspekt der Betrachtungen eindeutig bei den physikalisch orientierten Lebensfunktionen liegt, denn es ist ohne weiteres einleuchtend, daß die funktionellen Prozesse im Sinne der Physiologie nicht im leeren Raum stehen und der Einordnung in das gesamte biologische System des Organismus bedürfen. Terminologisch ist es aber nicht mehr vertretbar, wenn in Arbeiten über das „physiologische Altern" oder den „physiologisch alternden Menschen" der *normale* Lebensablauf des Menschen beschrieben wird[9], möglicherweise noch unter Einbeziehung von strukturellen oder biochemischen Befunden. STEINMANN (1965), auf dessen Forderung nach klarer Abgrenzung der Begriffe *normal* und *physiologisch* bereits eingegangen wurde, meint, daß die apostrophierten falschen Usancen für die beiden Wörter noch vertretbar gewesen wären, als das medizinische Denken den Prozeß des Alterns außer acht gelassen hatte. Als man aber damit begonnen habe, das Phänomen des Alterns in die Klinik einzubeziehen, sei man dazu übergegangen, den Begriff physiologisch auch auf strukturelle Alternsveränderungen auszuweiten. Damit sei es aber zu unlösbaren Begriffsverwirrungen gekommen. STEINMANN (1963) klärt sie mit der Feststellung, daß man unter Physiologie des Alterns die *funktionellen* Vorgänge in ihrer Abhängigkeit vom Alterszustand zu verstehen habe, was sich mit der eigenen Definition deckt. Allerdings ist der Begriff des „Funktionellen" auch nicht in allen Belangen streng identisch mit den physikalischen Vorgängen. So können

[5] EHRENBERG 1923.   [6] EITNER 1966.   [7] HAVIGHURST u. BIRREN 1964.
[8] GROEN 1957, GROEN 1959, VERZÁR 1967.
[9] BODE 1965, DAVID et al. 1966, HARRICHAUX u. DELMAIRE 1968.

nach HIRSCH (1956) als funktionelle Alterserscheinungen in der allgemeinen Biologie Zeichen der Abnahme der Vitalität, des Chemotropismus, des Phototropismus, der Fortbewegung, des Sauerstoffverbrauches und anderer Äußerungen des Stoffwechsels gelten.

5. Abgrenzung von normalen und pathologischen Alternsveränderungen

Die Gerontologen vertreten die Ansicht, daß der Alternsprozeß nichts Krankhaftes ist[10]. Es ist also bei der Beschreibung von Alternsveränderungen die Abgrenzung von normalen und pathologischen Vorgängen im Sinne einer Petitio principii zu fordern. Hier liegt aber eine ganz besondere Problematik, mit der die Alternsforschung noch nicht fertig geworden ist. Der gesamte Vorgang des Alterns ist ohne Zweifel außerordentlich kompliziert, zumal er nicht nur als ein Phänomen des gesamten Organismus gesehen werden kann, sondern auch die einzelnen Organe in unterschiedlicher Form betrifft. Schwierig ist aber auch die Festlegung, unter welcher Voraussetzung der Mensch oder seine Organe als krank angesehen werden müssen. Nach STEINMANN (1965) verlaufen die Alternswandlungen zuerst unbemerkt, machen sich aber dann durch eine allmähliche Abnahme der Leistungsfähigkeit bemerkbar. Im weiteren Verlauf entwickeln sich Anpassungsschwierigkeiten, nun zum Teil unter krankhaften Bedingungen. Dann wird das Krankheitspotential der Alternsveränderungen immer größer und schließlich können diese einen solchen Grad erreichen, daß sie selbst zu klinischen Manifestationen führen oder Anlaß zu einer davon abhängigen Folgekrankheit geben. Aus den Alternsveränderungen entstehen zuletzt die Alterskrankheiten. Diese können aber auch das Endstadium von pathologischen Prozessen sein, die sich im früheren Leben zugetragen haben. Die fließenden Übergänge zwischen normalem und pathologischem Altern haben STEINMANN (1965) zu der Vorstellung bewogen, ganz allgemein von einer *Biologie des Alterns* zu sprechen. Er meint an anderer Stelle dazu, daß der Alternsvorgang an sich weder normal noch pathologisch sei und einem biologischen Phänomen entspräche, dessen Klassifizierung als normal oder krankhaft eine rein willkürliche sei, je nachdem, ob das Altern unbemerkt mit nur geringer Einbuße der Leistungsfähigkeit verläuft oder ob es in irgendeiner Weise das Tätigsein hemmt.

Es ist zuzugeben, daß die Abgrenzung normaler und krankhafter Alternsprozesse in der klinischen Praxis nicht gelöst ist. Insofern mag das Ausweichen auf den Begriff Biologie für praktische Belange durchaus akzeptabel sein. Dieses Vorgehen sollte aber nicht davon abhalten, in der zukünftigen Alternsforschung an der grundlegenden Konzeption, daß das Altern ein *normales* Lebensphänomen ist, festzuhalten. Es wird bei der Diskussion über das Wesen des Todes diese Problematik nochmals zu berühren sein. Keinesfalls aber, und deshalb schienen diese Ausführungen erforderlich, sind Physiologie und Biologie in der Alternsforschung als Synonyma zu verwenden.

Es bleibt somit die Frage zu klären, inwieweit und unter welchen Voraussetzungen es berechtigt ist, von einer *Pathophysiologie* des Alterns zu reden. Nach GOETZE (1968) untersucht die Pathophysiologie die Störungen physiologischer Prozesse, ihre Ursachen, ihre Entstehung und Einwirkung auf den gesamten Organismus. Sie beschäftigt sich weiterhin mit den für Ätiologie, Pathogenese und Verlauf der Krankheiten wesentlichen Wechselwirkungen zwischen Umwelt und Organismus, den Anpassungsvorgängen und den Möglichkeiten der Wiederherstellung der normalen Funktionen. Die Pathophysiologie teilt sich dabei auf in biochemische und physiologische Methoden, also in *Pathobiochemie* und *Patho-*

---

[10] BÜRGER 1960, TSCHEBOTAREW et al. 1962, VERZÁR 1965.

physiologie im engeren Sinne[11]. Allerdings beinhalten die meisten Lehrbücher dieses Wissensgebietes nicht nur die pathophysiologischen Befunde im eben erwähnten Sinne, sondern gehen auch auf biochemische Details ein[12], woraus die Schwierigkeiten der Stoffabgrenzung abzulesen sind. In einer speziellen Publikation über die Pathophysiologie des Alterns bezeichnet sie Emmrich (1968) als Lehre von den krankhaften Abweichungen im Verlauf des physiologischen (hier: normalen) Alterns und geht mit dieser Definition ebenfalls über das engere Stoffgebiet der Pathophysiologie im Sinne von Abweichungen von den physikalisch erklärbaren Lebensfunktionen hinaus.

6. Der „Normalwert" in der Alternsforschung

In der gerontologischen Literatur gibt es unzählige Tabellen und Darstellungen über „altersabhängige Normalwerte" oder auch „Mittelwerte in der Altersabhängigkeit". Die Ergebnisse solcher klinischer oder epidemiologischer Unter-

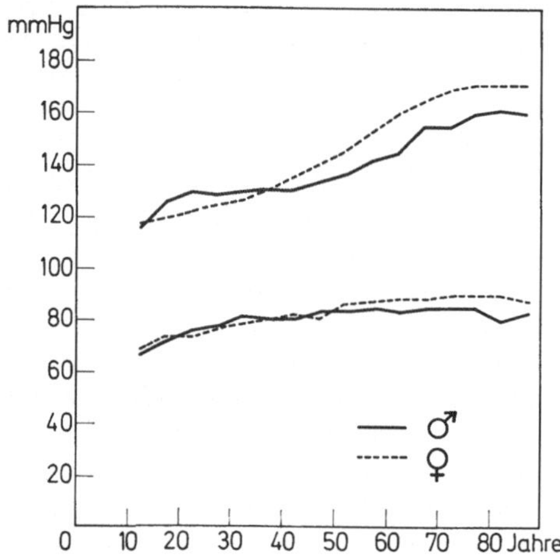

Abb. 1. Mittelwerte von Blutdruckwerten in der Altersabhängigkeit. (Ries et al. 1969)

suchungen sollen nicht bezweifelt werden, zumal sie viel zum Verständnis von Art und Ausmaß bestimmter Alternsprozesse beigetragen haben. Andererseits ist aber nicht zu verkennen, daß derartige Befunde oft ungenügend oder falsch interpretiert wurden. Dies mag am Beispiel des Blutdrucks demonstriert werden.

Abb. 1 zeigt die Mittelwerte von über 34 000 Blutdruckmessungen unter Berücksichtigung des Lebensalters. Es ist zu ersehen, daß der systolische Wert bei beiden Geschlechtern ansteigt, in geringerem Maße auch der diastolische[13]. Die Zahlen stehen in Übereinstimmung mit zahlreichen Literaturangaben, wie noch auszuführen sein wird. A priori läßt sich aufgrund dieser Befunde der Schluß ziehen, daß ältere Menschen einen höheren Blutdruck haben, was auch der allgemeinen Vorstellung der Ärzte entspricht. Legt man aber für eine jüngere und eine ältere Altersgruppe Verteilungskurven an, dann finden sich für beide Kollektive unterschiedliche Bilder (Abb. 2), aus denen hervorgeht, daß mit zunehmendem Alter die Streuung immer größer wird[14]. Das heißt mit anderen Worten, daß die untersuchten Kollektive in bezug auf den Blutdruck nicht einheitlich

---

[11] Goetze 1968.   [12] Grosse-Brockhoff 1950, Bürger 1958b.
[13] Ries 1959a, Ries et al. 1969.   [14] Mühlberg et al. 1968.

sind, da in den höheren Altersstufen mehr Personen mit einem höheren Druck erfaßt werden. Ein Teil der älteren Individuen liegt noch im Streubereich der jungen („normalen"), ein anderer Teil auf einer „pathologischen" Ebene. Diese Erkenntnis ist nicht neu, denn sie ist schon bei SALLER (1928) zu finden und wird in jüngeren Arbeiten wieder betont[15]. LUDWIG (1963) bezeichnet deshalb das Arbeiten mit einem arithmetischen Mittelwert als Sollwert für das Alter als etwas sehr Fragwürdiges. Ganz allgemein beschreibt er die Möglichkeiten für eine Abwandlung eines Zahlenkollektivs von der Jugend bis zum Alter wie folgt:

Das Gesamtkollektiv verschiebt sich unverändert nach rechts oder links, was voraussetzen würde, daß der Wert für jedes Individuum die genau gleiche Veränderung erleidet. Dies würde heißen, daß man im Alter mit derselben Genauigkeit oder besser Wahrscheinlichkeit arbeiten kann wie bei Jugendlichen. Die andere Möglichkeit besteht darin, daß sich die Verteilungskurve verschiebt und infolge einer stärkeren Streuung abflacht, ohne sich wesentlich zu deformieren. Schließlich kann aus dem ursprünglichen Kollektiv gleichzeitig mit der Abflachung ein zweites Kollektiv sichtbar werden, was die Unterscheidung zweier Gruppen erlaubt: eine solche mit einfachen Alternsveränderungen und eine weitere mit

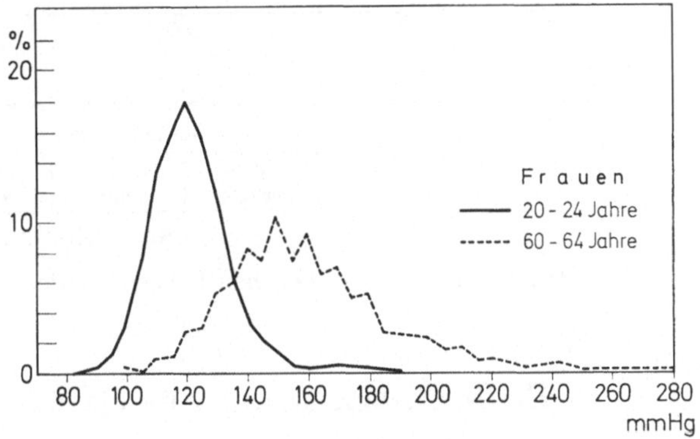

Abb. 2. Verteilungskurven von Blutdruckwerten bei altersunterschiedlichen Kollektiven. (MÜHLBERG et al. 1968)

pathologischen Abweichungen[16]. Eine noch weiterreichende Schlußfolgerung wäre die, daß sich bestimmte Parameter mit dem Alter gar nicht verändern und Mittelwertkurven durch die mit dem Alter auftretenden krankhaften Störungen bestimmt werden, also etwa Blutdruckwerte durch die Zunahme von Hypertonikern. Es wird eine Aufgabe der zukünftigen Alternsforschung sein, sich der Abklärung *echter* Normalwerte zu widmen. Dafür wird als Methode der Wahl die Längsschnitt- oder Longitudinalforschung vorgeschlagen[17], d.h. die Untersuchung gleicher Individuen über längere Zeiträume, wie sie in verschiedenen gerontologischen Zentren begonnen wurde.

Weitere Schwierigkeiten bei der statistischen Beurteilung von Zahlen für das Alter sind dadurch gegeben, daß verschiedene Individuen verschieden rasch altern[18], worauf bei der Diskussion des biologischen Alters noch einzugehen sein wird. Auch die Mortalität kann bei der Deutung von Zahlen im Alter Schwierigkeiten bereiten, da etwa im achten Jahrzehnt die allgemeine Mortalität eine andere ist als im fünften Dezennium, was die Letalität bestimmter Krankheiten verändert.

---

[15] BODEN et al. 1970.   [16] Bo 1964.   [17] LUDWIG 1963.   [18] LUDWIG 1963.

Es ist in der folgenden Diskussion nicht zu vermeiden, von „Altersabhängigkeiten" zu sprechen. Man sollte sich aber darüber im klaren sein, daß derartige „Normalwerte" mit einer gewissen Vorsicht aufzufassen sind, da die Anwendung der Statistik im Alter mit einer viel größeren Fehlerbreite zu rechnen hat oder die erhaltenen Wahrscheinlichkeiten viel niedriger liegen als für Jugendliche. Die noch unvermeidbaren Unzulänglichkeiten bei der Abgrenzung von gesunden und krankhaften Prozessen finden hier ihren zahlenmäßigen Bezug.

Lebenslauf

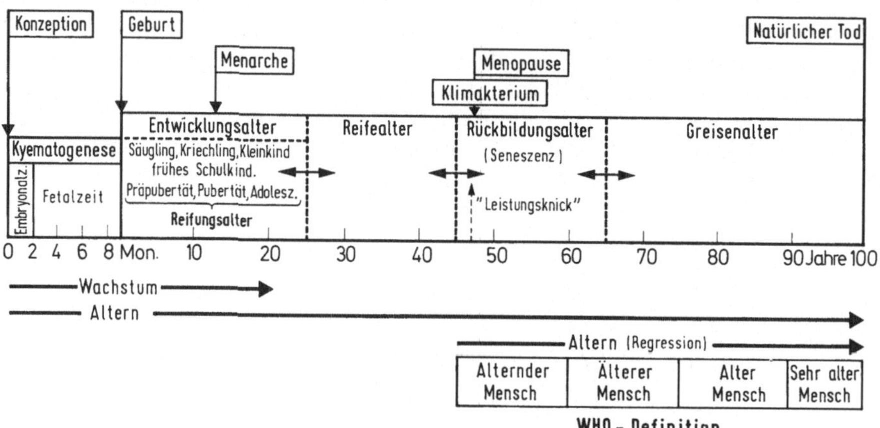

Abb. 3. Die Phasen des menschlichen Lebensablaufes

II. Der Lebensablauf (life cycle)

1. Vorbemerkungen

Im folgenden Kapitel sollen die Hauptphasen des menschlichen Lebens skizziert werden, um eine geeignete Basis für die Diskussion von physiologischen Alternsveränderungen zu finden. Ferner ist beabsichtigt, einige Grundphänomene des Lebens, wie etwa die Adaptationsfähigkeit, zu analysieren, um ihre Bedeutung für das Verhalten funktioneller Abläufe herauszustellen. Weiterhin ist die wichtige Problematik der Unterscheidung von biologischem und kalendarischem Alter zu besprechen und schließlich soll die Frage des sexualdifferenten Alterns angeschnitten werden. Am Ende dieser Abschnitte werden methodische Überlegungen abgehandelt werden.

2. Die Hauptphasen des menschlichen Lebensablaufes

Die unabdingbaren Elementarereignisse des menschlichen Lebens sind *Konzeption*, *Geburt* und *Tod*. Sie sind relativ prägnant zeitlich zu erfassen. Von diesen drei Ereignissen ausgehend kann man das menschliche Leben in einen intra- und einen extrauterinen Zeitabschnitt unterteilen. Für die intrauterine Lebensdauer hat GRIMM (1966) die Bezeichnung *Kyematogenese* (von kyema = menschliche Leibesfrucht) empfohlen, die im folgenden übernommen wird. Die extrauterine Phase ist in bestimmte Perioden zu unterteilen, die wir als *Entwicklungsalter*, *Reifealter*, *Rückbildungsalter* und *Greisenalter* bezeichnen. Die beiden letzteren Abschnitte gehören zum eigentlichen Altern im Sinne der *Regression*.

Die genannten großen Phasen des Lebens umfassen eine Reihe von untergeordneten Altersstufen, die, meist ausgehend von biologischen Gesichtspunkten, bestimmte Bezeichnungen erhalten haben, die in Abb. 3 angeführt sind. Für die Einschätzung der Alternsveränderung von Lebensfunktionen sind darüber hinaus einige Begriffe von Bedeutung, die eine Sonderstellung verdienen. Es handelt sich um die Prozesse des *Wachstums* und der *Differenzierung* sowie um den Vorgang des sog. *Leistungsknicks*. Der weibliche Organismus wird in seinem Lebenslauf beherrscht von den hormonellen Phänomenen der *Menarche* sowie der *Menopause*, wiederum zwei zeitlich exakt zu erfassenden Prozessen, während das *Klimakterium* einen nicht immer genau zu bestimmenden Zeitraum umschließt.

Um die Menschen in der Rückbildungsphase klassifizieren zu können, wurde von der Weltgesundheitsorganisation eine Einteilung vorgeschlagen, die ebenfalls in Abb. 3 eingezeichnet ist.

3. Die Bedeutung von Zeit und Raum für den Lebensablauf

Nach BÜRGER (1960) ist das Altern eine Funktion der *Zeit*. Der Mensch verändert sich unaufhaltsam in der Zeiteinheit, was der Pathologe LUBARSCH (1922) in treffender Weise ausdrückte: „Was uns morphologisch als Individuum erscheint, ist, dynamisch betrachtet, nur ein zeitlich-räumlicher Ausschnitt aus dem kontinuierlichen Strom des Lebens, und was uns in morphologischer Hinsicht als das Wesentliche erscheint, nämlich der Zusammenschluß zahlreicher Elementarteilchen zu einer auf das Leben des Ganzen abgestimmten Tätigkeit, das zeigt sich, dynamisch betrachtet, nur als Gleichgewichtszustand, der aufgehoben werden kann, ohne daß die Einzelelemente dadurch an ihrer Lebensenergie Einbuße erleiden."

Die Zeit hat demnach im Leben des Menschen noch eine andere Bedeutung als die physikalische, nach der wir sie messen[19]. Der zeitliche Gang bedeutet für das individuelle Leben eine ständige Veränderung, die nach EHRENBERG (1946) gekennzeichnet ist durch eine kontinuierliche Abnahme der Fülle des Möglichen und Zunahme des Verwirklichten. Noch weiter geht die Formulierung: „Im Lebenden wird das Unwahrscheinliche immer wieder Ereignis, im Bereich des Toten wird das Wahrscheinliche immer mehr Wirklichkeit"[20]. Die Zeit, in der die Phänomene des Lebendigen ablaufen, also die *individuelle* des jeweiligen Menschen, wurde von GROTE (1956) als *biotische* Zeit bezeichnet. Sie ist nicht physikalisch meßbar, sondern eine unmittelbare Eigenschaft des Lebens oder, wie zu ergänzen wäre, des Lebensablaufes. Man nennt sie auch *Eigenzeit*.

Eine originelle Analyse des Zeitfaktors für den Lebenslauf findet sich bei SCHEIDT (1966). Danach ist das Lebensalter in Jahren, Tagen und sog. Wachstunden seit der Geburt und in sog. Lebensstufen seit der Zeugung angegeben. Die Angaben der *Wachstunden* und *Lebensstunden* hält SCHEIDT (1966) für notwendig, denn der Mensch *lebt* zwar von der Zeugung bis zum Tode, aber er *erlebt* nur im Wachen. Lebensvorgänge, die immer stattfinden, bezeichnet SCHEIDT (1966) als *Lebnisse*, was sich im Wachen abspielt, als *Erlebnisse*. Die Angabe des Wachstundenalters sagt, wie lange ein Mensch Erlebniserfahrung sammeln kann. Dies ist in der Jugend besonders wichtig, weil die Anzahl täglicher Wachstunden in den ersten 10—12 Lebensjahren nach und nach zunimmt. Das relative Erlebensalter gibt an, wieviel Prozent von der Lebens-(Lebnis-)Erfahrung die Erlebenserfahrung ausmacht. Nach SCHEIDT (1966) beträgt es im Erwachsenenjahr 66,2 %, da von 8760 Lebensstunden des Jahres 5800 als Wachstunden angesehen

---

[19] SCHENCK 1959.
[20] EHRENBERG 1954.

werden können. Im Alter von 60 Jahren hat der Mensch 532928 Lebensstunden verbracht, denen 326800 Wachstunden zugeordnet werden können[21].

Das Altern ist aber nicht nur eine Funktion der Zeit, sondern auch des *Raumes*, in dem es sich vollzieht. Die exogenen Einflußfaktoren sind in der bisherigen Alternsforschung noch viel zu wenig berücksichtigt worden. Die moderne Hygiene geht davon aus, daß Mensch und Umwelt eine dynamische, sich wechselseitig bedingende Einheit darstellen. In diesem Sinne ist der Entwicklung des Spezialgebietes *Gerohygiene*[22] große Beachtung zu schenken, da diese die Umweltbeziehungen der Lebensalter im allgemeinen sowie die der Menschen in der Rückbildungsphase und im hohen Alter in die Betrachtung der Alternsprozesse einbezieht und somit neue Zusammenhänge zwischen Alter, Altern und Gesundheit knüpft. Das Altern ist somit als ein Prozeß anzusehen, der die Wechselbeziehungen der „stofflichen" Kategorien Struktur und Funktion mit den Dimensionen Zeit und Raum integriert.

4. Die Kyematogenese

In der Kyematogenese, der intrauterinen Lebenszeit[23], sind die zwei Stadien des Embryonal- und Fetalalters zu unterscheiden. Über Verhalten und Entwicklung physiologischer Funktionen in dieser Phase finden sich Hinweise bei Schubert (1966).

Danach ist in der Embryonalzeit, welche etwa die ersten beiden Monate umfaßt, die Tätigkeit der erregbaren Strukturen noch recht gering. Es können allerdings erste Muskelbewegungen beobachtet werden, so daß Nerven- und Muskelfasern arbeitsfähig sein müssen. Dagegen sind Regulationsvorgänge noch nicht ausgereift.

Vom 3. Monat ab, also in der Fetalzeit, sind alle Organe angelegt und erfahren ihre Ausbildung zum funktionstüchtigen Zustand. Unter den Regelsystemen sind infolge der noch nicht völligen Ausreifung zahlreicher Zentralstrukturen und des weitgehend fehlenden Reizeinstromes von Störgrößen nur die einfachsten bereits voll ausgebildet. So kann an Frühgeborenen beobachtet werden, daß die Thermoregulation sowie einfache Vorgänge der Bewegungs- und Haltungsregulation funktionieren.

5. Die funktionellen Umstellungen durch die Geburt

Nach der Entbindung muß sich der kindliche Organismus in seinen Funktionen vollständig umstellen und an die neuen Bedingungen der Umwelt anpassen. Hierfür ist die Arbeitsfähigkeit aller Organe und ihrer Funktionen erforderlich. Deren volle Entwicklung bedarf allerdings einer gewissen Zeit, so daß manche Regulationsmechanismen ihre Arbeitsfähigkeit erst nach Stunden oder Tagen, andere erst nach Jahren erreichen.

Schubert (1966) ist auf einige der Umstellungsprozesse im physiologischen Bereich näher eingegangen. Danach wird die Tätigkeit der Nervenfasern, der Synapsen in den niederen zentralen Stationen und der Muskulatur in zweckgerichtete Handlungen einbezogen. Für den Zeitraum um die Geburt bedeutet das die Mitarbeit beim Ablauf zahlreicher angeborener Reflexe. Ferner kommt es in Wechselwirkung mit der Umwelt zur Ausbildung der ersten bedingten Reflexe und Verhaltensweisen.

Entscheidende Umstellungen betreffen den Stoff- und Energiewechsel, vor allem durch die Abtrennung des Kindes von der Placenta und die Aufnahme der Atmung. Die Lungenatmung setzt innerhalb der ersten 30—60 sec ein und gelangt in den folgenden Stunden zur normalen Tätigkeit.

---

[21] Scheidt 1966.   [22] Eitner 1966.   [23] Grimm 1966.

Entscheidende Veränderungen macht ebenfalls das Herz- und Kreislaufsystem durch. So verschwindet nach SCHUBERT (1966) eine in den letzten Wochen
der Fetalzeit zu beobachtende Verstärkung der Drucke in der rechten Herz-
kammer, da der neu eröffnete Lungenkreislauf nur noch geringe Druckwerte
notwendig macht. Durch den Verschluß der Herzscheidewand und des Ductus
Botallo erfolgt die Abtrennung von großem und kleinem Kreislauf, was zu einer
beträchtlichen Belastung des linken Herzens und einer orthologischen Linkshypertrophie führt. Auch der periphere Kreislauf erfährt erhebliche Umstellungen.

Durch den einsetzenden Einfluß der Umweltfaktoren entsteht die Notwendigkeit zur Aufnahme von Regelsystemen. Dabei laufen die Thermoregulation sowie
Körperstellung und -haltung so ab, daß ohne Mitwirkung höherer Zentren Um-
weltstörungen ausgeglichen werden können[24].

Als bemerkenswertestes Ereignis des Geburtsvorganges ist die Adaptationsfähigkeit an die veränderten Milieubedingungen anzusehen, worauf noch einzugehen sein wird.

6. Das Entwicklungsalter

Der Beginn des extrauterinen Entwicklungsalters ist mit der Geburt klar
zeitlich definiert. Das Ende dieser Lebensphase ist in der Mitte des dritten Lebensjahrzehntes anzusetzen, also zu jenem Zeitpunkt, in welchem die Entwicklung des
Menschen abgeschlossen ist und viele Funktionen ihr Optimum erreichen (s. Abb. 6,
22). Als Begrenzung für das Entwicklungsalter wurde in Abb. 3 das vollendete
24. Lebensjahr gewählt.

Das Entwicklungsalter umfaßt verschiedene Perioden[25]:

Säuglingsalter	bis zum 1. Milchzahn;
Kriechlingsalter	bis zum Laufenlernen;
Kleinkindalter	bis zum 1. Zahn des Dauergebisses;
Frühes Schulalter	bis zu den ersten Reifungszeichen;
Präpubertät	vor Auftreten der Schambehaarung, erste Vergrößerung des äußeren Genitale, erste Mammaentwicklung, Beschleunigung des Längenwachstums;
Pubertät (Pubescenz)	vom Auftreten der Schambehaarung bis zum Auftreten erster reifer Spermien bzw. der Menarche;
Adoleszenz	bis zum Abschluß des Wachstums.

Die Phase nach Auftreten der ersten Reifungszeichen bis zum Abschluß des
körperlichen Reifungsvorganges wird auch als *Reifungsalter* gekennzeichnet, umfaßt also etwa die drei letzten Stufen des Entwicklungsalters.

Der zeitliche Ablauf der einzelnen Phasen hat sich in den letzten Jahrzehnten
durch die Acceleration verschoben, ganz abgesehen davon, daß von der Pubertät
ab beträchtliche individuelle Altersunterschiede zu beobachten sind, so daß das
chronologische Alter kein Maßstab für den Stand der Entwicklung ist. Das
Phänomen der Acceleration drückt sich am deutlichsten in den Verschiebungen
von Menarchealter und Wachstumsgeschwindigkeit aus.

So trat bei amerikanischen weißen Mädchen die Menarche in den Jahren von
1940—1955 zwischen $12^1/_2$ und 13 Jahren ein[26], nachdem sie im Mittelalter bei
14 Jahren gelegen haben soll und sich Anfang des 19. Jahrhunderts in spätere

---

[24] SCHUBERT 1966.   [25] GRIMM 1966.
[26] MICHELSON 1944, NICOLSON u. HANLEY 1953, DEMING 1957.

Lebensalter (15—16 Jahre) verlagerte[27]. — Für die Physiologie des Alterns ist die Frage nach der Acceleration der Wachstumsgeschwindigkeit noch entscheidender. Während Anfang dieses Jahrhunderts das Maximum der Körperlänge von Erwachsenen erst im Alter von 26 Jahren erreicht wurde[28], findet man heute in amerikanischen und europäischen Ländern, daß Knaben mit 18—19 Jahren und Mädchen mit 16—17 Jahren voll ausgewachsen sind. Insgesamt wird eine säkulare Längenzunahme von 1 cm je Dezennium in den letzten 100 Jahren angenommen[29]. Es wäre aber falsch, die Acceleration nur als ein Problem des Wachstums oder des Menarchealters anzusehen, denn sie ist die Erscheinung einer allgemein günstigeren Entwicklung[30].

Die Bedeutung des *Wachstums* für die Entwicklung des Menschen ist evident. BERTOLINI (1969) rechnet es demzufolge gemeinsam mit der *Differenzierung* zu den zentralen Erscheinungen der Entwicklungsjahre, die im Zusammenhang betrachtet werden müssen, da sie in ihren Erscheinungsformen nicht zu trennen sind. Beide Vorgänge gewährleisten den Aufbau und die Funktion von Geweben und Intercellularsubstanzen, wobei Wachstum zu quantitativen und räumlichen, Differenzierung zu formalen und qualitativen Veränderungen führten[31]. Diese These entspricht der alten Formulierung von RÖSSLE (1923), wonach Wachstum Zunahme durch Ansatz von strukturell und funktionell vollwertiger lebender Masse ist. Es ist hier nicht der Platz, das Phänomen des Wachstums an sich zu diskutieren, zumal es durch die modernen Forschungsergebnisse über die Proteinbiosynthese immer mehr in den Bereich der Biochemie gerückt ist, sondern es ist zu fragen, welche Veränderungen die physiologischen Parameter während der Entwicklung infolge des Wachstums durchmachen. Hinweise finden sich wieder bei SCHUBERT (1966).

Ursachen vieler funktioneller Alternswandlungen in der Entwicklungsphase sind die sich ändernden Größenverhältnisse des Organismus, wobei unterschiedliche Wachstumsperioden eine entscheidende Rolle spielen können. Durch das Wachstum verschieben sich die Beziehungen der einzelnen Lebensvorgänge zueinander.

Im System der erregbaren Strukturen werden alle Vorgänge vorwiegend von den Reifungsprozessen innerhalb des zentralen Nervensystems bestimmt. Es entwickeln sich die geordneten motorischen Funktionen. Auch das Sprechen ist sowohl von der vollen Leistungsfähigkeit der zentralen motorischen Steuerung der Sprechmuskulatur als auch vom sensorischen Sprachverständnis und der Tätigkeit des sekundären akustischen Zentrums abhängig.

Permanente Veränderungen erfahren die Atmungsgrößen, wobei das Atemzugvolumen, das Atemminutenvolumen sowie der Sauerstoffverbrauch wie die CO_2-Abgabe mit dem Wachstum des Organismus ansteigen, ebenso natürlich die Lungenvolumina. Die Atemfrequenz sinkt dagegen ab (Abb. 4).

Das Herz verändert sich abgesehen vom Wachstum nicht. Dagegen unterliegt das Kreislaufsystem den Auswirkungen der strukturellen Umbauvorgänge an den Gefäßen sowie den Veränderungen der nervösen Einstellung des peripheren Widerstandes. Elastizität und Widerstand nehmen ab. Bei gleichbleibendem Blutdruck und sinkender Herzfrequenz steigern sich allmählich Schlag- und Minutenvolumen (Abb. 5).

Schließlich entwickeln sich nach SCHUBERT (1966) die Regulationssysteme weiter und passen ihre Arbeit an die Veränderungen der Größenverhältnisse des wachsenden Organismus an.

---

[27] TANNER 1962.   [28] KIIL 1939, MORANT 1950.
[29] KARPINOS 1958, LENZ 1959, TANNER 1962.   [30] MARCUSSON 1961.
[31] BERTOLINI 1969.

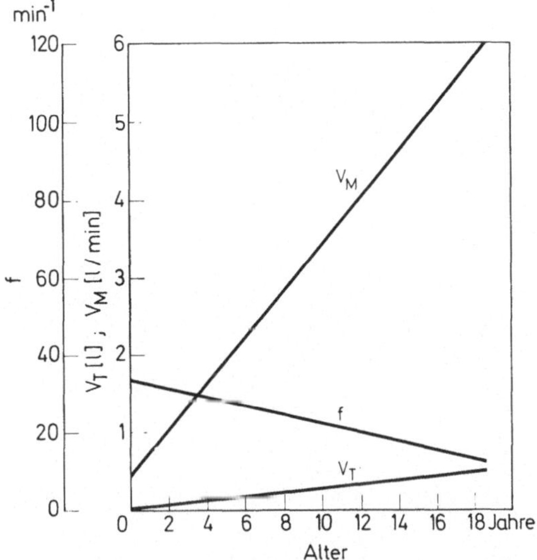

Abb. 4. Atemgrößen im Entwicklungsalter (SCHUBERT 1966). V_M Minutenvolumen, f Frequenz, V_T Atemzugvolumen

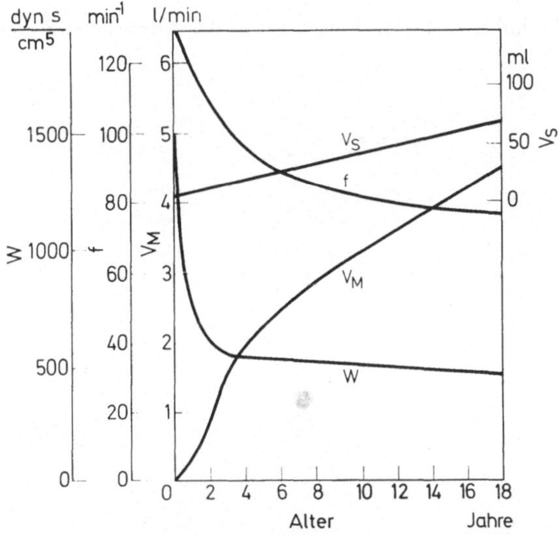

Abb. 5. Kreislaufkennwerte im Entwicklungsalter (SCHUBERT 1966). V_S Schlagvolumen, V_M Herzminutenvolumen, f Frequenz, W peripherer Widerstand

7. Das Reifealter

Aus zahlreichen Untersuchungen der klinischen und physiologischen Alternsforschung geht hervor, daß viele Parameter ihr Optimum im dritten Dezennium erreichen, wofür als typisches Beispiel die Alternsveränderungen der Handkraft angeführt seien (Abb. 6). Es kann aus diesen und anderen Ergebnissen geschlossen werden, daß die körperliche Entwicklung und die von ihr abhängige funktionelle Leistungsfähigkeit in dieser Lebensphase ihren Höhepunkt erreichen.

Andere Befunde weisen darauf hin, daß etwa vom 45. Lebensjahr ab ein Rückgang der körperlichen Leistungsfähigkeit eintritt, der als Leistungsknick bezeichnet

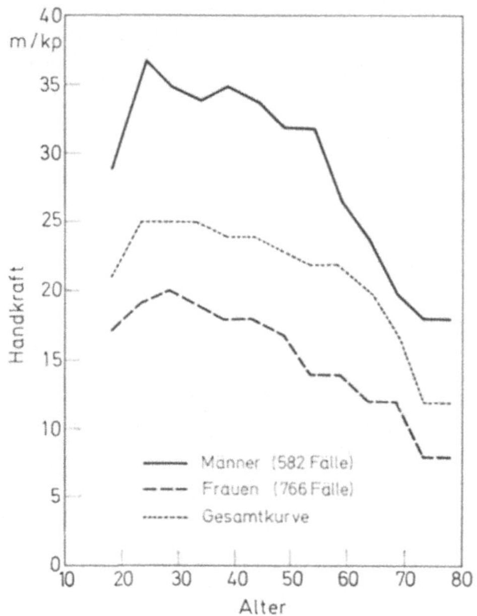

Abb. 6. Durchschnittswerte der Handkraft in der Altersabhängigkeit. (Ries 1956b)

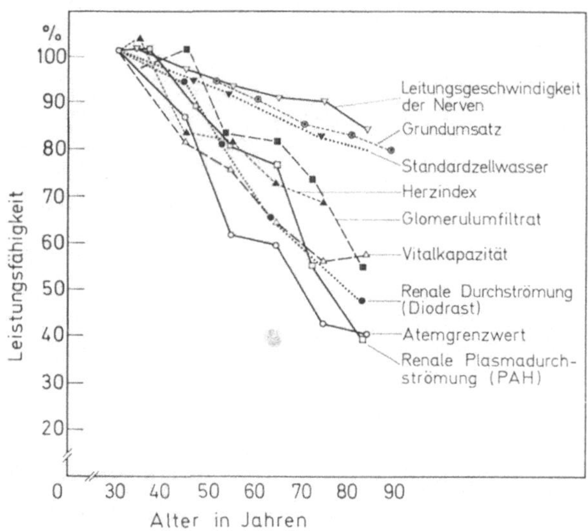

Abb. 7. Altersabhängigkeit biologischer Funktionen. (Strehler 1962)

wird[32]. Setzt man voraus, daß etwa mit dem 25. Lebensjahr die umfassende formale und funktionelle Entwicklung des Menschen ihren Abschluß gefunden hat und daß andererseits etwa vom 45. Lebensjahr an eine Verminderung der Funktionstüchtigkeit einsetzt, dann ist die Spanne vom 25. bis zum 45. Lebensjahr als die Phase der höchsten Leistungsfähigkeit einzuschätzen. Sie wurde deshalb zum Teil als *Leistungsalter* bezeichnet, was allerdings zu Irrtümern führen kann, da

---

[32] Eitner 1966, Grimm 1966.

BÜRGER (1960) das Leistungsalter mit dem biologischen Alter gleichsetzte. Aus diesem Grund wird im folgenden der Begriff *Reifealter* angewandt[33]. Weniger glücklich erscheint die zum Teil gebräuchliche Definition *Erwachsenenalter* für diese Lebensphase, da auch ältere Menschen zu den Erwachsenen gerechnet werden müssen.

Äußerlich ist der Mensch des Reifealters durch eine etwa gleichbleibende Körperlänge gekennzeichnet, obwohl eine durchschnittliche Gewichtsvermehrung unverkennbar ist[34]. Dagegen ändern sich zahlreiche physiologische Funktionen. Eine Übersicht von STREHLER (1962) zeigt, daß diese Funktionsänderungen im Sinne von Einschränkungen bereits um das 30. Lebensjahr einsetzen. Dies betrifft, wie aus Abb. 7 hervorgeht, unter anderem die Leitungsgeschwindigkeit der Nerven, die Muskelkraft, die Filtrierleistung der Nieren, die Herzleistung und den Grundumsatz. Die genannten Funktionen sinken von dem hohen Stand, den sie im Stadium der höchsten Entwicklung haben, um etwa 0,5—1,3% im Jahr ab.

Es besteht demnach eine Diskrepanz zwischen der offenbar „stabilen" körperlichen Leistungsfähigkeit und der bereits nach dem Entwicklungsalter einsetzenden Regression bestimmter Funktionen. Die Aufrechterhaltung des Leistungsvermögens wird damit erklärt, daß nicht alle Organsysteme gleichmäßig altern, so daß Kompensationsmöglichkeiten bestehen, und daß andererseits der Organismus in dieser Lebensphase durchaus in der Lage ist, eine Leistungsverminderung den Umweltansprüchen anzupassen. Leistungsbreite und Umweltanspruch sind in dieser Periode proportioniert, so daß Normen- und Leistungsanspruch überwiegend von der effektiven Leistung in diesem Alter als verbindlich für alle Altersstufen angesehen werden. Die Anpassung ist optimal, die globale Erkrankungshäufigkeit gering[35].

Ein besonderes Kennzeichen des Reifealters ist die *Fortpflanzungsfähigkeit*, die bei der Frau zeitlich begrenzt ist und mit der *Menopause* erlischt. Unter Menopause versteht man die letzte Regel und damit das Ende der Menstruation. Das *Klimakterium* beinhaltet einige Jahre vor und nach der Menopause[36]. Mit dem Aufhören der Regelblutungen wird praktisch das Rückbildungsalter bei der Frau eingeleitet. Dabei ist zu beachten, daß sich die Menopause in den letzten Jahrzehnten zeitlich verschoben hat. Vergleichsweise tritt sie seit der Jahrhundertwende etwa 2 Jahre später ein[37].

8. Das Rückbildungsalter

Nach den Erkenntnissen der Arbeitsphysiologen tritt etwa nach dem 45. Lebensjahr ein Leistungsknick ein, den EITNER (1966) damit erklärt, daß die Anpassung an die Umwelt eingeengt, der Umweltanspruch aber nicht zurückgenommen wird. Dieser These von einem Leistungsknick wurde zum Teil widersprochen, da die wichtigsten Parameter für die körperliche Leistungsfähigkeit einen linearen Abfall zeigen (Abb. 7). Setzt man aber den gleichbleibenden Leistungsanspruch als eine horizontal verlaufende Gerade an, dann müssen sich beide Kurvenzüge an einem bestimmten Punkt kreuzen, der nach EITNER (1966) zwischen dem 45. und dem 60. Lebensjahr gesucht werden muß. Nach GRIMM (1966) ist der Leistungsknick dann nicht mehr zu erwarten, wenn die Arbeitsbedingungen durch Anwendung moderner arbeitsphysiologischer Gesichtspunkte günstiger gestaltet werden. Dennoch kann nicht übersehen werden, daß in der Phase der Rückbildung oder *Seneszenz* immer mehr physiologische Parameter eine Funktionsverminderung anzeigen.

---

[33] EITNER 1966.   [34] RIES et al. 1969.   [35] EITNER 1966.   [36] BETTENDORF 1967.
[37] SCHAEFFER 1906, KLEMM et al. 1963.

11*

Unter Berücksichtigung geistiger und seelischer Alternsveränderungen hat
Bühler (1933) den Beginn der allgemeinen Rückbildung in das 47. Lebensjahr
verlegt, was in Übereinstimmung mit den erwähnten Literaturstellen steht.

9. Das Greisenalter

Läßt sich der Beginn des Rückbildungsalters durch die verschiedenen Hinweise auf den Leistungsknick in der zweiten Hälfte des fünften Dezenniums noch
einigermaßen festlegen, so bereitet die Limitierung dieses Zeitabschnittes beträchtliche Schwierigkeiten. Der Gesetzgeber beendet die Phase der beruflichen Leistungsfähigkeit in vielen Ländern mit dem vollendeten 65. Lebensjahr, der Mensch
erreicht dann sein *Rentenalter*. Nun ist aber nicht zu übersehen, daß viele Menschen
zu diesem Zeitpunkt keinesfalls schon für ihren Beruf untauglich sind, so daß das
Problem einer „flexiblen" Altersgrenze immer mehr in die Diskussion gelangt,
nicht zuletzt durch den höheren Anteil alter Menschen an der Bevölkerung[38].
Auch die Empfehlungen eines WHO-Seminars in Kiew (1963) zeigen, daß noch
nicht einmal der 65jährige Mensch zu den „alten" gezählt wird (Abb. 3). Es muß
also darum gehen, in Zukunft die Kriterien für das sog. Greisenalter festzulegen.
Dabei wird zu prüfen sein, ob in bestimmten Bereichen die Regressionserschei-
nungen zum Stillstand kommen und eine gewisse biologische Stabilität eintritt.
Die Durchsicht der Literatur ermöglicht keine klare Beantwortung dieser Frage,
zumal die meisten Untersuchungen über die Altersabhängigkeit physiologischer
Werte die höchsten Altersstufen nur unvollkommen einbezogen haben. Einige
Beispiele sprechen allerdings für einen gewissen Stillstand der Rückbildungs-
phänomene, so etwa die Stabilität der Wärmeproduktion[39], das gleichbleibende
Schlagvolumen nach dem 50. Lebensjahr bei der Frau[40] oder die „Begradigung"
der Abnahme mancher Hormonwerte[41]. Das Studium der Langlebigen, vor allem
unter Anwendung der Longitudinaltechnik, wird in dieser Hinsicht von großer
Bedeutung sein, was in der Sowjetunion klar erkannt wurde (Sichinava 1969).
Diese Problematik wird, auch im Hinblick auf die Frage nach dem „gesunden"
alten Menschen, noch zur Diskussion gestellt werden müssen.

Aus den geschilderten Gründen ist die gewählte Bezeichnung Greisenalter als
problematisch anzusehen, andererseits ist sie kaum durch einen besseren Terminus
zu ersetzen. Der Abschluß dieser letzten Lebensphase und damit der Tod hängen
natürlich von der Lebensdauer ab. Hierüber herrschen zum Teil unklare Vorstellungen, denn trotz der in den letzten Jahrzehnten eindeutig angestiegenen
Lebenserwartung hat sich die Lebensdauer des Menschen nicht geändert, worauf
Curtis (1968) mit Nachdruck hinweist, wenn auch mit der Parenthese „soweit wir
wissen". Die Einzeichnung des „*natürlichen Todes*" bei 100 Jahren ist demnach
willkürlich und entspricht nicht der „empirischen Lebensdauer" von 70 bis
80 Jahren[42]. Sie soll aber den geeigneten Spielraum für die Ausschöpfung der
WHO-Definition im Schema unseres Lebenslaufes geben (Abb. 3).

10. Die Lebensdauer

Das Problem der Lebensdauer soll an dieser Stelle nur insoweit interessieren,
als es von physiologischen Prozessen berührt wird. Zuvor sind einige Grundbegriffe
zu klären.

Die Lebensdauer ist das natürliche Maß des Alterns. Man beschreibt sie entweder als Kurve des Überlebens (Abb. 8) oder reziprok als Kurve des Absterbens.
Für die Lebensdauer können vier Begriffe angesetzt werden[43]:

---

[38] Paul 1969, R. Schubert 1969, Störmer 1969.　　[39] Robertson u. Reid 1952.
[40] Hartleb 1958.　　[41] Patrono 1963.　　[42] Hirsch 1956.　　[43] Verzár 1965.

a) Empirische Lebensdauer;
b) Maximale oder potentielle Lebensdauer;
c) Effektive durchschnittliche Lebensdauer;
d) Statistische mittlere Lebensdauer.

Es bedarf keiner längeren Ausführungen darüber, daß die mittlere Lebensdauer, ausgewiesen durch die Sterbetafeln, in den letzten Jahren erheblich zugenommen hat. Angaben finden sich bei BEYER und WINTER (1967). Allerdings ist hinzuzufügen, daß zwar für die 50jährigen die Wahrscheinlichkeit zu sterben

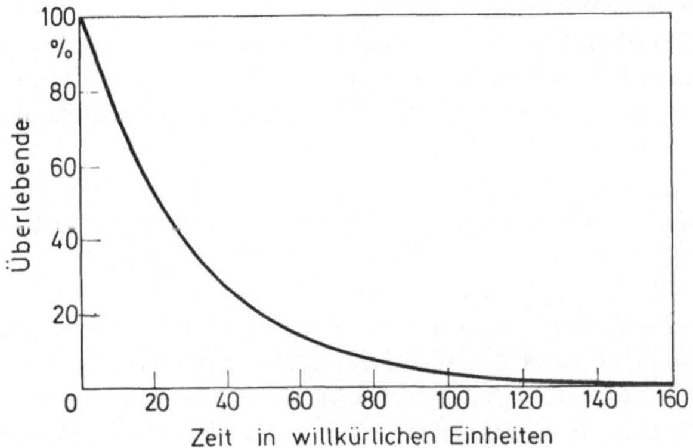

Abb. 8. Theoretische Überlebenskurve, deren Verlauf erhalten würde, wenn der Tod allein zufallsbedingt wäre. (CURTIS 1968)

während der letzten 100 Jahre zurückgegangen ist, diese Verminderung aber nicht sehr groß ist. Bei der Gruppe der 58jährigen ist die Wahrscheinlichkeit, zu sterben, nahezu ebenso groß wie vor 100 Jahren[44]. Wenn man alle Herz- und Nierenkrankheiten ausschließen könnte, dann würden für die Bewohner der USA zum durchschnittlichen Lebensalter nur $7^1/_2$ Jahre hinzukommen. Die Beseitigung der Krebse würde nur einen Gewinn von $1^1/_2$ Jahren bedeuten[45] und auch die Ausheilung aller Infektionskrankheiten nach CURTIS (1968) keinen entscheidenden Fortschritt bringen. So leben z. B. völlig keimfrei gehaltene Mäuse nicht länger als vergleichbare, die unter vernünftigen sanitären Bedingungen gehalten werden.

Die Lebensdauer der Individuen ist sehr verschieden. So variiert sie außerordentlich in der Gruppe der Vertebraten[46]. Nur wenn zahlreiche Tiere einer Art unter gut kontrollierten natürlichen Verhältnissen bis zu ihrem (natürlichen) Tod zu beobachten sind, können gesicherte Angaben gemacht werden. Zu den Faktoren, welche die Lebensdauer bestimmen, rechnet VERZÁR (1965):

Fertilität,
Energieverbrauch,
Temperatur,
Entwicklungsperiode,
Genetische Faktoren.

Hier ist zu diskutieren, ob die Lebensdauer vom *Energiestoffwechsel* abhängt, wie dies schon von RUBNER (1908) vermutet wurde. Er hat die pro Gramm Körpersubstanz oder Kubikzentimeter Körperoberfläche im Laufe des ganzen Lebens verbrauchte Energie korreliert und bei verschiedenen Arten eine Überein-

---

[44] CURTIS 1968.   [45] DUBLIN 1949.   [46] COMFORT 1956.

stimmung gefunden. Der Mensch machte allerdings eine Ausnahme. Als Unterstützung der Annahme, daß die Lebensdauer vom Energieverbrauch abhängt, führt VERZÁR (1965) Versuche von McCAY et al. (1939) an. Diese zeigten, daß Ratten mit einer Ernährung ad libitum kürzer leben als solche mit einer verminderten Nahrung, wodurch das Wachstum gebremst wurde. Ähnliches wurde auch bei Hausfliegen[47], Amöben[48] und Tokophrya[49] beobachtet. Früher hatte schon BOURLIÈRE (1947) gezeigt, daß die Feldmaus nur 2 Jahre, die Fledermaus aber mit ihrem Winterschlaf 18 Jahre alt wird. Einwände gegen diese Vorstellungen wurden unter Hinblick auf die unterschiedlichen Gewichtsverhältnisse, vor allem bei den Ratten, gemacht.

COMFORT (1956) hat seine Vorstellung von einem *Lebensprogramm der Individuen* ebenfalls mit dem Energieverbrauch in Verbindung gebracht, da ein solches von einem grundlegenden Prozeß, eben der das Leben erhaltenden Energieproduktion, abhängen müsse.

Die bewegende Frage, inwieweit eine Verlängerung der Lebensdauer in Zukunft zu erreichen sein wird, läßt sich im Augenblick nicht beantworten. Das Durchschnittsalter der Hunde soll sich um $1^1/_2$ Jahre erhöht haben[50], allerdings ist die individuelle Lebensdauer der Tiere, wie schon gesagt, schwer einzuschätzen. Ob eine drastische Veränderung der durchschnittlichen Lebensdauer der Menschen erreicht werden kann oder nicht, hängt davon ab, was über das Altern auf der Zell- und Molekularebene zu entdecken ist. Eine nennenswerte Zunahme der Dauer und Vitalität des menschlichen Lebens ist nach STREHLER (1968) oder COMFORT (1969b) möglicherweise in zwei bis drei Jahrzehnten zu erwarten.

11. Der Tod

Bis vor kurzem schien es relativ einfach zu sein, den Tod eines Lebewesens zu erfassen und seinen Zeitpunkt zu bestimmen. Die Möglichkeiten der Reanimation haben aber in unseren Tagen die Grenzen zwischen Sein und Nichtsein verwischt und die moderne Medizin muß sich in zunehmendem Maße mit der Problematik einer exakten Diagnose des Todes auseinandersetzen. Als ausschlaggebendes Kriterium für das Ende der individuellen Existenz hat MASSHOFF (1968) die irreversible Einstellung der gesundes und krankes Leben gewährleistenden Äußerungen angesehen, wobei aber erst die untrügliche Irreversibilität des elektroencephalographisch nachgewiesenen cerebralen Funktionsverlustes den eingetretenen Tod beweist. — Der Tod betrifft als totaler Tod oder Individualtod das ganze Individuum, wobei der Leib zur Leiche wird, als Partialtod dagegen einzelne seiner Teile. Vom Tod des ganzen Individuums ist dann zu sprechen, wenn die Lebenserscheinungen aller Organe und Zellen aufgehört haben[51].

Die Frage, ob der Tod ein unabdingbarer Teil des Lebens sei, hatte WILHELM VON HUMBOLDT einst in eindeutiger Weise bejaht, denn nach ihm ist „das Endziel der Tod des Individuums, da in der endlichen Natur das Leben dem Tode immer zur Seite steht". Heute erachtet man diese Ansicht nur noch für bedingt richtig, denn das Ende des individuellen Daseins kann verschieden sein, wie der Hinweis auf die potentielle Unsterblichkeit der Einzeller lehrt. Diese stützt sich im wesentlichen auf zwei Erkenntnisse:

a) Das Ende von Einzellern, unter welchen Bedingungen auch immer, kann nicht ohne weiteres mit dem Tode verglichen werden, zumal das Hauptindiz, die Leiche, fehlt.

---

[47] ROCKSTEIN u. LIEBERMANN 1959.   [48] DANIELLI u. MUGGLETON 1959.
[49] RUDZINSKA 1961.   [50] STÜNZI 1965.   [51] GERLACH 1968.

b) Durch Manipulation am Organismus bestimmter Protozoen läßt sich eine ständige „Verjüngung" unter Ausbleiben der Zellteilung herbeiführen.

Der Tod als „Gegenpol des Lebens"[52] erscheint erst beim Mehrzeller. Seine Voraussetzung liegt in der Differenzierung spezieller Funktionen für die Einzelzelle, wodurch die Omnipotenz der Embryonalzellen eingeschränkt wird. Damit verbunden ist das biologische Phänomen des Alterns.

Umstritten ist die Frage, ob als gewissermaßen logischer Abschluß des Daseins ein „normaler" Tod, ein „Tod ohne Krankheit" möglich ist. Er wird in der Literatur als „*physiologischer*" *Tod* bezeichnet, was sicher anfechtbar ist, wie die einführenden Definitionen verdeutlichen. Es wird deshalb im Gegensatz zu früheren Ausführungen die Bezeichnung „*natürlicher*" *Tod* vorgeschlagen.

Als Beweis für die Möglichkeit eines natürlichen Todes hat man in erster Linie die unterschiedliche Lebensdauer von Gattungen, Arten und Geschlechtern herangezogen, worauf schon hingewiesen wurde. Diesen Überlegungen stehen die Erfahrungen der Pathologen gegenüber, wonach die meisten Menschen nicht an „normalen" Prozessen, etwa im Sinne einer „Altersschwäche", sterben, sondern an Krankheiten, allenfalls aber an Krankheiten bei Altersschwäche[53]. CURTIS (1968) formuliert eindeutig, daß es bei Säugetieren kein wirkliches „Sterben durch Alter" gäbe. Der Tod habe hier stets eine ganz bestimmte Ursache und jede dieser Ursachen könne auch bei ganz jungen Individuen zum Tode führen. Die Wahrscheinlichkeit aber, daß das Individuum von diesen Krankheiten befallen wird und ihnen erliegt, nimmt im logarithmischen Verhältnis zu[54]. So stieg in den USA im Jahre 1960 die Todesrate in jeder beliebigen Altersstufe alle 8 Jahre auf etwa das Doppelte an[54].

Zusammenfassend wird man dem Urteil der erfahrenen Pathologen glauben müssen, wonach der natürliche Tod äußerst selten, wenn nicht unmöglich ist. Krankmachende Faktoren verändern praktisch das Leben jedes Menschen und bestimmen Art und Zeit des Todes[55]. Inwieweit die geriatrische und gerohygienische Forschung durch rechtzeitige Erfassung pathologischer Noxen diese Tatsache verändern kann, wird sich zu erweisen haben[56]. Dann wäre die Möglichkeit des natürlichen Todes erneut zu diskutieren.

12. Die Adaptationsfähigkeit

Es ist ein biologisches Charakteristikum, daß sich alle Lebewesen innerhalb gewisser Grenzen an die wechselnden Bedingungen des Daseins anpassen, „adaptieren" können[57]. Da der Grad dieser Anpassungsfähigkeit im besonderen Maße von den funktionellen Fähigkeiten des Organismus oder der einzelnen Organe abhängt, ist die Adaptationsfähigkeit ein zentrales Problem in der Physiologie des Alterns.

Wie schon angedeutet, stellt die Geburt die größte Adaptationsleistung im Leben des Menschen dar. In den ersten Lebensjahren bilden sich die einzelnen Anpassungsfähigkeiten weiter aus, und der Mensch lernt in den Jahren des Wachstums, sich an die komplizierten und ständig wechselnden Bedingungen des Lebens zu gewöhnen[58]. Nach VERZÁR (1965) ist die Adaptation nicht die Funktion irgendeines besonderen Organes oder Systems im Körper, sondern ein allgemeiner Prozeß in allen lebenden Geweben. Sie ist auch nicht ein Symptom, das etwa im Sinne der Adaptationstheorie von SELYE (1950) spezifisch mit der Nebennierenrinde verbunden ist, obwohl die Nebennierenrinde wesentlich dazu beiträgt, daß sich der

---

[52] BUTENANDT 1959.   [53] ASCHOFF 1937, ECKERT 1964, ZSCHOCH 1964.
[54] CURTIS 1968.   [55] VISCHER 1954.   [56] RIES 1969a.   [57] VERZÁR 1965.
[58] VERZÁR 1965.

Körper an viele Veränderungen im Sinne des „Stress" anpassen kann. Nach Abschluß des Wachstums nimmt die Adaptationsfähigkeit ab, wofür Verzár (1965) Beispiele aus der Sinnesphysiologie bringt.

Ein eindrucksvoller Parameter der wechselnden Adaptationsfähigkeit im Lebensablauf ist die Thermoregulation. Sie erreicht am Ende des 1. Lebensjahres dasjenige Ausmaß, mit welchem der erwachsene Körper seine Temperatur konstant hält. In der Rückbildungsphase ist dann eine Verminderung der Anpassungsfähigkeit für wechselnde Wärmegrade zu erkennen. So fanden Krag und Kountz (1950) im Alter eine Abnahme der Adaptationsfähigkeit gegenüber der Kälte. Im Tierversuch wurde an Ratten das Phänomen der abnehmenden Thermoregulationsfähigkeit mehrfach bestätigt[59]. Auch auf Veränderungen des Sauerstoffdruckes reagieren Versuchstiere mit einer altersabhängigen Adaptationsfähigkeit[60].

Verzár (1965) führt aber auch Beispiele dafür an, daß sich manche Anpassungen im Alter *nicht* verschlechtern. So bleibt die Fähigkeit der Herzmuskeln, sich bei zunehmender Arbeit zu vergrößern, im Alter bestehen[61]. Demnach scheint die durch natürliche Reize bedingte Arbeitshypertrophie auch im Alter möglich zu sein, was ebenfalls für den Skeletmuskel zutreffen soll[62]. Die Alternsanpassungsvorgänge im Muskelgewebe werden von Verkhratsky und Zamostyan (1968) auf Veränderungen neurohumoraler Regulationen zurückgeführt. Durch Analysen des Gefäßtonus und durch Stoffwechseluntersuchungen in der ruhenden und arbeitenden Muskulatur von Ratten stellten sie im Alter eine Abnahme der sympathischen Nerveneinflüsse und eine Zunahme gegenüber humoralen Faktoren fest. Der Grund für die Verminderung der Nerveneinflüsse auf das Gewebe bestand nach ihrer Meinung auf einer Abnahme der Acetylcholinsynthese an den Nervenendigungen, die auf der anderen Seite wiederum zur Zunahme der Empfindlichkeit gegenüber von außen zugeführtem Acetylcholin führt. Die Autoren glauben, daß die altersbedingten Muskelgewebsveränderungen und diejenigen der neurohumoralen Regulationen die Adaptationsvorgänge der Muskulatur gegenüber Umwelteinflüssen sichern. Auch die kompensatorische Hypertrophie der Niere nach einseitiger Nephrektomie ist als positiver Anpassungsvorgang im höheren Lebensalter zu werten[63].

Die klinischen Aspekte der Alternsanpassung des gesunden und kranken Organismus wurden von Tschebotarew und Korkuschko (1968) untersucht. An einem Personenkreis von praktisch gesunden alten Menschen (60—100 Jahre) und einer Kontrollgruppe (20—40 Jahre) wurde unter anderem das sympathoadrenale System und der O_2-Stoffwechsel des Körpers zur Beurteilung herangezogen. Es fand sich als altersbedingte Besonderheit eine erhöhte Sensibilität gegenüber einigen humoralen Faktoren (Adrenalin, Histamin etc.) und eine erniedrigte gegenüber neuroreflektorischen Effekten. — Lauer et al. (1968) untersuchten die Anpassungsmechanismen an eine Hypoxie und stellten fest, daß beim senilen Organismus unter Hypoxiebedingungen ein erhöhter Sauerstoffverbrauch gegenüber dem mittleren Lebensalter besteht und gleichzeitig eine verminderte Fähigkeit, durch verstärkten Bluttransport die nötige O_2-Menge an das Gewebe zu bringen, wodurch der Ablauf der oxydativen Prozesse im Gewebe bei alten Menschen erheblich verschlechtert wird. Untermauert werden diese und andere Ergebnisse der Kiewer Arbeitsgruppe durch zahlreiche Arbeiten des Physiologen Frolkis und seiner Mitarbeiter (1967). Sie bringen die sich verändernde Adaptationsfähigkeit des Menschen, insbesondere des kardiovasculären Systems, mit Alternsveränderungen der neurohumoralen Regulationen in einen engen Zu-

---

[59] Bourlière 1947, Verzár u. Flückinger 1954, Flückinger u. Verzár 1955.
[60] Verzár 1965.   [61] Beznák 1952.   [62] Drahota u. Gutmann 1962.
[63] Verzár u. Hüglin 1957.

sammenhang. Im alternden Organismus werden die neuralen Einflüsse auf Herz und Gefäß schwächer, dagegen wird die Empfindlichkeit gegenüber Humoralfaktoren erhöht. Im höheren Alter werden die Reflexe der Mechanoreceptoren abgeschwächt, während die Chemoreceptorensensitivität zunimmt[64]. Es finden sich in diesen Befunden Parallelen zu den Gedankengängen von VERZÁR (1965), wonach im Laufe des Lebens diejenigen Adaptationsvorgänge schwächer werden, die im wesentlichen vom zentralen Nervensystem aus reguliert werden, während anscheinend solche bis ins hohe Alter erhalten bleiben, die durch natürliche Reize, vielleicht durch vermehrte Arbeit, direkt auf die Zellen der Organe wirken. Allerdings werden auch diese Funktionen geschädigt, wenn die celluläre Ernährung durch Kreislaufstörungen beeinträchtigt ist. Damit rückt die Adaptationsfähigkeit des Zellsystems in den Vordergrund, die von COMFORT (1968) ausführlich diskutiert wurde, aber im Rahmen einer physiologisch orientierten Betrachtung außer acht gelassen werden kann.

13. Die Regenerationsfähigkeit

Unter *Regeneration* versteht man die Fähigkeit, verlorengegangene Teile des Körpers durch neue zu ersetzen. Sie ist beim Säugetier und beim Menschen auf den Ersatz verhältnismäßig geringer Verluste beschränkt, während niedere Lebewesen ganze Organe oder Extremitäten wieder neu zu bilden vermögen[65]. Die Frage nach der Altersabhängigkeit des Regenerationsvermögens ist im Rahmen einer Darstellung des Lebenslaufes zweckmäßig, da sie mit einer Neuordnung physiologischer Phänomene verbunden sein kann.

In der gerontologischen Literatur wird im allgemeinen der Standpunkt vertreten, daß sich die Regeneration mit dem Alter vermindert, was sowohl für niedere Lebewesen[66] als auch für Menschen[67] gilt. JUX (1969) betont allerdings, daß selbst lange nach erreichter Geschlechtsreife das Regenerationsvermögen bei Amphibien erhalten bleiben kann.

Starke Beachtung hat man der Regenerationsfähigkeit der Haut, vor allem im Zusammenhang mit der Wundheilung, geschenkt[68]. Aufgrund von Tierversuchen an Ratten hat DOBERAUER (1963) festgestellt, daß der Wundheilungsverlauf bei jungen und alten Tieren different vor sich geht, wobei größere Unterschiede zwischen jungen und alten, aber auch zwischen alten und greisen Tieren zu beobachten sind. Die Unterschiede treten weniger deutlich durch die Verlangsamung der Wundheilung im Alter als vielmehr durch eine andersartige Reparation des Gewebsdefektes in Erscheinung, was mit einer altersbedingt unterschiedlichen Stimulierung des Nebennierenrindensystems erklärt wird. Durch vermehrt freigesetzte Glucocorticoide wird eine Hemmwirkung auf die Entwicklung des Granulationsgewebes ausgelöst, so daß dieses bei jugendlichen Tieren weniger stark ausgebildet wird.

Ein weiteres Beispiel für ein verändertes Regenerationsvermögen in den höheren Altersstufen sieht BÜRGER (1960) in der senilen Osteoporose, die auf einer Abnahme der Bildungsfähigkeit neuer Knochenbälkchen beruht, während die Zerstörung der früher gebildeten durch die Osteoclasten fortschreitet. Es liegt demnach ein allmähliches Erlöschen der neubildenden Funktion des Endosts vor. Erwähnenswert sind in diesem Zusammenhang auch die Untersuchungen über das Fingernagelwachstum[69], aus denen hervorgeht, daß mit zunehmendem Alter die Wachstumsgeschwindigkeit der Nägel abnimmt, sich aber gleichzeitig das Dickenwachstum vermehrt.

[64] FROLKIS 1967.　　[65] ROSEMANN 1955.　　[66] BALAZS 1963.　　[67] BÜRGER 1960.
[68] LECOMTE DU NOÜY 1939, DOBERAUER 1963.　　[69] KNOBLOCH 1951.

Es gehörte zu den Vorstellungen Bürgers (1960), neben dem Betriebs- und Baustoffwechsel einen sog. *Regenerationsstoffwechsel* zu postulieren. Es erwies sich in verschiedenen Versuchen, daß der Regenerationsstoffwechsel mit zunehmendem Alter Verzögerungen erleidet. Als Beweis für diese These sind Untersuchungen von Schulz (1952) über das Regenerationsvermögen des Fibrinogens nach Lungenentzündungen und des Eiweißumsatzes im Alter von Schulze (1954) anzusehen.

Über weitere Parameter für die Veränderungen des Regenerationsvermögens im Lebensablauf liegen nur unzureichende Untersuchungen vor, bzw. gehören sie nicht in den Bereich der Physiologie, so daß ihre Erörterung an dieser Stelle nicht zweckmäßig erscheint.

14. Das biologische Alter

Ein altes Problem der Gerontologie liegt darin, Gradmesser für das *biologische Alter* zu finden. Der oft gebrauchte Terminus „physiologisches" Alter ist aus dargelegten Gründen obsolet. Das *kalendarische Alter* wird ausgedrückt durch die Zeit, die ein Individuum bis zu einem bestimmten Zeitpunkt gelebt hat. Für das biologische Alter ist dagegen eine derartig einfache Definition nicht möglich, da es im menschlichen Leben weder in statischer noch in dynamischer Hinsicht eine Konstanz gibt[70]. Dabei ist es aber für jedes ärztliche Handeln, auch im Sinne der Gerohygiene[71], von außerordentlicher Bedeutung, den Grad des biologischen Alters eines Menschen zu kennen. Auch für die Lebensversicherungsmedizin spielt dieses Problem eine Rolle, da sie vom Gutachter entsprechende Angaben erwartet.

Bürger (1960) hat das biologische Alter auch als *Leistungsalter* bezeichnet. Ein biologisches Alter, das einer hohen Leistungsfähigkeit entspricht, führte er auf ein „harmonisches" Altern aller Organe zurück. Einer solchen *Synchronie* käme nicht nur der Charakter eines qualitativen Ordnungsprinzips im Sinne einer harmonischen Altersgestaltung zu, sondern der einer streng funktionalen Gesetzlichkeit.

Es ist kein Wunder, daß man immer wieder nach klinischen Testmethoden gesucht hat, um das biologische Alter festzulegen. Conard (1960) hat zu diesem Zweck folgende Kriterien aufgestellt:

1. *Fünf Hautteste:*
    a) Beweglichkeit bzw. Dicke einer Hautfalte,
    b) Elastizität der Haut,
    c) Senile Veränderung der Haut (Keratosis, Naevi, Pigmentation),
    d) Graues Haar,
    e) Haarverlust.

2. *Vier Teste an Sinnesorganen:*
    a) Akkomodation der Augenlinse in Dioptrien,
    b) Sehschärfe und Snellensche Tabellen,
    c) Arcus senilis,
    d) Gehörschärfe und Audiometrie.

3. *Drei Kreislaufteste:*
    a) Blutdruck systolisch und diastolisch mit Sphygmometer,
    b) Periphere Arteriosklerose,
    c) Arteriosklerose der Retina.

4. *Zwei neuromuskuläre Funktionsteste:*
    a) Handmuskelkraft (Dynamometer),
    b) Reaktionszeitmessungen.

---

[70] Last 1969.   [71] Eitner 1966.

Nach Verzár (1965) korrelieren am besten mit dem Alter: Elastizität der Haut, Akkomodation der Augenlinse, periphere Arteriosklerose, Handmuskelkraft.

Eine große Skala von Parametern für das biologische Alter haben David et al. (1966) angegeben, wobei sie neben Haut, Bewegungsapparat und Herz-Gefäß-system auch das Verdauungssystem und die Sinnesorgane in die Betrachtungen einbezogen haben.

In der Bürgerschen Schule wurden vor allem ergometrische Untersuchungen zur Feststellung des biologischen Alters herangezogen[72]. Die Problematik dieser Studien, wie auch der anderen erwähnten Testverfahren, liegt darin, daß die geistigen Bereiche nicht mitbestimmt werden. Auch ist es nicht angängig, aus

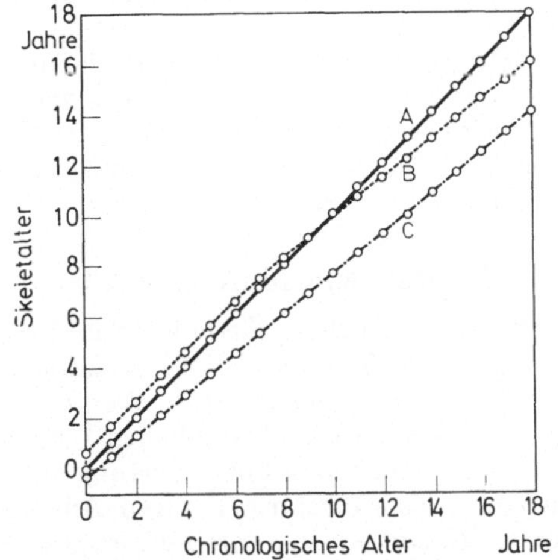

Abb. 9. Skeletalter im Verhältnis zum chronologischen Alter (Tanner 1962). Hypothetische Beispiele: *A* Skeletreife entspricht dem Durchschnitt der Normgruppe. *B* Skeletreife liegt anfangs über, später unter dem Durchschnitt. *C* Skeletreife erreicht in keinem Alter den Durchschnitt (Spätentwickler)

dem Alter eines Organes auf das Alter des Gesamtkörpers oder gar auf die Lebensdauer zu schließen[73]. So versuchten z.B. F. und M. Bernstein (1945), aus den Veränderungen der Augenakkomodation Schlußfolgerungen auf die Lebenserwartung zu ziehen. Es zeigte sich aber, daß eine solche Voraussage nicht möglich war.

Nach Selye (1966) wird das biologische Alter durch das Gesamtmaß von Abnutzungen bestimmt, denen der Körper ausgesetzt ist. Dabei spielen vor allem die Stress-Situationen eine besondere Rolle, da jedes derartige Ereignis ein geringes Defizit an Anpassungsfähigkeit hinterläßt und die entsprechenden Ausfälle sich summieren und damit schließlich zur Alterung führen.

Während die Gerontologie trotz mancher guten Ansätze das Problem einer exakten Bestimmung des biologischen Alters im Erwachsenenalter noch nicht befriedigend gelöst hat, gibt es für das *Entwicklungsalter* recht brauchbare Festlegungen. Nach Tanner (1962) wurde die Bezeichnung „physiologisches" Alter erstmals von Crampton (1908, neue Ausgabe 1944) eingeführt. Dieser betrachtete bei Knaben das erste Auftreten der Schambehaarung als Beginn der Pubertät und berechnete das „physiologische" Alter nach den Jahren, die seit diesem Ereignis vergangen waren oder die bei retrospektiver Angabe noch vor diesem Zeitpunkt lagen.

[72] Böhlau 1955.   [73] Verzár 1965.

Um für ein wachsendes Individuum die Entwicklung zu kennzeichnen und nicht nur das kalendarische Alter angeben zu müssen, werden vier Systeme benutzt[74]:

1. Das Skeletalter;
2. Das Zahnalter;
3. Das morphologische Alter (Gestalt, Körperlänge usw.) oder Proportionsalter;
4. Das Alter nach den sekundären Geschlechtsmerkmalen.

Am häufigsten wurde das Skeletalter als Indicator für das biologische Alter herangezogen, auch in neuerer Zeit[75]. Ein Beispiel für die Beurteilung findet sich in Abb. 9.

Für die zukünftige Alternsforschung wird das Problem des biologischen Alters von vorrangiger Bedeutung sein. Als am meisten geeignet sollten dabei vor allem solche Testverfahren geprüft werden, denen funktionelle Kriterien bei besonderer Belastung zugrunde liegen[76]. Es wird sich also um eine Aufgabe der gerontologischen Physiologie handeln müssen.

15. Das sexualdifferente Alter

Bei der Konzipierung seines Buches „Geschlecht und Krankheit" ist Bürger (1958a) davon ausgegangen, daß Mann und Frau bis zum Kern ihrer somatischen Gestaltung aus Einzelzellen verschieden geartete Wesen darstellen. Diese sexualdifferente Gestaltung des männlichen und weiblichen Wesens muß in ihrer letzten Konsequenz auch in einer verschiedenen Beantwortung äußerer und innerer Reize und in unterschiedlichen Anpassungsformen ihren Ausdruck finden. Dem Geschlechtsdimorphismus als *Gestaltsprinzip* entsprechen geschlechtsunterschiedliche *Funktionen*. Der weibliche Körper unterliegt dabei im Lebensablauf viel eindrucksvolleren Wandlungen als der männliche, was naturgemäß mit der Gestationsfunktion zusammenhängt. Eine eindrucksvolle Darstellung des weiblichen Lebenslaufes stammt von Parker (1960), welche, basierend auf den biologischen Grundphänomenen, das Dasein der Frau in sieben Perioden eingeteilt hat.

1. Das Alter der Reifung (unter besonderer Berücksichtigung der Geschlechtsfunktionen);
2. Das Alter von Heirat und Mutterschaft;
3. Das Alter des Neugeborenen;
4. Das Alter der Kindheit;
5. Das Alter der Jugend;
6. Die Menopause;
7. Das Alter der Senilität.

Diese Klassifikation entspricht also nicht den herkömmlichen Methoden, sondern geht praktisch von der Geschlechtsfunktion aus.

Die Physiologie des Alterns kennt viele Beispiele für sexualdifferente Funktionen, auf die, soweit möglich und erforderlich, einzugehen sein wird. Solche Befunde sind Grundlage der geschlechtsspezifischen Krankheitslehre. Daß es sich bei der sexualdualistischen Nosologie nicht um „l'art pour l'art" handelt, sondern um ein Anliegen von hoher praktischer Bedeutung, haben die klinisch orientierten Berichte von Tschebotarew und Satschuk (1965), eine Mitteilung von Beregi und Lengyel (1965) aus pathologischer Sicht sowie die Untersuchungen von Eitner (1966) über die Sexualdifferenzen des Krankenstandes eindeutig bewiesen.

---

[74] Tanner 1962.   [75] Medved et al. 1960, Garn et al. 1964.   [76] Verzár 1965.

Auch die epidemiologischen Untersuchungen von Burch (1969) stellen die Bedeutung der Geschlechtsunterschiede in der Beurteilung von orthologischen und pathologischen Befunden heraus.

16. Methodologische Probleme bei der Erfassung von biologischen Prozessen des Lebensablaufes

Die Forschung über den menschlichen Lebensablauf hat zwei Hauptaufgaben: Die eine besteht in der Gewinnung zuverlässiger Informationen über die physischen, geistigen, emotionalen und sozialen Charakteristiken der Individuen bei verschiedenen Altersstufen. Die andere wichtige Aufgabe betrifft das Studium der Beziehungen zwischen diesen objektiven Daten und ihren Relationen zur Umwelt.

Um diese Aufgaben lösen zu können, stehen verschiedene Methoden zur Verfügung:

A. Die biographische oder autobiographische Untersuchung;
B. Die Querschnitt- oder Transversaluntersuchung;
C. Die Längsschnitt- oder Longitudinaluntersuchung.

A. Die biographische oder autobiographische Untersuchung

Hierunter ist die Beschreibung des Lebensablaufes einzelner Personen zu verstehen. Die Methode ist als *retrospektive* in der Alternsforschung unter Bezugnahme auf das Leben bekannter Persönlichkeiten recht häufig angewandt worden und hat zu manch interessanten Beobachtungen, aber auch zu unzulässigen Verallgemeinerungen geführt. Nicht wenige gerontologische Arbeiten und Schlußfolgerungen stützen sich auf derartige Einzelbeobachtungen. Bei entsprechender Kritik hat aber auch die biographische Forschung neue Erkenntnisse vermittelt. So basiert die Festlegung des Leistungsknicks in das 47. Lebensjahr durch Bühler (1933) auf derartigen Beobachtungen, was später durch bessere Verfahren bestätigt wurde.

B. Die Querschnitt- oder Transversaluntersuchung

Diese Methode, bei der an Personen gleicher Altersklassen bestimmte Parameter untersucht und im Sinne von altersbezogenen Mittelwerten ausgedrückt werden, ist über Jahrzehnte hinweg das vorherrschende Verfahren in der Alternsforschung gewesen. Die großen Werke namhafter Gerontologen stützen sich in erster Linie auf solche Querschnittsbefunde[77]. Aus den Mittelwerten hat man im allgemeinen einen typischen Altersgang für die erfaßten Befunde festgelegt. Auf die damit verbundenen Fehlermöglichkeiten und falschen Interpretationen wurde bereits hingewiesen[78]. Ein Beispiel für mögliche Fehldeutungen von Querschnittuntersuchungen wurde von Damon (1965) in bezug auf die Körperlänge herausgestellt. Üblicherweise hat man bei Transversalanalysen der Körperlänge eine Abnahme zwischen drittem und achtem Dezennium gefunden und dies auf altersbedingte Veränderungen der Wirbelsäule bezogen. Dabei wurde aber außer acht gelassen, daß solche Befunde auch mit einer accelerationsbedingten Zunahme der Körperlänge oder durch das Überleben kleinerer Menschen erklärt werden könnten.

Trotzdem darf nicht verkannt werden, daß in den vergangenen Jahrzehnten die junge Wissenschaft Gerontologie schnell zu ersten Ergebnissen kommen mußte und daß in dieser Zeit die Querschnittforschung bei aller Einschränkung von großer Bedeutung gewesen ist und bei richtigem Ansatz auch in Zukunft noch ihre Berechtigung haben wird.

---

[77] Bürger 1960, Korenchevski 1961.　　[78] Ludwig 1963.

C. Die Längsschnitt- oder Longitudinaluntersuchung

Das Wesen der Längsschnittuntersuchung besteht darin, möglichst identische Menschengruppen über längere Zeiträume hinweg prospektiv zu untersuchen. Die Technik wurde zuerst an Kindern angewandt, um die Prozesse von Wachstum und Entwicklung zu studieren[79]. 1928 begann die Berkeley Growth Study[80], im gleichen Jahr die Guidance Study[81] und 1932 die Oakland Growth Study[82], um nur einige zu nennen. Der besondere Wert der Längsschnittuntersuchungen im Entwicklungsalter liegt in der Feststellung der durchschnittlichen Wachstumsgeschwindigkeit und der Zuwachsrate[83]. Dagegen reicht für bestimmte Reifungsstadien, wie Menarche, Schambehaarung oder Durchbruch der Zähne, die Querschnittuntersuchung aus.

Die ersten Längsschnittuntersuchungen im Erwachsenenalter hatten vorwiegend das Problem der degenerativen Herz- und Gefäßerkrankungen zum Gegenstand. Das gilt für die Los Angeles Study[84], die Framingham Study[85], die Albany Study[86], die Tecumseh Study[87], die Minnesota Study[88] und die Duke Study[89]. Haupterkenntnis dieser und anderer Studien war die Entdeckung kardialer, vor allem coronarer Risikofaktoren.

Schließlich ging man dazu über, die Longitudinaltechnik zur Untersuchung von Alternsveränderungen im allgemeinen einzusetzen. Es sind zu erwähnen die Pariser Studie[90], die Normative Aging Study[91], die Basler Studie (Gsell 1966) und die Baltimore Study[92]. Die angegebenen Jahreszahlen beziehen sich auf Ergebnisberichte, die stellvertretend für weitere Publikationen der genannten Arbeitskreise genannt seien.

Die Längsschnittuntersuchung bietet in erster Linie den Vorteil, daß bestimmte Phänomene und Parameter am gleichen Individuum erfaßt werden. Dazu können je nach Zielstellung bestimmte Personenkreise ausgewählt werden, so daß der Vorgang des Alterns in idealer Weise festgehalten wird. Besonders vorteilhaft ist auch die Möglichkeit, in die Studien mehrere Fachgebiete einzubeziehen. Demgegenüber stehen aber eine Reihe von Nachteilen, die nicht übersehen werden können.

a) Längsschnittuntersuchungen sind ökonomisch aufwendig und ihre Ergebnisse nicht in absehbarer Zeit greifbar.

b) Bei der Selektion von Probanden muß eine klare Zielstellung vorliegen. So kann z.B. die Beschränkung auf einen bestimmten Personenkreis Ergebnisse bringen, die nicht verallgemeinerungsfähig sind, da sie von unterschiedlichen Voraussetzungen ausgegangen sein können.

c) Es muß ein stabiler Stamm an Probanden, aber auch an Mitarbeitern für die Durchführung der Untersuchungen gewonnen werden. Die „Schwundraten" bei den Probanden können zum Teil ganz erheblich sein (Duke: 48% in 7 Jahren, Minnesota: 20% in 18 Jahren).

d) Die vor Beginn der Studien ausgewählten Methoden für die Parameter können eventuell veralten und sind dann nicht mehr zu ersetzen[93].

Die genannten Schwierigkeiten machen erforderlich, daß vor Beginn einer prospektiven Studie genau analysiert werden muß, ob das Problem nicht auch durch eine andere, weniger aufwendige Methode gelöst werden kann[94]. Daß aber unter Einhaltung sicherer Kautelen die Longitudinaluntersuchung wertvoll, ja

---

[79] Dearborn 1964.   [80] Bailey 1966.   [81] Macfarlane 1963.   [82] Jones 1967.
[83] Tanner 1962.   [84] Chapman et al. 1957.   [85] Dawber et al. 1963.
[86] Doyle et al. 1964.   [87] Epstein et al. 1965.   [88] Brožek et al. 1966.
[89] Busse 1966.   [90] Clement 1964.   [91] Rose 1965.   [92] Shock 1967.
[93] Havighurst u. Birren 1964.   [94] Voigt u. Brüschke 1969.

sogar unentbehrlich ist, haben kritische Berichte eindeutig ergeben[95]. JONES (1958) sieht in ihr die einzige Möglichkeit, durch die man über die Mannigfaltigkeit und Stabilität individueller Entwicklungsstile Aufschlüsse erhalten kann. Querschnitt- und Längsschnittvergleiche haben bisher nicht zu gleichen Analysen geführt, so daß sich für den Alternsvorgang aus der Longitudinaltechnik neue Erkenntnisse erhoffen lassen[96]. Die Vorzüge der Längsschnittforschung werden sich weiterhin bei der Erfassung von Entwicklungsphänomenen erweisen. Ferner sollte es möglich sein, bestimmte Phasen des Lebensablaufes in ihren physiologischen Kriterien exakter zu begrenzen, so etwa das Greisenalter. Unbedingt erforderlich erscheint aber in Zukunft die Einbeziehung soziologischer Faktoren in die Methodik.

III. Das Altern physiologischer Funktionen in Organen

Es ist nicht möglich und auch nicht beabsichtigt, in den folgenden Abschnitten eine lückenlose Darstellung der physiologischen Alternsprozesse in den einzelnen Organen und Organsystemen zu geben. Vielmehr soll anhand typischer Beispiele gezeigt werden, wie der Lebensablauf in charakteristischer Weise von system-bezogenen Alternsveränderungen begleitet und beeinflußt wird.

Die Literaturhinweise beschränken sich auf neuere Publikationen, während frühere Arbeiten in den zitierten Standardwerken und Übersichten nachgeschlagen werden können.

1. Blut

A. Vorbemerkungen

Zu den funktionellen Aufgaben des Blutes gehören seine Transportfunktion, die Abwehrreaktionen und die Gerinnungsfähigkeit. Obwohl es sich nicht um physikalische Größen handelt, scheint doch eine Diskussion der Altersabhängigkeit dieser Funktionen zweckmäßig, um eine Basis für die Betrachtungen der Alterns-veränderungen anderer Organsysteme zu finden. Von den Blutfunktionen ist in der Gerontologie nur die Gerinnungsfähigkeit eingehender bearbeitet worden, so daß sie im folgenden besonders herausgestellt werden kann. Zuvor soll jedoch der Altersgang einiger Blutbestandteile besprochen werden, um das Verständnis für einige funktionelle Abläufe zu ermöglichen.

B. Celluläre Bestandteile

Über das zahlenmäßige Verhalten der im Blut befindlichen Zellen in der Altersabhängigkeit gibt es zahlreiche Mitteilungen. Die Ergebnisse sind nicht einheitlich[97]. Neben der Beschreibung deutlicher Alternswandlungen[98] wurden auch völlig negative Befunde veröffentlicht[99]. Das gilt praktisch für alle cellulären Elemente.

a) Erythrocyten

Die Zahl der roten Blutkörperchen scheint sich im Alter sexualdifferent zu verhalten, indem sie bei den Frauen ansteigt und bei den Männern abfällt. Die früher oft beschriebene „Greisenanämie" soll nicht obligat sein. — In einer Über-sicht ist HITTMAIR (1967) der Frage nachgegangen, welchen Alternsveränderungen diejenigen Faktoren und Komponenten unterliegen, welche die Erythrocytenzahl im Capillarblut regulieren. Dazu zählte er: Blutkörperchenverhältnis (Hämato-krit), Erythropoese, Erythrocytenabgang und Erythrocytenlebensdauer. — Die

---

[95] SCHAIE 1966.   [96] BRÜCKNER 1966, GSELL 1966, SHAPIRO et al. 1966.
[97] HITTMAIR 1967.   [98] ÜHLINGER 1962.   [99] GINGOLD et al. 1958.

große funktionelle Bedeutung der Erythrocyten liegt aber im Gastransport, da sie in erster Linie als Vermittler zwischen Lunge und Gewebe dienen. Es ist daher auch zu diskutieren, ob und in welchem Umfang das *Hämoglobin* Alternsveränderungen unterworfen ist, da es für die Bindung des Sauerstoffs an die roten Blutkörperchen verantwortlich zeichnet.

Die folgenden Hinweise sind den Ausführungen von HITTMAIR (1967) entnommen:

α) Blutkörperchenverhältnis (Hämatokrit). Über das Verhalten des Hämatokrits in der Altersabhängigkeit finden sich unterschiedliche Angaben. Er wurde sowohl herabgesetzt[100], als auch normal befunden[101]. Seine Streuung ist beträchtlich[102], was damit erklärt werden kann, daß der Hämatokrit von vielen Faktoren abhängig ist, die gerade im Alter relativ häufig auftreten, wie z.B. die Bluteindickung und die Stase.

β) Erythropoese. Diese Größe soll sich nach früheren Untersuchungen im Alter vermindern, was aber von HITTMAIR (1967) nicht bestätigt wurde. Nach ihm liegen keine Anhaltspunkte dafür vor, daß die Regulation der Erythrocytenbildung im Alter eine Änderung erfährt, außer wenn sich durch individuelle, altersbedingte Umstände, wie herabgesetzter Sauerstoffbedarf oder Sauerstoffmangel, Angebot und Nachfrage verschieben.

γ) Erythrocytenabgang. HITTMAIR (1967) vertritt aufgrund moderner Literaturstellen die Ansicht, daß es im hohen Alter offenbar zu einer Altersinvolution des blutbildenden Markes kommt. Die Blutkörperchenneubildung könne aber ungeachtet dessen für lange Zeit durch noch unverbrauchte Markabschnitte ausgeglichen werden.

δ) Lebensdauer der Erythrocyten. Eine Verminderung der Blutkörperchen in der Peripherie kann durch eine Reifungshemmung zustande kommen, über die aber bei alten Leuten nichts bekannt ist. Das gilt auch für eine Ausschwemmungshemmung und für eine Hämolyse. SCHLOMKA und CHRISTIANI fanden 1958 die Reifungszeit der Erythrocyten in allen Lebensaltern gleich. Zu vermindern scheint sich allerdings die Widerstandsfähigkeit der Erythrocyten[103].

ε) Hämoglobin. GOECKE und GÖLTNER (1967) haben gezeigt, daß junge Frauen häufig eine verminderte Hämoglobinkonzentration im Blut haben. Mit dem Alter und der damit verbundenen Dauer der Geschlechtsreife sowie der Stärke der menstruellen Blutverluste soll die Anämiefrequenz noch ansteigen. Nach UNDRITZ und BRAGATSCH (1962) nehmen die Durchschnittswerte bei den Männern mit dem Alter ab, bei den Frauen dagegen zu. BÖRNER et al. (1959) fanden eine nicht signifikante Verminderung des Hämoglobins im Alter. — Demnach ist eine eindeutige Verminderung des roten Blutfarbstoffes im Alter bisher nicht nachgewiesen worden. Veränderungen des Gastransports von der Blutbahn zur Lunge sind deshalb kaum mit Alternsveränderungen des Blutes zu erklären. Es wird noch zu fragen sein, inwieweit der Gasaustausch in der Lunge durch strukturelle und funktionelle Prozesse im Thoraxraum während des Lebensablaufes beeinflußt wird.

b) Leukocyten

Auch bei den weißen Blutkörperchen ist bisher im Alternsgang keine deutliche Verminderung nachgewiesen worden[104]. Die Befunde über das Verhalten des Differentialblutbildes sind unterschiedlich. In neuerer Zeit fanden BRÜSCHKE und HERRMANN (1965), abgesehen vom Säuglingsalter, keine überzeugende Veränderung der Leukocytenzahl und der Differentialverteilung der verschiedenen

---

[100] GINGOLD et al. 1958, BÖRNER et al. 1959.   [101] WOOD 1958.
[102] UNDRITZ u. BRAGATSCH 1962.   [103] CHRISTIANI 1956, BORNEMANN u. KNOBLOCH 1958.
[104] HITTMAIR 1967.

Leukocytengruppen, ähnlich wie auch UNDRITZ und BRAGATSCH (1962). Die früher zum Teil behauptete Vermehrung der Lymphocyten im Alter wurde von HITTMAIR (1967) nicht bestätigt.

BRÜSCHKE und HERRMANN (1962) beschrieben eine zunehmende Segmentierung der Kerne neutrophiler Granulocyten im höheren Lebensalter. Dagegen fanden sie keine Beziehung zwischen Lebensalter und Zahl der Kernanhängsel bei beiden Geschlechtern und zwischen Lebensalter sowie Zahl der Drumsticks beim weiblichen Geschlecht. Die gleichen Autoren hatten bereits früher (1960) im höheren Lebensalter einen Anstieg der durchschnittlichen osmotischen Leukocytenresistenz nachgewiesen[105].

c) Thrombocyten

Die Zahl der Blutplättchen im Alternsablauf ist nach HITTMAIR (1967) uncharakteristisch. Es wird bei der Besprechung der Blutgerinnung nochmals darauf einzugehen sein.

C. Bestandteile des Plasmas

Aus der großen Literatur über Alternsveränderungen des Plasmas werden im folgenden einige Beispiele ausgewählt, die in den letzten Jahren in der theoretischen und praktischen Gerontologie eine große Rolle gespielt haben. Eine Vollständigkeit wird nicht angestrebt, zumal diese Phänomene nicht zu den physikalisch erklärbaren Funktionen gehören.

a) Blutvolumen

In früheren Arbeiten konnte über das Verhalten des Blutvolumens in der Altersabhängigkeit keine Übereinstimmung erzielt werden. Manche Autoren fanden eine Verminderung dieser Größe[106], andere keine Veränderung[107]. Auch in späteren Arbeiten widersprachen sich die Ergebnisse[108]. Heute dürfte darüber Klarheit bestehen, daß eine Beurteilung des Blutvolumens ohne gleichzeitige Beachtung der Körpergestalt nicht möglich ist[109]. So konnten SCHRÖDER et al. (1958) keine Altersabhängigkeit des Blutvolumens von Alter und Geschlecht, wohl aber vom Fettanteil des Körpergewichts nachweisen. Nach BÖRNER et al. (1960) ist bei einem höheren Fettanteil des Körpers von einem niedrigeren Sollwert für das Blutvolumen pro Kilogramm Körpergewicht auszugehen.

b) Kohlenhydrate

Nach Ansicht der meisten Untersucher liegt bei alten Menschen der Blutzucker etwas höher[110], obwohl verschiedene Autoren diese Veränderungen vermißten[111]. Von klinischem Interesse ist die Tatsache, daß verschiedene Kohlenhydratbelastungen im Alter anders ausfallen als in der Jugend[112].

Die proteingebundenen Hexosen steigen mit dem Alter an, während die Hexosamine sich unterschiedlich verhalten[113].

c) Lipide

Die Literatur über das Verhalten der Blutfette in der Altersabhängigkeit ist praktisch unübersehbar und in den großen Standardwerken nachzuschlagen[114].

---

[105] BRÜSCHKE u. HERRMANN 1960.   [106] Zum Beispiel BÖHLAU u. KNOBLOCH 1951.
[107] Zum Beispiel COHN u. SHOCK 1949.
[108] SMITH 1958, REEVE et al. 1959, KURAMOTO et al. 1960, WALTERNATH u. HARKNESS 1963.
[109] GUNY et al. 1964, LEWI et al. 1967.   [110] SHOCK 1961, DAS 1964.   [111] MOHNICKE 1967.
[112] SHOCK 1968.   [113] RECHENBERGER 1958.   [114] PEZOLD 1961, SCHETTLER 1967.

Hervorzuheben ist das auch für die Klinik so bedeutsame Verhalten des Cholesterins im Serum. Nach verschiedenen Synopsen[115] liegt der Höhepunkt der durchschnittlichen Cholesterinwerte zwischen dem 50. und dem 70. Lebensjahr, während danach die Werte im allgemeinen wieder absinken (Abb. 10). Leider existieren kaum Verteilungskurven dieser Werte, so daß über die Bedeutung ihrer Altersabhängigkeit nur wenig ausgesagt werden kann. So ist z.B. der durchschnittliche Abfall in den höheren Altersstufen möglicherweise durch den Tod der durch erhöhte Lipidwerte in früheren Jahren stärker gefährdeten Personen zu erklären. Das große Problem liegt darin, daß Untersuchungen über das Verhalten der Blutlipide, welcher Fraktionen auch immer, an sog. Normalpersonen vorgenommen wurden. Wenn man aber von der Feststellung der Pathologen ausgeht, daß jeder Erwachsene mehr oder weniger arteriosklerotische Gefäßveränderungen aufweist, so wird man letzten Endes bei allen solchen Untersuchungen ungewollt

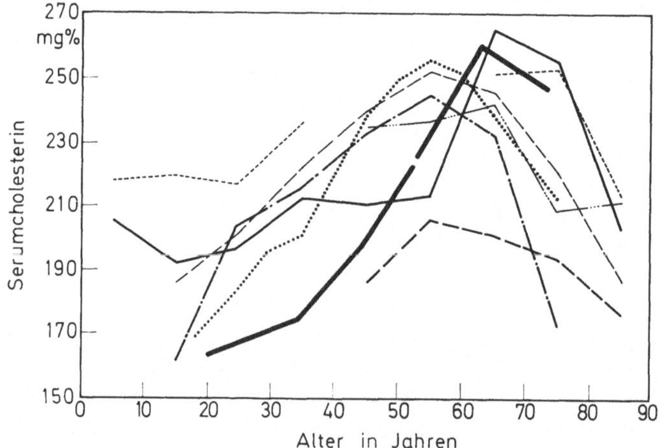

Abb. 10. Durchschnittswerte des Serumcholesterins in der Altersabhängigkeit (Mittelwerte der Weltliteratur, zusammengestellt von Swanson et al., 1955)

auch klinisch stumme Arteriosklerotiker in den Vergleichskontrollen haben[116]. Demnach würden bei den älteren Jahrgängen die klinisch manifesten den latenten Arteriosklerosen gegenüberstehen. Pezold (1961), der auf diese Fehlermöglichkeit nachdrücklich hinweist, macht auch darauf aufmerksam, daß der mit dem Alter ansteigende Lipidspiegel in den technisch entwickelten Ländern möglicherweise nicht allein „altersbedingt" sein könnte, da in Ländern mit geringerem Fettverbrauch die Cholesterinwerte niedrig liegen.

d) Proteine

Auf diesem Gebiet liegen zahlreiche Befunde vor, die im allgemeinen eine Verminderung der Proteine mit zunehmendem Alter anzeigen. Die frühere Literatur haben Lieschke und Schneider (1968) zusammengestellt. Nach den Erhebungen der gleichen Autoren bewegen sich die Gesamteiweißwerte im Laufe des Lebens weitgehend im Normbereich. Innerhalb dieser Grenzen läßt sich aber mit zunehmendem Alter eine deutlich fallende Tendenz der Gesamteiweiße bei Patienten mit akut-entzündlichen und subakut-entzündlichen Erkrankungen erkennen. Nach Märki und Wuhrmann (1965) haben die von ihnen angegebenen

---

[115] Swanson 1955, Bürger 1960.   [116] Pezold 1961.

Normwerte auch im hohen Alter Gültigkeit. LIESCHKE und SCHNEIDER (1968) erhoben aufgrund ihrer Befunde die Forderung nach Longitudinaluntersuchungen zur Klärung der tatsächlichen Verhältnisse.

Die gleiche Problematik existiert bei der Frage nach dem Verhalten der Eiweißfraktionen, so etwa bei der von ZIMMERMANN (1967) festgestellten Zunahme von Extragradienten in der Agargelelektrophorese.

e) Blutkörperchensenkungsgeschwindigkeit

Die Blutkörperchensenkung, nicht zuletzt Ausdruck der Eiweißrelation im Blut, steigt im Durchschnitt mit dem Alter an[117]. Es dürfte auch hier kein Zweifel bestehen, daß die mit den Jahren zunehmende Inhomogenität der untersuchten Kollektive an solchen Verschiebungen schuld ist.

f) Eisen

RECHENBERGER (1953) beschrieb eine Abnahme der Nüchternwerte für das Serumeisen mit zunehmendem Alter, wobei sich nach der Menopause die Geschlechtsunterschiede verwischten. Der Eisenstoffwechsel geht im Alter langsamer vor sich, da das Eisen weniger resorbiert wird, allein schon wegen der im Alter zunehmenden Sub- oder Anacidität des Magens[118]. Auch soll sich die Eisenaufnahme aus der Nahrung verschlechtern[119].

Der Eisenbedarf des Menschen ist ebenfalls abhängig vom Lebensalter, vor allem in der Entwicklungsphase, in der sämtliche wachsenden Organe und Gewebe Zelleisen benötigen. Die Zunahme der Blutmenge stellt dabei eine besondere Beanspruchung dar[120].

D. Das Blutgerinnungssystem

In einer früheren Übersichtsarbeit hat SCHULZ (1952) festgestellt, daß verschiedene Faktoren und Prozesse der Blutgerinnung eine Altersabhängigkeit aufweisen. Insbesondere beschrieb er einen Anstieg des Fibrinogens[121], sowie eine Verzögerung der Reaktionszeit, die auch von EHRENBERG und KÖPPEN (1954) bestätigt wurde.

Unter dem Aspekt der Adaptation hat sich MARKOSYAN (1967) erneut mit dem Blutgerinnungssystem im Alter beschäftigt. Er stellte fest, daß das mittlere Lebensalter durch eine Stabilität der physiologischen Vorgänge gekennzeichnet ist, die sich im Senium verliert. So treten vom 50. Lebensjahr an bestimmte Veränderungen ein. Dazu gehören ein Anstieg der Fibrinogenkonzentration, die sich im 70. Lebensjahr verdoppelt. Außerdem ist im gleichen Alter eine um etwa 55% zunehmende Erhöhung des Faktors VIII zu beobachten, bei vielen älteren Menschen auch der Faktoren V und VII, wodurch es zu einer Steigerung der Gerinnungsaktivität kommt. Als typisch wird angesehen, daß der Organismus im Alter infolge der Trägheit seiner Regulationsmechanismen nicht mehr in der Lage ist, zur Norm zurückzufinden, wodurch der Bildung intravasaler Thromben und einer konsekutiven Gewebshypoxie Vorschub geleistet wird. Der Organismus beantwortet diesen Prozeß mit einer Erhöhung der fibrinolytischen Aktivität und einem hohen Blutheparingehalt. Bei 70jährigen fand der Autor eine durchschnittlich 80% höhere Blutheparinkonzentration als bei Personen mittleren Alters, während das Antithrombin um 50% erniedrigt war. Die Erhöhung des Heparins wurde als ein Anpassungsvorgang gedeutet. — Es ist zu ergänzen, daß von anderer

---

[117] UNDRITZ u. BRAGATSCH 1962.   [118] BENEDETTI u. ULIVIERI 1958.
[119] DEKONINCK 1961.   [120] BRÜSCHKE 1964.   [121] SCHULZ 1951, STEIN 1952.

12*

Seite die Heparinwerte alter Menschen als erniedrigt beschrieben wurden[122], so daß auch hier unterschiedliche Meinungen aufeinandertreffen.

Nach Perlick (1968) besteht in den höheren Altersstufen eine teils thrombotische, teils hämorrhagische Reaktionskonstellation. Er prüfte deshalb die Frage, inwieweit das Gewebsthromboplastin sowie Antithromboplastin und Serin der Gefäßwand die Entstehung von Wandthromben begünstigen. Dabei zeigte sich, daß zwischen dem 60. und 70. Lebensjahr die Thromboplastinbildung von Intima und Media am ausgeprägtesten ist. Ferner kam es zum Schwund von Phosphatidylserin, das einerseits im „intrinsic"-Gerinnungssystem die Thrombocytenaggregation fördert und andererseits im „extrinsic"-Gerinnungssystem die Thromboplastinaktivität von Intima und Media herabsetzt.

Heinrich et al. (1964) haben das tageszeitliche Verhalten von Blutgerinnungsfaktoren sowie von antithrombotischen Substanzen im Alter von 20—70 Jahren untersucht. Dabei lagen die geprüften Parameter, sowohl die Absolutwerte als auch die Mittelwerte der Blutgerinnungsfaktoren, im Alter höher, überschnitten sich aber zum Teil im Tagesablauf.

Es wurde bereits darauf hingewiesen, daß sich die Thrombocyten im Altersablauf uncharakteristisch verhalten.

2. Herz

A. Vorbemerkungen

Die Alternsveränderungen der Herzfunktionen haben verständlicherweise häufig im Mittelpunkt der Diskussion gestanden. Insbesondere die Kliniker haben immer wieder die Frage aufgeworfen, ob es ein sog. „Altersherz" gibt. Darüber hinaus interessierte natürlich auch die Altersabhängigkeit physiologischer Größen.

Das folgende Kapitel über Herzveränderungen im Alter bringt eine Auswahl der wichtigsten physiologischen Parameter. Die Schwierigkeit der Darstellung besteht in der Abgrenzung gegenüber funktionellen Prozessen im Bereich von Kreislauf und Atmung, wodurch sich gewisse Überschneidungen nicht vermeiden lassen. Die Bedeutung der Herzfunktionen für die Gesamtleistungsfähigkeit des Menschen ist einem späteren Abschnitt vorbehalten. Methodische Hinweise werden nur, soweit zum Verständnis erforderlich, gegeben.

Zur Abrundung werden einige Hinweise auf formale Alternswandlungen des Herzens vorangestellt[123].

B. Hinweise auf formale Alternsveränderungen

Angaben über celluläre oder biochemische Alternsvorgänge am Herzen sind nicht das Ziel dieser Betrachtung. Es geht vielmehr darum, auf einige formale Vorgänge hinzuweisen, die für das Verständnis der funktionellen Phänomene wichtig sind.

a) Herzgewicht und Herzform

Die Veränderungen des Herzgewichtes im Laufe des Lebens wurden schon vor Jahren von Rössle und Roulet (1932) dargestellt und sind bekannt. Danach liegt das Maximum des Herzgewichtes bei beiden Geschlechtern um das 50. Lebensjahr. Mit der in den höheren Altersstufen einsetzenden Gewichtsverminderung soll nach Zdansky (1962) eine geringe, aber deutliche Größenzunahme aller Herzabmessungen verbunden sein. — Noch älter sind die Untersuchungen über Größen und Formveränderungen des Herzens von Kirch (1921). Nach ihm sind diese dadurch gekennzeichnet, daß die Vorhöfe und die Umfänge der Atrioventrikularostien

---

[122] Jozsa et al. 1963.   [123] Siehe hierzu Beitrag dieses Bandes von Linzbach.

schneller und länger wachsen als die Herzkammern, während die Papillarmuskeln nach unten rücken[124].

Praktisch wichtig ist das Verhalten der Herzkonfiguration im Röntgenbild. Nach DIECKE et al. (1967) verändert sich diese Größe im Lebenslauf nur wenig, wenn die Blutdruckwerte normal bleiben. Änderungen der Herzkonfiguration sind demnach vorwiegend durch die Höhe des Blutdrucks bedingt, allerdings kaum bei Personen unter 40 Jahren.

b) Herzvolumen

Das Herzvolumen, röntgenologisch gemessen, steigt bis zum dritten Dezennium an und verläuft dann auf einem etwa gleichbleibenden Plateau[125]. Das relative Herzvolumen, also die Herzgröße in Relation zum Körpergewicht, zeigt beim männlichen Jugendlichen und Erwachsenen vom 10. bis zum 30. Lebensjahr annähernd die gleiche Größe. Das bedeutet, daß bis zum 30. Lebensjahr das Herz

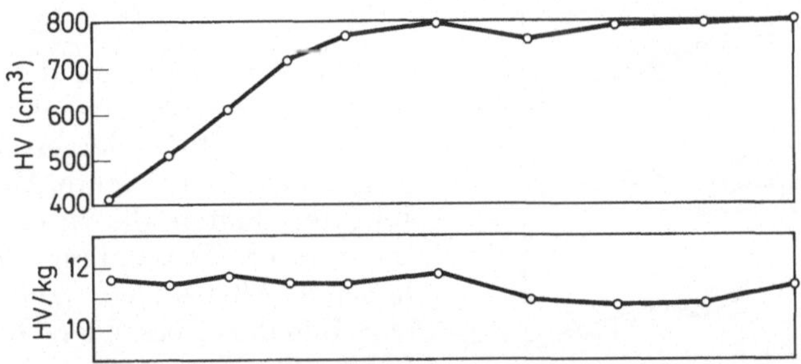

Abb. 11. Herzvolumen und Quotient Herzvolumen durch kg Körpergewicht. (REINDELL et al. 1961)

im Vergleich zum Körperwachstum die gleiche Größenzunahme erfährt. Von da ab wird das relative Herzvolumen etwas kleiner, weil der Mensch durch Fettansatz schwerer wird, das Herz aber an Größe nicht mehr zunimmt. Erst nach dem 60. Lebensjahr wird das relative Herzvolumen wieder etwas größer (Abb. 11). Bei Frauen im Alter von 20—39 Jahren bestehen zwischen dem Herzvolumen und Körpergewicht sowie Körperoberfläche hochsignifikante positive Korrelationen[126].

Ergänzend seien Untersuchungen über das Druckvolumen des Herzbeutels unter Berücksichtigung des Alters erwähnt[127]. Dabei ergab sich, daß mit zunehmendem Alter die Volumendehnbarkeit des Herzbeutels kleiner wird, wofür als Ursache die zunehmende Ausbildung des elastischen Fasernetzes im Perikard angesehen wurde. Die Befunde wurden analog der Altersunterschiede in bezug auf die Dehnbarkeit der Aorta eingeschätzt.

c) Herz-Lungen-Koeffizient

Diese Größe ergibt sich dadurch, daß man den größten transversalen Durchmesser des Herzens durch den größten transversalen des Thorax dividiert. COWAN (1959) konnte nachweisen, daß sich der Herz-Lungen-Koeffizient innerhalb der höchsten Altersstufen verändert, indem er von den 60—69jährigen bis zu den 80—89jährigen ansteigt. Die positive Korrelation fand sich bei beiden Geschlechtern.

---

[124] Siehe SUCKOW 1963.   [125] REINDELL et al. 1961.
[126] KÖNIG et al. 1968.   [127] HORT u. SCHNEIDER 1963.

C. Erregungsvorgänge

Die elektrischen Erregungsvorgänge am Herzen werden in erster Linie durch das Elektrokardiogramm (EKG) gemessen, so daß dessen Veränderungen im Mittelpunkt dieses Abschnitts stehen sollen.

a) Typen-Index

Mit Hilfe dieser vor Jahren angegebenen Methode ist es möglich, den Lagetyp des EKG zu messen[128]. Michel (1958) konnte in Übereinstimmung mit früheren Literaturstellen zeigen, daß im Laufe des Lebens eine Verschiebung zum Linkstyp eintritt (Abb. 12). Es entwickelt sich also mit zunehmendem Alter ein Überwiegen des linken gegenüber dem rechten Ventrikel, was den pathologisch-anatomischen Erkenntnissen entspricht.

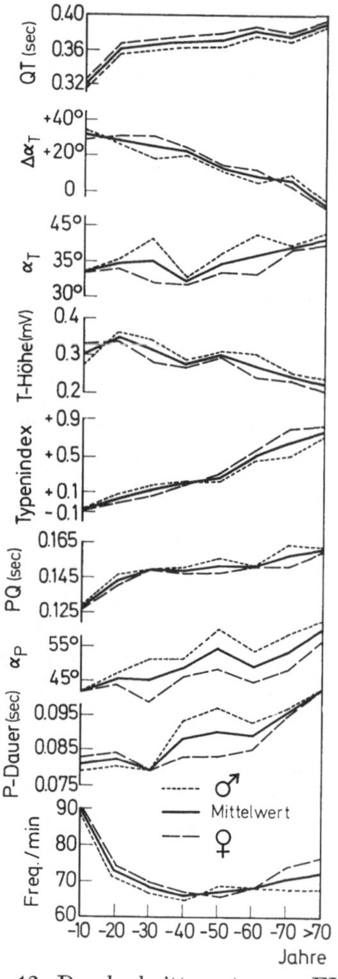

b) Frequenz

Die Veränderungen der Herzfrequenz in der Altersabhängigkeit sind ebenfalls von Michel (1958) dargestellt worden. Es zeigte sich die bekannte Abnahme in den jüngeren Jahren, die zu einem Tiefpunkt im fünften Dezennium führt. In den höheren Altersstufen fand sich wieder eine Zunahme, besonders bei den Frauen (Abb. 12). Drischel et al. (1963) haben die Pulsfrequenz bei jungen und alten Menschen unter der Belastung des Aufstehens geprüft und bei den Alten eine gewisse „Starre" der Reaktion gesehen.

c) Überleitungszeit

Nach der gleichen Statistik von Michel (1958), die sich auf rund 3000 Personen stützte, nehmen sämtliche Zeitwerte im Laufe des Lebens langsam zu (Abb. 12). Der Wachstumsvorgang soll dafür nicht alleine verantwortlich sein, sondern eine Schädigung der Leitungsverhältnisse auf organischer Basis. Die Problematik der Interpretation von Alternsveränderungen deutet sich demnach auch an diesem Punkt wieder an. Bemerkenswert ist, daß die Zunahme der Zeitwerte nicht allein mit einer Veränderung der Frequenz parallel geht, sondern auch relativ ist, d.h. auf diese bezogen[129].

Abb. 12. Durchschnittswerte von EKG-Meßwerten in der Altersabhängigkeit. (Michel 1958)

d) EKG-Zacken

Mit zunehmendem Alter soll P_I im Ruhe-EKG diphasisch oder isoelektrisch werden, aber nicht negativ. Ein negatives P_{III} wird dagegen unter Belastung

---

[128] Schlomka und Kreutzmann 1936.   [129] Bürger 1960.

immer positiv[130]. Während eine Zunahme der P-Zacke (Vorhoferregung) erfolgt, ändert sich deren Höhe nur unwesentlich[131].

Das Q_I vertieft sich im Lebensablauf, während das S in der gleichen Ableitung kontinuierlich abnimmt, um in III zu dominieren.

Die T-Zacke in I wird im zunehmenden Alter flacher[132], muß aber als negative Zacke pathologisch eingeschätzt werden. Auch bei T_{III} ist zu beachten, daß eine negative Endschwankung bei älteren Menschen als krankhaft anzusehen ist[133].

Veränderungen der ST-Strecke finden sich in den höheren Altersstufen häufig. Dabei ist allerdings umstritten, inwieweit solche Abweichungen als orthologisch oder pathologisch aufzufassen sind.

e) EKG und Herzvolumen

STRANDELL (1964) interessierte sich für die Korrelation zwischen Herzvolumen und EKG. Er konnte zeigen, daß bei pathologischen EKG-Formen das Herzvolumen bei alten Menschen um rund 20% erhöht ist.

f) Ursachen der altersbedingten EKG-Veränderungen

Die Ursachen der EKG-Veränderungen mit zunehmendem Lebensalter hat man in extrakardialen und kardialen Faktoren gesucht. Zu den extrakardialen rechnete man die Dicke der Brustwand und den Umfang des Brustkorbs, worauf

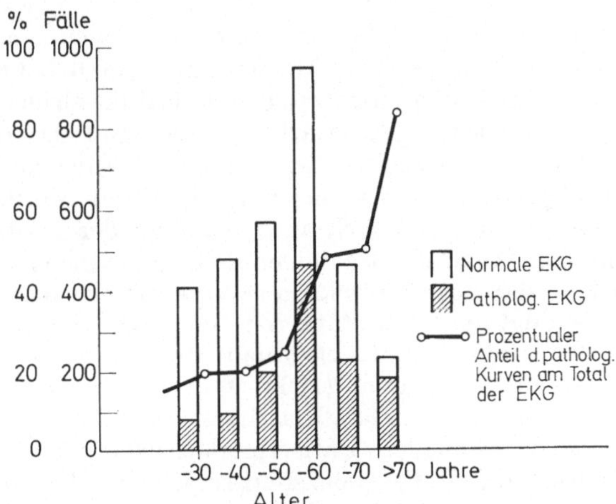

Abb. 13. Verhalten pathologischer EKG-Befunde mit fortschreitendem Alter. (STRÄSSLE u. MIESCHER 1964)

vor allem die Amplitudenabnahme einer Zacke zurückgeführt wurde. Unter den kardialen Ursachen soll dem Muskelmassenverhältnis einzelner Herzabschnitte, dem Herzwachstum und einigen altersbedingten Stoffwechselbesonderheiten eine Bedeutung zukommen, weniger dagegen der Herzlage[134].

Natürlich sind die EKG-Veränderungen im Altersablauf auch auf den zunehmenden Anteil pathologischer Befunde zu beziehen[135]. Bei MICHEL (1958) hatten nur noch 23,3% der über 60jährigen ein normales EKG. Ähnliche Angaben finden sich bei STRÄSSLE und MIESCHER (1964), wie Abb. 13 zeigt. Die beiden letztgenannten Autoren fragten sich, wie weit wohl die Alternsveränderungen an

[130] MICHEL 1958.   [131] MICHEL 1958.   [132] WENGER 1952.   [133] MICHEL 1951.
[134] MICHEL 1965.   [135] GILLMANN u. VOGEL 1955.

sich das EKG verändern und ob den pathologischen Veränderungen im Alter immer eine schwerwiegende Bedeutung beizumessen wäre. Aufgrund ihrer Befunde meinten sie, daß innerhalb enger Grenzen gewisse physiologische (normale) Alternsvorgänge am Herzen die EKG-Kurve verändern, daß aber die häufig beobachtete Störung der Erregungsrückbildung auch im Alter immer einen pathologischen Zustand am Herzen anzeige.

Über Art und Ausmaß pathologischer EKG-Formen im Alter, besonders beim Infarkt, finden sich in der neueren geriatrischen Literatur zahlreiche Arbeiten, die hier nicht zum Thema gehören. Es sei stellvertretend eine Mitteilung von Schwarzbach (1961) erwähnt.

D. Mechanik

Über die Alternsveränderungen der mechanischen Arbeit des Herzens, worunter hier der Ablauf der Systole mit Anspannungs- und Austreibungszeit sowie der Diastole mit Erschlaffungs- und Füllungszeit verstanden wird, liegen verschiedene Angaben vor. Nach Schubert (1966) verlangsamt sich insgesamt die Tätigkeit des Herzens, wobei die Systolendauer, zu verfolgen an der QT-Zeit des EKG, wächst[136]. Die Deutung dieser Veränderungen ist recht problematisch, weil jene von verschiedenen Faktoren abhängig sind. In einer neueren Übersicht erklärt sie Schubert (1969) mit Prozessen, die sich sowohl im Gefäßsystem als auch am Herzen selbst abspielen.

Altersbedingte Veränderungen des *Gefäßsystems* erzeugen eine Umstellung der Tätigkeit des normal funktionierenden Herzens. Es kommt bei normal dimensionierten Herzen zu einem erhöhten arteriellen Belastungsdruck, so daß die isometrische Spannungsentwicklung verstärkt werden muß. Da diese jedoch Zeit braucht, wird die Dauer des Druckanstieges länger[137]. Eine solche Zunahme der isometrischen Druckanstiegszeit ist mehrfach bestätigt worden[138]. Außerdem muß das Herz diesen erhöhten Druck auch während der Austreibungszeit aufrechterhalten, um den Auswurf des vollen Schlagvolumens zu gewährleisten. Häufig wird die Zeit der Druckentwicklung verkürzt, so daß eine verlängerte Anspannungszeit, bedingt durch die stärkere isometrische Spannungsentwicklung, eine verkürzte Austreibungszeit mit sich bringt, was allerdings nicht im Einklang mit Untersuchungen von Aslan et al. (1966) steht. — Ferner entsteht durch eine altersbedingte Verschiebung der Gefäßelastizität von der Aorta zur Peripherie beim alten Menschen eine schnellere Entleerung des arteriellen Windkessels in der Diastole, die wiederum durch Frequenzsteigerung ausgeglichen werden muß[139].

Weitere Veränderungen der Herzmechanik führt Schubert (1969) auf Alternsprozesse des *Herzmuskels* zurück. Gezwungen durch höhere Druckwerte im großen Kreislauf, entsteht eine Hypertrophie des linken Ventrikels, welche die Kraftleistung des Herzens aufrechterhält. Im Alter vermindert sich diese Fähigkeit einer Hypertrophiebildung bis zum völligen Aufhören. Daraus resultiert ein Mißverhältnis zwischen geforderter Leistung und maximal möglicher Kraftentwicklung[140]. Die regressiven Veränderungen des Herzmuskels, welche die Anpassungsfähigkeit durch Hypertrophie vermindern und schließlich beenden, drücken sich auch in einer Bindegewebsvermehrung aus. Daraus ergibt sich eine Abnahme der Dehnbarkeit des Herzmuskels mit der Notwendigkeit, größere Kraft für den gleichen Dehnungsbetrag aufzuwenden. Nach Schubert (1969) muß, anders ausgedrückt, deshalb bei der diastolischen Füllung eine größere Kraft für die Unterbringung des gleichen Volumens im Herzen bereitgestellt werden. Durch die Ver-

---

[136] Michel 1958.   [137] Schubert 1969.   [138] Aslan et al. 1966, Korkuschko 1968.
[139] Schubert 1969.   [140] Humerfelt 1964.

schiebungen der Relation zwischen der contractilen Muskulatur und dem Bindegewebe nimmt die Kontraktionsfähigkeit des Herzens ab, woraus sich eine weitere
Erklärung für die Verlängerung der isometrischen Spannungsentwicklung beim
alten Menschen ableitet.

Die Alternsveränderungen der Herzmechanik sind demnach durch folgende
Phänomene charakterisiert: Zunahme des isometrischen Druckanstieges, Verlängerung der Anspannungszeit, Verkürzung der Austreibungszeit, schnellere
Entleerung in der Diastole, Frequenzerhöhung und Verminderung der Contrac-
tilität. Inwieweit diese Prozesse dem Bereich des „Normalen" zuzurechnen sind,
ist umstritten[141]. Es wird bei der Besprechung des Begriffes „Altersherz" noch
darauf einzugehen sein.

Die Wiedergabe der mechanischen Herztätigkeit ist auch methodisch durch das
Ballistokardiogramm (BKG) möglich, obwohl mit diesem Verfahren auch andere
Parameter erfaßt werden. Im Alternsablauf findet sich ein deutlicher Formwandel
der BKG-Kurve, was auf eine Abnahme der Dehnungsfähigkeit des aortalen Windkessels zu beziehen ist[142]. Andererseits aber lassen sich im höheren Alter häufiger
Kurvenabweichungen nachweisen, die mit der bereits erwähnten Zunahme der
QT-Zeit des EKG sowie Veränderungen der Anspannungs- und Austreibungszeit
bzw. der mechanischen Systolendauer[143] zu erklären sind, bzw. diese Phänomene
bestätigen.

E. Energetik

Das Schlagvolumen als physiologisches Maß der Herzarbeit wird im höheren
Alter als vermindert beschrieben[144]. Das gleiche gilt für das Herzminutenvolumen
als Ausdruck der Herzleistung. Das Problem einer zutreffenden Beurteilung der
genannten Größen im Alter liegt seit je in der Berücksichtigung der Körpergestalt,
insbesondere der Körperoberfläche und des Körpergewichts[145]. Darauf wird in
einer neueren Arbeit von Schröder et al. (1966) ausdrücklich eingegangen.

Die genannten Autoren haben mit der Technik der Farbstoffverdünnungskurven das Herzzeitvolumen unter Berücksichtigung der Altersabhängigkeit und
der Körperbezugsmaße untersucht. Es zeigte sich mit zunehmendem Alter ein
annähernd kontinuierlicher Abfall dieser Größe, was in erster Linie mit einer
Verringerung der Körperzellmasse erklärt wird. In einem unausgewählten Normal-
kollektiv von herzgesunden Männern ließ sich eine gesicherte Abhängigkeit des
Herzzeitvolumens von der Körperoberfläche oder dem Körpergewicht nicht nachweisen, was auch von anderen Untersuchern angegeben wird. Dagegen fand sich
eine straffe Korrelation zwischen Herzzeitvolumen und fettfreier Körpermasse.
Der Herzindex, der sich aus dem Herzzeitvolumen, bezogen auf die Körperoberfläche, ergibt, sinkt nach Strehler (1962) sowie Schröder et al. (1966) mit dem
Alter ab (Abb. 14).

Die Verringerung der Herzleistung führt zu einer Verlangsamung der Blutströmungsgeschwindigkeit und damit zu einer Minderung des Sauerstofftrans-
ports. Dies kann durch eine größere Sauerstoffausschöpfung behoben werden, was
sich in einer Vergrößerung der arterio-venösen Sauerstoffdifferenz ausdrückt. Sie
wird in Ruhe und bei Belastung um 25% signifikant höher als bei jungen Menschen
angesehen[146], was allerdings von Becklake et al. (1965) nicht bestätigt wurde.

Nach Reindell et al. (1961) setzt die verminderte Schlagvolumenleistung
zwischen dem 50. und 60. Lebensjahr ein, wird jedoch durch die Erhöhung der
arterio-venösen Sauerstoffdifferenz kompensiert, was sich in einer Konstanz des

---

[141] Blumberger 1958, Wezler 1958.   [142] Hartleb 1960.   [143] Bürger 1960.
[144] Brandfonbrenner et al. 1955, Hartleb 1960, Granath u. Strandell 1961, 1964.
[145] Bürger 1960, Grässner u. Jungmann 1965.   [146] Granath u. Strandell 1961.

O_2-Pulses ausdrückt. Jenseits des 60. Lebensjahres reicht dann dieser Kompensationsmechanismus nicht mehr aus, um die eingeschränkte Förderleistung auszugleichen. Als indirekter Beweis hierfür wird die Abnahme des O_2-Pulses bzw. die Erhöhung des Quotienten Herzvolumen/O_2-Puls angesehen. Diese Befunde decken sich nach Reindell et al. (1961) mit der Auffassung Wezlers (1958), wonach im Alter unter Belastungsbedingungen ein Mißverhältnis zwischen der Herzgröße bzw. der Masse der Ventrikelmuskulatur und der vom Herzen gegen den steigenden peripheren Widerstand geforderten Arbeit besteht. Wezler (1958) sprach in diesem Sinne von einer latenten *„physiologischen Altersinsuffizienz"*.

Es sei abschließend erwähnt, daß die Ursache der Herzmuskelalterung nach Alpert et al. (1967) mit einer Abnahme der Adenosintriphosphatase-Aktivität der contractilen Herzmuskelproteine erklärt wird. Da die Energiebereitstellung für

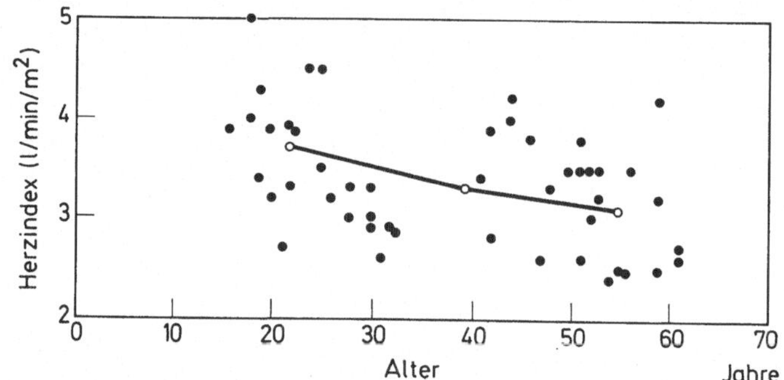

Abb. 14. Herzindex in der Altersabhängigkeit. (Schröder et al. 1966)

die Herztätigkeit nur unter ATP-Spaltung erfolgen kann, erscheint eine altersbedingte Einschränkung der Herztätigkeit aufgrund einer Verminderung der Energiebereitstellung verständlich[147]. Alpert et al. (1967) haben weiterhin festgestellt, daß die Verkürzungsgeschwindigkeit bei verschiedener Last und die Kontraktionszeit bei verschiedener Ausgangslage sich mit zunehmendem Alter verringern. Die Abnahme dieser Parameter und die der ATPase-Aktivität stehen statistisch in einer strengen Korrelation. Die Frage nach Ursache und Wirkung dieser Beziehung ist noch offen.

F. Das Altersherz

Da der Begriff „Altersherz" im deutschen Sprachgebiet sehr verbreitet ist, bedarf er an dieser Stelle einer Diskussion. Als Altersherz ist sicher mit Recht das Herz des älteren Menschen zu bezeichnen, wenn man darunter die bekannten anatomischen und physiologischen Alternsprozesse des Organs versteht. Problematischer ist die Transponierung des Begriffes in die Klinik, wo man nicht selten Patienten mit den Zeichen der Herzinsuffizienz der Diagnose „Altersherz" zurechnet. In dieser Form ist der Begriff sicher nicht haltbar, ebenso wie die Bezeichnung „Myodegeneratio cordis" im klinischen Sprachgebrauch.

Ähnliche Probleme wirft der von Wezler (1958) eingeführte Begriff der „physiologischen Altersinsuffizienz" auf. Unter Herzinsuffizienz versteht man einen Funktionszustand, der gekennzeichnet ist durch das Unvermögen des Herzmuskels, auf dem Wege über die Hämodynamik die Versorgung des Organismus sicherzustellen. Nach Häufigkeit ihrer Ursachen stehen im Präsenium der Blut-

---
[147] Schubert 1969.

hochdruck und das Cor pulmonale, im Senium die Folgen der Gefäßveränderungen in den Coronarien im Vordergrund[148]. Eine „physiologische Altersinsuffizienz", bei der nach WEZLER (1958) der Anstieg des Gefäßwiderstandes und das Anwachsen der Herzarbeit der kontinuierlichen Verminderung des Herzgewichtes entgegengerichtet sind und damit die Insuffizienz bedingen, läßt sich schon wegen der Schwierigkeit, normotone und hypertone Populationen voneinander zu trennen, nur schwer aufrechterhalten. In der klinischen Praxis spielt nach NÖCKER und HARTLEB (1968) eine Herzinsuffizienz aus bloßem Mißverhältnis zwischen dem zur Verfügung stehenden Arbeitsmyokard und der aufzubringenden Herzarbeit allenfalls nur eine untergeordnete Rolle. Vielmehr liegen 90% aller Herzinsuffizienzen alter Menschen coronarsklerotische Herzmuskelveränderungen zugrunde[149], was auch den Befunden von BEREGI (1969) entspricht. Die Kardiosklerose ist somit die eigentliche Alterskrankheit des Herzens[150].

Der Begriff der „physiologischen Altersinsuffizienz" ist demnach abzulehnen, weil eine Herzinsuffizienz der alten Menschen in den weitaus meisten Fällen durch pathologische Veränderungen hervorgerufen wird und das „Vorrücken der Insuffizienzgrenze" als „physiologischer" Vorgang fraglich ist[151]. Auch diese Bemerkung unterstreicht die schon mehrfach dargestellte Problematik der Unterscheidung von orthologischen und pathologischen Alternsveränderungen, die gerade am Herzen nicht selten zu widersprüchlichen Interpretationen geführt hat.

3. Kreislauf

A. Vorbemerkungen

Das zentrale Problem der Alternswandlungen des Kreislaufsystems ist die Arteriosklerose, deren Darstellung den pathologischen Anatomen vorbehalten ist. An dieser Stelle soll lediglich die Frage aufgeworfen werden, inwieweit es möglich und zweckmäßig ist, die normalen Alternsveränderungen der Gefäße von den pathologischen Prozessen abzugrenzen. BÜRGER (1960) versuchte das Problem durch angiochemische Untersuchungen zu klären, die in erster Linie von HEVELKE (1956) durchgeführt wurden. Dabei zeigte sich, daß sich im Laufe des Lebens in den großen Arterien Veränderungen der chemischen Zusammensetzung abspielen, die a priori nicht als krankhaft angesehen werden können. BÜRGER (1960) faßte sie als schicksalsmäßige Alterserscheinungen unter dem Begriff *Physiosklerose* zusammen und stellte sie der *Arteriosklerose* als Krankheit gegenüber. Die Konzeption, daß auch das Gefäßsystem orthologischen Alternsprozessen unterworfen ist, stieß kaum auf Widerspruch, zumal auch andere Autoren die Arteriosklerose nicht als Krankheit ansahen, ohne allerdings einen neuen Begriff zu prägen[152]. Dagegen erwies es sich als äußerst schwierig, den Begriff Physiosklerose in die Klinik einzuführen. Die Physiosklerose, sieht man von der sprachlichen Problematik des Begriffes zunächst einmal ab, tritt klinisch nicht in Erscheinung. Wenn es aber zu objektiv nachweisbaren Gefäßstörungen kommt, wird der Zustand einer Arteriosklerose angenommen. Ihre klinische Manifestation an einem Organsystem, wie Herz, Gehirn oder Extremitäten, hängt letztlich davon ab, ob eine arteriosklerotische Wandveränderung pathologisch-anatomisch zufällig gerade an einer Stelle des Gefäßsystems sitzt, welche für die Blutversorgung des Organes von besonderer Bedeutung ist[153]. Ist das nicht der Fall, kann auch eine Arteriosklerose unbemerkt bleiben. Man hat deshalb in den letzten Jahren den Versuch einer Abgrenzung von Physiosklerose und Arteriosklerose verschiedentlich kriti-

---

[148] MICHEL 1965, NÖCKER u. HARTLEB 1968. [149] LIEBEGOTT 1959.
[150] ANSCHÜTZ u. SCHETTLER 1966. [151] MICHEL 1965.
[152] WEGELIN 1951, STEELE 1952, BREDT 1961. [153] ANSCHÜTZ u. SCHETTLER 1966.

siert[154]. Anschütz und Schettler (1966) halten die Trennung nicht für glücklich, da sowohl anatomisch-pathologisch als auch biochemisch im Grunde gleiche Zustände vorliegen. — Schließlich stieß auch der Terminus Physiosklerose etymologisch auf Einwände. Die Kombination von zwei Begriffen, die das Gesunde und das Krankhafte verbinden, wurde genauso apostrophiert wie die synonyme Benutzung des Wortes physiologisch für normal.

So verständlich diese Einwände auch sein mögen und die Suche nach einem besseren Terminus wünschenswert erscheinen lassen, so wenig sollte aber doch die grundlegende Bedeutung der Konzeption Bürgers (1960) verkannt werden, mit welcher er nach einer Möglichkeit suchte, auch im Bereich des Gefäßsystems den echten Alternsprozeß von krankhaften Vorgängen zu trennen.

Die Ausführungen sollten die Probleme aufzeigen, die sich bei der Beurteilung von altersabhängigen Gefäßveränderungen ergeben. Unter diesem Gesichtspunkt ist bei allen Befunden, die im folgenden zu diskutieren sein werden, die Frage zu stellen, ob sie als orthologische Alternsprozesse einzuschätzen oder bereits einer krankhaften Erscheinung, praktisch der Arteriosklerose, zuzuordnen sind. Es wird im Interesse einer straffen Darstellung auf diese Problematik, die sich wie ein roter Faden durch die gesamte Alternsforschung zieht, nicht mehr im einzelnen eingegangen werden.

B. Arterielles Gefäßsystem

a) Elastizität und Widerstand

Die hämodynamischen Vorgänge in den Gefäßen sind abhängig von deren Struktur. Über die Alternsveränderungen gibt es eine umfangreiche Literatur, die relativ frühzeitig zu wichtigen Erkenntnissen geführt hat. Bürger, der 1960 das Resumée aus diesen Arbeiten zog, konnte feststellen, daß sowohl der Querschnitt[155] wie auch die Länge der Aorta und damit das Gesamtvolumen der Hauptschlagader im Laufe des Lebens ständig zunehmen. Die Dickenzunahme der Aortenwand hält mit der Zunahme ihres Durchschnitts recht genau Schritt[156], wodurch die innere Querspanne der Aortenwand pro Einheit der Druckbelastung konstant erhalten wird. Grundsätzlich die gleichen Verhältnisse wurden an der Lungenschlagader gefunden[157].

Simon und Meyer (1958) haben in einer umfassenden Studie die physiologischen Alternsveränderungen der Aorta untersucht. Sie fanden einen annähernd linearen Anstieg des *Aortenvolumens* mit fortschreitendem Alter, wobei zwischen dem 20. und dem 75. Lebensjahr das Fassungsvermögen der gesamten Aorta um mindestens 60% zunahm (Abb. 15). Das *Speichervolumen*, also jene Flüssigkeitsmenge, die der aortale Windkessel in Grenzen einer bestimmten Druckdifferenz aufzunehmen vermag, nahm in den höheren Altersstufen ab. Bei der *Aorten-Volumendehnbarkeit* unterschieden die Autoren eine Phase der zunehmenden Dehnbarkeit bis zum 20. Lebensjahr von einer Periode des fortschreitenden Dehnbarkeitsverlustes in den höheren Altersstufen (Abb. 16).

Das Fassungsvermögen des Arteriensystems haben Meyer und Ströker (1962) untersucht und eine, wenn auch geringe, Zunahme der Totalkapazität mit steigendem Alter errechnet. Bezogen auf 1 kg Körpergewicht ergab sich ebenfalls eine geringe Vermehrung.

Diese Gesetzmäßigkeiten bedeuten für den Alternsprozeß der Gefäße, daß mit zunehmender Erstarrung der Wandungen eine Vergrößerung des Windkessels einhergeht. Dieser Ausgleichsvorgang ist so gut abgestimmt, daß der elastische

---

[154] Steinmann 1965.   [155] Rössle u. Roulet 1932, Kreuzfuchs 1936.
[156] Rössle u. Roulet 1932.   [157] Meyer u. Schollmeyer 1957.

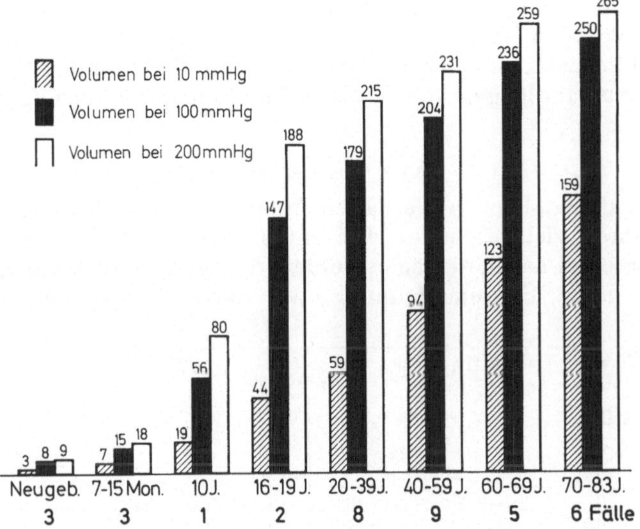

Abb. 15. Aortenvolumen in der Altersabhängigkeit. (SIMON u. MEYER 1958)

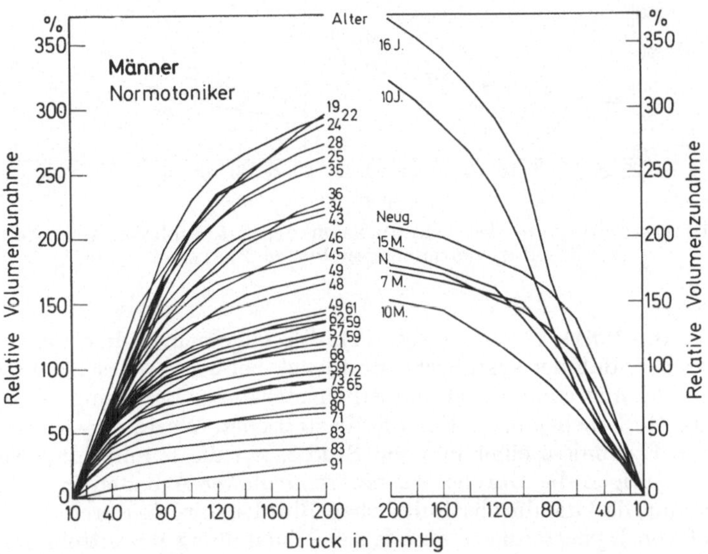

Abb. 16. Volumendehnbarkeit der Aorta in der Altersabhängigkeit (SIMON u. MEYER 1958).
li. Erwachsene (Normotoniker), *re.* Entwicklungsalter

Gesamtwiderstand praktisch in den mittleren Altersstufen unverändert bleibt.
In den höheren Lebensabschnitten hält die altersabhängige Volumenzunahme der
Arterien mit der Windkesselfunktion dagegen nicht mehr Schritt, was bei Frauen
stärker ausgeprägt ist als bei Männern[158].

Die Alternsveränderungen der großen Gefäße sind aber nicht nur durch eine
Verminderung der Elastizität, sondern auch durch eine Zunahme des peripheren
Widerstandes gekennzeichnet, worauf in letzter Zeit IMMS und KELLY (1966) auf-
merksam gemacht haben.

[158] WEZLER 1942.

Die geschilderten Veränderungen der für die hämodynamischen Abläufe grundlegenden Funktionen Elastizität und Widerstand, die mit einer Vergrößerung des Windkessels im Laufe des Lebens verknüpft sind, finden ihren Ausdruck in zahlreichen Alternswandlungen von Kreislauffunktionen, die im folgenden zu diskutieren sind.

b) Arterieller Blutdruck

Über das altersabhängige Verhalten des arteriellen Blutdrucks wurde schon in früheren Jahren viel gearbeitet. Die entsprechenden Publikationen können in Übersichtsarbeiten nachgeschlagen werden[159]. Die Befunde ergaben mit gewissen Variationen große Übereinstimmung, wie auch eine Zusammenstellung von

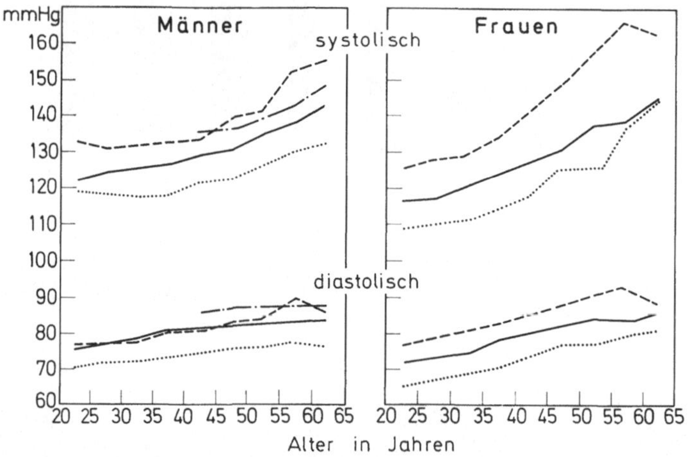

Abb. 17. Durchschnittswerte des Blutdrucks in der Altersabhängigkeit. (Mittelwerte der Weltliteratur, zusammengestellt von Master et al., 1951)

Master et al. (1951) beweist (Abb. 17). Im allgemeinen hat man daraus den Schluß gezogen, daß der systolische Blutdruck bei beiden Geschlechtern mit dem Alter ansteigt, mit einer durchschnittlich stärkeren Erhöhung bei den Frauen jenseits des 40. Lebensjahres. Für die diastolischen Werte ergaben sich ähnliche Regeln. Die Ergebnisse einer neueren Studie, auf die bereits hingewiesen wurde (Abb. 1), bestätigen die Durchschnittswerte früherer Arbeiten[160]. Es wurde auch schon erwähnt, daß die durchschnittlichen Blutdruckwerte durch die zunehmende Häufigkeit von Hypertonikern eine falsche Vorstellung vermitteln könnten. Eine sichere Klärung der Frage, inwieweit sich auch der Blutdruck von kreislaufgesunden alternden Menschen erhöht, dürfte in erster Linie durch Längsschnittuntersuchungen zu erreichen sein. Dabei muß aber mit großen Zeiträumen gerechnet werden, denn nach Gsell (1966) reicht ein 10-Jahres-Intervall nicht aus, um Alternsveränderungen des Blutdrucks statistisch sicher nachzuweisen. In diesem Zusammenhang ist zu ergänzen, daß in den höchsten Altersstufen die durchschnittlichen Blutdruckwerte wieder zurückgehen, was möglicherweise mit dem frühzeitigen Sterben von Hochdruckkranken zu erklären ist[161].

Schließlich muß noch auf methodische Probleme hingewiesen werden, die bei der Beurteilung von Blutdruckwerten auch im Alternsablauf eine Rolle spielen können. So beschrieb Reinle (1963), daß Blutdruckdifferenzen zwischen rechtem

[159] Beulcke et al. 1958, Ries 1959a.　　　[160] Ries et al. 1969.　　　[161] Master et al. 1958.

und linkem Arm um so stärker sind, je höher das Durchschnittsalter ist. Bei 60jährigen betrugen sie über 20 mm Hg.

c) Arterieller Puls

Verschiedene Autoren haben sich, ausgehend von der im Alter abnehmenden Elastizität der großen Gefäße, mit dem Verhalten der *Pulswellengeschwindigkeit* (PWG) befaßt. SCHIMMLER (1965b) fand eine deutliche Verlängerung dieser Größe mit zunehmendem Alter. Da aber die PWG vom Alter *und* vom Blutdruck beeinflußt wird, hat der gleiche Autor ferner die PWG-Alterskurve in der jeweils untersuchten Mitteldruckhöhe auf Blutdruckwerte bezogen, die von einem Dezennium zum anderen möglichst gleich waren, um dadurch „reine" PWG-Alterskurven zu erreichen. Die schon früher[162] beschriebene S-Form der PWG stellt nach seinen Ergebnissen einen Überlagerungseffekt aus Blutdruck und Alter dar, denn mit dem Blutdruck nahm die Anstiegssteilheit der PWG-Alterskurve zu. Dies wurde als Hinweis für das schnellere Altern der Hochdruckaorten im Vergleich zu den Normaldruckaorten angesehen. Bei niederem Blutdruck war der Alternsgang langsamer als im Normaldruckbereich. Bei hohem Blutdruck nahm vom 55. Lebensjahr an die Anstiegssteilheit der PWG-Altersgruppe ab, was als Ausdruck einer „Absterbeauslese" der Hypertoniker gedeutet wurde.

ZANGENEH und NASSERESLAMI (1967) untersuchten die PWG im Bein. Sie fanden bis zum 30. Lebensjahr einen mäßigen Anstieg, dann aber keine Altersabhängigkeit mehr. Die PWG lag bei den Frauen niedriger, nach dem 30. Lebensjahr glich sich der Geschlechtsunterschied aus. Zwischen der Höhe des diastolischen Blutdrucks und der PWG bestand eine enge Korrelation.

Die Ergebnisse lassen klar werden, daß auch die lange Zeit als „klassisch" angesehene Alterskurve der PWG von WEZLER und STANDL (1936) unter dem Aspekt der zunehmenden Häufigkeit pathologischer Prozesse, hier des Blutdrucks, zu betrachten ist. SCHIMMLER (1965b) glaubt aufgrund seiner Ergebnisse nicht an das Wirksamwerden eines kollagenen „Korsetts"[163]. Bei dem sehr hohen Elastizitätsmodul der kollagenen Fasern, der etwa um 3 Zehnerprozente höher liegt als der elastischer Fasern, müßte sonst die PWG wesentlich steiler ansteigen, als den Beobachtungen entspricht. Diese Überlegungen decken sich mit Befunden von KOMASZEWSKI (1966), wonach die PWG ohne Rücksicht auf das Alter am höchsten bei Hypertoniekranken ist bzw. vom Ausmaß der Arteriosklerose abhängt[164].

Klarheit könnte auch hier die Längsschnittforschung bringen. MONNIER (1966) hat bei solchen Studien eine deutliche Zunahme der PWG bis etwa 0,9 msec innerhalb von 9—10 Jahren feststellen können.

Mit dem altersabhängigen Ausfall der Oscillographie, welche das Verhalten der *Pulswellengröße* erfaßt, hat sich WARBANOW (1967) auseinandergesetzt. Er sah phasenartige Alternsveränderungen der oscillographischen Kurven, die an den unteren Extremitäten stärker ausgeprägt waren als an den oberen.

d) Blutströmung

Untersuchungen über altersabhängige Veränderungen der Blutströmung betrafen vor allem die Blutströmungsgeschwindigkeit und die Kreislaufzeit.

Nach alten Untersuchungen[165] soll die *Blutströmungszeit* im Alter auf das Doppelte der Normwerte ansteigen. SCHRÖDER und BÖRNER (1958) haben zwar ebenfalls eine Verlängerung dieser Größe im hohen Alter beobachtet, fanden aber gleichzeitig sehr hohe Schwankungen, so daß sie zur Klärung auch dieser Frage die Längsschnittuntersuchung empfahlen.

---

[162] WEZLER u. STANDL 1936.   [163] BADER 1963.   [164] RAHIER 1961.
[165] MATTHES et al. 1940.

Die *Kreislaufzeit*, also die Zeitspanne, in der ein Blutteilchen von einem Punkt des Kreislaufsystems zu einem anderen, entfernten Punkt gelangt, wurde unter Berücksichtigung von Alter, Geschlecht und Körperlänge von Börner et al. (1964) untersucht. Sie fanden mit zunehmendem Alter eine statistisch gesicherte Verlängerung dieser Größe (Abb. 18), die jedoch bei beiden Geschlechtern unterschiedlich war. Bei Frauen blieb die Kreislaufzeit bis zum 50. Lebensjahr konstant und stieg erst dann deutlich an, bei Männern fand sich ein Anstieg bis zum 50. Lebensjahr mit anschließendem konstantem Verlauf. Die Kreislaufzeit nahm bei den Männern allerdings signifikant mit der Körperlänge zu, was beim weiblichen Geschlecht nicht der Fall war. — Borney (1961) fand keine deutliche Altersabhängigkeit der Kreislaufzeit, wohl aber eine Beziehung zum Körpergewicht. — Diese Angaben weisen nachdrücklich auf ein Problem hin, das in der Alternsforschung lange Zeit unberücksichtigt geblieben ist, nämlich die Bedeutung der Körpergestalt für den Alternsprozeß. Es wird darüber noch einiges zu sagen sein.

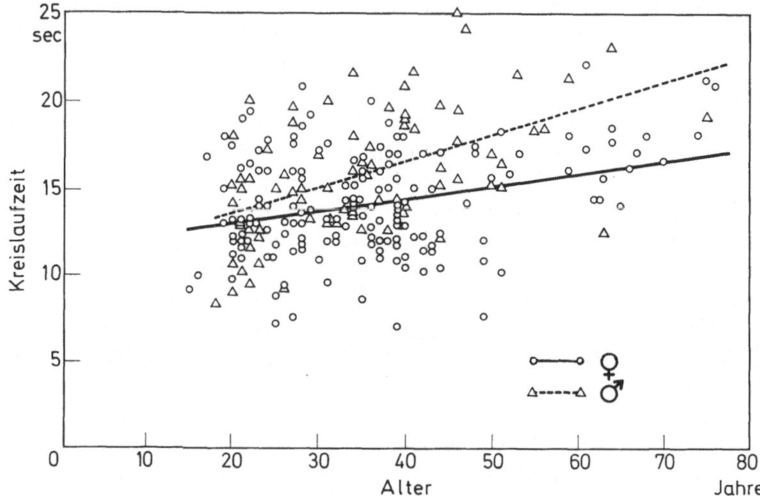

Abb. 18. Lineare Regression der Kreislaufzeit in der Altersabhängigkeit. (Börner et al. 1964)

Börner et al. (1964) gehen in der Diskussion ihrer Ergebnisse noch auf einen anderen Faktor ein, der bisher nicht erwähnt wurde, die *Viscosität*. Hierüber liegen Untersuchungen vor, nach denen die mittlere Viscosität des Blutes mit zunehmendem Alter bei beiden Geschlechtern ansteigt. Die Verlängerung der Kreislaufzeit bei alten Menschen könnte deshalb auch mit diesem Befund erklärt werden.

C. Regionäre Kreislaufabschnitte

a) Coronarkreislauf

Nach Vine (1959) sind etwa 85—90% aller Herzinsuffizienzen bei alten Menschen auf coronarsklerotische Herzmuskelerkrankungen zurückzuführen. Mag diese Zahl auch etwas zu hoch erscheinen[166], so unterstreicht sie doch in eindrucksvoller Weise die große Bedeutung des Coronarkreislaufes für den alternden und alten Menschen. Ausführliche Hinweise auf Epidemiologie, Morbidität oder Mortalität der coronaren Durchblutungsstörungen einschließlich des Herzinfarktes

---

[166] Michel 1965.

finden sich bei HAUSS und WÜST (1965) sowie SCHETTLER und BOYD (1969). Nach BRETSCHNEIDER et al. (1962) ist die Coronarreserve, worunter er die maximal mögliche Durchblutungszunahme des Myokards versteht, im Alter eingeschränkt, ohne daß entscheidende hämodynamische Größen, wie Blutdruck und Herzfrequenz, sich verändern. Normalerweise erlaubt die Coronarreserve einen Durchblutungsanstieg auf das Vierfache der Ruhedurchblutung. Beim alten Menschen kann infolge der Einschränkung der Coronarreserve die Durchblutung der Herzkranzgefäße bei einer Leistungsanforderung nicht adäquat gesteigert werden. Die Folge ist ein Sauerstoffmangel, der sich besonders für das alternde Herz nachteilig auswirkt. WARNKE (1969) stellte fest, daß durch die eingeschränkte O_2-Versorgung des Myokards und die Diskrepanz dieses Befundes zur Druckbelastung des linken Herzens sowohl Anatomie als auch Funktion des Herzens im Alter bestimmt werden.

Es ist natürlich die Frage, ob die geschilderten Phänomene als Erscheinungen eines „normalen" Alterns gewertet werden können. Leider existieren kaum Untersuchungen über die Altersveränderungen coronarer Funktionen. Die Ursache dafür mag nach LEGNAILOLI (1962) darin liegen, daß das Studium der myokardialen Durchblutung wegen methodischer Schwierigkeiten außerordentlich komplex ist. Der Autor hat mit radiokardiographischen Verfahren gewisse Altersunterschiede festgestellt, die er aber lediglich als klinische Vergleichsparameter ansah und nicht als exakte Gradmesser für Durchblutung und Volumen der coronaren Zirkulation.

b) Hirnkreislauf

Über den anatomischen Zustand der Hirngefäße im Altersablauf haben sich RUPPRECHT und SCHERZER (1962) geäußert. Durch Anwendung der cerebralen Angiographie konnten sie unter anderem nachweisen, daß die Lumenweite der Arteria carotis interna mit steigendem Alter zunimmt. Gleichzeitig entwickelt sich eine Elongation der Gefäße mit Schleifen- und Schlingenbildung. Der Carotissiphon zeigt mit zunehmendem Alter Formveränderungen mit Neigung zur Ausbildung der sog. Omegaform, bei welcher die Siphonkrümmungen besonders betont sind. Angiographische Serienuntersuchungen ließen erkennen, daß die Zirkulationsgeschwindigkeit im Hirnstromgebiet im höheren Lebensalter deutlich abnimmt.

BERNSMEIER und GOTTSTEIN (1958) haben sich speziell mit dem Verhalten der Hirndurchblutung im Alter auseinandergesetzt. Dabei wiesen sie nach, daß die Durchblutung nach dem 50. Lebensjahr eindeutig zurückgeht, während sich gleichzeitig der Gefäßwiderstand erhöht (Abb. 19). Mit der Verminderung der Hirndurchblutung geht auch der Sauerstoffverbrauch der Gewebe zurück. Die Frage, inwieweit die Befunde auf pathologische Gefäßprozesse zurückzuführen sind, beantworteten BERNSMEIER und GOTTSTEIN (1958) durch Hinweise auf klinische Symptome. Die größte Gruppe der Untersuchten, nahezu 40%, wiesen keine cerebralen Symptome auf. Hier entsprachen Hirndurchblutung und Sauerstoffverbrauch den normalen Mittelwerten. Die Autoren schlossen daraus, daß man demnach im höheren Lebensalter noch durchaus eine normale Hirndurchblutung haben kann. Natürlich schränkt diese Feststellung wiederum die Bedeutung der dargestellten Kurven als „Normalwerte" ein, da sie ein heterogenes Personengut betrafen.

Der Einfluß des Alterns auf Veränderungen des extracranialen Kreislaufes während einer Hypoxie untersuchte SIMONSON (1961) mit Hilfe von plethysmographischen Volumenpulskurven an der Stirn. Es ergab sich ein größerer Anstieg des extracranialen Volumenpulses unter Hypoxie, der auf periphere und zentrale

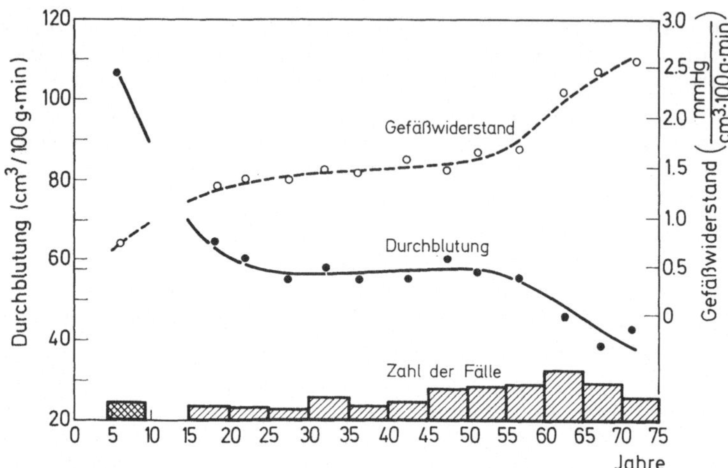

Abb. 19. Hirndurchblutung und Gefäßwiderstand in der Altersabhängigkeit. (Bernsmeier u. Gottstein 1958)

Faktoren zurückgeführt wurde, wie z. B. höheren Blutdruck mit steigendem Widerstand und zunehmende Pulswellengeschwindigkeit.

D. Venen

Nach Hieronymi (1958) sind die altersbedingten Strukturveränderungen der Venen durch eine Zunahme des Fassungsvermögens gekennzeichnet. Ebenso nimmt die mittlere Wanddicke der Venen zu, was in gleicher Weise die Klappen betrifft[167].

Das Verhalten des *Venendrucks* wurde in früheren Arbeiten unterschiedlich beurteilt. Die systematischen Untersuchungen von Techel (1943) lassen es aber doch als wahrscheinlich gelten, daß der in der Vena cubitalis gemessene Druck mit zunehmendem Alter absinkt. Als maßgebliche Ursache für dieses Phänomen sieht Bürger (1960) die Ausweitung des venöses Stromgebietes an.

In einer neueren Arbeit hat Michailowa (1965) angegeben, daß Venendruckerhöhungen im Alter praktisch auf pathologische Prozesse, vor allem auf Rechtsherzschäden zurückzuführen sein sollen.

E. Terminale Strombahn

Lange Zeit hat man in der Alternsforschung die Veränderungen der terminalen Strombahn, also des Capillargebietes, nicht für interessant gehalten. In dieser Hinsicht hat sich aber in den letzten Jahren ein entscheidender Wandel vollzogen. Aufgrund verschiedenartiger Untersuchungen haben manche Gerontologen die Alternsveränderungen des peripheren Kreislaufterritoriums sogar als eine der Hauptursachen des Alterns selbst angesehen[168]. Auch Bürger hat in seinen letzten Lebensjahren den Capillarveränderungen immer stärkere Beachtung geschenkt und sie als ein zentrales Problem angesehen. Es scheint deshalb zweckmäßig, dieser Problematik unter Berücksichtigung neuerer Arbeiten etwas breiteren Raum zu widmen. Die frühere Literatur wurde an anderer Stelle zusammengefaßt[169].

---

[167] Hegemann u. Flesch 1965.   [168] Franklin 1950, Bastai 1955, Bourlière 1958.
[169] Ries 1956a.

a) Struktur

Es herrscht heute im allgemeinen darüber Übereinstimmung, daß sich die Capillarwand im Laufe des Lebens verändert. Nach LEUTERT (1962) ist dieser Vorgang durch eine zunehmende Verdickung der Basalmembran gekennzeichnet. LANG (1957) berichtete über Verdichtungen der Mucopolysaccharidstrukturen im Grundhäutchen der Synovialiscapillaren großer Gelenke. Diese soll durch die Einlagerung und Vergröberung von argyrophilen Fasernetzen und Pericyten bewirkt werden. ROTTER (1956) berichtete über altersabhängige Veränderungen der Polster- und Sperrarterien im Sinne einer Sklerose, die auf morphologische Alternsveränderungen auch im peripheren Stromgebiet schließen lassen.

Neue Impulse erhielt die Capillarforschung durch die Einführung der Elektronenmikroskopie, wie die Untersuchungen von HAMMERSEN (1966) gezeigt haben. BLOOM et al. (1959) sahen eine Zunahme der glomerulären Basalmembran von 1 100 Å bei Neugeborenen und Säuglingen bis auf 2 700 Å bei älteren Kindern und Erwachsenen. Da jedoch in der Glomerulumcapillare durch die Blutdruckveränderungen besondere Verhältnisse vorliegen, könnte die Verbreiterung der Basalmembran auf Blutdrucksteigerungen zurückgeführt werden. Es ist demnach nicht ohne weiteres möglich, diese Befunde auf die Capillaren anderer Organe zu übertragen. — KREBS und DAVID (1962) fanden bei sehr alten Ratten im Vergleich zu einigen neugeborenen eine deutliche Verbreiterung der Basalmembran.

Auch mit Hilfe der Intravitalmikroskopie[170] hat man an der Conjunctiva Alternsveränderungen der Haargefäße nachgewiesen. MASSONI und PIOVELLA (1967) beschrieben dabei als besonders typisch bei alten Menschen das Vorkommen von Mikroaneurysmen.

Die relativ wenigen Befunde gestatten noch keinen geschlossenen Überblick über die strukturellen Alternsveränderungen des Capillargebietes. Sichergestellt scheint lediglich die erwähnte Verdickung, die naturgemäß zu funktionellen Veränderungen führen kann. Unsicher ist jedoch, ob die Verdickung tatsächlich mit einer Verdichtung parallel geht oder ob die Breitenzunahme nicht auch durch eine Auflockerung bzw. Quellung bedingt sein kann.

b) Funktionen

Die klassischen Funktionen der kleinen Blutgefäße sind die Reaktionsfähigkeit, die Capillarresistenz und die Capillarpermeabilität[171]. Durch die in letzter Zeit sich immer stärker entwickelnde Mikroangiologie als klinische Arbeitsrichtung[172] ist die Skala der Untersuchungsmethoden erheblich erweitert worden. Da die meisten aber in bezug auf Alternsveränderungen bisher kaum erforscht wurden, kann im folgenden die alte Einteilung im Prinzip beibehalten werden, unbeschadet der Tatsache, daß die selektive methodische Erfassung einer einzigen Funktionsprobe im Capillarbereich besonders schwierig ist.

α) Reaktionsfähigkeit. Mehrdimensionale Untersuchungen haben gezeigt, daß die Capillaren alter Menschen auf Reize der verschiedensten Art langsamer reagieren. KNOBLOCH (1958) beobachtete dieses Phänomen bei der Anwendung von chemischen, aktinischen und thermischen Reizen und bestätigte gleichzeitig die schon früher[173] nachgewiesene Verlängerung der dermographischen Latenzzeit, also dem Eintreten eines roten Dermographismus.

β) Capillarresistenz. Unter Capillarresistenz versteht man die Fähigkeit der Capillarwand, mikroskopisch sichtbare corpusculäre Elemente in der Blutbahn zu

---

[170] ILLIG 1961.   [171] KÜCHMEISTER 1953.   [172] BARTELHEIMER u. HARDERS 1967.
[173] HOFF u. KESSLER 1933.

13*

halten. Sie wird gemessen an der Durchlässigkeit der Capillarwand für Erythrocyten nach einem bestimmten Unter- oder Überdruck. Eine Sonderform der Capillarresistenzschwäche ist die Capillarfragilität oder -brüchigkeit. Diese manifestiert sich beim bekannten Rumpel-Leede-Phänomen.

Nach den Arbeiten früherer Autoren nimmt die Capillarresistenz mit zunehmendem Alter ab. Nach OEHME und HABERLAND (1957) sind die Resistenzwerte bei Frühgeburten am niedrigsten, bis zur Pubertät ist dann ein Anstieg zu verzeichnen. Bei Erwachsenen ist die Capillarresistenz nahezu konstant, nimmt aber mit zunehmendem Alter allmählich ab, um schließlich wieder die für das Säuglingsalter typischen Werte zu erreichen. BRÜSCHKE (1955) sah eine Verminderung bei Personen über 60 Jahren. — Auch spätere Untersuchungen haben die Zunahme der Capillarbrüchigkeit im Alter bestätigt (Mosso et al. 1962), so daß im allgemeinen beim alten Menschen eine verminderte Resistenz der kleinsten Blutgefäße angenommen werden kann, was auch GABOR (1960) beobachtete. Gewisse Widersprüche in den Kurvenverläufen sind durch methodische Unterschiede und durch die im Alter stärkere Inhomogenität der Versuchspersonen zu erklären, obwohl nach HOLMGREN (1957) die Capillarfragilität vom Blutdruck unabhängig sein soll.

γ) **Permeabilität.** Als Capillarpermeabilität bezeichnete KÜCHMEISTER (1953) die Durchlässigkeit der Capillaren für Wasser mit echt oder unecht gelösten Stoffen. Diese Definition konnte zu einer Zeit genügen, da man über die diffizilen Vorgänge bei der Permeationsfähigkeit der kleinsten Blutgefäße noch nicht ausreichend informiert war. In der Zwischenzeit hat sich aber die Erkenntnis durchgesetzt, daß die Passierfähigkeit der Gefäßwand nicht nur von den Capillaren selbst, sondern auch vom Verhalten des ganzen Capillarbettes von den terminalen Arteriolen bis zu den Venolen abhängt. Sie betrifft also den gesamten Gefäßabschnitt, den man heute als „*terminale Strombahn*" oder „*Endstrombahn*"[174] bezeichnet. Diese Begriffe sind nicht unbedingt identisch mit dem Terminus „*Mikrozirkulation*", worunter man im angloamerikanischen Sprachgebiet in erster Linie die Ergebnisse der Intravitalmikroskopie versteht. Es wird noch darauf einzugehen sein, inwieweit der Vorgang der eigentlichen Permeabilität von anderen Faktoren reguliert wird, die nicht unmittelbar mit der Capillarwand zu tun haben. Ferner kann man, wie schon angedeutet, nicht schlechthin von Capillaren sprechen, sondern muß Glomerulum-, Lungen-, Lebercapillaren usw. unterscheiden, mit deren regionären Eigentümlichkeiten auch funktionelle Unterschiede verbunden sein dürften.

Diese wenigen Hinweise zeigen die Schwierigkeiten auf, welche schon bei einer theoretischen Analyse der Permeabilitätsvorgänge zu überwinden sind. Nicht weniger problematisch sind die methodischen Wege, die man beschreiten muß, um den Stoffaustausch im peripheren Kreislaufgebiet zu erfassen. Es sind grundsätzlich zwei Verfahren möglich.

1. Untersuchung der Passierfähigkeit der Capillaren in der Richtung von der Blutbahn in die Gewebe. In die Kategorie dieser Methoden gehören das Canthaaridenblasenverfahren sowie der Stauversuch von LANDIS et al. (1932). Vor allem die letzte Methode wurde verschiedentlich unter dem Aspekt der Altersabhängigkeit eingesetzt[175]. Es wurde sowohl eine Erhöhung als auch eine Verminderung der Capillardurchlässigkeit mit zunehmendem Alter beschrieben. Die Widersprüche

---

[174] ILLIG 1961.
[175] RIES 1956a, RUOL 1958, ASLAN et al. 1959a, b, CAMPEANU 1959, ASLAN et al. 1961.

wurden von den Autoren mit unterschiedlicher Zusammensetzung des Probandengutes erklärt. Im allgemeinen herrscht aber Übereinstimmung, daß die angewandten Methoden für eine exakte Klärung der Fragestellung nicht mehr ausreichen.

2. Untersuchung der Capillarpermeabilität durch Messung des Abtransports bestimmter Substanzen aus den Geweben in die Blutbahn. In einfacher Weise läßt sich dieser Prozeß durch die Injektion von Hautquaddeln verwirklichen. HERTWIG (1965) fand mit dieser Methode eine deutliche Verzögerung der Quaddelresorption nach Verabreichung von 5,4%iger Dextroselösung. Durch Unterspritzung der Quaddeln mit Hyaluronidase wurde im Sinne des „spreading-factor" eine Verbesserung der Resorptionszeit beobachtet, die aber den gleichen Altersgesetzen unterlag (Abb. 20).

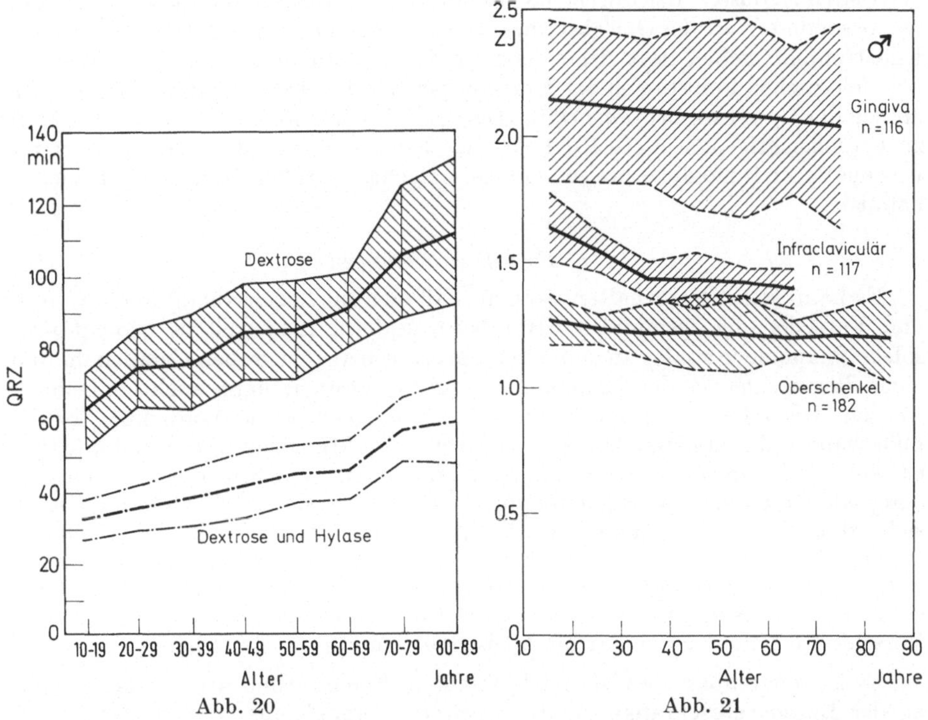

Abb. 20. Mittelwerte der Quaddelresorptionszeit in der Altersabhängigkeit. (HERTWIG 1965)
Abb. 21. Gewebsclearance mit ^{131}Jod in der Altersabhängigkeit. (RIES 1968)

Als besonders wertvoll hat sich in den letzten Jahren die *Gewebsclearance* mit radioaktiven Stoffen nach KETY (1949) zur Prüfung der Passierfähigkeit der Blutgewebsschranke erwiesen. Das Prinzip beruht darin, daß man den Abtransport radioaktiver Substanzen, wie ^{131}Jod oder ^{132}Jod aus dem Gewebe verfolgt und aus der Schnelligkeit der Resorption Rückschlüsse auf die Permeabilität zieht. Diese Verfahren wurden in jüngster Zeit systematisch weiterentwickelt[176]. Durch verschiedene Versuchsreihen, die 1968 zusammengefaßt wurden[177], konnte eine deutliche Hemmung der Gewebsclearance mit zunehmendem Alter nachgewiesen werden (Abb. 21).

[176] DEJMAL 1969.   [177] RIES 1968.

Es sei ergänzt, daß radioaktive Isotope auch in der umgekehrten Richtung zur Prüfung der Altersabhängigkeit der Permeationsfähigkeit des Capillargebietes eingesetzt wurden. Strajman et al. (1956) sahen mit zunehmendem Alter nach intravenöser Injektion eine deutliche Verlängerung der Austrittsgeschwindigkeit von [24]Natrium. Casassa et al. (1958, 1960) beschrieben mit Albumin-[131]Jod ebenfalls eine Verminderung im hohen Alter, bezogen diesen Vorgang aber mehr auf eine Verringerung der Albuminkonzentration und des Plasmavolumens.

Sicher wäre es verfehlt, aus Resorptionsmessungen lediglich auf das Verhalten der Permeabilität schließen zu wollen. Nach Vetter und Veall (1960) ist die Capillardurchlässigkeit nur *eine* Größe, welche den Ablauf des beobachteten Resorptionsvorganges bestimmt. Daneben spielen noch die arterielle Durchblutung, der Lymphabfluß, die Diffusionsrate der Ionen sowie der Anteil des arteriellen Zuflusses, der durch die arteriovenösen Anastomosen läuft, eine Rolle. Der besondere Wert der Gewebsclearance für das Studium von Alternsprozessen im Endstrombahngebiet liegt sicher darin, daß die Methode in komplexer Weise die physiologischen Funktionen der Kreislaufperipherie durch das klinisch so wichtige Modell der Gewebsresorption erfaßt. Dabei sind sicher noch weitere Gegebenheiten zu berücksichtigen, wie etwa der Ort der Injektion, die Dicke der untersuchten Gewebe[178] und möglicherweise das Geschlecht, worüber bisher nicht viel bekannt ist.

c) Schlußbetrachtungen

Es kann somit festgehalten werden, daß sich im Lebensablauf auch Struktur und Funktion der terminalen Strombahn ändern. Inwieweit es berechtigt ist, solche Phänomene analog zu den Alternsprozessen an den großen Gefäßen im Sinne einer Physiosklerose der Capillaren zu interpretieren, kann nicht entschieden werden. Die schwerwiegende Frage, ob die nachgewiesene Verdickung der Capillarwand in den höheren Altersstufen zu einer funktionellen Einschränkung führt, ist aufgrund verschiedener Befunde bejahend zu beantworten, zumindest für einige der untersuchten Körperregionen. Die verschiedentlich vorgetragene Ansicht, daß die bei alten Menschen häufig auftretenden Ödeme eine Erhöhung der Permeabilität im Alter beweisen würden, erscheint wenig stichhaltig, da in solchen Fällen nicht mehr von gesunden Menschen gesprochen werden kann. Auch Untersuchungen von Sherkhonin (1969) sowie Tschebotarew (1966) sprechen für eine Verschlechterung der Capillardurchlässigkeit bei älteren Menschen.

Es ist vorstellbar, daß die nachgewiesene Erschwerung des Stoffaustausches an der Blutgewebsschranke für den gesamten Organismus von schwerwiegender Bedeutung ist. Aus solchen Überlegungen heraus haben Bürger (1960) und die erwähnten Autoren[179] die Hauptursache des Alterns in einer Involution des Capillarsystems gesehen. Diese Meinung kann heute nur noch als bedingt richtig angesehen werden, denn es muß und wird das Bestreben der experimentellen Gerontologie sein, derartige Prozesse in bestimmten Organsystemen auf ihre eigentlichen Ursprünge im molekularbiologischen Bereich zurückzuführen.

Und nicht zuletzt lehrt das Studium der Alternsveränderungen in der Kreislaufperipherie, wie problematisch die selektive Betrachtung funktioneller Parameter bei der Beurteilung von Alternsvorgängen sein kann. Die folgende Übersicht zeigt, mit welchen Faktoren u.a. bei der Beurteilung mikroangiologischer Funktionen im Alter gerechnet werden muß.

---

[178] Ries u. Schuster 1961.
[179] Franklin 1950, Bastai 1955, Bourlière 1958.

Tabelle 1. *Alternsveränderungen in der Kreislaufperipherie*

Blut:	*Lymphgefäße:*
Proteinverschiebungen	Quantitativer Rück-
Lipidverschiebungen	gang
Viscositätszunahme	Verödung
Capillardruckerhöhung (?)	*Capillaren:*
Kolloiddruckverminderung (?)	Verdickung
Strömungsverlangsamung	Erweiterung
Gewebe:	Reaktionsverminderung
Verschiebungen in der Grund-	Resistenzverminderung
substanz	Permeabilitätsver-
Faserveränderungen	minderung
Wasserverarmung	
Innendruckverminderung	

Die Permeabilitätsverminderung ist demnach nur ein Teil der Alternswandlungen des ganzen Systems.

4. Atmung

A. Vorbemerkungen

Zum besseren Verständnis der aufzuführenden Untersuchungen über das Verhalten der Atem- und Lungenfunktionen im Lebensablauf scheinen einige terminologische Vorbemerkungen zweckmäßig, wobei die von SCHMENGLER und LOOS (1967) gewählte Einteilung der Abläufe und die benutzten Definitionen weitgehend zugrunde gelegt werden. Weitere methodische Angaben sind dem Werk von VENRATH (1962) entnommen.

Das Transportsystem, das den Sauerstoff der Umgebungsluft zur Zelle und die Kohlensäure zur Umgebungsluft befördert, wird als *äußere Atmung* bezeichnet. Unter *innerer Atmung* wird dagegen die Reaktion des Sauerstoffs mit der Zelle sowie die Bildung der Endprodukte CO_2 und H_2O verstanden. Der gesamte Prozeß der Atmung wird wie folgt eingeteilt:

1. Ventilation. Umfaßt den Transport des Sauerstoffs von der Umwelt bis an die Gas-Blut-Grenze der Alveolen (umgekehrt für Kohlensäure).

2. Gasaustausch. Betrifft den Übertritt des Sauerstoffs von der Gasphase ins Blut (umgekehrt für Kohlensäure). Der Zufluß von venösem Blut für die erforderliche Arterialisierung wird als *Perfusion* bezeichnet. Der Ort des Gasaustausches zwischen Luft und Blut ist die Alveole. Blut und Alveolarluft sind durch eine dünne Gewebsschicht, die alveolo-capilläre Membran, voneinander getrennt. Der Übertritt des Gases in das Blut ist die *Diffusion.*

3. Zirkulation. Beinhaltet den Transport der Gase Sauerstoff und Kohlensäure im Sinne einer *Atemfunktion des Blutes.*

4. Atmungs- und Kreislaufregulation. Die Prozesse der Ventilation und Zirkulation werden durch entsprechende *Regulationsmechanismen* gesteuert.

Die Methoden zur Erfassung der einzelnen Phasen wurden in den letzten Jahren hoch entwickelt. Auf Einzelheiten kann nicht eingegangen werden. Im Prinzip sind zwei Formen von Lungenfunktionsprüfungen zu unterscheiden:

1. Spirometrie bzw. Spirographie. Diese Verfahren ermöglichen eine quantitative Aussage über die Ventilationsvorgänge in der Lunge, können aber auch indirekt auf Störungen des Gasaustausches hinweisen.

2. Blutgasanalysen. Hierdurch erhält man einen Einblick in die Gasverhältnisse des Blutes und findet im Erfolgsorgan das Resultat aus Ventilation, Perfusion und Diffusion.

B. Atemmechanik

Da die Lungenfunktionen weitgehend von der Funktionsfähigkeit des gesamten Brustkorbes abhängig sind, bedarf es einiger Hinweise auf strukturelle und mechanische Alternsveränderungen.

Es ist sicher, daß im Laufe des Lebens ein Elastizitätsverlust am Thorax eintritt, der in erster Linie durch eine Verknöcherung der Rippenknorpel bedingt ist. Die Folge ist eine Einschränkung der Ventilationsbewegung verbunden mit einer inspiratorischen Starre[180]. Auch die Lunge selbst unterliegt im Alter einem eindeutigen Elastizitätsverlust mit Rarefizierung der Alveolarsepten. Die Altersabhängigkeit der Dehnungsfähigkeit der Lunge, der *Compliance*, wurde unter anderem von Worth und Muysers (1967) im Rahmen von Studien über die Atemmechanik untersucht. In ihren Ergebnissen fand sich vom 20.—60. Lebensjahr ein Rückgang der statischen Compliance von etwa 10%, der dynamischen Compliance — gemessen bei einer Atemfrequenz von 45/min — von etwa 20%. Umgekehrt nahm die Atemarbeit gegen viscöse Widerstände, geprüft bei einer Atemfrequenz von 15/min, um 20% zu. Ein ähnlicher Trend ergab sich für die Atemarbeit bei einer Frequenz von 45/min. Auch bei der *Resistance* war ein Anstieg von etwa 10% zu verzeichnen. Ähnliche Angaben finden sich bei Petit et al. (1962).

Die nachgewiesenen Alternsveränderungen an Thorax und Lunge erinnern an das klinische Bild des Emphysems und es kann ohne Zweifel angenommen werden, daß auch in dieser Hinsicht fließende Übergänge zwischen orthologischen und pathologischen Phänomenen bestehen.

Auch Atembewegung und Atemfrequenz ändern sich im Lebensablauf. Kehrel (1962) fand eine deutliche Altersabhängigkeit der *Atembewegung*, bezog diese aber im allgemeinen auf das Vorliegen eines Emphysems und nicht auf normale Alternsabläufe. — Knobloch und Hilscher (1958) haben die Zahl der Atemzüge unter Berücksichtigung des Alters gemessen und eine Zunahme der Frequenz gefunden, die allerdings von anderen Autoren nicht bestätigt wurde.

Reuter und Köhler (1968) haben sich für die Altersabhängigkeit der Bronchialschleimhaut interessiert. Bei bronchoskopischen Untersuchungen an 500 Personen sahen sie parallele, eisenbahnschienenförmige Längsfalten öfters bei Patienten mit chronischer Bronchitis als in der gleichen Altersgruppe ohne dieselbe.

C. Ventilation

a) Lungenvolumina

Die Bestimmung der Lungenvolumina erfolgt durch die Spirometrie. Über die Altersabhängigkeit einzelner Größen sind mit den verschiedensten Verfahren zahlreiche Untersuchungen vorgenommen worden[181] u. a. Einige der wichtigsten Ergebnisse seien dargestellt.

Übereinstimmend wurde nachgewiesen, daß das maximale *Atemvolumen* (Vitalkapazität) etwa bis zum 25. Lebensjahr ansteigt und sich dann im Laufe des Lebens ständig vermindert (Abb. 22). Dieser Befund ist ein klassisches Beispiel dafür, wie ein physiologischer Wert durch die Phasen der Entwicklung und der Rückbildung in gegensinniger Weise geprägt werden kann. — Das *Residualvolumen*, das bei stärkster Exspiration noch in der Lunge verbleibende Gasvolumen, nimmt dagegen im Laufe des Daseins ständig zu. Die Vermehrung

---

[180] Fischer 1954.
[181] Horn u. Schindowski 1957, Knobloch u. Hilscher 1958, Strehler 1959, Brožek 1960, Zehnder 1960, Hollmann et al. 1961, Petit et al. 1962, Fruhmann u. Ziegler 1963, Natarajan u. Viswanathan 1966.

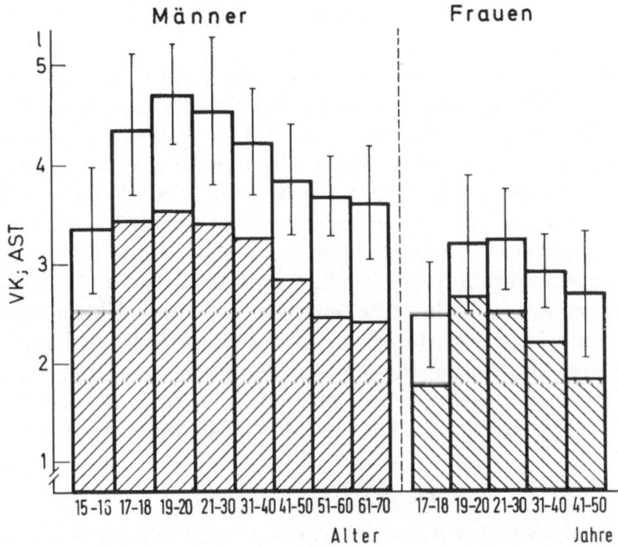

Abb. 22. Vitalkapazität und Atemstoßtest (schraffiert) in der Altersabhängigkeit.
(LUTHER u. SCHLEUSING 1969)

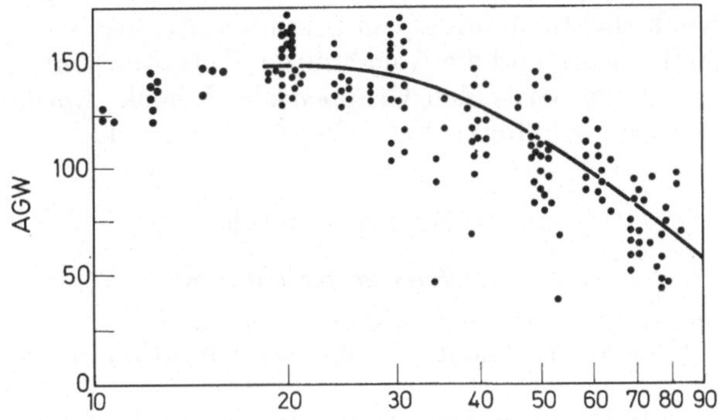

Abb. 23. Atemgrenzwert in der Altersabhängigkeit. (VENRATH 1962)

beträgt beim gesamten Residualvolumen etwa 50%, beim funktionellen nur etwa
15%[182]. — Die *Totalkapazität*, die sich aus Vitalkapazität und Residualvolumen
ergibt, bleibt demzufolge während des ganzen Lebens etwa gleich. — *Komple-
mentärluft* und *Reserveluft* nehmen in den höheren Altersstufen ab.

Auch die dynamischen Lungenfunktionswerte ändern sich im Alter. Der
Atemgrenzwert, der das maximale Atemvolumen kennzeichnet, also diejenige
Luftmenge, die maximal durch möglichst schnelle und tiefe Atmung in 1 min
ein- und ausgeatmet werden kann, verringert sich mit zunehmendem Alter
(Abb. 23), ebenso der *Atemstoßwert*, worunter man die Luftmenge versteht, die
bei gewöhnlicher Atmung mit einem Atemzug ventiliert werden kann. Darüber
hinaus hat man sich auch für die Altersabhängigkeit des *Atemstoßtestes* nach
TIFFENEAU (1948) interessiert, welcher den Anteil des in einer Sekunde aus-
gestoßenen Volumens (*Sekundenkapazität*) am Gesamtvolumen (Abb. 22) erfaßt,

---

[182] WORTH u. MUYSERS 1967.

und ein der Vitalkapazität ähnliches Verhalten nachgewiesen hat[183]. Dagegen sollen sich *Atemzugvolumen* und *Atemminutenvolumen* nicht signifikant ändern.

Im Anschluß an die Darstellung von altersbedingten Normwerten für die Lungenvolumina muß nochmals auf die Arbeit von Ludwig (1963) hingewiesen werden, in der auch das Verhalten der Vitalkapazität aus statistischer Sicht beleuchtet wird. Der Autor ging dabei von der Überlegung aus, daß die Lunge in bezug auf die Abnahme ihrer Elastizität sehr verschieden rasch altert, so daß beispielsweise in einer Gruppe von 60jährigen neben Personen mit „bloß" altersentsprechend gealterten Lungen auch diejenigen mit einem Emphysem enthalten sein müßten. In den Streuungskurven von Ludwig (1963) fanden sich aber nicht zwei oder mehrere Kollektive, sondern fließende Übergänge. Das Rechnen mit einem arithmetischen Mittelwert und der Standardabweichung bei so starker Deformierung der Verteilungskurve sei demnach nur mit starken Bedenken zulässig. Zur Klärung des Problems ist auch hier die Längsschnittechnik zweckmäßig, wie sie z.B. bereits von Dill et al. (1964) angewandt wurde.

b) Alveoläre Ventilation

Um die Ventilation des Alveolarraumes bestimmen zu können, muß man die Größe des *Totraumes* kennen, worunter man denjenigen Raum versteht, in dem kein nennenswerter Gasaustausch stattfindet. Man unterscheidet einen *anatomischen* (absoluten) von einem *funktionellen* Totraum[184].

Die Altersabhängigkeit beider Größen wurde von Herberg et al. (1960) geprüft. Bei zwei Kollektiven mit einem Durchschnittsalter von 29 bzw. 52 Jahren waren absoluter Totraum und die Abnahme des Totraumes infolge der Mischungsvorgänge in der Lunge bei beiden Gruppen gleich hoch. Absoluter und funktioneller Totraum waren bei älteren Versuchspersonen gleich.

D. Gasaustausch

a) Kreislaufverhältnisse

Als Vorbemerkung zur Problematik des Gasaustausches erscheinen einige Hinweise auf die Altersabhängigkeit der Kreislaufsituation im Lungenbereich angebracht.

Die Altersveränderungen der Arterien des kleinen Kreislaufs sollen denen des großen Kreislaufs ähnlich sein, wenn auch nicht so ausgeprägt[185]. An der Pulmonalisgabel entwickelt sich eine Altersektasie mit Abnahme der Volumendehnbarkeit. Ein Verlust an respiratorischem Epithel bedingt in Verbindung mit anderen Faktoren eine Funktionsminderung des Lungenkreislaufs[186]. Der Blutdruck im kleinen Kreislauf steigt mit zunehmendem Alter an[187], was mit einer Erhöhung des Lungenarteriolenwiderstandes und des pulmonalen Gesamtwiderstandes zu erklären ist, die unter pathologischen Bedingungen durch ein Lungenemphysem und eine Arteriosklerose verstärkt wird[188].

In den venösen Abschnitten bedingt ein Starrerwerden der Gefäße eine Einschränkung der Pufferkapazität gegenüber Volumenschwankungen[188].

Für die Physiologie des Gasaustausches ist ferner bemerkenswert, daß mit zunehmendem Alter ein hochsignifikanter Abfall der alveolar-capillären Permeabilität eintritt[189].

---

[183] Knobloch u. Hilscher 1958, Luther u. Schleusing 1969.
[184] Schmengler u. Loos 1967.   [185] Warnke 1969.
[186] Giese 1959.   [187] Völkner et al. 1966.   [188] Michel 1965.
[189] McGrath u. Thomson 1959.

b) Parameter des Gasaustausches

Über das altersabhängige Verhalten des Gasaustausches in der Lunge gibt es zahlreiche Untersuchungen[190] u. v. a.

Die *Perfusionsreserve*, indirekt ermittelt aus dem maximalen O_2-Aufnahmewert bei Sauerstoffatmung, hat ihr Optimum zwischen dem 18. und 25. Lebensjahr und entspricht dem Verhalten des *Diffusionsaustausches*[191]. Die *Diffusionskapazität*, die sich aus den Beziehungen zwischen Sauerstoffaufnahme und alveolarcapillärer Gasspannungsdifferenz berechnen läßt, hat ihren Höhepunkt um das 20. Lebensjahr und fällt von da an kontinuierlich ab[192]. Das *maximale O_2-Aufnahmevermögen* unter Belastung erreicht ebenfalls schon früh (um das 18. Lebensjahr) den höchsten Wert, bleibt bis zum 40. Lebensjahr konstant und sinkt dann allmählich ab[193].

Das *Atemäquivalent*, die Luftmenge in Litern, aus der die Lunge O_2 pro Minute aufnimmt, wurde in bezug auf die Altersabhängigkeit von Worth und Muysers (1967) untersucht. Unter verschiedenen Belastungen nahm diese Größe mit dem Alter um etwa 50% zu, am ausgeprägtesten im fünften Dezennium.

E. Zirkulation

Die Atemfunktion des Blutes läßt sich durch die Ermittlung des arteriellen Sauerstoff- und Kohlensäuredruckes sowie die Druckdifferenz in den entsprechenden alveolären Werten erfassen.

Loew und Thews (1962) untersuchten den *arteriellen Sauerstoffdruck* und fanden im Mittel eine Abnahme von 95 Torr im 20. Lebensjahr auf etwa 85 Torr im 35. Lebensjahr. Von diesem Zeitpunkt ab fielen die Werte langsam mit dem Alter linear ab. Der Durchschnittswert von 60jährigen betrug nur noch etwa 75 Torr. Ähnliche Angaben finden sich in den Arbeiten von Ulmer und Reichel (1963) sowie Worth und Muysers (1967). — Die alveolo-arterielle O_2-Druckdifferenz haben Buchardi und Harms (1968) gemessen und ähnlich wie Hofer und Scherrer (1965) im Alter eine deutliche Zunahme gefunden.

Auch der *arterielle Kohlensäuredruck* wird mit den Lebensjahren kleiner[194]. Dagegen haben sich für die Kohlensäuredruckgradienten (arteriell-alveoläre Kohlensäuredruckdifferenz) keine signifikanten Altersunterschiede nachweisen lassen. Allerdings ändern sich diese Werte unter Belastung zum Teil ganz erheblich[195]. — Es sei ergänzt, daß der pH des arteriellen Blutes mit zunehmendem Alter eine Tendenz zur Alkalisierung aufweist[196].

F. Regulationsmechanismen

Die Steuerung der *Atemregulation* erfolgt durch das inspiratorische und das exspiratorische Zentrum, dem eigentlichen „Atemzentrum". Da die Aufrechterhaltung einer normalen Ventilation zum großen Teil auf neurohumoralem Wege geschieht und dabei O_2- sowie CO_2-Druck im Vordergrund stehen, sind altersabhängige Regulationsveränderungen durch die angeführten Altersphänomene dieser Parameter teilweise zu erklären. Inwieweit ferner durch altersunterschiedliche nervale Reize die Atemregulation beeinflußt werden kann, wurde bisher nicht geklärt.

---

[190] Norris u. Shock 1957, Hamer 1962, Dill et al. 1963, Englert 1964, Podlesch u. Ulmer 1965, Winkler et al. 1969.

[191] Hollmann et al. 1961.   [192] Riley et al. 1954.   [193] Hollmann et al. 1961.

[194] Ulmer u. Reichel 1963, Worth u. Muysers 1967, Morpurgo et al. 1969.

[195] Worth u. Muysers 1967.

[196] Joos et al. 1957.

G. Schlußbetrachtungen

Die dargelegten Alternsveränderungen der verschiedenen Lungenfunktionsparameter dürften ihre Ursache in einem altersbedingten Umbau der Lungenstruktur haben, der im wesentlichen durch eine Abnahme der Elastizität und eine Erweiterung der Hohlräume gekennzeichnet ist[197]. Die klinisch erhobenen Befunde stehen mit morphologischen und funktionsanalytischen Untersuchungen, die Giese (1959) an der Leichenlunge gewonnen hat, in guter Übereinstimmung. Nach einer Darstellung von Worth und Muysers (1967) beginnt im Sinne Gieses (1959) die altersbedingte Funktionseinbuße der elastischen Fasern schon, ehe die Atrophie am Lungengewicht unmittelbar erkennbar wird. Dieses bleibt nach einem anhaltenden Anstieg bis zum 30. Lebensjahr über Jahre annähernd konstant, um erst vom 55. Lebensjahr an allmählich wieder abzusinken. Demnach setzt der morphologische Alterungsprozeß der Lungen bereits vor dem 55. Lebensjahr ein. Die Einbuße der Ventilationsfähigkeit beträgt für die nichtemphysematische Alterslunge nach den Meßergebnissen an der Leichenlunge etwa 27% gegenüber den Maximalwerten des jugendlichen Erwachsenen. Auch die von Giese (1959) angegebene Residualluftzunahme von ungefähr 0,4 l im Alter stimmt mit den klinischen Beobachtungen von Worth und Muysers (1967) sehr gut überein. Nach den gleichen Autoren wird mit zunehmendem Alter die Perfusion der Lungen und insbesondere die Verteilung der Perfusion beeinträchtigt. Dies deckt sich mit den altersbedingten Abbauprozessen im Bereich der Endstrombahn und einer Verminderung der Diffusionskapazität, die vorwiegend auf einem Flächenverlust, aber auch auf einer Verlängerung des Diffusionsweges in die weitgestellten Stromcapillaren und auf einer Verkürzung der mittleren Kontaktzeit beruht. Hiernach atmet der alte Mensch fast nur noch mit den Stromcapillaren[198].

5. Verdauungswege

Die Alternsveränderungen der am Verdauungsvorgang beteiligten Organe interessieren in bezug auf physiologische Daten nur insoweit, als sie den Prozeß der *Motorik* betreffen. Allerdings ist darüber nur sehr wenig bekannt. Synoptische Hinweise finden sich bei Henning und Heinkel (1967).

In der *Mundhöhle* sind die motorischen Funktionen in erster Linie durch die *Kaufähigkeit* gekennzeichnet, die naturgemäß im Laufe des Lebens abnimmt. Nach Henning und Heinkel (1967) finden sich im Alter von 70—80 Jahren rund 30% kauunfähige Personen, geprüft an 4872 Krankenhauspatienten.

Im *Oesophagus* können Zeichen einer komplexen *Dyskinetik* auftreten. Cross et al. (1957) unterschieden eine neuromuskuläre Insuffizienz, die durch einen hyperaktiven Oesophagus charakterisiert ist, von segmentalen Veränderungen bei sonst hyperaktiver Speiseröhre. Während sich die ersteren Störungen vorwiegend bei alten Leuten finden, kann man letztere in allen Altersstufen beobachten. Inwieweit die Funktion des *Schluckens* durch physiologische Alternsvorgänge verändert wird, ist wenig bekannt. In erster Linie wird sie wohl durch pathologische Prozesse beeinflußt.

Die morphologischen Alternswandlungen am *Magen* sind durch eine Atrophie der Schleimhaut, durch eine Drüsenadenie, durch Veränderungen des capillären Gefäßnetzes und der großen Gefäße sowie durch Veränderungen der Muscularis gekennzeichnet. Da solche Prozesse aber nicht gesetzmäßig im Greisenalter auftreten, sollen sie nicht altersspezifisch sein und keinesfalls die Festlegung des biologischen Alters gestatten[199]. Das gleiche gilt für funktionelle Vorgänge der Motorik. — Die Altersabhängigkeit des Säuresekretionsvermögens ist dadurch

---

[197] Giese 1959.   [198] Worth u. Muysers 1967.   [199] Henning u. Heinkel 1967.

gekennzeichnet, daß die Formen der Anacidität und Subacidität mit den Jahren zunehmen.

Am *Darmkanal* lassen sich in den höheren Altersstufen Zeichen von Fehlfunktionen nachweisen. Sie werden erklärt durch Atonie der Muskulatur und Atrophie der Darmwand. Das Muskelfasernetz wird weitmaschiger, das Colon stark erweitert. Daraus resultiert eine Schwäche der Darmmuskulatur mit funktionellen Einschränkungen. Schließlich kann auch altersbedingt eine Enteroptose auftreten[200]. Inwieweit die *Peristaltik* als eine der Hauptfunktionen der Verdauung bestimmten Alterungsgesetzen unterworfen ist, wurde bisher nicht eindeutig bewiesen.

Im allgemeinen wird durch Veränderungen von Qualität und Quantität des Darmsekretes eine Verminderung der intestinalen Resorption angenommen. Unter Normalbedingungen soll diese zunehmende Funktionsinsuffizienz des Gastrointestinaltraktes latent bleiben, lediglich die „funktionelle Reserve" eingeschränkt sein, so daß der funktionelle Ausfall erst bei außergewöhnlichen Belastungen manifest wird[201].

6. Nieren

A. Vorbemerkungen

Über die Alternsveränderungen der Nieren wurden zahlreiche Untersuchungen durchgeführt, welche sowohl die strukturellen als auch die funktionellen Bereiche zum Gegenstand hatten. Im folgenden sollen vorwiegend die physikalisch gesteuerten Vorgänge dargestellt werden. Zur Abrundung des Bildes scheinen einige Hinweise auf die Altersabhängigkeit biochemischer Abläufe zweckmäßig.

B. Hinweise auf formale Alternsveränderungen

Als gesichert kann angesehen werden, daß sich das Nierengewicht vom 30. Lebensjahr an allmählich vermindert[202]; die Nieren werden kleiner und bekommen eine festere Konsistenz. Die senile Atrophie des Organs kommt im allgemeinen in der Rinde stärker zum Ausdruck als im Mark. Die perirenale Faserkapsel verdickt sich, die Nierenoberfläche bleibt meistens glatt[203]. Von großer Bedeutung für die Nierenfunktion sind die Alternsprozesse, welchen die Glomerula unterliegen. Die schon in früheren Arbeiten beschriebene Verminderung ihrer Zahl wurde durch neuere Untersuchungen bestätigt[204]. Aber auch die Tubuli werden von der Involution betroffen, wobei ihr Volumen abnimmt. Nach dem Verschwinden der verödeten Glomerula gehen die entsprechenden Tubuli ebenfalls zugrunde[205]. Der Parenchymschwund wird durch eine Vermehrung von Fettgewebe ersetzt.

Bedeutsam sind die Alternsveränderungen am Gefäßapparat der Nieren, die vor allem die mittleren und kleinen Arterien bis zu den Präarteriolen betreffen. HACKEL (1966) hat durch Anfertigung von Korrosionspräparaten die Gefäßverhältnisse der Nieren in ihrer Altersabhängigkeit studiert. Er konnte unter anderem feststellen, daß die arteriellen Gefäße aller Gattungen mit zunehmendem Alter von einem fast geradlinigen in einen bogenförmigen bis spiraligen Verlauf übergehen und ihr Querschnitt bis zum mittleren Lebensalter größer, vom sechsten Dezennium aber wieder kleiner wird. Ferner zeigte sich, daß die Größe des Nierenhilus im höheren Alter zunimmt. Natürlich muß damit gerechnet werden, daß solche strukturellen Alternswandlungen der Niere auch durch pathologische Prozesse ausgelöst werden. Die von HACKEL (1966) an der Arteria renalis nach-

---

[200] HENNING u. HEINKEL 1967. [201] AHLERT 1969. [202] RÖSSLE u. ROULET 1932.
[203] GLOOR 1961. [204] COWDRY 1952. [205] OLIVER 1962.

gewiesenen Umbauvorgänge zeigten z.B. deutlich die Merkmale einer Arterio-sklerose.

Reubi und Vorburger (1967) machten darauf aufmerksam, daß die Ursache des Parenchymschwundes der Altersniere unklar sei. Der Meinung, daß eine Gefäßsklerose das entscheidende Moment darstelle, steht die Ansicht gegenüber, daß die senile Involution Ausdruck einer primär-cellulären Alterung der Gewebe unabhängig vom Gefäßsystem sein könne[206].

C. Hinweise auf biochemische Alternsveränderungen

Die engen Verknüpfungen zwischen physikalischen und chemischen Vorgängen im Ablauf der Nierenfunktionen lassen einige Bemerkungen zu den biochemischen Alternsveränderungen angezeigt erscheinen. Hier gibt es vor allem Befunde über den Altersgang der harnpflichtigen Substanzen, die von Bürger (1960) zusammengestellt wurden. Danach steigt der Reststickstoff in den höheren Altersstufen im Durchschnitt an, ebenso die Harnsäure. Nach Schirmer (1966) sind auch die Mittelwerte für die Xanthoproteine in den höheren Altersstufen vermehrt. Derartige Befunde werden im allgemeinen als Ausdruck einer mit dem Alter sich entwickelnden Abnahme der Funktionsreserven der Nieren angesehen[207].

D. Physiologische Funktionen

Einen summarischen Überblick über die Alternsveränderungen der physiologischen Nierenfunktionen gaben Reubi und Vorburger (1966), deren Ergebnisse den folgenden Betrachtungen zum großen Teil zugrunde liegen.

a) Hämodynamik

Das Verhalten der Hämodynamik des Nierensystems läßt sich durch die verschiedenen Methoden der Clearancebestimmung erfassen. Zahlreiche Befunde stammen aus dem Arbeitskreis von Shock. Zur Diskussion stehen die Untersuchungen über die Alternsveränderungen folgender Größen:

α) Glomerulumfiltrat,
β) Renale Plasmadurchströmung,
γ) Filtration fraction.

ad α) Nach Angaben verschiedener Autoren nimmt die *glomeruläre Filtration* in den höheren Altersstufen ab[208]. Shock (1958) berechnete für die zur Bestimmung der glomerulären Filtration übliche Inulin-Clearance (C_{In}) folgende Regressionsformel:

$$C_{In} \text{ (ml/min)} = 153{,}2 - 0{,}96 \times \text{Alter in Jahren.}$$

ad β) Eine deutliche Abnahme im Alter findet sich in bezug auf die *renale Plasmadurchströmung*, die mit der Diotrast-Clearance (C_D) bzw. der Paraaminohippursäure-Clearance (CPAH) gemessen wurde. Für beide Methoden wurden Regressionsformeln angegeben:

$$C_D \text{ (ml/min} = 840 - 6{,}44 \times \text{Alter in Jahren (Shock 1958),}$$
$$C_{PAH} \quad\quad = 820 - 6{,}75 \times \text{Alter in Jahren (Watkin und Shock 1955).}$$

Die *renale PAH-Extraktion* ist nach Miller et al. (1952) auch bei deutlich reduzierter PAH-Clearance nicht erniedrigt. Daraus wird abgeleitet, daß die renale Plasmadurchströmung mit zunehmendem Alter zwar abnimmt, aber das cortico-

---

[206] Kennedy 1958.   [207] Müller u. Honžirková 1969.
[208] Davies u. Shock 1950, Miller et al. 1952, Shock 1958.

medulläre Perfusionsverhältnis erhalten bleibt und daß die perfundierten Tubuli die Fähigkeit behalten, PAH bei niederem Plasmaspiegel vollständig zu extrahieren.

ad γ) Die *Filtration fraction* als eine Größe, die sich aus einem Quotienten von Glomerulumfiltrat und renaler Plasmadurchströmung zu errechnen ist[209], steigt mit zunehmendem Alter leicht an.

b) Tubuläre Funktionen

Auch für die tubulären Funktionen wurden eine Reihe von Alternsveränderungen nachgewiesen. So nimmt die *maximale tubuläre Rückresorption* (TM_G) mit dem Alter fast linear ab. Hierfür wurde eine Regressionsformel errechnet:

$$TM_G \text{ (mg-min)} = 432{,}8 - 2{,}604 \times \text{Alter in Jahren (MILLER et al. 1952).}$$

Ähnliche Beziehungen ließen sich für die *maximale tubuläre Sekretion* nachweisen.

c) Semiquantitative Untersuchungsmethoden

Neben den genannten Clearance-Methoden wurden auch sog. semiquantitative Verfahren im Hinblick auf ihre Altersabhängigkeit geprüft. Dabei wurde sowohl eine Verminderung der Harnstoff-Clearance als auch der Kreatin-Clearance nachgewiesen[210]. Auch die Phenolsulfophtaleinausscheidung nimmt mit dem Alter ab[211].

d) Konzentrations- und Ausscheidungsvermögen

Bei MÜLLER und HONŽIRKOVÁ (1959) hatte der Wasserversuch nach dem 70. Lebensjahr bei mehr als 70% der Untersuchten einen pathologischen Verlauf. In systematischen Untersuchungen hat NÁDVORNIKOVÁ (1968) gezeigt, daß die

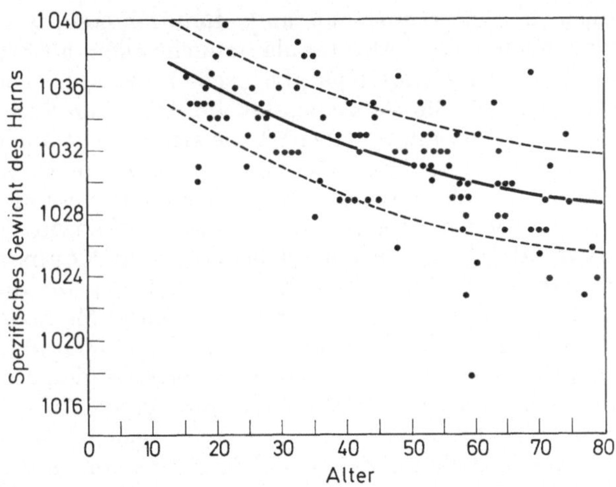

Abb. 24. Konzentrationsfähigkeit der Nieren in der Altersabhängigkeit. (NÁDVORNIKOVÁ 1968)

Konzentrationsfähigkeit der Nieren mit zunehmendem Alter zurückgeht (Abb. 24). Ferner wurde die Verdünnungsfähigkeit der Nieren durch einmalige Wasserbelastung geprüft. Dabei schieden Personen mit normaler Nierenleistung im Alter bis zu 50 Jahren Harn mit einem spezifischen Gewicht von 1003 und niedriger aus.

[209] REUBI 1960. [210] OLBRICH u. WOODFORD-WILLIAMS 1956, FRISCHAUF et al. 1957.
[211] MÜLLER u. HONŽIRKOVÁ 1959.

In den höheren Altersgruppen dagegen lag der entsprechende Wert bei 1005. Die Geschwindigkeit der Harnproduktion nach der Wasserbelastung nahm mit fortschreitendem Alter ab.

E. Adaptationsfähigkeit

Die Alternsveränderungen der Nieren wurden unter dem Gesichtspunkt der Adaptationsfähigkeit von Tschebotarew und Kalinowskaja (1968) untersucht. Sie kamen zu dem Schluß, daß die in einer alternden Niere entstehenden Kompensations- und Anpassungsmechanismen unvollkommen und in ihrer Belastungsbreite gegenüber denen jüngerer Personen bedeutend verringert sind. Die Folge ist im Alter die häufige Entstehung einer Niereninsuffizienz in Notsituationen des Organismus, wie Trauma, Operation und Infektionskrankheiten. Die Verringerung der Belastungsfähigkeit zeigte sich sehr deutlich am Beispiel der Filtrationsfunktion. Bei alten Untersuchten wurde nach einer Adrenalininjektion eine kurzdauernde Abnahme der glomerulären Filtrationsgeschwindigkeit festgestellt, die sich aber im weiteren Verlauf eines solchen Versuches gesetzmäßig wieder ausglich. Die sowjetischen Autoren schlossen aus solchen Befunden, daß trotz eines gewissen allmählichen Versiegens der funktionellen Leistungsfähigkeit der alternden Niere die Breite ihrer Anpassungs- und Kompensationsmechanismen, obwohl weniger vollkommen als bei jungen Personen, noch recht gut ist, sowohl in bezug auf das Aufrechterhalten der Lebensvorgänge in der Niere als auch für die Bewahrung der Gesamthomoiostase im alternden Organismus.

F. Schlußbetrachtungen

Die dargestellten Befunde zeigen, daß die alternden Nieren sowohl strukturellen als auch funktionellen Alternsveränderungen unterworfen sind, die zu einer Verminderung ihrer Leistungsfähigkeit führen, wobei allerdings die Anpassungsmechanismen relativ gut und lange funktionieren. Angedeutet wurde bereits, daß die nachgewiesenen Alternsabläufe nicht allein als orthologische Vorgänge angesehen, sondern auch durch pathologische Prozesse hervorgerufen werden können. Dafür spricht z.B. die Tatsache, daß im Alter von 80—90 Jahren rund 20% der Personen eine Proteinurie haben[212], die sicher nicht allein durch Nierenstörungen, sondern auch durch kardiale Stauungsvorgänge zu erklären ist. Das Problem der Abgrenzung von gesunden und krankhaft veränderten Nieren im Alter klang in verschiedenen Arbeiten an, so z.B. bei Teramo und Benegiamo (1958), Herbeuval (1961) und in einer Übersicht von Korenchevsky (1961). Am intensivsten haben sich Lapides und Zierdt (1967) mit dieser Frage auseinandergesetzt. Sie untersuchten mit verschiedenen Methoden die Nierenfunktionen von 1000 gesunden Personen, von denen 500 jünger als 65 und 500 älter waren. 31% der Älteren hatten eine normale glomeruläre und tubuläre Funktionsleistung. Die glomeruläre Funktion war bei 75% der älteren und 81% der jüngeren Versuchspersonen als normal anzusehen. Die Autoren glauben deshalb nicht an eine Beziehung zwischen Nierenfunktion und Alter. Die öfter gefundene Funktionsminderung bei älteren Leuten erklären sie mit einer höheren Erkrankungshäufigkeit dieser Personengruppe.

7. Sinnesorgane

A. Vorbemerkungen

Das Phänomen des Alterns wird vielen Menschen zuerst durch bestimmte Veränderungen der Sinnesfunktion bewußt. So ist allgemein bekannt, daß sich

---

[212] Müller u. Honžirková 1959.

mit zunehmenden Jahren die Sehschärfe und das Gehör verschlechtern. Da es sich bei den Funktionen der Sinnesorgane zum großen Teil um echt physiologische Vorgänge handelt, darf eine Betrachtung ihrer Alternswandlungen im Rahmen einer Darstellung der Physiologie des Alterns nicht fehlen.

B. Gesichtssinn

Die Beziehungen der Augenheilkunde zur Alternsforschung sind relativ alt und nach SACHSENWEGER (1968) offenbar die ältesten, die ein Fachgebiet der Medizin zur Gerontologie aufzuweisen hat. Mit seinen Untersuchungen über die Akkomodationsbreite war der Ophthalmologe DONDERS (1864) der erste, der Gesetzmäßigkeiten zwischen Organleistung und Lebensalter wissenschaftlich

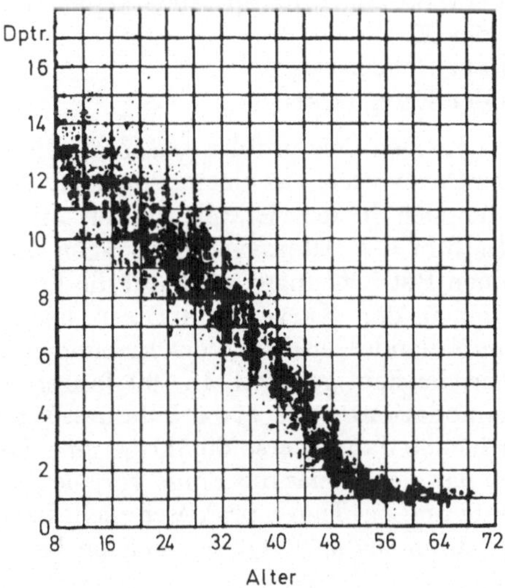

Abb. 25. Akkomodation in der Altersabhängigkeit. (DUANE 1931)

nachgegangen ist. Die Augenheilkunde fand mit der Lesebrille den ersten in seiner Art vollkommenen Ausgleich für eine klassische Alternserscheinung, die Presbyopie, und entwickelte mit der Linsenextraktion die erste erfolgreiche Operation gegen eine typische und häufige Alterserkrankung, den grauen Star[213]. Das Auge ist daher für die Alternsforschung ein Organ par excellence, zumal es auch durch das ganze Leben hindurch relativ konstanten Ernährungs-, Belastungs- und Beanspruchungsfaktoren ausgesetzt ist. Dies trifft besonders für Linse, Glaskörper und Hornhaut zu, da diese Gewebe nur durch Diffusion ohne jegliche aktive und direkte Beteiligung von Capillaren ernährt werden[214]. — Im folgenden sollen einige markante Beispiele für das Altern des Gesichtssinnes gebracht werden.

Manche Veränderungen kommen mit großer Regelmäßigkeit bei allen Menschen vor, wenn auch mit geringgradigen zeitlichen Unterschieden bei den einzelnen Rassen. Hierzu gehört vor allem die Abnahme der Akkomodationsbreite, wie sie in der klassischen Kurve von DUANE (1931) zum Ausdruck kommt (Abb. 25). Interessant ist, daß der Vorgang der Akkomodation nach neueren Untersuchungen nicht allein mit physiologischen Funktionsabläufen zu erklären ist, sondern auch von neuralen Funktionen gesteuert wird. So gibt es Verbesserungen der Akkomo-

---

[213] SACHSENWEGER 1968.   [214] SACHSENWEGER 1968.

dationsfähigkeit bei Personen mit Presbyopie, die man nicht auf der Basis von physikalischen oder auch chemischen Vorgängen an der Linse erklären kann. Brückner (1954) konnte bei alten Personen über 70 Jahren während eines Kuraufenthaltes in 800 m Höhe bei 50% eine Besserung der Presbyopie nachweisen, was mit psychologischen Faktoren erklärt wurde.

Weitere Alternsveränderungen am Auge sind Störungen der Konvergenz[215] und der Pupillenreaktion[216]. So ist die Reaktionszeit für die Verengerung der Pupillen durch Licht deutlich verlängert[217]. Verschiedene Alternsprozesse am Sehapparat lassen sich durch morphologische Veränderungen der Retina erklären, so die Abnahme der Sehschärfe und die Dunkeladaptation, die mit dem Alter nachläßt[218].

Verzár (1965) faßte die Ursachen der Alternswandlungen des Gesichtssinnes wie folgt zusammen:

    a) Physikalische Veränderungen im optischen Apparat,
    b) Tonusabnahme des M. ciliaris,
    c) Veränderungen am Gehirnstamm,
    d) Veränderungen der Erregbarkeit.

Die Aufzählung mag zeigen, wie problematisch die Beurteilung eines Alternsprozesses, wie etwa der Presbyopie, aus einem isolierten Aspekt heraus sein kann.

Sachsenweger, der sich in den letzten Jahren mit seinem Arbeitskreis[219] besonders um das Studium der Alternsveränderungen am Sehapparat verdient gemacht hat, ist in seinen Betrachtungen auch auf die Frage der Acceleration eingegangen. So findet sich in den Kurven von Donders (1864) sowie Hähn und Winter (1964) eine auffallende zeitliche Verschiebung mit einem späteren Eintreten der Presbyopie in der heutigen Zeit. In 100 Jahren betrug die Acceleration hinsichtlich der Akkomodationsbreite etwa 5 Jahre. Wenn diese Entwicklung anhält, dann würden in 200 Jahren erst 60jährige eine Lesebrille benötigen. — Sachsenweger (1968) hat sich ferner die Frage vorgelegt, warum die Presbyopie beim Menschen so häufig und bei Tieren praktisch nicht beobachtet wird und sieht den Grund für dieses Phänomen darin, daß die meisten Tiere offenbar früh sterben.

C. Gehörsinn

Die Gehörempfindungen nehmen im Laufe des Lebens ebenfalls ab, was auf Alternsveränderungen des peripheren Sinnesorganes sowie des Mittel- und Innenohrs zurückgeführt wird[220]. In neuer Zeit sind exakte Analysen durch die Audiometrie möglich geworden[221]. Dabei hat sich gezeigt, daß die altersbedingten Hörveränderungen in deutlicher Beziehung zur Frequenz stehen. So beginnt im zweiten und dritten Dezennium die Hörfunktion vorwiegend in den hohen Frequenzen nachzulassen. Das Höroptimum ist bei der Presbyakusis nach den tiefen Frequenzen hin verschoben, was sich allerdings erst im sechsten Dezennium stärker auszuwirken beginnt. Männer sind häufiger betroffen als Frauen, die Stadtbevölkerung mehr als die auf dem Lande. Klingel, Telephon, Uhrenticken usw. werden nur noch schwer perzeptiert, später läßt auch das Sprachverstehen nach[222]. Deutliche Hörverlustkurven zeigt Abb. 26.

Über die Ursache des altersbedingten Hörverlustes hat man verschiedene Meinungen geäußert. Früher wurde er mit Verknöcherungen der Schnecke erklärt, in neuerer Zeit meint man, daß die Presbyakusis auch nervösen Ursprunges sein könne. Dazu sei erwähnt, daß Plester (1962) bei den Mabaan, einem sudanesischen Volksstamm, der in extremer Lärmarmut lebt, keinen nennenswerten

---

[215] Kephart u. Oliver 1952.　　[216] Birren et al. 1950.　　[217] Petersen 1956.
[218] Domey et al. 1960.　　[219] Lehnert 1967, Trautmann 1967, Gornig u. Bischof 1969.
[220] Verzár 1965.　　[221] Leisti 1949.　　[222] Böhme 1969.

Hochtonverlust nachgewiesen hat. Demnach sei als eigentlicher Abbau nur der Hörverlust solcher Personen zu registrieren, die geringen oder keinen Geräuschbelastungen ausgesetzt sind. Alles andere sei als Folge einer chronischen Mehrbelastung zu erklären[223], also letzten Endes als umweltbedingte krankhafte Erscheinung.

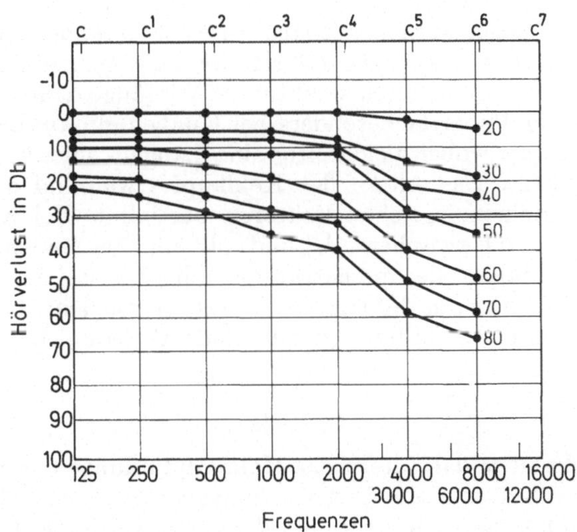

Abb. 26. Durchschnittliche Hörverlustkurven in der Altersabhängigkeit. (LEISTI 1949)

D. Labyrinthempfindungen

Im Vestibularisapparat kommt es im zunehmendem Alter ebenfalls zu einer Leistungsminderung. Nach ARSLAN (1957) zeigt der Vestibularisapparat bei alten Personen eine geringere Reaktion bei der thermischen Prüfung. Auf dem Drehstuhl wird bei ihnen der rotatorische Nystagmus kürzer und das Schwindelgefühl weniger intensiv[224]. Im Tierversuch fand BOURLIÈRE (1948) bei der Ratte eine kontinuierliche Zunahme der Chronaxie des N. vestibularis mit dem Alter, gemessen an Tieren von einem Monat bis zu 2 Jahren.

E. Geruchs- und Geschmackssinn

Nach BÖHME (1969) stellen sich im Alter auch Störungen des Geruches und des Geschmackes ein. Die Riechfunktion zeigt beim alternden Menschen einen deutlichen Funktionswandel. Klinisch besteht eine Erhöhung der Schwellenwerte bei der quantitativen Olfaktometrie[225]. — Die altersabhängige Rückbildung des Geschmackssinnes ist durch Geschmacksprüfungen nachzuweisen. Die Schwelle für die Geschmackswahrnehmung erhöht sich, weist aber in allen Altersstufen eine individuelle und oft eine recht erhebliche Streuung auf[226].

F. Stimme

In seiner Betrachtung der gerontologischen Aspekte im Fachgebiet der HalsNasen-Ohrenheilkunde geht BÖHME (1969) auch auf die Veränderungen der menschlichen Stimme im Laufe des Lebens ein. Er unterscheidet drei Stadien:

---

[223] BÖHME 1969.   [224] OKANO 1938.   [225] MONCRIEFF 1965.
[226] FELDMANN 1962.

14*

1. Die akustische Besonderheit der Phonation im Kindesalter einschließlich Pubertät.

2. Die Stimmfunktion im Erwachsenenalter mit wenig auffälligen Veränderungen der Stimmqualität.

3. Die akustischen Merkmale der Greisenstimme.

Die einzelnen Phasen werden mit strukturellen Veränderungen im Kehlkopfbereich erklärt. Bemerkenswert ist, daß sich die geschlechtsdifferenten Besonderheiten der Stimme ebenfalls durch strukturelle Vorgänge deuten lassen. So erfolgt mit dem Beginn der Pubertät besonders bei Knaben ein auffallendes Wachstum des Kehlkopfgerüstes, wobei gleichzeitig eine Längen- und Breitenzunahme der Stimmlippen einsetzt. Das Altern des Kehlkopfes während der Mutation wird vorrangig von endokrinologischen Faktoren bestimmt. Bei Knaben stellt sich eine tiefe Sprechstimme zwischen „A" und „d" ein. Bei Mädchen ist der Stimmwechsel weniger auffällig, die Sprechstimmlage liegt zwischen „a" und „d¹" eine Oktave höher. Die Phase, in der sich die Mutation vollzieht, beträgt bei Knaben zwischen 6 Monaten und 2 Jahren, bei den Mädchen lediglich zwischen 6 Wochen und 3 Monaten.

G. Tastsinn

Eine Übersicht über das Altern der Hautempfindungen stammt von Verzár (1965). Dabei erwähnt er ältere Untersuchungen von Rouge (1943), nach denen sich die Tastempfindung bei Männern mit dem Alter vermindert. Als gute Methode für die Bestimmung von Alternsveränderungen wird die Reaktionsempfindlichkeit für Vibrationen angesehen, da es sich hierbei um eine komplexe, hauptsächlich zentralnervöse Funktion handelt. Verschiedene Autoren[227] prüften die Wirkung von 100 Vibrationen pro Sekunde und fanden, daß bei alten Personen höhere Amplituden der einzelnen Schwingungen nötig waren, um eine Empfindung zu verursachen. — Experimentelle Untersuchungen der Schwelle für schmerzende Reize haben keinen Unterschied zwischen alten und jungen Menschen gezeigt. Auch die Reizschwelle für kalt und warm soll vom Alter unabhängig sein[228].

IV. Das Leistungsvermögen im Lebenslauf

1. Vorbemerkungen

Die Schaffung von sicheren Kriterien für Erfassung und Beurteilung des menschlichen Leistungsvermögens im Lebensablauf gehört zu den vorrangigen Aufgaben der zukünftigen Alternsforschung. Auf diesem Gebiet liegt für die Gerontologie eine ganz entscheidende Möglichkeit, ihre Forschungsergebnisse praktisch nutzbar zu machen.

Es ist allerdings nicht zu übersehen, daß die Erfassung des Leistungsvermögens ein außerordentlich kompliziertes Problem darstellt, das bisher noch nicht überzeugend gelöst werden konnte. Schwierigkeiten bereitet in der Medizin bereits die Definition des Begriffes *Leistung*. Die Physiker verstehen darunter die in der Zeiteinheit geleistete Arbeit. Diese ist das Produkt aus Kraft und Weg, soweit es sich um die *dynamische* Arbeit handelt. Wenn aber ein Muskel dauernd ein Gewicht in einer bestimmten Höhe hält, dann leistet er keine äußere Arbeit, doch es bedarf einer anhaltenden Reizung. Sein Stoffumsatz ist erhöht und er ermüdet schließlich. In diesem Falle werden die chemischen Spannkräfte nur in Wärme

---

[227] Cosh 1958, Rosenberg u. Adams 1958.   [228] Verzár 1965.

umgesetzt, nicht aber in Wärme und Arbeit. Die Physiologen sprechen dann von *statischer* Arbeit[229]. Diese Definitionen zielen demnach auf den Begriff Arbeit und legen hierfür das Phänomen der Muskelkraft zugrunde. Eine solche Betrachtungsweise kann aber nicht befriedigen, wenn man sich mit der Gesamtheit des menschlichen Leistungsvermögens auseinandersetzen will, denn hierzu sind neben den körperlichen auch die geistigen und seelischen Potenzen zu berücksichtigen. Dieser Vorstellung entspricht die alte Definition von HOSKE (1936), der unter der Gesamtleistungsfähigkeit die mehr oder weniger ausgebildete Möglichkeit verstand, allen Lebensansprüchen, gleichgültig ob körperlicher, geistiger oder seelischer Art, gerecht zu werden. Es kann also nur die Beurteilung der gesamten Persönlichkeit ein Bild von der gesamten Leistungsfähigkeit geben. Dieser Forderung sind die meisten Methoden zur Erfassung des Leistungsvermögens bisher kaum nachgekommen, ja man hat sich im Gegenteil um der Objektivität willen darauf beschränkt, bei der Prüfung der Arbeitskraft den Einfluß des „Arbeitstriebes" soweit als möglich auszuschalten. Dementsprechend wird in der Literatur der Begriff der körperlichen Leistungsfähigkeit oft gleichbedeutend mit Arbeitskraft angewandt und unter „Gesamtleistungsfähigkeit" in diesem Sinne lediglich die Arbeitskraft der gesamten Muskulatur verstanden[230].

Im Zuge einer umfassenden Betrachtungsweise werden sich im folgenden auch Hinweise auf Kriterien des geistigen und seelischen Leistungsvermögens finden. Vorangestellt seien aber Ausführungen über den Alternswandel der menschlichen Gestalt, da sich hieraus manche Schlußfolgerungen für das altersbedingte Leistungsvermögen ableiten lassen.

2. Alternsveränderungen der menschlichen Gestalt

A. Vorbemerkungen

Untersuchungen über den Alternswandel der menschlichen Gestalt gibt es nicht in jenem Umfang, den man eigentlich erwarten könnte. Vor allem fehlen im Schrifttum der Anthropologen ausreichende Zahlen für das weibliche Geschlecht. Der Anthropologe GRIMM (1960) sagte dazu einmal: „Wollte man aus dem Umfang und der Zahl der anthropologischen Literatur schließen, dann ist die Anthropologie keine Wissenschaft von den Menschen, sondern von den Männern." Viele Untersuchungen beschränkten sich auch auf die Wachstumsveränderungen im Kindes- und Jugendalter oder es lagen ihnen spezielle Fragestellungen zugrunde, wie etwa der Einfluß des Sports, des Berufes, der Ernährung usw. Weiterhin wurde die Betrachtung des altersbedingten Gestaltwandels in den letzten Jahren durch das Phänomen der Acceleration erschwert, so daß vergleichende Studien nur bedingt möglich sind.

B. Körperlänge

Das Verhalten der Körperlänge im Lebensablauf wurde in einer umfassenden Übersicht von MAY (1969) dargestellt, wobei er sich auf Ergebnisse einer Reihenuntersuchung in der Stadt Leipzig aus den Jahren 1966/67 stützen konnte[231]. Nach seinen Befunden (Abb. 27) dauert die Hauptwachstumsperiode bei den Knaben bis zum 16. Lebensjahr, bei den Mädchen bis zum 14. Die maximale Körperlänge wird zwischen dem 21. und dem 22. Lebensjahr erreicht, wobei die Durchschnittslänge der Männer 176 cm und die der Frauen 164 cm betrug. Sie blieb etwa bis zum 25. Lebensjahr konstant und nahm von da an bis ins hohe Alter ab, alle 5 Jahre etwa einen Zentimeter bei beiden Geschlechtern. Eine

---

[229] ROSEMANN 1955.   [230] BÖHLAU 1955.   [231] RIES et al. 1969.

Sexualdifferenz der Körperlänge ließ sich vom 14. Lebensjahr ab nachweisen und blieb bis ins hohe Greisenalter bestehen.

May (1969) hat seine Ergebnisse mit zahlreichen Literaturangaben verglichen und folgende Erkenntnisse festgehalten:

Die säkulare Acceleration wurde in allen Ländern beobachtet. Wirtschaftliche Notzeiten konnten den allgemeinen Trend dieser Entwicklung nur vorübergehend stören. Die Größenordnung der generativen Acceleration bewirkt Veränderungen, welche die rassischen, sozialen, regionalen und sonstigen Besonderheiten weit übertreffen. Während der ersten 4 Schuljahre änderte sich das Wachstumstempo in den vergangenen fünf Dezennien nicht. Die 10jährigen wiesen jedoch 1966/67 gegenüber den entsprechenden Altersklassen zu Beginn der 20er Jahre dieses

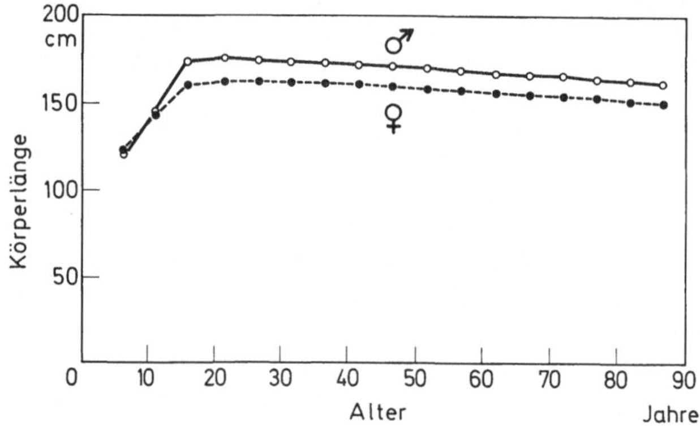

Abb. 27. Durchschnittswerte der Körperlänge in der Altersabhängigkeit. (May 1969)

Jahrhunderts um ca. 10 cm höhere Körperlängen auf, in 50 Jahren erfuhr der Pubertätswachstumsschub eine zeitliche Vorverlegung von fast 2 Jahren bei unveränderter Wachstumsintensität. Die Längenwachstumsperiode verkürzte sich insgesamt, obwohl höhere Endlängen erreicht wurden als zur Jahrhundertwende. Ein Abschluß der säkularen Acceleration läßt sich noch nicht erkennen.

C. Körpergewicht

Die altersabhängigen Veränderungen des Körpergewichts sollen ebenfalls anhand der bereits erwähnten Befunde aus einer Reihenuntersuchung diskutiert werden. Die Mittelwerte finden sich in einer Darstellung von Haufe (1968).

Auch beim Körpergewicht setzte die Geschlechtsdifferenzierung mit dem 14. Lebensjahr ein. Die steigende Tendenz des Gewichts hielt bei den erwachsenen Männern bis zur Altersgruppe der 45—49jährigen an, bei den Frauen bis zum Alter von 50—54 Jahren. Der Zuwachs betrug bei den Männern in jeweils 5 Jahren durchschnittlich 1 kg, bei den Frauen 2 kg. Das Maximalgewicht lag bei den Männern bei 76,5 kg, bei den Frauen bei 70 kg. Die von den angegebenen Altersgruppen an einsetzende durchschnittliche Gewichtsreduktion verlief bei den Männern ziemlich gleichförmig und betrug etwa 1,5 kg in 5 Jahren. Bei den Frauen verringerte sich das Gewicht zunächst nur geringfügig, später immer intensiver. Die 85—89jährigen erreichten etwa wieder das Gewicht der 17jährigen ihres Geschlechts (Männer 65,5 kg, Frauen 55,0 kg). Die Geschlechtsdifferenzen waren in allen Altersklassen signifikant (Abb. 28).

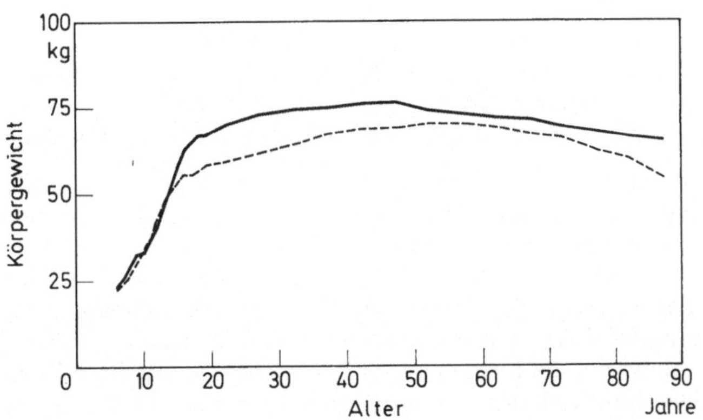

Abb. 28. Durchschnittswerte des Körpergewichts in der Altersabhängigkeit. (HAUFE 1968)

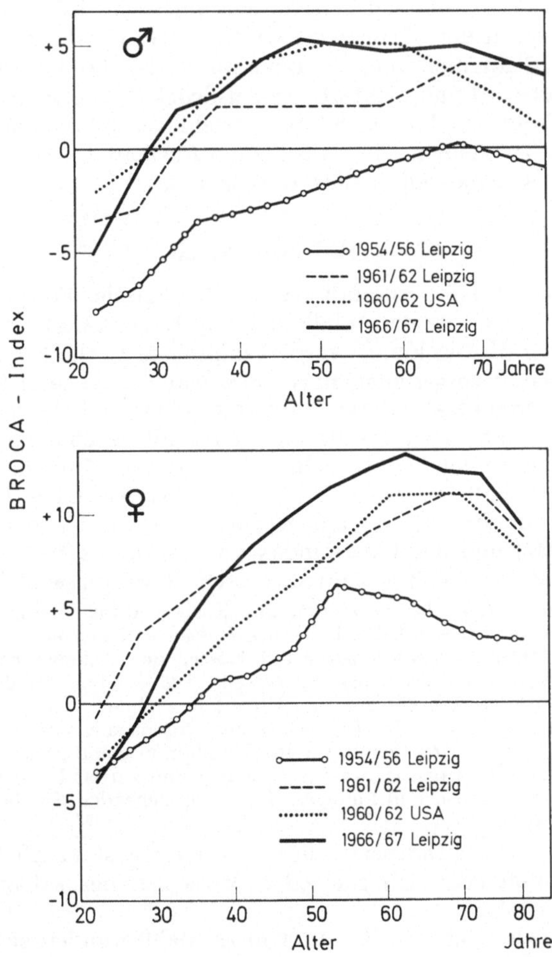

Abb. 29. Durchschnittswerte für den Broca-Index in der Altersabhängigkeit. (RIES et al. 1967)

D. Das „Normalgewicht"

Eine zutreffende Beurteilung des Körpergewichts setzt genaue Angaben über „Normalgewichte" voraus. Hierfür stehen eine Fülle von Formeln und Indices zur Verfügung, die an anderer Stelle ausführlich dargestellt wurden[232].

Eine praktisch brauchbare Formel ist der Broca-Index (1968), da er die einfachen Parameter Körperlänge und Körpergewicht in Relation setzt.

$$\text{Normalgewicht (kg)} = \text{Körperlänge (cm)} - 100$$

Unter Berücksichtigung dieser Formel zeigte sich, daß bei Kindern das Körpergewicht, bezogen auf die Körperlänge, infolge des Längenwachstums bis zum 12. Lebensjahr abfiel. In der Pubertät setzten die bekannten Sexualdifferenzen ein. Von hier ab waren die Frauen unter Berücksichtigung ihrer Körperlänge durch das ganze Leben hindurch durchschnittlich schwerer als die Männer. Das Maximum der Kurven wurde beim weiblichen Geschlecht zwischen dem 60. und 65. Lebensjahr erreicht, während sich bei den Männern ein fast gleichförmiges Plateau vom 45. bis zum 65. Lebensjahr fand.

Der Vergleich der Leipziger Befunde aus den Jahren 1966/67 mit früheren Untersuchungen zeigt, daß sich das durchschnittliche Körpergewicht nach dem zweiten Weltkrieg in der gleichen Stadt eindeutig erhöht hat (Abb. 29). Es ist klar, daß dieses Phänomen in erster Linie durch die ständig wachsende Zahl von Adipösen bedingt wird und nicht als ein Ausdruck des normalen Alterns gewertet werden kann. Trotzdem dürften Körpergewichtsveränderungen zu den normalen Alternsprozessen zu rechnen sein, wobei deren Ausmaß wohl nur durch langwierige Longitudinaluntersuchungen geklärt werden kann.

E. Körpergestalt

Das Problem der Körpergestalt hat die biologische Forschung seit jeher beschäftigt und das Interesse daran läßt sich von HIPPOKRATES bis heute verfolgen. Im Verlauf dieser Entwicklung wurden zahlreiche Methoden zur Erfassung der menschlichen Gestalt vorgeschlagen, von denen aus der neueren Zeit die Typologieversuche von KRETSCHMER (1921), SHELDON (1944) und CONRAD (1963) erwähnt seien. Leider hat man dabei das Problem eines altersabhängigen Gestaltwandels kaum aufgegriffen. In den bereits mehrfach erwähnten Untersuchungen in Leipzig 1966/67 wurde deshalb auch die Frage des Gestaltwandels im Lebenslauf bearbeitet[233]. Für die Beurteilung des Körperbaues wurden der Metrikindex von STRÖMGREN (1937) und der Plastikindex von CONRAD (1963) herangezogen und aus beiden Formeln der Körperbauindex nach CONRAD (1963) festgelegt.

Der *Metrikindex* erfaßt die *Proportion* des Körpers durch Messung von Körperhöhe, Rumpfbreite und Rumpftiefe mit den Polen des *Pykno-* und *Leptomorphen*. Sie sind gekennzeichnet durch betontes Längenwachstum auf Kosten des Tiefenwachstums bzw. betontes Tiefenwachstum auf Kosten des Längenwachstums. Die Symbole für die Varianten werden als A bis I mit den Extremen Ultra A und Ultra I bezeichnet.

Der *Plastikindex* präzisiert die *Dimension* des Organismus mit den Polen *Hypo-* und *Hyperplasie* durch Messung von Schulterbreite, Handumfang und größtem Unterarmumfang. Die Hypoplasie tendiert zu den schwachen, grazilen und zarten Körperformen, die Hyperplasie zu den starken, derben und klobigen. Die entsprechenden Symbole reichen von 1—9 mit Ultra 1 und Ultra 9.

Durch Einbau beider Indices in ein Koordinatensystem mit 121 verschiedenen Körperbauvarianten läßt sich für jeden Menschen der zahlenmäßig belegbare *Körperbauindex* festlegen.

Nach Untersuchungen von KOHLSCHMIDT (1969) wandelt sich der Körperbauindex im Laufe des Lebens in charakteristischer Weise, indem sich die Gestalt von

---

[232] RIES 1970.   [233] KOHLSCHMIDT 1969.

sog. hypoplastisch-leptosomen Habitusformen in Richtung auf eine hyper-
plastisch-pyknomorphe Gestalt entwickelt. Das Maximum dieses Trends wird
bei den Frauen um das 55. Lebensjahr erreicht. Die Rückbildung geht in
Richtung auf den hypoplastisch-pyknomorphen Körperbau vor sich, was durch
Konstruktion von Ellipsen der Normbereiche verdeutlicht werden kann (Abb. 30).

Anthropometrische Untersuchungen haben ferner gezeigt, daß im Laufe des
Lebens bestimmte Veränderungen der Körperdimensionen auftreten, wobei sich
vor allem die unteren Körperpartien vergleichsweise stärker entwickeln als die
oberen. Ein solcher Gestaltwandel mit Verschiebungen der Körperproportionen
von cranial nach caudal gehört offenbar zu den Gesetzmäßigkeiten der Alternsveränderungen des Menschen[234].

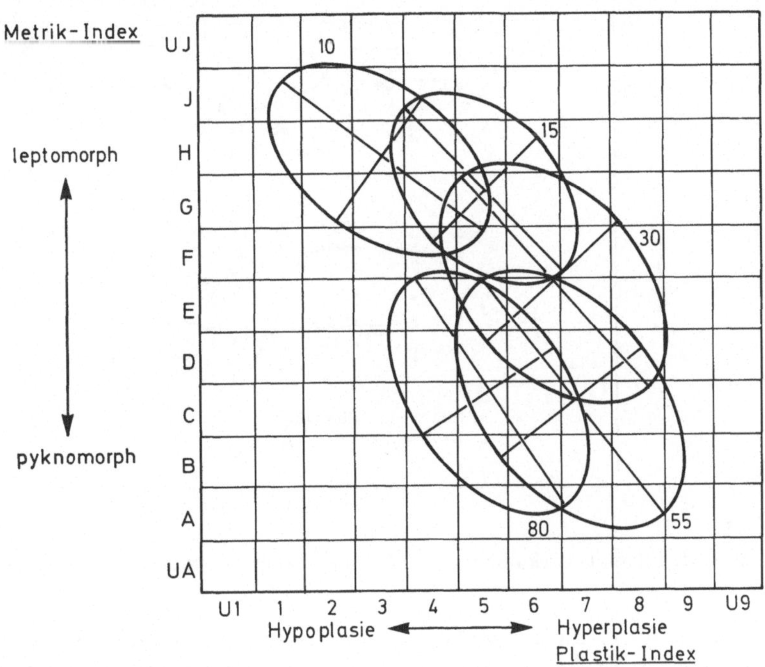

Abb. 30. Ellipsen gleicher Häufigkeit für die Abhängigkeit zwischen Metrik- und Plastikindex (Körperbauindex) in der Altersabhängigkeit. (KOHLSCHMIDT 1969)

F. Körperkonstituenten

Über altersabhängige Veränderungen der Körperzusammensetzung liegen
relativ wenige Beobachtungen vor, obwohl schon HIPPOKRATES darauf hingewiesen hat, daß der Wassergehalt des Körpers sich im Laufe des Lebens verändert[235]. Tatsächlich wurden auch die Alternsverschiebungen im Wasserhaushalt
bisher am ausführlichsten studiert, wie z.B. die Übersichtsarbeiten von BAUR
(1965) und DIETZE (1969) erkennen lassen. Von solchen Befunden über die Wasser-
zusammensetzung des Organismus ausgehend gelangte man schließlich zu gewissen
Vorstellungen über die Verteilung der übrigen Hauptkonstituenten, wie Fett,
Zellen und Knochen.

SCHWAB et al. (1957) untersuchten an 67 männlichen Personen im Alter von
17—75 Jahren das gesamte Körperwasser sowie die extra- und intracelluläre

[234] RIES 1967.   [235] JELINEK 1963.

Flüssigkeit. Dabei fanden sie eine Abnahme des Gesamtkörperwassers in der
Altersgruppe über 60 Jahre, die auf eine Abnahme des intracellulären Wassers
bezogen wurde. Mit Hilfe dieser Wasserwerte haben die genannten Autoren Aufschlüsse über die Körperzusammensetzung an Zellen, Fett, extracellulärer Flüssigkeit und Knochen gewonnen. Dazu setzten sie einen bestimmten Wassergehalt der
Zelle voraus, der zwischen dem 20. und 60. Jahr mit etwa 70 % des Zellgewichts
angenommen wurde. Die Knochensubstanz wurde mit 7 % der fettfreien Körpermasse angesetzt[236]. Durch diese Berechnungen kamen Schwab et al. (1957) zu der
Feststellung, daß das Körperfett in den höheren Altersgruppen ansteigt. Der
Anteil der Zellmassen ging bei den älteren Personen zurück, geringfügig auch die
Knochenmasse. Die Vermehrung des Körperfettes wurde von Young et al. (1963)

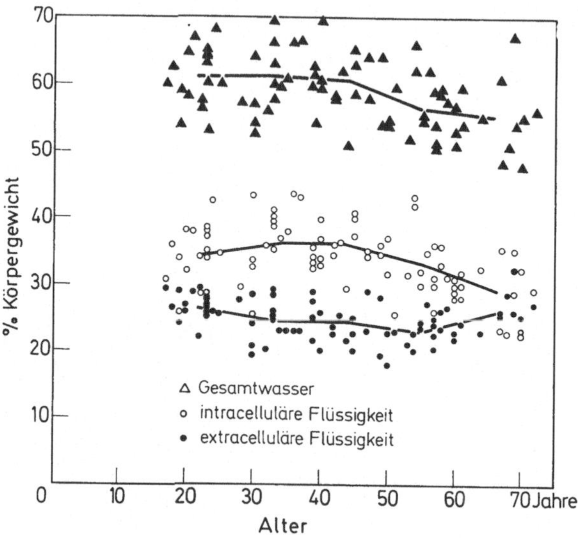

Abb. 31. Flüssigkeitsräume in der Altersabhängigkeit. (Schwab et al. 1963)

bestätigt, auch wenn die prozentualen Anteile insgesamt höher lagen. — Eine
Verminderung der Muskelmasse beim alten Menschen wurde schon von Bürger
(1960) als bewiesen angesehen, wobei er sich auf frühere Bestimmungen des
Kreatinins stützte, ausgehend von der Vorstellung, daß das Harnkreatinin eine
Funktion der Muskelmasse sei. Untersuchungen von Richter (1954) haben gezeigt,
daß sowohl die Kreatininausscheidung als auch der Kreatininkoeffizient mit dem
Alter eindeutig zurückgehen, wobei die Ausscheidungswerte durch alle Altersstufen hindurch bei den Männern höher lagen. Inglemark und Gustaffson (1957)
haben die Konturen der Schenkelmuskeln röntgenologisch gemessen und einen
deutlichen Rückgang mit dem Alter festgestellt.

In einer weiteren umfassenden Arbeit haben Schwab et al. (1963) erneut den
Einfluß des Alterns auf die Flüssigkeitsräume des Körpers verfolgt. Sie konnten
bestätigen, daß das gesamte Körperwasser, bezogen auf das Gewicht, jenseits des
fünften Lebensjahrzehntes abnimmt, was mit einer Verringerung der intracellulären Flüssigkeit erklärt wurde. Die extracelluläre Flüssigkeit blieb dagegen
weitgehend konstant und zeigte in den Untersuchungen von Schwab et al. (1963)
bei den Männern jenseits des sechsten Dezenniums sogar eine signifikante Zunahme
(Abb. 31). Die Abnahme der intracellulären Flüssigkeit wurde auf einen Verlust

[236] Keys u. Brožek 1953.

an Körperzellmasse zurückgeführt, der bei Männern und Frauen jenseits des fünften Lebensjahrzehntes eintrat. Die weitgehende Konstanz der extracellulären Flüssigkeit wurde damit erklärt, daß die Reduktion der Muskulatur und die Zunahme der Fettgewebe das Volumen der interstitiellen Flüssigkeit absolut und relativ in gegensinniger Weise beeinflussen und der Beitrag beider sich etwa aufheben soll. Die Ergebnisse von Schwab et al. (1963) fanden ihre Bestätigung in ähnlich angelegten Studien anderer Autoren[237].

Einen Beweis dafür, daß die Verminderung des gesamten Körperwassers in den höheren Altersstufen tatsächlich auf eine Abnahme der intracellulären Phase bezogen werden muß, liefert die Bestimmung des austauschbaren Kaliums, das überwiegend intracellulär liegt[238]. Edelman und Leibman (1959) konnten in diesem Sinne zeigen, daß diese Größe mit zunehmendem Alter abnimmt. Das Verhalten des Gesamtkaliumgehaltes im Laufe des Lebens bestimmten auch Allen et al. (1960). Die Gipfel lagen um das 20. Lebensjahr und von hier aus verminderten sich die Gesamtkaliumwerte ständig bis zum hohen Alter. Versuche an Ratten zeigten ähnliche Verhältnisse[239].

3. Das körperliche Leistungsvermögen

A. Vorbemerkungen

Die dargelegten Veränderungen der menschlichen Gestalt zeigen deutlich, wodurch sich Störungen der körperlichen Leistungsfähigkeit ergeben können. Aus allen Befunden geht hervor, daß die Alternswandlungen des Organismus durch eine Verschiebung im Verhältnis von Muskulatur zu Fett gekennzeichnet sind. Die Erhöhung des durchschnittlichen Körpergewichts mit zunehmenden Jahren, die besonders eindrucksvoll bei einer Beziehung des Gewichts auf die Körperlänge zum Ausdruck kommt, dürfte ohne Zweifel zu einer Verminderung des Leistungsvermögens führen. Ungeklärt ist allerdings die Frage, inwieweit eine Erhöhung des Körpergewichts zum Prozeß des „gesunden" Alterns gerechnet werden kann. Ganz sicher erscheint lediglich, daß die in neuerer Zeit in zahlreichen, vor allem technisch entwickelten Ländern zu beobachtenden Körpergewichtsverhältnisse keinesfalls noch als normal oder gar ideal angesehen werden können.

Untersuchungen über die körperliche Leistungsfähigkeit müßten deshalb streng genommen immer auf das Körpergewicht bezogen werden. Die bei den Übergewichtigen bekannte Minderung der Leistungsfähigkeit[240] hat allerdings dazu geführt, daß solche Personen oft schon von vornherein aus dem Kreis der Probanden ausgeschlossen wurden. Andererseits ist bei einer Auswahl von „schlanken" Personen aufgrund unseres heutigen Wissens nicht die Gewähr gegeben, daß die Körpergewichte dieser Personen wirklich dem „normalen" Alter entsprechen. Diese Problematik muß man kennen, um zu einer zutreffenden Einschätzung von Ergebnissen einer Leistungsprüfung zu gelangen. Es darf angenommen werden, daß in Zukunft als „altersgerechtes Normalgewicht" dasjenige anzusehen sein wird, bei welchem ein optimales körperliches Leistungsvermögen besteht. Ähnliches wird vielleicht auch für den Körperbau und das Verhältnis der Körperkonstituenten gelten.

Das körperliche Leistungsvermögen hängt vom Zustand des Bewegungsapparates, besonders von der *Muskulatur*, ab. Um aber die körperliche Leistungsfähigkeit eines Menschen insgesamt erfassen zu können, ist in erster Linie die quantitative Messung der vorhandenen Leistungsbreite unter arbeitsphysiologischer Belastung erforderlich. Dabei spielen Parameter des *Stoffwechsels* und

---

[237] Dietze 1969, Ruol et al. 1963.   [238] Shock et al. 1963.   [239] Jelinek 1963.
[240] Bürger u. Ries 1958.

des *kardiopulmonalen* Leistungsvermögens die entscheidende Rolle. Es ist deshalb angebracht, in einer Übersicht auch auf die für die Leistungsfähigkeit wichtigsten Altersveränderungen der genannten Systeme einzugehen.

B. Muskulatur und Bewegungsapparat

Bei der Darstellung der Körpergewichtskonstituenten wurde gezeigt, daß sich die Muskulatur im Laufe des Lebens vermindert. Gleichzeitig damit laufen morphologische und biochemische Alternsprozesse ab, die hier nur kurz skizziert werden können.

Im Arbeitskreis von VERZÁR (1965) wurden Versuche unternommen, um histologische Veränderungen in der Muskulatur von alten Menschen und Ratten zu finden. Dabei sah man eine auffallende Bindegewebsvermehrung, die auch chemisch nachweisbar war. Das Kollagen des Muskels altert ähnlich wie in anderen Organen, in denen stärkere innere Bindungen im Sinne der Crosslinks auftreten[241]. In der willkürlichen Muskulatur erscheinen dystrophische Degenerationszeichen, die man nach VERZÁR (1965) als „Altersdystrophie" bezeichnen könnte. Unentschieden scheint allerdings die Frage, ob dieses Phänomen einer Inaktivitätsatrophie entspricht, indem die Muskeln weniger in Anspruch genommen werden, oder ob es sich um eine primäre Muskeldystrophie mit Zerstörung von Muskelfasern handelt. — Die biochemischen Alternsvorgänge in der Muskulatur wurden von NÖCKER (1965) zusammengestellt. Die Trockensubstanz vermehrt sich, dagegen nehmen Kalium, Calcium und Stickstoff ab. Für besonders wichtig hält NÖCKER (1965) eine Verarmung an Kalium, da zwischen der Leistungsfähigkeit der Muskulatur und dem intracellulären Kaliumgehalt enge Beziehungen bestehen sollen. VERZÁR (1965) hebt Veränderungen im Kreatinstoffwechsel hervor, läßt aber offen, ob die Abnahme der Leistungsfähigkeit mit einer beginnenden Verlangsamung des Erholungsstoffwechsels im Muskel zusammenfällt. Man sei aber noch weit davon entfernt, die abnehmende muskuläre Leistungsfähigkeit systematisch beeinflussen zu können, obwohl einige Beobachtungen des Kreatinstoffwechsels und Vitamin E-Stoffwechsels in dieser Richtung manche Hoffnungen erwecken.

Die Alternsveränderungen der Muskelkraft wurden mehrfach durch das Phänomen der Handkraft geprüft[242], wofür bereits ein Beispiel gebracht wurde (Abb. 6). Die Ergebnisse zeigen nahezu übereinstimmend, daß das Maximum der Handkraft im dritten Dezennium liegt. Das gilt auch für die Dauerkontraktion[243]. Nach WALKEY und COWAN (1967) ist die Handkraft neben dem Alter auch von der Körperlänge abhängig. KIRSTEN (1963) hat an 600 Kindern und Jugendlichen im Alter von 11—16 Jahren die Beziehungen zwischen Muskelkraft einerseits und dem Lebensalter sowie dem Wachstums- und Reifezustand andererseits untersucht. Er fand enge Beziehungen der Muskelkraft zum Lebensalter, zur Körpergröße, zum Körpergewicht, zur Vitalkapazität und zum Reifungsgrad. Hervorzuheben ist, daß alters- oder geschlechtsbedingte Unterschiede der Trainingsarbeit nicht festgestellt werden konnten. BUGYI (1966) hat die Druckkraft der Hand mit dem Status der Muskulatur verglichen und sich dabei auf das Ultraschall-Echolot-Verfahren und die Weichteilröntgenologie gestützt. Er konnte zeigen, daß die Verminderung der Muskelkraft schneller verläuft als der Verlust an Muskelmenge. Interessanterweise fand er kaum eine Verminderung der Muskelkraft bei Arbeitern, die ihrer gewohnten Beschäftigung nachgingen, dagegen aber bei der Gewöhnung an neuartige Aufgaben, was er mit einer verminderten Adapta-

---

[241] SCHAUB 1963.   [242] UFLAND 1933, RIES 1956b, ASMUSSEN u. HEEBØLL-NIELSEN 1962.
[243] BURKE et al. 1953.

tionsfähigkeit erklärt. — Abzuwarten bleibt, inwieweit durch das Verfahren der Elektromyographie die Alternsveränderungen der Muskelkraft noch exakter erforscht werden können[244]. Nach Angaben von Mitolo (1964) ist ein Rückgang des Muskeltonus, gemessen mit der Elektromyographie, beim senilen Organismus zu beobachten.

Bourguignon et al. (1951) haben bei Messung der Handkraft die Rolle des ZNS geprüft, indem sie elektrische Reize einsetzten. Die Werte der isometrischen Kontraktion nahmen mit dem Alter ab, was aber nicht als eine direkte Funktion des kalendarischen Alters angesehen, sondern auf eine besonders große Senilität bezogen wurde. Nach ihrer Meinung ist die Abnahme der Muskelleistungsfähigkeit mit dem Alter, zumindest zum großen Teil, im Muskel selbst zu suchen.

Natürlich hängt die körperliche Bewegungsfähigkeit nicht allein von der Muskulatur ab, sondern auch vom Zustand des gesamten Bewegungsapparates. Altersabhängige Einschränkungen der Bewegungsfähigkeit sind allgemein bekannt und werden zumeist bestimmten Erkrankungen des degenerativen Rheumatismus im Sinne von Arthrosen und Spondylosen zugerechnet. Unabhängig davon ändert sich aber auch die Gelenkbeweglichkeit mit zunehmenden Jahren. So haben Emmrich und Schwarz (1963) den Überstreckbarkeitswinkel des fünften Fingers der rechten und linken Hand gemessen und einen deutlichen Rückgang mit dem Alter gefunden. Bei Männern waren die Winkelmaße im Durchschnitt geringer als bei Frauen, der Seitenvergleich ergab größere Winkelmaße an der rechten, der Arbeitshand, als an der linken Hand, was auf einen Trainingseffekt dieser Größe deutet.

C. Stoffwechsel

Die Standardmethode zur Messung des Stoffwechsels unter Ruhebedingungen ist der Grundumsatz, der in derjenigen Wärmemenge zum Ausdruck kommt, die vom ruhenden Organismus freigesetzt wird und fast das ganze Maß der Energieproduktion kennzeichnet.

Eine Reihe von Autoren haben übereinstimmend nachgewiesen, daß der Grundumsatz mit zunehmendem Alter abnimmt[245]. Die in Abb. 32 zusammengefaßten Werte der genannten Autoren sind auf die Hautoberfläche bezogen. Shock (1955) sieht in der Grundumsatzverminderung einen Ausdruck für die zunehmende Verlangsamung des Zellstoffwechsels im Alter. Diese Ansicht deckt sich mit der Überzeugung Bürgers (1960), wonach das Absinken des Grundumsatzes mit zunehmendem Alter nicht eine *Ursache* der Alternsvorgänge ist, sondern eine *Folge*.

Die Verminderung der Wärmeproduktion im Lebensablauf führt zu der Frage, inwieweit der *Wärmehaushalt* beim alternden Menschen verändert ist. Nach Demol (1964) ist unter normalen Bedingungen die Wärmeproduktion beim alten Menschen als ausreichend anzusehen. Obwohl ihre Wärmeproduktion durch muskuläre und parenchymale Involution vermindert ist, sind die zentralen Temperaturen bei den älteren nicht von denen jüngerer Personen zu unterscheiden. Allerdings wird ihre Wärmebalance als reduziert angesehen, was mit der verminderten Adaptationsfähigkeit alter Menschen erklärt wird. Ähnliches deuten auch Untersuchungen von Mortara et al. (1958) an, wonach zwar die Hauttemperatur von jungen und alten Menschen nicht differieren soll, aber die Reaktion auf Temperaturschwankungen der Umgebung bei alten Menschen nicht mehr so

---

[244] Carlson et al. 1964, Takahashi et al. 1964.
[245] Du Bois 1927, Matson u. Hitchcock 1934, Boothby et al. 1936, Lewis 1938, Binet u. Bourlière 1948, Kountz et al. 1949, Shock 1955, Shock u. Yiengst 1955.

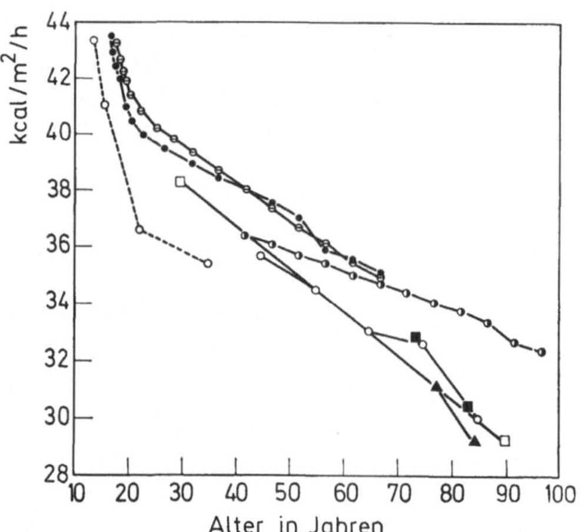

Abb. 32. Durchschnittswerte des Grundumsatzes in der Altersabhängigkeit. (Mittelwerte der Weltliteratur, zusammengestellt von Shock, 1955)

ausgeprägt sei wie bei jungen. Unterschiedliche Reaktionen in bezug auf die Wiedererwärmungszeit wurden von Salfeld und Schmidt (1966) nachgewiesen.

D. Kardiopulmonales Leistungsvermögen

Wie bereits angedeutet, hängt die körperliche Leistungsfähigkeit neben Muskelkraft und Stoffwechsel im besonderen Maße von der Funktionstüchtigkeit des kardiopulmonalen Systems ab. Es ist deshalb unter Berücksichtigung der zentralen Stellung von Herz, Kreislauf und Lungen synoptisch auf die Funktionsbreite dieser Organe im Alternsablauf einzugehen, wobei gewisse Überschneidungen mit den Ausführungen in den Spezialkapiteln nicht vermeidbar sind.

Die zuverlässigsten Aussagen über die Kapazität des kardiopulmonalen Systems ergeben nach wie vor die in den Grenzbereich der Leistungsfähigkeit führenden *ergometrischen* und *spiroergometrischen* Arbeitsuntersuchungen. Daneben wird auch die Bestimmung der *Blutgase* zur Beurteilung der körperlichen Leistungsfähigkeit herangezogen[246]. Nähere methodische Angaben können nicht gemacht werden, dazu sei auf die ausgedehnte Spezialliteratur verwiesen[247]. Im Mittelpunkt der meisten Verfahren steht die Bestimmung des *Sauerstoffverbrauches*. So wird die Messung des maximalen Sauerstoffaufnahmevermögens als die optimale Methode zur Bestimmung der Leistungsfähigkeit der einzelnen Organsysteme, wie Kreislauf, Atmung usw., angesehen. Limitierend ist dabei der Kreislauf, denn von seiner Funktion hängt auch das maximale Sauerstoffaufnahmevermögen weitgehend ab[248]. Zwischen der maximalen O_2-Aufnahmefähigkeit und dem Gesamthämoglobin besteht eine enge Beziehung, d.h. je größer die Hämoglobinmenge, desto größer ist die maximale O_2-Aufnahme[249]. Man hat deshalb auch die Bestimmung des totalen Hämoglobingehalts für die Beurteilung der Leistungsfähigkeit herangezogen und diese Größe als Bezugspunkt zur Bestimmung der Sollwerte angesehen. Von anderer Seite wurde auch das Verhalten des Blutvolumens für die Beurteilung der Leistungsfähigkeit als wichtig eingeschätzt.

---

[246] Gander 1964.
[247] Fleisch 1953, Hettinger u. Rodahl 1960, Knipping et al. 1960, Neumann u. Boeder 1963, Böhlau 1968a, b, Eiselt 1968.
[248] Nöcker 1965.   [249] Astrand 1952.

Eine der klassischen Arbeiten über die Altersabhängigkeit ergometrischer Werte stammt von BÜRGER und HAUSS, welche 1944 die Arbeitsökonomie bei einer Dreharbeit der Arme gemessen haben. Sie fanden das Optimum im fünften Dezennium und schlossen aus ihren Befunden unter Vergleich mit Handkraftwerten, daß das Leistungsvermögen verschiedener Muskelgruppen nicht identisch sei.

Eine der heute gebräuchlichsten Methoden der Ergometrie ist der sog. *Stufentest*, der in verschiedenen Varianten zum Einsatz kommt[250]. Die meisten Erfahrungen hat wohl BÖHLAU gesammelt, der 1968 über die Ergebnisse von 60000 derartigen Messungen berichten konnte. Bei der von ihm entwickelten Methode wird der Sauerstoffverbrauch während einer Ruhezeit, während der Steigearbeit und während einer Erholungszeit gemessen. In seinen Versuchsserien konnte BÖHLAU den Nachweis führen, daß die Leistungsfähigkeit der Menschen mit dem Alter deutlich zurückgeht.

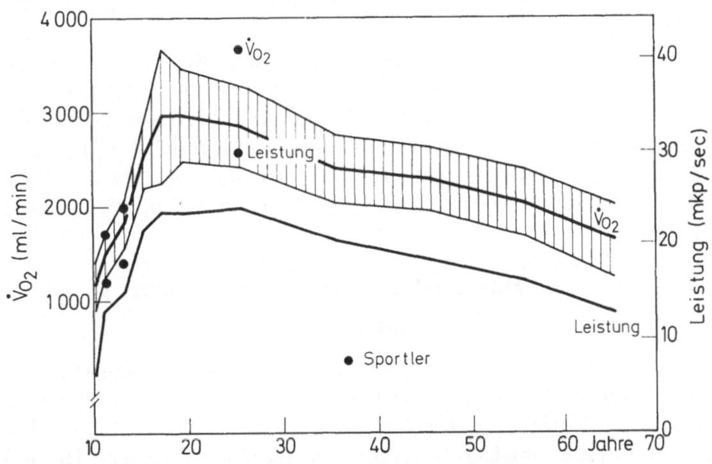

Abb. 33. O_2-Aufnahme und Leistung in der Altersabhängigkeit bei Männern. • = Einzelwerte von Sportlern. (LUTHER u. SCHLEUSING 1969)

Ein besonders häufig eingesetztes Prinzip der Leistungsmessung besteht darin, die Arbeitsleistung unter der Belastung des *Radfahrens* zu prüfen. Besonders die Sportmedizin hat sich dieser Methoden immer wieder bedient[251]. Zahlreiche Untersuchungen haben auch durch diese Methode einen Rückgang des Leistungsvermögens mit dem Alter nachgewiesen[252]. SPANG (1964) berichtete über die Prüfung der Leistungsfähigkeit mit dem Fahrradergometer an der gleichen Person im Alter von 41, 53, 57, 68 und 71 Jahren. Es ergab sich, daß die Leistungsfähigkeit mit 71 Jahren nur noch 50 % der des 41. Lebensjahres betrug. Die Belastung der Dreh- und Tretarbeit verbindet ein neues von BÖHLAU (1968 b) entwickeltes Gerät, das unter Einschaltung eines Elektronenrechners eine umfassende Beurteilung des Leistungsvermögens gestattet.

In größeren Versuchsreihen haben in neuerer Zeit LUTHER und SCHLEUSING (1969) das Verhalten des kardiopulmonalen Leistungsvermögens im Altersablauf

[250] BÖHLAU 1955, DE PAIVA 1957, FISCHER 1958, HETTINGER u. RODAHL 1960, FICHTEL 1961, RAUTENBERG 1966.
[251] MELLEROWICZ 1956, REINDELL et al. 1961, HOLLMANN et al. 1964, NÖCKER 1965, EISELT 1966, HOLLMANN u. VENRATH 1968.
[252] DREWS u. FRITZE 1966, BORG u. LINDERHOLM 1967, EISELT 1968.

getestet. Das spiroergometrisch meßbare Leistungsvermögen wies dabei eine deutliche Altersabhängigkeit auf. Die männlichen Probanden erreichten das Maximum ihrer Leistungsfähigkeit mit 17—18 Jahren. Es blieb bis zum 30. Lebensjahr konstant, um danach wieder abzufallen. Analog verhielt sich die O_2-Aufnahme (Abb. 33). Die weiblichen Probanden erreichten das Maximum ihrer Leistungsfähigkeit etwas später (19.—20. Lebensjahr). Hinsichtlich des Absolutwertes bestand eine deutliche Sexualdifferenz, indem Leistungsfähigkeit und O_2-Aufnahme bei den weiblichen Probanden um 20—45% niedriger lagen. Der Unterschied war ebenfalls altersabhängig, bei Erwachsenen größer als bei Kindern. — Auch die anderen Funktionsgrößen des kardiopulmonalen Systems, sowohl die indirekten, die eine globale Beurteilung gestatten (Pulsfrequenz, Sauerstoffpuls, Herzvolumen, Lungenvolumina, Ventilationsgrößen), als auch die direkten, die eine organspezifische Differenzierung ermöglichen (alveoläre Ventilation, Herzzeitvolumen, Diffusionskapazität), zeigten eine deutliche Altersabhängigkeit[253]. Die Ergebnisse stehen in Übereinstimmung mit älteren Untersuchungen[254].

Mit der Altersabhängigkeit spiroergometrischer Meßgrößen im submaximalen Arbeitsbereich, also in niederen und mittleren Belastungsstufen, haben sich HOLLMANN et al. (1970) auseinandergesetzt. Dabei wies die Sauerstoffaufnahme keine signifikanten Differenzen auf, das Atemminutenvolumen stieg mit zunehmendem Alter nach höheren Belastungen an, ebenso das Atemäquivalent. Dagegen ergaben Pulsfrequenz, Sauerstoffpuls und Herzvolumenäquivalent keine signifikanten Differenzen.

4. Das geistige Leistungsvermögen

A. Vorbemerkungen

So exakt auch mit den modernen Methoden der Leistungsprüfung eine Messung bestimmter Parameter erreicht werden kann, so wenig kann doch übersehen werden, daß allen Verfahren der Mangel anhaftet, auf den subjektiven Willen der Probanden und ihre geistige Bereitschaft angewiesen zu sein. In die Beurteilung des Gesamtleistungsvermögens müssen somit auch die geistigen und seelischen Potenzen einbezogen werden. Es erscheinen deshalb einige Hinweise auf diese Problematik angebracht, auch wenn ihre Besprechung genau genommen nicht zur Physiologie des Alterns gehört.

B. Hinweise auf die Alternsveränderungen des Gehirns

Über die Alternsveränderungen des menschlichen Gehirns gibt es zahlreiche Untersuchungen. So ist schon länger bekannt, daß der Gipfel des Hirngewichtes beim Mann zwischen dem 20. und 30. Lebensjahr, bei der Frau dagegen zwischen dem 15. und 20. Lebensjahr liegt. Danach tritt bei beiden Geschlechtern eine deutliche Verringerung ein, die sich bis zum hohen Alter fortsetzt[255]. Während des Erwachsenenalters liegen die Durchschnittsgewichte beim weiblichen Geschlecht im Durchschnitt 100 g niedriger als beim männlichen. — Die chemische Zusammensetzung des Gehirns ändert sich ebenfalls im Laufe des Lebens, wie ausgedehnte Studien von BÜRGER (1957, 1959) bewiesen haben. Danach verliert das Organ z.B. mit zunehmendem Alter an Phosphatiden und in den höchsten Altersstufen auch an Sulfatiden. Insgesamt geht der Alternsschwund des menschlichen Gehirns auf Kosten lipoider Anteile vor sich. — Hervorzuheben ist, daß an dem

---

[253] LUTHER u. SCHLEUSING 1969.
[254] FELDER 1959, REINDELL et al. 1961, VENRATH 1962.
[255] RÖSSLE u. ROULET 1932.

allgemeinen Substanzverlust die Ganglienzellen erheblich beteiligt sind. Vom angeborenen Bestand von 13—14 Milliarden gehen täglich 100000 zugrunde, eine Regeneration ist nicht mehr möglich. Im Alter von 70 Jahren ist der Bestand um 20% reduziert. Manche große Ganglienzellen erleiden eine besonders starke Dezimierung, wie etwa die Purkinjezellen, so daß im Alter von 70—80 Jahren 80% dieser Zellen ausgelöscht sind[256].

In funktioneller Hinsicht ist bemerkenswert, daß neben der bereits erwähnten Verminderung der Hirndurchblutung (Abb. 19) eine Abnahme des Sauerstoff- und Glucoseverbrauchs eintritt (Abb. 34). GOTTSTEIN (1969) läßt in seinen Erklärungsversuchen für diese Phänomene die Frage offen, ob die Reduzierung des Stoffwechsels Ursache oder Folge des Ganglienzellschwundes ist.

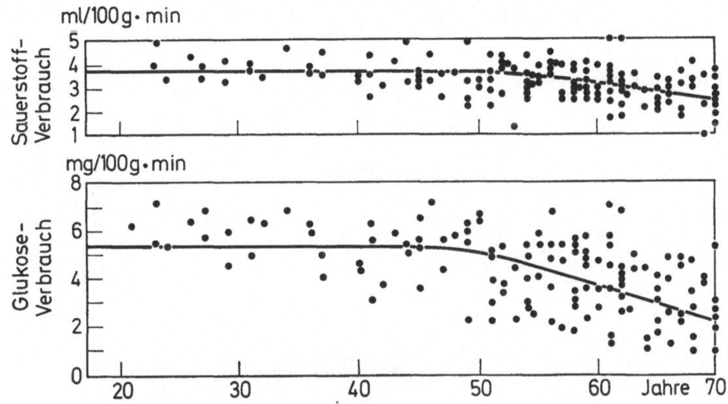

Abb. 34. Sauerstoff- und Glucoseverbrauch des Gehirns in der Altersabhängigkeit. (GOTTSTEIN 1969)

C. Geistige Alternsveränderungen

Zur Prüfung des geistigen Leistungsvermögens des Menschen werden heute verschiedenartige Psychotestverfahren eingesetzt, mit deren Hilfe die Erfassung bestimmter Kategorien möglich ist, so der Intelligenz, der Aufmerksamkeit und der Konzentrationsfähigkeit.

Diese Methoden werden nicht nur in der Medizin eingesetzt, sondern genießen auch in anderen Berufszweigen hohe Anerkennung. Trotzdem ist der Wert solcher Untersuchungen nicht unumstritten. SCHMITZ (1964) hält die Einbeziehung der Testverfahren in die Untersuchung für zweckmäßig, weil die genaue Einschätzung psychischer Eigenschaften von der Persönlichkeitsstruktur und der Erfahrung der Untersucher abhängig, daher nicht objektiv, nicht qualifizierbar und nicht reproduzierbar sei. Neben dem Vorteil der Objektivierbarkeit psychischer Befunde hat die Testpsychologie den großen Vorteil, daß sie eine vergleichbare Befunderhebung erlaubt, die sie für große Reihenuntersuchungen prädestiniert und somit für gerontologische Studien anbietet.

Die Ergebnisse einiger Untersuchungsserien über die Altersabhängigkeit von *Intelligenz*leistungen hat KAPLAN (1945) zusammengestellt (Abb. 35). Danach lagen die höchsten Leistungen im Alter von 20—30 Jahren, dann war ein ständiger Rückgang zu verzeichnen. Dies würde bedeuten, daß das Optimum der Intelligenzleistungen sehr früh erreicht wird. Der Gipfel liegt etwa dort, wo auch die besten physischen Leistungen erbracht werden können (Abb. 6 und 33). Da der Rückgang der körperlichen Leistungsfähigkeit durch Adaptationsvorgänge bis zum Ende des fünften Dezenniums ausgeglichen werden kann,

---

[256] HALLERVORDEN 1957, GOTTSTEIN 1969.

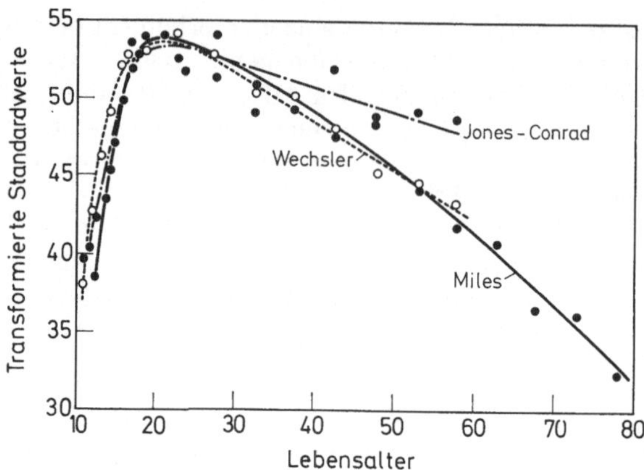

Abb. 35. Intelligenzleistungen in der Altersabhängigkeit. (Synopse verschiedener Ergebnisse nach Kaplan 1945)

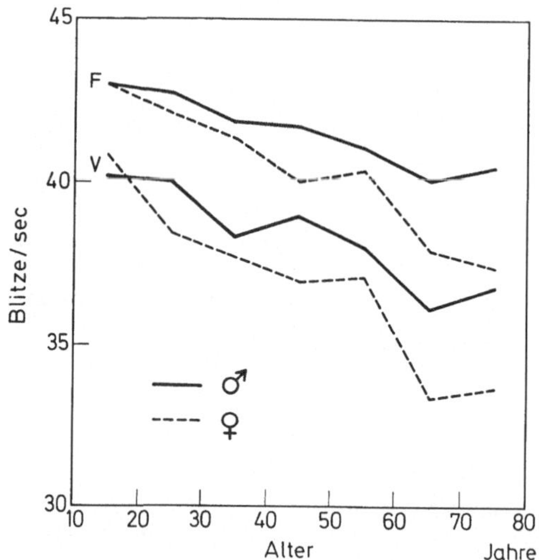

Abb. 36. Verschmelzungs- und Flimmergrenze in der Altersabhängigkeit. (Ries 1960)

ist zu fragen, welche Prozesse den Rückgang der getesteten Intelligenzleistung ausbalancieren können. Man hat in diesem Zusammenhang davon gesprochen, daß sich das „Wissen" des jungen Menschen in die „Weisheit" der späteren Jahre umwandeln würde und damit gewissermaßen ein Adaptationsvorgang auch im geistigen Bereich zustande käme. Unabhängig von dieser philosophischen Deutung hat man den Wert der erwähnten Befunde angezweifelt, weil sie möglicherweise durch ein altersbedingtes Maximum an Wissen und Auffassungsgabe (Schule, Fachschule, Studium) kein zutreffendes Bild von der wirklichen Intelligenz geben.

Solche Ansichten finden ihre Stütze in Untersuchungen über die *Aufmerksamkeit* und *Konzentrationsfähigkeit*, die man mit einem sog. Flimmerfrequenztest messen kann (Abb. 36).

Das Prinzip des Verfahrens beruht darin, daß dem Auge kurzdauernde Lichtreize dargeboten werden. Bei einer Frequenzsteigerung der Lichtreize geht das Flimmern in ein Stadium über, in dem das Licht dem Betrachter kontinuierlich erscheint (Verschmelzungsgrenze, V). Verringert man wieder die Flimmerfrequenz, so beobachtet der Proband in umgekehrter Weise einen Übergang von der Verschmelzung zum erneuten Flimmern (Flimmergrenze, F).

Der Rückgang beider Größen läßt sich mit einer Verminderung von Aufmerksamkeit und Konzentrationsfähigkeit erklären[257].

In neuerer Zeit wurde diese Fragestellung von der Arbeitsphysiologie aufgegriffen. WITTE et al. (1967) haben eine Verlängerung der einfachen und komplizierten sensomotorischen Reaktion mit dem Alter festgestellt. Die mittelkomplizierte Reaktion wird schon nach dem 45. Lebensjahr länger, vergrößert sich von da an aber bis zum 70. Lebensjahr nur unwesentlich. Auch die Gedächtnisfähigkeit nimmt mit den Jahren meßbar ab. Im Alter von 25 Jahren gaben Versuchspersonen von sechs Figuren im Durchschnitt 4,9, im Alter von 50—60 Jahren nur 3,5 wieder an (Abb. 37). PLATONOW (1960) untersuchte die Konzentration und

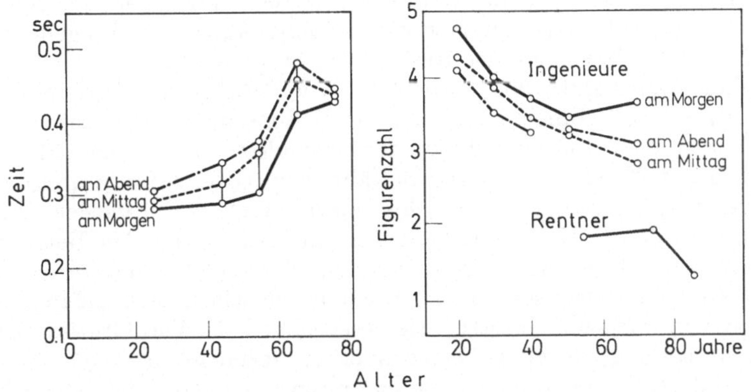

Abb. 37. Reaktionszeit und Gedächtnis in der Altersabhängigkeit. (WITTE et al. 1967)

Aufmerksamkeit durch einander abwechselndes Herausschreiben von Zahlen aus einer Tabelle. Mit 25 Jahren nahm diese Aufgabe 4,3 min, mit 50—60 Jahren 7,5 min und bei Rentnern schließlich 15 min in Anspruch. Der letzte Wert wurde auf das Fehlen der alltäglichen Übung in der geistigen Tätigkeit zurückgeführt.

Über die Alternsabhängigkeit der *Gedächtnisleistung* gibt es nur wenige, mehr allgemeine Angaben, die FEUDELL (1957) zusammengestellt hat. Nach BUMKE (1948) soll das mechanische Behalten, das sog. Materialgedächtnis, seine größten Triumphe schon in der Kindheit (6.—12. Lebensjahr) feiern; zwischen dem 12. bis 14. Lebensjahr verschiebt sich dann die Fähigkeit des Behaltens von der mechanischen nach der logischen Seite. In der Zeit des Übergangs (14.—15. Lebensjahr) sei ein Optimum für das Form- und Gestaltgedächtnis gelegen. Das logische, das Sinngedächtnis, soll sich dann im weiteren Leben verbessern und seinen eigentlichen Höhepunkt im dritten Lebensjahrzehnt finden. — Der qualitativen Differenzierung der Gedächtnisleistung begegnet man auch im höheren Lebensalter wieder. Der Neuerwerb an Gedächtnis wird spärlich, es wird nach einer immer strengeren Auswahl nur das gemerkt und behalten, was sich alten Interessen, Gedankengängen und Erlebnisgehalten sinnvoll einfügt und gewissermaßen einer Bestätigung oder Ergänzung des früher Erlebten, Gedachten und Gewußten dient. Man hat hierfür ein systematisches Gedächtnis einem mehr mechanischen gegenübergestellt; das letztere wird im Laufe des Lebens immer schlechter. Die sog. Merkschwäche der alternden Menschen ist aber nur ein Teilsymptom einer

---

[257] RIES 1960.

15*

viel weitergehenden psychischen Wandlung, die das ganze Gefühlsleben, die gemüthafte Beeindruckbarkeit und die Aufgeschlossenheit Neuem gegenüber betrifft[258].

D. Seelische Alternsveränderungen

Zur Erfassung der seelischen Alternsveränderungen wurden ebenfalls Verfahren der Testpsychologie eingesetzt. Untersuchungen mit dem Farbtest nach LÜSCHER (1949), welcher Anhaltspunkte für die Struktur des Grundcharakters und die unbewußten, tiefenpsychologischen Motive des Antriebes und der Haltung vermittelt, zeigten bei Kindern bis zur Pubertät eine gemeinsame seelische Grundstimmung, die von einer zukunftsfreudigen Tatkraft bestimmt wird. Bei erwachsenen Männern fanden sich Züge einer zielsicheren, von festem Leistungswillen durchdrungenen Aktivität, die sich im hohen Alter in Richtung auf eine defensive Abwehrhaltung umwandelt. Bei den Frauen wiesen die Kurven, vor allem vom 40. Lebensjahr ab, auf eine von gewissen Angstgefühlen durchzogene Passivität, während im Alter Merkmale der Resignation auftauchten[259].

Bei aller Vorsicht, die der Ausdeutung von Testbefunden gegenüber geboten ist, scheinen solche Befunde doch bekannte Wesenszüge des Alterns zu bestätigen. Sie zeigen aber auch, daß ein früher in der Psychologie existierendes Motiv, wonach der Mensch mit 20 oder spätestens 25 Jahren im Grunde fertig und damit „entwicklungslos" sei, heute gegenstandslos geworden ist[260]. Der gleiche Autor betont an anderer Stelle die Notwendigkeit einer mehrdimensionalen Betrachtung der psychophysischen Leistungsfähigkeit im Erwachsenenalter und fordert mit Nachdruck, sowohl die biologische als auch die psychische Leistungsfähigkeit in Abhängigkeit von sozialen Faktoren, wie gesellschaftliche Verhältnisse, soziale Herkunft, Schulbildung, Beruf, Lebenswandel, zu untersuchen.

Es wird deshalb zu den Aufgaben der zukünftigen gerontologischen Forschung im steigenden Maße gehören müssen, die Alternsveränderungen der geistigen und seelischen Phänomene immer besser zu erfassen und mit denen des körperlichen Leistungsvermögens in Einklang zu bringen. Dies gilt insbesondere auch im Hinblick auf die Berufsfähigkeit. Nach WITTE (1967) muß es als ein Axiom der Gerontologie angesehen werden, daß eine systematische und verschiedenartige Arbeit, die unter günstigen Verhältnissen und bei einer normalen und dem Menschen eigenen Geschwindigkeit geleistet wird, die harmonische Entwicklung des Organismus fördert, den Alterseintritt verzögert und dadurch den ganzen Verlauf des Alternsprozesses verändert. Die schnelle Zunahme der Mechanisierung und Automatisierung der Produktion und der damit verbundene Rückgang der körperlichen Arbeit könnte in der Zukunft gewisse Schwierigkeiten in bezug auf die harmonische Entwicklung des Menschen bereiten. Um einer solchen Entwicklung vorzubeugen, sei eine aktive Tätigkeit der Arbeitsphysiologen, der Lehrer, der Betriebsärzte und der Organisatoren von Körperkultur und Sport erforderlich, um durch eine aktive Lebensweise die Stärkung der Gesundheit vom Kindesalter an zu gewährleisten.

5. Schlußbetrachtungen

Die Ausführungen über die Altersabhängigkeit der Leistungsfähigkeit haben eindeutig gezeigt, daß die menschliche Leistungsbreite eine deutliche Altersabhängigkeit hat. Das Leistungsoptimum liegt unter Zugrundelegung körperlicher und psychischer Testmethoden im dritten Dezennium. Durch Adaptationsvorgänge können die dann einsetzenden Rückbildungsphänomene eine gewisse Zeit ausgeglichen werden, die etwa bis zum Ende des fünften Dezenniums reicht.

---

[258] FEUDELL 1957.   [259] RIES 1959b, GRAMM u. RIES 1960.   [260] LÖWE 1969.

Parallel mit dem Leistungsabfall gehen Veränderungen der Körpergestalt. In dieser Richtung liegen offensichtlich Ansatzpunkte für eine praktische geriatrische Tätigkeit. Die Hypodynamik, der viele Menschen mit zunehmendem Alter verfallen, ist sicher ein Kernproblem. Inwieweit sie tiefgreifende Störungen im Organismus hervorrufen kann, zeigen Tierversuche von MURAWOW (1967), der feststellen konnte, daß weiße Ratten, die im Alter von 10,5 Monaten zum Versuch herangezogen wurden, bei einer Bewegungseinschränkung nach 82 Tagen umkamen, während die Kontrolltiere durchschnittlich 529 Tage lebten. In diesem Sinn vertritt die moderne Sportmedizin die These von der gesundheitsfördernden Wirkung der Leibesübungen. So stellte JOKL (1954) an einer großen Zahl von Altersturnern fest, daß sie, gemessen an ihrer Leistungsbreite, mit etwa 10 bis 20 Jahre jüngeren Personen gleichzusetzen waren.

Es wird die Aufgabe von Gerohygiene und Geriatrie sein, solche Erfahrungen bei einer sinnvollen Betreuung der alternden Menschen auszunutzen.

V. Der „gesunde" alte Mensch

Ein Hauptziel der gerontologischen Forschung liegt darin, die Erhaltung eines altersadäquaten körperlichen und seelischen Leistungsvermögens bis in das hohe Alter hinein zu sichern. Damit verbunden ist das Ideal des „gesunden" alten Menschen. Die Ausführungen über die Physiologie des Alterns haben eindeutig die Schwierigkeiten erkennen lassen, die sich bei dem Versuch einer Trennung des gesunden vom krankhaften Altern ergeben. Praktisch jeder Mensch macht im Laufe seines Daseins Krankheiten durch, die seinen Organismus verändern. Die Spuren der biologischen und pathologischen Lebensgeschichte finden sich dann im Alter[261], es sei denn, Störungen und Krankheiten hätten keine hinterlassen. Es stellt sich deshalb die Frage, ob es tatsächlich Menschen gibt, die organisch und funktionell „gesund" sind. Verschiedene Arbeitsgruppen sind ihr nachgegangen.

22 amerikanische Forscher haben den Gesundheitszustand von 47 ausgewählten Männern im Alter von 65—91 Jahren untersucht[262]. Obwohl die Betreffenden an keinen manifesten Krankheiten litten, ließen sich doch bei den meisten diese oder jene Gebrechen nachweisen. Besonders im psychischen Bereich wurden gewisse Störungen aufgedeckt, so etwa Psychoneurosen und leichte, als reaktiv bezeichnete Depressionen.

Eine eindrucksvolle Studie über den Gesundheitszustand Hochbetagter stammt aus neuester Zeit von FRANKE (1970). Der Autor verschickte an 148 Hundertjährige der Bundesrepublik Deutschland Fragebogen mit 153 Einzelfragen. Von 60 der erfaßten Personen ließen sich durch die Hausärzte eingehende Berichte mit lehrreichen Einzeldaten erhalten, von 20 Personen Blutproben. Zwölf Hundertjährige wurden klinisch untersucht. Aufgrund der Befunde hat FRANKE (1970) drei Gruppen aufgestellt.

1. Die Alten der ersten Gruppe waren trotz mancher Altersgebrechen noch auffallend rüstig. Sie waren mit Recht über das erreichte Alter stolz; sie waren nicht pflege- und kaum hilfsbedürftig. Objektiv ließen sich allerdings auch bei diesen Hochbetagten vielfältige, recht unterschiedliche und häufig voneinander unabhängige Krankheiten und Abnutzungserscheinungen nachweisen, wie Alterskardiosklerose, Emphysem, Gefügestörungen der Wirbelsäule, Sklerose der peripheren Gefäße, geringe Sklerose der Hirngefäße. FRANKE (1970) beurteilt diese Störungen im Sinne von RÖSSLE (1923) als *ruhende* Altersgebrechen, die aber bei

---

[261] VISCHER 1955.   [262] BIRREN et al. 1963.

der üblichen vorsichtigen Lebensführung die Vitalität dieser Personengruppe wenig beeinträchtigten.

2. Die zweite Gruppe war in ihrer Lebensfähigkeit bereits eingeengt. Die Bejahrten waren aber durchaus noch in der Lage, ihre täglichen Verrichtungen selbst vorzunehmen. Ihr Lebensraum war zum Teil wegen zunehmender Schwerhörigkeit oder eines Starleidens auf das Zimmer beschränkt. In geistiger Hinsicht war ein Kontakt vorhanden. Bei Belastungen traten aber körperliche und psychische Ausfallserscheinungen ein, z.B. Schenkelhalsbrüche infolge Osteoporose oder Infekte.

3. Diese letzte Gruppe umfaßte bettlägerige und pflegebedürftige Hundertjährige. Sie sahen mit zunehmender Entkräftung in einer Art „vita minima" ihrem erlösenden Ableben entgegen.

Für die gestellte Frage nach dem „gesunden" Alter interessiert nur die erste Gruppe. Hier aber ließ sich offensichtlich kein Beispiel für einen völlig gesunden alten Menschen finden. Bemerkenswert sind auch die Angaben Frankes (1970), wonach seine postmortalen Studien und weitere in der Literatur veröffentlichte pathologisch-anatomische Autopsieergebnisse an neun Hundertjährigen keinen Beleg für ein Ableben infolge reiner Altersschwäche ergeben haben.

Natürlich handelt es sich bei den Hundertjährigen um Extremfälle. Es muß daher das Bestreben sein, Personen zwischen dem 70. und 100. Lebensjahr unter dem Aspekt Gesundheit und Krankheit zu erfassen. Entsprechende Bemühungen laufen im Institut für Gerontologie der Sowjetischen Akademie der Medizinischen Wissenschaften in Kiew[263].

In den Niederlanden hat van Zonneveld (1968) eine Stichprobe an 3149 über 65jährigen Personen durchgeführt, die anamnestische, körperliche und sozialpsychologische Daten berücksichtigte. Die Bejahrten mußten selbst beantworten, wie sie ihren Gesundheitszustand beurteilten, die Ärzte, wie sie den körperlichen Zustand der untersuchten Personen fanden. Diese zwei Variablen wurden als „subjektive" und „objektive" Gesundheit bezeichnet. van Zonneveld (1968) interessierte sich vor allem für die Beziehungen zwischen dem Gesundheitszustand und der Arbeit. Es ergab sich, daß in jeder der vier Gruppen (der unter und über 75jährigen Männer und Frauen) die relative Zahl derjenigen, die gar nicht mehr arbeiteten, in der Kategorie der objektiv ganz Gesunden immer viel kleiner war als in der Kategorie der objektiv mäßig Gesunden und noch viel kleiner als in der (kleinen) Gruppe derjenigen, deren Gesundheitszustand als schlecht bezeichnet wurde. Die Rückgänge in den Prozentsätzen der Kategorie der „Gut"-Gesunden bis zur Kategorie der „Mäßig"-Gesunden waren übrigens in den Gruppen der Männer, die nur einige Tage pro Woche und die jeden Tag noch arbeiteten, relativ etwa gleich groß. Daher hatte der objektive Gesundheitszustand offenbar keinen Zusammenhang mit dem höheren oder niedrigeren Maß der wirklichen Arbeitsaktivität. Dies wurde so gedeutet, daß diejenigen, die „gut"-gesund waren, besser in der Lage waren, noch tätig zu sein als jene, deren Gesundheit mehr oder weniger zu wünschen übrig ließ. — Die Kombination „subjektiver Gesundheitszustand" und „Arbeit" ergab etwa das gleiche Bild.

Auch in bezug auf Beruf (in sieben Kategorien aufgegliedert) und Gesundheit wurde nach eventuellen Zusammenhängen gesucht. Es gab aber keine deutliche Beziehung zwischen dem (wichtigsten) früher oder momentan noch ausgeübten Beruf und dem objektiven (oder noch weniger ausgeprägt subjektiven) Gesundheitszustand.

---

[263] Tschebotarew 1963.

Voraussetzung für die Beurteilung der biologischen Situation alter Menschen sind zielgerichtete Untersuchungsmethoden im Sinne von „Testbatterien", wofür sich in der neueren gerontologischen Literatur Beispiele finden[264]. Diese berücksichtigen im allgemeinen klinische, anthropometrische, chemische, sensorische und psychonervale Verfahren, deren Ergänzung durch bioptische und autoptische Befunde angestrebt wird. Es wird sich zu erweisen haben, ob mit Hilfe solcher „Batterien" die Frage nach dem „gesunden" alten Menschen geklärt werden kann. Allerdings wird die Lösung des Problems letzten Endes davon abhängen, inwieweit in Zukunft die Begriffe Gesundheit und Krankheit ihre theoretische und praktische Fundierung erhalten können.

Eng verknüpft mit der Frage des Gesundheitszustandes alter und besonders langlebiger Personen ist das Problem einer Verlängerung der Lebensdauer. Auf wichtige Prinzipien der Lebensdauer wurde bereits eingegangen. Es sollen hier abschließend die Möglichkeiten erörtert werden, welche das menschliche Leben einmal verlängern könnten.

Nach COMFORT (1969b) muß sich die gerontologische Wissenschaft darum bemühen, die Lebensdauer der Menschen durch zwei verschiedene Prinzipien zu beeinflussen. Das eine beruht darauf, die Ursachen des vorzeitigen Todes durch ein Repertoire an Vorkehrungen, welche das Leben weniger unangenehm, roh und kurz machen, zu vermindern. Die Realisierung dieses Prinzips hat bereits dazu geführt, daß immer mehr Menschen das sog. „eigentliche" Alter von 75—80 Jahren erreichen. Nicht geändert hat sich aber die Unabdingbarkeit des Alters. Die großen Veränderungen in der Überlebenskurve der Menschen sind auf die Beseitigung der Ursachen eines vorzeitigen Todes zurückzuführen. Das Alter, in dem, gemessen an der zunehmenden allgemeinen Schwäche und der zunehmenden Möglichkeit zu sterben, ein Mensch „alt" wird, ist aber noch genau das gleiche wie in den biblischen Zeiten, nämlich 70—80 Jahre. Das zweite Prinzip der aktiven Forschung, so COMFORT (1969b), muß deshalb darin liegen, die biologische „Mauer" zu durchbrechen, welche der weiteren Verlängerung des menschlichen Lebens Einhalt gebietet. Ansatzpunkte hierfür finden sich in den hochentwickelten Ländern. So wurde berechnet, daß die radikale Behandlung der zur Zeit führenden krankheitsbedingten Todesursachen in England und den USA (Herzgefäßkrankheiten, maligne Leiden, Gefäßkrankheiten des Gehirns) die allgemeine Lebenserwartung um 5—7 Jahre und die Lebenserwartung im 65. Lebensjahr um 1,5—2 Jahre erhöhen würde. Da aber die Menschen bald darauf an anderen Ursachen sterben würden, muß nach Möglichkeiten einer echten Lebensverlängerung gesucht werden, wie sie z.B. für Nagetiere schon bekannt sind. Deren Lebensdauer kann durch Anwendung relativ einfacher diätetischer und chemischer Verfahrensweisen bereits um 20 bis 40% verlängert werden. Die Schwierigkeiten, solche lebensverlängernden Mittel bei Menschen zu testen, liegen in der Lebensdauer der Untersuchten, aber auch der Untersucher.

COMFORT (1969a) meint nun, daß es durch den Einsatz der erwähnten Testbatterien möglich sein könnte, den Grad von Alternsveränderungen durch mehrere Dutzend untereinander unabhängiger, aber auf das normale Alter zu beziehender Parameter über 3 oder 5 Jahre bei behandelten und unbehandelten Versuchspersonen festzustellen. Aufgrund solcher, relativ kurzfristig auszuwertender Befunde sollte es möglich werden, die Natur des wirkenden „Alternsmechanismus" oder der „-mechanismen" aufzudecken. Es sei deshalb vordringlich, mit dieser Prüfungstechnik Erfahrungen zu sammeln, wofür als Beispiel das klinisch-chemische System von GITMAN (1969) angeführt wird.

---

[264] COMFORT 1969a, GITMAN 1969.

Bei entsprechendem Einsatz der Mittel sagt Comfort (1969b) voraus:

1. Der direkte Versuch, das Altern beim Menschen aufzuhalten, wird um 1975 durch die Anwendung der Gruppentechnik in mehr als einem Zentrum völlig sicher beherrscht werden können.

2. Es wird, wenn ein der zur Zeit bei Nagetieren angewandten Verfahren sich als erfolgreich erweisen sollte, innerhalb von 15 Jahren ein Mittel gefunden werden, was den Ablauf des Alterns beim Menschen verändert.

3. Die Verlängerung des Leistungsalters wird etwa 20% betragen.

Comfort (1969b) glaubt schließlich nicht, daß durch das Fehlen einer universell anerkannten Alternstheorie die Weiterentwicklung gehemmt werden würde. Auch die Wassermann-Reaktion sei aufgrund einer falschen Annahme erfunden worden. Die Zahl der Verfahren, die es wert sind, hinsichtlich ihrer Brauchbarkeit für eine Verlängerung der Lebensdauer geprüft zu werden, würde von Jahr zu Jahr steigen. Dazu gehören in erster Linie Calorienbeschränkung, Autooxydantien, Crosslinks-hemmende Stoffe und immunologische Verfahren. Sollte allerdings die Verlängerung des Lebens von einer fortgesetzten und lästigen diätetischen Einschränkung abhängig sein, dann glaubt Comfort (1969b) nicht an ihre Realisierbarkeit, da die Menschen offenbar nicht bereit wären, es sich selbst unbequem zu machen, um ihr Leben zu verlängern. In solchem Falle müßte auf die Entwicklung von Stoffen gewartet werden, welche das Körpergewicht vermindern, ohne die Kost zu verändern.

Es mag dahingestellt bleiben, ob der Optimismus von Comfort (1969b), nach dem wir um 1990 mindestens *einen* Weg kennen würden, das Leistungsalter um 20% zu verlängern, berechtigt ist. Unzweifelhaft hat er aber recht, wenn er die Bedeutung eines solchen Ergebnisses der Entdeckung der Antibiotica gleichstellt. Unüberschaubar erscheinen allerdings im Augenblick die psychologischen, medizinischen und wirtschaftlichen Folgerungen, die sich aus einer Erhöhung der Lebensdauer ergeben würden. Auch dieses Problem gedanklich vorzubereiten, sollte eine Aufgabe der zukünftigen gerontologischen Forschung sein.

Literatur

Ahlert, G.: Gastroenterologische Erkrankungen im Alter. In: Brüschke, G., u. F. H. Schulz, Fibel für die praktische Geriatrie. Jena: Fischer 1969. — Allen, T. H., Anderson, E. C., Langham, W. H.: Total body potassium and gross body composition in relation to age. J. Geront. 15, 348—357 (1960). — Alpert, N. R., Gall, H. H., Taylor, N.: The effect of age on contractile protein ATPase activity and the velocity of shortening. In: Factors influencing myocardial contractility. New York: Academic Press 1967. — Anschütz, F., Schettler, G.: Gefäße und Herz. In: Schettler, G. (Hrsg.), Alterskrankheiten. Stuttgart: Thieme 1966. — Arslan, M.: The senescence of the vestibular apparatus. Pract. oto-rhino-laryng. (Basel) 19, 475—483 (1957). — Aschoff, L.: Zur normalen und pathologischen Anatomie des Greisenalters. Med. Klin. 33, 1—3 (1937). — Aslan, A., David, C., Campeanu, S.: Der Einfluß der Dauerbehandlung mit Novocain auf die differenzierte Kapillarpermeabilität. Arzneimittel-Forsch. 9, 480—482 (1959a). ~ Die Verschiebung der Kapillar-Permeabilität bei Arteriosklerose. Arzneimittel-Forsch. 9, 558—560 (1959b). ~ Studien über die Verschiebungen der Kapillarpermeabilität mit zunehmendem Alter. Z. ges. inn. Med. 16, 78—82 (1961). — Aslan, A., David, C., Stănescu, S., Hartia, L., u. Mitarb.: Anpassungsfähigkeit des Herz- und Kreislaufsystems im fortgeschrittenen Lebensalter. Z. Altersforsch. 19, 249—258 (1966). — Asmussen, E., Heebøll-Nielsen: Isometric muscle strength in relation to age in men and women. Ergonomics 5, 167—169 (1962). — Astrand, P. O.: Experimental studies of physical working capacity in relation to sex and age. Copenhagen: Munksgaard 1952.

Bader, H.: The anatomy and physiology of the vascular wall. In: Handbook of physiology, Sect. 2, Circulation, vol. II, p. 865. Washington D.C.: Amer. Physiol. Soc. 1963. — Bailey, N.: Methodological problems in longitudinal research. Edinburgh: Symp. Problems of Research and Methodology 1966. — BALÁZS, A.: Biomorphose oder Gerontologie. In: BANASCHAK, H. (Hrsg.), Biologie der Lebensalter. Dresden u. Leipzig: Steinkopff 1963. — BÁLINT, P.: Lehrbuch der Physiologie. Budapest: Akadémiai Kiadó 1963. — BARTELHEIMER, H., HARDERS, H.: Mikroangiologie als klinische Arbeitsrichtung. Dtsch. med. Wschr. 92, 631—637 (1967). — BASTAI, P.: Die biologischen Grundlagen des Alterns. Z. Alternsforsch. 9, 211—219 (1955). — BAUR, H.: Wasser- und Elektrolythaushalt. In: DOBERAUER, W., A. HITTMAIR, R. NISSEN u. F. H. SCHULZ, Handbuch der praktischen Geriatrie, Bd. 1. Stuttgart: Enke 1965. — BECKLAKE, M. R., FRANK, H., DAGENAIS, G. R., OSTIGUY, G. L., GUZMAN, C. A.: Influence of age and sex on exercise cardiac output. J. appl. Physiol. 20, 938—947 (1965). — BENEDETTI, G., ULIVIERI, P.: L'anemia perniciosa, malattia presenile e senile. Geront. e Geriat. 6, 965—970 (1958). — BEREGI, E., LENGYEL, É.: Sex differences in morbidity and mortality of aged people in autopsy material. Sanremo: IV. Congr. Europ. clin. Sect. 1965. ~ Herzveränderungen bei alten Menschen an Hand von 20000 Obduktionsbefunden. Leipzig: 2. Kongr. der Ges. für Alternsforschung der DDR 1969. — BERNSMEIER, A., GOTTSTEIN, U.: Hirndurchblutung und Alter. 24. Verh. Dtsch. Ges. Kreisl.-Forsch. Darmstadt: Steinkopff 1958. — BERNSTEIN, F., BERNSTEIN, M.: Law of physiologic ageing as derived from long range data in refraction of the human eye. Arch. Ophthal. 34, 378—388 (1945). — BERTOLINI, R.: Wachstum und Altern der Organismen. In: ROSENBAUER, K. A., Entwicklung, Wachstum, Mißbildungen und Altern bei Mensch und Tier. Stuttgart: Wissenschaftliche Verlagsgesellschaft 1969. — BETTENDORF, G.: Das Klimakterium der Frau. Münch. med. Wschr. 109, 2573—2581 (1967). — BEULCKE, O., MARS, G., MORPURGO, M.: L'ipertensione arteriosa nell'età senile. Milano: Ganassini 1958. — BEYER, A., WINTER, K.: Lehrbuch der Sozialhygiene, 4. Aufl. Berlin: Volk und Gesundheit 1967. — BEZNÁK, M.: Cardiac hypertrophy of rats. J. Physiol. (Lond.) 116, 209—227 (1952). — BINET, L., BOURLIÈRE, F.: Le metabolisme de base des personnes agêes. Paris: Congrès de la Longévité 1948. — BIRREN, J. E., BUTLER, R. N., GREENHOUSE, S. W., SOKOLOFF, L., YARROW, M. R.: Human aging. U.S. Public Health Service Publ. Nr. 986/1963. — BIRREN, J. E., CASPERSON, R. C., BOTWINICK, J.: Age changes in pupil size. J. Geront. 5, 216—221 (1950). — BLOOM, P. M., HARTMANN, J. F., VERNIER, R. L.: An electron microscopic evaluation of the nidth of normal glomerular basement membrane in man at various ages. Anat. Rec. 133, 251—252 (1959). — BLUMBERGER, K.: Diskussionsbemerkung. 24. Verh. Dtsch. Ges. Kreisl.-Forsch. Darmstadt: Steinkopff 1958. — BO, G.: Contributo statistico allo studio del problemo dell'invecchiamento ed osservazioni critiche sui limiti di normalita delle metodiche biologiche. G. Geront. 12, 1137—1153 (1964). — BODE, G.: Der physiologisch alternde Mensch. Med. Klin. 60, 1883—1889 (1965). — BODEN, U., BODEN, CH., RÜRUP, B., SCHULZ, H.-J., SCHULZ, J., RÜHLAND, W.: Über das Verhalten der Blutdruckwerte bei alten Menschen. Dtsch. Gesundh.-Wes. 25, 273—276 (1970). — BÖHLAU, V.: Prüfung der körperlichen Leistungsfähigkeit. Leipzig: VEB Georg Thieme 1955. ~ Körperliche Leistungsprüfung in der Gerontologie. Münch. med. Wschr. 110, 1825—1831 (1968a). ~ Neue Gesichtspunkte zur Prophylaxe und Therapie bei Emphysem und Cor pulmonale. In: SCHUBERT, R. (Hrsg.), Veröffentl. Dtsch. Ges. Geront. Nürnberg 1967. Darmstadt: Steinkopff 1968b. — BÖHLAU, V., KNOBLOCH, H.: Blutmenge und Lebensalter. Z. Alternsforsch. 5, 302—309 (1951). — BÖHME, G.: Über den alternsbedingten Funktionswandel im HNO-Fachgebiet. Z. Alternsforsch. 22, 11—18 (1969). — BÖRNER, W., BRACHARZ, H., SCHRÖDER, J.: Über das Verhalten der zirkulierenden Blutzellen im Greisenalter. Z. Alternsforsch. 12, 336—340 (1959). — BÖRNER, W., KOLB, J., MOLL, E., SCHRÖDER, J.: Über Beziehungen zwischen Fettanteil des Körpers, zirkulierendem Blutvolumen und venösem Hämatokritwert. Klin. Wschr. 38, 21—25 (1960). — BÖRNER, W., MOLL, E., SCHRÖDER, J., PAU, F. P.: Die Abhängigkeit der Kreislaufzeit von Alter, Geschlecht und Körperlänge. Arch. Kreisl.-Forsch. 43, 221—235 (1964). — BOOTHBY, W. M., BERKSON, J., DUNN, H. L.: Studies on the energy metabolism of normal individuals: a standard for basal metabolism, with a nomogramm for clinical application. Amer. J. Physiol. 116, 468—484 (1936). — BORG, G., LINDERHOLM, H.: Deceived exertion and pulse rate during graded exercise in various age groups. Acta med. scand., Suppl. 472, 194—206 (1967). — BORNEMANN, K., KNOBLOCH, H.: Zur Frage der osmotischen Resistenzprüfung der Erythrozyten als biologischer Altersindex. Z. Alternsforsch. 12, 1—5 (1958). — BORNEY, G.: Considerazioni sul tempo di circolo braccio-lingua determinata con un metodo di iniezione d'un sale di calcio in 120 sogetti normali. Rif. med. 75, 1051—1053 (1961). — BOURGUIGNON, G., BOURLIÈRE, F., BOURGUIGNON, A.: La fatigabilité musculaire des musculaires des sujets normaux de plus de 50 ans. C. R. Soc. Biol. (Paris) 145, 82—85 (1951). — BOURLIÈRE, F.: La longévitè des petits mammifères sauvages. Mammalia 11, 111—121 (1947). ~ Excitability and ageing. J. Geront. 3, 191—195 (1948). ~ Sénescence et sénilité. Paris: G. Doin & Cie. 1958. — BRANDFONBRENNER, M., LANDOWNE, M., SHOCK, N. W.: Changes in cardiac output with age. Circulation 12, 557—566 (1955). — BREDT, H.: Morphologie und Pathogenese der Arteriosklerose. In: SCHETTLER, G., Arteriosklerose. Stuttgart: Thieme 1961. — BRETSCHNEIDER, H. J., FRANK, A., BERNARD, U., HEBERER, S.: Über eine Abhängigkeit der Koronardurchblutung von intrakardialen Rezeptoren. 24. Verh. Dtsch. Ges. Kreisl.-Forsch. Darmstadt: Steinkopff 1968. — Broca, D.: Sur le stéréographe, nouvel instrument craniographique destiné à dessiner tous les details du relief des corpes solides. Mém. Soc. Anthrop. 3, 99 (1868). — Brožek, J.: Age differences in residual lung volume and vital capacity of normal individuals. J. Geront. 15, 155—160 (1960). — Brožek, J., Keys, A., Taylor, H. L.: Longitudinal research: The Minnesota study. Wien: 7. Int. Congr. Geront. Proc. 1966. — Brückner, R.: Über vergleichende Sehschärfeprüfungen. Ophthalmologica (Basel) 128, 389—402 (1954). ~ Longitudinale Akkomodationsmessungen. Schweiz. med. Wschr. 96, 1551—1553 (1966). — Brüschke, G.: Untersuchungen über die Altersabhängigkeit der Kapillarresistenz beim Menschen. Z. ges. inn. Med. 10, 292—296 (1955). ~ Der Eisenstoffwechsel. Dresden u. Leipzig: Steinkopff 1964. — Brüschke, G., Herrmann, H.: Über Veränderungen der osmotischen Resistenz der Leukozyten im Alternsgang. Dtsch. Gesundh.-Wes. 15, 643—644 (1960). ~ Das numerische Verhalten der Anhängsel des Leukozytenkerns im Alter. Dtsch. Gesundh.-Wes. 17, 1—4 (1962). ~ Altersabhängige Veränderungen im weißen Blutzellsystem. In: Balázs, A. (Hrsg.), Internat. Conference on Gerontology. Budapest: Akadémiai Kiadó 1965. — Buchardi, H., Harms, H.: Zur Altersabhängigkeit des arteriellen Sauerstoffdrucks und der alveoloarteriellen Sauerstoffdruckdifferenz. Prakt. Anästhesie u. Wiederbel. 3, 312—323 (1968). — Bühler, Ch.: Der menschliche Lebenslauf als psychologisches Problem. Leipzig: Hirzel 1933. — Bürger, M.: Biomorphose — die Lebenswandlungen des menschlichen Organismus und seiner Funktionen. Mkurse ärztl. Fortbild. 409—423 (1956). ~ Die Biomorphose des menschlichen Gehirns. Abh. Sächs. Akad. Wiss, Bd. 45, H. 6. Berlin: Akademie-Verlag 1957. ~ Geschlecht und Krankheit. München: Lehmann 1958a. ~ Pathologische Physiologie, 6. Aufl. Leipzig: VEB Georg Thieme 1958b. ~ Die chemische Biomorphose des menschlichen Gehirns in ihren Beziehungen zu den Proteolipoiden. Abh. Sächs. Akad. Wiss., Bd. 46, H. 5. Berlin: Akademie-Verlag 1959. ~ Altern und Krankheit als Problem der Biomorphose, 4. Aufl. Leipzig: VEB Georg Thieme 1960. — Bürger, M., Hauss. H. W.: Über die Ökonomie körperlicher Arbeit in den verschiedenen Altersstufen. Z. Alternsforsch. 4, 229—236 (1944). — Bürger, M., Nöcker, J.: Untersuchungen über den Regenerationsstoffwechsel. 3. Mitteilung: Verhalten des Kreatininstoffwechsels während der Regeneration. Dtsch. Z. Verdau.- u. Stoffwechselkr. 10, 1—9 (1950). — Bürger, M., Ries, W.: Zum Problem der Fettsucht. Münch. med. Wschr. 100, 258—265 (1958). — Bugyi, B.: Über den Zusammenhang von Muskelkraft und Muskelmenge im Laufe des Alterns. Wien: 7. Int. Congr. Geront. Proc. 1966. — Bumke, O.: Gedanken über die Seele, 4. Aufl. Berlin-Göttingen-Heidelberg: Springer 1948. — Burch, P. R. J.: Epidemiology in relation to gerontology. Washington: 8. Int. Congr. Geront. Proc. 1969. — Burke, W. E., Tuttle, W. W., Thompson, C. W., Janney, C. D., Weber, R. J.: The relation of grip strength and grip strength endurance to age. J. appl. Physiol. 51, 628—630 (1953). — Busse, E. W.: Longitudinal research "The Duke study". Wien: 7. Int. Congr. Geront. Proc. 1966. — Butenandt, A.: Altern und Tod als biochemisches Problem. Dtsch. med. Wschr. 84, 297—300 (1959).

Campeanu, S., Radulescu, M., Campeanu, L.: Beiträge zum Studium der Kapillarpermeabilität für die elektrophoretischen Bluteiweißfraktionen. Z. ges. inn. Med. 14, 638—641 (1959). — Carlson, K. E., Alston, W., Feldman, D. J.: Electromyographic study of aging in skeletal muscle. Amer. J. phys. Med. 43, 141—145 (1964). — Casassa, P. M., Maccotta, V., Chiesa, A.: La circolasione periferica nelle persone anziani studiata con la technica dei radioisotopi (Albumina J^{131}). G. Geront. 8, 407—417 (1960). — Casassa, P. M., Turco, G. L., Chemi, F., Forneris, C.: Ricerche sulla permeabilità capillare nei vecchi con albumina J^{131}. Acta geront. (Milano) 8, Nr. 3 (1958). — Chapman, J. M., Goerke, L. S., Dixon, W., Loweland, D. B., Philipps, E.: The clinical status of a population group in Los Angeles under observation for two to three years. Amer. J. publ. Hlth 47, 33—42 (1957). — Christiani, S.: Die Geschwindigkeit der Retikulozytenreifung in den verschiedenen Altersgruppen. Med. Diss. Leipzig 1956. — Clement, F.: Le vieillissement aprécié à travers une étude longitudinale. Rev. franç. Géront. 2, 105—109 (1964). — Cohn, J. E., Shock, N. W.: Blood volume studies in middleaged and elderly males. Amer. J. med. Sci. 217, 388—391 (1949). — Comfort, A.: The biology of senescense. London: Routledge and Kegan 1956. ~ Aging. Routledge 1963. ~ Adaptation and aging in cells. In: Tschebotarew, D. T. (Hrsg.), Adaptive capacities of an aging organism. Kiew 1968. ~ Test-battery to measure ageing-rate in man. Lancet 27, 1411—1415 (1969a). ~ Longer live by 1990. New Scientist 549—551 (1969b). — Conard, R. A.: An attempt to quantity some clinical criteria of aging. J. Geront. 15, 358—365 (1960). — Conrad, K.: Der Konstitutionstypus, 2. Aufl. Berlin-Göttingen-Heidelberg: Springer 1963. — Cosh, J. A.: Studies on the nature of vibrations sense. Clin. Sci. 12, 131—151 (1958). — Cowan, N. R.: Der Herz-Lungenkoeffizient bei alten Menschen. Brit. Heart. J. 21, 238—242 (1959). — Cowdry, E. V.: Ageing of tissue fluids. Chap. 2 in A. I. Cowdrys problems of aging, 3. ed. Baltimore: Williams & Wilkins 1952. — Crampton, C. W.: Physiological age, a fundamental principle. Child Develop. 15, 1—52 (1908). Neudruck: Amer. phys. Rev. 13, 3—6 (1944). — Cross, F. S., Kay, E. B., Johnson, G. F.: Studies on neuromuscular imbalance of the esophagus. Arch. Surg. **75**, 631—638 (1957). — Curtis, H. J.: Das Altern. Stuttgart: Fischer 1968.

Damon, A.: Discrepancies between findings of longitudinal and cross-sectional studies in adult life: physique and physiology. Hum. Develop. **8**, 16—22 (1965). — Danielli, J. F., Muggleton, A.: Some alternative states of amoeba with special reference to life span. Gerontologia (Basel) **3**, 76—90 (1959). — Das, B. C.: Indices of blood biochemistry in relation to age, height, and weight. Gerontologia (Basel) **9**, 179—192 (1964). — David, C., Nicolae, D., Hartia, L., Cresin, R.: Einleitende Untersuchungen über klinische Indikatoren für das physiologische Altern. Z. Alternsforsch. **19**, 151—164 (1966). — Davies, D. F., Shock, N. W.: The variability of measurement of inulin and diodrast test of kidney function. J. clin. Invest. **29**, 491—495 (1950). — Dawber, T. R., Kannel, W. B., Lyele, L. P.: An approach to longitudinal studies in a community: The Framingham study. Ann. N.Y. Acad. Sci. **107**, 539—556 (1963). — Dearborn, W. F.: Zit. Havighurst, R. J., and J. E. Birren, Introduction to the study of development and aging in the life cycle. In: Birren, J. E., Relations of development and aging. Springfield, Ill.: Ch. C. Thomas Publ. 1964. — Dejmal, V.: Examination technique of blood capillaries in clinical practice. Acta Univ. Carol. (Praha) Monographia XXXVI (1969). — Dekoninck, W.: L'anémie hypochrome ferriprive en gérontologie. Rev. franç. Géront. **7**, 489—507 (1961). — Deming, J.: Application of the Gompertz curve of the observed pattern of growth in length of 48 individual boys and girls during the adolescent cycle of growth. Hum. Biol. **29**, 83—122 (1957). — Demol, O.: La thermorégulation en gérontologie. Rev. franç. Géront. **10**, 25—32 (1964). — De Paiva, E.: A capicidade fisica e a sus relacão com os volumes cardiacs e sanguineo. Gaz. méd. port. **10**, 347—349 (1957). — Diecke, M., Meucke, I., Lohmann, D.: Die Herzkonfiguration im Röntgenbild in Abhängigkeit vom Alter und Blutdruck. Z. Alternsforsch. **20**, 15—22 (1967). — Dietze, F.: Geriatrische Aspekte des Wasser- und Elektrolythaushaltes. Z. Alternsforsch. **22**, 265—278 (1969). — Dill, D. B., Forbes, W. H., Newton, J. L., Terman, J. W.: Respiratory adaptations to high altitud as related to age. In: J. E. Birren, Relations of development and aging. Springfield: Ch. C. Thomas Publ. 1964. — Dill, D. B., Graybiel, A., Hurtado, A., Taquini, A. C.: Gaseous exchange in the lungs in old age. J. Amer. Geriat. Soc. **11**, 1063—1076 (1963). — Doberauer, W.: Zum Einfluß des Lebensalters auf die Heilung künstlicher Hautdefekte. Klin. Med. **18**, 199—204 (1963). — Domey, R. G., McFarland, R. A., Chadnick, E.: Dark adaptation as an funktion of age and time. II. A derivation. J. Geront. **15**, 267—279 (1960). — Donders, F. C.: On the anomalies of accomodation and refraction of the eyes. London: New Sydenham Society 1864. — Doyle, J. T., Dawber, T. R., Kannel, W. B., Kinch, S. H., Kahn, H. A.: The relationship of cigarette smoking to coronary heart disease. The second report of the combined experience of the Albany N.Y. and Framingham Mass., studies. J. Amer. med. Ass. **190**, 886—890 (1964). — Drahota, Z., Gutmann, E.: The effect of age on compensatory and "post funcional hypertrophy" in cross-striated muscle. Gerontologia (Basel) **6**, 81—90 (1962). — Drews, A., Fritze, E.: Training und körperliche Leistungsfähigkeit älterer Menschen. Münch. med. Wschr. **108**, 189—193 (1966). — Drischel, H., Fanter, H., Gürtler, H., Labitzke, H., Priegnitz, F.: Das Verhalten der Herzfrequenz gesunder Menschen beim Übergang vom Liegen zum Stehen. Arch. Kreisl.-Forsch. **40**, 135—167 (1963). — Duane, A.: Accomodation. Arch. Ophthal. **5**, 1—14 (1931). — Dublin, L. I.: Public health and the diseases of old age. In: J. S. Simmons (ed.), Public health in the world today. Cambridge, Mass.: Harvard Univ. Press 1949. — Du Bois, E. F.: Basal metabolism in health and disease, 2nd ed. Philadelphia: Lea and Febiger 1927.

Eckert, H.: Die Todesursachen im hohen Alter. Dtsch. Gesundh.-Wes. **19**, 1473—1481 (1964). — Edelman, I. S., Leibman, J.: Anatomy of body water and electrolytes. Amer. J. Med. **27**, 256—277 (1959). — Ehrenberg, R.: Theoretische Biologie. Berlin: Springer 1923. ~ Das Problem des Alterns. Naturwiss. **41**, 296—300 (1954). — Ehrenberg, R., Köppen, E.: Der Altersgang der Blutgerinnung. Naturwissenschaften **39**, 215 (1952). — Eiselt, E.: Leibesübungen als Mittel zur Minderung des physiologischen Leistungsabfalls im Alter. In: Ries, W. (Hrsg.), Sport und Körperkultur des älteren Menschen. Leipzig: Barth 1966. ~ Arbeitsleistungen, Kalorienverbrauch und Effektivität der Arbeit im Alter. Z. Alternsforsch. **21**, 233—239 (1968). — Eitner, S.: Gerohygiene. Berlin: VEB Volk und Gesundheit 1966. — Emmrich, R.: Pathophysiologie des Alterns. Z. ges. inn. Med. **23**, 481—485 (1968). — Emmrich, R., Schwarz, J.: Die Gelenkbeweglichkeit in Abhängigkeit vom Alter und ihr Verhalten bei verschiedenen Krankheiten. Z. Alternsforsch. **16**, 297—303 (1963). — Englert, M.: L'influence de l'âge sur la capacité de diffusion pulmonaire chez l'homme normal. Med. thor. (Basel) **21**, 1—11 (1964). — Epstein, F. H.: Prevalence of chronic disease and distribution of selected physiological variables in a total community—Tecumseh Mids. Amer. J. Epidem. **81**, 307—318 (1965).

Felder, O.: Versuch einer altersgerechten Beurteilung der körperlichen Leistungsfähigkeit bei spiro-ergometrischen Prüfmethoden. Klin. Wschr. **37**, 844—849 (1959). — Feldmann, H.: Die Geschmacksprüfung. Dtsch. med. Wschr. **87**, 1732—1740 (1962). — Feu-

Dell, P.: Das Gedächtnis als Funktion des Gehirns. Z. Alternsforsch. 11, 23—34 (1957). — Fichtel, K.: Die Anwendung des Leistungsprüfgerätes nach Böhlau zur Bestimmung des Grundumsatzes. Dtsch. Gesundh.-Wes. 16, 1923—1929, 1958—1963 (1961). — Fischer, A.: Anwendung des Böhlauschen Metabolimeters bei klinischen und physiologischen Beobachtungen. Z. ges. inn. Med. 13, 904—909 (1958). — Fischer, E.:Über Rippen- und Bronchial-knorpelverkalkung. Z. Alternsforsch. 8, 144—150 (1954). — Fleisch, A.: Nouvelles méthods d'étude des échanges gazeux. Basel: Schwabe 1953. — Flückinger, E., Verzár, F.: Lack of adaptation to low oxygen pressure in aged animals. J. Geront. 10, 306—311 (1955). — Franke, H., Bracharz, H., Laas, H., Moll, E.: Studien an 148 Hundertjährigen. Dtsch. med. Wschr. 95, 1590—1594 (1970). — Franklin, K. J.: Old age in the modern world. London: E. and A. Livingstone 1950. — Frischauf, H., Krammer, H., Schmidt, K.: Zur Nierenfunktion im höheren Alter. 4. Congr. Int. Geront. Proc. Merano 1957. — Frolkis, W. W.: Stoffwechsel- und Funktionsregulierung des kardiovaskulären Systems beim Altern. Z. Alternsforsch. 20, 291—299 (1967). — Fruhmann, G., Ziegler, W.: Vergleich maximaler Atem- und Atemzeitvolumina mit errechneten Normwerten. Z. klin. Med. 157, 586—600 (1963).

Gábor, M.: Die pharmakologische Beeinflussung der Kapillarresistenz und ihrer Regulationsmechanismen. Budapest: Verh. Ung. Akad. Wiss. 1960. — Gander, M.: Arbeitskapazität und totaler Hämoglobingehalt im Alter von über 40 Jahren. Helv. med. Acta 31, 669—695 (1964). — Garn, S. M., Rohmann, C. G., Nolan, P., Jr.: The developmental nature of bone changes during aging. In: J. E. Birren (ed.), Relations of development and aging. Springfield: Ch. C. Thomas Publ. 1964. — Gerlach, J.: Individualtod — Partialtod — Vita reducta, Probleme der Definition und Diagnose des Todes in der Medizin von heute. Münch. med. Wschr. 110, 980—983 (1968). — Giese, W.: Alterslunge und Altersemphysem. Medizinische Nr 50, 2447—2454 (1959). — Gillmann, H., Vogel, W.: Über das Elektrokardiogramm im Greisenalter. Dtsch. med. Wschr. 80, 283—285 (1955). — Gingold, N., Podhorsch, A., Cutendache, C., Campeanu, S., Corescu, I., Cintu, F. E., Balau, A., Balau, S.: Blutbeschaffenheit bei Alten und Greisen. Z. ges. inn. Med. 13, 155—156 (1958). — Gitman, L.: Department of community health: multiphasic health screening center reference manual. Brookdale Hospital Center, N.Y. 1969. — Gloor, F.: Senile Involution und Alterskrankheiten der menschlichen Niere in morphologischer Sicht. Schweiz. med. Wschr. 47, 1381—1386 (1961). — Goecke, C., Göltner, E.: Die Hämoglobinkonzentration des Blutes bei jungen Frauen. Med. Klin. 62, 592—594 (1967). — Goetze, E.: Grundriß der Pathophysiologie. Jena: VEB Gustav Fischer Verlag 1968. — Gornig, H., Bischof, S.: Zur Altersabhängigkeit einiger Sehnervenerkrankungen. Z. Alternsforsch. 22, 291—298 (1969). — Gottstein, V.: Interne Therapie der Alternsprozesse des Gehirns und seiner Gefäße. Wien. klin. Wschr. 81, 441—446 (1969). — Grässner, H., Jungmann, H.: Der Einfluß von Alter, Geschlecht, Körpergröße und Krankheit auf die Schlagvolumenbestimmung nach Wezler und Böger und nach Brömser und Ranke (1965). Z. Kreisl.-Forsch. 54, 777—782 (1965). — Gramm, H., Ries, W.: Farbpsychologische Altersstudien im Lichte der Statistik. Z. Alternsforsch. 14, 112—126 (1966). — Granath, A., Jonsson, B., Strandell, T.: Studies on the central circulation at rest and during exercise in the supine and sitting body position in old men; preliminary report. Acta med. scand. 169, 125—126 (1961). — Granath, A., Strandell, T.: Relationships between cardiac output stroke volume and intracardiac pressures at rest and during exercise in supine position and some anthropometric data in healthy old men. Acta med. scand. 176, 447—466 (1964). — Grimm, H.: Zur sozialen Bedeutung der Anthropologie. In: Forschen und Wirken: Festschrift zur 150-Jahrfeier der Humboldt-Universität zu Berlin. Berlin: VEB Deutscher Verlag der Wissenschaften 1960. ~ Grundriß der Konstitutionsbiologie und Anthropometrie, 3. Aufl. Berlin: VEB Volk und Gesundheit 1966. — Groen, J. J.: General physiology of aging. Merano: 4. Int. Congr. Geront. Proc. 1957. ~ General physiology of aging. Geriatrics 14, 318—331 (1959). — Grosse-Brockhoff, F.: Pathologische Physiologie. Berlin-Göttingen-Heidelberg: Springer 1950. — Grote, L. R.: Zeit und Leben. Hippokrates (Stuttg.) 27, H. 9 (1956). — Gsell, O.: Longitudinale Altersforschung über 10 Jahre. Basler Studie 1955—1965. Schweiz. med. Wschr. 96, 1541—1548 (1966). — Guny, G., Michaud, G., Duheille, J., Guerci, O.: Étude du volume sanguin et de la durée de vie des hématies chez le sujet âgé par le chrome 51. Rev. franç. Géront. 10, 217—220 (1964).

Hackel, F.: Alternsveränderungen der Niere und ihre klinische Bedeutung. Neuere Ergebnisse der Korrosionstechnik. Z. Alternsforsch. 19, 221—234 (1966). — Hähn, D., Winter, K.: Die Akkomodationsbreite als Gradmesser der allgemeinen und individuellen Biomorphose (Akzeleration). Dtsch. Gesundh.Wes. 19, 473—476 (1964). — Hallervorden, J.: Das normale und pathologische Altern des Gehirns. Nervenarzt 28, 433—445 (1957). — Hamer, N. A. J.: The effect of age on the components of the pulmonary diffusing capacity. Clin. Sci. 23, 85—93 (1962). — Hammersen, F.: Zur Ultrastruktur der Kapillarwand. Med. Welt 17 (N.F.), 1688—1693 (1966). — Harrichaux, P., Delmaire, M.: Aspects physiologiques de la sénescense chez l'homme. Maroc. méd. 48, 253—258 (1968). — Hartleb, O.: Über Alternswandlungen ballistographischer Befunde. 24. Verh. Dtsch. Ges. Kreisl.-Forsch. Darmstadt: Steinkopff 1958. ~ Formwandlungen ballistokardiographischer Befunde als Ausdruck des Herzens. Med. Welt Nr 47, 2490—2493 (1960). — HAUFE, L.: Der Broca-Index in Abhängigkeit von Alter und Geschlecht. Med. Diss. Leipzig 1968. — HAUSS, W. H., WÜST, G.: Koronarerkrankungen. In: DOBERAUER, W., A. HITTMAIR, R. NISSEN und F. H. SCHULZ, Handbuch der praktischen Geriatrie, Bd. 1. Stuttgart: Enke 1965. — HAVIGHURST, R. J., BIRREN, J. E.: Introduction to the study of development and aging in the life cycle. In: BIRREN, J. E., Relations of development and aging. Springfield: Ch. C. Thomas Publ. 1964. — HEGEMANN, G., FLESCH, R.: Erkrankungen der venösen Strombahn. In: DOBERAUER, W., A. HITTMAIR, R. NISSEN und F. H. SCHULZ, Handbuch der praktischen Geriatrie, Bd. 1. Stuttgart: Enke 1965. — HEINRICH, H.-G., REX, J. O., BESTVATER, G.: Über tageszeitliches Verhalten einzelner Blutgerinnungsfaktoren bei verschiedenen Altersgruppen. Dtsch. Gesundh.-Wes. 19, 1396—1398 (1964). — HENNING, N., HEINKEL, K.: Der Magen-Darm-Trakt. In: DOBERAUER, W., A. HITTMAIR, R. NISSEN und F. H. SCHULZ, Handbuch der praktischen Geriatrie, Bd. 2. Stuttgart: Enke 1967. — HERBERG, D., REICHEL, G., ULMER, W. T.: Untersuchungen über die Abhängigkeit des absoluten und funktionellen Totraumes von der Ausatmungsgeschwindigkeit, alveolären Kohlensäurekonzentration, Atemmittellage und vom Lebensalter. Pflügers Arch. ges. Physiol. 270, 467—488 (1960). — HERBEUVAL, R.: Physiopathologie rénale chez le sujet âgé. Schweiz. med. Wschr. 91, 1386—1398 (1961). — HERTWIG, H.: Untersuchungen über die Quaddelresorptionszeit in Altersabhängigkeit. Med. Diss. Leipzig 1965. — HETTINGER, TH., RODAHL, K.: Ein modifizierter Stufentest zur Messung der Belastungsfähigkeit des Kreislaufes. Dtsch. med. Wschr. 85, 553—557 (1960). — HEVELKE, G.: Angiochemische Untersuchungen der Aorta zur Frage der Physiosklerose, Arteriosklerose und diabetischen Angiopathie. Dtsch. Arch. klin. Med. 203, 528—558 (1956). — HEVELKE, G.: Altern und Gefäßsystem. Hippokrates (Stuttg.) 28, Nr 18 (1957). — HIERONYMI, G.: Angiometrische Untersuchungen venöser und arterieller Gefäße verschiedener Lebensalter. Frankfurt. Z. Path. 69, 18—36 (1958). — HIRSCH, S.: Was bedeutet „Altern"? Medizinische Nr 1, 1—8 (1956). — HITTMAIR, A.: Veränderungen des Blutes im Alter. In: DOBERAUER, W., A. HITTMAIR, R. NISSEN und F. H. SCHULZ, Handbuch der praktischen Geriatrie, Bd. 2. Stuttgart: Enke 1967. — HOFER, P., SCHERRER, M.: Altersabhängigkeit des alveolo-arteriellen O_2-Partialdruckgradienten in Normoxie, Hypoxie und Hyperoxie. Med. Thorac. 22, 450—469 (1965). — HOFF, F., KESSLER, M.: Capillarfunktion und Lebensalter. Klin. Wschr. 12, 1413 (1933). — HOLLMANN, W., BARG, W., WEYER, G., HECK, H.: Der Alterseinfluß auf spiroergometrische Meßgrößen im submaximalen Arbeitsbereich. Med. Welt 21, 1280—1288 (1970). — HOLLMANN, W., VENRATH, H.: Funktionsbeeinflussung im Altersgang durch Sport und Belastbarkeit des älteren Menschen. In: RIES, W. (Hrsg.), Sport und Körperkultur des älteren Menschen. Leipzig: Barth 1966. — HOLLMANN, W., VENRATH, H., BOUCHARD, C., WERNE, D.: Vergleichende Untersuchungen über den Einfluß von einbeinig und beidbeinig verrichteter Fahrradergometer-Belastung auf Stoffwechsel und Kreislauf. Sportarzt 15, 169—177 (1964). — HOLLMANN, W., VENRATH, H., VALENTIN, H.: Atmung und Alter. Sportarzt 12, 310—316 (1961). — HOLMGREN, I.: The resistance of the capillaries to mechanical trauma in relation to age, blood pressure and the seasons of the year. Acta med. scand. 158, 269—276, 277—295, 297—310 (1957). — HORN, J., SCHINDOWSKI, E.: Zur Größe der normalen Vitalkapazität in verschiedenen Lebensaltern. Tuberk.-Arzt 11, 36—42 (1957). — HORT, W., SCHNEIDER P. J.: Druck-Volumen-Untersuchungen an menschlichen Herzbeuteln. Arch. Kreisl.-Forsch. 41, 26—42 (1963). — HOSKE, H.: Das Problem der Leistung. Münch. med. Wschr. 83, 1208—1211 (1936). — HUMBOLDT, W. v.: Gesammelte Werke. Berlin: Hrsg. Leitzmann, A.: Bd. 1, 1903. — HUMERFELT, S.: The influence of blood pressure and age on the relative heart volume. Prag: 4. Congr. Card. Eur. Abstr. 1964.

ILLIG, L.: Die terminale Strombahn. Berlin-Göttingen-Heidelberg: Springer 1961. — IMMS, F. J., KELLY, D. H. W.: Variations of forearms blood flow with age and sex. J. Geront. 21, 432—434 (1966). — INGLEMARK, B. E., GUSTAFFSON, L.: The ageing of calf muscles in women. Acta morph. scand. 1, 137—187 (1957).

JELINEK, J.: Veränderungen der Wassermenge, des Natrium, Kalium- und Chloridengehaltes im zellulären und extrazellulären Anteil des Rattenorganismus während seiner Entwicklung. In: BANASCHAK, H. (Hrsg.), Biologie der Lebensalter. Dresden und Leipzig: Steinkopff 1963. — JOKL, E.: Alter und Leistung. Berlin-Göttingen-Heidelberg: Springer 1954. — JONES, H. E.: Problems of method in longitudinal research. Vita hum. (Basel) 1, 93—99 (1958). — JONES, M. C.: A report on three growth studies at the University of California. Gerontologist 7, 49—54 (1967). — JOOS, H., ROSSIER, P. H., BÜHLMANN, A.: Die Lungenfunktion im Alter. Schweiz. med. Wschr. 87, 806—809 (1957). — JÓZSA, L., JUHÁSZ, G., LUSZTIG, G.: Über Altersveränderungen im endogenen Heparinhaushalt. Z. ges. inn. Med. 18, 609—612 (1963). — JUX, U.: Merkmale individuellen Wachstums bei Fossilien. In: ROSENBAUER, K. A., Entwicklung, Wachstum, Mißbildungen und Alter bei Mensch und Tier. Stuttgart: Wissenschaftliche Verlagsgesellschaft 1969.

Kaplan, O.: Mental disorders later life. Stanford: Stanford Univ. Press 1945. — Karpinos, B. D.: Height and weight of selective service registrants processed for military service during world war II. Hum. Biol. 30, 292—321 (1958). — Kehrel, H.: Zur Alterung der Lungenfunktion. Z. Alternsforsch. 16, 103—110 (1962). — Kehrer, A.: Grundsätzliches über Geriatrie und Gerohygiene. Ärztl. Mitt. (Köln) 46, 2458—2468 (1961). — Kennedy, G. C.: Colloquia on ageing. London: Ciba Foundation, Churchill 1958. — Kephart, N. C., Oliver, J. E.: A study of the relationship between lateral phoria and age. Amer. J. Ophthal. 29, 423—429 (1952). — Kety, S. S.: Measurement of regional circulation by the local clearance of radioaktive sodium. Amer. Heart J. 38, 321—327 (1949). — Keys, A., Brožek, J.: Body fat in adult man. Physiol. Rev. 33, 245—325 (1953). — Kiil, V.: Stature and growth of Norwegian men during the past 200 years. Skr. norske Vidensk-Akad. Nr 6, 175 (1939). — Kirch, E.: Zit. Suckow, K. L., in: Banaschak, H. (Hrsg.), Biologie der Lebensalter. Dresden u. Leipzig: Steinkopff 1963. — Kirsten, O.: Der Einfluß isometrischen Muskeltrainings auf die Entwicklung der Muskelkraft Jugendlicher. Int. Z. angew. Physiol. 19, 387—402 (1963). — Klemm, P., Meglin, I., Winter, K.: Menopausealter und Akzeleration. Dtsch. Gesundh.-Wes. 18, 192—197 (1963). — Knipping, H. W., Bolt, W., Valentin, H., Venrath, H.: Untersuchung und Beurteilung der Herzkranken. Stuttgart: Enke 1960. — Knobloch, H.: Fingernagelwachstum und Alter. Z. Alternsforsch. 5, 357—362 (1951). ~ Die Lebenswandlungen der Funktionen der Kapillaren. 24. Verh. Dtsch. Ges. Kreisl.-Forsch. Darmstadt: Steinkopff 1958. — Knobloch, H., Hilscher, W.: Über das Verhalten einiger Funktionen des Respirationstractus im Alter. Z. Alternsforsch. 11, 351—360 (1958). — König, K., Roskamm, H., Reindell, H.: Das Herzvolumen und die körperliche Leistungsfähigkeit bei 20- bis 39jährigen gesunden Frauen. Z. Kreisl.-Forsch. 57, 713—720 (1968). — Kohlschmidt, J.: Körperbauuntersuchungen der Leipziger Bevölkerung unter Verwendung des Typenschemas von Conrad. Med. Diss. Leipzig 1969. — Korenchevsky, V.: Physiological and pathological ageing. Basel-New York: Karger 1961. — Korkuschko, O.: Besonderheiten der Hämodynamik bei älteren und alten Menschen. Z. Alternsforsch. 21, 259—265 (1968). — Kornazsewski, W.: Pulswellengeschwindigkeit bei alternden Menschen. Wien: 7. Int. Congr. Geront. Proc. 1966. — Kountz, W. B., Chieffi, M., Kirk, E.: Serum protein-bound iodine and age. J. Geront. 4, 132—135 (1949). — Krag, C. L., Kountz, W. B.: Stability of body function in aged; effect of exposure of body to cold. J. Geront. 5, 227—235 (1950). — Krebs, W., David, H.: Beitrag von elektronenmikroskopischen und funktionellen Altersveränderungen der Kapillaren. Dtsch. Gesundh.-Wes. 17, 1845—1849 (1962). — Kretschmer, E.: Körperbau und Charakter, 1. Aufl. Berlin: Springer 1921. — Kreuzfuchs, S.: Die einfachste Aortenmessung und ihre physiologisch-klinische Bedeutung. Münch. med. Wschr. 83, 681—683 (1936). — Küchmeister, H.: Die Klinik der Capillarfunktionen. Ergebn. inn. Med. Kinderheilk., N.F. 4, 463—518 (1953). — Kuramoto, K., Kinugasa, K., Maekana, T.: Blood volume in the aged. Acta geront. Japan 32, 63—68 (1960).

Landis, E. M., Jonas, L., Angevine, M., Erb, W.: The passage of fluid and protein through the human capillary wall during venous congestion. J. clin. Invest. 11, 717—734 (1932). — Lang, J.: Die Gelenkinnenhaut, ihre Aufbau- und Abbauvorgänge. Morph. Jb. 98, 387—482 (1957). — Lapides, J., Zierdt, D.: Compatibility of normal renal function with aging. J. Amer. med. Ass. 201, 778—779 (1967). — Last, G.: Zur Altersproblematik. Münch. med. Wschr. 111, 425—428 (1969). — Lauer, M. M., Koganovskaya, M., Seredenko, M. M., Semyonov, Y. V., Fridlansky, V. V., Vishniak, A. M.: The regulation of the parameters of the organism's oxygen regime in pups of puberty age under the reduction of PO_2 in the inhaled air. In: Tschebotarew, D. T. (Hrsg.), Adaptive capacities of an aging organism. Kiew 1968. — Lecomte du Noüy, P.: Das Altern und die physiologische Zeit. Z. Alternsforsch. 1, 301—309 (1939). — Legnailoli, M.: Rilievi sulla emodinamica coronarica in varie età. G. Geront. 10, 1079—1087 (1962). — Lehnert, W.: Nyktometerbefunde in verschiedenen Lebensaltern. 1. Kongr. Ges. Alternsforsch. DDR, Leipzig 1967. Ref. Z. Alternsforsch. 20, 205 (1967). — Leisti, T. J.: Audiometrische Untersuchungen über die Altersschwerhörigkeit. Acta oto-laryng. (Stockh.) 37, 555—562 (1949). — Lenz, W.: Ursachen des gesteigerten Wachstums der heutigen Jugend. Wiss. Veröff. dtsch. Ges. Ernäh. 4, 1—33 (1959). — Leutert, G.: Über die histologische Biomorphose der menschlichen Stimmlippen. Habil.-Schrift Leipzig 1962. — Lewi, S., Borgida, J., Zimmermann, P.: Recherches sur la masse sanguine. Méthode de mesure et évaluation des résultats chez 50 personnes âgées. Rev. franç. Géront. 13, 223—228 (1967). — Lewis, W. H., Jr.: Changes with age in the basal metabolism rate in adult men. Amer. J. Physiol. 121, 502—516 (1938). — Liebegott, C.: Hochdruck und periphere Arteriosklerose. Med. Klin. 54, 1674—1675 (1959). — Lieschke, H.-J., Schneider, D.: Die Altershypoproteinämie am klinischen Krankengut. Z. Alternsforsch. 21, 127—136 (1968). — Loew, P. G., Thews, G.: Die Altersabhängigkeit des arteriellen Sauerstoffdruckes bei der berufstätigen Bevölkerung. Klin. Wschr. 21, 1093—1098 (1962). — Löwe, H.: Der Lerneffekt in Abhängigkeit von Aktivität und Motivation. Habil.-Schrift Leipzig 1968. ~ Psychophysische Leistungsfähigkeit und Alter. Z. ärztl. Fortbild. 63, 909—913 (1969). —

LUBARSCH, O.: Durchschnittsanatomie und Individualanatomie. Jena: Fischer 1922. — LUD-WIG, H.: Schwierigkeiten der statistischen Bearbeitung in der Geriatrie. Schweiz. med. Wschr. **93**, 1327—1331 (1963). — LÜSCHER, M.: Psychologie der Farben. Basel: Test-Verlag 1949. — LUTHER, T., SCHLEUSING, G.: Das kardiopulmonale Leistungsvermögen im Altersablauf. 2. Kongr. Ges. Alternsforsch. DDR, Leipzig 1969.

MACFARLANE, J. W.: From infancy to adulthood. Childh. Educ. **39**, 336—342 (1963). — MÄRKI, H. H., WUHRMANN, F.: Pathologie des Eiweißstoffwechsels. In: DOBERAUER, W., A. HITTMAIR, R. NISSEN und F. H. SCHULZ, Handbuch der praktischen Geriatrie, Bd. 1. Stuttgart: Enke 1965. — MARCUSSON, H.: Das Wachstum von Kindern und Jugendlichen in der Deutschen Demokratischen Republik. Berlin: Akademie-Verlag 1961. — MARKOSYAN, A. A.: Anpassungsvorgänge und Blutgerinnungssystem bei älteren Menschen. Z. Alternsforsch. **20**, 383 (1967). — MASSHOFF, W.: Zum Problem des Todes. Münch. med. Wschr. **110**, 2473—2482 (1968). — MASSONI, O., PIOVELLA, C.: La microcircolazione nell'età senile. Fidenza: Mattioli 1967. — MASTER, A. M., GOLDSTEIN, I., WALTERS, M. B.: New and old definitions of normal blood pressure: clinical significance of the newly established limits. Bull. N.Y. Acad. Med. **27**, 452—465 (1951). — MASTER, A. M., LASSER, R. P., JAFFE, H. L.: Blood pressure in apparently health aged 65—100 years. Ann. intern. Med. **48**, 284—299 (1958). — MATSON, J. R., HITCHCOCK, F. A.: Basal metabolism in old age. Amer. J. Physiol. **110**, 339—341 (1934). — MATTHES, K., GÖPFERT, H., GROSS, F.: Untersuchungen am Kreislauf beim alternden Menschen. Z. Alternsforsch. **2**, 34—42 (1940). — MAY, K.-O.: Untersuchungen der Körperlängenverhältnisse. Med. Diss. Leipzig 1969. — McCAY, C. M., MAYNARD, L. A., SPERLING, O., BARNES, L. L.: Retarded growth, life span, ultimate body size and age changes in albino rat after feeding diets restricted in calories. J. Nutr. **18**, 1—13 (1939). — McGRATH, M. W., THOMSON, M. L.: The effect of age, body size and lung volume change on alveolar-capillary permeability and diffusing capacity in man. J. Physiol. (Lond.) **146**, 572—582 (1959). — MEDVED, R., HORVAT, V., PETROVČIČ, E.: Beitrag zur Bestimmung des physiologischen Alters. Med. Welt Nr 31, 1605—1608 (1960). — MELLEROWICZ, H.: Vergleichende Untersuchungen über das Ökonomieprinzip in Arbeit und Leistung des trainierten Kreislaufs und seine Bedeutung für die präventive und rehabilitative Medizin. Arch. Kreisl.-Forsch. **24**, 70—176 (1956). — MEYER, W. W.: Die Lebenswandlungen der Struktur von Arterien und Venen. 24. Verh. Dtsch. Ges. Kreisl.-Forsch. Darmstadt: Steinkopff 1958. — MEYER, W. W., SCHOLLMEYER, P.: Die Volumendehnbarkeit und die Druck-Umfang-Beziehungen des Lungen-schlagader-Windkessels in Abhängigkeit vom Alter und pulmonalen Hochdruck. Klin. Wschr. **35**, 1070—1076 (1957). — MEYER, W. W., STRÖKER, W.: Das Fassungsvermögen des Arteriensystems des Menschen. Z. Kreisl.-Forsch. **51**, 900—906 (1962). — MICHAILOWA, A. V.: Venous pressure in old age [russisch]. Probl. geriatr. klin. vrnitr. (Kiew) 39—40 (1965). — MICHEL, D.: Die elektrische Achse der Haupt- und Endschwankung und ihre gegenseitigen Beziehungen im Kindesalter. Z. Alternsforsch. **5**, 381—393 (1951). ~ Mechanische Systolen- und QT-Dauer in Abhängigkeit vom Alter und Geschlecht. I. Mechanische Systolen- und QT-Dauer unter Ruhebedingungen. Z. Alternsforsch. **11**, 10—22 (1957). ~ Die Lebenswandlungen der menschlichen Herzstromkurve. 24. Verh. Dtsch. Ges. Kreisl.-Forsch. Darmstadt: Steinkopff 1958. ~ Herzinsuffizienz. In: DOBERAUER, W., A. HITTMAIR, R. NISSEN und F. H. SCHULZ, Handbuch der praktischen Geriatrie, Bd. 1. Stuttgart: Enke 1965. — MICHELSON, N.: Studies in physical development of negroes. IV. Onset of puberty. Amer. J. phys. Anthrop., N.S. **2**, 151—166 (1944). — MILLER, J. H., McDONALD, R. K., SHOCK, N. W.: Age changes in maximal rate of renal tubular reabsorption of glucose. J. Geront. **7**, 196—200 (1952). — MITOLO, M.: L'allenamento del muscolo all'esercisio fisico in vecchiaia. Lav. umano **10**, 371—390 (1964). — MOHNICKE, G.: Diabetes mellitus. In: DOBERAUER, W., A. HITTMAIR, R. NISSEN und F. H. SCHULZ, Handbuch der praktischen Geriatrie, Bd. 2. Stuttgart: Enke 1967. — MONCRIEFF, R. W.: Changes in olfactory preferences with age. Rev. Laryng. (Bordeaux) **86**, 895—904 (1965). — MONNIER, M.: Änderungen der Pulswellengeschwindigkeit mit dem Alter. 7. Int. Congr. Geront. Proc. Wien 1966. — MORANT, G. M.: Secular changes in the heights of British people. Proc. roy. Soc. **137**, 443—452 (1950). — MORPURGO, M., MARS, G., BEULKE, G.: The cardiorespiratory reserve in the elderly. Washington: 8. Int. Congr. Geront. Proc. 1969. — MORTARA, M., ROTUNDI, G., PERMA, G.: Termometria cutanea nella vecchiaia. Ateneo parmense **29**, 232—242 (1958). — MOSSO, H. E., PÉRGOLA, F., BARROS, C. A.: La fragilided capillar en los ancianos. Rev. Asoc. méd. argent. **76**, 162—164 (1962). — MÜHLBERG, H., MÜHLBERG, G., KÖHLER, H., RIES, W., VAHLE, H.: Vorläufige Ergebnisse einer Blutdruck-reihenuntersuchung im Rahmen des Röntgenkatasters in Leipzig 1966. Rostock: Tagg Ges. Kardiol. Angiol. DDR 1968. — MÜLLER, J., HONŽIRKOVÁ, M.: Abhängigkeit der Nieren-funktion vom Lebensalter (tschechisch]. Vnitřni Lék. **5**, 263—269 (1959). — MURAWOW, I. W.: Physiologische Charakteristik der Einflüsse des physischen Trainings auf die Funktionen des Organismus beim Altern. Z. Alternsforsch. **20**, 319—325 (1967).

NÁDVORNIKOVÁ, H.: Konzentrations- und Dilutionsfähigkeit der Niere bei Erwachsenen und im Alter. Z. ges. inn. Med. **23**, 810—813 (1968). — NATARAJAN, G., VISWANATHAN, R.:

Pulmonary function studies in elderly males. Geriatrics **21**, 176—186 (1966). — NEUMANN, H., BOEDER, K. J.: Funktionsprüfungen in der Herz-Kreislaufdiagnostik. Berlin: de Gruyter 1963. — NICOLSON, A. B., HANLEY, C.: Indices of physiological maturity; derivation and inter-relationships. Child. Develop. Abstr. **24**, 3—38 (1953). — NÖCKER, J.: Die Bedeutung des Sportes für die alten Menschen. In: DOBERAUER, W., A. HITTMAIR, R. NISSEN und F. H. SCHULZ, Handbuch der praktischen Geriatrie, Bd. 1. Stuttgart: Enke 1965. — NÖCKER, J., HARTLEB, O.: Prophylaxe und Therapie der latenten und manifesten Herzinsuffizienz im Alter. In: SCHUBERT, R. (Hrsg.), Veröffentl. Dtsch. Ges. Geront. Nürnberg 1967. Darmstadt: Steinkopff 1968. — NORRIS, A. H., SHOCK, N. W.: Age changes in ventilatory and metabolic responses to submaximal exercise. Merano: 4. Congr. Int. Geront. Proc. 1957.

OEHME, J., HABERLAND, R.: Die Kapillarresistenz bei Kindern und älteren Erwachsenen. Ärztl. Wschr. **12**, 673—676 (1957). — OKANO, H.: Klinisch-statistische Untersuchungen der japanischen Greise. Z. P. Oto-Rhinologie **44**, 1—26 (1938). — OLBRICH, O., WOODFORD-WILLIAMS, E.: Experimental research on ageing. Basel: Birkhäuser 1956. — OLIVER, J. R.: Urinary System. In: LANSING, A. J. (ed.), Problem of ageing. Baltimore: Williams & Wilkins 1962.

PARKER, E.: The seven ages of women. Baltimore: John Hopkins Press 1960. — PATRONO, V.: Prospettive per un'ormone-terapia della vecchia. G. Geront. **9**, 737—746 (1963). — PAUL, H. A.: Die Flexibilität der Altersgrenze aus der Sicht des Bundesgesundheits-Ministeriums. In: Symposion Dtsch. Ges. Geront. 1968. Darmstadt: Steinkopff 1969. — PERLICK, E.: Zur Pathogenese der Thrombophilie und Hämorrhagie im höheren Lebensalter. Z. Alternsforsch. **21**, 107—113 (1968). — PETERSEN, P.: Die Pupillographie. Acta physiol. scand. **37**, Suppl. 125, 1—141 (1956). — PETIT, J. M., DELHEZ, L., MUSTERS, A., TROQUET, J.: Mécanique ventilatoire chez l'homme normal âgé, comparativement à l'adulte jeune. Arch. int. Physiol. **70**, 303—306 (1962). — PEZOLD, F. A.: Lipide und Lipoproteide im Blutplasma. Berlin-Göttingen-Heidelberg: Springer 1961. — PLATONOW, K. K.: Die Psychologie der Fliegerarbeit [Russisch]. Moskau 1960. — PLESTER, D.: Audiometrische Untersuchungen bei einem Naturvolk. Arch. Ohr.-, Nas.- u. Kehlk.-Heilk. **180**, 765—771 (1962). — PODLESCH, I., ULMER, W. T.: Über die Abhängigkeit von Herzminutenvolumen, Herzindex, Schlagvolumen, Schlagvolumenindex und Sauerstoffverbrauch vom Lebensalter. Arch. Kreisl.-Forsch. **48**, 232—248 (1965). — PSCHYREMBEL, W.: Klinisches Wörterbuch, 185.—250. Aufl. Berlin: de Gruyter 1969.

RAHIER, I.: Étude de la vitesse de l'onde sphymique dans l'aorte. Acta cardiol. (Brux.) **16**, 425—429 (1961). — RAUTENBERG, W.: Einfache Untersuchungen des körperlichen Leistungsvermögens unter Berücksichtigung des Erholungsstoffwechsels. Med. Klin. **61**, 1368—1373 (1966). — RECHENBERGER, J.: Untersuchungen über die Altersabhängigkeit der Eisenresorption. Z. Alternsforsch. **8**, 109—116 (1953). ~ Die proteingebundenen Kohlenhydrate des Blutes in ihrem altersabhängigen Verhalten. Z. Alternsforsch. **12**, 153—163 (1958). — REEVE, T. S., ODDIE, T. H., BOWMAN, S., RUNDLE, F. F.: Blood volume studies in men. Aust. N. Z. J. Surg. **28**, 221—227 (1959). — REINDELL, H., ROSKAMM, H., KÖNIG, K., KESSLER, G.: Belastbarkeit des Kreislaufs beim reifen und alternden Menschen. Sportarzt **12**, 300—308, 336—348 (1961). — REINLE, E.: Über Blutdruckdifferenzen zwischen rechtem und linkem Arm. Med. Diss. Basel 1963. — REUBI, F.: Nierenkrankheiten. Bern: Huber 1960. — REUBI, F., VORBURGER, C.: Nierenkrankheiten. In: DOBERAUER, W., A. HITTMAIR, R. NISSEN und F. H. SCHULZ, Handbuch der praktischen Geriatrie, Bd. 2. Stuttgart: Enke 1967. — REUTER, W., KÖHLER, H.: Bronchusveränderungen in Abhängigkeit von Alter und Geschlecht. Z. Alternsforsch. **21**, 207—212 (1968). — RICHTER, M.: Die Kreatininausscheidung in Abhängigkeit vom Alter. Med. Diss. Leipzig 1954. — RIES, W.: Physiologie und Pathologie der Kapillarpermeabilität unter besonderer Berücksichtigung des Diabetes mellitus. Halle: Marhold 1956a. ~ Das Problem der Fettsucht. Habil.-Schrift Leipzig 1956b. — RIES, W.: Blutdruck und Körpergewicht. Dtsch. Gesundh.-Wes. **15**, 991—996 (1959a). ~ Das Altern in farbpsychologischer Sicht. Z. Alternsforsch. **13**, 237—261 (1959b). ~ Der Flimmerfrequenztest in Abhängigkeit von Alter und Geschlecht. Z. Alternsforsch. **14**, 318—326 (1960). ~ Zum Alterswandel der Körpergestalt. Z. Alternsforsch. **20**, 335—346 (1967). ~ Adaptive capacities of the capillary system depending on age. In: TSCHEBOTAREW, D. F. (Hrsg.), Adaptive capacities of an aging organism. Kiew 1968. ~ Epidemiological investigation of blood pressure level with special reference to age, sex and body weight. In: TSCHEBOTAREW, D. F. (Hrsg.), Arterial hypertension and coronary insufficiency in elderly and old age. Kiew 1969 a. ~ Der physiologische Tod. In: ROSENBAUER, K. A., Entwicklung, Wachstum, Mißbildungen und Altern bei Mensch und Tier. Stuttgart: Wissenschaftliche Verlagsgesellschaft 1969 b. ~ Fettsucht. Leipzig: Barth 1970. — RIES, W., KÖHLER, H., MÜHLBERG, G., MÜHLBERG, H., VAHLE, H.: Gerontologische Aspekte einer Reihenuntersuchung aus den Jahren 1966/67 in Leipzig. Z. Alternsforsch. **22**, 19—27 (1969). — RIES, W., MÜHLBERG, G., MÜHLBERG, H., KÖHLER, H., VAHLE, H.: Untersuchungen über das Verhalten des Körpergewichts in Leipzig 1966/67. Berlin: Tagg Ges. Inn. Med. DDR 1967. — RIES, W., SCHUSTER, L.: Gewebsclearance mit Jod^{132} bei Fettsüchtigen. 67. Verh. Dtsch. Ges. inn. Med. München: Bergmann 1961. — RILEY, R. L., SHEPARD, R. H., COHN, J. E., CAROLL, D. G., ARMSTRONG, B. W.: Maximal diffusing capacity of the lungs. J. appl. Physiol. **6**, 573—587 (1954). — ROBERTSON, J. D., REID, D. D.: Standards for the basal metabolism of normal people in Britain. Lancet **1952 I**, 940—943. — ROCKSTEIN, M., LIEBERMANN, H. M.: A life table for the common fly. Gerontologia (Basel) **3**, 23—37 (1959). — RÖSSLE, R.: Wachstum und Altern. Ergebn. all. Path. **20**, II. Abt., Teil 1, 369. München: Bergmann 1923. — RÖSSLE,R., ROULET, F.: Maß und Zahl in der Pathologie. Berlin: Springer 1932. — ROSE, CH. L.: Representativeness of volunteers subjects in a longitudinal aging study. Hum. Develop. **8**, 152—156 (1965). — ROSEMANN, H.-U.: In: LANDOIS-ROSEMANN, Physiologie des Menschen, 27. Aufl München-Berlin: Urban & Schwarzenberg 1955. — ROSENBERG, G., ADAMS, A.: Effect of age on peripheral vibratory perception. J. Amer. Geriat. Soc. **6**, 471—481 (1958). — ROTTER, W.: Alternsvorgänge in der Kreislaufperipherie. Deutsche Internisten-Tagung. Berlin: VEB Volk und Gesundheit 1956. — ROTZSCH, W., BEIER, W., LEUTERT, G., RIES, W.: Zur Molekularbiologie des Alterns. 1. Das Altern als zelluläres und molekulares Problem. Z. Alternsforsch. **22**, 333—343 (1970). — ROUGE, H.: Altersveränderungen des Berührungssinns. Acta physiol. scand. **6**, 343—352 (1943). — RUBNER, M.: Das Problem der Lebensdauer und seine Beziehungen zu Wachstum und Ernährung. München-Berlin: R. Oldenbourg 1908. — RUDZINSKA, M.: The use of protozoon for studies on aging. I. Differences between young and old organisms of Tokophyra infusioning as revealed by light and electron microscopy. J. Geront. **16**, 213—224 (1961). — RUOL, A., MENOZZI, L., MASETTO, I., DRUDI, C.: Sulla fisiopatologia della circolazione arterio-capillare e degli scambi ernatu-tessutali nel vecchio. G. Geront. **6**, Nr 11 (1958). — RUOL, A., MENOZZI, L., FURLANELLO, F.: Il ricambio idrosalino nell'età senile. G. Geront. **11**, 879—883 (1963). — RUPPRECHT, A., SCHERZER, E.: Die Altersveränderungen des Schädels und seines Inhaltes. Z. Alternsforsch. **16**, 44—52 (1962).

SACHSENWEGER, R.: Die Beziehungen der Augenheilkunde zur Alternsforschung. Z. Alternsforsch. **21**, 313—321 (1968). — SALFELD, K., SCHMIDT, R.: Zur Funktion der Altershaut. V. Hauttemperatur und Wiedererwärmungszeit in Abhängigkeit von Lokalisation und Alter. Aesthet. Med. **15**, 178—184 (1966). — SALLER, K.: Über die Altersveränderungen des Blutdrucks. Z. ges. exp. Med. **58**, 683—709 (1928). — SAMIS, H. V.: A concept of biological aging. The role of compensatory processes. J. theor. Biol. **13**, 236—250 (1966). — SCHAEFFER, R.: Über Beginn, Dauer und Erlöschen der Menstruation. Mschr. Geburtsh. Gynäk. **23**, 169—191 (1906). — SCHAIE, K. W.: Designs for the experimental study of the total life span. Wien: 7. Int. Congr. Geront. Proc. 1966. — SCHAUB, M. C.: The ageing of collagen in the striated muscle. Gerontologia (Basel) **8**, 16—35 (1963). — SCHEIDT, W.: Der Mensch. Naturgeschichte seines Verhaltens. München-Berlin-Wien: Urban & Schwarzenberg 1966. — SCHENCK, E. G.: Altern des Menschen. Hippokrates (Stuttg.) **30**, H. 20 (1959). — SCHETTLER, F. G., BOYD, G. S.: Atherosclerosis. Pathology, physiology, aetiology, diagnosis and clinical management. Amsterdam-London-New York: Elsevier Publishing Company 1969. — SCHETTLER, G. (Hrsg.): Lipids and lipidoses. Berlin-Heidelberg-New York: Springer 1967. — SCHIMMLER, W.: Über die Alterswandlung der elastischen Eigenschaften des Aorta-Iliaca-Rohres beim Menschen. Klin. Wschr. **43**, 587—590 (1965a). ~ Untersuchungen zu Elastizitätsproblemen der Aorta (Statistische Korrelationen der Pulswellengeschwindigkeit zu Alter, Geschlecht und Blutdruck). Arch. Kreisl.-Forsch. **47**, 189—233 (1965b). — SCHIRMER, K.: Die Xanthoproteinreaktion und ihre Abhängigkeit von Alter und Geschlecht. Z. Alternsforsch. **19**, 235—239 (1966). — SCHLOMKA, G., CHRISTIANI, S.: Untersuchungen über Einflüsse des Lebensalters auf die menschlichen Erythrozyten. III. Über die Retikulozytenreifung in den verschiedenen Lebensaltern. Z. Alternsforsch. **12**, 6—21 (1958). — SCHLOMKA, G., KREUTZMANN, H.: Beiträge zur klinischen Elektrokardiographie. I. Untersuchungen über den Einfluß des Lebensalters auf den Typ der Herzstromkurve des Gesunden. Z. klin. Med. **129**, 532—551 (1936). — SCHMENGLER, F., LOOS, M.: Lungenemphysem. In: DOBERAUER, W., A. HITTMAIR, R. NISSEN und F. H. SCHULZ, Handbuch der praktischen Geriatrie, Bd. 2. Stuttgart: Enke 1967. — SCHMITZ, E.: Psychologische Tests in Klinik und Praxis. Münch. med. Wschr. **106**, 1020—1024 (1964). — SCHRÖDER, J., BÖRNER, W.: Zur Frage der Altersabhängigkeit der zirkulierenden Blutmenge und der Blutströmungsgeschwindigkeit. Ärztl. Wschr. **13**, 578—580 (1958). — SCHRÖDER, J., BÖRNER, W., QUALE, R.: Über die Abhängigkeit der zirkulierenden Blutmenge von der Körperzusammensetzung. Z. Kreisl.-Forsch. **47**, 714—719 (1958). — SCHRÖDER, R., DISSMANN, W., KAUDER, H. G., SCHÜREN, K. P.: Altersabhängigkeit und Körperbezugsmaße des Herzzeitvolumens mit einem Beitrag zur Methodik der Farbstoffverdünnungskurven. Klin. Wschr. **44**, 753—764 (1966). — SCHUBERT, E.: Physiologie des Menschen. Jena: Fischer 1966. ~ Die physiologischen Veränderungen der Herzfunktionen im Laufe des Lebens. Leipzig: 2. Kongr. Ges. Alternsforsch. DDR 4969. — SCHUBERT, R. (Hrsg.): Flexibilität der Altersgrenze. Symposion Dtsch. Ges. Geront. 1968. Darmstadt: Steinkopff 1969. — SCHULZ, F. H.: Der Fibringehalt des Blutplasmas in den verschiedenen Altersstufen. Z. Alternsforsch. **5**, 192—196 (1951). ~ Das Blutstillungsvermögen und seine einzelnen Faktoren in den verschiedenen Altersklassen. Z. Alternsforsch. **6**, 295—305 (1952). ~ Über das Regenerationsvermögen des menschlichen Körpers für das Fibrinogen in verschiedenen Altersklassen. Z. Alternsforsch. **7**, 227—235 (1953). — Schulze, W.: Untersuchungen über den Eiweißstoffwechsel im Alter. Z. Alternsforsch. **8**, 65—75 (1954). — Schwab, M., Dissmann, T., Schubert, W.: Der Einfluß des Alters auf die Flüssigkeitsräume des Körpers. Klin. Wschr. **41**, 1173—1181 (1963). — Schwab, M., Keil, A. W., Schubert, W.: Der Einfluß des Alters auf Gesamtwasser, extra- und intrazelluläres Flüssigkeitsvolumen des Menschen. 63. Verh. Dtsch. Ges. inn. Med. München: Bergmann 1957. — Schwarzbach, W.: Über die Häufigkeit einiger elektrokardiographischer Veränderungen beim älteren Menschen. Z. Alternsforsch. **15**, 17—29 (1961). — Selye, H.: Stress. Montreal: Acta Inc., Med. Publ. 1950. ~ The future for aging research. In: Shock, N. W. (ed.), Perspectives in experimental gerontology. Springfield: Thomas 1966. — Shapiro, S., Weinblatt, E., Densen, P. M.: Longitudinal vs. cross-sectional approaches in studying prognostic factors in coronary heart disease. J. chron. Dis. **19**, 935—945 (1966). — Sheldon, W. H.: Constitutional factors in personality. In: Hunt, J. V., Personality and the behaviour disorders. New York: Ronald Press 1944. — Sherkhonin, V. P.: Reduced permeability of blood capillaris as one of the components in the mechanism of senescense [Russisch]. Moskau: Proc. Conference on Longevity 1969. — Shock, N. W.: Metabolism and age. J. chron. Dis. **2**, 687—703 (1955). ~ Colloquia in ageing. London: Ciba-Foundation, Churchill 1958. ~ Physiological aspects of ageing in man. "Annual Review" Inc. Palo Alto, California, ed. Hall, V. E., 23—97 (1961). ~ Current trends in research on the physiological aspects of aging. J. Amer. Geriat. Soc. **15**, 995—1000 (1967). — Shock, N. W., Watkin, D. M., Yiengst, M. J., Norris, A. H., Gaffney, G. W., Gregerman, R. I., Falzone, J. A.: Age differences in the water content of the body as related to basal oxygen consumption in males. J. Geront. **18**, 1—8 (1963). — Shock, N. W., Yiengst, M. J.: Age changes in basal respiratory measurements and metabolism in males. J. Geront. **10**, 31—40 (1955). — Sichinava, G. N.: Physiological characteristics of the functional systems state in people over 100. Washington: 8. Int. Congr. Geront. Proc. 1969. — Simon, E., Meyer, W. W.: Das Volumen, die Volumendehnbarkeit und die Druck-Längen-Beziehungen des gesamten aortalen Windkessels in Abhängigkeit von Alter, Hochdruck und Arteriosklerose. Klin. Wschr. **36**, 424—432 (1958). — Simonson, E.: Effect of age on the changes of extracranial circulation during hypoxia. Circulat. Res. **9**, 18—22 (1961). — Smith, R. H.: Normal blood volumes in men and women over sixty years of age as determined by a modified Cr-^{51} method. Anesthesiology **19**, 752—756 (1958). — Spang, K.: Das Altersherz. Dtsch. med. Wschr. **79**, 318—323 (1954). — Steele, J. M.: Arteriosclerosis. In: Cowdrys problems of ageing, 3. Aufl. (Lansing, A. I., ed.). Baltimore: Williams & Wilkins Company 1952. — Stein, R.: Die Blutgerinnung in Abhängigkeit vom Alter. Med. Diss. Leipzig 1951. — Steinmann, B.: Altern und Krankheit. Schweiz. med. Wschr. **93**, 172—174 (1963). ~ Einleitung (Geriatrie). Therapiewoche **14**, 491—493 (1964). ~ Allgemeine Beziehungen zwischen Altern und Krankheit. In: Doberauer, W., A. Hittmair, R. Nissen und F. H. Schulz, Handbuch der praktischen Geriatrie, Bd. 1. Stuttgart: Enke 1965. — Störmer, A.: Die Bedeutung der Rehabilitation für eine flexible Altersgrenze. In: Symposion Dtsch. Ges. Geront. 1968. Darmstadt: Steinkopff 1969. — Strässle, B., Miescher, F.: Das Elektrokardiogramm im Alter. In: Gsell, O. (Hrsg.), Krankheiten der über Siebzigjährigen. Bern u. Stuttgart: Huber 1964. — Strajman, E., Jones, H. B., Elmlinger, P. J., Gofman, J. W., Ward, G. E.: Relationship of age and sex to early mixing of Na^{24} in normal man. J. appl. Physiol. **8**, 549—555 (1956). — Strandell, T.: Heart volume and its relation to anthropometric data in old men compared with young men. Acta med. scand. **176**, 205—218 (1964). — Strehler, B. L.: Origin and comparison of the effects of time and high energy radiations on living systems. Quart. Rev. Biol. **34**, 117—142 (1959). ~ Time, cells and aging. New York-London: Acad. Press 1962. ~ Biologie des Alterns. In: Haber, H. (Hrsg.), Zivilisiert — aber krank. Stuttgart: Deutsche Verlags-Anstalt 1968. — Strömgren, E.: Über anthropometrische Indices zur Unterscheidung von Körperbautypen. Z. Neurol. (Berl.) **159**, 75—81 (1937). — Stünzi, H.: Der Lungenkrebs in vergleichend pathologischer Sicht. Schweiz. med. Wschr. **95**, 1744—1748 (1965). — Suckow, K.-L.: Die Herzfunktion im Lebensablauf. In: Banaschak, H. (Hrsg.), Biologie der Lebensalter. Dresden-Leipzig: Steinkopff 1963. — Swanson, P., Leverton, R., Gram, M. R., Roberts, H., Pesek, I.: Blood values of women; cholesterol. J. Geront. **10**, 41—47 (1955).

Takahashi, K., Kameyama, M., Tsubaki, T.: Electromyography in the aged. I. Changes of duration, amplitude and phase of action potentials [Japanisch]. Clin. Neurol. (Tokyo) **4**, 549—559 (1964). — Tanner, J. M.: Wachstum und Reifung des Menschen. Stuttgart: Thieme 1962. — Techel, H.: Vom normalen Venendruck in verschiedenen Altersklassen. Z. Alternsforsch. **4**, 165—174 (1943). — Teramo, A., Benegiamo, A.: Alcuni aspetti della funzionalità renale nell'eta senile. G. ital. Chir. **14**, 1015—1028 (1958). — Tiffeneau, R., Pinelli, A.: La capacité pulmonaire utilisable à l'effect, test pour l'exploration de la fonction ventilatoire pulmonaire. Rev. Tuberc. (Paris) **12**, 555 (1948). — Trautmann, I.: Abhängigkeit der Sehschärfe bei tachyskopischer Sehzeichendarbietung. 1. Kongr. Ges. Alternsforsch. DDR, Leipzig: 1967. Ref. Z. Alternsforsch. **20**, 205 (1967). — Tschebotarew, D. F.: The value of routine studies of the clinicophysiological indices of ageing [Russisch]. Mekhaniziny stareniya (Kiew) 15—27 (1963). ~ Peculiarities of cardiovascular system reactivity and of its adaptation mechanism in old persons. Wien: 7. Int. Congr. Geront. Proc. 1966. — TSCHEBOTAREW, D. F., FROLKIS, V. V., FUDEL-OSIPOVA, S. I.: Some modern ideas on physiological and premature aging [Russisch]. In: Voprosy gerontologii i geriatrii, Kiew 7—19 (1962). — TSCHEBOTAREW, D. F., KALINOWSKAJA, E. G.: Anpassungsfähigkeiten der alternden Niere. Z. Alternsforsch. 21, 35—42 (1968). — TSCHEBOTAREW, D. F., KORKUSCHKO, O. V.: Clinical aspects of the adaption of the aging organism. In: TSCHEBOTAREW, D. F. (Hrsg.), Adaptive capacities of an aging organism. Kiew 1968. — TSCHEBOTAREW, D. F., SATSCHUK, N. N.: Kliniko-statistische Charakteristik der Morbidität bei den Langlebigen in besonderem Bezug auf das Geschlecht. Sanremo: IV. Congr. Europ. clinic. Section 1965.

ÜHLINGER, E.: In: HEILMEYER, L., und A. HITTMAIR, Handbuch der Hämatologie. München: Urban & Schwarzenberg 1962. — UFLAND, J. A.: Einfluß der Lebensalter, des Geschlechts, der Konstitution und des Berufes auf die Kraft verschiedener Muskelgruppen. Arbeitsphysiologie 6, 653—664 (1933). — ULMER, W. T., REICHEL, G.: Untersuchungen über die Altersabhängigkeit der alveolären und arteriellen Sauerstoff- und Kohlensäuredrucke. Klin. Wschr. 41, 1—6 (1963). — UNDRITZ, E., BRAGATSCH, H.: Die Befunde der Routineuntersuchungen des Blutes gesunder Personen im Alter. Schweiz. med. Wschr. 92, 388—393 (1962).

VENRATH, H.: Funktionsprüfung der Atmung. Leipzig: Barth 1962. — VERKHRATSKY, N. S., ZAMOSTYAN, V. P.: Mechanism of muscle tissue adaption with aging of the organism. In: TSCHEBOTAREW, D. F. (Hrsg.), Adaptive capacities of an aging organism. Kiew 1968. — VERZÁR, F.: Biologie des Alterns. In: DOBERAUER, W., A. HITTMAIR, R. NISSEN und F. H. SCHULZ, Handbuch der praktischen Geriatrie, Bd. 1. Stuttgart: Enke 1965. ~ Gegenwart und Zukunft der Gerontologie. Wien: 7. Int. Congr. Geront. Proc. 1966. ~ Gedanken über eine Physiologie des Alterns. In: GÄDEKE, R. (Hrsg.), Alter und Alterskrankheiten. Stuttgart: Hippokrates-Verlag 1967. — VERZÁR, F., FLÜCKINGER: Adaption an niedrigen atmosphärischen Druck bei alten Tieren. Schweiz. med. Wschr. 84, 1324—1325 (1954). — VERZÁR, F., HÜGIN, F.: Einfluß des Alters auf die Entwicklung von Organen. Acta anat. (Basel) 30, 918—927 (1957). — VETTER, H., VEALL, N.: Radioisotopen-Technik in der klinischen Forschung und Diagnostik. München-Berlin: Urban & Schwarzenberg 1960. — VINE, S. M.: The cardiovascular system in old age. Med. Press 241, 398—401 (1959). — VISCHER, A. L.: Probleme der Gerontologie. Schweiz. med. Wschr. 84, 1305—1310 (1954). — Das Alter als Schicksal und Erfüllung, 3. Aufl. Basel: Schwabe 1955. — VÖLKNER, E., SCHICKEDANZ, H., GROH, L.: Besteht eine Altersabhängigkeit des Blutdrucks im kleinen Kreislauf. Leipzig: 4. Tagg Sekt. Inn. Med. 1966. — VOIGT, D., BRÜSCHKE, G.: Hypertonie im höheren Lebensalter. Dtsch. Gesundh.-Wes. 24, 2453—2458 (1969). ~ Zur Methodik deskriptiv-gerontologischer Untersuchungen — grundsätzliche Probleme der sogenannten Quer- und Längsschnittstudien. Z. Alternsforsch. 22, 121—128 (1969).

WALKEY, F. A., COWAN, N. R.: Muscle strength. Geront. clin. (Basel) 9, 30—39 (1967). — WALTERNATH, G. L., HARKNESS, T. T.: Blood volume studies on normal geriatric subjects. Anesth. Analg. 42, 551—558 (1963). — WARBANOW, W.: Altersbedingte arterio-oszillographische Veränderungen an den Extremitäten. Z. Alternsforsch. 20, 143—155 (1967). — WARNKE, D.: Das Herz alter Menschen, seine Erkrankungen und seine Behandlung. In: BRÜSCHKE, G., und F. H. SCHULZ (Hrsg.), Fibel für die praktische Geriatrie. Jena: Fischer 1969. — WATKIN, D. M., SHOCK, N. W.: Agewise standard value for C_{In}, C_{PAH} and Tm_{PAH} in adult males. J. clin. Invest. 34, 969—970 (1955). — WEGELIN, C.: Altern und Tod. Bern: Haupt 1951. — WENGER, R.: Die physiologischen EKG-Veränderungen im Laufe des Alters mit besonderer Berücksichtigung des höheren Lebensalters. Wien. med. Wschr. 102, 592—595 (1952). — WEZLER, K.: Altersanpassung im Kreislauf. II. Das Altern im Gefäßsystem. Z. Alternsforsch. 4, 1—44 (1942). ~ Die physiologische Altersinsuffizienz des Herzens. 24. Verh. Dtsch. Ges. Kreisl.-Forsch. Darmstadt: Steinkopff 1958. — WEZLER, K., STANDL, R.: Die normalen Alterskurven der Pulswellengeschwindigkeit in elastischen und muskulären Arterien des Menschen. Z. Biol. 97, 265—276 (1936). — WINKLER, G., BARON, D., MELLEROWICZ, H.: Kreislauf- und Atemfunktion von 40- bis 60jährigen Männern bei einer ergometrischen Leistung von 1 Watt/kg Körpergewicht. Z. Kreisl.-Forsch. 58, 814—823 (1969). — WITTE, N. K., KRYSHANOWSKAJA, W. W., STESHENSKAYA, E. I.: Alternsprozeß im Lichte der Arbeitsphysiologie. Z. Alternsforsch. 20, 91—97 (1967). — WOOD, E. E.: Blood diseases in old age. Med. Press 240, 624—627 (1958). — WORTH, G., MUYSERS, K.: Die Lungenfunktion in Abhängigkeit vom Lebensalter und Beruf. Arbeitsmed., Sozialmed., Arbeitshyg. 2, 97—101 (1967).

YOUNG, C. M., BLONDIN, J., TENSUAN, R., FRYER, J. F.: Body composition studies of "older" women, thirty to seventy years of age. Ann. N.Y. Acad. Sci. 110, 589—607 (1963).

ZANGENEH, M., NASSERESLAMI, H.: Das Verhalten der Pulswellengeschwindigkeit im Bein in Abhängigkeit von Lebensalter und Geschlecht. Z. Kreisl.-Forsch. 56, 368—374

(1967). — Zdansky, E.: Röntgendiagnostik des Herzens und der großen Gefäße. Wien: Springer 1962. — Zehnder, H.: Untersuchung der Lungenfunktion bei Gesunden. Helv. med. Acta 27, 245—263 (1960). — Zetkin, M., Kühtz, E.-H., Fichtel, K.: Wörterbuch der Medizin, 2. Aufl. Berlin: VEB Volk und Gesundheit 1964. — Zimmermann, S.: Über das Auftreten atypischer Eiweißfraktionen im Alter. Z. Alternsforsch. 20, 211 (1967). — Zonne-veld, R. J. van: Arbeit und hohes Lebensalter. Arbeitsmed., Sozialmed., Arbeitshyg. 3, 94—97 (1968). — Zschoch, H.: Beitrag zur Todesursachenstatistik. Dtsch. Gesundh.-Wes. 19, 311—314 (1964).

Altern des Bindegewebes

Von

J. Lindner, Hamburg

Mit 15 Abbildungen

1. Einführung

Das Bindegewebe steht seit jeher im Vordergrund der Alternsbetrachtung, -forschung und -theorien.

Darauf wird in den vorausgehenden Teilen dieses Handbuches „Altern" ausführlich eingegangen, auf die Alternstheorien (DNS-, Kollagen-, Kreuzbindungs-, Radikal-, Immun-Theorien etc.) besonders von Gsell und Ruhenstroth-Bauer[1].

Um Wiederholungen oder Überschneidungen zu vermeiden werden deshalb die Alternstheorien in der Einleitung dieses Handbuchteiles nicht noch einmal erörtert.

Aus der entsprechenden Darstellung der vorausgehenden Handbuchteile von Gsell, Ruhenstroth-Bauer und Hrůza ergibt sich deutlich, daß unsere heutigen Kenntnisse über die Alterung besonders auf der modernen Molekularbiologie und Molekularpathologie der Bindegewebe beruhen.

Die zumeist quantitativen biochemischen Analysen erfassen die den morphologischen Alternsbefunden am Bindegewebe zugrunde liegenden Stoffwechseländerungen der einzelnen Bindegewebsbestandteile.

Wie aus der Gliederung dieses Handbuchteiles hervorgeht, sind sinnvollerweise die *allgemeinen Kenntnisse* zur Alterung der 3 Hauptbestandteile jedes Bindegewebes, der Zelle, der Grundsubstanz und der Fasern, im Kapitel 2 zusammengefaßt.

Die organeigenen Besonderheiten folgen dann in den Kapiteln 3 und 4 (= zur Alterung der verschiedenen Bindegewebe sowie der speziellen Organbindegewebe). Dieses letzte Kapitel (4) behandelt demnach ausschließlich Besonderheiten der Alterung von Organbindegeweben, ohne Angaben zur Alterung ihrer Parenchyme, welche überwiegend in separaten Teilen dieses Handbuches besprochen werden.

Ebenso sind Überschneidungen im 3. Kapitel der Alterung der verschiedenen Bindegewebe (bzw. der bindegewebigen Organe) mit entsprechenden Teilen dieses Handbuches (z.B. Herz und Gefäßwand) streng vermieden worden. Nach Vereinbarung mit dem Herausgeber dieses Handbuches „Altern" werden dabei — wie in den anderen Abschnitten dieses Bindegewebsteiles — vor allem die bisher vorliegenden biochemischen Analysen der morphologischen Alternsveränderungen zusammengefaßt dargestellt. Das entspricht dem heutigen Stand der Molekularpathologie, welche mit Hilfe moderner morphologischer Methoden in die Erfassung der makromolekularen Struktur und ihrer Veränderungen auch bei der Alterung eingetreten ist.

Bei dieser Darstellung ergibt sich, daß seit den grundlegenden Untersuchungen der makromolekularen Bindegewebsstrukturen und ihrer Gleichgewichtsänderungen unter physiologischen und pathologischen Bedingungen von Schade (1912, 1935), Bürger und Schlomka (1927, 1928), Bladergroen (1955), Bürger (1957) u.a. erstaunliche Fortschritte in der Analyse makromolekularer Strukturänderungen der Bindegewebsbestandteile und der ihnen zugrunde liegenden Stoffwechselprozesse auch bei der Alterung gewonnen wurden.

Der modernen Durchführung einer Handbuch-artigen Verarbeitung dieses gewaltigen Komplexes „Bindegewebsalterung" entsprechend ist keine enzyklopädische Zusammenstellung der gesamten, bisher vorliegenden, einschlägigen Literatur erfolgt, sondern eine dem gesteckten

---

[1] Siehe auch: Roessle 1923, Bjorksten 1951, 1958, 1968, Lansing 1951, 1960, Shock 1952, 1960, Bastai 1955, Harman 1956, Bürger 1957, 1960, Groen 1957, Verzár 1957, 1962, 1964, Sinex 1957, 1964, 1968, Szilard 1959, Butenandt 1959, Strehler 1963, Oeriu 1964, Walford 1964, Curtis 1966, 1968, Deyl 1968, Andrew 1968, Rotzsch 1970 u.a.

Ziel entsprechende Auswahl der wichtigsten Arbeiten zur Darstellung unserer heutigen Kenntnisse der Molekularbiologie- und -pathologie der Bindegewebsalterung. Da nach der bisherigen Übereinkunft die physiologische Alterung streng von Alterserkrankungen und von pathologischen Alternsprozessen zu unterscheiden ist, wird auch in diesem Handbuchteil ausschließlich die normale (= physiologische) Alterung der Bindegewebe in der hier angegebenen Weise dargestellt (auf das Wesentliche beschränkt und deswegen auch in entsprechende Unterabschnitte untergliedert). In diesen Unterabschnitten ist absichtlich davon Abstand genommen worden, allgemeine, also in gleicher Weise an den verschiedenen Bindegeweben auftretende morphologische Veränderungen fortlaufend im einzelnen zu nennen und damit zu wiederholen. Dagegen sind die für die verschiedenen Bindegewebe besonders durch moderne morphologische Untersuchungsverfahren erfaßten alternsbedingten strukturellen Besonderheiten im Zusammenhang mit den bisher dazu vorliegenden biochemischen Daten der für die morphologischen Alternsveränderungen ursächlichen Bindegewebsstoffwechselprozesse geschildert. Auch im Weiteren wird von Alter*ns*prozessen (-abhängigkeiten etc.) gesprochen, also von der Alterung, entsprechend der angloamerikanischen Verwendung von „aging" bzw. „ageing".

Somit ist dem Wunsch des Herausgebers dieses Handbuches „Altern" entsprechend ein homogenes Ganzes in der Gesamtdarstellung unserer heutigen Kenntnisse der Bindegewebsalterung entstanden, die frei ist von subjektiven Interpretationen, sondern sich streng an die bisher erarbeiteten Befunde und Tatsachen zum Thema hält. Noch nicht ausreichend bewiesene Befunde sind demgegenüber deutlich abgehoben oder nicht angeführt.

2. Zusammenfassende Daten zur Alterung der einzelnen Bindegewebsbestandteile

2.1. Bindegewebszellen

Die allgemeinen Grundlagen und Befunde zur Alterung der Zelle sind im entsprechenden Kapitel von Hrůza in diesem Handbuch ausführlich beschrieben. Dabei sind auch Einzelangaben über die Alterung von Bindegewebszellen unter besonderer Berücksichtigung von Befunden an der Gewebekultur enthalten. Deswegen werden in diesem Abschnitt über die Alterung von Bindegewebszellen nur zusammenfassende Feststellungen getroffen und hinsichtlich von Einzelbefunden an speziellen Bindegewebszelltypen auf die entsprechenden, folgenden Kapitel der bindegewebigen Organe verwiesen (speziell Knorpel, Gefäßwand etc.).

Die am meisten bekannte und gesicherte Alternsveränderung von Zellen der verschiedenen Bindegewebe ist ihre Abnahme mit steigendem Alter: Die *Zellzahl* wird vermindert, der Zwischensubstanzgehalt nimmt nicht nur relativ, sondern in der Regel auch absolut zu.

Da der prozentuale Anteil der Zellen in den verschiedenen Bindegeweben und bindegewebigen Organen im erwachsenen Organismus zwischen 10—30% des Organvolumens beträgt, sind Bestimmungen von Stoffwechselgrößen (Sauerstoffverbrauch, Atmung, Glykolyse, Metabolitkonzentrationen, Enzymaktivitäten, Syntheseraten etc.) bei Benutzung des Frischgewichtes als Parameter beim Vergleich mit entsprechenden Stoffwechselraten zellreicherer parenchymatöser Organe in der Beurteilung irreführend. Das gilt auch für die Benutzung des Trockengewichtes oder des Gesamteiweiß- bzw. Gesamtstickstoffgehaltes als Bezugsgröße für derartige Stoffwechselmessungen. Bei Benutzung des DNS-Gehaltes als biochemisches quantitatives Maß des Zellgehaltes ergibt sich, daß verschiedene Stoffwechselraten von Bindegeweben in der Größenordnung von parenchymatösen Organen liegen[2].

Bei der alternsabhängigen Abnahme der Zellzahl in Bindegeweben und bindegewebigen Organen wirkt sich die vorgenannte Situation noch stärker aus, so daß

---

[2] Barrows 1956, Hilz 1960, Hilz und Utermann 1960, Hilz, Erich und Glaubitt 1963, Lindner 1963, 1964, 1966a, b, c, 1968, 1969a, b, c, 1971, Delbrück 1962, Junge-Hülsing 1963/1965, Gerlach 1965, 1966, Glücksmann 1964, Platt 1969, 1970, 1971, Platt und Stein 1969, Silberberg, Stamp, Lesker und Hasler 1970, Wagner, Junge-Hülsing, Müller, Büchner und Hauss 1970, u.a.

bisher der Eindruck besteht, als ob alternde Bindegewebe kaum meßbare Stoffwechselgrößen besäßen (alternsabhängige Steigerung der sog. „Bradytrophie")[3].
Diese Auffassung erwies sich als falsch. So zeigt z.B. der alternde Gelenkknorpel
trotz auch hier bestehender Zellabnahme nicht nur hinsichtlich des Sauerstoffverbrauches[4], sondern auch hinsichtlich der Aktivität kataboler und anaboler
Enzyme zum Teil Stoffwechselgrößen, welche über den im Erwachsenenalter gemessenen liegen können. Die Ursache dafür wird im Knorpelkapitel angegeben[5].

Zur *Zellalterung* ist ferner festzustellen, daß in vielen Bindegeweben und bindegewebigen Organen (mit zum Teil erheblichen Unterschieden) bis zum Senium
ein ständiger Zellersatz erfolgt. Wenn also von der Alterung von Bindegewebszellen gesprochen wird, ist nicht davon auszugehen, daß die Einzelzelle (wie z.B.
die Ganglienzelle) von der Geburt bis zum Tod des Individuums lebt. Es kann
also nur von der Alterung der Einzelzelle unter Berücksichtigung ihres Wieder-
ersatzes während des gesamten Lebensablaufes die Rede sein. Untersuchungen
von SILBERBERG, STAMP, LESKER und HASLER (1970) haben z.B. ergeben, daß
im Senium die Regenerationsrate von Zellen des Gelenkknorpels gegenüber dem
präsenilen Lebensabschnitt vermehrt sein kann[6].

Die Lebensdauer der einzelnen Bindegewebszelltypen ist über den gesamten
Lebensablauf des Einzelorganismus (bei Mensch und Säuger) *nicht* konstant. Es
besteht auch keine geradlinige Abnahme der Lebensdauer von Zellen der verschiedenen Bindegewebe mit steigendem Alter. Jedoch liegen vollständige Daten
über die Lebensdauer der einzelnen Bindegewebszellen in den verschiedenen
Altersstufen noch nicht vor. Bei in vitro-Untersuchungen (also in der Gewebekultur) reichlicher vorliegende Befunde zur Lebensdauer von Bindegewebszellen
sind nicht auf die in vivo-Situation übertragbar[7].

Prinzipiell unterscheidet man auch im Bindegewebe *intermitotische* Zellen, welche sich während der gesamten Lebensdauer des Individuums reproduzieren, *postmitotische Zellen*, die sich nicht mehr teilen oder deren Teilung während der Entwicklung oder Reifung weitgehend gestoppt ist, wie z.B. die glatte Muskelzelle
(mit offenbaren Unterschieden zwischen Gefäßwand, Uterus, Intestinum etc.).
Schließlich enthalten gerade Bindegewebe eine dritte Gruppe, die *intermediären
Zellen*, die sich als potentiell intermitotische Zellen noch im hohen Alter teilen
können. Welche Bindegewebszellen dazu gehören, ist noch nicht endgültig ab-
geklärt. Glatte Muskelzellen werden heute dazugerechnet[8]. Die Proliferationsrate
peridontaler Fibroblasten wird nach STAHL, TONNA und WEISS (1969) beim Altern
(der Ratte) fortlaufend reduziert.

Zu den zuvor genannten Stoffwechselleistungen gehört die *Enzymaktivität* der
Bindegewebszellen. Eine ausreichende Trennung der aktuellen und der stationären
Enzymkonzentration pro Bindegewebszelle ist aus methodischen Gründen bisher
noch nicht möglich. Auch der Gesamtenzymgehalt pro Zelle ist schlecht bestimm-
bar. Nur ein Teil des Gesamtenzymgehaltes liegt in aktiver Form vor. Eine Zu-

---

[3] BÜRGER und SCHLOMKA 1927, 1928, BÜRGER 1957, 1960.
[4] BOWIE, ROSENTHAL und WAGONER 1941, BOYD und NEUMANN 1954, RUCKES und REISS-
LAND 1960, LINDNER 1964, 1966a, b, c, 1967, 1968, LINDNER, FREYTAG, JURUKOWA,
BESTE und GRIES 1966, u.a.
[5] Siehe auch BARROWS 1956, PUCK 1961, SULLIVAN, BENDER und HORVARTH 1963, STREH-
LER 1963, JUNGE-HÜLSING 1963/1965, GRIES 1965, LINDNER 1966c, 1967, 1968, 1969a, b, c,
1969/1971, PLATT und DORN 1968b, PLATT und STEIN 1969, PLATT 1969, 1970, 1971,
KNESE 1970a, BENEKE 1971, BENEKE und SCHMITT 1971.
[6] Siehe auch COWDRY 1952, BARROWS 1956, STREHLER 1963, ANDREW 1968, u.a.
[7] CARREL und EBELING 1921, COHN und MURRAY 1925, MICHL 1961, v. SCHLIEBEN 1964,
HAYFLICK 1965, 1966, SHULMAN und MEYER 1968, u.a.
[8] COWDRY 1952, REBUCK 1947, STREHLER 1963, LEDER 1967, ANDREW 1968, BÜCHNER,
JUNGE-HÜLSING, WAGNER, OBERWITTLER und HAUSS 1970, u.a.

nahme der Gesamtaktivität in alternden Bindegeweben bei Abnahme der Zellzahl[9] könnte bedeuten, daß bei Zunahme des DNS-Gehaltes des Zellkernes auch vermehrte Enzymsynthesen erfolgen können. Die Bindegewebszelle könnte bei der Alterung postmitotisch ohne weitere Teilungsmöglichkeit ihre Gesamtmenge an DNS, RNS, Strukturproteinen, Enzymproteinen etc. erhöhen, bis sie dann unter präletaler Reduktion der morphologischen und funktionellen Voraussetzungen ihrer Lebensfähigkeit untergeht.

Für *Fibroblasten* ist in diesem Zusammenhang wichtig, daß diese Zellen bei Reduktion oder weitgehender Einstellung ihrer Zwischensubstanz-Syntheseleistungen zu ruhenden Fibrocyten werden, deren Lebensdauer in den einzelnen Bindegeweben unterschiedlich und z.T. sehr lang sein kann, ausreichend genaue Daten liegen bisher jedoch nicht vor.

Ähnliches gilt offenbar für *Osteocyten*. Dagegen ist für *Osteoblasten* bekannt, daß ihre Lebensdauer kurz ist und in der Regel 3—6 Tage beträgt, bevor sie sich z.T. in Osteocyten mit langer Lebensdauer umwandeln können (ähnlich wie Fibroblasten in Fibrocyten). Entsprechend ist auch für Osteoblasten bekannt, daß keineswegs alle Zellen zu länger lebenden „Ruheformen" werden. Eine weitere Besonderheit besteht darin, daß in der Regel Osteoblasten keine häufigeren Teilungen eingehen. Bei Frakturen können die ursprünglichen Mesenchymzellen bis zu 4 Teilungen durchlaufen und annähernd 32 Progenitorzellen produzieren, von denen die Hälfte zu Osteoblasten und später zu Osteocyten werden kann, während die andere Hälfte noch unspezialisierte Progenitor-Mesenchymzellen bleiben[10].

Ähnliche Verhältnisse sind für hämatogene Monocyten bei ihrer Umwandlung in Fibroblasten möglich[11]. Offenbar scheint jedoch nach ihrer Spezialisierung und Differenzierung in eine Zwischensubstanz-bildende Zelle keine weitere Teilung in vivo stattzufinden. Am sichersten sind die Befunde für aktive Osteoblasten als postmitotische Zellen (wahrscheinlich auch für Sehnenzellen im Alter)[12].

Bei *Chondrocyten* ist die diesbezügliche Klärung noch nicht abgeschlossen. In der Gewebekultur werden 3 Differenzierungstypen unterschieden: 1. undifferenzierte, fibroblastenähnliche Zellen mit undifferenzierter Syntheseleistung (also auch von nichtsulfatierten Glykosaminoglykanen), 2. und 3. differenzierte Zellen mit primärer Produktion sulfatierter Glykosaminoglykane, bei Übergang zum 3. Differenzierungstyp mit zunehmender Keratansulfatsynthese[13]. Zu den entsprechenden Differenzierungs- und Alterungsprozessen in vivo sind im Abschnitt 3.3 die bisher bekannten Details angegeben.

Zur Alterung der einzelnen Zellbestandteile von Bindegewebszellen ist folgendes bekannt:

Alternsabhängig kann der *DNS-Gehalt* zunehmen. Derartige *Polyploidisierungen* erschweren die oben besprochene, optimale Verwendung des DNS-Gehaltes (als quantitatives Maß der Zellzahl) als Bezugsgröße für Stoffwechselparameter alternder Bindegewebe. Die bisherigen Untersuchungen zeigen, daß alternsabhängige Polyploidisierungen von Bindegewebszellkernen in allen Bindegeweben

---

[9] Lindner 1969 a,b, 1969/1971, 1971, Platt 1969, 1970, 1971, Silberberg, Stamp, Lesker und Hasler 1970, Beneke 1971.

[10] Cronkite, Bond, Fliedner und Killman 1960, Tonna 1961, Koburg 1961, Lindner, Freytag, Jurukowa, Beste und Gries 1966, Freytag, Lindner, Johannes, Schlosser, Reiher und Schmidt 1967, Lindner 1967, Knese 1970b, u.a.

[11] Allgöwer und Hulliger 1960, Cronkite, Bond, Fliedner und Killman 1960, Leder und Nikolas 1963, Leder 1967, Wagner, Junge-Hülsing, Müller, Büchner und Hauss 1970.

[12] Schmitt, Beneke und Ervig 1969, Beneke, Ervig und Schmitt 1970.

[13] Shulman und Meyer 1968.

vorkommen können (ohne daß detaillierte Angaben über die einzelnen Bindegewebe und bindegewebigen Organe in ausreichender Zahl bereits vorliegen) (s. auch [12]). Diese Polyploidisierungen sind Ursache für den bekannten histologischen Nachweis alternsabhängiger Variationszunahmen der Kerngrößen postmitotischer Bindegewebszellen (weiteres s. auch Abschnitt 3.5.1). Grundlage dieser alternsabhängigen Kernveränderungen von Bindegewebszellen ist die Beobachtung, daß während der Entwicklung das Verhältnis von DNS zur Zellmasse zunimmt, aber nach abgeschlossenem Wachstum und Differenzierung der Bindegewebszellen konstant bleiben kann. Die alternsbedingte „Verfestigung" der DNS-Makromoleküle führt durch diese zunehmende Stabilisierung zu einer Erhöhung der Denaturierungstemperatur. Das Verhältnis von Histonen zur DNS kann alternsabhängig zugunsten einer Histonzunahme verändert werden. Das Molekulargewicht der superpolymeren DNS kann im Alter bei Tieren zunehmen, desgleichen die Aktivität der DNS-Polymerase, z.T. auch die Löslichkeit der DNS durch zunehmende Denaturierung[14]. Wie von SCHMITT, BENEKE und ERVIG (1969) am Beispiel der Sehnenzelle gezeigt wurde, können postmitotische Bindegewebszellen während der besonderen Leistung der Zwischensubstanzsynthese den Informationsträger dieser Leistung (DNS) vermehren und nach Beendigung der maximalen Leistungsphase (z.B. im Wachstum) eine Heterochromatisierung des Zellkernes aufweisen, die als Alterung und zugleich als Ursache für das Ausbleiben einer weiteren Zellteilung anzusehen ist. Da die Heterochromatisierung der DNS ihre genetische Informationsmenge einschränkt[15], könnte darin auch die Ursache für die verminderte Syntheseleistungaltern der Bindegewebszellen gesehen werden (weiteres dazu s. Kapitel 2, 3 und 4). Über die weiteren Folgen dieser Prozesse für die Transskription und Translation wird bei der Alterung der Zelle sowohl von HRŮZA als auch im allgemeinen biochemischen Teil von RUHENSTROTH-BAUER in diesem Handbuch der Alterung berichtet.

Alternsabhängig können demnach auch Veränderungen der DNS-synthetisierenden und -abbauenden Enzyme ebenso wie der RNS-synthetisierenden und -abbauenden Enzyme eintreten.

Generell besteht bei der Alterung der Bindegewebszelle eine *Abnahme der Gesamteiweißsynthese* mit entsprechender Reduktion der dafür verantwortlichen strukturellen Elemente.

Eine alternde Bindegewebszelle zeigt auch eine Abnahme der für die oxydative Phosphorylierung erforderlichen Strukturen, also der *Mitochondrien*. Diese Mitochondrienabnahme der alternden Einzelzelle bedeutet zunächst nicht, daß der Sauerstoffverbrauch der Zelle reduziert ist[16]. Es besteht noch kein ausreichender Beweis für eine Parallelität zwischen dem Gehalt der Einzelzelle an Mitochondrien und ihrem Sauerstoffverbrauch. Auch die rasche Umsatzrate von Mitochondrien wie anderer Zellorganellen kann in Bindegewebszellen im hohen Alter die gleiche wie im jugendlichen Alter sein. Stets ist deswegen bei der Alterung von Bindegewebszellen von Einzelzellalterungen und nicht von einer generellen Alterung aller Zellen des betreffenden Bindegewebes auszugehen. Beides ist zu unterscheiden!

Während der Alterung der Einzelzelle unterliegen die Mitochondrien verschiedenen unspezifischen Gestalt- und Formveränderungen, bis sie nach Auflösung ihrer Strukturen (oft mit vorheriger Zunahme von Lipideinlagerungen) in sog. *Autophagolysosomen* eingehen können. Diese für den Abbau von Zellorganellen zuständigen *Lysosomen* können also in der alternden Bindegewebszelle an Zahl zu-

---

[14] COWDRY 1952, PUCK 1961, STREHLER 1963, HAHN 1964, 1970, ANDREW 1968.
[15] HARBERS und SANDRITTER 1968.
[16] SILBERBERG, STAMP, LESKER und HASLER 1970.

nehmen. Das gilt generell auch für *Heterophagolysosomen* vor allem derjenigen Bindegewebszellen, welche in stärkerem Maße an der Endocytose beteiligt sind[17]. Die Anreicherung (vor allem lipid-, lipoprotein- und auch eisenhaltiger) lysosomaler Restkörper ist eines der morphologischen Zeichen der Zellalterung und des bevorstehenden Zelltodes. Eine Lysosomenhypothese der Alterung ist aber daraus nicht ableitbar[18].

Der *Golgi-Apparat* ist schon bei der ruhenden Bindegewebszelle gegenüber der hochaktiven in Form, Größe und Gestalt reduziert, mit Zunahme regressiver Veränderungen bei der Alterung der Einzelzelle. Da zu den wichtigsten Aufgaben des Golgi-Komplexes in Zwischensubstanz-synthetisierenden Bindegewebszellen die Synthese, Polymerisation, gegebenenfalls beim Kollagen auch die beginnende Aggregation sowie die Ausschleusung von Proteoglykanen und Faservorstufen in den Extracellularraum gehört, ergibt sich, daß bei Einstellung der Zwischensubstanzsynthese in der alternden Bindegewebseinzelzelle Form und Ausmaß des Golgi-Feldes stark reduziert werden. Ob in der alternden Einzelzelle deren *Wassergehalt* abnimmt, ist noch nicht ausreichend geklärt. Deswegen ist auch der Zusammenhang der Reduktion des Golgi-Feldes mit dem Wasserhaushalt und der wahrscheinlichen Wassergehaltsabnahme in der alternden Bindegewebszelle noch nicht geklärt.

Für die weiteren Zellen besonders des lockeren Bindegewebes ist über Lebensdauer und Alterung folgendes bekannt:

Die Halbwertszeit der *Monocyten* im Blut beträgt etwa 3 Tage. Im Gewebe können sie dagegen bis zu mehreren Monaten liegen, auch ohne die vorgenannte Umwandlung in Fibroblasten. Der größere Teil der Monocyten ist als ruhender Histiocyt im Gewebe verfügbar[19]. In der Gewebekultur entwickeln sich Monocyten innerhalb von 5 Tagen in fibroblastenartige Zellen mit entsprechender Funktion der Zwischensubstanzbildung. Auch dieses Beispiel zeigt, wie wenig Befunde über die Lebensdauer von Ursprungszellen (wie hier des hämatogenen Monocyten) aus der Gewebekultur auf die in vivo-Situation übertragbar sind. Das gilt auch für *Granulocyten*, welche in der Gewebekultur innerhalb von Stunden absterben können, also eine sehr kurze Lebensdauer besitzen, welche in vivo wesentlich länger sein kann.

Bei den *Lymphocyten* beträgt die Lebensdauer der kleinzelligen Population zwischen 100 und 200 Tagen, der großzelligen Population 3—4 Tage (mit den verschiedenen Möglichkeiten von Übergangsformen zwischen den einzelnen groß- und kleinzelligen Lymphocytenpopulationen).

Die Lebensdauer von *eosinophilen Leukocyten* entspricht wahrscheinlich derjenigen von neutrophilen Granulocyten. Ausreichende Angaben liegen nicht vor.

Die Lebensdauer von *Gewebsmastzellen* ist ebenfalls noch nicht genau bestimmt. Noch immer bleibt offen, ob Gewebsmastzellen nach der für ihre Funktion typischen, aber in der Auslösung durchaus unspezifischen Degranulierung wieder regranulieren, wofür einzelne Befunde sprechen, andere nicht. Wahrscheinlich ist die Lebensdauer von Gewebsmastzellen wesentlich kürzer als bisher angenommen wurde und ihre Regeneration die Ursache für die Konstanz dieses Zelltypes in den daran besonders reichen Bindegeweben (speziell pericapillär, z.B. in der Bindehaut, im Mesenterium, Peritoneum, der Leberkapsel etc.). Der Generationscyclus und die Entstehungsweise der Gewebsmastzellen sind nach wie vor ebenso ungeklärt wie letztlich das gesamte Ausmaß ihrer Funktion unter physiologischen und pathologischen Bedingungen. Alterungsabhängige Veränderungen der Gewebsmastzellen sind ebenfalls nicht ausreichend bekannt. Ihr Gehalt kann in einzelnen

---

[17] De Duve und Wattiaux 1966.
[18] Sullivan, Bender und Horvarth 1963, Strehler 1963, Andrew 1968.
[19] Rebuck 1947, Lindner 1957, Gieseking 1966, Leder und Nikolas 1963, Leder 1967.

Bindegeweben alternsabhängig abnehmen, in anderen zunehmen, z. B. in der Gefäßwandadventitia (s. auch 3.10).

Generell sind celluläre Alterungsprozesse an der Zellteilung bzw. der Proliferationskinetik, der Cytosynthese und dem Aufbau sowie der Erhaltung der Zellstrukturen zu untersuchen. Ob bei der Bindegewebszelle wie an Parenchymzellen durch Punktmutationen aktiver Gene oder durch Gen-Inaktivierungen qualitative Veränderungen der messenger-RNS eintreten[20] oder quantitative Abnahmen ihrer Ausschleusung in das Cytoplasma bestehen, welche zu Störungen der Cytosynthese bzw. zum Umbau der Cytostrukturen mit zunehmender Insuffizienz des Zellstoffwechsels führen können, bleibt offen. Das gilt auch für Synthese und Bedeutung der als Chalone bezeichneten Cytoplasmaproteine und deren Informationsaufgabe für Spezialsynthesen, für die Regulation des Mitosestoffwechsels des Kernes der Bindegewebszellen etc. Auch alternsabhängige Kreuzbindungszunahmen mit Vernetzungen der Makromoleküle speziell der DNS sowie von Enzymen sind für Bindegewebszellen noch nicht ausreichend geklärt[21].

Inaktivierungen von Mitose-Chalonen können zu einer sog. Enthemmung des Kernstoffwechsels und damit zu einer entsprechenden Schädigung von Zellteilung und -funktion bei der Alterung führen.

Für die Bindegewebszelle sind noch stärker als für die Parenchymzelle alternsabhängige Zunahmen der Zwischensubstanz und damit die Verbreiterung der sog. Transitstrecke[22] mitverantwortlich für die morphologischen und funktionellen Altersveränderungen. Diese Umgebungseinflüsse sind nicht nur im lockeren und straffen Bindegewebe, sondern auch in anderen Bindegeweben speziell im Knorpel so wesentlich, daß die Alterung der Bindegewebszelle auf molekularer Ebene durch die physikochemischen Altersveränderungen der makromolekularen Zwischensubstanz zu berücksichtigen ist (s. auch 2.2 sowie 2.3). Denn auch bei der Alterung besteht ein *Rückkopplungsmechanismus* zwischen der pericellulären Zwischensubstanz und den zwischensubstanzbildenden Zellen. Über weitere Einzelheiten alternsabhängiger Störungen dieses Rückkopplungsmechanismus liegen außer den zur Heterochromatisierung bzw. Heteropyknose zuvorgenannten Details noch keine ausreichenden Belege vor. Diskutiert wird die Möglichkeit, daß Bindegewebszellen dadurch altern, daß sie selbst ein „alterndes" Zwischensubstanzmaterial produzieren, wodurch die Umgebung der Bindegewebszellen durch alternsabhängige physikochemische Änderungen wiederum auf die Alterung der Bindegewebszelle Einfluß nimmt. Dabei ist der für viele faserbildende Bindegewebszellen beschriebene Befund einer Zunahme intracytoplasmatischer filamentärer Proteinfibrillen bei gleichzeitiger Abnahme der Cytoplasmaorganellen von besonderer Bedeutung für die Alterung (Einzelheiten s. Abschnitt 2.4 sowie 3.3, 3.4 und 3.10). Es resultiert die sog. „Verfaserung der Bindegewebszellen" bei der Synthese- sowie Ausschleusungs-Störung und -Fehlleistung, mit offenbarem Übergang des fibrillären Eiweißes über die Zellmembran nach außen, wodurch der Untergang der überalterten Bindegewebszelle eingeleitet und zu Ende geführt werden kann[23]. Im Granulationsgewebe alter Tiere ist durch Reduktion der Proliferationsrate die Zahl der Zwischensubstanz-synthetisierenden Fibroblasten kleiner als im Granulationsgewebe junger Tiere, so daß bei offenbar gleicher Syntheseleistung (mit verzögertem Start) die Proteoglykan- und Kollagensynthesemenge im Granulationsgewebe alter Tiere bei Benutzung des Zellgehaltes als Parameter geringer als im

---

[20] CUTLER und CURTIS 1968.

[21] SINEX 1957, 1964, BJORKSTEN 1968, ANDREW 1968, HAHN 1970, u. a.

[22] HAUSS, JUNGE-HÜLSING und SCHULTZE 1960, HAUSS und JUNGE-HÜLSING 1961, HAUSS, JUNGE-HÜLSING und HOLLÄNDER 1962, JUNGE-HÜLSING 1963/1965.

[23] SILBERBERG, SILBERBERG, VOGEL und WETTSTEIN 1961, SULLIVAN, BENDER und HORVATH 1963, GIESEKING 1966, LINDNER 1969/1971, 1970, 1971, UEBERBERG 1969, 1970, UEBERBERG und LINDNER 1971.

Granulationsgewebe junger Tiere ist[24]. Nur bei Benutzung des Frisch- oder Trockengewichtes bzw. des Gesamteiweiß- bzw. Gesamtstickstoffgehaltes als Parameter schien die Zwischensubstanz-Syntheseleistung, besonders die maximale de novo-synthetisierte Kollagenmenge im Granulationsgewebe älterer Tiere niedriger als bei jüngeren zu sein[25]. Daraus wurde auf eine alternsabhängige Abnahme der Syntheseleistung von Fibroblasten auch im Granulationsgewebe geschlossen. Nach den Befunden von Beneke und Schmitt (1971) produzieren dagegen Fibroblasten auch im Granulationsgewebe alter Tiere pro Zelle offenbar die gleiche Zwischensubstanz- speziell die gleiche Kollagenmenge wie Fibroblasten im Granulationsgewebe jüngerer Tiere (jedoch bei verzögertem Synthesebeginn)[26] (weiteres dazu s. Abschnitt 3.2.2).

Die weiteren Kenntnisse über alternsabhängige Veränderungen der wichtigsten Stoffwechselleistung Zwischensubstanz-synthetisierender und -abbauender Bindegewebszellen werden bei der Besprechung von Synthese, Abbau, Umsatz, biologischer Halbwertszeit und Gesamtmenge der Proteoglykan- und Kollagenfraktionen in den beiden folgenden Abschnitten 2.2 sowie 2.3 angegeben.

2.2. Bindegewebsgrundsubstanz

Hauptbestandteil der Bindegewebsgrundsubstanz sind die Proteoglykane, deren Anteil und Muster während Reifung, Wachstum und Alterung verschieden sind. Neben den Proteoglykanen bilden Auf- und Abbaustufen der Fasereiweiße, besonders des Kollagens, sowie Glykoproteide, Serumeiweiße, Wasser und Elektrolyte die bindegewebige Grundsubstanz. Von den in der Regel an Eiweiße gebundenen Glykosaminoglykanen bzw. Mucopolysacchariden (MPS) bzw. Polyuroniden unterscheiden wir als sulfatierte Glykosaminoglykane: Chondroitin-4-Sulfat (nach der alten Nomenklatur: Chondroitinsulfat A), Chondroitin-6-Sulfat (= Chondroitinsulfat C), Dermatansulfat (= Chondroitinfulfat B, früher auch als β-Heparin bezeichnet) sowie Heparitinsulfat.

Die nicht-sulfatierten Glykosaminoglykane bzw. Polyuronide sind Hyaluronsäure und Chondroitin. Für die Alterung der einzelnen Bindegewebe besonders wichtig ist Keratansulfat, während Heparin im Bindegewebe in Form von Heparinhistaminatgranula im wesentlichen in Gewebsmastzellen vorkommt.

Chondroitin-4-Sulfat und *Chondroitin-6-Sulfat* unterscheiden sich durch die Stellung der Sulfatgruppe im Molekül. Beide Chondroitinsulfate haben wie das Dermatansulfat Galaktosamin als Aminozucker, in äquimolarer Bindung mit Uronsäuren wie bei allen Glykosaminoglykanen (mit Ausnahme des Keratansulfates). Nur beim Dermatansulfat liegt anstelle von Glucuronsäure dessen Strukturisomer: L-Iduronsäure vor. Allein *Keratansulfat* enthält keine Uronsäure und im Gegensatz zu den anderen Glykosaminoglykanen eine Hexose (Galaktose). Chondroitinsulfate besitzen durch ihre freie Sulfatgruppe einen stärker anionischen Charakter als Hyaluronsäure, was für Permeabilitäts- und Transportmechanismen bedeutsam ist. Durch die regelmäßig über die gesamte Molekülkette verteilten negativen Ladungen können Chondroitinsulfate zahlreiche Kationen (auch Proteine) binden.

Im *Heparitinsulfat* (bzw. Heparansulfat=Heparinmonoschwefelsäure) sind die Aminogruppen im Gegensatz zu Heparin teils sulfatiert und teils acetyliert (mit starken Kettenverzweigungen des Heparitinsulfates, welche entsprechende Funktionsfolgen haben).

---

[24] Beneke und Schmitt 1971.
[25] Hrůza und Hlaváčková 1963, Hlaváčková und Hrůza 1964a, Heikkinen und Kulonen 1968.
[26] Gries und Lindner 1963a, Gries 1965.

Keratansulfate können Sialinsäure und Methylpentosen in lockerer Bindung enthalten.

Normalerweise liegen die für die Alterung wichtigsten Glykosaminglykane, Chondroitinsulfate und Keratansulfat, im Gewebe nicht in freier Form, sondern kovalent an Proteine gebunden vor. Diese *Proteoglykane* bilden in Lösung durch Quer- und Längsverbindungen ein dreidimensionales Raumgitter, in welchem Wasser immobilisiert wird. Bei den alterungsabhängigen Strukturänderungen werden der Wassergehalt, die Permeabilität und der Stofftransport reduziert. Die bereits während der Reifung in den meisten Bindegeweben erheblich verminderte *Hyaluronsäure* besitzt das höchste effektive hydrodynamische Volumen aller Glykosaminoglykane. Dieses Polymer von Glucosamin-Glucuronsäure-Disacchariden mit einem Molekulargewicht zwischen 1mal 10^6 und 10mal 10^6 ist (wenn überhaupt) nur mit kleinsten Eiweißmengen verbunden und zeigt in den verschiedenen Bindegeweben geringe Variationen des Glucosamin- und Glucuronsäureanteiles[27].

Die Chondroitinsulfate und das Keratansulfat haben Molekulargewichte zwischen 750000 und einer Million. Ihr Proteinkern beträgt etwa 20—25% des Gesamtgewichtes des Makromolekülkomplexes und ist im Falle des Chondroitinsulfates mit 60—70 Polysaccharidketten verbunden. Das Molekulargewicht des Proteinkernes beträgt zwischen 30000—80000, das der Polysaccharidketten etwa 20000. Die Konfiguration der Proteoglykane ist etwa bürstenförmig[28].

Wesentlich für Alterungsprozesse der Grundsubstanz ist die neuere Feststellung, daß die Struktur der Proteoglykane heterogen sein kann, so daß verschiedene sulfatierte Glykosaminoglykane an einen Proteinkern gebunden sein können. So können *Hybride* von Chondroitin-4-Sulfat und Chondroitin-6-Sulfat sowie von diesen Chondroitinsulfaten mit Keratansulfat vorkommen. Alternsabhängige Zunahmen und weitere Veränderungen dieser Hybride (einschließlich der Aminosäuremuster ihrer Peptidketten) sind nach den bisherigen Befunden in den verschiedenen Bindegeweben unterschiedlich, jedoch noch nicht im einzelnen aufgeklärt[29].

Die Proteoglykane haben wichtige Aufgaben bei der Steuerung des Transportmechanismus zur Zelle und von der Zelle zur Capillare. Änderungen der Zusammensetzung des Gehaltes der Proteoglykane der Grundsubstanz, besonders bei der Alterung und bei Verbreiterung der sog. Transitstrecke[30] haben wesentliche Einflüsse auf den Zellstoffwechsel (s. auch Abschnitt 2.1).

Bei der Alterung ist das physiologische Gleichgewicht des Stoffwechsels der Proteoglykane (Synthese und Abbau) gestört.

Die *Synthese* der Glykosaminoglykane ist mit radioaktiv markierten Vorläufern (^{35}S-Sulfat, ^{14}C-Acetat, ^{14}C-Glucose und ^{14}C-Serin) untersucht worden. Dabei ergab sich, daß die Proteoglykane als einheitliches Makromolekül synthetisiert werden. Die Kettenverlängerung der Polysaccharidkomponente ist mit ihrer Sulfatierung gekoppelt. Offenbar ist die als Indicatormethode für die Synthese sulfatierter Glykosaminoglykane benutzte ^{35}S-Sulfat-Inkorporation zumindest beim Chondroitin-4-Sulfat von dessen Molekulargewicht und Sulfatierungsgrad

---

[27] ROSEMAN, LUDOWIEG, MOSES und DORFMAN 1953, GIBIAN 1958, BUDDECKE 1960a, b, c, JEANLOZ 1963, BOLLET, BONNER und NANCE 1963, BUDDECKE und SZIGOLEIT 1964, BALAZS, BLOOM und SWANN 1966, BALAZS 1969, MUIR 1969.

[28] BUDDECKE, KRÖZ und LANKA 1963, JEANLOZ 1963, ANDERSON, HOFFMAN und MEYER 1964, RODÉN und v. LINDAHL 1965, LIPMANN 1966.

[29] GREILING und STUHLSATZ 1966, BUDDECKE, KRÖZ und TITTOR 1967, MUIR 1969, BUDDECKE, KRESSE und SEGETH 1971.

[30] HAUSS, JUNGE-HÜLSING und SCHULZE 1960, HAUSS und JUNGE-HÜLSING 1961.

abhängig[31]. Die für Alternsveränderungen wesentlichen Bindungen zwischen den Glykosaminoglykanen und ihrem Proteinanteil im Proteoglykan-Makromolekularkomplex sind in letzter Zeit näher untersucht. Dabei haben Greiling und Stuhlsatz (1966) sowie Greiling, Stuhlsatz und Eberhard (1971) eine Verknüpfung des Chondroitin-4-Sulfatpeptids der Cornea in einer Bindung des Serins und Threonins mit dem Galaktosyl-Xylosylrest nachgewiesen, während Rodén und Lindahl (1965) unterschiedliche Bindungsmöglichkeiten des Chondroitin-4-Sulfates beschrieben[32].

Bei der Glykosaminoglykansynthese erfolgt nach Bereitstellung der UDP-Polysaccharide ihre Polymerisation sowie die Übertragung von Estersulfat bei gleichzeitiger Verknüpfung mit dem Proteinkern. Bei der elektronenoptisch-autoradiographischen Lokalisation des Syntheseablaufes haben Godman und Lane (1964) an den dazu am besten geeigneten Knorpelzellen die gleichen Befunde erhoben wie bei der entsprechenden Synthese sulfatierter Glykosaminoglykane epithelialer Schleime an Becherzellen (welche in diesem Zusammenhang eingehender untersucht und deswegen in Abb. 1 als Beispiel für unsere heutigen Kenntnisse zum zeitlichen Syntheseablauf und seiner Lokalisation dargestellt sind).

Innerhalb der ersten 5 min nach Gabe des markierten Vorläufers wird das Ergastoplasma nur vereinzelt markiert gefunden, nach den ersten 5—30 min durchgängig das Golgi-Feld als Hauptsynthese- und Polymerisationsort. Das ist auch autoradiographisch an Semidünnschnitten von Knorpelzellen erwiesen. Bei dieser maximalen Syntheseaktivität werden die Golgi-Stapel mit einer solchen Geschwindigkeit gebildet, daß jeder aus 7—12 Bläschen bestehende Stapel etwa alle 20—40 min vollständig erneuert wird, da etwa alle 2 min ein Golgi-Bläschen in eine sog. Vorschleimblase mit nach 30 min zunehmender Markierung übergeht. In Abb. 2 werden elektronenoptische Autoradiogramme nach Applikation von ^{35}S-Sulfat als markiertem Vorläufer dieser sulfatierten Glykosaminoglykansynthese beispielhaft vorgewiesen[33].

Die bisherigen Kenntnisse über die morphologische Lokalisation und den zeitlichen Ablauf der entsprechenden Proteoglykansynthese (sowie zugleich der Kollagensynthese) in Bindegewebszellen sind in Abb. 3 schematisch zusammengefaßt (unter Eintragung einer Bindegewebszelle in das Zifferblatt einer Uhr), um zugleich darzustellen, wie schnell katabole und anabole Prozesse in Bindegewebszellen ablaufen können; erstere werden hier nicht besprochen[34].

Zusammenfassend ergibt sich aus Abb. 3, daß auch in Bindegewebszellen die Proteoglykansynthese in einem Zeitraum von etwa 120 min abläuft, desgleichen die Kollagensynthese, wenn man als Startzeit die Gabe des jeweiligen markierten Vorläufers wählt (weiteres zur Kollagensynthese s. 2.3.2).

Alternsabhängige Veränderungen der Proteoglykansynthese sind am besten mit der Routine-Indicatormethode der ^{35}S-Sulfat-Inkorporationsratenmessung zu prüfen. Damit wurden bei Tier und Mensch vom Beginn der Entwicklung über die Reifung und Alterung bis zum Senium ein Abfall der Inkorporationsraten in den verschiedenen Bindegeweben mit nur geringen lokalisationsabhängigen Unterschie-

---

[31] Boström 1954, Boström und Jorpes 1954, Schiller, Mathews, Cifonelli und Dorfman 1956, Lipmann 1958, Adams 1959, 1960, Hilz 1960, Dziewiatkowski 1962, Dorfman 1964, Hilz, Kirsig und v. Foerster 1966, Greiling und Stuhlsatz 1966, u. a.

[32] Siehe auch Anderson, Hoffman und Meyer 1964, Buddecke und Gottschalk 1965, Lipmann 1966, Muir 1969.

[33] Weiteres s. Beschriftung sowie zusammenfassend: Lindner 1969, Ueberberg, Pappritz und Wulff 1969, einschließlich der Angaben über die Problematik der quantitativen elektronenoptischen Autoradiographie: s. auch Bachmann und Salpeter 1967, Lindner 1971, Ueberberg und Lindner 1971.

[34] Weiteres dazu s. Lindner 1968, 1969c, 1971.

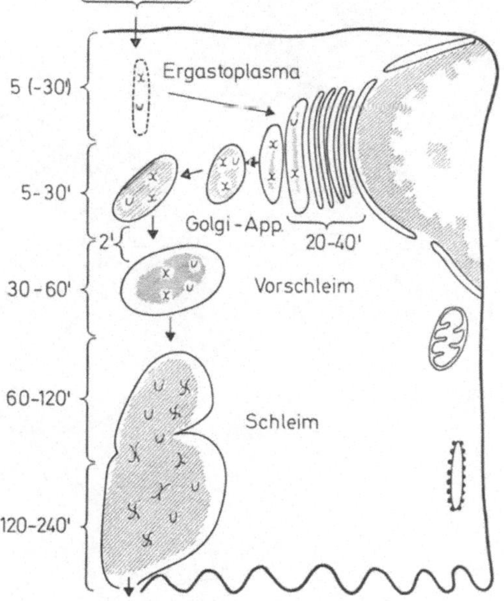

Abb. 1. Zusammenfassung der Ergebnisse der wichtigsten elektronenoptisch-autoradiographischen Arbeiten zur Morphologie der Proteoglykan- und Glykoproteid-Synthese der epithelialen Schleimbildung im Vergleich zur mesenchymalen Glykosaminoglykan-Protein-Synthese (im zeitlichen Ablauf, weiteres s. Text : 2.2)

den nachgewiesen. Während der Reifung kann ein dreiphasiger Abfall der Inkorporationsrate in den meisten Organen gezeigt werden. Danach ist der altersabhängige Abfall bis zum Senium geringer (Beispiele dazu s. Abb. 8 und 10 im Abschnitt 3.2.1 sowie 3.3.2). Die Befunde werden entweder durch in vivo- oder in vitro-Inkorporation mit ^{35}S-Sulfat unter standardisierten Bedingungen erhoben. Die Ergebnisse beider Verfahren sind nach ausführlichen Überprüfungen miteinander vergleichbar[35].

Der Proteoglykankomplex wird als Ganzes synthetisiert. Untersuchungen von SCHILLER, MATHEWS, CIFONELLI und DORFMAN (1956), HILZ (1960), LINDNER (1962,

---

[35] Zu den methodischen Details und theoretischen Voraussetzungen der Verwendung der ^{35}S-Sulfat-Inkorporationsratenmessung als Indicatormethode für die Proteoglykansynthese siehe: ODEBLAD und BOSTRÖM 1952, BOSTRÖM 1954, BOSTRÖM und JORPES 1954, DZIEWIATKOWSKI 1954, 1962, DAVIES Bind YOUNG 1954, CURRAN und GIBSON 1956, SCHILLER, MATHEWS, CIFONELLI und DORFMAN 1956, ADAMS 1959, 1960, HILZ 1960, COLLINS und McELLIGOTT 1960, HILZ 1960, LINDNER 1960b, 1962, 1963, 1964, 1966a, b, c, 1967, 1968, 1969a, c, v. SCHLIEBEN 1964, BECKER und LINDNER 1965a, b, BESTE 1965, GRASEDYCK 1965, KRÖGER 1965, HILZ, KIRSIG und v. FOERSTER 1966, GREER, BRENNAN und MANKIN 1967, u.a.

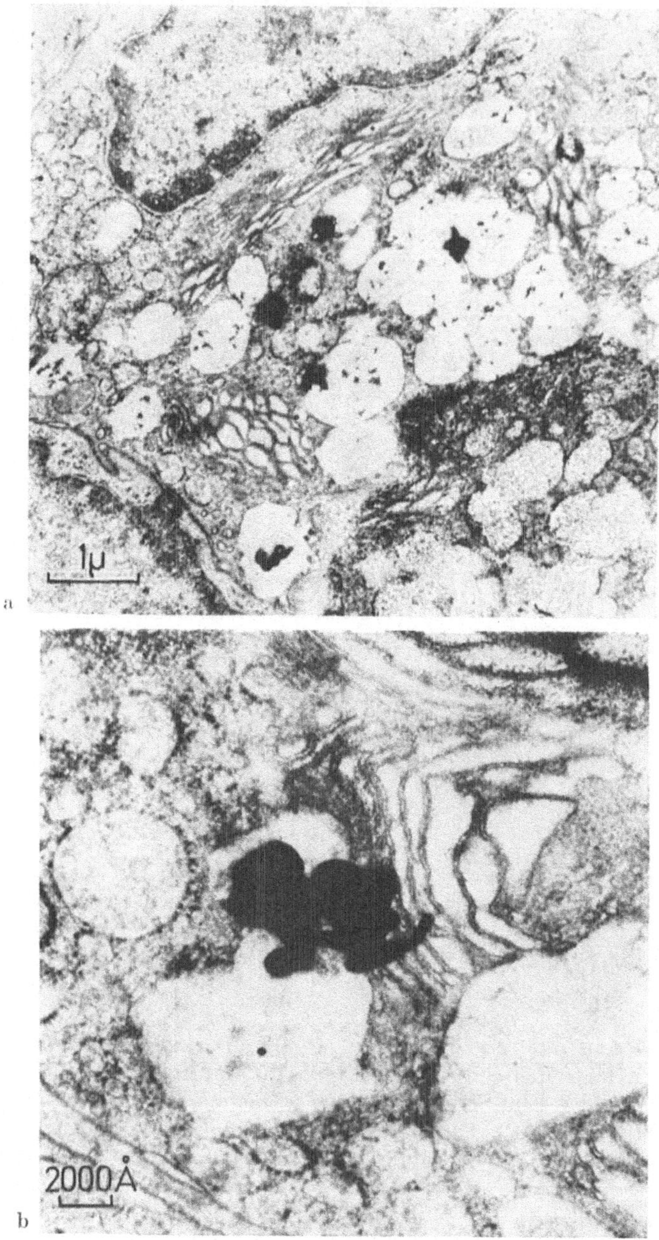

Abb. 2a u. b. Beispiele zur Lokalisation der sulfatierten Glykosaminoglykan-Synthese (nach Applikation von ^{35}S-Sulfat als markiertem Vorläufer) in elektronenoptischen Autoradiogrammen (aus gemeinsamen Untersuchungen mit Ueberberg u. Mitarb.). a Darstellung der U-förmigen Lage der Golgi-Stapel um die z.T. markierten Vorschleim- und Schleimblasen. b Proliferation der Golgi-Stapel mit Lichtungserweiterung und Zunahme elektronendichten Inhaltes sowie Übergang in Vor- und Endschleimblasen (bei stärkerer Vergrößerung) zur Lokalisation der sulfatierten Glykosaminoglykan-Synthese am Beispiel der Becherzelle, jeweils 120 min nach ^{35}S-Sulfat-in vivo-Inkorporation bei der Ratte (weiteres s. Text: 2.2). a Originalvergrößerung 7000:1, Endvergrößerung 23000:1; b Originalvergrößerung 19000:1. Endvergrößerung 65000:1

1963, 1964), JUNGE-HÜLSING (1963/1965) sowie von HILZ, KIRSIG und V. FOERSTER (1966) ergaben, daß bei Einhaltung standardisierter Bedingungen die ^{35}S-Sulfat-Inkorporationsratentechnik zu gleichen Ergebnissen wie die Benutzung anderer markierter Vorläufer der Proteoglykansynthese führt (wie die Verwendung von ^{14}C-Glucose, ^{14}C-Acetat, ^{14}C-Serin etc.). Für die Validität der ^{35}S-Sulfat-Inkorporationsratenmessung als Indicatormethode für die Grundsubstanz- bzw, die

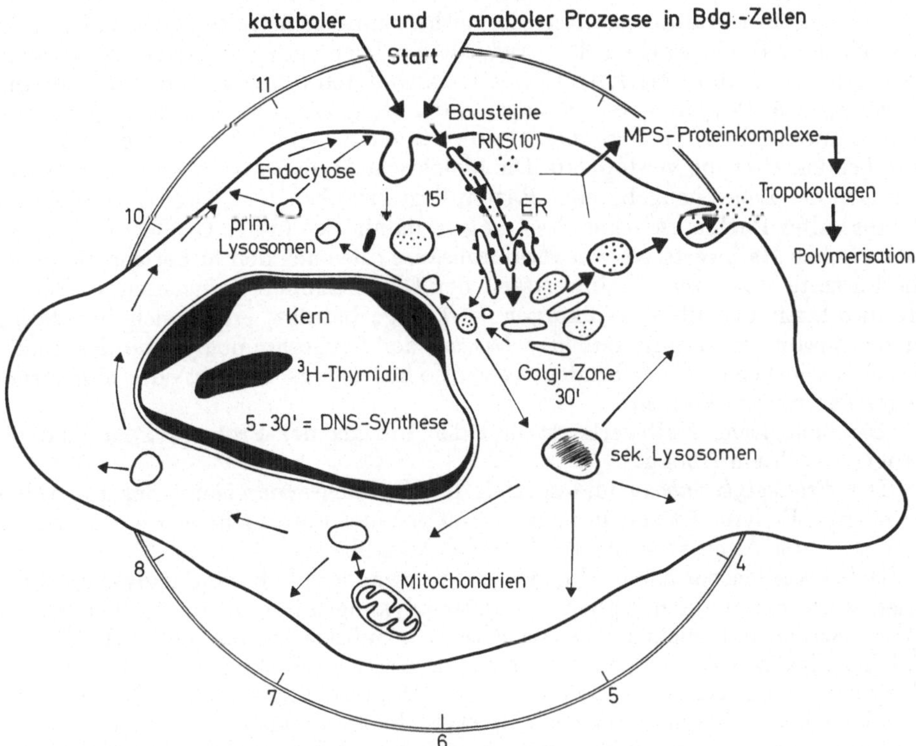

Abb. 3. Schematische Zusammenfassung des zeitlichen Ablaufes kataboler und anaboler Prozesse in Bindegewebszellen: auf der rechten Bildseite mit besonderer Darstellung der Proteoglykan- und Kollagen-Synthese (im Ergastoplasma und im Golgi-Feld) sowie der Ausschleusung dieser de novo-synthetisierten Makromoleküle in den Extracellularraum, im Vergleich zu dem in Abb. 1 und 2 dargestellten, parallelen Ablauf der epithelialen Proteoglykan-Synthese (weiteres s. Text: 2.2)

Glykosaminglykan- und damit die Proteoglykansynthese sowie für Bestimmung ihres alternsabhängigen Abfalles spricht der entsprechende alternsabhängige Verlauf des für die Synthese zentralen sulfataktivierenden Enzymsystems. GERLACH (1963) fand am Rattenherzen den gleichen Abfall dieser Enzymaktivität während der Reifung und Alterung, mit flacherem Abfall im späteren Lebensabschnitt, entsprechend dem an Beispielen in Abb. 8 und 10 dargestellten ^{35}S-Sulfat-Inkorporationsratenverlauf. Diese Befunde entsprechen der allgemeinen Verlangsamung synthetisierender Prozesse (einschließlich von Enzymsynthesen) bei zunehmender Reifung und Alterung.

Umgekehrt parallel zu diesem Verlauf der ^{35}S-Sulfat-Inkorporationsraten sowie der sulfataktivierenden Enzymaktivität und somit des alternsabhängigen Abfalles der Glykosaminoglykan-*Synthese* verläuft die Alternskurve der *biologischen Halbwertszeiten* der sulfatierten Glykosaminoglykane. Nach den bisherigen Befunden nehmen die Halbwertszeiten zu und der *Umsatz* der Glykosaminoglykane demnach alternsabhängig ab. Für die Synthese-, Halbwertszeiten- und Umsatz-Änderungen der einzelnen Glykosaminoglykane sowie für die alternsabhängigen Verschiebungen ihrer *Muster* in den einzelnen Bindegeweben liegen zur Zeit noch keineswegs vollständige Angaben vor (die bisherigen werden bei den Abschnitten der verschiedenen Bindegewebe sowie der speziellen Organbindegewebe jeweils angeführt). Denn bereits während Reifung und Wachstum sind die biologischen Halbwertszeiten der bisher untersuchten Glykosaminoglykane der einzelnen Bindegewebe z.T. verschieden, z.T. etwa in gleicher Größenordnung (wie z.B. die Halbwertszeit von Chondroitinsulfaten (ohne weitere Auftrennung) in Knorpel, Aorta, Haut: 8—14 Tage, in der Haut z.T. etwas niedriger). Die (am besten untersuchten) biologischen Halbwertszeiten von Chondroitinsulfat können sich bei der Alterung verdoppeln. Die biologische Halbwertszeit von Chondroitinsulfat in der Leber neugeborener Ratten liegt zwischen 1—2 Tagen, in der Leber 2 Jahre alter Ratten zwischen 3—4 Tagen, damit also in der Größenordnung der biologischen Halbwertszeit von Hyaluronsäure (die nach den bisherigen Befunden die kürzeste biologische Halbwertszeit der Glykosaminoglykane besitzt). Da die Halbwertszeit der Bluteiweißkörper 6—7 Tage beträgt, ergibt sich bereits aus dieser Zusammenfassung, daß der *Umsatz* der Glykosaminoglykane des Bindegewebes sehr hoch ist und Bindegewebe also keineswegs als inert oder bradytroph angesehen werden können.

Die biologische Halbwertszeit und der Umsatz der Proteoglykane sind abhängig von ihrem Abbau:

Der *Proteoglykanabbau* und speziell der Wirkungssynergismus der am Abbau beteiligten Enzyme ist erst in neuerer Zeit genauer untersucht worden, insbesondere auch der Alternsverlauf des Proteoglykanabbaues.

Dabei wurden vor allem Aktivitätsmessungen der Glykosaminoglykanohydrolasen sowie der für den Abbau der Proteoglykane mitverantwortlichen Peptidhydrolasen an natürlichen und synthetischen Substraten durchgeführt. Für den Fall der Hyaluronsäure ergab sich eine synergistische Wirkung von 5 lysosomalen Enzymen, welche zur Depolymerisierung des Hyaluronat-Proteinkomplexes führen (Hyaluronidase, β-Glucuronidase, β-Acetyl-Glucosaminidase und saure Carboxypeptidase sowie Kathepsin D — mit synergistischer Wirkung zwischen den beiden Peptidasen). Auch die drei zuerst genannten Glykosidasen können synergistisch Hyaluronsäure, Chondroitin, Chondroitin-4-Sulfat sowie Chondroitin-6-Sulfat depolymerisieren und abbauen. Ihre Aktivität ist in den bisher untersuchten parenchymatösen Organen höher als in den geprüften Bindegeweben. Als Bezugsgröße wurde jedoch in der Regel nicht der DNS-Gehalt benutzt, so daß noch nicht ausreichend geklärt wurde, ob bei Benutzung des Frisch- oder Trockengewichtes falsche Relationen entstehen (weiteres dazu s. 2.1). Bei Benutzung des Kaliumgehaltes bzw. des DNS-Gehaltes für die Zellzahl sind andere Relationen zu erwarten. So haben z.B. Silberberg, Stamp, Lesker und Hasler (1970) alternsabhängig eine Zunahme oxydativer Enzyme und eine Abnahme hydrolytischer Enzyme bei Benutzung des DNS-Gehaltes als Parameter festgestellt (von Hydrolasen wurden allerdings nur saure und alkalische Phosphatase untersucht)[36].

Zum Wirkungsmechanismus der Glykosidasen wurde festgestellt, daß die Depolymerisierung der langkettigen Heteropolysaccharide (mit Hydrolyse der N-Acetylgalaktosaminidischen Bindungen) zu Tetra- und Disacchariden durch successive Hyaluronidasewirkung erfolgt, während β-Glucuronidase und β-N-Acetylglucosaminidase (bzw. β-N-Acetylgalaktosaminidase) erst nach Spaltung der langen Ketten in Tetrasaccharide diese weiter hydrolysieren. Damit ist ein ge-

---

[36] Siehe auch Platt 1971.

wisser Schutzmechanismus für das Enzym Hyaluronidase durch den Organismus erforderlich, weil sonst eine fortlaufende Depolymerisierung der Grundsubstanz und damit eine Störung ihres Molekularsiebeffektes, ihrer mechanischen Funktion etc. eintreten würde. Chondroitin-Sulfatasen spalten die Sulfatgruppen ab. Das beim Abbau der Oligosaccharide (durch β-Glucuronidase und β-N-Acetylhexosaminidasen vom nichtreduzierenden Ende) anfallende Endprodukt: Glucuronsäure-β-N-Acetylhexosamin wird durch Transglykosidierung zum Tetrasaccharid und dann wieder in diesen Abbau einbezogen [37].

Neben den genannten Hydrolasen sind also auch Chondroitinsulfat-Sulfohydrolasen (s. o.) nachgewiesen [38]. Zum Proteoglykanabbau ergibt sich nach den bisherigen Befunden, daß die abbauenden Enzyme in den verschiedenen Bindegeweben in unterschiedlicher Menge und Genauigkeit nachzuweisen waren und daß die Geschwindigkeit des Gesamtabbaues der Proteoglykane noch nicht ausreichend beurteilbar ist, da sie von der Aktivität sog. Schrittmacherenzyme abhängt. Beim Abbau von Chondroitin-4-Sulfat haben die Hyaluronat-Glykanohydrolase und die Chondroitinsulfat-Sulfohydrolase offenbar die geringste spezifische Aktivität. Damit wird der Gesamtumsatz der Proteoglykane durch die Aktivität dieser am Beginn des Abbaues stehenden Enzyme begrenzt. Nach den bisher vorliegenden Befunden ist anzunehmen, daß bei einem pathologisch gesteigerten Abbau diese Schrittmacherenzyme aktivitätsvermehrt sind, denn die zum Abbau der Spaltprodukte notwendigen Enzyme sind von vornherein in wesentlich höherer Konzentration vorhanden. Über die in Frage kommenden *Inhibitoren* liegen noch keine ausreichenden Befunde vor. Für den bisher bekannten, entsprechenden Abbau von Chondroitin-6-Sulfat, Dermatansulfat und Keratansulfat gilt das gleiche.

PLATT und STEIN (1969) sowie PLATT (1970, 1971) fanden in den einzelnen Organen unterschiedliche *Alternsverläufe der Aktivität der Glykosidasen*, z.T. von der Geburt bis zum 80. Lebensjahr hochsignifikante Aktivitätsanstiege, z.T. (wie in der Niere) nur einen Anstieg bis zum 20. Lebensjahr mit folgendem signifikantem Abfall, der bis zum Senium flacher verläuft oder konstant bleibt, z.T. deutliche Aktivitätsabfälle auch im Knorpel- und Gefäßwandbindegewebe. Die Serumwerte dieser Glykosidasen bleiben in der Regel konstant und zeigen keine wesentlichen altersabhängigen Aktivitätsänderungen [39].

Zur Beurteilung des Proteoglykanabbaues ist die Kenntnis der Enzymmenge entscheidend, welche aus Lysosomen in den Extracellularraum gelangt, weil hier der Glykosaminoglykan- wie der Kollagenabbau primär startet und dann erst (gegebenenfalls) intracellulär fortgesetzt wird. Die Beurteilung alternsabhängiger Veränderungen des Proteoglykanabbaues wird dadurch erschwert, daß eine getrennte Bestimmung der gebundenen und der freien Enzymaktivität nicht ausreichend möglich ist. Da in vivo der größere Teil der zwischensubstanzabbauenden Enzyme in gebundener Form vorliegt, ist ihr Nachweis bei der insgesamt geringen Aktivität in bindegewebigen Organen schwierig. Bestimmungen der proteoglykan- wie der kollagenabbauenden Enzyme erlauben ferner keine ausreichende Beurteilung der tatsächlichen Abbauvorgänge, weil auch bei konstanter lysosomaler Gesamtaktivität ein gesteigerter Abbau stattfinden kann, wenn der frei wirksame Enzymanteil erhöht ist. Andererseits kann der Abbau gleichbleiben, wenn die Enzymmenge gleichbleibt, unabhängig davon, ob eine gesteigerte Gesamtaktivität vorliegt, da die Abbaugröße allein von der Menge an freier Aktivität abhängt [40]. Wie

---

[37] BUDDECKE und WERRIES 1965, BUDDECKE und PLATT 1965a, b, BUDDECKE, REICH und STEIN 1966, BUDDECKE und HOEFELE 1966, PLATT und DORN 1968a, b, PLATT und LUBOEINSKI 1969, PLATT und STEIN 1969.

[38] BUDDECKE, KRÖZ und TITTOR 1967.

[39] Wie die kollagenolytischen Enzymaktivitäten des Serum: s. 2.3 sowie GRASEDYCK, ROPOHL, SZARVAS und LINDNER 1970, LINDNER, PRINZ, GRADE, KÖLLN und GRASEDYCK 1971.

[40] PLATT 1971.

beim Kollagenabbau, wo nur zwischen 15—20% der Abbauprodukte als freies und gebundenes Hydroxyprolin bereits normalerweise im Urin erscheinen[41], ist auch beim Glykosaminoglykanabbau nur ein Teil der Abbauprodukte wie Uronsäuren und Hexosamin in freier und gebundener Form im Urin nachweisbar[42]. Da verschiedene Faktoren den Gehalt der Zwischensubstanz-Abbauprodukte im Urin mitbestimmen, lassen Urinanalysen keine ausreichenden Rückschlüsse auf die jeweilige Abbauhöhe zu. Das gilt auch für entsprechende Serumanalysen[43]. Über sichere Reutilisierungen (in erster Linie der niedermolekularen Abbauprodukte) liegen jedoch noch keine ausreichenden Befunde vor.

Damit ergibt sich für den Alternsverlauf des Zwischensubstanzabbaues, daß speziell der Grundsubstanzabbau weder durch Bestimmungen der Enzymaktivitäten noch durch Analysen der Ausscheidungsprodukte bisher ausreichend klärbar ist. Auch die Urinausscheidung nicht abgebauter Glykosaminoglykane zeigt nach den vorliegenden Befunden keine eindeutigen alternsabhängigen Verlaufskurven, sondern unterschiedliche Befunde mit Zu- und Abnahmen[44]. Allerdings sind zur alternsabhängigen Ausscheidung nicht abgebauter Glykosaminoglykane noch keine ausreichend großen Fallzahlen untersucht.

Zum Verständnis der vorliegenden Befunde über alternsabhängige Veränderungen der Grundsubstanz (wie des Kollagen) ist es notwendig zu wissen, ob isoliert die Synthese, der Abbau, der Gesamtgehalt, der Umsatz oder die Halbwertszeiten der Zwischensubstanzbausteine in ihrem Alternsverlauf geprüft wurden. Die bisher vorliegenden Kenntnisse sind in Abb. 4 schematisch zusammengefaßt:

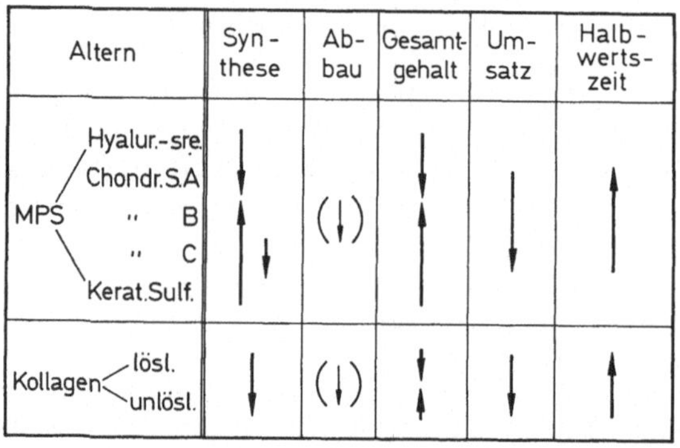

Altern	Synthese	Abbau	Gesamtgehalt	Umsatz	Halbwertszeit
MPS { Hyalur.-sre. / Chondr.S.A / " B / " C \ Kerat.Sulf.	↓ ↓	(↓)	↓	↓	↑
Kollagen { lösl. / unlösl.	↓	(↓)	↑	↓	↑

Abb. 4. Zusammenfassung der bisherigen Befunde alternsabhängiger Veränderungen von Synthese, Abbau, Gesamtgehalt, Umsatz und biologischen Halbwertszeiten der Glykosaminoglykan- und Kollagenfraktionen des Bindegewebes (weitere Details dazu s.: 2.2, 2.3 sowie 3 und 4)

Daraus ergibt sich, daß bei isolierter Prüfung des Syntheseverlaufes eine alternsabhängige Abnahme der Synthese von Hyaluronsäure und eine Zunahme der Chondroitinsulfatsynthese (mit z.T. unterschiedlichen Befunden = s. Pfeilrichtung in Abb. 4) gefunden wurde, ferner eine Abnahme der Synthese löslicher und unlöslicher Kollagenfraktionen (weiteres s. Abschnitt 2.3). In dieser schematischen Zusammenfassung der z.Zt. vorliegenden Befunde (in Abb. 4) sind die erst z.T. erfaßten Unterschiede der einzelnen Bindegewebe in Abhängigkeit von Lokalisation, Species, Geschlecht etc. nicht weiter aufgeschlüsselt, sondern nur die bis-

[41] Smiley und Ziff 1964, Junge-Hülsing 1963/1965, Gries und Lindner 1963c, 1966a, b, Gries 1965.
[42] Rechenberger 1960, Jeanloz 1963, Junge-Hülsing 1963/1965, Muir 1969.
[43] Boas und Peterman 1953, Lindner 1957, Rechenberger 1960, Junge-Hülsing 1963/1965.   [44] Rechenberger 1960, Junge-Hülsing 1963/1965, Muir 1969, u.a.

her erkennbare Tendenz dieser Stoffwechselgrößen der Proteoglykan- und Kollagenfraktionen bei der Alterung schematisch dargestellt.

Zu den Befunden isolierter *Abbau*untersuchungen ergibt sich zusammenfassend, daß alternsabhängige Abnahmen des Proteoglykan- und Kollagenabbaues vorliegen, welche offenbar der zuvor besprochenen alternsabhängigen Syntheseänderung in der Weise gleichgeschaltet sind, daß isolierte Untersuchungen des Gesamtgehaltes der Grundsubstanzbausteine in etwa dem Alternsbefund der Synthese der einzelnen Proteoglykane entsprechen. Dagegen wurde bei isolierter Untersuchung des Gesamtgehaltes der Kollagenfraktionen eine Abnahme der löslichen und eine Zunahme der unlöslichen Kollagenfraktion im Alter festgestellt.

*Umsatz*untersuchungen ergaben eine Abnahme der Proteoglykan- und Kollagenumsätze mit fortschreitendem Alter, während die *Halbwertszeiten* beider Zwischensubstanzbausteine bei der Alterung zunehmen. Kenntnisse über Alternsveränderungen der Enzymmuster lassen gewisse Rückschlüsse auf die Alternsprozesse der Zwischensubstanz zu, erklären ihr Zustandekommen jedoch bisher nicht ausreichend.

Alternsabhängige Änderungen der *Glykosaminoglykanmuster* der einzelnen Bindegewebe führen zu entsprechenden Funktionsänderungen (des Molekularsiebeffektes, des Wassergehaltes und der Wasserbindung, der Diffusion, der Kompressibilität, des Stoffaustausches, der Zu- und Abfuhr von Nahrungsstoffen, Sauerstoff bzw. Metaboliten von und zu Bindegewebs- und Parenchymzellen), ferner zu Änderungen der mechanischen Eigenschaften der Zwischensubstanz als biologische Einheit zwischen Grundsubstanz und Fasern (mit Änderung der Elastizität und Festigkeit der Zwischensubstanz etc.).

Abhängigkeiten der *Molekülgrößen* der Proteoglykane vom Alter sind noch nicht ausreichend geprüft: offenbar bestehen z.T. Abnahmen, z.T. auch Zunahmen. Die gleiche Einschränkung gilt für unsere bisherigen Kenntnisse über alternsabhängige Veränderungen der *Proteinbindung* der Proteoglykane sowie ihrer Bindung an Kollagen. Aus dieser Zwischenbilanz ergibt sich, daß alternsabhängige Veränderungen der Bindegewebsgrundsubstanz, speziell der Proteoglykane, bisher weit weniger als Alternsveränderungen des Kollagens untersucht wurden.

Am besten sind die alternsbedingten Änderungen des *Gesamtgehaltes* der Proteoglykane der Grundsubstanz geprüft. Jedoch lassen diese Befunde keine näheren Rückschlüsse auf die feineren Mechanismen zu, welche zu diesen alternsabhängigen Gesamtgehaltsänderungen der Bindegewebsproteoglykane führen. Obwohl der Gesamtgehalt als Summe von Synthese und Abbau anzusehen ist, kann die alternsabhängige Abnahme der Glykosaminoglykane durch verschiedene Mechanismen zustande kommen: Synthese und Abbau können alternsabhängig reduziert sein, die Synthesevorgänge jedoch stärker als die Abbauprozesse, so daß daraus eine alternsabhängige Gesamtabnahme der Proteoglykane resultiert. Ihre Synthese kann auch normal verlaufen und der Abbau alternsabhängig erhöht sein. Schließlich könnte auch eine Synthesesteigerung bei gleichzeitig überwiegender Abbausteigerung zu einer Gesamtgehaltsabnahme führen, was für bestimmte, im Alter vermehrt auftretende Bindegewebserkrankungen z.B. zutrifft. Die einzelnen Möglichkeiten sind in Abb. 5 schematisch zusammengefaßt.

In diesem Wasserbeckenschema ist der Gesamtgehalt als Inhalt, die Synthese als Zufluß, der Abbau als Abfluß dargestellt. In der linken Bildreihe ist jeweils (von oben nach unten) die Synthese erhöht, in der mittleren normal, in der rechten Reihe vermindert. Der Abbau ist in der obersten Reihe (jeweils von links nach rechts) gleich groß und gegenüber der Norm (mittlere Bildreihe) erhöht, in der unteren vermindert. Daraus ergibt sich eine Übersicht für die bisher vorliegenden Befunde: Synthese und Abbau der Grundsubstanz (wie des Kollagens) sind beim Kind gegenüber dem Erwachsenen erhöht. Das Stoffwechselgleichgewicht des

Schematische Darstellung der Beziehungen

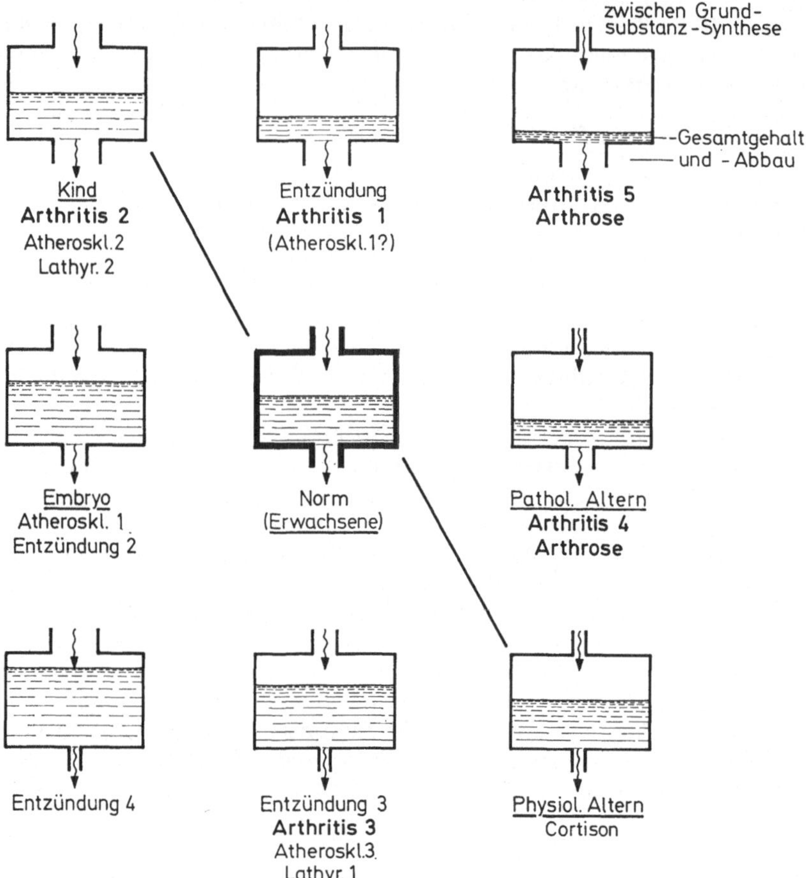

Abb. 5. Schematische Zusammenfassung der Beziehungen zwischen Grundsubstanzsynthese -abbau und -gesamtgehalt im Bindegewebe bei Entwicklung, Reifung und Alterung (sowie bei einzelnen Bindegewebserkrankungs-Beispielen, weiteres s. Text: 2.2 sowie 3.3 und 3.10)

jugendlichen Erwachsenen ist in Bildmitte angegeben (und hervorgehoben). Der Gesamtgehalt der Bestandteile der Bindegewebe kann in beiden Fällen dann durchaus gleich sein. Daß demgegenüber in der embryonalen Entwicklung die Synthese den Abbau bei weitem überwiegt, ist bekannt und in der linken äußeren Reihe eingetragen. Bei der Alterung können anabole und katabole Prozesse vermindert, aber ihr Gleichgewicht erhalten sein, so daß der Gesamtgehalt, der durch biochemische Bausteinanalysen hinsichtlich der Alterung am meisten untersucht wurde, keine groben Änderungen im Gegensatz zu den in Abb. 5 eingetragenen Beispielen von Bindegewebserkrankungen aufzuweisen braucht (s. die Markierung vom Kind zur Norm und zur Alterung von links oben über die Mitte nach rechts unten in Abb. 5). Dieses Schema gilt zum Verständnis des bisher Gesagten. Einzelbefunde sind in den Abschnitten 3 (Alterung der verschiedenen Bindegewebe) sowie 4 (Alterung der speziellen Organbindegewebe) angegeben. Ihre Zusammenfassung ergibt folgendes:

Seit den Untersuchungen von Sobel und Marmorston (1956, 1958) sowie Sobel, Gabay, Wright, Lichtenstein und Nelson (1958) ist die Relation Hexosamin zu Hydroxyprolin als Index für die Gewebsalterung angesehen worden. Das ist insofern nicht ausreichend, als alternsabhängig eine Zunahme hexosaminhaltiger neutraler Polysaccharide erfolgen und damit die alternsbedingte Abnahme der sauren Polysaccharide nicht quantitativ erfaßt werden kann. Der deshalb auch benutzte

Index Uronsäuren: Hydroxyprolin ist für Gesamtgehaltsveränderungen bei der Alterung ebenfalls nicht ausreichend, weil die alternsbedingte Zunahme von Keratansulfat damit nicht erfaßt wird. Denn Keratansulfat enthält als einziges Glykosaminoglykan keine Uronsäuren (s. oben). Somit wären für die Bestimmung alternsabhängiger Gesamtgehaltsänderungen der Proteoglykane (durch biochemische Bausteinanalysen) Hexosamin- *und* Uronsäuren-Gesamtmengenbestimmungen notwendig, die dann in ihrer Relation zum Hydroxyprolingehalt berechnet werden müssen. Nach den bisherigen Befunden ergibt sich, daß in den meisten Bindegeweben alternsabhängig eine Abnahme des Hexosamin- und Uronsäurengehaltes sowie des Hexosamin: Hydroxyprolin- und des Uronsäuren: Hydroxyprolinverhältnisses vorliegt[45]. An der Haut ist die obengenannte Einschränkung für die Hexosaminbestimmung besonders relevant, da $^2/_3$ des Gesamthexosamingehaltes der Haut von neutralen Polysacchariden stammen können[46]. Bei den üblichen Uronsäurenbestimmungen kann der Iduronsäuregehalt des Dermatansulfates nicht ausreichend eingehen, so daß auch hier methodisch bedingt falsche Resultate (wie z.B. an der Haut) für Gesamtgehaltsänderungen der Grundsubstanz bei der Alterung vorliegen können. So hat z.B. BERTELSEN (1962) bei Analyse der Beziehungen zwischen dem relativen und dem absoluten Uronsäurengehalt einen Abfall des relativen und eine Konstanz oder einen Anstieg des absoluten Uronsäurengehaltes mit dem Alter nachgewiesen. CLAUSEN (1962a, b, 1963) konnte bereits bei der fetalen Entwicklung einen Abfall des Uronsäurengehaltes sowie des Uronsäuren: Hydroxyprolinverhältnisses feststellen, desgleichen postnatal während der frühen Entwicklung mit anschließender Abnahme bis in das hohe Alter (desgleichen einen Abfall des Uronsäuren: Hydroxyprolin- sowie des Hexosamin: Hydroxyprolinverhältnisses verschiedener Bindegewebe). Aus den bisherigen Befunden geht jedoch klar hervor, daß der Gesamtgehalt an Proteoglykanen mit dem Alter in den meisten Bindegeweben abfällt (jedoch nicht entsprechend der Reihenfolge des prozentualen Proteoglykananteiles am Trockengewicht: Knochencorticalis: 0,2, Achillessehne: 0,5, Cornea: 4,5, Aorta: 5,9, Knorpel: 20,4—37,1).

Die weiteren Analysen werden dadurch erschwert, daß auch alternsabhängige Unterschiede des *Sulfatierungsgrades* der sulfatierten Glykosaminoglykanoglykane auftreten können. Während Wachstum und Reifung kommen häufiger Polysaccharide mit untersulfatierten Ketten als im Alter vor, wo Übersulfatierungen möglich sind[47]. Dies könnte zusammen mit der alternsabhängigen Zunahme von Keratansulfat, für welches Übersulfatierungen bisher am häufigsten vorgewiesen wurden, ursächlich für die klassischen Befunde von BÜRGER und SCHLOMKA (1927, 1928) sein (Zunahme des Sulfatgehaltes in Bindegeweben mit dem Alter). Dieses Problem geht in die Entwicklungsgeschichte und Differenzierung der Glykosaminoglykane ein. In der Phylo- und Ontogenese werden zunächst die weniger differenzierten Glykosaminoglykane gebildet, also zuerst die nicht sulfatierten: Hyaluronsäure, dann Chondroitin, danach die sulfatierten MPS: Chondroitin-4-Sulfat, später Dermatansulfat und Chondroitin-6-Sulfat, zuletzt Keratansulfat. Diese Reihenfolge wird auch bei Tumoren wiederholt: Je undifferenzierter sie sind, desto weniger sind differenzierte und um so mehr unsulfatierte Glykosaminoglykane (vor allem Hyaluronsäure) nachzuweisen. Entsprechendes gilt für die Beziehung zwischen den Glykosaminoglykan- und der Kollagenfaserbildung: Bei der embryonalen wie bei der postembryonalen Bindegewebsentwicklung geht die Grundsubstanzsynthese stets der Fasersynthese voraus. Phylo- und ontogenetisch folgt

[45] SMITS 1957, BOUCEK, NOBLE und WOESSNER 1959, KAO, HILKER und McGAVACK 1961, 1962, CLAUSEN 1962a, b, 1963, BERTELSEN 1962, CIFERRI und RAJAGH 1964, u.a.
[46] CLAUSEN 1962a.
[47] GREILING und STUHLSATZ 1966, BUDDECKE, KRESSE und SEGETH 1971, GREILING, STUHLSATZ und EBERHARD 1971.

die Faserbildung der Proteoglykandifferenzierung. Die gleiche Reihenfolge wird bei der Tumorentstehung eingehalten: Je undifferenzierter eine Bindegewebs-Geschwulst ist, desto weniger Kollagen enthält sie[48].

Damit ergeben sich Parallelen zur Alterung des Bindegewebes: Alternstypisch sind die Abnahme von Hyaluronsäure und Chondroitin, die Zunahme sulfatierter und offenbar auch übersulfatierter Glykosaminoglykane im Verteilungsmuster, der auffällige Anstieg von Keratansulfat und schließlich die Zunahme unlöslichen Kollagens gegenüber den löslichen Kollagenfraktionen mit zusätzlicher Verschiebung des Grundsubstanz : Faserverhältnisses zugunsten des unlöslichen Kollagens.

Synthese, Abbau, Umsatz und Gesamtgehalt der einzelnen Glykosaminoglykane werden während des Lebensablaufes offenbar verschieden reguliert, auch wenn sie von der gleichen Zelle nach den bisherigen Befunden synthetisiert werden. Im jugendlichen Organismus werden in der gegebenen Zeiteinheit vom Aortengewebe 30% Hyaluronsäure, 49% Chondroitinsulfat (Chondroitin-4- und -6-Sulfat), 9,5% Dermatansulfat und 11,5% Heparansulfat synthetisiert, also etwa die doppelte Menge an Hyaluronsäure wie von Dermatan- und Heparansulfat[49]. Die altersabhängige Verschiebung dieser Glykosaminoglykan-Verteilungsmuster ist in den einzelnen Bindegeweben noch nicht ausreichend untersucht. Jedoch haben Schiller, Mathews, Cifonelli und Dorfman (1956) sowie Schiller und Dorfman (1960) bereits gezeigt, daß der Hyaluronsäure- und Chondroitinsulfatgehalt in der Haut junger Tiere doppelt so hoch wie in der Haut alter Ratten und der Heparingehalt 4mal höher bei jungen als bei alten Ratten war. Das entspricht den morphologischen Befunden einer alternsabhängigen Abnahme des Mastzellengehaltes als alleiniger Quelle für den Heparingehalt der Haut[50]. Die gleichzeitige alternsabhängige Zunahme des Kollagengehaltes führt zur Postulierung von Beziehungen zwischen der Zunahme des Dermatansulfat- und des Kollagengehaltes mit dem Alter. Offenbar ist die Dermatansulfat-Kollagenbindung für die Kollagenstabilität (generell, also nicht nur bei der Alterung) von besonderer Bedeutung[51]. Dafür sprechen auch bisherige Befunde über schichtenabhängige Unterschiede mit dem Nachweis eines reichlicheren Vorkommens von Dermatansulfat in der mittleren und tiefen Cutisschicht, welche zugleich den höchsten Gehalt an unlöslichem Kollagen (im Vergleich zur oberen Cutisschicht) hat. Organe bzw. Gewebe ohne Kollagen oder mit dünnen, unreifen Kollagenfibrillen enthalten kein Dermatansulfat[52].

Die alternsabhängige Zunahme von Keratansulfat gehört zu den wichtigsten Alternsveränderungen der Bindegewebsgrundsubstanz. Während im jugendlichen Alter in den meisten Bindegeweben doppelt so viel Gesamtchondroitinsulfat wie Keratansulfat vorliegt, kann bei alten Tieren das Verhältnis umgekehrt (bis zur dreifachen Menge von Keratansulfat gegenüber Chondroitinsulfaten einschließlich Dermatansulfat) sein[53]. Am auffälligsten ist dieser Befund an der Bandscheibe des Menschen, welche bei der Geburt etwa 90% der Gesamtglykosaminoglykane als Chondroitinsulfat enthält, mit zunehmender Umkehr dieser Relation zugunsten von Keratansulfat im Alternsverlauf bis zum Senium. Der Keratansulfat-Gehalt beträgt beim Menschen zwischen dem 60. und 90. Lebensjahr über 50% der Gesamtglykosaminoglykane der Bandscheibe[54]. Schließlich sind zu den alterns-

---

[48] Gries, Lindner und Behrend 1962, Gries und Lindner 1963a, b, Lindner 1960b, c, 1960/1963, 1962, 1964, 1966a, 1967, 1969b.
[49] Buddecke, Kresse und Segeth 1971.
[50] Siehe auch Loewi 1953, Lindner 1957, Montagna 1962, Asboe-Hansen 1963a, b.
[51] Jackson und Bentley 1968, Steven 1971.
[52] Dorfman 1963, 1964, Mathews und Glagov 1966.
[53] Jeanloz 1963, Dorfman 1964, Rodén und Lindahl 1965, Lipmann 1966, Greiling und Stuhlsatz 1966, Greiling, Stuhlsatz und Eberhard 1971.
[54] Greiling und Stuhlsatz 1966, Greiling, Stuhlsatz und Eberhard 1971.

abhängigen Veränderungen der *Molekulargewichte* der Glykosaminoglykane Anstiege im Rippenknorpel für Chondroitinsulfatpeptide von der Geburt bis zum 20. Lebensjahr des Menschen bis auf 4 Millionen mit kontinuierlichem Abfall auf Werte von 2,5 Millionen in der Altersgruppe der 60—80jährigen angegeben, mit entsprechender Erniedrigung der Wasserbindungsfähigkeit um 40% [55].

Die mannigfaltigen Regulationseinflüsse (besonders von Hormonen)[56] auf die einzelnen Grundsubstanzparameter bei Entwicklung, Reifung und Alterung werden in diesem Zusammenhang am besten dadurch verdeutlicht, daß an der Bandscheibe und am Knorpel Wachstumshormone den jugendlichen Stoffwechseltyp der Glykosaminoglykanmuster restaurieren können, während nach Absetzen des Wachstumshormons das genannte Altersmuster der Glykosaminoglykanverteilung wieder eintritt. Diese alternsabhängigen Änderungen der Glykosaminoglykanmuster haben entscheidende Einflüsse auf die Kollagenfaserstruktur und -alterung. Da die in vitro-Zugabe von Dermatansulfat (s. o.) zur Kollagenlösung Fibrillen mit einem größeren mittleren Durchmesser als die Zugabe von Chondroitin-4-Sulfat ergibt, ist anzunehmen, daß die Kollagenfaserstruktur in den verschiedenen Geweben entscheidend von ihrem Glykosaminoglykanmuster und -gehalt abhängt. In der Cornea liegen typischerweise extrem feine Kollagenfasern vor (bei bereits im jugendlichen und erwachsenen Organismus reichlichem Keratansulfatgehalt der Corneagrundsubstanz). In der Haut sind breitere Kollagenfasern mit einem hohen Dermatansulfatgehalt verbunden, in der Sehne dicke Kollagenfasern mit einem überwiegenden Chondroitinsulfatgehalt. Daraus ergibt sich ebenfalls, daß die lokalisationsabhängigen Unterschiede der Proteoglykanmuster und ihrer alternsabhängigen Veränderungen entscheidend für die Kollagenfaserstruktur von der Reifung bis zur Alterung sind (weiteres dazu, einschließlich Literaturangaben s. Abschnitt 2.3).

2.3. Bindegewebsfasern

Bei den bisherigen Untersuchungen von Alternsveränderungen der Bindegewebsfasern steht das Kollagen im Vordergrund (bis zur Benutzung der Kollagenalterung für die sog. „Alternstheorien"), während über die Alterung elastischer Fasern sehr wenig, zur Alterung retikulärer Fasern kaum etwas bekannt ist.

2.3.1. Retikuläre Fasern

Angaben über Synthese, Abbau, Umsatz und Halbwertszeiten des Retikulins fehlen aus methodischen Gründen weitgehend. Es gelten also die gleichen Einschränkungen wie für das Elastin (s. 2.3.3). Nach wie vor werden Retikulinfasern als Vorstufen des Kollagens angesehen, ohne daß morphologische Befunde, einschließlich elektronenoptischer Angaben über Unterschiede des sog. Versilberungsmodus ebenso wie biochemische Analysen weitere Klärungen bisher erbrachten[57]. Die von SCHWARZ (1953) als Differenzierung bezeichnete Umkehr der Außenversilberung zur Innenversilberung retikulärer Fasern ist ebenso wie der entsprechende Versilberungsmodus bei der Differenzierung kollagener Fasern im wesentlichen von den unterschiedlichen Gehalts- und Bindungsverhältnissen von Polysacchariden an die entsprechenden Fasern abhängig. Die mangelnden bio-

---

[55] BUDDECKE, KRÖZ und LANKA 1963, BUDDECKE, KRÖZ und TITTOR 1967, MATSUMURA, TORRI, WHITE und TANAKA 1971.

[56] ASBOE-HANSEN 1963a, b, 1966.

[57] GERSH und CATCHPOLE 1949, DETTMER, NECKEL und RUSKA 1951, v. HERRATH und DETTMER 1951, SCHWARZ 1953, BONDAREFF 1957, SCHWARZ und MERKER 1959, LINDNER 1957, 1960a, b, c, 1962, BUDDECKE 1960a, SCHALLOCK 1960, 1965, DAHMEN 1966, GIESEKING 1966, ANDREW 1968, BJORKSTEN 1968, JACKSON und BENTLEY 1968, u.a.

chemischen Befunde sind also ebenso wie beim Elastin methodisch bedingt (vor allem durch unzureichende Isolierungs- und Analyseverfahren).

Somit sind genaue Angaben über Alternsveränderungen retikulärer Fasern nicht möglich. Wir stehen zum jetzigen Zeitpunkt nach wie vor bei der klassischen morphologischen Feststellung, daß bei der Alterung retikuläre Fasern zunehmend durch kollagene Fasern ersetzt werden können.

2.3.2. Kollagene Fasern

Bei der primär notwendigen Unterscheidung von Synthese, Abbau, Gesamtgehalt, Umsatz und Halbwertszeit des Kollagens ist generell für die Bindegewebsalterung festzustellen, daß die Synthese der drei Kollagenfraktionen alternsabhängig abnimmt, wahrscheinlich auch ihr Abbau, während der Gesamtgehalt der löslichen Fraktionen mit dem Alter abnimmt und der unlösliche Kollagenanteil mengenmäßig bei der Alterung zunimmt (relativ und absolut). Der Kollagenumsatz nimmt somit alternsabhängig ab, die Halbwertszeiten der drei Kollagenfraktionen steigen an (s. auch schematische Zusammenfassung der bisherigen Befunde in Abb. 4). Es bestehen jedoch lokalisationsabhängige Unterschiede (auch Abweichungen von dieser Regel).

Die Zwischensubstanz-synthetisierenden Bindegewebszellen, speziell Fibroblasten, verhalten sich hinsichtlich ihrer *Kollagensynthese* alternsabhängig verschieden. Im allgemeinen passieren Fibroblasten einer jüngeren Generation alle funktionellen Phasen der Proliferation, der Kollagen- und Proteoglykansynthese sowie der Involution rascher, möglicherweise mit höherer Intensität der Stoffwechselaktivitäten pro Zelle als Fibroblasten einer älteren Generation. Die Rate der Zellproliferation ist nicht generationsabhängig, sondern eher die Translation der genetischen Information zur Synthese von Enzymen, Strukturproteinen und schließlich auch des Kollagens[58].

Die Synthese der Bindegewebseiweiße unterliegt den gleichen Kontrollmechanismen wie die Synthese globulärer Eiweiße. Die Kollagenbiosynthese verläuft ferner prinzipiell wie die Biosynthese anderer Proteine, mit den im einzelnen zu nennenden Besonderheiten: Zunächst wird ein hydroxyprolinfreies Tropokollagen gebildet, dessen Prolinreste durch die Protokollagenhydroxylase teilweise in Hydroxyprolin umgewandelt werden. Alternsabhängig ist eine Abnahme dieses spezifischen Enzyms, Protokollagen(prolin)hydroxylase, nach den bisherigen Befunden anzunehmen (Kao und McGavack 1969). Das Enzym benötigt Sauerstoff, Askorbat, Eisenionen sowie (absolut und spezifisch) α-Ketoglutarsäure als Kofaktoren (Peterkowsky und Udenfriend 1963, Hutton, Tappel und Udenfriend 1966). Weshalb die Hydroxylierung im Tropo- bzw. Protokollagen auf bestimmte Prolinreste beschränkt und das Prolin:Hydroxyprolinverhältnis des Kollagens weitgehend konstant gehalten ist, bleibt bisher ungeklärt. Das gilt auch für die Hydroxylierung von Lysin zu Hydroxylysin und eventuelle Alternsveränderungen der entsprechenden Hydroxylase (=Protokollagenlysinhydroxylase): Übersicht s.: Uitto 1970.

Die Aneinanderreihung der Aminosäuren zu Peptidketten erfolgt über die Kopplung aktivierter Aminosäuren an RNS. Die Aminosäurensequenz wird durch die Anordnung der messenger-RNS bestimmt, welche wiederum durch die DNS-Struktur des entsprechenden Chromosoms programmiert ist. Normalerweise steht die ribosomale Synthese kollagener Eiweiße unter dem Einfluß eines bestimmten Gens oder einer Gengruppe. Es ist jedoch noch nicht geklärt, ob das die Primärstruktur des Kollagenmoleküls bestimmende Gen auch die Sekundär- und Tertiärstruktur festlegt (s. unten). Offenbar werden die einzelnen Kollagenuntereinheiten durch ein einziges Gen determiniert. Das primäre Produkt der Kollagenbiosynthese

---

[58] Bondareff 1957, Zelickson 1963, Soukupová, Hnevlowsky, Chvapil und Hrůza 1968.

sind die α-Ketten mit entsprechender Helixbildung. Nach ihrer Aminosäurenzusammensetzung werden drei α-Ketten unterschieden (α_1-, α_2- und α_3-Kette), jeweils mit einem Molekulargewicht von 100000 und einer Zusammensetzung aus 5 Teilstücken, welche zunächst getrennt synthetisiert werden. Die Assoziation der drei α-Ketten führt zur Superhelix, in der die drei Ketten zu einer rechtsdrehenden Spirale mit einer Ganghöhe von 28,6 Å verdrillt sind und somit das Tropokollagen bilden. Das ist die in 0,14 M NaCl lösliche Kollagenfraktion, während als Prokollagen das in 0,45 M NaCl lösliche Kollagen bezeichnet wird.

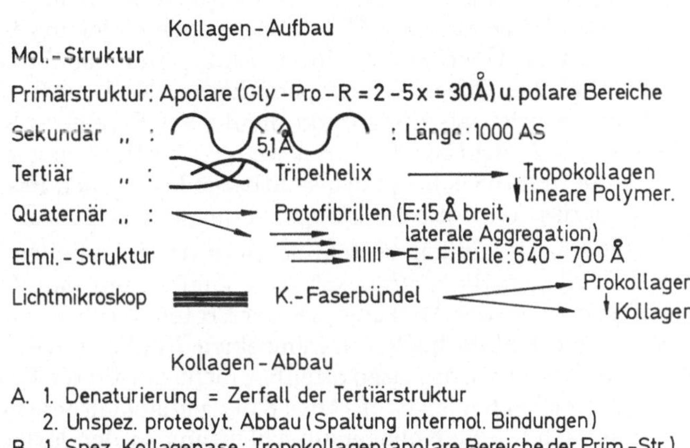

Abb. 6. Zusammenfassung von Struktur, Biosynthese und Abbau des Kollagens (weiteres s. Text: 2.3)

Wie aus Abb. 6 hervorgeht, unterscheiden wir als *Primärstruktur* die Zusammensetzung der Polypeptidketten aus apolaren und polaren Bereichen, erstere mit zwei bis fünf aufeinanderfolgenden Tripeptiden aus Glycin, Prolin und Hydroxyprolin oder einer anderen Aminosäure. Gegenüber diesen Neutralbereichen überwiegen in den polaren Bereichen schwere und polare Aminosäuren: Lysin, Arginin, Glutaminsäure und Asparaginsäure. Hydroxyprolin ist die kollagenspezifische Aminosäure und wird deswegen zur Bestimmung von Synthese, Umsatz, Gesamtgehalt und Ausscheidung des Kollagens während der Reifung und Alterung benutzt. Nach der Protokollagenbiosynthese an den ribosomalen Komplexen des endoplasmatischen Reticulums (s. auch Abb. 3) erfolgt die Freisetzung der Polypeptide in das Grundcytoplasma bzw. in das Golgi-Feld für die weiteren Syntheseschritte, speziell für die Hydroxylierung der benachbarten Prolin- und Lysinreste im Tropokollagen mit folgender Glykolysierung selektiver Hydroxyl-Lysinreste im Kollagenmolekül (weiteres s. unten). Denn Hydroxyprolin wird ebenso wie Hydroxylysin nicht direkt wie die anderen Aminosäuren bei der Biosynthese des Kollagenmoleküls in die Peptidketten eingebaut, sondern als Prolin und Lysin mit der angegebenen Hydroxylierung in der Peptidkette selbst (s. oben).

Die *Sekundärstruktur* des Kollagens stellt die räumliche Anordnung der Peptidketten dar und entsteht durch ihre Spiralisierung (= Drehung um ihre Hauptachse) unter Stabilisierung durch intramolekulare Wasserstoffbrücken von 5,1 Å Länge (s. Abb. 6). Die *Tertiärstruktur* ist die der Sekundärstruktur übergeordnete Raumstruktur, wobei drei Polypeptidketten (jede etwa mit 1000 Aminosäuren) zur Tripelhelix verdrillt werden (mit bestimmter Anordnung der Iminosäuren und der polaren Aminosäuren). Es entstehen — noch intracellulär — die Tropokollagenmoleküle mit 12—15 Å Breite, 2800 Länge und einem

Molekulargewicht von etwa 30000 Diese neutralsalzlöslichen, stäbchenförmigen Tropokollagenmoleküle werden bei der Kollagenbiosynthese aus den entsprechenden Bindegewebszellen in den Extracellularraum ausgeschleust und dort linear zu Protofibrillen mit 15 Å Breite polymerisiert und dann lateral in der *Quartärstruktur* zur Fibrille mit der elektronenoptisch typischen Periodik von 640—700 Å aggregiert. Die Quartärstruktur wird durch die regelmäßige Verteilung von überwiegend basischen (Lysin, Arginin) oder sauren (Glutaminsäure und Asparaginsäure), also polaren Aminosäuren (s. o.) garantiert, denn die Tropokollagenmoleküle lagern sich mit entgegengesetzt geladenen Gruppen parallel aneinander, wodurch eine Versetzung der Moleküle gegeneinander um $^1/_4$ ihrer Länge erfolgt (mit gleichzeitiger Überlappung ihrer Enden um 300 Å). Erst dadurch wird das typische Bild der Querstreifungsperiodik der Kollagenfibrillen erzeugt: Die polaren Bereiche werden als dunkle, die neutralen Bereiche als helle Querstreifen elektronenoptisch sichtbar[59]. Durch weitere Verflechtung entstehen mit gleicher Bauhierarchie erst die lichtoptisch sichtbaren kollagenen Faserbündel, wie besonders durch polarisationsoptische Untersuchungen gezeigt wurde[60].

Nach den bisherigen Befunden besteht keine alternsabhängige Veränderung der beschriebenen Kollagen-Biosyntheseschritte, sondern nur eine Reduktion der Gesamtkollagensynthese bei der Alterung (wie der Proteinsynthese überhaupt), mit lokalisationsabhängigen Unterschieden der einzelnen Bindegewebe. Da die Protokollagen-Prolin- und -Lysinhydroxylasen offenbar nicht nur für die Hydroxylierung und damit für einen entscheidenden Schritt der Kollagenbiosynthese verantwortlich sind, sondern damit auch für die Kollagenausschleusung in den Extracellularraum sowie für die Glykosidierung (s.u.), ist es möglich, daß die alternsabhängige Abnahme der Aktivität dieser Enzyme (Kao und McGavack 1969) ursächlich für die alternsbedingte Kollagensynthesereduktion ist. Inwieweit „fehlerhafte" Kollagensynthesen, mangelhafte Ausschleusungen fibrillärer Eiweiße und deren Anreicherung in alternden Bindegewebszellen mit dieser alternsabhängigen Aktivitätsreduktion der Protokollagen-Prolinhydroxylase in Zusammenhang stehen, ist noch nicht geklärt. Das gilt auch für den Zusammenhang derartiger periodikfreier intracytoplasmatischer fibrillärer Eiweiße mit dem sog. Kollastromin, welches als „unreifer" Kollageneiweißkörper angesehen wird, bereits Hydroxyprolin enthält und eine vom Prokollagen abspaltbare lösliche Komponente sein soll. Auch der Kohlenhydratgehalt des Kollastromin ist noch nicht geklärt. Denn bei der Kollagenbiosynthese schließt sich die Anheftung einer prosthetischen Kohlenhydratgruppe an, wobei ein Teil der Hydroxylgruppen des Hydroxylysin in β-glykosidischer Bindung mit einem Galaktoserest verknüpft wird, auf welchen anschließend ein α-glykosidisch gebundener Glucoserest übertragen wird. Der Kohlenhydratgehalt des Kollagens von Wirbeltieren und des Menschen beträgt etwa 2%[61].

Die morphologische Lokalisation der Kollagenbiosynthese in den Zisternen des Ergastoplasmas und im Golgi-Apparat entsprechender Zellen (Fibroblasten, Chondroblasten, Osteoblasten etc.) (s. auch schematische Darstellung in Abb. 3) zeigt keine prinzipiellen alternsabhängigen Veränderungen.

Dagegen scheint (wie bei den Proteoglykanen) in der Phylo- und Ontogenese eine Entwicklung des Kollagens hinsichtlich seines Hydroxyprolingehaltes zu be-

---

[59] Gross 1958, Piez, Lewis, Martin und Gross 1961, Peterkofsky und Udenfriend 1963, Kühn 1967, Gould 1968, Prockop und Kivirikko 1968.

[60] Lindner 1959, Lindner, v. Schweinitz und Freytag 1960, Brack, Lindner und Jasper 1962, Brack, Jasper und Lindner 1963.

[61] Banga 1957, Gould, Manner, Goldman und Stockman 1960, Hörmann 1962, Peterkowsky und Udenfriend 1963, Sinex 1964, Heikkinen, Mikkonen und Kulonen 1964, Piez, Martin, Kang und Bornstein 1966, Juva und Prockop 1966, Hutton, Tappel und Udenfriend 1966, Kühn 1967, Heikkinen und Kulonen 1968, Prockop und Kivirikko 1968, Uitto 1970, Steven 1971, u.a.

stehen, der in der Phylo- und Ontogenese zunimmt und bei der Alterung des Kollagens erhöht sein kann.

Prinzipiell sind bei Synthese, Abbau, Umsatz und Halbwertszeiten des Kollagens drei *Kollagenfraktionen* zu berücksichtigen: die neutralsalzlösliche, die säurelösliche und die unlösliche Fraktion (mit jeweils unterschiedlichen Größen der vorgenannten Stoffwechselparameter während der Reifung bis zur Alterung). Die Synthese der löslichen Kollagenfraktionen nimmt alternsabhängig ab, die Bildung unlöslichen Kollagens dagegen zu. Dieser Befund wird weniger durch die generelle alternsabhängige Syntheseeinschränkung als durch die bisherigen Befunde alternsabhängig unterschiedlicher Veränderungen der Poolgrößen, des Abbaues, des Umsatzes und der Halbwertszeiten dieser Fraktionen erklärt.

Der *Kollagenabbau* wurde bis zum Nachweis echter kollagenolytischer Enzymaktivitäten im menschlichen und im Säugetierorganismus als Zweischrittmechanismus erklärt: 1. Denaturierung des nativen Kollagens, 2. unspezifischer proteolytischer Abbau des denaturierten Kollagens durch ubiquitär vorhandene unspezifische Proteasen. Da die Denaturierungstemperatur des unlöslichen und löslichen Kollagens (64 bzw. 40° C) sich alternsabhängig verändern kann (s. unten), wurden Veränderungen des Kollagenabbaues bei der Alterung damit in Zusammenhang gebracht[62]. Nachdem auch im menschlichen Organismus spezifische Kollagenasen nachgewiesen sind, wird unterstellt, daß der Kollagenabbau auf zwei Wegen verlaufen kann (s. auch Abb. 6 untere Bildhälfte): 1. Denaturierung des Kollagens mit Zerfall seiner Tertiärstruktur und folgendem unspezifischem proteolytischem Abbau unter Spaltung der intermolekularen Bindungen durch ubiquitär vorhandene unspezifische Proteasen; 2. Spaltung des Tropokollagens durch spezifische Kollagenasen in den apolaren Bereichen der Primärstruktur mit folgender weiterer Hydrolyse durch unspezifische Proteasen. *Spezifische Kollagenasen* werden auch als Kollagenproteasen[63] bezeichnet. Sie spalten bei bakterieller Herkunft (z.B. vom Clostridium histolyticum) natürliche und synthetische Peptide der Sequenz Glycin-Prolin-X-Glycin-Prolin zwischen X und Glycin, während tierische Kollagenasen (z.B. von Kaulquappen) auch Peptide der Sequenz Glycin-Leucin-Glycin zwischen Glycin und Leucin spalten oder Peptide der Sequenz Glycin-Leucin-Tyrosin zwischen Glycin und Leucin. Am intakten Tropokollagenmolekül spaltet die Kollagenprotease alle drei Ketten so, daß gleiche Bruchstücke entstehen, welche jeweils 25 bzw. 75% der ursprünglichen Länge des Tropokollagenmoleküls enthalten. Diese Spaltprodukte werden dann zu Peptiden und Aminosäuren hydrolysiert. Die routinemäßige Untersuchung alternsabhängiger Veränderungen des Kollagenabbaues erfolgt heute durch Bestimmung der Kollagenpeptidase-Aktivität mit Hilfe synthetischer Substrate, speziell des von WÜNSCH und HEIDRICH (1963a, b) synthetisierten PZ-Substrates, dessen Spezifität für analog der Clostridienkollagenase im apolaren Bereich des Kollagenmoleküls angreifende Enzyme nachgewiesen ist[64]. Die bisherigen Befunde über alternsabhängige Veränderungen des Kollagenabbaues entsprechen den mit anderen Methoden gewonnenen Ergebnissen, wobei eine *alternsbedingte Abnahme auch des Kollagenabbaues* erkennbar ist, ohne daß bereits ausreichende Daten für die einzelnen Kollagenfraktionen und für die offenbar erheblichen lokalisationsabhängigen Unterschiede vorliegen[65]. (Zu

---

[62] GRIES und LINDNER 1960, 1961, 1963b, c, GRIES 1965, LINDNER 1968.   [63] GRIES 1971.
[64] STRAUCH und VENCELJ 1967, STRAUCH, VENCELJ und HANNIG 1968, LINDNER, GRASEDYCK, ROPOHL, SZARVAS, ERL und LIMBROCK 1970, GRIES 1971, STRAUCH 1971, LINDNER und GRIES 1971, GRIES, LINDNER und GRASEDYCK 1971.
[65] KEECH 1954, NEUBERGER 1960, CHVAPIL und KOBRLE 1961, MANDL 1961, KAO, HILKER und McGAVACK 1961, PROCKOP 1962, MILCH, MURRAY und KENMORE 1962, WOESSNER und BREVA 1963, HOUCK, HESSE und JACOB 1967, HEIKKINEN und KULONEN 1968, LAZARUS, BROWN, DANIES und FULLMER 1968, ELENS und WATTIAUX 1970, GÖTZE, GRIES und LINDNER 1970, LINDNER, GRASEDYCK, ROPOHL, SZARVAS, ERL und LIMBROCK 1970.

Alternsveränderungen der Hydroxyprolinausscheidung im Urin s. Abschnitte 3 und 4.)

Der *Kollagengesamtgehalt* beträgt bei Mensch und Säugern etwa 30% des Gesamtkörpereiweißes und ist in den einzelnen Organen verschieden (jeweils bezogen auf 100 g Frischgewicht): in der Leber 0,1 g, im Skeletmuskel 1 g, in der Niere 3 g, in der Lunge 5 g, in der Brustaorta 8 g, im Knochen 15 g und in der Haut 22 g. Dieser Kollagengesamtgehalt ist in den meisten Organen mit zunehmendem Alter vermehrt, in einigen unverändert, bzw. vermindert. Besonders im hohen Senium kann eine Abnahme des Kollagengesamtgehaltes bei Abnahme des Körpergewichtes und entsprechenden Änderungen der Synthese- und Abbauraten eintreten (über die alternsabhängigen Veränderungen des Kollagengesamtgehaltes sowie der anderen Stoffwechselgrößen für die einzelnen Bindegewebslokalisationen s. die entsprechenden Abschnitte der verschiedenen Bindegewebe und der speziellen Organbindegewebe). Bei der notwendigen Analyse alternsabhängiger Änderungen des Gesamtgehaltes der drei Kollagenfraktionen wird ein Abfall des relativen, zumeist auch des absoluten Gehaltes an löslichen Kollagenen und eine Zunahme an unlöslichem Kollagen bei der Alterung festgestellt. Die säurelöslichen Kollagenmoleküle werden durch zunehmende Quervernetzung fester in die Fibrille eingebaut und somit zum unlöslichen Kollagen[66]. Die Abnahme der Gesamtmenge des löslichen Kollagens beginnt in den meisten Organen bereits während Reifung und Wachstum. So wird z.B. der Gehalt der löslichen Kollagenfraktionen in der Rattenlunge (von 50% bei 18 Tage alten Tieren) auf 20% des Gesamtkollagengehaltes erwachsener Tiere reduziert, während gleichzeitig der relative und absolute Gehalt an unlöslichem Kollagen speziell in der Lunge fortlaufend ansteigt, während in Leber, Herzmuskel und Nieren schließlich ein Grenzwert erreicht wird[67]. Es bestehen ferner geschlechts-, species- und rassenabhängige Unterschiede der Veränderungen des Gesamtgehaltes (wie auch der weiteren Stoffwechselgrößen) der drei Kollagenfraktionen in den verschiedenen Bindegeweben[68]. Am deutlichsten ist der alternsabhängige Abfall des Prozentsatzes löslicher Kollagene am Gesamtkollagen bisher in Sehne, Aorta, Knorpel, Knochen und Uterus nachgewiesen, die deutlichste Zunahme der unlöslichen Kollagenfraktion in Sehne, Aorta, Haut, Muskulatur und Knochen (ohne Geschlechtsunterschiede) (weitere Details s. in den entsprechenden Abschnitten der verschiedenen Bindegewebe sowie der speziellen Organbindegewebe).

Die biologische *Halbwertszeit* des Kollagens ist für die einzelnen Fraktionen verschieden und nimmt prinzipiell mit der Alterung ab (s. auch Abb. 4). Die kürzeste biologische Halbwertszeit der unlöslichen Kollagenfraktion ist im partalen und besonders im postpartalen Uterus mit 1—2 Tagen festgestellt! Auch im Knochen können Halbwertszeiten der einzelnen Kollagene in dieser Größenordnung vorkommen, bei der Alterung aber bis auf 400—500 Tage ansteigen. Die alternsabhängigen Veränderungen der Halbwertszeiten der einzelnen Kollagenfraktionen sind, soweit entsprechende Daten vorliegen, in den weiteren Abschnitten angegeben. Die biologischen Halbwertszeiten der löslichen Kollagenfraktionen liegen stets niedriger als die der unlöslichen. Bereits bei der Entwicklung tritt eine Zunahme der biologischen Halbwertszeiten der Kollagenfraktionen ein, die beim Jungtier dann 17—20 Tage betragen, die der unlöslichen Fraktion 30 bis zum Senium. So wird z.B. die biologische Halbwertszeit des neutralsalzlöslichen Kollagens der Haut 6 Tage alter Ratten von 27 Std auf 73 Std bei 3 Monate alten Ratten erhöht. Hautkollagen-Halbwertszeiten der löslichen Fraktionen können

---

[66] Neuman und Logan 1950, Boas 1953, Banfield 1954, 1956, Setni, Ramey und Houck 1961, Kao, Hitt, Dawson und McGavack 1962, McGavack und Kao 1960, 1963, Schaub 1963a, b, 1965, Verzár 1963, Houck, Hesse und Jacob 1967, Heikkinen und Kulonen 1968, Prockop und Kivirikko 1968, u.a.   [67] Chvapil und Kobrle 1961, Chvapil 1967.
[68] Boucek, Noble, Kao, Eldern und Woessner 1952, Boucek, Noble, Kao und Eldern 1958, McGavack und Kao 1960.

beim Jungtier dann 17—20 Tage betragen, die der unlöslichen Fraktion 30 bis 42 Tage; letztere können beim Alttier auf 250—300 Tage ansteigen. Vom Ganztier sind Halbwertszeiten der löslichen Kollagenfraktionen von 1—5 Tagen, der unlöslichen Kollagenfraktion von 50—100 Tagen für junge Ratten angegeben (für alte Ratten ebenfalls mit Anstieg bis auf 300 Tage). Im säurelöslichen Kollagen nehmen bei in vitro-Untersuchungen mit radioaktiv markierten Vorläufern die spezifischen Aktivitäten der α-1- und α-2-Komponenten stärker als die spezifischen Aktivitäten der β- und γ-Komponenten zu. Die β-Komponente stellt 2, die γ-Komponente 3 durch *intra*molekulare Bindungen verbundene Peptidketten des säurelöslichen Kollagen dar, welches noch keine kovalenten *inter*molekularen Bindungen enthält. Durch ihre Bildung entsteht aus dem säurelöslichen Kollagen das unlösliche Kollagen. Schließlich kann auch die spezifische Aktivität des unlöslichen Kollagens auf Kosten des neutralsalz- und säurelöslichen Kollagens ansteigen (mit unterschiedlichen Einflüssen von Zusätzen wie Metallionen, Sauerstoff, Cytostatika, Lathyrogenen, D-Penicillamin etc.). Daraus ist abzuleiten, daß auch die β- und γ-Komponenten des Kollagens noch intracellulär gebildet werden, aber extracellulär auf Kosten der α-Komponenten zunehmen können, so daß die Bildung des unlöslichen Kollagens von verschiedenen Faktoren beeinflußt wird, mit alternsabhängigen Unterschieden (im jüngeren Alter mit stärkerer Beeinflussung durch die reichlicher vorhandenen Proteoglykane, im späteren Alter durch Zunahme von Brückenbindungen). Die aus α-Untereinheiten zusammengesetzten β- und γ-Untereinheiten (β 11—13, β 22 und γ 123) können nach bisherigen elektrophoretischen Auftrennungen auf Kosten der α-Untereinheiten bei der Alterung zunehmen[69].

Die alternsabhängige Abnahme des *Kollagenumsatzes* ist direkte Folge der beschriebenen alternsabhängigen Veränderungen von Synthese, Abbau und biologischen Halbwertszeiten der drei Kollagenfraktionen. Die frühere Annahme, daß der Kollagenumsatz jährlich nicht mehr als etwa 2% beträgt, ist methodisch bedingt falsch, nachdem festgestellt wurde, daß der Kollagenumsatz der Ratte etwa 0,5% des exokrinen Pankreaseiweißumsatzes beträgt. Daraus ist global auf eine mittlere Lebensdauer des Kollagens von 50 Tagen zu schließen. Die biologische Halbwertszeit des Kollagens liegt somit in der Größenordnung des Muskeleiweißes. Wie unter Zusammenfassung der bisherigen Befunde in Abb. 4 angegeben ist, nehmen die primär verschiedenen Umsatzraten der drei Kollagenfraktionen alternsabhängig ab, am stärksten die Umsatzrate des unlöslichen Kollagens (weitere Details dazu sind in den folgenden Organkapiteln enthalten).

Die für die *Kollagenalterung* wesentliche *Stabilität* der Kollagenfasern ist durch die sterische Rigidität cyclischer Aminosäuren in der Struktur bedingt sowie durch Wasserstoffbrücken zwischen CO- und NH-Gruppen benachbarter Ketten, durch Kontakte zwischen nichtpolaren Ketten der Aminosäuren, durch kovalente und elektrostatische Kreuzbindungen sowie durch den weiteren Einbau von Wassermolekülen. Außerdem tragen die Verbindungen zwischen der interfibrillären Proteoglykanmatrix und den Kollagenmolekülen zur Stabilität der Faserstruktur bei. Somit beeinflussen also die Hydratation, der Proteoglykangehalt und die submikroskopische Struktur die Elastizität und Dehnungsstärke der Kollagenfaser, an der *Alternsbestimmungen des Kollagens* mit verschiedenen Meßmethoden durchgeführt werden.

---

[69] GERBER, GERBER und ALTMAN 1960a, b, GOULD, MANNER, GOLDMAN und STOKMAN 1960, KAO, HILKER und McGAVACK 1960, 1961, HARKNESS 1961, HALL 1961, PIEZ, LEWIS, MARTIN und GROSS 1961, LINDSTEDT und PROCKOP 1961, WOESSNER und BREVA 1963, HRŮZA und HLAVÁČKOVÁ 1963, HLAVÁČKOVÁ und HRŮZA 1964a, b, JUNGE-HÜLSING 1963/1965, GRIES 1965, GERLACH 1965, 1966, NIMNI, DE GUIA und BAVETTA 1965, MILLS und BAVETTA 1966, PIEZ, MARTIN, KANG und BORNSTEIN 1966, KÜHN 1967, GOULD 1968, HEIKKINEN und KULONEN 1964, 1968, JACKSON und BENTLEY 1968, PROCKOP und KIVIRIKKO 1968, UITTO 1970, STEVEN 1971.

Auf molekularer Ebene ist der erste Faktor des Einflusses auf die Dehnungsstärke die *kovalente Kreuzbindung* des Kollagens, welche auch die *Schrumpfungstemperatur*, also die Temperatur beeinflußt, bei welcher Kollagenfasern denaturieren und sich in wäßrigen Medien (bis auf ein Drittel ihrer Länge) verkürzen. Schrumpfungs- und Schmelztemperatur des Kollagens nehmen bei Alterung zu. Die Zahl der Kreuzbindungen ist in der reifen Kollagenfaser erhöht (neben Wasserstoffbrückenbindungen sind Kreuzbindungen zwischen Aminosäurenresten und Zuckern beschrieben). Eine optimale Zahl intermolekularer Kreuzbindungen ist bereits für die maximale Dehnungsstärke und für die Funktion des reifen Kollagens erforderlich. Durch Entfernung der interfibrillären Proteoglykanmatrix kann die Kohäsion der Mikrofibrillen aufgehoben werden (somit auch durch Enzymbehandlungen und andere chemische Agentien, die z.T. auch die Kohäsion verstärken können: durch Einflüsse auf die Proteoglykan-Kollagenfaserbindungen und auf die Kollagenfaserkreuzbindungen selbst)[70]. Nach diesen Befunden sind die *Kontraktion* der Kollagenfaser bei alten Tieren langsamer, aber stärker und die *Relaxation* unvollständiger als bei jungen Tieren. Das gilt für die thermische wie für die chemische Kontraktion und Relaxation[71]. Dabei ist die Kontraktionstemperatur des Kollagens mit der Alterung erhöht (an alten Kollagenfasern größer, wenn die Länge der Faser gemessen wird bzw. stärker, wenn das Gewicht gemessen wird, durch welches die Faser von der Kontraktion abgehalten werden kann). So wird die thermische Kontraktion von Rattenschwanzsehnen-Kollagenfasern alter Tiere erst durch 10fach höhere Gewichte gehemmt als die Thermokontraktion des Kollagens junger Tiere. Diese alternsabhängige Veränderung der thermoelastischen Kontraktion ist alternsspezifisch (und damit die Abnahme der Kollagenelastizität sowie die Zunahme seiner Dehnungsstärke und der Zerreißbarkeit der Kollagenfaser)[72]. Nach diesen vergleichenden in vitro- und in vivo-Untersuchungen ergibt sich, daß bei der Kollagenalterung in vivo veränderte physikochemische Eigenschaften der Intercellularsubstanz an der Verfestigung des Kollagens bei der Alterung teilhaben und vor allem für die bekannten alternsabhängigen Änderungen der Schwellungsfähigkeit des Kollagens mitverantwortlich sind. Denn die alternsbedingte Abnahme der Kollagenfaserschwellung ist durch die vermehrten intra- und intermolekularen Kreuzbindungen des Kollagens sowie durch die Abnahme der interfibrillären Proteoglykan-Kittsubstanz bedingt. Es kann zunehmend zu einer Kollagendenaturierung im alternden Organismus (bei Abnahme der Denaturierungstemperatur) bereits bei Körpertemperatur kommen[73]. Aus diesen Untersuchungen geht auch hervor, daß die Kollagenalterung durch Veränderungen der Körpertemperatur beeinflußt werden kann sowie durch mannigfaltige innere und äußere Einflüsse, welche zur Erhöhung der intra- und intermolekularen Kreuzbindungen beitragen (einschließlich im Stoffwechsel gebildeter Aldehyde sowie freier Radikale mit Umwandlung von SH- zu SS-Gruppen wie bei ionisierender Strahlung, Ver-

---

[70] Verzár 1955, 1957, 1963, 1964, Kohn und Rollerson 1959, Chvapil und Hrůza 1959, Lindner 1959, Szilard 1959, Theimer 1960, Shock 1960, Brack, Lindner und Jasper 1962, Brack, Jasper und Lindner 1963, Gordon und Verzár 1963, Darden und Upton 1964, Nordschow 1966, Kühn 1967, Lin und Sterlin 1968, Deyl 1968, Jackson und Bentley 1968, Steven 1971.

[71] Verzár 1955, 1957, 1962, 1963, Banga 1957, Chvapil und Hrůza 1959, Lindner 1959, Lindner, v. Schweinitz und Freytag 1960, Brack, Lindner und Jasper 1962, Elden und Boucek 1962, Brack, Jasper und Lindner 1963, Olson und Everitt 1965.

[72] Rollhäuser 1950, 1951, Verzár 1955, 1957, 1963, 1964, Brown und Consden 1958, Chvapil und Hrůza 1959, Kohn und Rollerson 1959, Lindner 1959, Lindner, v. Schweinitz und Freytag 1960, Joseph und Bose 1962, Olsen und Everitt 1965, Fry, Harkness und Harkness 1964, Bjorksten 1968.

[73] Kohn und Rollerson 1958, Lindner 1959, Lindner, v. Schweinitz und Freytag 1960, Kühnau 1962, Verzár 1962, 1963, 1964.

änderungen des Cystin-Cysteinverhältnisses etc.). Darauf basieren die verschiedenen Kollagenalterungstheorien mit ihrer Übertragung auf generelle Alterungstheorien überhaupt[74].

Die alternsabhängige Zunahme der Kreuzbindungen ist auch ursächlich für die alternsbedingte Abnahme der Hydroxyprolinfreisetzung von Kollagen bei thermischer Kontraktion. Dieses Verfahren wurde von MEYER und VERZÁR (1959) sowie von VERZÁR (1962, 1963) zur *Feststellung des biologischen Alters* eingeführt. Die Abhängigkeit der Hydroxyprolinfreisetzung von dem prozentualen Anteil des untersuchten Bindegewebes an löslichen Kollagenfraktionen ist jedoch noch nicht sorgfältig analysiert. Nach den im Zusammenhang mit dem Kollagenabbau beschriebenen Befunden scheint jedoch der Kollagenabbau durch Kollagenasen ein empfindlicherer Indicator für Alternsveränderungen des Kollagens als dessen Löslichkeit in Neutralsalzlösung (bei kurzfristiger Erwärmung = sog. thermische Kontraktion) oder in Säuren in vitro zu sein. Theoretisch könnte die Abnahme der kollagenolytischen Enzymaktivität sowie die chemisch, thermisch und mechanisch bedingte Zunahme von Denaturierungsvorgängen des Kollagens mit dem Alter die Wirkung unspezifischer proteolytischer Enzyme in vivo erhöhen.

Insgesamt ergibt sich, daß die Kollagenalterung vielen Organen vergleichbar ist, auch im Uterus, wo der thermolabile Anteil von 10—14% bei jungen Tieren auf 5% bei 30—40 Monate alten Ratten abfällt. Das im schwangeren Uterus mehr gebildete Kollagen ist biologisch ein „junges Kollagen" wie in Hautwunden oder in experimentellen Granulationsgeweben[75]. In der Placenta ist vom 13. Schwangerschaftstag an über 50% des Gesamtkollagens thermolabil mit Abfall auf 20% bei fortschreitender Schwangerschaft: Auch hier findet also eine den anderen Bindegeweben vergleichbare Kollagenalterung statt. Beim alten Menschen in Granulationsgeweben neugebildetes Kollagen ist ebenfalls „junges Kollagen" hinsichtlich seiner strukturellen und mechanischen Eigenschaften. Es wird in der Narbe oft erst nach 10 Jahren dann dem Kollagenalter des übrigen Organismus angepaßt[76]. Nach Fraktionsanalysen scheint „junges" (neugebildetes) Kollagen bei alten Ratten aber wesentlich schneller (als bei jungen Ratten) zu altern (= raschere Abnahme des säurelöslichen und raschere Zunahme des unlöslichen Kollagens mit zunehmendem Alter des Organismus)[76a].

Die mit histologischen Verfahren feststellbaren morphologischen Alternsveränderungen der Kollagenfibrillen entsprechen den bereits von UNNA (1894) angegebenen (s. auch unten), während elektronenoptisch nach SCHWARZ (1953) eine Zunahme der Variation der Fibrillendicke erstmals festgestellt wurde, die jedoch nicht in allen Bindegeweben gleich ist, sondern abhängig von deren Proteoglykanmuster und seinen alternsbedingten Veränderungen (weitere Details sind bei den Abschnitten der verschiedenen Bindegewebe und speziell im Organbindegewebe angegeben).

Die in Abschnitt 2.4 besprochene alternsabhängige Zunahme von Nichtkollageneiweiß in verschiedenen Bindegeweben wirft schließlich die Frage auf, inwieweit auch bei der Alterung wie bei krankhaften Bindegewebsveränderungen die durch in vitro-Untersuchungen gewonnenen Kenntnisse über Faserausfällungen einschlägig und weiter zu untersuchen sind. Denn bei Verbesserung der Fraktionierungstechniken wäre dabei genauer zu klären, ob die bisherigen Befunde

---

[74] SINEX 1957, SZILARD 1959, SHOCK 1960, HARMAN 1956, OERIU 1964, BJORKSTEN 1968, ANDREW 1968, u.a.

[75] VERZÁR und WILLENEGGER 1961, VERZÁR 1962, ARVAY, TAKAS und VERZÁR 1963, GRIES und LINDNER 1963a, 1966a, HRŮZA und HLAVÁČKOVÁ 1963, HLAVÁČKOVÁ und HRŮZA 1964a, b, HEIKKINEN und KULONEN 1968, BENEKE und SCHMITT 1971.

[76] VERZÁR und WILLENEGGER 1961, VERZÁR 1962.

[76a] HRŮZA und HLAVÁČKOVÁ 1963, HLAVÁČKOVÁ und HRŮZA 1964.

von Faserproteinen unterschiedlichen Hydroxyprolingehaltes Beziehungen zwischen den sog. Nichtkollageneiweißen, den einzelnen Kollagen-Auf- und -Abbaustufen sowie möglichen alternsbedingten Fehlsynthesen und Denaturierungen von Kollagen herstellen lassen. Der gesamte Komplex der Gleichgewichtsstörungen der Zwischensubstanz-Makromoleküle wäre auch für die Alterung damit weiter aufzuklären. Anhaltspunkte für vergleichbare Aggregationen und Desaggregationen von Kollagenfibrillen unter in vivo-Bedingungen wie an in vitro-Modelluntersuchungen sind jedenfalls bereits aufgezeigt[77]. Ferner scheint gesichert, daß Unnas Kollastin (1894), das sog. Pseudoelastin, Elastoid, Elastin-artige Material etc. (speziell in der Haut) bei der Alterung zunehmendes denaturiertes Kollagen darstellt[77a].

Auch die von Nemetschek (1968) aufgrund vergleichender röntgenographischer und elektronenoptischer Untersuchungen erhobenen Befunde eines alternsabhängigen Ordnungsanstieges mit Zunahme der parallelen Ausrichtung und Vernetzung der Fibrillen des Kollagens versprechen eine weitere Abklärung der entscheidenden Frage der Kollagenalterung.

Zusammenfassend ist festzustellen, daß die Kollagenalterung nach unseren bisherigen Kenntnissen ein generelles und komplexes Stoffwechselproblem darstellt und nicht mit „Degeneration" und „Denaturierung" gleichzusetzen ist. Das ergeben die z.Z. vorliegenden Befunde der alternsabhängigen Veränderungen von Synthese, Abbau, Umsatz, biologischen Halbwertszeiten und Gesamtgehalt der einzelnen Kollagenfraktionen mit Organ-, Geschlechts-, Species-, Rassen- und Individualunterschieden, deren bisher bekannte Details in den folgenden Abschnitten angegeben werden.

Die Kollagenalterung ist im Vergleich zur Alterung der Zellen und der Grundsubstanz wesentlich genauer untersucht und steht im Vordergrund der Alternstheorien (zumal entsprechende Analogien zur Alterung anderer Makromoleküle, speziell der DNS aufgewiesen sind).

Darüber ist ausführlich im Kapitel von Ruhenstroth-Bauer und von Hrůza in diesem Handbuch berichtet, so daß weitere Hinweise in diesem Bandteil unterbleiben müssen.

Abschließend ist jedoch zu betonen, daß erst die zuletzt an Beispielen genannten weiteren Untersuchungen erweisen müssen, inwieweit die Befunde der Kollagenalterung Rückschlüsse auf die Alterung als Gesamtproblem erlauben. Die besonders zahlreichen, an isoliertem Kollagen in vitro erhobenen Befunde sind nicht ohne weiteres auf die Kollagenalterung in vivo übertragbar. Die unterschiedlichen Alternsveränderungen des Kollagenstoffwechsels in den verschiedenen Geweben und Organen sind systematisch weiterzuuntersuchen. Die bisherigen Ergebnisse werden in den folgenden Organkapiteln dargestellt.

2.3.3. Elastische Fasern

Elastin ist der Haupteiweißbestandteil des nach Kollagen wichtigsten Skleroproteins, der elastischen Faser, welche auch elektronenoptisch im Gegensatz zur kollagenen Faser keine Querstreifung aufweist.

Über Synthese, Abbau, Umsatz und Halbwertszeiten des Elastins liegen noch keine ausreichenden Daten vor, so daß sich Angaben über alternsabhängige Veränderungen elastischer Fasern im wesentlichen auf biochemische Gesamtgehalt-

---

[77] Bladergroen 1955, Bondareff 1957, Schallock und Lindner 1957, Lindner 1957, Sinex 1957, Theimer 1960, Shock 1952, 1960, Gordon und Verzár 1963, Gieseking 1966, Bjorksten 1968, u.a.

[77a] Gillman, Penn, Bronks und Roux 1955, Partridge 1958, Hall 1961, 1964, Puchtler und Sweat 1964, Feyrter 1965, Feyrter und Niebauer 1966a, b, Joiner, Puchtler und Sweat 1967, u.a.

Bestimmungen sowie auf die bekannten morphologischen Befunde sog. degenerativer Veränderungen wie Aufsplitterungen, Auffaserungen, Fragmentierungen etc. beziehen, einschließlich des histochemischen Nachweises der Anreicherung von Proteoglykanen um die elastischen Fasern und Lamellen (besonders der Gefäßwand, hier jedoch im wesentlichen abhängig von pathologischen Veränderungen der Atherosklerose und nicht des reinen Alternsprozesses der Gefäßwand: s. 3.10.1).

Die biochemischen Gesamtgehaltsanalysen alternsabhängiger Elastinveränderungen beruhen auf den relativ groben Angaben zum Elastinstickstoff (nach Extraktion der anderen Skleroproteine und Eiweiße (weiteres siehe unten).

Zur *Elastinsynthese* ist bekannt, daß ein lösliches Proelastin (ähnlich wie das lösliche Prokollagen, s. 2.3.2) zunächst intracellulär gebildet und wahrscheinlich in dieser Form ausgeschleust wird. Erst extracellulär findet die Oxydation der ε-Aminogruppe des Lysins und seine Kondensation zu den elastintypischen, in anderen Skleroproteinen nicht nachweisbaren Aminosäuren Desmosin und Isodesmosin statt. Sie bilden Brücken zwischen den Polypeptidketten des Elastins. Diese Quervernetzungen sind ähnlich wie entsprechende Bindungen im Kollagen (s. 2.3.2) für die besonderen mechanischen Eigenschaften des Elastins verantwortlich. Wie im Kollagen existieren auch im Elastin unterschiedliche kovalente Bindungen, welche offenbar ebenfalls bei der Alterung zunehmen und den Elastinabbau erschweren[78].

Der *Elastinabbau* ist im Gegensatz zum Kollagenabbau (s. 2.3.2) noch wenig geklärt, so daß alternsabhängige Veränderungen des Elastinkatabolismus bisher noch nicht übersehen werden[79]. Bei den bisher im Pankreas und z.T. auch im Serum nachgewiesenen Elastaseaktivitäten werden eine Elastoproteinase und eine Elastomukase unterschieden, ohne daß ausreichende Spezifitätsanalysen etc. vorliegen[80].

Da der *Umsatz* des Elastins der geringste von allen bisher bekannten Proteinen ist, fehlen auch Angaben über die *biologischen Halbwertszeiten* und somit Einblicke in mögliche alternsabhängige Veränderungen dieser Stoffwechselgrößen des Elastins. Durch die Befunde von LANSING, ROBERTS, RAMASARMA, ROSENTHAL und ALEX (1951), sowie LANSING (1951, 1959) mit der Feststellung alternsbedingter Änderungen der Aminosäurezusammensetzung des Elastins (speziell der Gefäßwand) sind Übergänge zwischen kollagenen und elastischen Fasern (auch bei der Alterung) erneut diskutiert worden, desgleichen die Annahme, daß ein Teil der elastischen Fasern aus kollagenen Fasern entsteht[81]. Es ist noch nicht gesichert, ob im fortgeschrittenen Alter ein drittes Skleroprotein im Bindegewebe vorliegt, welches sich in der Aminosäurenzusammensetzung von Kollagen und Elastin unterscheidet[82]. Wie in Abschnitt 2.3.2 sowie 2.4 besprochen, ist die alternsabhängige Zunahme des insgesamt als „Nichtkollageneiweiß" beschriebenen Materials biochemisch noch nicht ausreichend analysiert. Es wird u. a. angenommen, daß die alternstypische Abnahme der Verdaubarkeit elastischer Fasern durch Elastase durch seine Verbindung mit einem anderen Nichtkollageneiweiß zustande kommt, welches die für das Enzym reaktiven Zentren im Elastinmolekül blockiert[83]. Das Alters-Elastin wird wegen seiner veränderten Aminosäurenzusammensetzung (und des veränderten Gesamtaminosäurengehaltes) auch *Pseudoelastin* genannt.

---

[78] KEECH 1954, SLACK 1954, LINDNER 1957, HALL 1960, GRIES 1965.

[79] SLACK 1954, MANDL 1961, WOESSNER und BREVA 1963, WOESSNER 1968.

[80] BANGA 1957, LINDNER 1957, MANDL 1961.

[81] Siehe auch SLACK 1954, LINDNER 1957, LANSING 1959, SCHALLOCK 1960, 1965, HALL, HAPPEY, LLOYD und SAXL 1960, HALL 1961.

[82] Siehe auch HALL, HAPPEY, LLOYD und SAXL 1960.

[83] Siehe auch RATZENHOFER und SCHAUENSTEIN 1952, LINDNER und HÖLZER 1962, BECKER und LINDNER 1965, BENEKE, GOUBEAUD und SCHMITT 1969, BENEKE und SCHMITT 1971.

Wie im Kollagen-Kapitel (2.3.2) angegeben, werden mit dieser und anderen Bezeichnungen (Elacin, Kollastin, Elastoid) lichtoptisch-färberisch unterschiedliche Materialien bezeichnet, welche überwiegend denaturiertes Kollagen sind, das bei Alterung in den Bindegeweben verschiedener Organe zunimmt, wie in der Haut und anderen bindegewebigen Organen, darunter auch im hyalinen Knorpel (hier stellenweise bei der Alterung unter den Begriff der sog. elastoiden Degeneration subsummiert). Elasticafarbstoffe können unreifes und denaturiertes Kollagen anfärben, wenn die intermolekularen Brückenbindungen noch nicht ausreichend ausgebildet sind (wie im fetalen Knorpel) bzw. bei Denaturierung aufgebrochen werden (in vitro: bei Modelluntersuchungen wie in vivo: z.B. bei Arthrosis deformans im Gelenkknorpel erfaßbar)[83a]. Nach unseren bisherigen Kenntnissen besteht alternsabhängig auch kein fundamentaler Wechsel der Aminosäurenzusammensetzung des eigentlichen Elastinmoleküls, sondern eine Ankopplung von im Alter zunehmenden „Nichtkollageneiweißen" durch hitze- bzw. thermolabile Bindungen[84]. Die Zunahme kovalenter Bindungen besonders der aus heterocyclischen Aminosäuren entstehenden Desmosine geht auf Kosten der Lysinreste im Elastinmolekül. Weitere Querverbindungen entstehen bei der Elastinalterung dadurch, daß Calcium an endständige Carboxylgruppen der Asparaginsäure und Glutaminsäure sowie an freie Hydroxylgruppen gebunden wird. Die mit morphologischen, speziell mit histologisch-histochemischen Verfahren nachgewiesene Beziehung der Mucoproteinscheiden elastischer Fasern zur Mineralisierung auch bei der Alterung (bei insgesamt alternsbedingt zunehmender Affinität elastischen Gewebes zum Calcium) ist biochemisch noch nicht weiter analysiert[85]. Angaben über Verdoppelungen des Calciumgehaltes des Elastins nach dem 20. Lebensjahr speziell in der Gefäßwand sind ebenso wie weitere Befunde über alternsabhängige Elastinveränderungen (einschließlich der Beziehungen zum Kollagen) deswegen noch nicht verwertbar, weil die methodischen Voraussetzungen für eine Reindarstellung des Elastins ebenso wie eine ausreichende Definition des reinen Elastins noch ausstehen (s. auch Abschnitt 3.10.1).

Konkretere Angaben über alternsabhängige Veränderungen des Elastins liegen also nur für Gesamtgehaltsbestimmungen vor, welche im wesentlichen auf den genannten Elastinstickstoff-Analysen beruhen und die klassischen morphologischen Befunde bestätigen:

Bereits Unna (1896) hat in der Haut eine Abnahme elastischer Fasern im 2. Lebensjahrzehnt festgestellt, danach morphologische Veränderungen der elastischen Fasern im Sinne von Dickenvariationen und -unregelmäßigkeiten, Fragmentationen, Verklumpungen etc., die auch an der Gefäßwand beschrieben werden[86]. Während Montagna (1962) eine Zunahme elastischer Fasern der Haut bei der Alterung angibt, werden diese Befunde (im wesentlichen anhand morphologischer Untersuchungen) in der Regel nicht bestätigt[87].

Offenbar ist zunächst das Problem relativer Gehaltsverschiebungen zwischen Grundsubstanz sowie kollagenen und elastischen Fasern mit der Alterung zu klären, bevor Aussagen über absolute Mengenveränderungen möglich sind. Das gilt auch für den Elastingehalt anderer Bindegewebe, speziell des Knorpels und der Gefäßwand (prozentualer Anteil des Elastingesamtgehaltes am Trocken-

---

[83a] Unna 1894, Gillman, Penn, Bronks und Roux 1955, Partridge 1958, Hall 1961, 1964, Puchtler und Sweat 1964, Feyrter 1965, Feyrter und Niebauer 1966a, b, Lindner 1960, 1967, 1968, 1969a, 1971, Joiner, Puchtler und Sweat 1967, u.a.

[84] Keech 1954, Slack 1954, Lindner 1957, Hall 1961, Mandl 1961, Woessner und Breva 1963, Walford und Sjaarda 1964.

[85] Lansing 1951, 1959, Harms 1957, Lindner 1957, 1969, Lindner und Eckstein 1963.

[86] Hieronymi 1956, Lindner 1957, 1969, Schallock 1960, 1965, u.a.

[87] Ma und Cowdry 1950, Gans und Steigleder 1964, Schallock 1965, u.a.; weiteres s. Abschnitt 3.2.

gewicht: Leber: 0,16—0,30, Haut: 0,6, Lunge: 3,7, Achillessehne: 4,4, Aorta: 28—32, Nackenband 74,8)[87a]. Daraus geht insgesamt hervor, daß mit zunehmendem Alter in Haut, Knochen und Herz eine Abnahme des Elastingehaltes, in Sehne, Uterus und Rippenknorpel eine Zunahme und in Aorta, Lunge und Wirbelknorpel in der Regel ein konstanter (oder nur gering verminderter) Elastingehalt über den Lebensablauf feststellbar ist. In der Lunge kann nach den Befunden von HIERONYMI (1961), CHVAPIL (1967) u. a. eine alternsabhängige Abnahme des Elastingehaltes bei Zunahme des Kollagengesamtgehaltes eintreten. Dem annähernd konstanten Elastingesamtgehalt in der Aorta nach Abschluß des Wachstums bis zum Senium mit Einschränkungen: (s. o.) stehen die bekannten morphologischen Veränderungen elastischer Fasern und Lamellen gegenüber. Ob es sich dabei um echte Umbauprozesse mit einem nachweisbaren Umsatz ohne Bilanzänderung (des Gesamtgehaltes) handelt, ist biochemisch nicht ausreichend erfaßt. Das gilt auch aus methodischen Gründen für vergleichbare Relationen zwischen Elastin und Proteoglykanen (wie zwischen Kollagen und Proteoglykanen: im Sinne der unter 2.2 und bei den entsprechenden Bindegeweben besprochenen Hexosamin- und Uronsäuren-Hydroxyprolinquotienten sowie ihrer zumeist alternsabhängigen Abnahme in den verschiedenen Bindegeweben).

Wie an kollagenen Fasern sind auch an elastischen Fasern alternsabhängige Änderungen mechanischer Eigenschaften geprüft worden. Dabei ergab sich, daß die Quellungsfähigkeit auch des elastischen Fasermaterials mit dem Alter abnimmt, die Dehnbarkeit und Zerreißgrenze zunimmt und die Elastizität elastischer Fasern unter verschiedenen mechanischen und chemischen Belastungen alternsabhängig ebenfalls abnimmt. Diese Befunde werden auf die alternsabhängige Zunahme kovalenter Bindungen auch im Elastin sowie auf Veränderungen ihrer Mucoproteinscheide und deren Bindung mit dem Skleroproteinkern bezogen[88].

2.4. Amyloid

Alternsveränderungen, besonders des lockeren Bindegewebes, werden gelegentlich als *Fibrosen* und *Sklerosen* bezeichnet. Dabei handelt es sich eigentlich nicht um reine Alternsveränderungen, sondern in der Regel um Folgen entzündlicher Bindegewebsprozesse. Denn Fibrosen und Sklerosen liegen eine Abnahme des Zellgehaltes und eine Zunahme des Kollagenfasergehaltes zugrunde, mit Überwiegen des unlöslichen Kollagens und Reduktion der löslichen Kollagenfraktionen[89], zumeist auch der Grundsubstanz, mit morphologischen Abweichungen der Kollagenfaserstruktur gegenüber reinen Alternsveränderungen z. B. im cutanen Bindegewebe (s. 3.2.1). Wie oben angegeben, bestehen diese „Altersfibrosen" nicht in allen Bindegeweben.

Auch der Begriff „*Hyalinisierungen*" wird fälschlicherweise bei der Beschreibung reiner Alternsveränderungen lockeren und straffen Bindegewebes häufig verwendet. Dabei handelt es sich ebenfalls nicht um Änderungen der elektronenoptischen Feinstruktur der Kollagenfasern, sondern um strukturelle Änderungen ihrer Anordnung mit Einlagerung präcipitierter nichtkollagener Eiweiße zwischen die dadurch unregelmäßig und mit unterschiedlichen Abständen angeordneten Kollagenfibrillen, in der Regel als Folge sog. entzündlicher Vermehrungen von Plasmaeiweißen mit der Möglichkeit von in vivo-Präcipitationen kollagener Elementarfibrillen (wie bei den in vitro-Kollagenfaserrekonstitutionen) im Verlauf entzündlicher Faser-Umsatzsteigerungen, besonders nach vermehrtem Kollagenabbau (weiteres s. 2.3.2). Auch bei der bindegewebigen Hyalinisierung ist der

---

[87a] Einzelheiten s. Abschnitt 3.3 sowie 3.10 mit den diesbezüglichen Literaturhinweisen.
[88] LINDNER 1959, v. SCHWEINITZ 1959, DAHMEN 1966.
[89] VERZÁR und WILLENEGGER 1961.

Bindegewebszellgehalt zugunsten des Zwischensubstanzgehaltes (und dabei besonders des Kollagengehaltes) erheblich vermindert[90].

Im alternden Bindegewebe ist *Amyloid* von größtem Interesse, weil beim derzeitigen Stand unserer Kenntnisse angenommen wird, daß es sich bei der Bildung des sog. *Altersamyloids* um alternsabhängige Stoffwechselfehler, speziell um *Synthesefehler* faserbildender Bindegewebszellen handelt.

Bekanntlich ist die chemische Zusammensetzung der Amyloide verschieden, in Abhängigkeit von Entstehungsursache und Lokalisation.

Bei biochemischen Bausteinanalysen werden demnach unterschiedliche Mengen von Aminozuckern, Uronsäuren, Fucose und Neuraminsäure sowie wechselnde Aminosäurenverteilungsmuster mit besonderem Gehalt an Tryptophan, Tyrosin und Cystin nachgewiesen[91].

Entsprechend den elektronenoptischen Befunden von Caesar (1960, 1961) ist neben der charakteristischen, periodikfreien fasrigen Komponente des Amyloids eine homogene Grund- oder Kittsubstanz vorhanden, deren Glykosaminoglykan- und Glykoproteidgehalt die meisten der vorgenannten histo- und biochemischen Befunde von Bausteinanalysen zuzuordnen sind. Auch die im jugendlichen Organismus im Rahmen chronischer Entzündungen sowie die im Tierversuch wie bei der Tieralterung entstehenden Amyloide können ihre chemische Zusammensetzung während der sog. „Amyloidalterung" ändern — offenbar allgemeinen kolloidchemischen Gesetzmäßigkeiten folgend: Aggregationen und Desaggregationen, Präcipitierungen, Polymerisierungen zu Micellar-Kolloiden, Aufhebung von Grenzflächenkräften, gegenseitige Absättigungen chemischer Valenzen, Bildung von Einschlußverbindungen im Rahmen dieser kolloidchemischen Umwandlungsprozesse sowie allgemeine Kolloidalterungssynhairesen[92].

Offenbar findet die Amyloidbildung in einem primär veränderten Bindegewebe statt. Durch den autoradiographischen Nachweis einer ^{35}S-Sulfat-Inkorporation in die amyloide Grundsubstanz[93] ist die Synthese sulfatierter Glykosaminoglykane durch Bindegewebszellen bei der Amyloidbildung und damit der erstmals von Oddi (1894) und Krakow (1898) beschriebene Gehalt des Amyloids an Chondroitinsulfaten bestätigt. Jedoch stehen genauere Analysen der beteiligten sulfatierten Glykosaminoglykanfraktionen, ihrer Molekulargewichte, Hybridisierungsformen etc. sowie die Aminosäurenanalysen ihres Proteinkernes und weiterer alternsabhängiger Veränderungen noch aus. Insbesondere sind biochemische und (weitgehend auch) morphologische Unterscheidungen experimenteller und menschlicher hereditärer sowie entzündlicher Amyloide gegenüber dem sog. Altersamyloid noch nicht durchgeführt.

Die Faserkomponente des Amyloids besteht elektronenoptisch aus feinsten, querstreifungsfreien Filamenten[94]. Dabei haben die Fibrillen des Amyloid etwa den gleichen Durchmesser wie die des Kollagens, jedoch ohne Periodik, und offenbar sind sie ebenfalls durch lineare Polymerisation fadenförmiger Eiweißmoleküle entstanden. Ihre Beziehung zu ebenfalls periodikfreien fadenförmigen Proteinmolekülen und -filamenten in alternden Bindegewebszellen (s. besonders 2.1 sowie 3.3.1 und 3.4.1) sind weder chemisch noch morphologisch bisher ausreichend analysiert. Bekannt ist nur, daß diese fadenförmigen Filamente in verschiedenen Bindegewebszellen

---

[90] Lindner 1957, 1960, 1962, 1966c, 1968, Gieseking 1966, Beneke, Rakow, Rakow und Schmidt 1970, Beneke 1971.

[91] Klenk und Faillard 1955, Lindner 1957, 1960a, c, Harms 1957, Gössner 1961, Schmitz-Moormann 1961, Lindner und Freytag 1964, Lindner 1969, Beneke, Rakow, Rakow und Schmitt 1970.

[92] Schade 1935, Bladergroen 1955, Schallock und Lindner 1957, Lindner 1957, Thung 1957, Schallock 1960, 1965, Lindner und Freytag 1964, Puchtler und Sweat 1964, Rigdon und Schwartz 1968, Rigdon und Mack 1969.

[93] Kennedy 1962.   [94] Caesar 1960, 1961, Battaglia 1961.

(speziell in Chondrocyten des Gelenkknorpels, in Synovialisdeckzellen, glatten Muskelzellen der Gefäßwand etc.) alternsabhängig zunehmen, unter gleichzeitiger Abnahme von Zellorganellen, bis die sog. „verfasernde Bindegewebszelle" entsteht[95]. In Knorpelzellen ist die Blockierung der entsprechenden Kollagenhydroxylase (s. 2.3.2.) ein intracellulärer Aufstau nichthydroxylierten Protokollagens autoradiographisch nachgewiesen JUVA und PROCKOP 1966). Diese auch in Endothelzellen vorkommenden intracytoplasmatischen, filamentösen Strukturen können elektronenoptisch Amyloidfibrillen ähneln. Ob sie damit identisch sind, ist weder biochemisch noch elektronenoptisch gesichert. Bei der genannten „Verfaserung" von Bindegewebs- und glatten Muskelzellen (s. 3.10.1.1) treten Unschärfen bis zu Auflösungen von Zellmembranen auf. Beim heutigen Stand unserer Kenntnisse ist noch nicht eindeutig gesichert, jedoch wahrscheinlich gemacht, daß auch die Faserkomponente des Amyloids intracellulär gebildet und aus der Zelle ausgeschleust wird, wobei in der alternden Bindegewebszelle durch Störungen von Synthese- und Ausschleusungsmechanismen diese Proteinstrukturen angestaut werden und offenbar auch direkt unter zunehmender Auflösung der Zellmembran in die Umgebung übertreten können. Der Nachweis derartiger Filamente in Lysosomen kann den Versuch darstellen, den drohenden Zelluntergang durch Bildung von Autophagolysosomen aufzuhalten (bzw. durch Phagocytose der die Bindegewebszellen umgebenden und in ihrer Lebensfähigkeit behindernden Faserfilamente unter Bildung sog. Heterophagolysosomen mit elektronenoptischem Nachweis derartiger Fasereinschlüsse).

Zur Entstehung der verschiedenen Amyloide ergibt sich wahrscheinlich folgende Gemeinsamkeit: Synthesen der fasrigen Komponente und von Bestandteilen der amorphen Kittsubstanz des Amyloids durch die verschiedenen Bindegewebszellen, extracelluläre Polymerisation mit unterschiedlicher Einlagerung von Glykoproteiden und Serumproteinen, einschließlich von Immunglobulinen, unter Mitbeteiligung der Plasmazellen an deren Synthese.

Ob sich Altersamyloide von hereditär und entzündlich entstandenen Amyloiden des Menschen durch Cellulose-ähnliche Polysaccharidketten unterscheiden und inwieweit auch hier eine alternsabhängige fehlerhafte Syntheseleistung von Bindegewebszellen vorliegt, wodurch die alternsabhängige Bildung elastinähnlichen Materials aus Kollagen- bzw. Kollagenvorstufen begünstigt wird[96], ist noch keineswegs geklärt[97]. (Zur alternsabhängigen Zunahme denaturierten Kollagens siehe: 2.3.2 und 2.3.3.) Offen ist auch, ob der auffällig hohe Tryptophan- und Tyrosingehalt, z.T. auch der Cystingehalt, in der Gesamt-Amyloidsubstanz (bei Aminosäurenanalysen und histochemischen Bausteinanalysen) einen höheren Gehalt an Fibrinogen im entzündlich entstandenen Amyloid im Gegensatz zum Altersamyloid anzeigt. Dabei bestehen ferner Species-Unterschiede[98].

Im alternden Bindegewebe ist jedenfalls eine Anhäufung von Nichtkollageneiweiß nachgewiesen, speziell im Nucleus pulposus[99], von BENEKE, GOUBEAUD und SCHMITT (1969) im hyalinen Knorpel etc. Ob es sich dabei um Tryptophan-, Tyrosin- und Cystin-reiche Eiweiße des Serums oder um alternsabhängig abnorm gebildete Zelleiweiße handelt, welche auch zu der faserigen Komponente des Amyloids ausfallen können, ist noch ungeklärt. Mehr und mehr wird aber die bereits von BATTAGLIA (1961) vertretene Meinung bestätigt, daß die Amyloidbildung auf einer

---

[95] LINDNER 1969, 1970, 1971, UEBERBERG 1970, LINDNER und UEBERBERG 1971.

[96] HALL, HAPPEY, LLOYD und SAXL 1960, HALL 1961.

[97] Siehe auch WALFORD und SJAARDA 1964.

[98] HARMS 1957, LINDNER 1959, 1969, SCHMITZ-MOORMANN 1961, GÖSSNER 1961, LINDNER und FREYTAG 1964, THUNG 1957, SCHOTT und MÖHN 1966, RIGDON und SCHWARTZ 1968, RIGDON und MACK 1969, BENEKE, RAKOW, RAKOW und SCHMITT 1970.

[99] BLAKEY, HAPPEY, NAYLOR und TURNER 1962, HAPPEY, PEARSON, NAYLOR und TURNER 1969; s. auch Abschnitt 3.7.

auch alternsabhängigen Störung der Proteinsynthese mit atypischer Faserbildung beruht. Offenbar können initial unterschiedliche, von der Zelle synthetisierte wie vom Serum stammende Eiweiße in das Gesamtamyloid eingehen. Im weiteren Verlauf der sog. Amyloidalterung können durch Absorption sowie mehr oder weniger feste physikalisch-chemische Bindungen zusätzliche Glykoproteide und Serumeiweiße gebunden werden, denn der Hauptanteil des Amyloideiweißes zeigt Globulincharakter.

Auch polarisationsmikroskopische Untersuchungen haben zu einer ausreichenden Unterscheidung entzündlicher Amyloide vom Altersamyloid noch nicht beigetragen[100].

Eine alternsabhängig vermehrte Amyloidbildung ist in verschiedenen Bindegeweben nachgewiesen: In Samenbläschen[100a], im Pankreas, insbesondere auch im Bereich der Langerhansschen Inseln[100b], im Herzmuskel[100c] und in der Gefäßwand[100d] (speziell in der Aortenmedia als besonders typischer Lokalisation des Altersamyloids), von SCHWARTZ (1967a, b) auch im Gehirn.

Zusammenfassend läßt sich somit feststellen, daß noch keine ausreichenden chemischen und morphologischen Unterscheidungen der verschiedenen Amyloide vom Altersamyloid vorliegen, daß deshalb auch Unterschiede des Bildungsmechanismus der verschiedenen Amyloide noch nicht hinreichend erfaßt sind. Es steht jedoch fest, daß in den verschiedenen Bindegeweben bei der Alterung vermehrt Amyloid auftritt. Die bisher bekannten Daten über die Bildungsvorgänge lassen annehmen, daß es sich dabei um eine alternsbedingte Stoffwechselsfehlleistung von Bindegewebszellen handelt, welche im Rahmen der gestörten Syntheseleistung und Ausschleusung unter dem Bild der „verfasernden Bindegewebszelle" untergehen.

2.5. Mineralisierung (Verkalkung)

Durch die im Abschnitt 2.2 und 2.3 an der Grundsubstanz und den Fasern des Bindegewebes beschriebenen Alternsveränderungen kommt es bei (in der Regel) alternsabhängiger Wassergehaltsabnahme neben einer Zunahme des Fettgehaltes auch zu Erhöhungen des Calciumgehaltes alternder Bindegewebe, mit lokalisationsabhängigen Unterschieden.

Intracelluläre Verkalkungen an Bindegewebszellen sind im Gegensatz zu Epithelzellen seltener. Aber auch an Herz- und glatten Gefäßwandmuskelzellen sind Befunde wie bei experimentellen Verkalkungen mit Ablagerung von Calciumphosphat intramitochondral beschrieben worden[101]. Im Rahmen dieser experimentellen Calciphylaxien induzierte wie spontane Calciumablagerungen werden als mögliche Ursachen verfrühter Alterungsprozesse diskutiert. LANSING (1951) hielt alternsbedingte Calciumeinlagerungen in Zellmembranen für die Ursache einer verringerten Zellpermeabilität und damit für einen wichtigen Prozeß des Alterungsablaufes[102]. Jedoch haben experimentelle Verkalkungsuntersuchungen diese Frage nicht weiter geklärt, weil dabei regulierende Faktoren noch nicht ausreichend analysiert wurden oder analysierbar sind[103]. Die weiteren Untersuchungen über das Wechselspiel der endokrinen Drüsen, speziell der Schilddrüse und Nebenschilddrüse

[100] MISSMAHL 1953, 1959.   [100a] LUBARSCH 1930, GOLDMAN 1963, u.a.
[100b] GELLERSTED 1938, SEIFERT 1959, SCHWARTZ 1967b, SCHWARTZ, KURUCZ und KURUCZ 1964, u.a.
[100c] HÜSSELMANN 1955, THUNG 1957, SCHWARTZ, KURUCZ und KURUCZ 1964, SCHWARTZ 1967a, b, BERG 1968, BENEKE und SCHMITT 1970, u.a.
[100d] SCHWARTZ 1967a, b, 1970, SCHOTT und MÖHN 1966, LINDNER 1969, u.a.
[101] SEIFERT 1970.
[102] Siehe auch FREYDBERG-LUCAS und VERZÁR 1957, BJORKSTEN 1958, BUTENANDT 1959, BÜRGER 1960, KÜHNAU 1962, ANDREW 1968.
[103] SEIFERT und REES 1966, GERLACH und THEMANN 1966, SEIFERT 1970.

(C-Zellen, Calcitonin), werden zur genaueren Abklärung beitragen. Nach den bisherigen Kenntnissen sind Calciumeinlagerungen in Zellmembranstrukturen ebenso wie in extracelluläre Zwischensubstanz-Strukturen sekundäre Folgen primärer Zustandsänderungen der betreffenden makromolekularen Strukturelemente.

Wie bei der physiologischen Mineralisierung besteht offenbar auch bei der alternsabhängigen Verkalkung der Bindegewebszwischensubstanz eine unmittelbare Beziehung dieses Prozesses zu den Proteoglykanen und den Fasereiweißen[104]. Aufgrund älterer biochemischer Bausteinanalysen, besonders von DULCE (1960a, b, c), wurde angenommen, daß eine Veränderung der Gesamtmenge und der Verteilungsmuster der Proteoglykane im Bereich der Mineralisierungszone der Knorpelknochengrenze (neben Veränderungen der Enzymaktivität von Phosphatasen) für die physiologische Mineralisierung verantwortlich sei. Inzwischen ist festgestellt, daß Molekulargewichts-abhängige Unterschiede der Proteoglykane zu den Voraussetzungen der Mineralisierung gehören. So wird z.B. der gesunde Knorpel durch eine bestimmte Zusammensetzung der Grundsubstanz aus Proteoglykanen mit einem speziellen Verteilungsmuster, typischen Makromolekulargrößen etc. vor einer pathologischen Verkalkung geschützt. Die biochemische Analyse dieser Daten ist noch nicht beendet. Nach den bisherigen Befunden ist jedoch davon auszugehen, daß zu den Voraussetzungen alternsbedingter Mineralisierungszunahmen makromolekulare Zustandsänderungen der Zwischensubstanzbestandteile gehören. Bei experimentellen Verkalkungen ist außerdem eine Umsatzratenerhöhung vor allem der Proteoglykane mit vermehrter Synthese von Glykosaminoglykanen festgestellt worden[105]. Die vorliegenden Befunde sprechen dafür, daß bei experimentellen Verkalkungen auch eine Umsatzratenerhöhung des Kollagens besteht. Damit würde auch die Mineralisierung generell auf einer Stoffwechseländerung der Zwischensubstanz beruhen (wie die Amyloidbildung, s. Abschnitt 2.4). Zu der alternstypischen Veränderung des Glykosaminoglykan-Verteilungsmusters als Voraussetzung für Bindegewebs-Mineralisierungen im Alter gehört die Abnahme des Hyaluronsäuregehaltes sowie die Verschiebung des Chondroitinsulfat:Keratansulfat-Quotienten (s. 2.2). Ob alternsabhängige Zunahmen von Chondroitinsulfat-Keratansulfat-Hybriden eine zusätzliche Rolle für alternsabhängige Mineralisierungen von Bindegeweben spielen, ist noch zu klären, desgleichen die Bedeutung alternsabhängiger Änderungen der Bindungsregionen zwischen den Glykosaminoglykan- und den Proteinanteilen der Proteoglykankomplexe (vor allem hinsichtlich der Beteiligung von Xylose an der Serinbindung des Eiweißkernes). Auch die Zusammensetzung des Proteincores, also ihr Aminosäuremuster, kann sich alternsabhängig ändern. Von DZIEWIATKOWSKI (1954, 1964) ist nachgewiesen, daß der Gehalt an Lysin, Arginin, Asparaginsäure, Tyrosin, Serin, Glutaminsäure, Prolin und Glycin bei der Mineralisierung im Proteincore der Proteoglykane verändert ist. Neben der Rolle der Proteoglykane, speziell der Chondroitinsulfate, wird die des Kollagens für die *Nucleation* diskutiert. Es ist jedoch noch nicht ausreichend geklärt, ob für die extraossäre Mineralisierung und deren Zunahme im Alter die interfibrilläre Kittsubstanz oder die Kollagenfaserstruktur selbst entscheidend sind. Im ersten Falle wären die in Abschnitt 2.2 besprochenen alternsabhängigen Veränderungen der Proteoglykane auch für die interfibrilläre Kittsubstanz gültig und für die erhöhte Calciumablagerung an Kollagenfasern mitverantwortlich zu machen. Für den zweiten Fall liegen Befunde vor, daß Calcium an der im Abschnitt 2.3.2 besprochenen Erhöhung von Kreuzbindungen des Kollagens Anteil hat. Calciumentfernungen von Kollagenfasern führen zu einer Abnahme der Kollagenkreuzbindung (also zu einer sog. „Ver-

---

[104] SCHADE 1935, LINDNER 1957, 1969a, SCHALLOCK und LINDNER 1957, SCHALLOCK 1960, KNESE 1970a, b.
[105] JUNGE-HÜLSING 1963/1965, GERLACH und THEMANN 1966, LINDNER und FREYTAG 1967.

jüngung" der Kollagenfasern), während eine Calciumzugabe die Kreuzbindung der Kollagenfasern wie andere Schwermetalle wieder erhöht (= „künstliche Alterung"). Diese in vitro-Untersuchungen zeigen insgesamt, daß sowohl sulfatierte Glykosaminoglykane, speziell Chondroitinsulfate, als auch Skleroproteine, besonders Kollagen, die Nucleation starten und aufgrund ihrer sog. „Kalkfängereigenschaften" als hauptverantwortlich für die erhöhte Calciumablagerung auch bei der Alterung im Bindegewebe anzusehen sind[106]. Da organische und anorganische Polyphosphate hochaktive Verkalkungsinhibitoren sind, wäre für die weitere Klärung alternsabhängiger Mineralisierungszunahmen deren Gehalt im alternden Bindegewebe noch näher zu bestimmen.

Eine besondere Affinität von Calcium besteht zu elastischen Fasern, besonders in der Gefäßwand, wobei die sog. Mucoidscheiden der elastischen Fasern, also das Elastomucoid, offenbar eine wesentlichere Rolle als der Proteinanteil dieses Skleroproteins spielt (s. auch 2.3.3). Eine genauere biochemische Analyse dieser Zusammenhänge steht noch aus. Die meisten Befunde sind an atherosklerotisch veränderten Gefäßen mit der bekannten Zunahme von Proteoglykanablagerungen scheidenförmig um elastische Fasern, speziell an der Mediaseite der Elastica interna erhoben, welche offenbar nicht diffusions- oder mechanisch-bedingt sind, sondern auf Wechselbeziehungen zwischen elastischen Fasern und Faserkittsubstanzen beruhen. Lokale Milieuänderungen (besonders des Gewebs-pH-Wertes) führen nach entsprechenden Modelluntersuchungen zu Schädigungen der elastischen Fasern, die morphologisch alternsabhängigen Elastinveränderungen ähneln, wie durch Vergleichsuntersuchungen zur Mineralisierung elastischer Fasern gezeigt wurde[107]. Gerade an der Gefäßwand wird dabei deutlich, daß Änderungen der Menge, der Zusammensetzung und der physikalisch-chemischen Eigenschaften der Grundsubstanz, speziell ihrer Proteoglykane, deren Kalkbindungsfähigkeit erhöhen. Unsere Kenntnisse über Veränderungen der Haftpunktbildungen, der Phasenänderungen, Kolloidalterungen, damit in Zusammenhang stehenden Faserdemaskierungen, Denaturierungen etc. sind hinsichtlich ihres ursächlichen Zusammenhanges mit alternsabhängigen Zunahmen des Calciumgehaltes von Bindegeweben noch unzureichend[108]. Die alternsbedingten Störungen der makromolekularen Struktur führen zu den morphologisch als Verfestigungsprodukte bezeichneten Grundsubstanzveränderungen. Sie sind damit ursächlich für die unter 2.2.1 beschriebenen Zunahmen der Kalkfängereigenschaften der Proteoglykane nicht nur in der Gefäßwand, in der bei der Alterung der Calciumgehalt um das 7fache ansteigt und die Calciumbindung an Elastin und Kollagen durch die Erhöhung der Kreuzbindungen deren Stabilität und Rigidität erhöhen kann.

3. Alterung der verschiedenen Bindegewebe

3.1. Auge

3.1.1. Cornea

Die Feststellung, daß jedes Bindegewebe ein für seine Struktur und Funktion charakteristisches *Proteoglykan-Muster* besitzt, ist für die Cornea ebenfalls nachgewiesen und ohne weiteres verständlich; ihr Gehalt an Chondroitin-4-Sulfat,

---

[106] Robison und Rosenheim 1934, Lindner 1957, 1969a, Lindner und Eckstein 1963.
[107] Lindner 1959, v. Schweinitz 1959, Lindner 1969.
[108] Schade 1912, Blumenthal, Lansing und Gray 1950, Bondareff 1957, Groen 1957, Lindner 1957, Schallock und Lindner 1957, Bjorksten 1958, Schallock 1960, Curtis 1966, 1968.

Keratansulfat und Chondroitin garantieren Durchlässigkeit und Stabilität der Cornea[109]. Auch der Proteinanteil von Chondroitin-4-Sulfat und von Keratansulfat zeigt beim Vergleich der Aminosäurenspektren dieser Proteoglykane der Cornea gegenüber dem Trachealknorpel (s. 4.1.2) organcharakteristische Unterschiede in Menge und Verteilung der einzelnen Aminosäuren[110]. Ob neben der alternsabhängigen Zunahme von Keratansulfat auch in der Cornea eine alternsbedingte Änderung und gegebenenfalls auch Zunahme der Hybridisierung zwischen Chondroitin-4-Sulfat und Keratansulfat besteht, ist noch nicht ausreichend geklärt, ebensowenig die Frage, ob der Sulfatierungsgrad dieser Glykosaminoglykane alternsabhängig zunimmt. Desgleichen ist bisher nur in Analogie zu den Befunden an anderen Bindegeweben anzunehmen, daß auch in der Cornea wie bei ihrer Entwicklung eine alternsabhängige Verlängerung der Halbwertszeit und Abnahme der Umsatzraten der Proteoglykane ihrer Grundsubstanz besteht[111]. Alternsabhängige Veränderungen der Chondroitin-4-Sulfat-Transsulfatase sowie der Keratansulfat-Transsulfatase sind in der Cornea noch nicht nachgewiesen.

Die aus morphologischen Untersuchungen bekannte Differenzierung der Cornea- (wie der Sklera-)Fibrillen[112] sowie die alternsabhängige Zunahme *kollagener Fasern* in der Cornea sind biochemisch noch nicht ausreichend analysiert. SMITS (1957) fand in der Rindercornea nach einer Zunahme der Kollagenkonzentration in der fetalen Entwicklung postnatal eine Abnahme. Alte Tiere wurden nicht untersucht. Für die bekannte, funktionell bedeutsame alternsabhängige Abnahme des Quellungsvermögens kollagener Fasern der Cornea ist die alternstypische Zunahme intra- und intermolekularer Kreuzbindungen in erster Linie verantwortlich. Ob eine alternsabhängige Änderung der kovalenten Bindungen der interfibrillären Proteoglykane mit den Kollagenfasernuntereinheiten[113] eine zusätzliche Rolle für die alternstypische Abnahme des Quellungsvermögens spielt, ist noch nicht untersucht. Am besten bekannt ist als typische Alternsveränderung des Hornhautstroma der sog. Greisenbogen, welcher durch vermehrte Fetteinlagerung besonders im oberen und unteren Anteil der Hornhautperipherie zustande kommt. Eine zusätzliche Kalkablagerung überschreitet bereits die physiologische Alterung und gehört zu den pathologischen Alternsveränderungen der Cornea. Demgegenüber ist für die vorgenannte Fetteinlagerung in der Cornea ein Alternsverlauf nachgewiesen, mit Beginn nach der Reifung, maximaler Fetteinlagerung im 6. Lebensjahrzehnt und geringer Abnahme im 8. Lebensjahrzehnt.

3.1.2. Linse

Alternsabhängig tritt auch in der Linse nicht nur eine Änderung der Zusammensetzung, sondern vor allem eine Änderung des Molekulargewichtes der Glykosaminoglykane, speziell der Hyaluronsäure, und damit ihres molekularen Siebeffektes auf[114]. Ob diese biochemischen Befunde eine wesentliche Rolle für die Altersstarbildung darstellen, ist offen (s. unten). Während der Alterung wird der Linsenkern größer, die periphere Linsenzone schmaler. Die alternsabhängige Zunahme des Linsengewichtes ist nach den bisherigen Kenntnissen z.T. durch die vorgenannten alternsabhängigen Veränderungen der Glykosaminoglykane (bei entsprechender Änderung des Wasserbindungsvermögens und -gehaltes) bedingt, z.T. durch die Zunahme des Fasergehaltes im Rahmen der allgemeinen Zunahme unlöslicher Eiweiße der Linse (einschließlich neutraler, sialinsäurereicher Glyko-

---

[109] GREILING und STUHLSATZ 1966, MOCZAR und MOCZAR 1971.
[110] GREILING und STUHLSATZ 1966.   [111] MOCZAR und MOCZAR 1971.
[112] SCHWARZ 1953, weiteres s. 3.1.5.   [113] JACKSON und BENTLEY 1968, STEVEN 1971.
[114] BALAZS 1969.

proteide). Da die bisherigen Befunde einer Abnahme des Sauerstoffverbrauches sowie der Aktivität bisher in der Linse nachgewiesener Enzymsysteme nicht auf den biochemisch analysierten Zellgehalt, sondern im wesentlichen auf das Frisch- bzw. Trockengewicht bezogen wurden, sind weitere Aussagen über alternsab- hängige Stoffwechselveränderungen der Augenlinse als Grundlagen ihrer bekann- ten morphologischen Alternsveränderungen zur Zeit nicht möglich. Es besteht nur die Annahme, daß die genannten alternsabhängigen Veränderungen des Kohlenhydrat- und Mineralstoffwechsels auch die biochemische Grundlage der Kataraktentstehung sind.

3.1.3. Glaskörper

Die an der Linse angegebenen physikochemischen Polysaccharidveränderungen sind bei der Alterung des Glaskörpers wegen seines besonders hohen Gehaltes an Hyaluronsäure noch stärker ausgeprägt. Die alternsabhängige Zunahme des Hyaluronsäure-Molekulargewichtes führt auch am Glaskörper zu Änderungen des normalerweise sehr hohen effektiven hydrodynamischen Volumens der Hyaluron- säure mit der Alterung. Ob die bekannte alternsabhängige Zunahme des Fett- und Mineralgehaltes des Glaskörpers allein durch die physikochemischen Änderungen des Glaskörpers und damit ihres molekularen Siebeffektes bedingt sind, bleibt offen, ebenso der Einfluß der primären Alternsveränderungen des Polysaccharid- anteiles der Glaskörper-Zwischensubstanz auf ihren Kollagenfaseranteil. Alterns- abhängige Änderungen von Synthese, Abbau und Umsatz der Glykosamino- glykane und der Skleroproteine des Glaskörpers sind noch nicht ausreichend untersucht, ebensowenig der Umsatz der Glaskörperzellen. Das gilt auch für alternsabhängige Änderungen ihres Gehaltes an Zwischensubstanz-syntheti- sierenden und -abbauenden Enzymen (einschließlich des Energiestoffwechsels und Sauerstoffverbrauches der Glaskörperzellen)[115].

3.1.4. Binde-, Ader- und Netzhaut

Von den alternsabhängigen Bindegewebsveränderungen der Bindehaut, Ader- haut und Netzhaut des Auges stehen Sklerosierungen der Gefäße (primär der arteriellen, sekundär der venösen Gefäße) im Vordergrund und werden für die senilen Veränderungen des Bindegewebsstroma dieser drei Augenhäute verant- wortlich gemacht. Sie führen an der Iris zur alternstypischen Pupilleneinengung. Zumeist sind aber die ursächlichen Gefäßprozesse (primär der Arterien!) nicht reine Alternsveränderungen, sondern atherosklerotisch bedingt. Deswegen sind auch reine Alternsveränderungen des Bindegewebes der Binde-, Ader- und Netz- haut von arterio-arteriolosklerotisch bedingten Prozessen bisher kaum unter- schieden.

3.1.5. Sklera

Zu den wichtigsten Untersuchungen alternsabhängiger Veränderungen des Sklera-Bindegewebes gehören die Befunde von SCHWARZ (1953) mit dem elek- tronenoptischen Nachweis, daß die Sklerafasern im Gegensatz zu den Cornea- fasern (s. oben) einen typischen Differenzierungsablauf aufweisen: Diese auf dem Versilberungsmodus beruhenden Feststellungen zeigen, daß die Retikulinfaser eine ungleichmäßige (von der Querstreifung unabhängige) Außenversilberung auf- weist und als Vorstufe der kollagenen Faser angesehen wird, welche bei Aus- reifung eine typische Innenversilberung besitzt (s. auch Abschnitt 2.3). Die an

---

[115] SZIRMAI und BALAZS 1958, JACOBSON 1967, FREEMAN, JACOBSON, TOTH und BALAZS 1968, BALAZS 1969.

den Sklerafasern feststellbare Differenzierung von der Außen- zur Innenversilberung entspricht der Faserreifung und kann in entsprechender Weise auch an verschiedenen anderen Bindegeweben nachgewiesen werden[116]. Mit zunehmendem Alter zeigen auch die Sklerafasern stärkere Variationen der Faserbreite mit Überwiegen dickerer Fasern mit typischer Innenversilberung (während die Corneafasern auf der früheren Entwicklungsstufe stehen bleiben und auch im höheren Alter nur eine geringe Variation der Faserbreite aufweisen). Neben diesen wichtigsten morphologischen Befunden zur Alterung des Sklerabindegewebes liegen keine entsprechenden biochemischen Analysen wie an Cornea, Linse und Glaskörper vor. Nur SMITS (1957) fand von der fetalen Entwicklung über die Reifungsperiode hin einen ständigen Anstieg des Kollagengehaltes der Rindersklera (im Gegensatz zur Cornea, s. 3.1.1). Senile Tiere wurden nicht untersucht.

3.2. Haut
3.2.1. Cutis

Von den strukturell und funktionell als Einheit anzusehenden epithelialen und bindegewebigen Anteilen der Haut werden hier nur letztere im Zusammenhang mit der Bindegewebsalterung und dabei zusammenfassend nur die für die Haut charakteristischen Befunde dargestellt.

Reine Alternsveränderungen der Haut des Menschen sind am besten an den bedeckt getragenen Hautflächen nachzuweisen, weil die nicht-bedeckt getragenen Hautpartien Umwelteinflüssen stärker und in sehr unterschiedlicher Weise ausgesetzt sind. Reine Alternsveränderungen der Haut sind von vorzeitigen (präsenilen) Hautveränderungen (Xeroderma pigmentosum etc.) sowie schließlich von Hautkrankheiten zu unterscheiden, welche im Alter gehäuft oder ausschließlich auftreten. Außer den hier nicht zu besprechenden Veränderungen der epithelialen Anteile werden morphologisch im wesentlichen Abnahmen der einzelnen Bindegewebsbestandteile der Cutis und der Subcutis beschrieben (einschließlich des Zellumsatzes), mit sog. regressiven und degenerativen Veränderungen der kollagenen und elastischen Fasern (mit den entsprechenden lokalisationsabhängigen Unterschieden)[117].

Ähnlich wie bei Knorpel- und Gefäßbindegeweben (s. 3.3 und 3.10) wurden lokalisationsabhängige Unterschiede auch bei der Hautalterung (im Rahmen morphologischer und vor allem biochemischer Analysen) bisher nicht ausreichend berücksichtigt, bzw. nur vereinzelt aufgewiesen[118].

An einem Beispiel entsprechender Serienuntersuchungen wird in Abb. 7 dargestellt, daß bei Benutzung des ^{35}S-Sulfat-Inkorporationsverfahrens als validisierte Routine-Indicatormethode für die Bestimmung der Grundsubstanzsynthese dieser auch für die Haut wesentliche Stoffwechselprozeß in den ersten 3 Lebensmonaten der Ratte in der cranialen Rückenhaut signifikant höher als in der caudalen Rückenhaut ist. Bei weiterer Reifung und Alterung gleichen sich diese Differenzen weitgehend an. Die besonders an Labortieren untersuchten Unterschiede der Inkorporations-, Synthese- und Umsatzraten der Proteoglykane zwischen Bauch- und Rückenhaut sind bekannt[119].

Neben lokalisationsabhängigen Unterschieden der Stoffwechselraten der Proteoglykan- wie auch der Kollagen-Fraktionen (sowie ihres Gesamtgehaltes) im

---

[116] Siehe besonders DETTMER, NECKEL und RUSKA 1951, v. HERRATH und DETTMER 1951, SCHWARZ und MERKER 1959, DAHMEN 1966.

[117] UNNA 1894, HILL und MONTGOMERY 1940, EVANS, COWDRY und NIELSON 1943, ORMSBY und OLIVER 1947, STROBEL 1948, COOPER 1952, WELLS 1954, NELSON 1958, LORINCZ 1960, WAGNER 1960, MONTAGNA 1962, GANS und STEIGLEDER 1964, GLÜCKSMANN 1964, GIBSON und KENNEDI 1970.

[118] HILL und MONTGOMERY 1940, MORSCHES, HOLZMANN und KORTING 1966.

[119] LINDNER 1962, 1963, 1966a, b, JUNGE-HÜLSING 1963/1965, HOUCK, HESSE und JACOB 1967, HEIKKINEN und KULONEN 1968.

Hautbindegewebe bei der Alterung wären schichtenabhängige Unterschiede in Cutis und Subcutis zu prüfen. Das ist auch morphologisch bisher nicht ausreichend erfolgt. Am häufigsten wird in diesem Zusammenhang die Abnahme elastischer Fasern in den oberen Cutisschichten bei der Alterung betont[120].

Zum Teil scheint dieser Befund aber durch Lage- bzw. Verlaufsänderungen der elastischen Fasern vorgetäuscht zu sein. Eine Absicherung der unterschiedlichen Befunde über derartige alternsabhängige Lage- und Strukturänderungen elastischer wie auch kollagener Fasern durch biochemische Analysen der einzelnen Cutisschichten fehlt ebenso wie die Klärung alternsabhängiger Unterschiede des Proteoglykan- und Kollagengehaltes der einzelnen Cutisschichten.

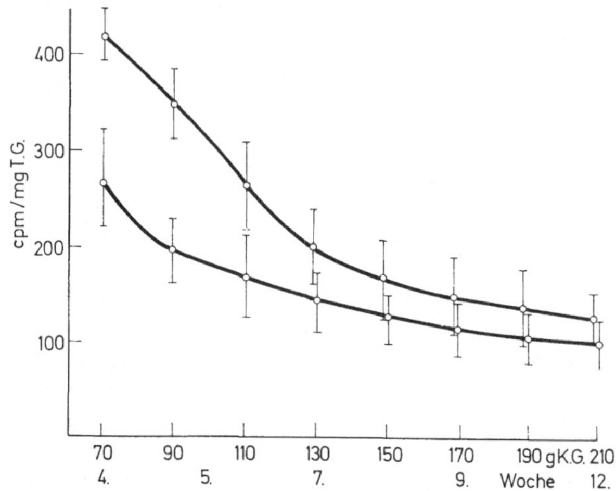

Abb. 7. Lokalisationsabhängige Unterschiede der ^{35}S-Sulfat-Inkorporationsraten der Rückenhaut (Ratte) während der Reifung (weiteres s. Text: 3.2)

Während histochemische Verfahren keine ausreichenden qualitativen und quantitativen Analysen alternsabhängiger Veränderungen des *Glykosaminoglykan-Gehaltes der Haut* aus methodischen Gründen erbrachten[121], haben biochemische Analysen der Gesamtcutis eine bei den verschiedenen Species relativ übereinstimmende Veränderung der Glykosaminoglykan-Muster der Haut bei der Alterung festgestellt: eine Relationsverschiebung mit Abnahme von Hyaluronsäure, wahrscheinlich auch von Chondroitin-6-Sulfat zugunsten einer Zunahme von Dermatansulfat und Keratansulfat[122]. Die beiden letztgenannten Glykosaminoglykane nehmen also auch in der Haut alternsabhängig zu, besonders Keratansulfat, welches während der fetalen und postnatalen Entwicklung in der Haut der verschiedenen bisher untersuchten Species fehlt. Das auch für die Haut spezifische Glykosaminoglykan-Muster verändert sich also alternsabhängig. Ob bei der Alterung auch eine Zunahme von Chondroitinsulfat-, speziell von Dermatansulfat- und Keratansulfat-Hybriden stattfindet, ist noch nicht ausreichend geklärt. Die Zunahme von Dermatansulfat und besonders von Keratansulfat in der Haut mit dem Alter sowie die Abnahme des Hyaluronsäuregehaltes gehen mit entspre-

[120] Ma und Cowdry 1950, Goldzieher, Rawls, Roberts und Goldzieher 1952, Cooper 1952, Wells 1954, Wagner 1960, Montagna 1962, Gans und Steigleder 1964.
[121] Lindner 1957, 1960a, b, c, 1962, 1963, Montagna 1962, Gans und Steigleder 1964, Szirmai 1970, u. a.
[122] Bollet, Bonner und Nance 1963, Dorfman 1963, 1964, Clausen 1963, Ciferri und Rajagh 1964.

chenden Zu- bzw. Abnahmen der Syntheseraten dieser 3 Glykosaminoglykane einher, stellen also keine relativen Konzentrationsänderungen dar (s. auch unten)[123]. Der Heparingehalt der Haut fällt ebenfalls alternsabhängig ab[124]. Die Heparinmenge der Haut (etwa 10% des Gesamt-MPS-Gehaltes) hängt allein von ihrem Gehalt an Mastzellen ab, welcher Species-, Geschlechts- und Lokalisationsunterschiede aufweist und wie die Gesamtzellzahl der Haut mit steigendem Alter abnimmt[125].

Die genannten alternsbedingten Veränderungen des *Glykosaminoglykan-Musters* der Haut, besonders die Abnahme an Hyaluronsäure (welche von den Glykosaminoglykanen das höchste effektive hydrodynamische Volumen besitzt), haben neben den Alternsveränderungen des Kollagens Anteil an der bekannten alternsabhängigen Abnahme des Wassergehaltes auch der Haut (um etwa 25%)[126], mit den entsprechenden funktionellen Folgen (s. auch 2.2 sowie 2.3).

Nach den bisherigen Untersuchungen nimmt die *biologische Halbwertszeit* der Glykosaminoglykane der Haut mit dem Alter zu, z.T. um ein Mehrfaches (z.B. im Falle des Chondroitinsulfats von 2—3 Tagen in der Haut neugeborener Ratten auf 12—14 Tage in der Haut 2 Jahre alter Ratten, bei etwa entsprechenden Verlängerungen der Halbwertszeiten von Chondroitinsulfaten bei anderen Species [einschließlich des Menschen] sowie entsprechender Verlängerung der Halbwertszeit von Hyaluronsäure, etwa in den gleichen Größenordnungen). Die *Umsatzraten* der Glykosaminoglykan-Fraktionen der Haut nehmen mit dem Alter entsprechend ab[127]. Die Untersuchungen der letzten Jahre haben gezeigt, daß die bisherigen Feststellungen über alternsabhängige Veränderungen der Halbwertszeiten und Umsatzraten der Glykosaminoglykanfraktionen auch der Haut durch genauere Analysen ergänzt werden müssen (einschließlich der Frage, ob in der Haut wie im Rippenknorpel alternsabhängig der Proteinanteil der Proteoglykane verdreifacht wird und dadurch die Alterszunahme von Nichtkollageneiweiß auch in der Haut wenigstens z.T. bedingt ist [s. auch 2.3.2.—4.])[128].

Am besten ist der *Gesamtgehalt* der Grundsubstanzpolysaccharide der Haut mit biochemischen Bausteinanalysen untersucht. Er beträgt in der menschlichen Haut zwischen 0,5—1% des Trockengewichtes, zeigt speciesabhängige Unterschiede (z.B. bei der Ratte mit $^1/_5$ bis zu $^1/_3$ des Wertes der menschlichen Haut) und ist gegenüber dem Anteil des Kollagens außerordentlich niedrig (z.B. prozentualer Anteil des Kollagens am Trockengewicht der menschlichen Haut zwischen 70—80%, am Frischgewicht zwischen 20 und 30%). Der Proteoglykan-Gesamtgehalt der Haut nimmt mit dem Alter ab, wie besonders durch Uronsäurenanalysen gezeigt wurde, während die viel häufiger benutzten Hexosamin-Analysen nicht nur saure, sondern zugleich auch (und besonders) neutrale Polysaccharide miterfassen[129].

Nach der übereinstimmenden Feststellung eines alternsabhängigen Abfalles des *Gesamthexosamingehaltes* der Haut ist demnach auch eine Abnahme neutraler

[123] HAUSS, JUNGE-HÜLSING und SCHULZE 1960, HAUSS und JUNGE-HÜLSING 1961, HOUCK, DE ANGELO und JACOB 1961, HOFFMANN und MEYER 1962, CLAUSEN 1963, JUNGE-HÜLSING 1963/1965, CHVAPIL 1967, u.a.

[124] SCHILLER und DORFMAN 1960.

[125] LINDNER 1957, 1960, 1963, 1966, SCHILLER und DORFMAN 1960, MONTAGNA 1962, CLAUSEN 1963, GANS und STEIGLEDER 1964.

[126] MATSUMURA, TORRI, WHITE und TANAKA 1971.

[127] SCHILLER, MATHEWS, CIFONELLI und DORFMAN 1956, MUIR 1958, SCHILLER und DORFMAN 1960, HAUSS, JUNGE-HÜLSING und SCHULZE 1960, HAUSS und JUNGE-HÜLSING 1961, PRODI 1962, HAUSS, JUNGE-HÜLSING und HOLLÄNDER 1962.

[128] KRÖZ und BUDDECKE 1967, BUDDECKE, KRESSE und SEGETH 1971.

[129] SMITS 1957, PRODI 1962, CLAUSEN 1962a, 1963, MORGAN 1963, JUNGE-HÜLSING 1963/1965, GRIES und LINDNER 1963a, GRIES 1965, GRIES und LINDNER 1966, GRIES, LINDNER und FREYTAG 1966, MATSUMURA, TORRI, WHITE und TANAKA 1971.

Polysaccharide der Haut bei der Alterung wahrscheinlich, jedoch noch durch entsprechende Fraktionierungsuntersuchungen abzusichern. Das gilt auch für geschlechtsabhängige Unterschiede sowie Einflüsse alternsabhängiger Änderungen der hormonalen Kontrolle dieser Proteoglykan-Stoffwechselparameter (s. auch Abb. 8 und 10)[130]

Entsprechend diesen Befunden ist ein alternsabhängiger Abfall des Hexosamin: Hydroxyprolin-Verhältnisses in der Haut des Menschen und verschiedener Säuger weitgehend übereinstimmend von den einzelnen Arbeitsgruppen nachgewiesen worden[131].

Der Hydroxyprolingehalt und damit die *Kollagengesamtmenge* der Haut nehmen mit dem Alter zu[132]. Prinzipiell gleiche Veränderungen wie in der Cutis sind nach den bisherigen Untersuchungen auch in der Subcutis festgestellt worden[133].

Wie in Abb. 7 bereits angedeutet und in Abb. 8 nachgewiesen, besteht der Abfall der ^{35}S-Sulfat-Inkorporationsraten sowie der Grundsubstanzsynthese der Haut (wie anderer Bindegewebe) nicht nur während der Alterung, sondern auch und in viel stärkerem Maße während der Reifung. Dabei ist ein z.T. dreiphasiger Abfall der Inkorporations- und Syntheseraten sulfatierter Glykosaminoglykane nachweisbar (entsprechend den Befunden eines parallelen Abfalles der Gesamt-Proteinsynthese während der Reifung, einschließlich der Enzymeiweißsynthesen und Enzymaktivitäten, auch der zur Glykosaminoglykan-Synthese benötigten Sulfokinasen)[134].

Parallel dazu ist von Clausen (1962) bei biochemischen Bausteinanalysen des Gesamtgehaltes ein steilerer Abfall des mit Hilfe der Hexosamingesamtbestimmung nachgewiesenen Polysaccharidgehaltes der Haut während der Entwicklung in der Pränatalperiode menschlicher Feten (bei parallelem Anstieg des Hydroxyprolin- und damit des Kollagengehaltes der Haut) nachgewiesen. Demnach besteht ein Abfall des Hexosamin:Hydroxyprolin-Verhältnisses bereits mit steigendem fetalem Alter[135]. Wie die ^{35}S-Sulfat-Inkorporationsratenmessung als Routine-Indicatormethode für die Synthese der Grundsubstanz ergeben auch die Gesamtgehaltsanalysen der Bindegewebszwischensubstanz der Haut, daß die stärksten Veränderungen in der Fetalperiode und während der Reifung erfolgen, während der weitere Verlauf während der Alterung bis zum Senium immer flacher, jedoch gleichsinnig abläuft (entsprechend der in Abb. 8 und 10 anhand der ^{35}S-Sulfat-Inkorporationsraten dargestellten Verlaufskurve).

Für den *Kollagengesamtgehalt* ist eine entsprechende Reduktion des primären Anstieges in der Fetalperiode postnatal während der Reifung festzustellen, bis dann während der Alterung bis zum hohen Senium ein stärkerer Anstieg des Kollagengesamtgehaltes der Cutis von Ratte, Kaninchen und Mensch erfolgt, wie

---

[130] Boucek, Noble, Kao, Eldern und Woessner 1952, Boucek, Noble, Kao und Eldern 1958, Sobel, Gabay, Wright, Lichtenstein und Nelson 1958, Asboe-Hansen 1963a, b, Morgan 1963, Junge-Hülsing 1963/1965, Gries 1965, Gries und Lindner 1966, Gries, Lindner und Freytag 1966, Lindner und Freytag 1967, Lindner 1968, 1969/1971, u.a.

[131] Smits 1957, Kao, Hilker und McGavack 1960, 1961, McGavack und Kao 1960, Murray, Watts und Ring 1961, Kao, Hitt, Dawson und McGavack 1962, Clausen 1962a, b, 1963, Junge-Hülsing 1963/1965, Gries 1965.

[132] Elster und Lowry 1950, Smits 1957, Kao, Hilker und McGavack 1960, 1961, McGavack und Kao 1960, Harkness 1961, Houck, de Angelo und Jacob 1961, Setni, Ramey und Houck 1961, Bakerman 1962, Clausen 1962a, b, 1963, Cadavid, Denduchis und Mancini 1963, Gries 1965, Nimni, de Guia und Bavetta 1965, Mills und Bavetta 1966, Houck, Hesse und Jacob 1967. Heikkinen und Kulonen 1968.

[133] Boas und Peterman 1953, weiteres s. u.   [134] Gerlach 1963.

[135] Wie postfetal: Sobel und Marmorston 1958, Sobel, Gabay, Wright, Lichtenstein und Nelson 1958 (weiteres s. [132]).

bereits von Sobel und Marmorston (1959) festgestellt wurde. Die Signifikanz der Befunde wäre noch bei Benutzung anderer Parameter als des Trockengewichtes bzw. des Gesamtstickstoffgehaltes zu erweisen.

Dabei sind speciesabhängige Unterschiede des Kollagengesamtgehaltes der Haut zu berücksichtigen, besonders bei der Alterung (weiteres s. [132]).

Bei getrennter Untersuchung der 3 Kollagenfraktionen nimmt der Gesamtgehalt der neutralsalzlöslichen und der citratlöslichen Fraktion mit dem Alter ab, der Gehalt der essigsäurelöslichen und der unlöslichen Kollagenfraktion zu. Auch in der Haut sind die kochsalz- und citratlöslichen Kollagenfraktionen während der postnatalen Wachstumsperiode am größten und fallen nach deren Abschluß bereits

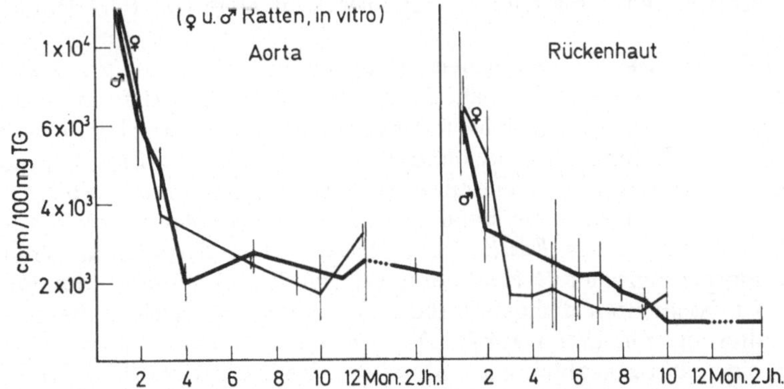

Abb. 8. Beispiele der bei Entwicklung und Alterung bestehenden geschlechtsabhängigen Unterschiede der ^{35}S-Sulfat-Inkorporation als Indicatormethode der Glykosaminoglykan-Proteinkomplex-Synthese der Grundsubstanz), am Beispiel der Aorta und der Haut der Ratte (mit dreiphasigem Abfall während der Reifung und nur geringem Abfall bei der weiteren Alterung) (s. zum Vergleich auch Abb. 10 sowie Text: 3.2 und 3.10)

vor Einsatz der Alterung beträchtlich ab (ohne geschlechtsabhängige Unterschiede). Die essigsäurelösliche Kollagenfraktion ist ebenfalls in der Wachstumsperiode am größten, fällt dann ab und steigt im Alter wieder an. Dementsprechend sind die *Umsatzraten* der 3 Kollagenhauptfraktionen alternsabhängig auch in der Haut reduziert und ihre biologischen *Halbwertszeiten* erhöht. Sie betragen in der Haut junger Ratten für die neutralsalzlösliche Fraktion zwischen 17—20 Tagen, für die säurelösliche Fraktion etwa die gleiche Zeit, für die unlösliche Kollagenfraktion zwischen 30 und 42 Tagen. Im hohen Alter können diese biologischen Halbwertszeiten auch des Kollagens vervielfacht sein (bis zu 300 Tagen) (s. auch 2.3.2). Demgegenüber liegen am Gesamttier (Ratte) die Halbwertszeiten für die löslichen Kollagenfraktionen zwischen 1—5 Tagen, für das unlösliche Kollagen zwischen 50 und 100 Tagen beim Jungtier (dagegen für unlösliches Kollagen der senilen Ratte ebenfalls bei 300 Tagen).

Diese Relationsverschiebung der löslichen Kollagenfraktionen zugunsten des unlöslichen Kollagens ist also durch alternsabhängige Änderungen der einzelnen Stoffwechselparameter des Kollagens sowie durch die im Kollagenkapitel (2.3) ausgeführte, alternsabhängige Zunahme inter- und intramolekularer Kreuzbindungen des unlöslichen Kollagens erklärt[136].

[136] Gross, Highberger und Schmitt 1955, Gross 1958, Banfield 1959, Meyer und Verzár 1959, Gerber, Gerber und Altman 1960a, b, McGavack und Kao 1960, Houck, de Angelo und Jakob 1961, Kao, Hilker und McGavack 1960, 1961, Lindstedt und Prockop 1961, Verzár und Willenegger 1961, Bakerman 1962, Hörmann 1962, Joseph und Bose 1962, Wirtschafter und Bentley 1962, Cadavid, Denduchis und Mancini 1963, Sinex 1964, Mills und Bavetta 1966, Piez, Martin, Kang und Bornstein 1966, Nimni, de Guia und Bavetta 1967, Heikkinen und Kulonen 1968, Bjorksten 1968, Grasedyck, Wulff, Erl und Lindner 1971, u.a.

Außerdem ist bei der Alterung der Haut die biologische Halbwertszeit des unlöslichen Kollagens erhöht und seine Umsatzrate vermindert. Beide Werte sind in den verschiedenen Bindegeweben keineswegs konstant, sondern lokalisationsabhängig verschieden[137].

Die kürzeste Halbwertszeit des unlöslichen Kollagens (mit 2 Tagen!) besitzt der postpartale Uterus[138]. Die dabei eminent gesteigerte Kollagenolyse und damit der *Kollagenabbau* sind in ihrer Alternsabhängigkeit an der Haut bisher nur unzureichend geprüft[139].

Die bisherigen Befunde sprechen für eine Abnahme kollagenolytischer Aktivitäten der Haut wie anderer Enzymaktivitäten einschließlich der besonders untersuchten proteoglykanabbauenden Glykosidasen auch in der Haut bei der Alterung.

Damit haben die biochemischen Analysen alternsabhängiger Zwischensubstanzänderungen der Haut die bisherigen morphologischen Befunde bestätigt, erweitert und quantitativ abgesichert. Dagegen ist eine ausreichende Analyse der morphologischen Befunde alternsabhängiger Änderungen der Fibrillen- und Faserdicke bei der Alterung mit biochemischen Methoden noch nicht erfolgt[140].

Das gilt auch für die eingehend erwähnten morphologischen Befunde über Alternsveränderungen des *Elastins* der Haut. Neben Strukturänderungen wird aufgrund morphologischer Befunde eine relative Zunahme und Abnahme in den einzelnen Cutisschichten diskutiert (bereits seit den sorgfältigen Beschreibungen der Hautalterung von Unna 1894). Die bisherigen biochemischen Befunde sprechen für eine alterungsabhängige Abnahme des Elastingehaltes der Haut (bei Zunahme des „elastoiden" denaturierten Kollagens: s. 2.3.2.—4.)[141]. Auch über den Elastinabbau in der Haut bestehen noch keine ausreichenden Kenntnisse[142]. Eine relative Zunahme des elastischen Bindegewebes der Haut wird durch das Zusammenrücken der elastischen Fasernetze im höheren Alter erklärt. Die eingangs genannten degenerativen Veränderungen des Elastins sind wie die übrigen Zwischensubstanzänderungen der Haut im höheren Alter für die Zunahme des Mineralgehaltes (bei gleichzeitiger Abnahme des Wassergehaltes) verantwortlich und damit für die alternsabhängigen Änderungen der funktionellen Eigenschaften der Haut[143].

Alternsabhängige Änderungen der Kollagen- (sowie der Elastin-)Synthese der Haut, besonders aber der Synthese löslicher Kollagenfraktionen[144] sind besonders experimentell untersucht worden nach der Methode von Hutton, Tappel und Udenfriend (1966), in letzter Zeit auch mit Bestimmung der Protokollagen-Prolinhydroxylase-Aktivität (Übersicht s. Uitto 1970). Dabei ergaben sich metho-

---

[137] Gerber, Gerber und Altman 1960a, b, Harkness 1961, Houck, de Angelo und Jacob 1961, Junge-Hülsing 1963/1965, Gries 1965, Gerlach 1966, Lindner 1968, 1969, 1971, Lindner, Grasedyck, Ropohl, Szarvas, Erl und Limbrock 1970.

[138] Woessner und Breva 1963.

[139] Keech 1954, Gerber, Gerber und Altman 1960, Gries und Lindner 1960, 1961, 1963a, b, 1966, Mandl 1961, Prockop 1962, Morgan 1963, Gries 1965, Woods und Nichols 1965, Mills und Bavetta 1966, Houck, Hesse und Jacob 1967, Strauch und Vencelj 1967, Strauch, Vencelj und Hannig 1968, Lindner, Grasedyck, Ropohl, Szarvas, Erl und Limbrock 1970, Lindner, Prinz, Grade, Kölln und Grasedyck 1971.

[140] Nemeth-Csoka 1965, Nemetschek 1968, Szirmai 1970.

[141] Lowry, Gilligan und Katersky 1941, Ormsby und Oliver 1947, Kirk und Kvorning 1949, Ma und Cowdry 1950, Gillman, Penn, Bronks und Roux 1955, Partridge 1958, Hall 1961, 1964, Montagna 1962, Feyrter und Niebauer 1966a, b, Joiner, Puchtler und Sweat 1967, Gibson und Kennedi 1970, u.a.

[142] Slack 1954, Mandl 1961.

[143] Ma und Cowdry 1950, Rollhäuser 1950, Montagna 1962, Gans und Steigleder 1964, Schallock 1965, Feyrter und Niebauer 1966a, b, Gibson und Kennedi 1970.

[144] Kao, Hilker und McGavack 1961, Gries und Lindner 1963, Peterkowsky und Udenfriend 1963, Heikkinen, Mikkonen und Kulonen 1964, Gries 1965, Heikkinen und Kulonen 1968. Kao und McGavack 1969.

disch bedingte Befundunterschiede, die zu der Auffassung führten, daß im höheren Alter bei Entzündungen und Wundheilungen weniger Zwischensubstanz gebildet wird[145]. Von BENEKE und SCHMITT (1971) ist jedoch nachgewiesen, daß alterungsabhängig auch im Granulationsgewebe die Zellproliferation und -population abnimmt, also niedriger als im Granulationsgewebe jüngerer Tiere ist. Bei Benutzung des biochemisch bestimmten DNS-Gehaltes als Parameter (anstelle des Frisch- oder Trockengewichtes bzw. des Eiweiß- oder Gesamtstickstoffgehaltes) ergibt sich, daß die Fibroblasten alter Tiere die gleiche Kollagenmenge wie die Fibroblasten junger Tiere in der Zeiteinheit synthetisieren. Entsprechendes gilt für die Proteoglykansynthese[146]. Jedoch findet man nach Abklingen der traumatischen oder nichttraumatischen Entzündung bzw. der Wundheilung eine raschere Anpassung der Kollagenfraktionsverteilung und insbesonders des Alters des unlöslichen Kollagens an das „Kollagenalter" des betreffenden Organismus[147] (weiteres s. 2.1.—3.).

3.2.2 Subcutis

Morphologische Befunde über alternsabhängige Veränderungen des subcutanen Fettbindegewebes zeigen starke individuelle Unterschiede in Abhängigkeit vom Ernährungszustand. Außerdem sind die bereits an der Cutis besprochenen lokalisationsabhängigen Unterschiede noch nicht ausreichend berücksichtigt. Auch im subcutanen Fettbindegewebe nimmt der Wassergehalt bei der Alterung ab, der Lipidgehalt zu, desgleichen der Gesamtstickstoffgehalt.

Biochemische Bausteinanalysen ergaben auch am subcutanen Fettbindegewebe eine alternsabhängige Abnahme des Gesamthexosamingehaltes sowie eine Zunahme des Gesamthydroxyprolingehaltes, ferner einen Abfall des Hexosamin:Hydroxyprolinverhältnisses mit steigendem Alter. Der Elastingehalt nimmt ebenfalls ab[148].

Wahrscheinlich kommt es auch in der Subcutis wie in anderen Fettgeweben erst im Senium zu einer Reduktion des prozentualen Stickstoffgehaltes. Die morphologischen Feststellungen einer Kollagenzunahme im subcutanen Fettgewebe werden bisher nur durch die sehr präzisen Untersuchungen von MOHR (1969), MOHR, BENEKE und BALZER (1969) sowie MOHR und BENEKE (1968, 1970) am braunen und weißen Fettgewebe der Ratte näher erklärt (auch hinsichtlich der Beziehungen zu Alternsveränderungen des DNS-Gehaltes der Fettzellen). Danach nimmt ebenfalls nach der Entwicklung und Reifung während der Alterung das fettfreie Trockengewicht kaum noch zu, sondern nur der Fettgehalt durch eine Fettspeicherung im untersuchten Rattenfettgewebe. Der Gesamtkollagengehalt ist im weißen Fettgewebe höher und steigt mit der Alterung stärker an als im braunen Fettgewebe. Außerdem ist der Anteil des unlöslichen Kollagens im weißen Fettgewebe gegenüber dem braunen zunehmend höher (bei Bestimmung der thermischen Kontraktion sogar höher als das entsprechende Kollagen der Rattenschwanzsehne der gleichen Tiere). Daraus wird auf die Notwendigkeit einer stärkeren Stabilisierung der Fettzellen des weißen Fettgewebes geschlossen (gegenüber dem braunen Fettgewebe, in welchem die Essigsäure- und die durch thermische Kontraktion löslichen Kollagenfraktionen offenbar in den meisten Lebensabschnitten von vornherein höher sind). Ob dies einen höheren Kollagenumsatz

---

[145] LÖFSTRÖM und ZEDERFELDT 1957, KAO, HILKER und MCGAVACK 1961, KAO, HITT, DAWSON und MCGAVACK 1962a, DOBERAUER 1962, HLAVÁČKOVÁ und HRŮZA 1964, HEIKKINEN und KULONEN 1968, HRŮZA und HLAVÁČKOVÁ 1969, MONTAGNA 1970.

[146] GRIES und LINDNER 1963, GRILLO 1963, GLÜCKSMANN 1964, GRIES 1965, LINDNER, FREYTAG, JURUKOWA, BESTE und GRIES 1966, LINDNER 1966b, c, LINDNER, GRASEDYCK und JOHANNES 1968.

[147] HRŮZA und HLAVÁČKOVÁ 1963, VERZÁR und WILLENEGGER 1961, VERZÁR 1963, 1964a, b.

[148] KIRK und KVORNING 1949, SMITS 1957, CLAUSEN 1962, 1963, MONTAGNA 1962, GANS und STEIGLEDER 1964, SZIRMAI 1970.

dieses Fettgewebes gegenüber dem weißen bedeutet (wobei der Anteil der löslichen Kollagenfraktionen gegenüber der unlöslichen stets entsprechend größer ist), bleibt noch zu klären. Für das subcutane Fettgewebe des Menschen wie für andere Fettbindegewebe stehen also weitere biochemische Analysen der bei den übrigen Bindegeweben besprochenen Proteoglykan- und Kollagen-Stoffwechselprozesse über den Lebensablauf noch aus.

3.3. Knorpel

Alternsveränderungen am Knorpel sind wie an anderen Bindegeweben lokalisationsabhängig verschieden. Diese Unterschiede sind bisher mit morphologischen und biochemischen Verfahren noch nicht vollständig erfaßt. Das gleiche gilt für zusätzliche geschlechtsabhängige Unterschiede der Alterungsveränderungen des Knorpels.

3.3.1. Knorpelzellen

Mit *lichtoptischen* Verfahren sind bei der Alterung von Knorpelzellen Änderungen von Form und Größe der Kerne sowie des Zelleibes, vor allem Änderungen des Glykogen- und Fettgehaltes angegeben, der also in Knorpelzellen aller Altersstufen nachweisbar ist[149]. Der Lipidgehalt nimmt gegen Ende der Lebensdauer der Knorpelzelle zu (elektronenoptische Befunde und Erklärungen für diesen Sachverhalt s. unten).

Bausteinhistochemisch sind in Knorpelzellen keine eindeutigen alternsabhängigen Veränderungen nachweisbar, ebensowenig fermenthistochemisch. Dieses Resultat ist methodisch bedingt, hinsichtlich fermenthistochemischer Nachweise alternsabhängiger Änderungen des Enzymgehaltes von Knorpelzellen vor allem dadurch, daß mit diesen Verfahren keine ausreichenden quantitativen Befunde über alternsabhängige Zu- oder Abnahmen von Enzymaktivitäten zu erheben sind[150].

Elektronenoptisch werden an Knorpelzellen Größenänderungen der Kerne (z. T. Verkleinerungen, aber auch Vergrößerungen) bei der Alterung angegeben. Bei absorptionsphotometrischen quantitativen Bestimmungen des DNS-Gehaltes (Feulgen-Photometrien) der Knorpelzellkerne sind auch an diesen Zellen alternsabhängige Polyploidisierungen nachgewiesen.

Auch die elektronenoptischen Befunde über alternsabhängige Änderungen des Gehaltes der Knorpelzellen an Cytoplasmaorganellen sind nicht einheitlich: Abnahmen von Zellorganellen werden ebenso wie Zunahmen angegeben. Am einheitlichsten ist noch die Feststellung einer Mitochondrienabnahme. Dieser Befund entspricht der biochemischen Beobachtung, daß Atmung und aerobe Glykolyse des Knorpels mit zunehmendem Alter progressiv abfallen (der Sauerstoffverbrauch bis zu 90% bei alten gegenüber jungen Tieren)[151].

Da jedoch biochemische Analysen der Aktivität mitochondrialer, lysosomaler und weiterer zellgebundener Enzymaktivitäten bisher in der Regel nicht auf den Zellgehalt des Knorpels bezogen wurden, ist hier wie an anderen Bindegeweben hinsichtlich alternsabhängiger Veränderungen von Enzymaktivitäten ein durchaus falsches Bild entstanden. Das gilt für die Stoffwechselaktivität alternder

---

[149] Linzbach 1944, Lindner 1957, 1960, 1963, 1967, 1969, Beckert und Dominok 1969, Sokoloff 1969, Thurner 1969, Knese 1970b.

[150] Lindner 1957, 1960, 1963, 1971, Otte 1965, Dahmen 1966, Silberberg, Stamp, Lesker und Hasler 1970, u. a.

[151] Bowie, Rosenthal und Wagoner 1941, Boyd und Neumann 1954, Lindner 1963, 1964, Lindner, Freytag, Jurukowa, Beste und Gries 1966, Lindner 1967, 1968, 1969, Delbrück 1968, Shulman und Meyer 1968, Knese 1970b, u. a.

Bindegewebe überhaupt. Denn wie in anderen Bindegeweben ist auch für den Knorpel als Charakteristikum alternsabhängiger Veränderungen eine Relationsverschiebung zwischen zelligen und nichtzelligen Bestandteilen bei der Alterung nachzuweisen: mit einer Zunahme der Zwischensubstanz gegenüber dem Zellgehalt. Bei Benutzung des Frisch- oder Trockengewichtes, bzw. des Stickstoff- oder Gesamteiweißgehaltes als Parameter für die Analyse von Enzymaktivitäten geht dieser Fehler generell mit ein[152]. Denn bisherige Untersuchungen mit Benutzung des DNS-Gehaltes als Parameter der Zellzahl (Kaliumwerte wurden bisher beim Knorpel noch nicht als Bezugsgröße verwendet) können sogar Enzymaktivitätssteigerungen von Bindegewebszellen auch des Knorpels (wie des Sauerstoffverbrauches) bei der Alterung nachweisen. Aussagen über alternsabhängige Veränderungen von Enzym- (wie von Stoffwechsel-)Aktivitäten sind ferner dadurch erschwert, daß die Zellpopulation in Bindegeweben bei der Alterung keineswegs ein durchgängig gleiches Alter besitzt. Besonders im Gelenkknorpel ist nachgewiesen, daß in allen Altersstufen neben alternden Zellen jugendliche mit elektronenoptisch reichlicher Ausstattung an Zellorganellen vorliegen[153]. Nach den bisherigen elektronenoptischen Befunden ergibt sich nur, daß im alternden Knorpel die Zahl alternder Zellen gegenüber jugendlichen zunimmt. Denn bis zum Senium ist die Regenerationsfähigkeit der Knorpelzellen erhalten. Untersuchungen mit ^{3}H-Thymidin (Bestimmung von Markierungs- und Mitose-Indices) zeigten, daß der Zellumsatz im alternden Knorpel nachläßt, aber keineswegs erliegt[154]. ^{3}H-Thymidin-Autoradiographien zeigen außerdem (zur Schichtenabhängigkeit der Regeneration), daß auch im erwachsenen Knorpel in allen Schichten (mit Bevorzugung der mittleren und tiefen Zone des Gelenkknorpels noch im mittleren Lebensalter der Ratte Markierungen von Knorpelzellen in der DNS-Synthesephase des Generationscyclus vorliegen. Es besteht bisher kein Beweis dafür, daß es sich dabei um DNS-Synthesen und -Vermehrungen ohne Zellteilung im Rahmen von Polyploidisierungen handelt, die in höherem Alter in verschiedenen Bindegeweben vorkommen, mit dieser Methode jedoch nicht nachweisbar sind. Vielmehr sind die genannten autoradiographischen Befunde als Beweis dafür anzusehen, daß in allen Altersklassen Zellteilungen vorkommen, mit Reduktion während der Alterung, jedoch ohne zusätzlichen Beweis für die Annahme von OTTE (1965) hinsichtlich des Ersatzes der Knorpelzellen von der Oberfläche zur Basis des Gelenkknorpels.

Wie an anderen Bindegeweben ist somit aus den bisherigen Befunden ersichtlich, daß die *Lebensdauer* der Knorpelzellen von der Entwicklung über die Reifung zur Alterung bis in das hohe Senium in einer Verlaufskurve abnimmt, welche in etwa dem Alternsverlauf anderer Stoffwechselparameter entspricht. Würden diese aber auf den im Alter verminderten Zellgehalt bezogen werden, wäre zu postulieren, daß die alternde Bindegewebszelle (Knorpelzelle wie Gefäßwandzelle etc.) pro Zelle eine höhere Leistung als die jugendliche Zelle vollbringen kann. Das ist noch zu prüfen.

Je älter eine Knorpelzelle wird, desto spärlicher ist ihr Gehalt an Cytoplasmaorganellen des endoplasmatischen Reticulums, des Golgi-Apparates und der Mitochondrien, mit Zunahme lysosomaler Strukturen, speziell von Autophagolysosomen im Rahmen der Reduktion und des Abbaues von Cytoplasmastrukturen

---

[152] Siehe auch GERLACH 1963, 1965, LINDNER 1966a, b, c, 1967, 1968, 1969a, b, DELBRÜCK 1968, SILBERBERG, STAMP, LESKER und HASLER 1970.

[153] ZELANDER 1959, SILBERBERG und SILBERBERG 1961, SILBERBERG, SILBERBERG, VOGEL und WETTSTEIN 1961, DAVIES, BARNETT, COCHRANE und PALFREY 1962, SILBERBERG, SILBERBERG und HASLER 1966, 1967, KNESE 1970b, SILBERBERG, STAMP, LESKER und HASLER 1970.

[154] KOBURG 1961, MANKIN 1962a, b, 1963a, b, LINDNER 1963, 1964, 1966, LINDNER, FREYTAG, JURUKOWA, BESTE und GRIES 1966, LINDNER 1967, 1969/1971.

und -bestandteilen, wodurch der Lipidgehalt alternder Knorpelzellen erhöht wird (s. oben). Beim Abbau lipidhaltiger Membranen, auch von Mitochondrien (mit Desorganisation der Cristae, Zunahme von mitochondrialen Lipideinschlüssen etc.), erhöht sich der Lipidgehalt alternder Knorpelzellen wie durch ihre gleichzeitige Zunahme an Heterophagolysosomen (bei zunehmender Überladung mit intracellulär aufgenommenen und nicht weiter abbaubaren oder ausscheidbaren Substanzen). Mit diesen Vorgängen steht die alternsabhängige Zunahme von Lipofuscinpigment des Knorpels in Zusammenhang. Es resultiert schließlich die bereits makroskopisch erkennbare gelbbräunliche Verfärbung speziell des Rippenknorpels[155]. Die alternsabhängige Zunahme von Lipiden in der Knorpelmatrix ist somit in erster Linie nicht durch vermehrte Fetteinlagerung von außen, sondern durch den vermehrten Knorpelzelluntergang im höheren Alter bedingt. Da Lipide demnach auch im jugendlichen Knorpel intra- und extracellulär vorkommen, ist nur ihre Mengenzunahme für die Alterung typisch. Daß der Lipidgehalt wie der Glykogengehalt als „Energiestapel" anzusehen ist[156], ist unwahrscheinlich.

Unter den genannten Einschränkungen bisheriger biochemischer Enzymanalysen alternden Knorpels ist somit festzustellen, daß mit den verwendeten Bezugssystemen alternsbedingte Aktivitätsabnahmen fast aller geprüften Knorpelenzyme nachweisbar sind: Hexokinase, Glucose-6-Phosphatdehydrogenase, Phosphorylasen, Phosphoglucomutase, Phosphofructokinase, Aldolase, α-Glycerophosphatdehydrogenasen und speziell Lactat- und Citronensäuredehydrogenasen, desgleichen saure und alkalische Phosphatasen. Bei Untersuchung von Isoenzymmustern, speziell der Lactatdehydrogenase, ist eine alternsabhängige Verschiebung auch am Knorpel nachzuweisen. Bei Benutzung des DNS-Gehaltes als Parameter kann demgegenüber bei der Alterung (nach unterschiedlichem Verlauf der Enzymaktivität zwischen Entwicklung und Reifung bis zur Alterung) eine Zunahme fast aller vorgenannten Enzymaktivitäten mit Ausnahme der sauren und alkalischen Phosphatase nachgewiesen werden. Die dabei angenommene Steigerung der Umsatzraten der Knorpelzellen im hohen Alter ist noch nicht ausreichend gesichert, ebensowenig die Beweisführung, daß bei Berechnung der Enzymaktivität pro Knorpelzelle im wesentlichen Aktivitätsabfälle bestehen[157].

Schichtenabhängige Unterschiede des Knorpelzellstoffwechsels und seiner Alterung sind bisher noch nicht ausreichend geprüft. Die bisherigen morphologisch-histochemischen Befunde und vergleichenden biochemischen Analysen ergaben an Gelenk-, Rippen- und Trachealknorpel auch alternsabhängige Unterschiede zwischen den oberflächlichen, mittleren und tiefen Knorpelschichten, mit stärkerer Stoffwechselaktivität der oberflächlichen bzw. subperichondralen Knorpelschichten gegenüber den zentralen, welche eher altern und degenerative Veränderungen aufweisen. Am Rippen- und Trachealknorpel nehmen auch die Zwischensubstanzsynthesen in zentralen Anteilen eher als in den peripheren ab[158].

Von besonderem Interesse sind die feinen filamentösen intracytoplasmatischen Fibrillen der Gelenkknorpelzellen besonders bei der Alterung. Sie zeigen schichtenabhängige Unterschiede: In den oberflächennahen Schichten des Gelenkknorpels kommen diese Fibrillen während der Reifung und im frühen Erwachsenenalter nur spärlich vor, in der 3. und 4. (also tieferen) Zone reichlicher mit Zunahme bei der Alterung. Dieser Zunahme filamentöser Fibrillenstrukturen geht ein Abfall anderer Zellorganellen parallel. Es handelt sich dabei um die sog. Verfaserung von Knorpelzellen, die auch an Synovialisdeckzellen und anderen Bindegewebszellen

---

[155] Wie in Parenchymzellen: Reichel 1968.

[156] Davies, Barnett, Cochrane und Palfrey 1962; Übersicht s.: Knese 1970b.

[157] Schlager 1959, Otte 1965, Platt und Dorn 1968a, b, Delbrück 1968, Platt 1970, 1971, Silberberg, Stamp, Lesker und Hasler 1970.

[158] Lindner 1957, 1960, 1963, 1964, 1967, 1968, 1969, 1971, v. Schlieben 1964, Kröger 1965, Beneke, Endres, Becker und Nitschke 1966, Beneke, Endres, Becker und Kulka 1966, Platt und Dorn 1968a, b.

beschrieben wurde und ein wesentliches morphologisches Charakteristikum alternder, stoffwechsel- und funktionsreduzierter Zellen dastellt. Ob diese Befunde auf einer alternsabhängigen stärkeren Reduktion der Kollagenhydroxylasen (s. 2.3.2.) mit intracellulärem Anstau nicht hydroxylierten und deswegen nicht ausschleusbaren Protokollagens beruhen, ist weiter zu prüfen[159].

3.3.2. Grundsubstanz

Bei den vorgenannten Untersuchungen *schichtenabhängiger* Unterschiede sind demnach Veränderungen des Grundsubstanz- und Kollagengehaltes sowie weiterer Stoffwechselgrößen der Zwischensubstanz des Knorpels noch nicht ausreichend geprüft. Da der Gelenkknorpel keine Hyaluronsäure produziert, sind Nachweise dieses Glykosaminoglykans in den oberen Gelenkknorpelschichten (zunehmend bei Alter und „Degeneration") abhängig von einer Diffusions- und mechanisch bedingten Einpressung von Synovialflüssigkeit aus der Gelenkhöhle[160].

Die bekannten *morphologischen* Alternsveränderungen der Knorpelzwischensubstanz wurden histologisch-histochemisch mit einer Abnahme der Grundsubstanz in den verschiedenen Schichten besonders des Gelenkknorpels erklärt, welche zu einer Faserdemaskierung, -degeneration, Faserasbestose, „albumoiden Degeneration" etc. führen, mit der Tendenz zur verstärkten Mineraleinlagerung im Zusammenhang mit der Grundsubstanzabnahme[161] (s. auch: 2.5.).

Von diesen Autoren wurde zugleich gezeigt, daß nur vergleichende histologisch-histochemische und biochemische Untersuchungen weitere Aussagen über alternsabhängige (qualitative und quantitative) Zwischensubstanzveränderungen des Knorpels zulassen. In diesem Zusammenhang sind zuerst und am meisten *biochemische Bausteinanalysen* durchgeführt worden, welche neben speciesabhängigen Unterschieden vor allem lokalisationsabhängige Variationen des *Grundsubstanz- und Kollagengehaltes der Knorpelzwischensubstanz* in den bisher untersuchten Entwicklungs- und Alterungsphasen ergaben. So ist z.B. der Hexosamingehalt im Nasenknorpel höher als im Rippen- und Gelenkknorpel. Der Hydroxyprolin- (und damit der Kollagen-)Gehalt kann jeweils das 4—8fache des Hexosamingehaltes betragen. Damit wird jedoch nicht nur der Anteil an Glykosaminoglykanen, sondern auch an neutralen Polysacchariden bestimmt, der alternsabhängig (ebenso wie der „Nichtkollageneiweißgehalt", s. 2.3.2 und 2.4) im Knorpel der verschiedenen Lokalisation zunimmt (wie in alterndem Bindegewebe überhaupt)[162]. Mit der Uronsäurengesamtgehaltsbestimmung werden zwar die Glykosaminoglykane isoliert erfaßt, jedoch nicht das alternsabhängig gerade im Knorpel zunehmende Keratansulfat, weshalb Uronsäure-Analysen für die Beurteilung der Knorpelalterung auch kaum ausreichen.

Im wesentlichen kommen Chondroitin-4-Sulfat, Chondroitin-6-Sulfat und Keratansulfat in den verschiedenen Knorpelgeweben vor. Schichten- und lokalisationsabhängige Unterschiede der Verteilungsmuster dieser Glykosaminoglykane sind während Entwicklung und Alterung noch nicht ausreichend geprüft.

Prinzipiell ist am Knorpel (wie an Haut, Gefäßwand, Sehnengewebe und anderen Bindegeweben) eine Abnahme des *Hexosamin- und Uronsäurengehaltes* und

---

[159] JUVA und PROCKOP 1966, MEACHIM und ROY 1967, SILBERBERG, SILBERBERG und HASLER 1967, LINDNER 1968, 1969/1971, 1970, UEBERBERG 1969, 1970, UITTO 1970, UEBERBERG und LINDNER 1971.

[160] BALAZS, BLOOM und SWANN 1966, LINDNER 1968, 1969, 1971.

[161] LOEWI 1953, LINDNER 1957, 1959, 1960a, b, 1967, SCHALLOCK und LINDNER 1957, SCHALLOCK 1960, 1965, STOCKWELL und SCOTT 1965, QUINTARELLI und DELLOVO 1966, BENEKE, ENDRES, BECKER und NITSCHKE 1966, BENEKE, ENDRES, BECKER und KULKA 1966, SOKOLOFF 1966, 1969, THURNER 1969, KNESE 1970b.

[162] RATZENHOFER und SCHAUENSTEIN 1952, HAPPEY, PEARSON, NAYLOR und TURNER 1969, BENEKE, GOUBEAUD und SCHMITT 1969.

damit der Grundsubstanz bei einem Anstieg des Hydroxyprolin- und damit des Kollagenfasergehaltes bei der Alterung nachweisbar (und damit zugleich eine Abnahme des Hexosamin:Hydroxyprolinverhältnisses)[163]. Da die Mengenverhältnisse der genannten Hauptglykosaminoglykane in den verschiedenen Knorpelarten und -lokalisationen unterschiedlich sind, können die bisherigen Ergebnisse nur als vorläufig angesehen werden[164]. Insbesondere liegen noch keine ausreichenden Untersuchungen über alternsabhängige Veränderungen von Chondroitinsulfat-Keratansulfat-Hybridisierungsformen, von Unterschieden der Kettenlängen, von möglichen Übersulfatierungen und von Molekulargewichtsveränderungen der Glykosaminoglykane sowie der Proteoglykane generell vor, ebensowenig Befunde über alternsabhängige Veränderungen der Aminosäuremuster der verschiedenen Knorpel-Proteoglykane, Änderungen ihrer Bindungsverhältnisse, der Molekulargewichte etc. Diese physikochemischen Eigenschaften werden offenbar bei der Alterung verändert und sind mitverantwortlich für die alternsabhängigen Einflüsse der Grundsubstanz auf die Faserveränderungen des alternden Knorpels (auf die Abnahme des Wasser- und Zunahme des Mineralgehaltes etc.). Alternsabhängige Zunahmen von „Nichtkollageneiweiß" (s. 2.1.—3.) im Knorpel könnten durch altersbedingte Zunahmen des Proteinanteils der Proteoglykane, durch andere fehlerhafte Proteinsynthesen, durch Serumglykoproteid-Retentionen etc. bedingt sein (s. auch 3.5.2)[165].

Das *Chondroitinsulfat:Keratansulfatverhältnis* kann sich bei der Alterung zugunsten von Keratansulfat so verschieben, daß im Knorpel zwischen dem 6. und 8. Lebensjahrzehnt beide Glykosaminoglykane je etwa 50% (wie auch im Bandscheibenknorpel selbst etc.) betragen, z.T. mit weiterer Verschiebung dieses Verhältnisses zugunsten von Keratansulfat (welches im Knorpel Neugeborener fast 0% und z.B. im jugendlichen Rippenknorpel bereits 15% gegenüber 85% Chondroitin-4-Sulfat beträgt. Dabei kann im höheren Alter gleichzeitig im Rippenknorpel der Gesamtglykosaminoglykangehalt um die Hälfte vermindert sein (mit entsprechender Abnahme des Wasser- und Zunahme des Mineralgehaltes). Allerdings ist der prozentuale Proteoglykangehalt am Trockengewicht auch nach Ende der Wachstumsperiode lokalisationsabhängig verschieden (20—40%). Der alternsabhängige Abfall des Chondroitinsulfatgehaltes ist von Shetlar und Masters (1955), Kuhn und Leppelmann (1957, 1958), Leppelmann (1959), Kaplan und Meyer (1959), Lash und Whitehouse (1960), Gross, Mathews und Dorfman (1960) nachgewiesen worden, nachdem Bürger und Schlomka (1927, 1928) aufgrund von Schwefel-Gesamtmengenbestimmungen derartige alternsabhängige Veränderungen des Knorpelgrundsubstanzgehaltes bereits vorausgesagt hatten.

Für eine genauere Analyse der Knorpelzwischensubstanzalterung, also der zugrunde liegenden Grundsubstanz- und Faserprozesse, sind die mit biochemischen Bausteinanalysen und Glykosaminoglykanfraktionierungen vorgenommenen Gesamtgehaltsbestimmungen der Grundsubstanz nicht ausreichend. Synthese und Abbau müssen getrennt untersucht werden, desgleichen Umsatz und Halbwertszeiten der Proteoglykane.

---

[163] Boas und Peterman 1953, Kuhn und Leppelmann 1957, 1958, Stidworthy, Masters und Shetlar 1958, Kao, Hilker und McGavack 1960, 1961, Kao, Hitt, Dawson und McGavack 1962, Clausen 1962, 1963, Hoffmann und Meyer 1964, u.a.

[164] Shetlar und Masters 1955, Kaplan und Meyer 1959, Lash und Whitehouse 1960, Gregory und Rodén 1961, Miles und Eichelberger 1964, Mathews und Glagov 1966, Balazs, Bloom und Swann 1966, Buddecke, Kröz und Tittor 1967, Muir 1958, Buddecke, Kresse und Segeth 1971, Platt 1971.

[165] Shetlar und Masters 1955, Muir 1958, Gross, Mathews und Dorfman 1960, Davidson, Small, Perchemlidesy und Baxley 1961, Anderson, Hoffmann und Meyer 1964, Morscher und Desaulles 1964, Rodén und Lindahl 1965, Bollet und Nance 1966, Greiling und Stuhlsatz 1966, Mathews und Glagov 1966, Sokoloff 1966, Kröz und Buddecke 1967, Beneke, Goubeaud und Schmitt 1967, Buddecke, Kröz und Tittor 1967, Greiling 1969, Thurner 1969, Buddecke, Kresse und Segeth 1971.

Alternsabhängige Veränderungen der *Grundsubstanzsynthese* des Knorpels sind bisher am meisten mit der zugleich am besten geeigneten ^{35}S-Sulfat-Inkorporationsratenmessung als Indicatormethode untersucht worden. Die an derartigen Serienuntersuchungen nicht routinemäßig durchführbare Bestimmung der spezifischen Aktivität der sulfatierten Glykosaminoglykane erfaßt dagegen ihren Gesamtumsatz, ist also nicht nur von der Synthese, sondern auch vom Abbau, unter bestimmten Bedingungen auch vom Gesamtgehalt abhängig. Zu den weiteren theoretischen und methodischen Voraussetzungen (Ausschluß eines Sulfatgruppenaustausches, zeitliche Koinzidenz zwischen Synthese sulfatierter Glykosaminoglykane und Proteine als Polysaccharidproteinkomplexe, ihre de novo-Synthese-Erfassung durch Inkorporationsratenmessungen etc.) ist speziell auf diese am Knorpel durchgeführten Bestimmungen hinzuweisen[165a]. Denn mit morphologischen Untersuchungen sind Syntheseprozesse der Grundsubstanz wie des Kollagens nicht ausreichend (quantitativ) erfaßbar. Das gilt für bausteinhistochemische lichtoptische wie für elektronenoptische Untersuchungen, wenn letztere ohne Verwendung bestimmter validisierter ultracytochemischer oder autoradiographischer Methoden durchgeführt werden[166]. Dagegen sind autoradiographische Untersuchungen (lichtoptisch, besonders an Semidünnschnitten sowie elektronenoptisch) die Grundlagen sowohl der ^{35}S-Sulfat-Inkorporationsratenmessungen sowie weiterer radiochemischer Untersuchungen von Stoffwechselgrößen der Grundsubstanz bei der Alterung des Knorpels[167]. Belegbeispiele werden in Abb. 9 vorgewiesen (s. dazu auch Abb. 1—3).

Daraus geht hervor, daß innerhalb von 2 Stunden nach in vivo- (wie nach in vitro-)Inkorporation von ^{35}S-Sulfat die intracelluläre Synthese markierter sulfatierter Glykosaminoglykane und ihre Ausschleusung in den Extracellularraum (speziell in den pericellulären Knorpelzellpool der Proteoglykane für die weitere Abgabe von hier in die intercellulären Grundsubstanzareale, bzw. in die Interterritorien) erfolgt. Für die Lokalisation der Syntheseprozesse, vor allem aber für Versuche ihrer quantitativen Auswertung an Autoradiographien sind Semidünnschnitte (s. Abb. 9) am besten geeignet a) entweder mit konservativer Silberkornzählung oder b) mit quantitativer auflichtphotometrischer Silberkornzählung von Cytoplasma- und extracellulären Arealen mit dem Zeiss-Mikroskop-Photometer[168]. Beide Verfahren sind jedoch für quantitative Untersuchungen alternsabhängiger Syntheseraten-Änderungen aus verschiedenen Gründen weniger geeignet als die deswegen in erster Linie dazu benutzten Inkorporationsratenmessungen, denen diese autoradiographischen Untersuchungen dann nur zur Kontrolle dienen (bei in vivo- wie bei in vitro-Inkorporation). Dabei ergibt sich die in Abb. 10 an zwei Knorpelarten der Ratte als Beispiel dargestellte Verlaufskurve (die auch für andere Knorpelarten nach den bisherigen Befunden gilt):

[165a] ODEBLAD und BOSTRÖM 1952, BOSTRÖM 1954, BOSTRÖM und JORPES 1954, DAVIES und YOUNG 1954, CURRAN und GIBSON 1956, SCHILLER, MATHEWS, CIFONELLI und DORFMAN 1956, LIPMANN 1958, 1966, ADAMS 1959, 1960, COELHO und CHRISMAN 1960, HILZ 1960, McELLIGOTT und COLLINS 1960, LINDNER 1960, 1962, 1964, 1966b, c, 1967, CAMPO und DZIEWIATKOWSKI 1962, 1963, JUNGE-HÜLSING 1963/1965, v. SCHLIEBEN 1964, KRÖGER 1965, GRASEDYCK 1965, BESTE 1965, WITTIG 1966, GREER, BRENNAN und MANKIN 1967, BÜTZOW 1970, BUDDECKE, KRESSE und SEGETH 1971.

[166] SCOTT und PEASE 1956, ROBISON und CAMERON 1956, LINDNER 1957, 1960a, b, c, 1962, 1963, SCHALLOCK 1960, KNESE und KNOOP 1961, FREYTAG, BOOS, DIEDERICH und LINDNER 1964/1966, MATUKAS, PANNER und ORBISON 1967, ROHR und GEBERT 1971, RHODÉN 1967, KNESE 1970b, LINDNER 1969, 1971, 1971.

[167] HILZ 1960, COLLINS und McELLIGOTT 1960, LINDNER 1960b, 1962, 1963, 1964, 1967, 1968, 1969a, b, c, 1969/1971, COLLINS und MEACHIM 1961, MEACHIM und COLLINS 1962, CAMPO und DZIEWIATKOWSKI 1962, 1963, DZIEWIATKOWSKI 1962, GODMAN und LANE 1964, v. SCHLIEBEN 1964, LINDNER, GRASEDYCK und JOHANNES 1968.

[168] LINDNER, GRASEDYCK und JOHANNES 1968, LINDNER 1969c, 1969/1971.

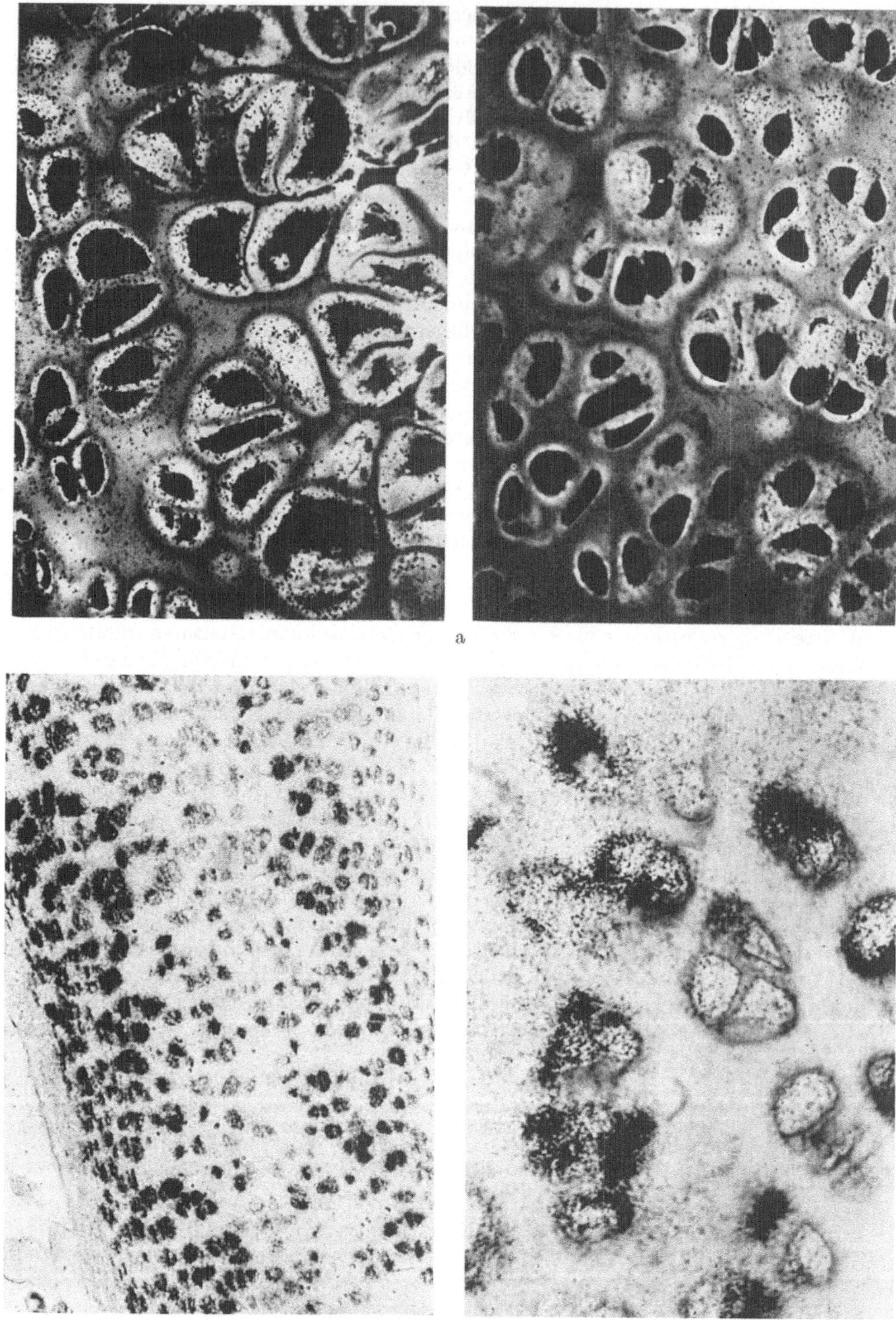

a

b   Abb. 9a—c   c

Aus Abb. 10 geht hervor, daß nicht nur lokalisations-, sondern auch geschlechts-abhängige Unterschiede des Verlaufes der ^{35}S-Sulfat-Inkorporationsraten speziell während der Reifung vorliegen, die sich nach ihrem Abschluß sowie im späteren Erwachsenenalter bis zum Senium weitgehend ausgleichen (vor allem die geschlechtsabhängigen Unterschiede). Während der Reifung ist der stärkste Abfall der ^{35}S-Sulfat-Inkorporationsraten und damit der Glykosaminoglykan-synthese (s. oben) mit einem z.T. deutlichen 3-Phasenverlauf nachweisbar. Gleiche Befunde sind an der Aorta bzw. an der Gefäßwand und an anderen Bindegeweben festzustellen (s. auch Abb. 8).

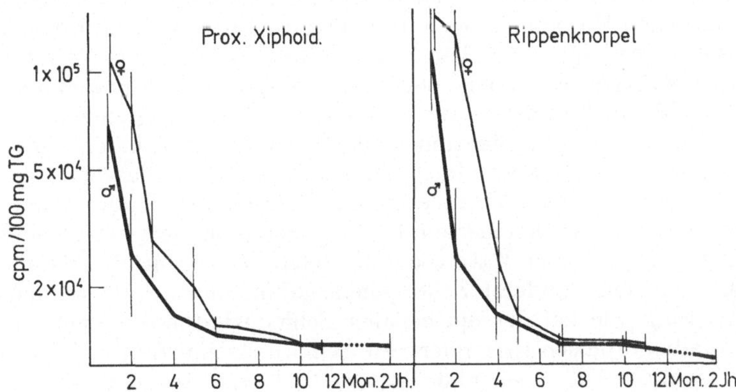

Abb. 10. Beispiele lokalisations- und geschlechtsabhängiger Unterschiede des Verlaufes der ^{35}S-Sulfat-Inkorporation und damit der Proteoglykan-Synthese der Grundsubstanz während der Reifung (dreiphasig) und Alterung an 2 Knorpelarten der Ratte (weiteres s. Text: 3.3.2)

Der starke Abfall der Inkorporationsrate entspricht dem von GERLACH (1963) am Rattenherz in diesem Zeitraum festgestellten Abfall des Sulfat-aktivierenden Enzymsystems. Denn auch dieses Indicator-Enzymsystem für die sulfatierte Glykosaminoglykansynthese zeigt wie die ^{35}S-Sulfat-Inkorporationsratenmessung den in Abb. 8 und 10 dargestellten flacheren Abfall in der letzten Periode der Reifung. Damit entsprechen die Ergebnisse den allgemeinen Befunden, daß bei zunehmender Reifung eine Verlangsamung von Syntheseprozessen (einschließlich von Enzymsynthesen) stattfindet. Aus dem Vergleich der in Abb. 8 und 10 dar-gestellten Befunde mit den Ergebnissen von GERLACH (1963) geht ferner hervor, daß die hier verwendete Inkorporationsratenmessung für derartige Serienunter-

Abb. 9. a Beispiele der morphologischen Lokalisation der Proteoglykan-Synthese in Knorpel-zellen an Semidünnschnitt-Autoradiographien nach in vivo-Inkorporation von ^{35}S-Sulfat, Kniegelenkknorpel der Ratte, mit Erfassung der intracellulären Synthese und der folgenden Ausschleusung der de novo-synthetisierten sulfatierten Glykosaminoglykane in den peri-cellulären Hof und den weiteren Intercellularraum innerhalb der ersten 120 min nach In-korporationsbeginn. b Übersicht des Syntheseablaufes von den peripheren zu den zentralen Schichten des Rippenknorpels (60 min nach ^{35}S-Sulfat-Inkorporationsbeginn). c Autoradio-gramm-Beispiel menschlichen Kniegelenkknorpels nach ^{35}S-Sulfat-Inkorporation in vitro, mit Nachweis der intracellulären Proteoglykan-Synthese sowie der begonnenen extracellulären Ausschleusung de novo-synthetisierter, markierter Glykosaminoglykan-Proteine: mit zusätz-licher Alzianblaufärbung des Autoradiogramms = kombinierte autoradiographische und bausteinhistochemische Darstellung der auch im höheren Alter stattfindenden Synthese-prozesse sowie der Anreicherung der de novo-synthetisierten Proteoglykane im intensiven Alzianblau-gefärbten pericellulären Grundsubstanzpool (weiteres s. Text: 3.3.2)

suchungen als Routine-Indicatormethode gut geeignet und durchaus verwertbar ist (wenn auch nicht isoliert, sondern nur parallel zu Umsatzratenbestimmungen der Einzelfraktionen, also Messung der spezifischen Aktivität der Glykosaminoglykane, s. oben).

Im weiteren Alternsverlauf ist ein stärkerer Abfall der Syntheseraten auch im Knorpel in der Regel nicht nachweisbar[169]. Auch die Befunde von McElligott und Collins (1960) sowie von Meachim und Collins (1962) sind ein Beweis dafür, während in der Gewebekultur bei entsprechender Entdifferenzierung von Knorpelzellen Änderungen ihrer Synthesemuster bei der in vitro-Zellalterung festzustellen sind[170]. Die besonders am embryonalen Knorpel durchgeführten morphologischen und biochemischen Untersuchungen des Ablaufes und der Beeinflussung der Proteoglykansynthese[171] sprechen ebenso wie Befunde von Adams (1960) dafür, daß die Proteoglykansynthese auch postfetal während der Entwicklung bis zur Alterung einschließlich in ihrem intracellulären Ablauf unverändert bleibt. Innerhalb von 3 min nach Applikation von ^{35}S-Sulfat sind bereits de novo-synthetisierte sulfatierte Glykosaminoglykane in den Golgi-Bläschen der Knorpelzellen nachzuweisen, deren Vacuolen zur Zellperipherie wandern und dann die markierten, de novo-synthetisierten Proteoglykane in den extracellulären, vor allem in den pericellulären Matrixpool abgeben. Da organisch gebundenes markiertes Sulfat an keiner anderen Zellorganelle gefunden wurde[172], werden Synthese und Sulfatierung wie bei der epithelialen Schleimsynthese[173] auch in Knorpelzellen autoradiographisch (besonders an Semidünnschnitten) im Golgi-Komplex lokalisiert (s. auch Abb. 1—3 und Text in 2.1). Die bei der Alterung festgestellte Syntheseabnahme ist durch die während der Alterung eintretende Abnahme der Zellzahl *und* das Überwiegen alternder (also nicht mehr zwischensubstanz-synthetisierender) Knorpelzellen bedingt (s. 3.3.1). Denn bei Benutzung des DNS- bzw. des Zellgehaltes als Parameter (anstelle des Trockengewichtes wie in Abb. 8 und 10) kann bei der Alterung sogar eine Zunahme von Syntheseraten (speziell im höheren Senium) gefunden werden. Dies würde bedeuten, daß die Zwischensubstanzsynthese über den Lebensablauf prinzipiell unverändert vor sich geht und auch im Knorpel keineswegs im höheren Alter zum Erliegen kommt. Nur die Zahl synthetisierender Zellen ist auch im Knorpel wie in anderen Bindegeweben (einschließlich von Granulations- und Wundgeweben) im höheren Alter vermindert[174].

Der *Umsatz* der Glykosaminoglykane nimmt im Knorpel (wie in anderen Bindegeweben) im Alter ab, ihre Halbwertszeit zu. So kann die *Halbwertszeit* von Chondroitinsulfat im Rippenknorpel bei der Alterung verdoppelt sein[175]. Ob diese Feststellung bedeutet, daß die Synthese und der Abbau der Proteoglykane gleichsinnig abnehmen, ist noch nicht ausreichend geklärt, da der *Abbau* aus methodischen Gründen nicht so gut wie die Synthese von Proteoglykanen und von Kollagen zu untersuchen ist. Denn die dafür zuständigen spezifischen Enzymaktivitäten der Glykosidasen und Kollagenasen sind am lockeren Bindegewebe und vor allem an parenchymatösen Organen leichter als an festen Bindegeweben wie Haut, Knorpel und Gefäßwand oder gar Knochen zu analysieren. Dennoch liegen bereits entsprechende Befunde über die Spaltung der Glykosaminoglykan-Proteinkomplexe vor[176], vor allem aber über die Wirkung der Glykosaminoglykan-

---

[169] Dziewiatkowski 1954, 1964, Junge-Hülsing 1963/1965, Lindner 1964, 1966a, b, Lindner, Freytag, Jurukowa, Beste und Gries 1966, Lindner 1967, 1969, 1971.
[170] Shulman und Meyer 1968.
[171] Lindner 1957, 1960b, 1963, 1964, v. Schlieben 1964, Gries 1965, Kröger 1965, Wittig 1966, Bützow 1970.   [172] Godman und Lane 1964.   [173] Lindner 1969.
[174] Siehe auch 3.2.1 sowie Beneke 1971.   [175] Hauss und Junge-Hülsing 1961.
[176] Tourtellotte, Campo und Dziewiatkowski 1963, Ali 1964, Gregory, Laurent und Rodén 1964, Buddecke und Gottschalk 1965, Greiling, Stuhlsatz und Eberhard 1971, Morrison 1971.

abbauenden Enzyme und der für den Proteincore-Abbau zuständigen unspezifischen Proteasen in den verschiedenen Bindegeweben[177]. Nach den bisherigen Befunden besteht offenbar eine alternsabhängige Abnahme der Aktivität der Proteoglykan-abbauenden Enzyme auch im Knorpel[178]. Aber auch diese Werte sind bisher noch nicht ausreichend auf den Zellgehalt als Bezugssystem bezogen, so daß durchaus offen bleibt, ob nicht auch der durch lysosomale Knorpelzellenzyme durchgeführte Proteoglykanabbau, bezogen auf die Einzelzelle, mit der Alterung zunehmen kann.

Ferner muß offen bleiben, ob die durch biochemische Analysen bei der Alterung festgestellte Abnahme der Grundsubstanz und die (relative oder absolute) Zunahme des Kollagengehaltes im Knorpel weniger durch Änderungen der Syntheseraten als durch unterschiedliche Änderungen der Abbauraten beider Zwischensubstanz-Bestandteile bedingt ist oder durch weitere, in Abb. 4 (s. auch Text dazu) dargestellte Möglichkeiten der Gleichgewichtsverschiebung zwischen Synthese und Abbau. Denn wie aus Abb. 4 auch für den Knorpel hervorgeht, kann bei gleichzeitiger Reduktion von Synthese und Abbau der Gesamtgehalt des alternden Bindegewebes gegenüber dem erwachsenen und jugendlichen Alter gleichbleiben. Eine Abnahme des Gesamtgehaltes kann durch eine Reduktion der Synthese bei normalem Abbau oder durch eine Steigerung des Abbaues bei normalem Syntheseverlauf etc. verursacht sein. Diese Fragen sind am Knorpel ebensowenig wie an anderen Bindegeweben hinsichtlich der Alterung bisher ausreichend geprüft[179].

3.3.3. Kollagen

Neben den eingangs genannten, bekannten morphologischen Befunden von routinehistologisch erfaßbaren Faserveränderungen (Demaskierungen, sog. Degenerationen und albuminoiden sowie elastoiden Umwandlungen) sind speziell von ROBISON und CAMERON (1956) sowie von SILBERBERG, SILBERBERG, VOGEL und WETTSTEIN (1961) alternsabhängige Änderungen von Zahl und Verlauf der *Matrixfasern* beschrieben worden: mit zunehmendem Alter wird die vertikale Anordnung der Fasern zur Gelenkoberfläche verstärkt. Die tangentiale Faserorientierung der ersten Knorpelschicht bleibt bei der Alterung erhalten (neben der Tendenz zur vertikalen bzw. radialen Faserorientierung). In den tieferen Knorpelzonen besonders in der 4. Schicht des Gelenkknorpels nimmt diese vertikale Faserorientierung zu und greift auf die höheren Knorpelschichten bis zur ersten Zone über, wo während der Alterung die normale tangentiale Faserorientierung am längsten erhalten bleibt. Im hohen Alter ist ferner von SILBERBERG, SILBERBERG, VOGEL und WETTSTEIN (1961) bei Mäusen im Bereich des (in 3.3.2 genannten und in Abb. 9 dargestellten) pericellulären Proteoglykanpools eine dichte Packung kurzer Fibrillen, also eine Faseranreicherung elektronenoptisch nachgewiesen worden, die bei jungen Mäusen fehlt[180]. Dieser Befund ist auch am menschlichen Gelenkknorpel von MEACHIM und ROY (1967) erhoben worden, und zwar bereits im Erwachsenenalter innerhalb der pericellulären Matrix. Der darin befindliche Kranz feiner filamentöser Fibrillen ist zur Zelle und zum dichteren Fasergeflecht in den Interterritorien abgegrenzt. Es bleibt offen, welche Zusammenhänge zwischen diesem Material in dem Proteoglykanpool der pericellulären Matrix und den in Abschnitt 3.3.1 beschriebenen, auch von MEACHIM und ROY (1967) bestä-

---

[177] ALI 1964, BUDDECKE und WERRIES 1965, BUDDECKE und PLATT 1965a, b, BUDDECKE und HOEFELE 1966, PLATT und LUBOEINSKI 1969.

[178] PLATT und DORN 1968a, b, PLATT und STEIN 1969, PLATT 1970, 1971.

[179] HILZ 1960, HILZ, ERICH und GLAUBITT 1963, JUNGE-HÜLSING 1963/1965, HILZ, KIRSIG und v. FOERSTER 1966, LINDNER 1966b, c, 1967, 1968, 1969a, b, c, LINDNER, GRIES, FREYTAG und KIND 1967, LINDNER 1969/1971, LINDNER, GRASEDYCK, ROPOHL, SZARVAS, ERL und LIMBROCK 1970.

[180] ROBISON und CAMERON 1956, DAVIES, BARNETT, COCHRANE und PALFREY 1962.

tigten Zunahmen intracytoplasmatischer, Periodik-freier, feiner, fibrillärer Filamente besteht (evtl. durch Aufstau nicht hydroxylierten, nicht ausschleusbaren
Protokollagens durch Reduktion der Kollagenhydroxylasen: Juva und Prockop
1966), und inwieweit andererseits der pericelluläre Proteoglykanpool zugleich auch
einen Kollagenfaserpool für die weitere Aggregation der Kollagenfasern für die
Interterritorien enthält. Es bleibt weiter offen, ob alternde Knorpelzellen auf
diesem Wege durch Synthese- und Ausschleusungsfehler der gesamten Zwischensubstanzsynthese ihren Untergang beschleunigen (s. auch 2.3.2 und 3.3.1), sowie
ferner die Frage, ob dieser Befund quantitativ im hohen Alter im Gesamtknorpel
vermehrt vorliegt. Die bisherigen Befunde sprechen dafür.

Die biochemischen Analysen zeigen bisher, daß bei der Knorpelalterung z.T.
nur eine relative, z.T. eine absolute Zunahme, z.T. eine Konstanz des *Kollagengesamtgehaltes* vorliegt. Sein prozentualer Anteil am Trockengewicht des Knorpels
kann 50% übersteigen, mit entsprechender alternstypischer Änderung des Hexosamin-Hydroxyprolinverhältnisses (weiteres s. 3.3.2). Lokalisationsabhängige Unterschiede (z.B. zwischen Rippen- und Gelenkknorpel, aber auch zwischen
Gelenkknorpeln verschiedener Örtlichkeit) bestehen, sind jedoch bisher noch
nicht ausreichend untersucht worden. Die biochemischen Bausteinanalysen (anhand des Gehaltes des Knorpels an der kollagenspezifischen Aminosäure Hydroxyprolin) unterliegen also den gleichen Beurteilungen und Einschränkungen, die
zuvor für die Grundsubstanz angegeben wurden. Dabei ist zu beachten, daß
Knorpelkollagen bereits im jungen Alter stabiler und wesentlich schlechter extrahierbar ist als Kollagen anderer Bindegewebe.

Nach den bisherigen Befunden ist festzustellen, daß auch die *Kollagensynthese*
im Knorpel mit der Alterung abnimmt. Sie ist morphologisch ebenfalls nicht
durch bausteinhistochemische oder elektronenoptische Untersuchungen ohne Verwendung radioaktiv markierter Vorläufer zu prüfen. Bei ihrer Verwendung, speziell
von ^{3}H-Prolin, sind an der Knorpelzelle die gleichen Syntheseabläufe wie an
anderen Bindegewebszellen nachweisbar (s. 2.1 sowie 2.3.2)[181]. Von Lindner (1963)
ist außerdem anhand von Doppelmarkierungen mit ^{35}S-Sulfat und ^{3}H-Prolin (durch
Variationen der Inkorporationszeit und -dosis, der Expositionszeit und -art, mit
Anwendung von Filtern, Mehrfach-Belegungen und weiteren technischen Hilfen zur
Sicherung des autoradiographischen Nachweises sog. Doppelmarkierungen) gezeigt
worden, daß in ein und derselben Knorpelzelle zur gleichen Zeit Proteoglykane
und Kollagen synthetisiert werden können. Alterungsbedingte Änderungen dieser
Synthese-Kombination beider Zwischensubstanzbestandteile scheinen nach den
bisherigen Befunden nicht vorzuliegen.

Der *Kollagenabbau* nimmt offenbar mit dem Alter ebenfalls ab. Aus den zum
Proteoglykanabbau in Abschnitt 3.3.2 genannten Gründen ist auch der Kollagenabbau am Knorpel bisher wenig untersucht. Am besten geeignet ist die Prüfung
der apolar angreifenden Kollagenpeptidasen mit Hilfe des synthetischen PZ-Substrates von Wünsch und Heidrich (1963a, b). Die bisherigen Ergebnisse zeigen
eine Abnahme dieser kollagenolytischen Enzymaktivität im Gelenkknorpel mit
dem Alter. Jedoch liegen noch keine ausreichenden Befunde vor allem hinsichtlich
einer Berechnung der Enzymaktivität auf den Zellgehalt des Knorpels vor.

Offenbar ist also auch im Knorpel die Gesamtkollagenzunahme mit dem Alter
abhängig von Änderungen der Synthese und des Abbaues (und nicht allein durch
Zunahme unlöslichen und schlechter abbaubaren, also stärker kreuzgebundenen
Kollagens zu erklären) (zur prinzipiell höheren Stabilität des Knorpelkollagens
gegenüber Kollagen anderer Bindegewebe: s. o.). Vorläufige Befunde zeigen, daß
auch am Knorpel wie an anderen Bindegeweben die unlösliche Kollagenfraktion

---

[181] Ross 1965, Ross und Klebanoff 1967, Rohr und Gebert 1967, Lindner 1963, 1964,
1966c, 1967; Übersicht s.: Knese 1970b.

mit der Alterung z.T. relativ, z.T. absolut gegenüber den löslichen Kollagenfraktionen zunimmt.

Der *Kollagenumsatz* ist demnach auch im Knorpel bei der Alterung vermindert, die Halbwertszeit der Kollagenfraktionen erhöht (im wesentlichen des unlöslichen Kollagens, während über die biologischen Halbwertszeiten der löslichen Kollagenfraktionen der verschiedenen hyalinen Knorpel bei der Alterung noch keine ausreichenden Befunde vorliegen).

Das gilt auch für ausreichende biochemische Analysen des *Elastingehaltes* der einzelnen Knorpelarten, der bereits im jugendlichen und im Erwachsenenalter Differenzen um eine Zehnerpotenz aufweisen kann. Bisherige Befunde zeigen eine Zunahme des Elastinstickstoffes im Knorpel mit der Alterung. Diese biochemischen Befunde entsprechen den morphologischen[182].

Zusammenfassend läßt sich feststellen, daß die im Knorpelkapitel beschriebenen morphologischen, besonders aber die histochemischen und elektronenoptischen Befunde sowie die biochemischen Analysen die Grundlage der bisher besonders bekannten *makroskopischen* Altersveränderungen des Knorpels, speziell der sog. Auffaserungen oder Erweichungen, Verfettungen, Mineralisierungen, Pigmentierungen etc. einschließlich der im Rahmen der dabei entstehenden Umbauprozesse auftretenden Vascularisierungen darstellen[183].

Während der Alterung ist durch die besprochene Zunahme alternder und absterbender Knorpelzellen auch eine Zunahme an Lysosomen, sowohl von Autoals auch von Heterophagolysosomen in Knorpelzellen nachzuweisen, wobei letztere wahrscheinlich Folge alternsabhängiger Veränderungen der Knorpelmatrix sind. Knorpelzelle und Knorpelzwischensubstanz sind auch bei der Alterung als Einheit anzusehen. Eine zeitliche und/oder kausale Rangordnung der Alternsveränderungen am Knorpel ist noch nicht faßbar. Es ist also nicht geklärt, ob die Zwischensubstanzänderungen im Alter primär, die Zelländerungen sekundär sind oder umgekehrt. Für beide Möglichkeiten sprechen die bisher vorliegenden Befunde. Erst die absterbenden Knorpelzellen, welche insgesamt im hohen Alter im Knorpel vermehrt vorliegen, zeigen die beschriebene Zunahme intracytoplasmatischer filamentärer Fasern bei gleichzeitiger Abnahme aller Cytoplasmaorganellen bis zum Bild der sog. „verfasernden Bindegewebszelle". Die alternsabhängige Änderung der Zelldichte und -zahl speziell des Gelenkknorpels kommt demnach eher durch vermehrten Knorpelzelltod als durch Knorpelzellverlust in die Gelenkhöhle (beim Gelenkknorpel) zustande und steht in Abhängigkeit von den alternsbedingten Veränderungen der Zwischensubstanz. Die alternstypische Abnahme der Gesamtzellzahl, die Abnahme jugendlicher Zellformen und die Zunahme alternder, stoffwechsel- und funktionsreduzierter Zellen im Knorpel ist mit der Abnahme des Gesamtgehaltes der Knorpelgrundsubstanz sowie der relativen und absoluten Zunahme des Knorpelfasergehaltes charakteristisch und ursächlich für das grob morphologische Bild des alternden Knorpels mit Abnahme des Wasser- und Zunahme des Mineralgehaltes. Die Mineralisierung des Knorpels ist sekundäre Folge der alternsbedingten Zwischensubstanzveränderungen (wie an der Gefäßwand, s. 3.10)[184]. Die bereits bei der normalen Alterung des menschlichen Gelenkknorpels, besonders aber bei den sich

[182] LANSING 1951, 1959, PARTRIDGE 1958, LINDNER 1957, 1960a, 1963, 1967, 1968, HALL 1961, 1964, SILBERBERG, SILBERBERG, VOGEL und WETTSTEIN 1961, SCHALLOCK 1965, SOKOLOFF 1966, 1969, SINEX 1968, MILLER, VAN DER KORST und SOKOLOFF 1969, THURNER 1969.

[183] LINZBACH 1944, SCHALLOCK 1960, 1965, MORSCHER und DESAULLES 1964, SOKOLOFF 1966, 1969, KNESE 1970b, u.a.

[184] EINBINDER und SCHUBERT 1950, BUDDECKE und DRZENIEK 1962, SCHALLOCK 1965 — mit entsprechender Beweisführung durch Modell-in vitro-Verkalkungen: ROBISON und ROSENSTEIN 1934, LINDNER und ECKSTEIN 1963.

darauf aufpfropfenden Arthrosen entstehenden Zellcluster speziell in der 4. Gelenk-
knorpelzone, sind in ihrem Zusammenhang mit den beschriebenen Alternsveränderungen der Zwischensubstanz von Lindner (1957) eingehend dargestellt.
Nach den bisher vorliegenden morphologischen und biochemischen Befunden sind
Alternsveränderungen an den einzelnen Knorpelarten und auch am hyalinen
Knorpel verschiedener Lokalisation (wie am Gelenkknorpel verschiedener Örtlichkeit) unterschiedlich. Analogieschlüsse von Befunden an einer Knorpelart auf
andere sind daher nicht möglich.

3.4. Gelenke

Von der Entwicklung an sind die Gelenke als einheitliches Ganzes zu betrachten[185]. Unsere bisherigen Kenntnisse über Alternsveränderungen der Gelenke
sind für ihre Einzelteile unterschiedlich weit fortgeschritten.

Die Alterung des Gelenkknorpels ist in Abschnitt 3.3 im wesentlichen besprochen (zum Faserknorpel s. 3.7).

3.4.1. Synovialis

An der *Synovialis* sind bisher folgende Alternsveränderungen bekannt:

Die Umsatzraten der Synovialisdeckzellen scheinen nach den bisherigen Befunden speciesabhängig verschieden zu sein[186]. Alternsveränderungen der Umsatzraten sind noch nicht ausreichend untersucht, eine Abnahme wird angenommen.
Die für die Gelenkfunktion lebensnotwendige Produktion von Hyaluronsäure
durch die Synovialisdeckzellen scheint jedoch nach den bisherigen Kenntnissen
bis in das hohe Alter prinzipiell unverändert abzulaufen (weiteres s. 3.4.2.).

Der von Balazs (1969) gefundenen alternsabhängigen Abnahme des Hyaluronsäuregehaltes der Synovia entspricht der morphologische Befund einer Reduktion
des Golgi-Systems der Synovialisdeckzellen mit dem Alter. Das Golgi-System hat
in den Synovialisdeckzellen wie in anderen Glykosaminoglykan-synthetisierenden
Zellen wesentlichen Anteil an dieser Synthese (wie an der Kollagensynthese, s. 3.3).
Danach ist eine Reduktion des Golgi-Feldes nicht alterns-, sondern funktions-
typisch und als Zeichen einer verminderten Hyaluronsäuresynthese anzusehen,
die in allen Altersklassen und vor allem bei Erkrankungen des Gelenkes vorkommen kann.

Alternsabhängige Änderungen der Relation der sog. Typ A- und Typ B-Zellen
der Synovialis sind nicht nachgewiesen[187]. Die Typ A-Zellen haben bekanntlich
ein prominentes Golgi-System und sind stärker mit der Hyaluronsäuresynthese
beschäftigt als die Typ B-Zellen, deren Golgi-System spärlich ist (bei reichlicherem
rauhem endoplasmatischem Reticulum). Möglicherweise sind Typ B-Zellen Vorläufer der Typ A-Zellen. Es bestehen jedenfalls mannigfaltige Übergangsformen.
Keinesfalls sind Typ B-Zellen nur makrophagocytär tätig[188].

Wie an anderen Bindegewebszellen ist auch bei der Alterung der Synovialisdeckzellen eine Zunahme der intracytoplasmatischen, feinen filamentösen Fibrillen (von etwa 80 Å-Dicke) nachzuweisen (also ähnlich wie in Knorpelzellen:
s. 3.3.1). Jedoch ist auch dieser Befund nicht alternsspezifisch, sondern unter verschiedenen krankhaften Bedingungen nachweisbar, besonders bei chronischen
fibrosierenden Entzündungen der Synovialis (elektronenoptisch besonders von
Ueberberg 1970 sowie Ueberberg und Lindner 1971 als „verfasernde Binde-

---

[185] Lindner 1967.　　[186] Lindner 1968, Beneke 1971.
[187] Ueberberg 1969, 1970, Ueberberg und Lindner 1971.
[188] Lindner 1968, Ueberberg 1969, 1970, Ueberberg und Lindner 1971.

gewebszelle" beschrieben und als Vorstadium des Absterbens der Zelle anzusehen).

Besonders in den oberen Synovialisstromaschichten nimmt mit steigendem
Alter der Kollagenfasergehalt zu, der Capillargehalt ab, desgleichen der Gehalt an
Grundsubstanz und faserbildenden Bindegewebszellen, während der Gehalt an
Lymphocyten variiert. Arteriolen werden sklerosiert[189]. Das Fettgewebslager der
tieferen Synovialisschichten zeigt mit der Alterung ebenfalls eine Zunahme des
Kollagenfasergehaltes, während Veränderungen des ohnehin spärlichen Elastin-
gehaltes in der Synovialis nicht beschrieben sind.

Synthese-, Abbau- und Umsatzraten der Zwischensubstanzbestandteile der
Synovialis sind in ihrer Alternsabhängigkeit noch nicht ausreichend geprüft,
sondern bisher im wesentlichen bei experimentellen Synovitiden mit Erhöhung
der einzelnen Stoffwechselgrößen, einschließlich des Sauerstoffverbrauches[190].

3.4.2. Synovia

BALAZS (1969) sowie SEPPÄLÄ und BALAZS (1969) fanden beim Kalb während
der Reifung einen Anstieg des Hyaluronsäuregehaltes der Synovia mit einem
signifikanten Abfall der Hyaluronsäuregesamtmenge während der Alterung.
Außerdem bestehen offenbar alternsabhängige Verschiebungen der Molekulargewichtsverteilung der Hyaluronsäure mit Zunahme größerer Makromoleküle
(unter entsprechender Änderung des Molekularsiebeffektes, des Wasserbindungsvermögens etc.). Ob alternsabhängig eine Änderung des Serumeiweißgehaltes der
Synovia auftritt, bleibt offen. Nach den Befunden von GREILING, KISTERS und
ENGELS (1966) ist zwar eine Änderung des Synovia-Enzymgehaltes mit dem Alter
anzunehmen, jedoch noch nicht gesichert. Verschiebungen der Isoenzymmuster
der Lactatdehydrogenase scheinen auch in der Synovia mit dem Alter stattzufinden. Eine Abnahme des Sauerstoffverbrauches ist alternsabhängig an der
Synovia noch nicht ausreichend dargestellt.

3.4.3. Übriges Kapselgewebe

Am restlichen Gelenkkapselgewebe sind ebenfalls eine Abnahme des Zellgehaltes und eine Zunahme des Fasergehaltes sowie sog. degenerative Veränderungen des faserigen Bindegewebes bei der Alterung nachzuweisen. Die mit dem
verminderten Proteoglykangehalt und dem erhöhten Anteil an stärker quer-
vernetztem unlöslichem Kollagen einhergehende Abnahme des Wassergehaltes ist
ebenso wie die Capillarreduktion, die Sklerosierung postcapillärer Arterienstrecken
(mit entsprechender Abnahme der Sauerstoffversorgung) ursächlich für die alternsabhängige Zunahme von Fett- und Mineraleinlagerungen im übrigen Kapselgewebe
(weiteres s. 3.5). Die aus morphologischen Untersuchungen bekannte Abnahme
der Reaktionsfähigkeit des Gelenkkapselbindegewebes mit zunehmendem Alter
ist durch die alternsbedingte Abnahme des Zellgehaltes und Zunahme des Fasergehaltes (mit Verfestigung und regressiven Veränderungen bis zu Hyalinisierungen
der fasrigen Kapselanteile) bedingt.

3.5. Sehnen

Ohne bisher ausreichende Berücksichtigung lokalisationsabhängiger Unterschiede sind folgende alternsbedingte Veränderungen am Sehnengewebe nachgewiesen:

---

[189] RUCKES und SCHUCKMANN 1962.
[190] RUCKES und REISSLAND 1960, LINDNER 1968, UEBERBERG und LINDNER 1971.

3.5.1. Sehnenzellen

Ähnlich wie in anderen Bindegeweben nimmt die *Zellzahl* des Sehnengewebes von der fetalen über die postnatale Entwicklung und Reifung bis zur Alterung etwa in gleicher Weise ab wie die Zellzahl der Gefäßwand (s. dazu: 3.10). Diese alternsabhängige Abnahme der Sehnenzellzahl ist morphologisch semiquantitativ und biochemisch (DNS-Bestimmung) quantitativ nachzuweisen. Dabei ergibt sich, daß die DNS-Menge pro Zellkern während des Wachstums verdoppelt wird. Diese Polyploidisierung als Zeichen der Funktionssteigerung ist ebenso wie die Heteropyknose bei der Alterung auch in anderen Bindegeweben nachgewiesen[191]. Diese DNS-Vermehrung pro Zellkern steht in zeitlicher und wahrscheinlich auch in kausaler Beziehung zur Hauptsyntheseleistung der Sehnenzellen während der Wachstumsperiode, nämlich der Kollagenfaserbildung. Während der weiteren Reifung und Alterung bleibt der Zellkern polyploid und wird heterochromatisiert mit zusätzlichen Veränderungen der physikochemischen Eigenschaften der DNS bei der Alterung der Sehnenzellkerne (Teildenaturierungen mit vermehrter DNS-Extrahierbarkeit gegenüber der DNS junger Sehnenzellen)[192]. Die auch morphologisch nachweisbare Heterochromatisierung der Sehnenzellkerne ist als Alterung der Zelle anzusehen, welche ihre Regenerationsfähigkeit blockiert. Morphologisch ist während der Alterung zugleich eine Änderung der Form des Sehnenzellkerns festzustellen: Er wird zunehmend länger, stäbchenartig und flügelförmig (s. auch [191]). Die RNS-Menge bleibt nach Abschluß der Wachstumsphase in den Sehnenzellen konstant, ihr Gehalt an Zellorganellen nimmt offenbar wie bei anderen kaum noch Zwischensubstanz-synthetisierenden Bindegewebszellen ab. Die von Nagy, v. Hahn und Verzár (1969) an der Rattenschwanzsehne erhobenen entsprechenden Alternsveränderungen des DNS-Gehaltes sind nicht ohne weiteres auf die Alterung menschlichen Sehnenmaterials übertragbar.

3.5.2. Grundsubstanz

Der ohnehin spärliche Grundsubstanzgehalt des Sehnengewebes reduziert sich mit zunehmendem Alter. Er liegt im Sehnengewebe etwa in der Größenordnung des Grundsubstanzgehaltes der Haut und der Gefäßwand (s. 3.2 und 3.10), mit species- und lokalisationsabhängigen Unterschieden, so daß bereits nach Abschluß der Wachstumsphase der Gesamtgrundsubstanzgehalt als Prozent des Trockengewichtes (0,2—0,7) vom prozentualen Anteil des Kollagengehaltes am Trockengewicht (80—90%) um mehr als das 400fache übertroffen werden kann. Während Hyaluronsäure im fetalen und postfetalen Sehnengewebe nach histochemischen Befunden vorkommen kann[193], ist dieses Glykosaminoglykan nach Abschluß der Wachstumsperiode und bei der Alterung nicht mehr nachzuweisen. Ausreichende Glykosaminoglykan-Fraktionierungen sind am Sehnengewebe noch nicht vorgenommen. Die bisherigen Befunde sprechen dafür, daß ähnlich wie am Knorpel- und Bandscheibengewebe auch im Sehnengewebe eine Verschiebung der Glykosaminoglykan-Muster zugunsten von Keratansulfat bei der Alterung erfolgt, während Chondroitin-4- und -6-Sulfat offenbar abnehmen. Auch Veränderungen der Molekulargewichtsverteilung, von Hybridisierungsformen etc. sind am Sehnengewebe bei der Alterung noch nicht geprüft.

Zur *Proteoglykansynthese* ergeben vorläufige Untersuchungen mit Hilfe der ^{35}S-Sulfat-Inkorporationsratenmessung als Routine-Indicatormethode, daß auch in der alternden Sehne Sehnenzellen Proteoglykane synthetisieren können. Gegen-

---

[191] Mohr und Beneke 1968, Beneke, Ervig und Schmitt 1970, Beneke und Schmitt 1971.
[192] Beneke, Ervig und Schmitt 1970.   [193] Dahmen 1964, 1966.

über der Wachstumsphase ist jedoch bei der Alterung die Proteoglykansynthese (wie die Kollagensynthese, s. unten) erheblich reduziert und damit auch der *Umsatz* sulfatierter Proteoglykane, worüber jedoch ebenso genauere Angaben fehlen wie über die *biologische Halbwertszeit* der Proteoglykane des Sehnengewebes im Alter.

Veränderungen des *Gesamthexosamingehaltes* des Sehnengewebes im Alter können durch relative und absolute Zunahmen neutraler Polysaccharide (gegenüber sauren Glykosaminoglykanen) bedingt sein (KAO, HILKER und McGAVACK 1960, 1961). In diesem Grenzbereich zwischen reinen Alternsveränderungen und degenerativen Prozessen ergaben UV-Absorptionsmessungen von RATZENHOFER und SCHAUENSTEIN (1952) wie die Befunde von BENEKE, GOUBEAUD und SCHMITT (1969) eine alternsabhängige Zunahme der Einlagerung von Nichtkollageneiweißen, speziell von Plasmaeiweißen in die interfibrilläre Grundsubstanz des Sehnengewebes. Der Blutplasmagehalt des Sehnengewebes ist während der Wachstumsphase verständlicherweise höher als nach ihrem Abschluß. Bei der Alterung nimmt der Gehalt an Tyrosin- und Tryptophan-haltigen Plasmaeiweißen in der interfibrillären Grundsubstanz des Sehnengewebes wieder zu (während im kindlichen Knorpelgewebe Tyrosin- und Tryptophan-haltige Eiweißkörper nicht nachweisbar sind)[194]; weiteres zum Nichtkollageneiweiß s. 2.1.—2.3.

Die Zunahme des Fett- und Mineralgehaltes des Sehnengewebes mit der Alterung ist auch bei sog. degenerativen Veränderungen nachweisbar und davon schlecht zu unterscheiden[195].

3.5.3. Kollagen

Morphologisch ist eine alternsabhängige Zunahme von Zahl und Durchmesser kollagener Fasern des Sehnengewebes nachgewiesen, polarisationsoptisch von DAHMEN (1966), mit einer Zunahme der Gewebsdichte und der Doppelbrechung des Sehnenfaserkollagens.

Elektronenoptisch wird eine Verschiebung der bereits normalerweise bestehenden größeren Variation der Kollagenfibrillendicke zu größeren Durchmessern bei der Alterung nachweisbar. Erst im höheren Senium kann eine Abnahme des Fibrillendurchmessers auftreten. Die Querstreifungsperiodik der Kollagenfasern der Sehnen nimmt bei der Alterung (wie an Bandscheibe und Meniscus) zu, desgleichen die Zahl der Querstreifen. Erst im hohen Senium ist eine weitere Änderung der Länge der Querstreifungsperiodik und der Zahl der Querstreifen nicht mehr festzustellen. Röntgeninterferometrische Messungen ergaben bei der Alterung der Sehnenfasern eine schärfere Ausprägung der Reflexlinien als Zeichen der dichteren Fibrillenpackung[196].

Die morphologischen Befunde einer alternsbedingten Kollagenfaserzunahme des Sehnengewebes sind mit biochemischen Methoden weiter analysiert worden: Mit Abnahme der Zellzahl tritt eine Zunahme des Kollagenfasergehaltes der Sehnen von der Entwicklung über die Reifung zur Alterung ein. Diese Kollagenfaserzunahme scheint nicht nur relativ, sondern absolut zu sein (bei kritischer Auswertung der benutzten Parameter: Frisch- und Trockengewicht, Gesamtstickstoffgehalt sowie DNS-Gehalt (bei Berücksichtigung der in Abschnitt 3.5.1 genannten Polyploidisierungen der Sehnenzellen während des Wachstums). Die entscheidende Kollagenfaserzunahme erfolgt jedoch während der Wachstumsphase, nach deren Abschluß nur ein geringer Anstieg stattfindet oder die Werte konstant bleiben (z.B. an der Achillessehne von Mensch und Rind oder der Rattenschwanz-

---

[194] BENEKE, GOUBEAUD und SCHMITT 1969.   [195] DAHMEN 1964, 1966.
[196] DAHMEN 1964, 1966, NEMETSCHEK 1968.

20*

sehne, mit höheren Werten bei männlichen als bei weiblichen Tieren)[197]. Deswegen
sind auch die *Kollagensynthese* und der *Kollagenumsatz* im Sehnengewebe in der
Wachstumsphase am höchsten. Die biologische *Halbwertszeit* des Kollagens beträgt
in dieser Periode mit 110—120 Tagen etwa das Doppelte wie die gleichzeitig
bestimmte biologische Halbwertszeit des Gesamtkollagens der Haut[197a]. Während
der Alterung sind die biologischen Halbwertszeiten der Kollagenfraktionen des
Sehnengewebes, speziell des unlöslichen Kollagens, erheblich erhöht, ihre Umsatzraten (wie offenbar auch die der Proteoglykane) im Sehnengewebe entsprechend
erniedrigt. Sie müßten jedoch noch genauer bestimmt werden, da die Synthese der
Zwischensubstanzbestandteile während der Alterung keineswegs eingestellt ist[198].
Das ging bereits aus den Untersuchungen von Fitton-Jackson (1956) hervor.

Da der Grundsubstanzgehalt des Sehnengewebes gering ist (s. 3.5.2), muß die
alternsabhängige Abnahme der Schwellungsfähigkeit menschlicher Sehnen (speziell der Achillessehne) im wesentlichen auf alternsbedingte Veränderungen der
Kollagenfasern bezogen werden (speziell auf ihre Zunahme an intra- und intermolekularen Kreuzbindungen)[199]. Diese Verfestigung ist also ursächlich für die Abnahme der Sehnenfaserschwellung mit dem Alter sowie für weitere Änderungen
physikalischer und physikochemischer Eigenschaften der Sehnenkollagenfasern.
Denn an diesem Material sind die meisten Alternsbefunde des Kollagens gewonnen
worden, aus methodischen Gründen speziell am Schwanzsehnenkollagen verschiedener Species, besonders der Ratte. Davon ist besonders die Erhöhung der Denaturierungstemperatur (also der thermalen Denaturierung) wichtig, welche in
direktem Zusammenhang mit der alternsabhängigen Abnahme der Schwellungs-
kapazität der Sehnenfasern steht und auf der genannten Kollagenverfestigung
beruht (nicht auf der Alternsveränderung der Kollagenkonzentration als solcher).
Auf der Zunahme der intra- und intermolekularen Kreuzbindungen des Kollagens
beruht auch die alternsabhängige Abnahme der Extrahierbarkeit des Kollagens im
Sehnengewebe wie in anderen Bindegeweben (einschließlich der Dura des Menschen:
Abnahme der löslichen Kollagenfraktionen vom 30. Lebensjahr ab, bei konstant
bleibenden Gesamt-Kollagenkonzentrationen, die nur zwischen dem 10.—30. Lebensjahr gering abfallen). Die thermische bzw. thermoelastische Kontraktion des
Sehnenfaserkollagens alter Tiere wird erst durch 10mal höhere Gewichte gehemmt
als die entsprechende Kontraktion des Kollagens junger Tiere. Mit steigendem Alter
wird aber das Gewicht, mit welchem die Thermokontraktion zu verhindern ist,
größer. Entsprechendes gilt für die sog. *chemische Kontraktion,* speziell durch Harnsäure, Calciumchlorid und andere Agentien (s. auch 2.3.2)[200]. Trotz des einleitend genannten geringen Proteoglykangesamtgehaltes des Sehnengewebes darf jedoch bei
Änderung der mechanischen und insgesamt der physikochemischen Eigenschaften
der Kollagenfasern ihre Bindung an Proteoglykane im Rahmen der interfibrillären
Kittsubstanz (und deren Bedeutung für die mechanischen Eigenschaften der Kolla-

---

[197] Smits 1957, Meyer und Verzár 1959, Kao, Hilker und McGavack 1960, 1961, McGavack und Kao 1960, Beneke, Ervig und Schmitt 1970, u. a.

[197a] Gerber, Gerber und Altman 1960a, b.

[198] Neuberger, Perrone und Slack 1951, Gerber, Gerber und Altman 1960a, b, Neuberger 1960, Lagier und Exer 1960.

[199] Banfield 1956, Lindner 1957, 1959, Kohn und Rollerson 1958, Lindner, v. Schweinitz und Freytag 1960, Verzár 1962, 1963, 1964, Brack, Lindner und Jasper 1962,
Brack, Jasper und Lindner 1963, Heikkinen, Mikkonen und Kulonen 1964, Labella
und Paul 1965, u. a.

[200] Verzár 1955, 1957, 1962, 1964, Kohn und Rollerson 1958, 1959, 1960, Lindner 1959,
Lindner, v. Schweinitz und Freytag 1960, Verzár und Willenegger 1961, Brack,
Lindner und Jasper 1962, Brack, Jasper und Lindner 1963, Heikkinen, Mikkonen
und Kulonen 1964, Labella und Paul 1965, Puett, Ciferri und Rajagh 1965, Dahmen
1966, Schmitt und Beneke 1968, 1970 (s. auch 2.3.2).

genfasern) nicht vernachlässigt werden[201]. Denn die primäre Folge chemischer und mechanischer Schädigungen der Kollagenfasern ist eine Störung dieser Kittsubstanz-Faserbeziehungen, wobei zuerst die zwischen größeren Kollagenfaserbündeln gelegenen Grundsubstanzanteile, im weiteren Schädigungsverlauf auch die interfibrillären und interfilamentären, assoziativ gebundenen Proteoglykane betroffen sind. Eine Analyse alternsabhängiger Veränderungen dieser Proteoglykan-Kollagenbindungen[202] steht noch aus.

Das gilt prinzipiell auch für Untersuchungen des *Kollagenabbaues* im Sehnengewebe.

Der *Elastingehalt* des in erster Linie untersuchten kollagenen Sehnenmaterials ist gering (zwischen 1—5% des Trockengewichtes mit lokalisationsabhängigen Unterschieden), seine Alternsveränderungen sind nicht genauer geprüft.

An *elastischen Sehnen* wie speziell im Nackenband, sind entsprechende Untersuchungen alternsabhängiger Veränderungen physikalischer und physikochemischer Eigenschaften elastischer Fasern wie am kollagenen Sehnenmaterial bisher nur spärlich durchgeführt worden. In diesen Sehnen liegt der Elastingehalt in der Größenordnung des Kollagengehaltes des kollagenen Sehnenmaterials (im Nackenband: 75—80%), während der Kollagengehalt bis zu 25% des Elastingehaltes elastischer Sehnen betragen kann (im Nackenband: 15—18% des Trockengewichtes). Der Gesamthexosamingehalt elastischer Sehnen liegt etwa in der Größenordnung kollagenen Sehnenmaterials (s. 3.5.2.). Die besondere Empfindlichkeit elastischen Sehnenmaterials gegenüber Milieuänderungen (besonders pH-Verschiebungen) ist mitverantwortlich für die bei der Alterung elastischer Sehnen auftretenden sog. Degenerationen wie Fragmentationen, Aufsplitterungen und Anfärbungsänderungen elastischer Sehnen[203]. Alternsabhängige Befunde sind von sog. degenerativen schlecht trennbar (weiteres s. im Abschnitt 2.3 zur Kollagen und Elastinfaser).

3.6. Meniscus

Am Meniscus sind im wesentlichen bisher gleiche Alternsveränderungen wie am Sehnengewebe nachgewiesen, morphologisch also eine Abnahme des Zell- und eine Zunahme des Kollagenfasergehaltes. Polarisationsoptisch zeigen auch die Kollagenfasern des Meniscus alternsabhängig eine Zunahme der Faserpackung und Doppelbrechung. Dabei ist nicht hinreichend geklärt, ob die Befunde auf Veränderungen der Einzelfasern (Änderung der Eigendoppelbrechung) oder auf Gefügeänderungen (sog. Formdoppelbrechung) zurückzuführen sind[204]. Eine Unterscheidung reiner Alternsveränderungen von degenerativen ist polarisationsoptisch am Meniscus nicht ausreichend erfolgt.

Elektronenoptisch findet man am Meniscus wie am Sehnenmaterial eine stärkere Variation der normalen Streuung der Fibrillendicke mit Mengenzunahmen dickerer Fasern, Anstieg des Fibrillendurchmessers, der Querstreifungsperiodik und der Querstreifenzahl bei der Alterung (wie auch bei der Bandscheibe, s. 3.7).

Diese Faserbefunde leiten zu degenerativen Veränderungen über (mit Auffaserungen der Faserbündel, Änderungen des Versilberungsmodus, Freisetzung histochemisch nachweisbarer Kittsubstanzanteile mit Faserdemaskierungen und deren Folgen) (s. 2.2, 2.3 sowie 3.3).

Bestimmungen Zwischensubstanz-abbauender Enzyme, speziell von Glykosidasen und Kollagenasen sind am Meniscus wie am Sehnengewebe bisher noch nicht durchgeführt, während an der Bandscheibe Erstbefunde vorliegen (s. 3.7).

---

[201] LINDNER 1957, LINDNER, v. SCHWEINITZ und FREYTAG 1960, HLAVÁČKOVÁ und HRŮZA 1964a, b, HÖRMANN 1962, HOFFMANN und MEYER 1962, JACKSON und BENTLEY 1968.
[202] JACKSON und BENTLEY 1968.   [203] LANSING 1951, PARTRIDGE 1958, v. SCHWEINITZ 1959. HALL 1961, JACKSON und BENTLEY 1968.   [204] DAHMEN 1966.

Somit ergibt sich, daß gerade am Meniscus reine Alternsveränderungen von degenerativen schwer unterscheidbar sind, speziell hinsichtlich der Zunahme des Fett- und Mineralgehaltes sowie des Wassergehaltes des Meniscus[205].

3.7. Bandscheibe

Die bekannten morphologischen Alternsveränderungen des Faserknorpels: Bandscheibe sind biochemisch genauer untersucht und zeigen einige Zusatzbefunde, z.T. auch Unterschiede gegenüber den in Abschnitt 3.3 vorwiegend besprochenen Alternsveränderungen des hyalinen Knorpels.

Der *Gesamthexosamingehalt* der Bandscheibe kann höher als in anderen Knorpelarten liegen, desgleichen der prozentuale Anteil des Kollagengehaltes am Trockengewicht. Der entsprechende Elastinanteil variiert. Bei der Alterung ist auch an der Bandscheibe eine Abnahme des Hexosamingesamtgehaltes und zugleich des Gesamt-Glykosaminoglykangehaltes festgestellt. Jedoch sind damit auch neutrale Polysaccharide miterfaßt, welche bei der Alterung wie Nichtkollageneiweiße in der Bandscheibe zunehmen können[206]. Vergleichende Uronsäuren-Gesamtgehaltsbestimmungen liegen für die Alterung nicht vor. Die alternsabhängige Abnahme des *Proteoglykangehaltes* menschlicher Bandscheiben ist im wesentlichen durch eine Abnahme von Chondroitin-4-Sulfat bedingt, welches in der Bandscheibe des neugeborenen Menschen etwa 90% des Gesamtglykosaminoglykangehaltes ausmacht. Der Chondroitin-4-Sulfatgehalt kann bis zum hohen Greisenalter auf unter 10% des Proteoglykangesamtgehaltes sinken, während der prozentuale Anteil des Chondroitin-6-Sulfatgehaltes in diesem Zeitraum von 5% auf 40% ansteigt[207]. Gleichzeitig nimmt der prozentuale Anteil des *Keratansulfates* an den Gesamtglykosaminoglykanen von 5% auf 50% zu. Diesbezüglich bestehen also vergleichbare Verhältnisse wie an anderen Knorpelgeweben: alternsabhängige Verschiebung der lokalisationstypischen Glykosaminoglykanmuster mit bevorzugter Abnahme von Chondroitin-4-Sulfat, Zunahme von Chondroitin-6-Sulfat und vor allem von Keratansulfat. Über alternsabhängige Änderungen von Chondroitinsulfat-Keratansulfat-Hybriden, der Aminosäurenmuster der Proteinanteile der Proteoglykankomplexe, über Molekulargewichtsveränderungen etc. ist auch an der Bandscheibe noch nichts ausreichendes bekannt. Der *Hydroxyprolingesamtgehalt* und damit die *Kollagengesamtmenge* nimmt in der Bandscheibe während der Reifung und Entwicklung am stärksten zu, während der Alterung sind im Nucleus pulposus keine oder nur geringe Mengenzunahmen festzustellen, im Anulus fibrosus (s. auch unten) jedoch eindeutige. Ein anteilmäßiges Überwiegen des unlöslichen Kollagens gegenüber den löslichen Kollagenfraktionen ist am Nucleus pulposus und Anulus fibrosus der Bandscheibe (auch aufgrund alternsabhängiger Abnahmen der thermischen Kontraktion sowie der Schrumpfungstemperatur) anzunehmen, bisher aber noch nicht näher analysiert, ebensowenig der Umsatz dieser Fraktionen[208]. Nach den neueren Untersuchungen dieser Arbeitsgruppe ist die alternsabhängige Zunahme von *Nichtkollageneiweiß* (s. oben) zumindest teilweise durch eine Zunahme von Glykoproteinen bedingt[209]. Ob die von Kröz und Buddecke

[205] Lindner 1957, Schallock und Lindner 1957, Schallock 1960, Dahmen 1964, 1966, Schallock 1965.
[206] Blakey, Happey, Naylor und Turner 1962, Dickson, Happey, Pearson, Naylor und Turner 1967, Pearson, Happey, Shental, Naylor und Taylor 1969.
[207] Buddecke und Szigoleit 1964.
[208] Blakey, Happey, Naylor und Turner 1962, Hallen 1962, Dickson 1966, Dickson, Happey, Pearson, Naylor und Turner 1967, Happey, Pearson, Naylor und Turner 1969.
[209] Blakey, Happey, Naylor und Turner 1962, Pearson, Happey, Palframan, Render, Naylor und Turner 1971.

(1967) am Rippenknorpel gefundene, alternsbedingte „Fehlsynthese" eines dreifach höheren Proteinanteiles der Proteoglykane auch in der alternden Bandscheibe stattfindet und zur Zunahme ihres Gehaltes an Nichtkollageneiweiß beiträgt, ist noch ungeklärt.

Auch der *Proteoglykanabbau* kann bei Gleichgewichtsänderungen der Zwischensubstanzbestandteile in der Bandscheibe gestört sein, mit Zunahme von Glykosidasen (speziell von Galaktosidase, Glucuronidase und N-Acetyl-Glucosaminidase) sowie von unspezifischen Proteasen (Kathepsinen), jedoch nicht der Hyaluronidase. Die Enzymaktivitätssteigerungen sind besonders bei den Folgen derartiger Gleichgewichtsverschiebungen der Proteoglykan-Kollagenanteile der Bandscheibe, beim Discusprolaps, erhöht[210].

Die alternsabhängige Abnahme des *Wassergehaltes* der Bandscheibe, speziell des N. pulposus, ist durch die beschriebene Verschiebung des Glykosaminoglykan-Musters bedingt. Die bei der Alterung mengenmäßig zunehmenden Glykosaminoglykane, speziell des Keratansulfats, haben gegenüber den abnehmenden Glykosaminoglykanen ein geringeres effektives hydrodynamisches Volumen, also eine geringere Wasserbindungsfähigkeit. Mit diesen Proteoglykan- und Kollagenveränderungen steht auch die alternsabhängige Zunahme des *Mineralgehaltes* der Bandscheibe in Zusammenhang.

Am *Anulus fibrosus* sind nur geringe oder keine alternsabhängigen Veränderungen des Wassergehaltes nachweisbar. Auch hier sind reine Alternsveränderungen der Kollagenfasern von degenerativen Prozessen noch nicht ausreichend getrennt. Im wesentlichen sind die morphologisch bekannten Faserveränderungen ursächlich dafür, daß die physiologische Transformationsfunktion des Anulus fibrosus (Druck- in Zugbelastungen umzuwandeln) alternsabhängig abnimmt, so daß schließlich der Anulus fibrosus zunehmend direkten Druckbelastungen mit den bekannten Schädigungsfolgen ausgesetzt ist[211]. Die elektronenoptischen Befunde am kollagenen Fasermaterial entsprechen im wesentlichen den Alternsveränderungen kollagener Sehnen (s. 3.5.3)[212].

3.8. Knochen

Im Alter (etwa vom 6. Lebensjahrzehnt an) ist das bis in das höhere Erwachsenenalter bestehende Gleichgewicht zwischen der Osteoblasten- und Osteoclastenaktivität zugunsten letzterer gestört und damit das Gleichgewicht von Auf- und Abbau der organischen Knochensubstanz (der sog. Remodulierung). Die Zahl unvollständig resorbierter Osteone steigt mit dem Alter an. Sie bleiben als interstitielle Lamellen zurück. Es resultiert ein zunehmendes Mosaikmuster des Knochens älterer Menschen. Diese alternscharakteristische Störung des Auf- und Abbaugleichgewichtes zugunsten des Abbaues führt zu einer Erweiterung der Knochenmarkräume und der gesamten Knochenmarkshöhle mit zunehmender Verdünnung der Corticalis. Ihre Havers-Kanäle werden weiter und enthalten zunehmend Fettmark. Dieser Prozeß der Altersosteoporose ist beim weiblichen Geschlecht eher als beim männlichen ausgeprägt (beim Menschen wie beim Säugetier)[213].

[210] HAPPEY, OSBORN, PEARSON, NAYLOR und TURNER 1971.
[211] SCHALLOCK 1965, DAHMEN 1966.
[212] DAHMEN 1966, HAPPEY, PEARSON, NAYLOR und TURNER 1969.
[213] BARTELHEIMER und SCHMITT-ROHDE 1956, SILBERBERG und SILBERBERG 1961, LITTLE und KELLY 1962, TONNA 1964, KNESE 1970a, u.a.

3.8.1. Knochenzellen

Die *Umsatzraten* von Osteoclasten und Osteoblasten sind in höherem Alter vermindert[214] und damit besonders die elektronenoptischen Strukturäquivalente für die Synthese der Knochenzwischensubstanz in den Osteoblasten (vergleichbar den an den Chondroblasten beschriebenen Befunden [s. 3.3.1])[215]. Entsprechende elektronenoptisch faßbare Altersveränderungen der Osteoclasten sind bisher nicht beschrieben[216]. Als direkter Hinweis auf die alternsabhängige Änderung der Osteoclastenaktivität gilt die alkalische Serumphosphatase, deren Gehalt mit höherem Alter ansteigt.

Entsprechend den an anderen Bindegeweben getroffenen Feststellungen bleibt auch am Knochen nach den bisherigen Kenntnissen offen, ob alternsabhängig nur eine Abnahme des Anbaues bei normalem Abbau zu der alternstypischen senilen Osteoporose führt, oder ob bei normalem Anbau eine alternsabhängige Steigerung des Abbaues besteht. Denn bei Abfall der Osteoblastenaktivität vom jugendlichen zum mittleren Lebensalter ist eine gleichzeitige Zunahme der Osteoclastenaktivität nachgewiesen. Der dadurch bedingte Umbau des Kompaktknochens in spongiösen Knochen führt mit den vorgenannten Veränderungen zur Abnahme des spezifischen Knochengewichtes. Daran ist nicht nur eine Veränderung des Gesamtgehaltes der Knochenzwischensubstanz, sondern auch die darauf folgende Änderung der Kalksalzbindung und damit des Mineralgehaltes des Knochens im höheren Alter beteiligt. Die Mineralisierung ist nach den Befunden von Dulce (1960a, b, c) bei der physiologischen Verknöcherung ebenso wie bei der Regeneration (Callusbildung) und offenbar auch bei der Alterung abhängig von dem Zwischensubstanzgehalt, insbesondere auch vom Proteoglykangehalt und dem Proteoglykanmuster. Änderungen der Zwischensubstanz-Fraktionen sind bei der Knochenregeneration für die Mineralisierung verantwortlich. Bei der Regeneration ist auch im hohen Alter eine entsprechende Proliferation und Differenzierung von Knochenzellen nachgewiesen, mit erhöhter Synthese von Proteoglykanen und Kollagen. Ob dabei (wie bei der Regeneration lockeren Bindegewebes) diese Syntheseleistungen der Knorpel- und Knochenzellen des Callusgewebes (also beim Reparationswachstum) ohne Altersunterschiede ablaufen und die im Alter beobachtete verminderte Zwischensubstanzsynthese nur durch eine verminderte Zellproliferation und Differenzierung bedingt ist, bleibt noch zu klären[217].

3.8.2. Grundsubstanz

Die *Proteoglykan-Synthese* ist (wie die Kollagensynthese) im Knochen (wie im Knorpel) mit zunehmendem Alter reduziert (entsprechend der auch im Knochen bestehenden allgemeinen Proteinsynthesesenkung mit dem Alter). Die höchsten ^{35}S-Sulfat-Inkorporationsraten bestehen während der embryonalen Entwicklung des knöchernen Skeletes mit raschem Abfall postnatal bis zum Ende der Wachstumsperiode (Huhn und Ratte)[218].

---

[214] Tonna 1961, Koburg 1961.

[215] Robison und Cameron 1956, Fitton-Jackson 1957, Cameron 1961, Silberberg, Silberberg und Hasler 1967, Rohr und Gebert 1967, Silberberg, Stamp, Lesker und Hasler 1970: Übersicht s.: Knese 1970a.

[216] Cameron und Robison 1958.

[217] Tonna und Cronkite 1959, 1960, Koburg 1961, Casuccio 1962, Lindner, Freytag, Jurukowa, Beste und Gries 1966, Freytag, Lindner, Johannes, Schlosser, Reiter und Schmidt 1967, Lindner, Grasedyck und Johannes 1968, Schmitt und Beneke 1968, 1970, Nilsson und Edwards 1969.

[218] Odeblad und Boströn 1952, Davies und Young 1954, Robison und Cameron 1956, Adams 1960, Neuberger 1960, Koburg 1961, Lindner 1960b, c, 1963, 1964, 1966a, v. Schlieben 1964, Kröger 1965, Wittig 1966, Bützow 1970, Ruiz-Torres 1971.

Alternsabhängige Zunahmen der *biologischen Halbwertszeit* der durch Osteoblasten gebildeten charakteristischen Glykosaminoglykane des Knochens (Chondroitin-4-Sulfat, Chondroitin-6-Sulfat und Keratansulfat) sind noch nicht ausreichend bekannt, ebensowenig Hybridisierungen von Chondroitinsulfat und Keratansulfat in ihrer Alternsabhängigkeit.

Der *Glykosaminoglykan-Gesamtgehalt* ist auch im Knochen im wesentlichen durch Hexosamin-Gesamtgehaltsbestimmungen analysiert und beträgt in der Knochencorticalis 0,2—0,4% des Trockengewichtes. Der prozentuale Anteil des Hexosamin am Trockengewicht ist etwa um eine Zehnerpotenz niedriger als in der Haut und etwa vergleichbar dem Hexosamingesamtgehalt der Achillessehne (s. 3.5.2). Der Hydroxyprolin- und damit der *Kollagen-Anteil* am Knochentrockengewicht liegt mit 15% etwa in der Größenordnung des Kollagen-Anteiles am Trockengewicht des Lungengewebes. Die bisherigen Befunde sprechen dafür, daß auch im Knochen bei der Alterung ein Abfall des Hexosamin- und Uronsäurengehaltes sowie des Hexosamin-Hydroxyprolinverhältnisses erfolgt, während der Hydroxyprolingehalt im späteren Alter konstant bleibt oder nur gering ansteigt [219]. Entsprechend der alternsabhängigen Synthesereduktion ist auch der *Umsatz* der Proteoglykane des Knochens alternsabhängig vermindert [220]. Alternsabhängige Veränderungen des *Proteoglykanabbaues* der Knochenzwischensubstanz sind biochemisch noch nicht ausreichend analysiert. Histochemische Glykosidasennachweise ermöglichen keine quantitativen Aussagen [221].

3.8.3. Kollagen

Die bisherigen morphologischen Untersuchungen über alternsabhängige Veränderungen der Kollagenfasern der Knochenzwischensubstanz sind aus methodischen Gründen unzureichend [222]. Die biochemischen Analysen zeigen, daß die *Gesamtmenge* löslicher *Kollagenfraktionen* auch im Knochen mit dem Alter nur wenig abnimmt, desgleichen ihr *Umsatz*, während ihre *Halbwertszeit* entsprechend zunehmen kann. Auch die biologische Halbwertszeit des unlöslichen Knochenkollagens nimmt alterungsabhängig zu, außerdem sein prozentualer Anteil am Knochenkollagen-Gesamtgehalt. Der Umsatz der unlöslichen Knochenkollagenfraktion wird geringer. Es resultiert also wie in anderen Bindegeweben offenbar auch im Knochen eine Relationsverschiebung der Kollagenfraktionen zugunsten der unlöslichen mit starker Vernetzung durch Kreuzbindungen. GERBER, GERBER und ALTMAN (1960a, b) haben im Knochen junger Ratten zwei Kollagenfraktionen mit unterschiedlicher biologischer Halbwertszeit nachgewiesen, eine Fraktion mit raschem Umsatz und einer biologischen Halbwertszeit von 4 Tagen sowie eine Fraktion mit geringerem Umsatz und entsprechend längerer biologischer Halbwertszeit von etwa 40 Tagen. Neuere Befunde zeigen, daß neben speciesabhängigen Unterschieden während Reifung und Wachstum auch entsprechend unterschiedliche alternsabhängige Veränderungen der biologischen Halbwertszeit am Kollagen des Knochens bei verschiedenen Species bestehen. Bis in das hohe Alter hinein ist aber auch das Knochenkollagen keineswegs inert, sondern besitzt erhebliche, wenn auch im Alter verlängerte Umsatzraten, die zumindest über denjenigen des Knorpels liegen [223].

---

[219] SOBEL, MARMORSTON und MOORE 1954, CASUCCIO 1962, KAO, HITT, DAWSON und McGAVACK 1962.

[220] CAMPO und DZIEWIATKOWSKI 1963, LINDNER 1963, 1968.

[221] SCHLAGER 1959, LINDNER 1960/1963, 1963, 1964, 1967.

[222] Siehe auch LITTLE und KELLY 1962, TONNA 1964; Übersicht: KNESE 1970a.

[223] NEUBERGER 1960, HARKNESS 1961, KAO, HILKER und McGAVACK 1961a, b, GRIES 1965, GERLACH 1966, MILLS und BAVETTA 1966, SPICHTIN 1970, SILBERBERG, STAMP, LESKER und HASLER 1970, GRASEDYCK und LINDNER 1971, RUIZ-TORRES 1971.

Durch die Gesamtumsatzsenkung führt auch die eingangs genannte Gleichgewichtsverschiebung der Osteoblasten-Osteoclastenaktivität zugunsten letzterer zu keiner nachweisbaren Erhöhung der Ausscheidung von freiem und gebundenem Hydroxyprolin im Alter. Diese Ausscheidungswerte wurden bisher hauptsächlich auf den Kollagenstoffwechsel des Knochens bezogen, was aufgrund neuerer Befunde offenbar revidiert werden muß[224]. Der *Kollagenabbau* ist in seiner Alternsabhängigkeit am Knochen noch nicht genauer analysiert. Hier werden wie an anderen Bindegeweben Kollagenproteasen und Kollagenpeptidasen unterschieden. Letztere sind am besten (routinemäßig) mit der apolar angreifenden Kollagenpeptidase mit Hilfe des PZ-Substrates von Wünsch und Heidrich (1963a, b) zu untersuchen[225] (s. Tabelle 1). Die Zunahme der biologischen Halbwertszeit des unlöslichen Kollagens des Knochens (bis zu über 400 Tagen) ist durch die beschriebene Kreuzbindungs-Zunahme und Verfestigung mitbedingt, wodurch das unlösliche Kollagen in höherem Alter zunehmend dem Abbau und damit dem Umsatz entzogen wird[226].

Tabelle 1. *Darstellung der Kollagenpeptidase-Aktivität im menschlichen Serum unter Verwendung des PZ-Substrates von* Wünsch *und* Heidrich *(1963a, b): ohne signifikante geschlechts- und alternsabhängige Unterschiede (weiteres s. Text : 3.8); μM bei pH 7,2 gespaltenes Substrat/l Serum/h)*

Altersgruppen	n	$\bar{x}$	$\pm s$	Signifikanz
1 —30	13	56,76	17,48	Vergleich Gruppe 2/3
2 31—40	19	54,41	17,32	$t = 1,74$ n.s.
3 41—50	13	64,26	14,57	
4 51—60	26	61,30	27,68	
5 61—70	21	57,24	13,31	
6 71—	17	60,64	23,36	
männlich	65	61,84	21,70	$t = 1,86$ n.s.
weiblich	44	54,87	17,19	
Lebercirrhose	18	83,92	27,95	$t = 4,42$ FG:19 $P < 0,001$
übrige Werte	91	54,10	13,93	
insgesamt	109	59,03	20,21	

Die höchste Ausscheidung von Hydroxyprolin, besonders von freiem Hydroxyprolin, ist bei der Ratte am Ende der Reifungsperiode nachzuweisen. Dieser Wert nimmt etwa um die Hälfte bei Ende des ersten Lebensjahres der Ratte ab (also entsprechend dem erwachsenen Menschen). Über alternsabhängige Abnahmen der Hydroxyprolinausscheidung beim Menschen liegen noch keine übereinstimmenden Befunde vor. Von Jasin, Fink, Wise und Ziff (1962), Smiley und Ziff (1964), Laitinen, Nikkila und Kivirikko (1966) u.a. wird die bereits nach Abschluß der Wachstumsperiode einsetzende Reduktion der Hydroxyprolinausscheidung auf

---

[224] Boucek, Noble und Woessner 1959, Gerber, Gerber und Altman 1960a, b, Harkness 1961, Kao, Hilker und McGavack 1961a, b, Lindstedt und Prockop 1961, Junge-Hülsing 1963/1965, Gerlach 1965, 1966, Gries 1965, Gries und Lindner 1966, Laitinen, Nikkilä und Kivirikko 1966, Gould 1968, Prockop und Kivirikko 1968, Gries 1971, Gries, Grasedyck und Lindner 1971, Ruiz-Torres 1971.

[225] Gries und Lindner 1960, 1961, 1963a, b, c, 1966, Strauch und Vencelj 1967, Strauch, Vencelj und Hannig 1968, Grasedyck, Gries und Lindner 1969, Gries 1971, Aer 1971, Lindner und Grasedyck 1971, Lindner, Prinz, Grade, Kölln und Grasedyck 1971, Strauch 1971.

[226] Woessner 1968.

die Abnahme der löslichen Kollagenfraktionen bezogen (weiteres s. auch [224]). Eine alternsabhängige Abnahme des Serumgehaltes an apolar angreifenden Kollagenpeptidasen beim Menschen besteht nach GRASEDYCK, ROPOHL, SZARVAS und LINDNER (1970) nicht. Das ist *zusammenfassend* für die alternsabhängigen Knochenstoffwechselprozesse wesentlich (s. Tabelle 1).

3.9. Quergestreifte Muskulatur

Im Zusammenhang mit dem Skelet- und Bewegungsapparat sind alternsabhängige Veränderungen der quergestreiften Muskulatur nur kurz zu besprechen, da spezielle, vor allem biochemische Befunde zur reinen Bindegewebsalterung kaum vorliegen und deshalb unsere Kenntnisse im wesentlichen auf den klassischen morphologischen Alternsbefunden der Skeletmuskulatur beruhen. Sie bestehen in einer Verschmälerung und Reduktion der Muskelfasern mit Abnahme der Muskelfibrillenzahl, bei Zunahme des Fettbindegewebes in der Skeletmuskulatur im höheren Alter. Sogenannte vacuolige, hyaline oder wachsartige Degenerationen von Skeletmuskelfasern überschreiten die Grenze reiner Alternsveränderungen und gehen in die sog. degenerativen Prozesse über. Die Fettgehaltszunahme sowie die Vermehrung der durch Autophagolysosomen bedingten Lipofuscinpigmente sind alternstypisch.

Über Synthese, Abbau, Gesamtgehalt, Umsatz und biologische Halbwertszeiten der *Proteoglykane* und des *Kollagens* des Skeletmuskulatur-Bindegewebes während der Alterung liegen nur wenige Befunde vor. Nach Beendigung der Reifungs- und Wachstumsperiode liegt der prozentuale Anteil des Hexosamingehalts am Trockengewicht der Skeletmuskulatur (mit etwa 0,15%) in der Größenordnung des prozentualen Hexosaminanteils am Hauttrockengewicht (Ratte). Der prozentuale Hexosaminanteil am Hauttrockengewicht des Kalbes ist 4mal höher. Während jedoch an der Ratten- und Kalbshaut ein prozentualer Anteil des Kollagens am Trockengewicht zwischen 60—70% besteht, beträgt in der Skeletmuskulatur (der Ratte) der prozentuale Kollagenanteil am Trockengewicht weniger als $^{1}/_{10}$ dieses Wertes (5—6%). Damit ist auch das Hexosamin:Hydroxyprolinverhältnis in der Skeletmuskulatur um eine Zehnerpotenz niedriger als in der Haut. Alternsabhängige Zunahmen speziell des Kollagengehalts der quergestreiften Muskulatur gehen nach den morphologischen (histochemischen) Befunden auch zu Lasten des alternsabhängig zunehmenden Kollagengehalts des vermehrten Fettbindegewebes, der Sarkolemmscheiden, sowie der Gefäße und Gefäßscheiden (s. auch 4.2.2). Es bestehen Species- und Lokalisations-Unterschiede des Kollagengehaltes. Er ist z. B. in der Bauchmuskulatur höher als in der Rücken- und Extremitätenmuskulatur von Ratten. Bei ihnen fällt der Kollagengehalt der Skeletmuskulatur postnatal bis zum Ende der Wachstumsperiode etwas ab und steigt dann bei der Alterung bis zum Ende des 3. Lebensjahres auf den doppelten Wert von 1 Monat, bzw. auf den 3fachen Wert von 5 Monate alten Ratten an, im wesentlichen zugunsten des unlöslichen Kollagens. Ähnliche Befunde zeigen Meerschweinchen. Vergleichbare Werte vom Menschen fehlen [227].

Bisherige Pilotstudien von Inkorporationsratenmessungen verschieden markierter Vorläufer haben im wesentlichen vergleichbare Tendenzen zur alternsabhängigen Abnahme der Inkorporations- und Syntheseraten an der Skeletmuskulatur wie an anderen Bindegeweben aufgewiesen [227a].

---

[227] LOWRY HASTINGS, HULL und BROWN 1942, ELSTER und LOWRY 1950, NEUMAN und LOGAN 1950, BOAS 1953, McGAVACK und KAO 1960, KAO, HILKER und McGAVACK 1960, 1961, BICK 1961, SCHAUB 1963a.

[227a] JUNGE-HÜLSING 1963/1965, WULFF, QUASTLER und SHERMAN 1964, GERLACH 1965, 1966, LINDNER und FREYTAG 1967, LINDNER 1969b.

Zusammenfassend ist beim jetzigen Stand der Kenntnisse über Alternsveränderungen der Skeletmuskulatur der morphologische Befund einer Abnahme der Muskelmasse und damit der Gesamtmenge sowie der Muskelfaserzahl bei Zunahme von Fettbindegewebe führend (mit entsprechender Kollagengehaltzunahme).

3.10. Gefäße

Die Alternsveränderungen der Gefäße sind von Krug in einem besonderen Kapitel dargestellt. Die folgenden Ausführungen beziehen sich deshalb nur auf die bindegewebigen Grundstrukturen.

3.10.1. Arterien

3.10.1.1. Glatte Gefäßwandmuskelzellen

Im Gegensatz zur Skeletmuskulatur ist die glatte Muskulatur der Gefäße wie anderer glattmuskulärer Hohlorgane (Ureter, Oesophagus, Intestinaltrakt etc.) in die bisher besprochenen *alternsabhängigen Veränderungen des Bindegewebes* insofern einzubeziehen, als die glatte Muskelzelle erwiesenermaßen Proteoglykane und Faserproteine synthetisiert. Alternsabhängig kommt es zur Reduktion der glatten Muskelzellen sowie zur Zunahme der sog. modifizierten glatten Muskelfasern mit Abnahme ihrer feinstrukturellen Charakteristika: Myofibrillen, Basalmembran, Pinocytosebläschen und sog. dense bodies. Bei gleichzeitiger Zunahme der Zwischensubstanz-Syntheseleistung dieser modifizierten glatten Muskelzellen ist eine Vermehrung von Ribosomen, des rauhen endoplasmatischen Reticulums, des Golgi-Feldes und der Mitochondrien elektronenoptisch nachweisbar [228] (schematische Zusammenfassung dieser Befunde s. Abb. 11).

Offen sind noch alternsabhängige Veränderungen der *Umsatzraten* glatter Muskelzellen der Gefäßwand. Auch am menschlichen Untersuchungsgut wie an Tiergefäßen (besonders nach Reizeinwirkungen) nachgewiesene Mitosen wurden in erster Linie auf hämatogene monocytäre Elemente bezogen, welche aufgrund ihrer multipotenten Eigenschaften in zwischensubstanzbildende Fibroblasten modifiziert werden können. Aber auch glatte Muskelzellen der Gefäßwand können sich reizabhängig teilen [229]. Offenbar können auch alternsabhängig modifizierte glatte Muskelzellen vermehrt aus der Media in die Intima durch die Elastica interna-Lamellen übertreten und an der auch für die Alterung charakteristischen Zunahme des Zwischensubstanzgehaltes der Intima teilnehmen (s. auch Abb. 11). Die bereits in der Jugend beginnende sog. physiologische Intimaverdickung kann bereits zu dieser Zeit an den großen Arterien zu einer sog. Aufspaltung der Elastica interna mit Zunahme des elastischen Fasergehaltes der Intima führen. Nach den neueren Befunden scheint dies Folge einer Zunahme modifizierter glatter Muskelzellen in der Intima während der Reifung und Alterung zu sein [230]. Der Gesamtzellgehalt (bezogen auf den Gesamteiweiß- bzw. -stickstoffgehalt, auf Frisch- oder Trockengewicht) nimmt nach den bisherigen biochemischen DNS-Bestimmungen mit der Alterung ab. Das gilt für Intima und Media (weiteres dazu s. unten). Während beim Altern der Elastingehalt der Media abfällt, steigt ihr Kollagengehalt an. Die normale Gefäßwandschichtung verändert sich alternsabhängig durch Abnahme der Mediabreite und Zunahme der Intimadicke [231].

---

[228] Haust, More und Movat 1960, Haust und More 1966, 1967, Stein, Eisenberg und Stein 1969, Wissler 1968.

[229] Rebuck 1947, Allgöwer und Hulliger 1960, Haust, More und Movat 1960, Lindner 1962, 1966a—c, 1969a, 1970, Leder 1967, Lindner, Gries, Freytag und Kind 1970, Büchner, Junge-Hülsing, Wagner, Oberwittler und Hauss 1970, Hauss 1970.

[230] Hashimoto und Dayton 1964, Wissler 1968, Lindner 1969a, 1970, u.a.

[231] Linzbach 1944, Lansing, Roberts, Ramasarma, Rosenthal und Alex 1951, Faber und Möller-Hou 1952, Hieronymi 1956, Lindner 1957, Bader und Kapal 1958, Roach und Burton 1959, Labella und Lindsay 1963, Schott und Möhn 1966, Lindner 1969a, u.a.

Schematische Darstellung der Gefäßwandzellen

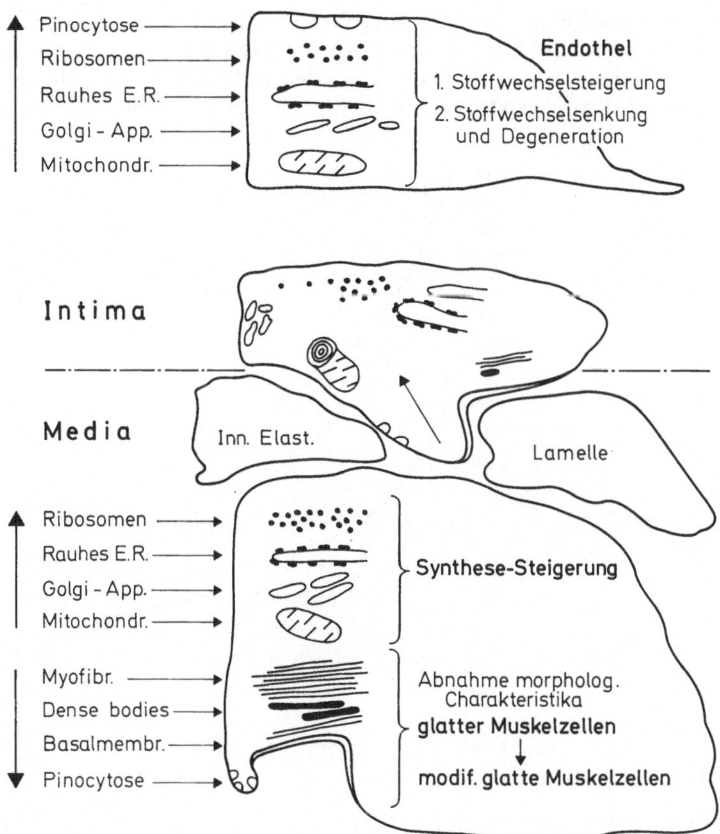

Abb. 11. Schematische Zusammenfassung der bisherigen elektronenoptischen Befunde an glatten Muskelzellen der Gefäßwand sowie ihres Überganges in sog. modifizierte glatte Muskelzellen bei der Alterung, speziell aber bei Gefäßwanderkrankungen mit Eintritt modifizierter glatter Muskelzellen auch in den Intima-Zellpool (weiteres s. Text: 3.10.1.1)

3.10.1.2. Grundsubstanz

Gegenüber den morphologischen Befunden sind biochemische Analysen schichtenabhängiger Unterschiede von Alternsveränderungen noch nicht ausreichend analysiert. Nur mit Hilfe der für die *Grundsubstanzsynthese*, besonders der sulfatierten Glykosaminoglykane (= Mucopolysaccharide = MPS), benutzten ^{35}S-Sulfat-Inkorporations-Indicatormethode ist nachgewiesen (s. auch Abb. 12), daß die Sulfatinkorporation der Intima und der isoliert davon untersuchten Media der Aorta des Menschen in etwa den gleichen alternsabhängigen Abfall vom Beginn der Reifung bis in das hohe Senium aufweist[232]. Dabei ist die Inkorporationsrate der Media stets geringer als die der Intima, bezogen auf das Trockengewicht.

Da der DNS-Gehalt auch der menschlichen Aortenwand alternsabhängig in etwa gleicher Weise von der Reifung bis zum hohen Alter abfällt (s. Abb. 13), ist nach den bisherigen Befunden zu unterstellen, daß die Zwischensubstanz-Synthese-

---

[232] LINDNER, GRIES, FREYTAG und KIND 1967.

leistung, speziell die Synthese sulfatierter Glykosaminoglykane, pro Zelle mit dem
Alter nicht abfällt, sondern im wesentlichen gleich bleibt. Genauere Analysen
fehlen jedoch noch, vor allem die Untersuchung evtl. vorliegender schichtenabhängiger Unterschiede, da die angegebenen DNS-Werte sich auf die Gesamt-
aorta beziehen (s. auch Abb. 13). Die vorgenannten Befunde an den modifizierten
glatten Muskelzellen zeigen, daß auch an der Gefäßwand im höheren Alter eine
sog. präletale Stoffwechselsteigerung vorliegen kann, welche also keineswegs die

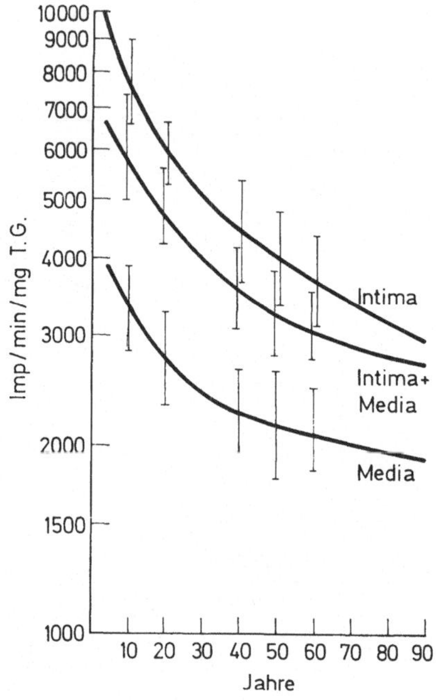

Abb. 12. Alternsverlauf der ^{35}S-Sulfat-Inkorporationsraten menschlicher Aortenschichten
(Intima und Media jeweils getrennt und — mittlere Linie — zusammen analysiert; weiteres
s. Text: 3.10.1.2)

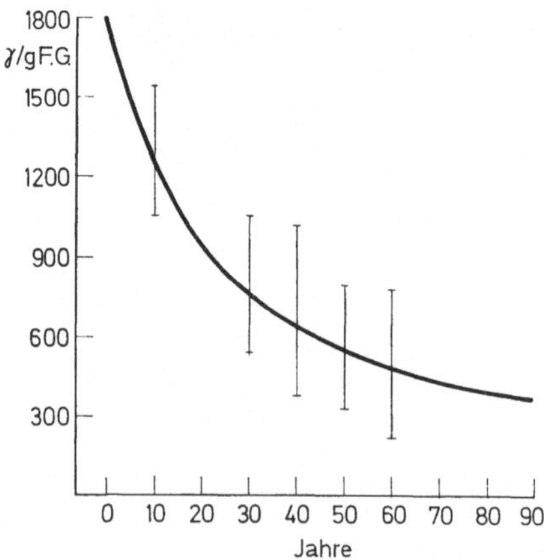

Abb. 13. Alternsabhängige Abnahme des biochemisch bestimmten DNS-Gehaltes (als quantitativer Parameter der Zellzahl) der Aorta des Menschen (im Vergleich zu Abb. 12, weiteres
s. Text: 3.10.1.1)

sog. Langhanszellen der Gefäßwand, speziell der Intima, isoliert betrifft, zumal es sich dabei in der Regel um modifizierte glatte Muskelzellen handelt[233].

Prinzipiell sind die biochemischen Befunde[234] und dabei die im ersten Jahrzehnt biochemischer Gefäßwanduntersuchungen in erster Linie durchgeführten *Bausteinanalysen* mit Bestimmung des Gesamtgehaltes an Zwischensubstanzbestandteilen dadurch belastet, daß keine ausreichende Trennung zwischen altersabhängigen und atherosklerotischen Veränderungen erfolgte und aus methodischen Gründen Gesamtgefäße, also Poolungen größerer Gefäßwandanteile untersucht wurden, wodurch eine Nivellierung der Analyseergebnisse eintrat. Unter Berücksichtigung dieser Einschränkungen ist aufgrund der bisher vorliegenden Befunde bei auch an der Gefäßwand zu unterscheidenden altersabhängigen Veränderungen von Synthese, Abbau, Gesamtgehalt, Umsatz und Halbwertszeit folgendes festzustellen:

Der *Hexosamingesamtgehalt* nimmt in der Gefäßwand mit dem Alter zu. Der prozentuale Anteil des Hexosamingehaltes am Trockengewicht der menschlichen Bauchaorta kann von 0,18 % auf 0,78 % und mehr ansteigen (auch bei der Ratte)[235]. Bei Trennung in saure und neutrale Polysaccharide, welche durch die Hexosamingesamtbestimmung auch zusammen erfaßt werden, ergab sich, daß der Gehalt an neutralen Polysacchariden z. T. stärker als der Gehalt an sauren Polysacchariden anstieg (s. Abb. 14). Jedoch ist bei genaueren Analysen auch ein altersabhängiger Anstieg des Uronsäurengesamtgehaltes nachzuweisen (s. Abb. 14). Mit dieser Bestimmung werden nur saure Polysaccharide erfaßt. Ihre weitere Auftrennung kann durch parallele Bestimmung von Iduronsäure für die Gesamtgehaltsanalyse erfolgen, da Iduronsäure nur in Dermatansulfat vorliegt. Auch die Gesamt-Hexosaminanalyse ist hinsichtlich der MPS-Fraktionierung weiter differenzierbar, wenn der Gesamtgalaktosamingehalt bestimmt wird, da Galaktosamin als Aminozucker im äquimolaren Verhältnis mit Uronsäuren nur in Chondroitinsulfat A und C (also in Chondroitin-4-Sulfat und Chondroitin-6-Sulfat) sowie in Dermatansulfat (dem Chondroitinsulfat B der alten Nomenklatur) vorkommt, nicht jedoch in Keratansulfat. ZUGIBE (1961), BERTELSEN (1962) und CLAUSEN (1962) fanden einen Abfall des Uronsäure- und des Iduronsäuregehaltes der menschlichen Aorta mit dem Alter, desgleichen einen Abfall des Uronsäuren- und Iduronsäuren-Hydroxyprolin-Verhältnisses. Bei Aufstellung einer Verlaufskurve von der pränatalen über die postnatale Entwicklung, Reifung und Alterung bis zum hohen Senium ergibt sich somit eine zuerst stärkere, dann geringere Abnahme des Uronsäuren- und Hexosamin- sowie des Galaktosamingehaltes der Aorta beim Menschen als quantitatives Maß der Gesamtmengenabnahme an neutralen und sauren Polysacchariden und damit der Grundsubstanz der Gefäßwand bei normaler Alterung (im Gegensatz zur Atherosklerose mit entsprechender Zunahme an Grundsubstanz in Intima und Media) [entsprechend den histochemischen Befunden von LINDNER (1957, 1959a), HOLLE und SIEDSCHLAG (1958), SCHALLOCK (1960), RUGARLI, CANTALAMESSA, MOSNA und VALINO (1962), KRUG (1967) u. a.].

Bei Untersuchung des Gesamtgehaltes der Aorta des Menschen an den einzelnen Glykosaminoglykan-Fraktionen fanden BUDDECKE (1960), KAPLAN und MEYER (1960) u. a. am meisten Chondroitinsulfat C und B (also Chondroitin-6-Sul-

---

[233] LINDNER 1970.

[234] HEVELKE 1958, HILZ 1959, 1960, BUDDECKE 1958, 1960a, b, c, 1961, KAO, HILKER und McGAVACK 1960, McGAVACK und KAO 1960, ZUGIBE 1961, BERTELSEN 1961, 1962, CLAUSEN 1962a, b, 1963, LEVENE und POOLE 1962, u. a.

[235] LOWRY, GILLIGAN und KATERSKI 1941, NEUMAN und LOGAN 1950, BOAS 1953, McGAVACK und KAO 1960, BERTELSEN 1961, 1962, CLAUSEN 1962a, b, 1963, BUDDECKE 1958, 1960, 1961, GRIES 1965, LINDNER, GRIES, FREYTAG und KIND 1967, SCHORAH, LOVELL und CURRAN 1968, u. a.

fat und Dermatansulfat nach der neuen Nomenklatur) und einen geringeren Anteil an Heparitinsulfat, Hyaluronsäure und Chondroitin, während die Heparinfraktion nur etwa 2% des gesamten Glykosaminoglykananteiles der Gefäßwand beträgt. Dabei ist zu berücksichtigen, daß der prozentuale Proteoglykananteil am Trockengewicht der Aorta sehr niedrig liegt (zwischen 2 und 6%, gegenüber einem prozentualen Kollagenanteil am Trockengewicht der Aorta von 12—28% und einem prozentualen Elastinanteil von 28—32% — weiteres s. 3.10.1.3.). Adventitiafreie Aorta enthält kein Heparin. Es stammt demnach von den beim Menschen normalerweise auch in der Adventitia nur spärlich vorliegenden Gewebsmastzellen, welche in den Intima- und Mediaschichten auch bei der Alterung praktisch nicht vorkommen.

Nach den bisherigen Befunden ist alternstypisch auch für die Aorta eine Relationsverschiebung der MPS-Muster mit Abfall des Verhältnisses von Chondroitin-6-zu-4-sulfat mit dem Alter. Der Gehalt an Chondroitin und Hyaluronsäure nimmt in der Aorta mit dem Alter zunehmend ab[236]. Hybridisierungen, evtl. auch zwischen Chondroitinsulfat und Keratansulfat werden im Alter auch in der Gefäßwand vermutet. Das Glucosamin:Galaktosaminverhältnis steigt alternsabhängig auch in der Gefäßwand (wie in anderen Bindegeweben) an[237].

Diese alternsabhängigen Gesamtgehaltsveränderungen der Glykosaminoglykanfraktionen sind bedingt durch eine alternsabhängige Abnahme der Syntheseleistung (gegenüber einer Steigerung bei der Atherosklerose)[238]. Über den *Abbau* sind für die einzelnen MPS-Fraktionen noch keine ausreichenden Befunde vorhanden. Nach den bisherigen Feststellungen ist der Abbau zunächst gesteigert. Dafür verantwortliche Glykosidasen können nicht nur bei der Atherosklerose, sondern auch bei der Alterung an Aktivität zuerst zu-, dann abnehmen[239].

Der *Umsatz* der MPS-Fraktionen fällt mit dem Alter ab, ihre biologische Halbwertszeit steigt auch in der Gefäßwand bei der Alterung an[240]. Die vorgenannten Gesamtgehaltsbestimmungen sind auf Trockengewicht bezogen, welches mit dem Alter zunimmt, jedoch nicht nur abhängig von der Zunahme des Kollagenfasergehaltes, sondern auch von Zwischensubstanzeinlagerungen einschließlich Mineralisierungen (dazu s. unten). Der von dem effektiven hydrodynamischen Volumen der MPS abhängige Wassergehalt der Gefäßwand nimmt wegen der genannten Relationsverschiebungen der MPS-Fraktionen auch in den Gefäßen mit dem Alter ab. Die zunehmende Mineralisierung (bis zum 3fachen Calciumphosphatgehalt in der Greisenaorta gegenüber dem mittleren Lebensalter) hängt ebenfalls von der vorgenannten Relationsverschiebung der MPS-Fraktionen mit unterschiedlichen Kalkfänger- und Kalkbindungseigenschaften ab, außerdem von der Abnahme des Uronsäuren:Hydroxyprolin-Verhältnisses bzw. von der Zunahme des unlöslichen Kollagens bei zunehmender Verfestigung des Kollagens durch Kreuzbindungen. Diese Veränderungen erschweren die Diffusion der sog. Transitstrecke[241]. Jedoch sind diese Details noch nicht ausreichend analysiert, ebensowenig Veränderungen der PPS- und PPL-Fraktionen, also der Proteoglykanfraktionen und ihre Bindung an das Kollagen in der Gefäßwand bei der Alterung.

---

[236] Buddecke 1958, 1960c, Kaplan und Meyer 1960, Wahl 1963, Schorah, Lovell und Curran 1968.

[237] Buddecke 1960, Kaplan und Meyer 1960, Clausen 1962a, b, 1963, Buddecke, Kresse und Segeth 1971.

[238] Dyrby 1959, Hilz 1960, Hilz und Utermann 1960, Junge-Hülsing 1963/1965, Becker, Lindner und Schmidt 1965, Lindner, Gries, Freytag und Kind 1967, Lindner 1969a, 1970.

[239] Platt und Luboeinski 1969, Platt 1971.

[240] Junge-Hülsing 1963/1965, Hilz, Erich und Glaubitt 1963, Buddecke, Kresse und Segeth 1971.   [241] Nach Hauss, Junge-Hülsing und Holländer 1962, Hauss 1970.

3.10.1.3. Fasern

Den morphologischen Befunden einer zunehmenden Fibrosierung der Intima und besonders der Media (unter Abnahme ihres Zellgehaltes s. oben), entspricht die quantitative biochemische Analyse mit dem Ergebnis einer alternsabhängigen *Zunahme des Hydroxyprolingehaltes* (also der kollagenspezifischen Aminosäure). Die mitgeteilten Befunde sind etwas unterschiedlich (in Abhängigkeit von der verwendeten Methodik und dem benutzten Bezugssystem), so daß z.T. ein gleichbleibender Hydroxyprolingehalt, z.T. ein leichter Abfall in der 2. und 3. Lebensdekade des Menschen mit stärkerem Anstieg nach dem 60. Lebensjahr, z.T. ein kontinuierlicher Konzentrationsanstieg vom 1. Lebensjahr ab beim Menschen angegeben wird (desgleichen bei der Ratte — mit einem Maximum am Ende der

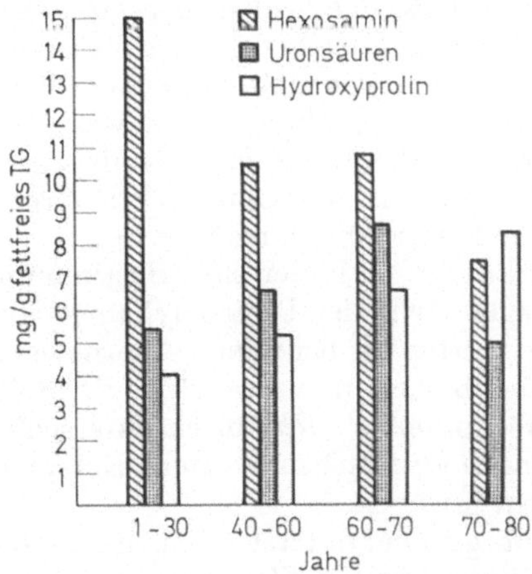

Abb. 14. Beispiele qualitativer und quantitativer biochemischer Analysen der Grundsubstanz- und Faserbausteine mit Darstellung alternsabhängiger Veränderungen des Proteoglykan- und Kollagengesamtgehaltes in frischen Ödempolstern der menschlichen Aorta in 4 Altersgruppen geteilt: mit deutlichem alternsabhängigem Anstieg des Kollagengesamtgehaltes und Differenz der Hexosamin- und Uronsäurenwerte, bedingt durch die Miterfassung vermehrter neutraler Polysaccharide (Glykoproteide) im frischen Ödempolster durch die Hexosaminanalysen, im Gegensatz zu einem mäßigen Anstieg des durch die Uronsäurenbestimmungen isoliert erfaßten Proteoglykangesamtgehaltes der Aorta bis zum 70. Lebensjahr und Abfall des Proteoglykangehaltes zum Senium (weiteres s. Text: 3.10.1.2 sowie 3.10.1.3)

Wachstumsperiode). Der prozentuale Anteil des Kollagengehaltes am Trockengewicht der Aorta von Mensch und Ratte liegt zwischen 12—28% und kann bei Alterung beträchtlich erhöht sein (auf 38% und mehr)[242] (s. auch Abb. 14). Besonders in der Intima hat bei isolierter Untersuchung von der Media auch BERTELSEN (1962) eine alternsabhängige Zunahme des Hydroxyprolin- und damit des Kollagengesamtgehaltes wie GRIES (1965) nachgewiesen. Diese Gesamtgehaltszunahme geht zugunsten der unlöslichen Kollagenfraktion, während die Gesamtmenge der beiden löslichen Kollagenfraktionen schon bei der Reifung und stärker bei der Alterung der Gefäßwand abnimmt[243].

[242] LOWRY, GILLIGAN und KATERSKI 1941, NEUMAN und LOGAN 1950, BOAS 1953, BUDDECKE 1958, 1960, KAO, HILKER und McGAVACK 1960, 1961, 1962, McGAVACK und KAO 1960, ZUGIBE 1961, BERTELSEN 1962, CLAUSEN 1962a, b, LEVENE und POOLE 1962, CLAUSEN 1963, WAHL 1963, MILCH, JUDE und KNAACK 1963, GRIES 1965, LINDNER, GRIES, FREYTAG und KIND 1967, u.a.

[243] McGAVACK und KAO 1960, KAO, HILKER und McGAVACK 1960, 1961, 1962, GRIES 1965.

Der *Umsatz* der Kollagenfraktionen nimmt mit dem Alter ab, ihre *Halbwertszeit* zu.

Die den *Gesamtgehalt* bedingenden *Synthese-* und *Abbauprozesse* sind für sich getrennt am Kollagen noch weniger als an den Proteoglykanbestandteilen der Zwischensubstanz der Gefäßwand untersucht. Nach den bisherigen Befunden besteht eine Abnahme der Synthese des Kollagens mit dem Alter. Von den *kollagenolytischen Enzymaktivitäten* ist bisher nur die apolar angreifende Kollagenpeptidaseaktivität näher geprüft (s. auch Abb. 15). Sie nimmt alternsabhängig in der Aorta ab, am deutlichsten aber bei der Reifung[244]. Jedoch sind als Bezugssystem das Frischgewicht und der Stickstoffgehalt bzw. der Gesamteiweißgehalt benutzt worden, noch nicht der DNS-Gehalt oder z.B. der Kaliumgehalt für die Zellzahl. Deswegen bleibt offen, ob auch an der Gefäßwand die z.T. festgestellte (s. oben) alternsabhängige Kollagengesamtgehaltszunahme durch eine Synthesesteigerung bei konstant bleibendem Abbau oder, was wahrscheinlicher ist, durch eine im wesentlichen konstante Synthese bei Abnahme des Abbaues zustande kommt. Diese Abbauabnahme ist im wesentlichen durch die relative und/oder absolute Zunahme des unlöslichen Kollagens bedingt, dessen Abbaufähigkeit mit dem Alter auch in der Gefäßwand durch Zunahme der Verfestigung des Kollagens durch Kreuzbindungen ansteigt.

Bei Benutzung markierter Vorläufer sind Bestimmungen von Synthese- und Umsatzraten der Kollagen- (wie der Proteoglykan-)Fraktionen mehr an atherosklerotisch veränderten Aorten als bei reinen Alternsveränderungen von Gefäßen untersucht worden. Die besonders verwendete ^{35}S-Sulfat-Inkorporations-Indicatormethode führt dabei offenbar *nicht* durch unterschiedliche Sulfatpoolgrößen bzw. deren Veränderungen zu falschen Werten. Entsprechendes ist für die Kollagensynthese noch nicht erwiesen.

Gegenüber den bereits genauer untersuchten alternsabhängigen Veränderungen des Kollagens der Gefäßwand ist für *Elastin* nur eine alternsabhängige Abnahme (bis zu einem Drittel der Ausgangsmenge = 30% des Gesamttrockengewichtes der menschlichen Bauchaorta bzw. 47% der Rattenaorta)[245] mit den entsprechenden funktionellen Folgen bei Ersatz elastischen Fasermaterials durch Kollagen bekannt[246]. Zum Teil werden auch konstante Elastingehalte der Aorta bis zum höheren Alter angegeben[247]. Dabei wurden an den elastischen Fasern nach den bisherigen Befunden zunehmende Stoffbeimengungen alternsabhängig nachweisbar, neben den bekannten Ablagerungen von Kalksalzen auch fluorescierendes Material, welches offenbar am Kreuzbindungsprozeß teilnimmt, aber chemisch noch nicht ausreichend analysiert ist. Es kann sich um sog. Altersamyloid handeln. Inwieweit „elastoides Material" = denaturiertes Kollagen in diese Befunde miteingeht (weiteres dazu s. 2.1.—3.), ist noch offen[248]. Bisherige biochemische Analysen haben jedoch keine Veränderung der Aminosäurenzusammensetzung des Gefäßwandelastins mit dem Alter ergeben, mit Ausnahme eines Anstieges im Desmosingehalt bei nahezu gleichmäßigem Abfall des Isodesmosingehaltes des Elastins mit zunehmendem Alter[249]. Die besonders bei der Atherosklerose

[244] Gries, Grasedyck und Lindner 1971.
[245] Lowry, Gilligan und Katerski 1941, Neuman und Logan 1950, Boas 1953, Buddecke 1958, 1960, Platt 1971.
[246] Hieronymi 1956, Lindner 1957, Roach und Burton 1959.
[247] Lindner 1957, Lansing 1959, Buddecke 1960, Lindner 1963, Gries 1965, Lindner, Gries, Freytag und Kind 1967, Platt 1971.
[248] Blumenthal, Lansing und Gray 1950, Lindner 1957, 1969a, Hall 1961, Lindner und Eckstein 1963, Schwartz, Kurucs und Kurucs 1964, Walford und Sjaarda 1964, Seifert und Rees 1966, Schwartz 1967.
[249] Lansing, Roberts, Ramasarma, Rosenthal und Alex 1951, Lansing 1959.

untersuchten Beziehungen der Verfettung und Mineralisierung zu den morphologischen und chemischen Veränderungen elastischer Fasern sind für die Alterung noch nicht ausreichend geprüft. Das gilt auch für Elastin-abbauende Enzyme (s. dazu 2.3.3).

3.10.1.4. Enzyme

Alternsabhängige Veränderungen der Enzymmuster der Gefäßwand sind entgegen entsprechenden Untersuchungen bei der Atherosklerose weniger geprüft. Für den Zwischensubstanzabbau verantwortliche Enzyme, speziell Glykosidasen, Proteasen und kollagenolytische Enzymaktivitäten, zeigen nach den bisherigen Befunden alternsabhängig inkonstante Befunde, im wesentlichen Abnahmen der Enzymaktivität (s. 2.2 und 2.3 einschließlich der Befundbewertung in Abhängigkeit vom verwendeten Bezugssystem).

Besonders KIRK, LAURSEN und SCHAUS (1955), KIRK, WANG und BANDSTRUP (1959), KIRK (1969, 1960), LOJDA und ZEMPLÉNYI (1961), ZEMPLÉNYI (1962) haben insgesamt 34 Enzyme und Coenzyme des Arteriengewebes speziell der Brustaorta untersucht und dabei eine Abnahme der Aktivität von 17 Enzymen, eine Zunahme der Aktivität von 4 Enzymen und eine konstantbleibende Aktivität von 13 Enzymen auch bei der Alterung (ähnlich wie bei der Atherosklerose) festgestellt.

Für *Proteasen* wurden auch bei diesen Untersuchungen z.T. alternsabhängig Zunahmen der Enzymaktivität nachgewiesen. Auch für *Glykosidasen* sind unterschiedliche Befunde erhoben worden, z.T. Abnahmen der Aktivität der Hyaluronidase, der β-Glucuronidase und der β-Acetylhexoosaminidase, welche beim Abbau der Glykosaminoglykane wirksam sind. Von den Dehydrogenasen sind praktisch alternsabhängig keine Veränderungen der Gesamtaktivität, aber z.T. Verschiebungen der Isoenzymfraktionen nachgewiesen. Die Bedeutung der Enzymbefunde auch für die Alterung der Gefäßwand ist noch nicht geklärt[250].

Die alternsabhängige Abnahme des Sauerstoffverbrauches der Arterienwand ist auf die genannte alternsabhängige Abnahme des Zellgehaltes zu beziehen. Direkte Korrelationen sind z.T. nachgewiesen[251]. Demnach gilt wie für die Stoffwechselaktivität auch für diesen generellen metabolischen Parameter des Sauerstoffverbrauches, daß möglicherweise alternsabhängig bei Abnahme des Zellgehaltes (wie bei der Atherosklerose) eine Stoffwechselsteigerung und damit auch eine Sauerstoffverbrauchssteigerung auftreten kann. Einzelheiten dazu sind noch nicht geklärt[251a].

Im Vordergrund der Alternsveränderungen der Gefäßwand stehen also die Zwischensubstanzveränderungen, welche auch zu der vorgenannten Relationsverschiebung der Dicke der einzelnen Wandschichten grob-morphologisch führen. Die von HIERONYMI (1956) angegebene alternsabhängige Dickenzunahme der Gefäßwand mit Relationsverschiebungen der Schichtendicke tritt im Rahmen des alternsbedingten diffusen Wandumbaues mit Lichtungserweiterung der Gefäße bei der Physiosklerose auf.

---

[250] LINDNER 1957, 1963, 1969, ZEMPLÉNYI und GRAFNETTER 1959, DURY 1961, LOJDA und ZEMPLÉNYI 1961, ZEMPLÉNYI 1962, WAHL 1963, GERLACH 1963, 1965, 1966, 1970, BUDDECKE und WERRIES 1965, BUDDECKE und PLATT 1965a, b, BUDDECKE, REICH und STEIN 1966, BUDDECKE und HOEFELE 1965, PLATT 1971, LINDNER und GRASEDYCK 1971, u.a.

[251] HILZ 1959, 1960, HILZ und UTERMANN 1960, HILZ, ERICH und GLAUBITT 1963, LINDNER, GRIES, FREYTAG und KIND 1967, LINDNER 1968, 1969a, 1970, u.a.

[251a] Weitere Ausführungen zur Alterung der Gefäßwandenzyme s. im Kapitel Alternsveränderungen der Blutgefäße von KRUG.

Noch nicht ausreichend berücksichtigt sind, abgesehen von lokalisationsabhängigen Unterschieden von Alternsveränderungen der einzelnen Arterien, die sog. spezielleren Lokalisationsunterschiede, welche bereits an der jugendlichen Aorta nachweisbar sind. Hier besteht ein Abfall des Uronsäuren- und Hydroxyprolingesamtgehaltes von den Halsarterien über die obere zur unteren Brustaorta mit Anstieg beider Werte über die obere zur unteren Bauchaorta und zu den Beckenarterien[252].

Fett- und Mineralablagerungen sind sekundäre Folgen der genannten Alternsveränderungen des Gefäßwandbindegewebes wie bei der Atherosklerose bisher ohne qualitative Unterschiede, nur mit quantitativen Unterschieden der sog. Physiosklerose gegenüber der Atherosklerose[253].

3.10.2 Arteriolen

Aus methodischen Gründen sind an kleineren Arterien, speziell an den *Arteriolen*, keine nur annähernd ausreichenden biochemischen Analysen wie an den großen Arterien (speziell der Aorta) durchgeführt. Die morphologischen Alternsbefunde an Arteriolen beschränken sich auf Angaben über Abnahme des Zellgehaltes, speziell des Gehaltes an glatten Muskelfasern, mit Zunahme des Kollagenfasergehaltes bei Verbreiterung der Gefäßwand und des sog. perivasculären Bindegewebes. Lichtungseinengungen gehören zu den pathologischen Arteriolenveränderungen im Rahmen der Arteriolosklerose. Demnach entsprechen die morphologischen Grundprozesse der Alterung der Arteriolenwand denen der größeren Arterien.

3.10.3. Capillaren

An den *Capillaren* ist alternsabhängig eine Verbreiterung der elektronenoptischen und vor allem der lichtoptischen Basalmembran als Hauptbefund festgestellt worden, während alternsabhängige Veränderungen der Capillarwandendothelien noch nicht ausreichend beschrieben sind. Die Art ihres Ersatzes, ihre Lebensdauer etc. sind noch ungeklärt. Mitosen sind mit Ausnahme von Capillarregenerationen und Proliferationen nur selten nachzuweisen. Ein Ersatz der Capillarwandendothelien durch Monocyten wird aufgrund vorliegender Befunde diskutiert. Die genannten morphologischen Befunde sind ursächlich für die bekannte alternsabhängige Änderung der Capillarfunktion speziell der Permeabilität, welche in hohem Alter ebenso abnehmen kann wie die Capillarresistenz. Die Capillarfragilität nimmt im Alter zu. Die Verbreiterung des pericapillären Interstitium führt zur Verlängerung der Transitstrecke mit den bekannten funktionellen Folgen[254]. Alternsabhängig nimmt außerdem die Capillarzahl ab, wodurch der vorgenannte Mechanismus einer zunehmenden Minderdurchblutung mit Anhäufung von Stoffwechselprodukten, einer Stoffwechseleinschränkung etc. verstärkt wird. Offenbar liegt aber das Maximum der Abnahme des Capillargehaltes im späten Erwachsenenalter (ohne nennenswerte weitere Steigerung in höherem Alter).

3.10.4. Venen

An den Venen sind vor allem mit morphologischen Befunden prinzipiell entsprechende Alternsveränderungen wie an Arterien nachgewiesen, mit Abnahme

[252] Lindner, Gries, Freytag und Kind 1967.
[253] Lindner 1957, 1960, Zemplényi und Grafnetter 1959, Zilversmit 1959, Zugibe 1961, Seifert und Rees 1966, Lindner 1969a, u.a.
[254] Siehe besonders Hauss, Junge-Hülsing und Holländer 1962.

des Gehaltes der Venenwand an glatten Muskelfasern und Zunahme des Kollagenfasergehaltes. Es folgt z.T. eine Gefäßwandverbreiterung, vor allem aber eine Lichtungserweiterung durch die Abnahme des Muskelfaser- und Elastingehaltes zugunsten des Kollagenfasergehaltes, speziell an größeren Venen.

Zusammenfassend ist für die *Alternsveränderungen der Gefäßwand* festzustellen, daß bei Abnahme der Zellzahl mit der Alterung eine Änderung des Zellstoffwechsels einhergehen kann, welche aber hinsichtlich der Synthese- und Abbauvorgänge, der Umsatzraten, des Sauerstoffverbrauches und der Enzymaktivitäten insgesamt noch nicht ausreichend analysiert ist. Präletale Stoffwechselsteigerungen scheinen vorzukommen. Die Kollagenfaserzunahme in den einzelnen arteriellen Gefäßgrößen ist der überwiegende Alternsbefund, z.T. auch die Elastinabnahme zugunsten der Kollagenfaserzunahme der sog. Physiosklerose (wie bei der Pathosklerose, also der Atherosklerose, Phlebosklerose etc.).

3.11. Herz

Die Alternsveränderungen des Herzens werden von LINZBACH in einem besonderen Kapitel dieses Handbuches ausführlich besprochen, weshalb an dieser Stelle nur im Rahmen der *Alterung von Organbindegeweben* zusammenfassend die Besonderheiten am Herzen aufzuführen sind:

3.11.1. Endokard

Prinzipiell folgen *Klappengewebe* den Haupt-Alterungsprozessen, die an anderen Bindegeweben beschrieben sind: Abnahme der Zellzahl und damit des Zellgehaltes, Abnahme von Synthese und Gesamtgehalt der Proteoglykane[255], mäßige Zunahme des Kollagengesamtgehaltes, speziell des unlöslichen Kollagens bei Zunahme der Kreuzbindungen und damit des Verfestigungsgrades des Kollagens mit seinen funktionellen Folgen bei gleichzeitiger Abnahme löslicher Kollagenfraktionen, Zunahme nichtkollagener Eiweiße, Abnahme des Wassergehaltes, Zunahme des Trockengewichtes (z.T. auch als Folge der Abnahme des Proteoglykangehaltes der Herzklappen). Die stärkste Kollagengehaltszunahme erfolgt bis zum Ende der Wachstumsperiode. Danach sind an der menschlichen Mitralklappe konstante Werte beobachtet, also keine sog. „Altersfibrose" (entsprechend den morphologischen Befunden). Der prozentuale Anteil am Trockengewicht des Klappengewebes beträgt für den Hexosamingehalt 1,5%, für den Kollagengehalt 23 bis 27% [256]. Zunahmen des Fett- und Kalksalzgehaltes sind sekundäre Folgen (wie an der Gefäßwand und anderen Bindegeweben). Reine Alternsveränderungen des Klappenendokards können von abgelaufenen entzündlichen und von degenerativen Veränderungen (vor allem biochemisch) schwer unterscheidbar sein.

Zur Alterung des *Wandendokards* liegen bisher nur morphologische und keine biochemischen Befunde (aus methodischen Gründen) vor. Eine Vermehrung des Kollagengehaltes, z.T. auch des Elastingehaltes, ist ein pathologischer Befund, findet also bei physiologischer Alterung kaum statt (zu den „Beziehungen" zwischen beiden Faserarten s. 2.2 und 2.3). Über alternsabhängige Änderungen der Umsatzraten der Endokardendothelien liegen keine ausreichenden Befunde vor. Lokalisationsabhängige Unterschiede der Alterung des Wand- und Klappen-

---

[255] BOSTRÖM, MORETTI und WHITEHOUSE 1963.
[256] BÜRGER 1960, TRVAVSKÝ, KOPECKÝ, TRNAVSKÝ und CEBECAUER 1965, BENEKE und SCHMITT 1967, 1970, POMERANCE 1967.

endokards sind noch nicht genügend geprüft (außer der allgemeinen Feststellung einer alternsabhängig möglichen früheren Wandendokardfibrose im linken gegenüber dem rechten Ventrikel).

3.11.2. Myokard

Während die allgemeinen und speziellen Alternsveränderungen des Herzmuskels von LINZBACH in diesem Handbuch besprochen werden, sollen hier nur die neueren biochemischen Daten über *spezifische alternsabhängige Zwischensubstanzveränderungen am Herzmuskel* im Vergleich zu den anderen bindegewebigen Organen und Organbindegeweben zusammenfassend angeführt werden:

Unter Hinweis auf die bei der glatten Muskulatur glattmuskulärer Organe angegebenen heutigen Kenntnisse zur Syntheseleistung glatter Muskelzellen für die Proteoglykan- und Fasersynthese (s. 3.10.4.4 und 4.6.3) ist festzustellen, daß eine entsprechende Syntheseleistung von Herzmuskelzellen *nicht* bewiesen ist. Die bereits morphologisch nachgewiesene alternsabhängige Zunahme des Kollagenfasergehaltes ist nach den biochemischen Untersuchungen nicht allein Folge einer Zunahme der *Kollagenbildung*, sondern zugleich Folge einer Verlangsamung des normalerweise relativ hohen *Kollagenumsatzes* auch im Herzmuskel mit daraus resultierender Verlängerung der *Halbwertszeit* mit zunehmendem Lebensalter sowie folgender gleichzeitiger Verschiebung der Relation löslicher Kollagenfraktionen zugunsten des unlöslichen Kollagens. Es resultiert somit bei insgesamt vermindertem Kollagenumsatz eine Gesamtmengenzunahme des Kollagens im Myokard, die dann auch routinehistologisch erfaßbar sein kann. Gesamtgehaltsbestimmungen ergaben, daß alternsabhängig eine Verdoppelung des Kollagengehaltes eintreten kann, der dann etwa 20% des Herzmuskelvolumens gegenüber etwa 10% im Herzmuskel Jugendlicher beträgt. Auch im Herzmuskel nimmt also mit dem Alter die *Synthese* ebenso wie der *Umsatz* von Kollagen ab, die *Halbwertszeit* zu, während ausreichende quantitative Analysen über alternsabhängige Änderungen des Kollagenabbaues noch nicht vorliegen[257]. Bisherige Befunde anhand der routinemäßig anwendbaren Bestimmung der apolar angreifenden Kollagenpeptidasen haben gezeigt, daß auch diese Enzymaktivität alternsabhängig abnimmt[258]. Wie bei anderen Bindegeweben und bindegewebigen Organen ist auch am Herzmuskel noch offen, ob die Gesamtmengenzunahme des Kollagens durch eine alternsabhängige Reduktion des Kollagenabbaues bei konstant bleibender Synthese bedingt ist oder durch eine stärkere alternsabhängige Abnahme des Abbaues als der Synthese von Kollagen.

Bei der Ratte wird im Alter der Gesamtkollagengehalt des Herzmuskels (bezogen auf das Trockengewicht) verdreifacht, beim Menschen verdoppelt. Auch bei der Ratte ist eine Zunahme des unlöslichen Kollagens relativ und absolut gegenüber den löslichen Kollagenfraktionen durch Bestimmungen des thermolabilen Kollagens und durch Umsatzratenbestimmungen der Kollagenfraktionen nachgewiesen.

Das thermolabile Kollagen des Herzmuskels nimmt mit dem Alter (rascher als in der Skeletmuskulatur) ab.

Auch am Myokard sind *lokalisationsabhängige* Unterschiede des Kollagengehaltes beim Menschen nachweisbar: Der Kollagengehalt des rechten Ventrikels

---

[257] BOUCEK, NOBLE, KAO, ELDERN und WOESSNER 1952, BOSTRÖM 1954, OKEN und BOUCEK 1957, BOUCEK, NOBLE, KAO und ELDERN 1958, CLAUSEN 1962a, b, 1963, HAUSS, JUNGE-HÜLSING und HOLLÄNDER 1962, JUNGE-HÜLSING 1963/1965, GERLACH 1965, 1966, CHVAPIL 1967, u.a.

[258] GRIES, GRASEDYCK und LINDNER 1971.

ist 1¹/₂mal höher als der des linken, der Kollagengehalt der Vorhöfe 2—3mal höher
als der der Kammern (in allen Altersklassen). Während der Wachstumsperiode ist
der Kollagengehalt des linken Vorhofes größer als im rechten Vorhof. Danach,
besonders bei der Alterung, sind diese Lokalisations-Unterschiede der Vorhöfe
aufgehoben [259].

Nach CLAUSEN (1962) ist der Anstieg der Gesamtkollagenmenge kontinuierlich
von der pränatalen über die postnatale Entwicklung und Reifung bis zur Alterung
nachweisbar (beim Übergang von der Reifung zur Alterung und von dort bis zum
hohen Senium steiler als während der postnatalen Entwicklung und Reifung).
Das entspricht den morphologischen Befunden, die mit histologischen Methoden
nur den Gehalt an unlöslichem Kollagen, jedoch nicht zugleich auch den Gehalt
an löslichen Kollagenfraktionen miterfaßten (wie z.B. die Gesamthydroxyprolin-
bestimmung). OKEN und BOUCEK (1957) fanden dagegen den Kollagengehalt nach
dem 20. Lebensjahr vermindert, JANSEN (1962, 1967) nach dem 50. Lebensjahr
(z.T. mit geringen Abfällen). Beim Tier bestehen ähnliche Befund-Unterschiede:
SCHAUB (1965) bestätigte bei der Ratte die Befunde von CLAUSEN (1962), während
McGAVACK und KAO (1960) bei der Ratte, ELSTER und LOWRY (1950) beim Meerschweinchen gleiche Befunde wie OKEN und BOUCEK (1957) beim Menschen
erhoben (Konstanz oder sogar Rückgang der Kollagenkonzentration des Herzmuskels bei der Alterung).

Die *Proteoglykane* des Myokards werden mit den neutralen Polysacchariden
durch die Gesamthexosaminbestimmung nachgewiesen. Der Hexosamingehalt des
Herzmuskels fällt von der fetalen über die postnatale Entwicklung und Reifung
bis in das hohe Alter ab, etwa umgekehrt parallel zur Zunahme des Hydroxyprolingehaltes [260]. Der Glykosaminoglykangehalt wird durch die Uronsäuren-
bestimmung isoliert erfaßt und zeigt einen parallelen Abfall (wie der Hexosamingehalt) von der Entwicklung bis zum hohen Alter. Die Uronsäurenanalysen zeigen
demnach den Alternsverlauf der Glykosaminoglykane an. Diese Befunde entsprechen somit den an der Gefäßwand erhobenen (s. 3.10). Es ist also ein
alternsabhängiger Abfall des Hexosamin-Hydroxyprolinverhältnisses sowie des
Uronsäuren-Hydroxyprolinverhältnisses im Myokard des Menschen und des
Versuchstieres nachweisbar [261]. Dieser Abfall ist in den früheren Alterungsphasen
stärker als im hohen Alter (wie an der Gefäßwand sowie den meisten Bindegeweben und bindegewebigen Organen). Somit zeigt der Herzmuskel keine
Besonderheiten oder Abweichungen vom allgemeinen Alternsverlauf der Bindegewebszwischensubstanz.

Die Glykosaminoglykan-*Synthese* nimmt mit dem Alter ab. Das ist mit der
^{35}S-Sulfat-Inkorporations-Indicatormethode ebenso wie bei Bestimmung der
spezifischen Aktivität und der Umsatzraten der Proteoglykane nachgewiesen [262].
Beide Verlaufskurven entsprechen sich und zugleich auch dem alternsabhängigen
Abfall der Verlaufskurve der Sulfat-aktivierenden Enzymaktivität [263]. Wie bereits
bei Knorpel und Gefäßwand angegeben, findet sich der steilste Abfall der Sulfo-

---

[259] ELSTER und LOWRY 1950, BOUCEK, NOBLE, KAO, ELDERN und WOESSNER 1952, OKEN und
BOUCEK 1957, BOUCEK, NOBLE, KAO und ELDERN 1958, McGAVACK und KAO 1960, KAO,
HILKER und McGAVACK 1960, CLAUSEN 1962a, b, 1963, JANSEN 1962, 1967, SCHAUB 1965,
GERLACH 1966.
[260] McGAVACK und KAO 1960, KAO, HILKER und McGAVACK 1960, 1961, 1962, CLAUSEN
1962a, b, WEGELIUS und v. KNORRING 1964.
[261] CLAUSEN 1962a, b, 1963.
[262] LAYTON und DENKO 1952, BOSTRÖM 1954, DYRBY 1959, HAUSS, JUNGE-HÜLSING und
SCHULZE 1960, HAUSS, JUNGE-HÜLSING und HOLLÄNDER 1962, JUNGE-HÜLSING 1963/
1965, DORFMAN 1964, LINDNER und FREYTAG 1967, LINDNER 1969a, b, c, 1970, 1971, u.a.
[263] GERLACH 1963.

kinasen während der Reifung, z.T. exakt in dem 3-Phasenablauf, welcher für die ^{35}S-Sulfat-Inkorporation in Abb. 8 und 10 angegeben ist, mit danach am Ende der Reifung und während der Alterung nur noch geringem Abfall sowohl der Aktivität des Sulfat-aktivierenden Enzymsystems wie der ^{35}S-Sulfat-Inkorporation, der Glykosaminoglykan-Synthese und der Umsatzraten der Proteoglykane in Herzmuskel wie in anderen Bindegeweben und bindegewebigen Organen. Dementsprechend nimmt auch die *Halbwertszeit* der Proteoglykane des Herzmuskels mit steigendem Alter zu. Über alternsabhängige Unterschiede seines *Glykosaminoglykan-Muster* liegen noch keine ausreichenden Befunde im Gegensatz zum Knorpel oder der Gefäßwand vor.

Somit nimmt der Proteoglykanumsatz im Herzmuskel alternsabhängig etwa in gleicher Weise ab wie der Kollagenumsatz. Steigerungen der Synthese beider Zwischensubstanzbestandteile sind also nicht alternstypisch, sondern im Sinne einer unspezifischen generalisierten Stoffwechselsteigerung[264] auch am Myokard bei Alternserkrankungen ebenso nachzuweisen wie bei Erkrankungen des alten Herzens.

Damit bestätigen und erweitern die bisherigen biochemischen Analysen die anhand morphologischer (auch histochemischer) Befunde getroffene Feststellung, daß auch die primären Alternsveränderungen des Herzens durch Zunahme der Bindegewebszwischensubstanz, speziell des Kollagengehaltes, bedingt sind, so daß schließlich dem kritischen Herzmuskelgewicht der kritische Bindegewebsgehalt für Leistungsbreite und -fähigkeit des Herzmuskels gegenüberzustellen (und wahrscheinlich vorzuziehen) ist[265].

3.11.3. Epikard

Über alternsabhängige Veränderungen der Umsatzraten der Epikarddeckzellen ist ebensowenig wie über die entsprechenden Werte der Endokardendothelien bekannt.

Die bisherigen morphologischen Befunde beschreiben für die Entwicklung des subepikardialen Fettgewebes den Beginn erst im zweiten postfetalen Monat mit Zunahme bis zur Pubertät, zunächst gleichmäßig, dann rascher, wobei in Abhängigkeit von Konstitution, Ernährung etc. die Fettgewebszunahme bis in das hohe Greisenalter fortbestehen kann.

Bei der reinen Alternsatrophie des Herzens ist jedoch auch eine Abnahme des epikardialen Fettgewebes wie anderer Fettbindegewebe des Körpers (in der entsprechenden Reihenfolge wie im Hungerzustand) beschrieben[266]. Die Gesamtmenge des subepikardialen Fettgewebes kann auch im hohen Greisenalter noch mehr als 100 g betragen, durchschnittlich 60—70 g. Inwieweit die von Mohr (1969), Mohr, Beneke und Balzer (1969); Mohr und Beneke (1970) sowie von Rakow, Beneke, Mohr und Brauchle (1970) am Fettgewebe beschriebenen, exakt bestimmten biochemischen Entwicklungs- und Alternsveränderungen auch für das subepikardiale Fettgewebe zutreffen, ist noch nicht untersucht. Mit morphologischen Befunden ist jedoch bereits wahrscheinlich gemacht, daß entsprechende Zunahmen des Kollagenfasergehaltes bei Abnahme des Proteoglykangehaltes auch im subepikardialen Fettgewebe wie an anderen Fettbindegeweben des Körpers bestehen (s. dort). Auch der Elastingehalt des subepikardialen Fettgewebes kann (wie im Endo- und Myokard des Menschen) mit dem Alter zunehmen,

---

[264] Hauss und Junge-Hülsing 1961.
[265] Kirch 1921, Dogliotti 1930, Lowry, Hastings, Hull und Brown 1942, Spang 1954, Kniereim 1964, Köttler 1965, Schallock 1965, Linzbach 1960, 1967.
[266] Uehlinger 1948.

während der Zellgehalt des subepikardialen Fettgewebes alternsabhängig abnimmt.

3.12. Lymphoretikuläres Gewebe

3.12.1. Thymus

Das Thymusgewicht ist bei der Geburt relativ, zur Zeit der Pubertät absolut
am höchsten. Danach fällt das Thymusgewicht ständig und irreversibel bei zunehmendem Parenchymersatz durch Fettbindegewebe ab[267]. Dieser Ersatz ist
auch im hohen Greisenalter nicht vollständig. Die alterungsbedingte Relationsverschiebung zwischen Parenchym und Fettbindegewebe zugunsten des letzteren
könnte mit biochemischen Analysen quantitativ genauer erfaßt werden als mit
morphologischen Verfahren. Derartige Analysen stehen jedoch noch aus. Mikroskopisch besteht die Thymusrückbildung in einer Verkleinerung der Thymus-
läppchen mit Abnahme des Lymphocytengehaltes, dichterer Lagerung des
retikulären Zellnetzes (mit epitheloiden Umwandlungen), Verstärkung des retikulären Fasernetzes und zunehmender Kollagenisierung. Diese Kollagenfaserzunahme sowie die mit morphologischen Verfahren nicht quantifizierbare alterungsbedingte Zunahme des Gesamtkollagengehaltes des Thymus (also einschließlich seines
zunehmenden Fettgewebsanteiles) ist im Alternsverlauf biochemisch bisher nur
an der Ratte bestätigt (KIENZL 1970). Fettdurchwachsung und Kollagenisierung
des Thymusgewebes werden aufgrund der morphologischen Befunde als typische
Alternsveränderungen dieses Organes angesehen[268]. Die bei der Alternsatrophie
des Thymus in einzelnen Gruppen noch restierenden epithelialen Anteile zeigen auch
im höheren Lebensalter einen (autoradiographisch und mit Mitosennachweisen
erfaßten) deutlichen Zellumsatz. Die funktionelle Bedeutung dieser Befunde ist in
diesem Zusammenhang nicht zu besprechen.

3.12.2. Lymphknoten

Zu den typischen Alternsveränderungen der Lymphknoten gehört die Abnahme des lymphoretikulären Gewebes, der Follikelzahl und -größe sowie die
Zunahme des retikulären und kollagenen Fasergewebes. Die alternscharakteristische Zunahme von Fettgewebe in Lymphknoten beginnt am Hilus und ist in
den Lymphknoten der einzelnen Körperregionen unterschiedlich stark ausgeprägt.
Die Extremitätenlymphknoten sind dabei bevorzugt. Systematische Untersuchungen regionaler Unterschiede alternsabhängiger Lymphknotenverände-
rungen liegen noch nicht vor.
Während beim Kind und beim Jugendlichen die intervasculären Räume des
Lymphknotens von lymphoretikulärem Gewebe ausgefüllt sind, liegen die Blutgefäße im Lymphknoten alter Menschen frei und sind in der Regel wandverdickt
und von breiteren kollagenreichen Bindegewebsfeldern umgeben. Neben der Zunahme retikulärer und kollagener Fasern sind auch elastische Fasern im Lymphknoten alterungsabhängig vermehrt. Bisherige Pilot-Untersuchungen des Proteo-
glykan- und Kollagenstoffwechsels zeigen alternsabhängige Abnahmen der In-
korporations- und Syntheseraten. Weitere biochemische Analysen der einzelnen
Stoffwechselgrößen liegen am Lymphknoten noch nicht vor. Nur bei der Ratte ist
von KIENZL (1970) an submandibulären Lymphknoten eine Zunahme des Kollagengehaltes bis zum Ende der Wachstumsperiode beschrieben (mit dann konstanten
Werten zwischen dem 6.—12. Lebensmonat). Durch die alternsabhängige Reduktion des spezifischen lymphoretikulären Gewebes bedingt, wird eine Abnahme der Phagocytoseleistung sowie der auf Frisch- bzw. auf Trockengewicht

---

[267] RÖSSLE und ROULET 1932.   [268] TESSERAUX 1953.

bezogenen Aktivität an hydrolytischen Enzymen bei Untersuchungen von Lymphknotenhomogenaten angegeben. Proteolytische, lipolytische und vor allem glykolytische Enzyme sind im Lymphknoten also alternsabhängig gegenüber jungen Lymphknoten vermindert. Jedoch beruhen diese Befunde auf der Benutzung des Frisch- oder Trockengewichtes (bzw. des Gesamteiweiß- bzw. Gesamtstickstoffgehaltes) als Parameter, da die Verwendung des DNS-Gehaltes (für die Zellzahl) gerade im lymphoretikulären Gewebe keine methodische Verbesserung darstellt. Diese biochemischen Analysen entsprechen den histochemischen[269]. Jedoch ist zu berücksichtigen, daß auch der Lymphknoten alter Menschen bei Bedarf entsprechende Phagocytoseleistungen aufweist. Eine alternsabhängige Reduzierung dieser Funktion ist an den Lymphknoten wie am RHS insgesamt nicht stichhaltig nachgewiesen.

3.12.3. Tonsillen

Wie an den Lymphknoten findet auch an den Tonsillen ein alternsabhängiger Umbau statt[270].

Im Vordergrund steht die Abnahme des lymphoretikulären Gewebes bei gleichzeitiger Zunahme kollagenen Bindegewebes. Beide Vorgänge können an den Tonsillen alternsabhängig noch stärker als an den Lymphknoten der meisten Körperregionen ausgeprägt sein. Jedoch ist gerade die Zunahme kollagenen Bindegewebes in den Tonsillen als reine Altersveränderung schwer von entsprechenden Bindegewebszunahmen durch vorausgegangene Entzündungen trennbar. Da es sicher falsch wäre zu unterstellen, daß eine Tonsille über dem Lebensablauf entzündungsfrei bleibt, sondern vielmehr richtig ist, aufgrund der Tonsillenfunktion über den gesamten Lebensablauf, besonders aber in den ersten Lebensjahrzehnten (natürlich individuell unterschiedliche) Entzündungsabläufe als gegeben zu unterstellen, ergibt sich daraus, daß die Alterstonsille in ihrer Morphologie diesen Ablauf zusammenfaßt und nicht als reine Alterungsatrophie allein anzusehen ist. Unter dieser Voraussetzung ist es jedoch schon bei der Routineuntersuchung von Tonsillen (mit entsprechender täglicher Erfahrung über Jahrzehnte hin) möglich, eine grobe Altersschätzung durchzuführen. Denn von der Kindheit über das Erwachsenenalter bis zum Senium reduzieren sich Follikelzahl und -größe, Gehalt des lymphoretikulären Gewebes (von der Retikulierung des Epithels wie von anderen Epithelbefunden in diesem Zusammenhang stets abgesehen), während zunächst der Faser- und Gefäßgehalt zunimmt, bis schließlich kollagenes Bindegewebe mit regressiven Veränderungen bis zu Hyalinisierungen überwiegt. Bereits von Goodale (1902) wurden zwei Formen der Alternsatrophie der Tonsillen in Abhängigkeit davon beschrieben, ob die Bindegewebsvermehrung im Bereich der sog. Trabekel oder an der Tonsillenbasis stattfindet (hier wiederum nicht ausreichend von abgelaufenen Entzündungen abtrennbar, insgesamt gesehen eher quantitativ als qualitativ). Eine Fibrosierung des Tonsillenlagers ist aber für die Alterstonsille typisch. Ausgeprägte angrenzende Vernarbungen der darunter gelegenen Muskulatur gehören jedoch zu den mit Vernarbungen abgelaufenen Peritonsillitiden.

Der eindeutige morphologische Befund einer alternsabhängigen Zunahme des kollagenen Bindegewebes der Tonsillen (wie des gesamten lymphatischen Rachenringes) bedarf dringend entsprechender biochemischer Analysen der Zwischensubstanz-Stoffwechselgrößen von der Reifung bis zur Alterung. Auch einfache biochemische Kollagengesamtgehaltsbestimmungen liegen von den Tonsillen noch nicht vor.

---

[269] Lindner 1957, 1963, 1968.   [270] Goodale 1902, Goerke 1907, Falk 1963.

3.12.4. Milz

Die Alternsveränderungen der Milz sind mit den Alternsbefunden anderer lymphoretikulärer Gewebe und Organe durchaus vergleichbar, da auch in der Milz die Abnahme des lymphoretikulären Gewebes und der Ersatz durch kollagenes Bindegewebe die Hauptbefunde der Alterung darstellen. Auch hier kommt es dabei zur Abnahme der Zahl und Größe der Follikel. Das lymphoretikuläre Gewebe der roten Milzpulpa wird bei zunehmendem Alter entsprechend reduziert und das Gerüst durch Zunahme retikulärer, kollagener und z.T. auch elastischer Fasern verstärkt. Bekannt sind die alternsabhängigen Gefäßwandveränderungen mit Beginn der Dickenzunahme bereits im frühen Erwachsenenalter, besonders an den Trabekelgefäßen. Dieser Befund ist individuell verschieden und kann schon im 3. Lebensjahrzehnt so deutlich sein, daß (bei sonst völlig intaktem Arteriensystem) hier im Gegensatz zu den Gefäßbefunden vieler anderer Organe eher von typischen Alternsveränderungen gesprochen werden kann. Insgesamt entsprechen die bei der Alterung der Milz auftretenden Veränderungen des lymphoretikulären Gewebes mehr denen der zentralen als der peripheren Lymphknoten (also den Lymphknoten der Körperperipherie). Die morphologischen Befunde führen zu den typischen Gewichtsabnahmen der Milz bei der Alterung. Wenn in Ausnahmen durch Grundkrankheiten und Todesursachen *keine* wesentlichen Einflüsse auf die Milz nach dem Sektionsbefund zu unterstellen sind, lassen sich alterungsbedingte Gewichtsabnahmen (gegenüber dem Erwachsenenalter um mehr als die Hälfte) nachweisen[271].

Über Synthese, Abbau, Gesamtgehalt, Umsatz und Halbwertszeit der Proteoglykane sowie der Fasereiweiße der Milz liegen bisher nur wenige biochemische Analysenbefunde vor.

Der *Gesamthexosamingehalt* der Milz liegt bei der Ratte fast in der Größenordnung des Hexosamingehaltes der Lunge und beträgt etwa $^2/_3$ des Hexosamingehaltes der Niere und fast das Doppelte des Hexosamingehaltes der Leber der erwachsenen Ratte, während der *Gesamtkollagengehalt* der Milz der Ratte nur $^1/_6$ des Kollagengehaltes der Lunge und fast das 6fache des Kollagengehaltes der erwachsenen Rattenleber beträgt. Außerdem ist der Kollagengehalt etwa 7mal so hoch wie der Elastingehalt der Rattenmilz. Der prozentuale Anteil am Trockengewicht beträgt für den Hexosamingehalt 0,40%, für den Kollagengehalt 3,5%, für den Elastingehalt 0,55%. Während der Wachstumsperiode (jeweils Rattenmilz) wird der Kollagengehalt verdoppelt und bleibt zwischen dem 6.—12. Lebensmonat gleich, während beim Meerschweinchen die Kollagenkonzentration der Milz nach der Wachstumsperiode abfällt[271a].

Wie an anderen bindegewebigen Organen ist auch an der Milz ein alternsabhängiger Abfall der *Synthese von Proteoglykanen* mit Hilfe der ^{35}S-Sulfat-Inkorporationsratenmessung als Routine-Indicatormethode nachgewiesen[272]. Bei entsprechenden Pilotstudien der ^{3}H-Prolin-Inkorporationsraten für die *Kollagensynthese* und den Kollagenumsatz sind bisher entsprechende alternsabhängige Verlaufskurven wie an anderen Organbindegeweben nachweisbar[273].

Von den *Proteoglykan-abbauenden Enzymen* liegen bisher keine ausreichenden quantitativen Daten vor, während für den Kollagenfaserabbau quantitative Analysen auch an der Milz durch Bestimmung der apolar angreifenden Kollagenpeptidasen mit Hilfe des synthetischen PZ-Substrates[274] durchgeführt wurden. Diese Enzymaktivität ist in der Milz jugendlicher Ratten sehr hoch und nicht

---

[271] RÖSSLE und ROULET 1932.
[271a] ELSTER und LOWRY 1950, NEUMAN und LOGAN 1950, BOAS 1953, KIENZL 1970.
[272] JUNGE-HÜLSING 1963/1965, LINDNER und FREYTAG 1967, LINDNER 1971.
[273] LINDNER 1971.   [274] WÜNSCH und HEIDRICH 1963a, b.

durch den Blutgehalt der Milz bedingt, da die gleichzeitig bestimmte Serum-
aktivität außerordentlich niedrig liegt (s. Abb. 15). Das bedeutet im Zusammenhang mit den vorliegenden Befunden bisheriger Syntheseuntersuchungen, daß der
Proteoglykan- und der *Kollagenumsatz* der Milz auffällig hoch sind, und zwar in
einem Alter, in dem der Gesamtkollagengehalt in Relation zum Gesamteiweiß- oder
Stickstoffgehalt durchaus niedrig liegt. Wie bei anderen Organbindegeweben mit
entsprechenden Verhältnissen ist also auch für die Milz zu unterstellen, daß bei
normalerweise niedrigem Gesamtgehalt an Zwischensubstanzbestandteilen doch
ein hoher Umsatz derselben vorliegen kann. Immerhin steht die Milz bei der
tabellarischen Ordnung und Reihenfolge nach der Höhe der Aktivität apolar
angreifender Kollagenpeptidasen von den bisher untersuchten Organen an zweiter
Stelle hinter der Aorta und vor der Lunge (s. Abb. 15).

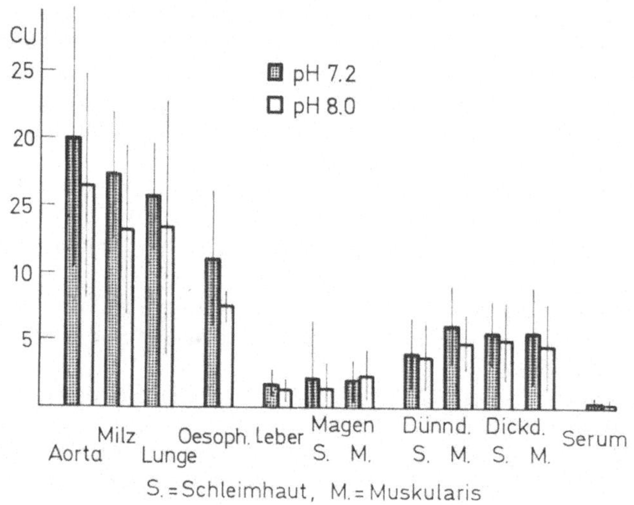

Abb. 15. Beispiele vergleichender Untersuchungen der apolar angreifenden Kollagenpeptidasen
verschiedener Kaninchenorgane, mit den dargestellten 2 pH-Optima der kollagenolytischen
Enzymaktivität unter Verwendung des synthetischen PZ-Substrates nach Wünsch und
Heidrich (1963a, b). Beachte die Reihenfolge der Enzymaktivität des Kollagenabbaues von
der Aorta über die Milz, Lunge und den Oesophagus zu den weiteren, als Beispielen aufgeführten bindegewebigen Organen (weiteres s. Text: 3.10.1.3, 3.12.4, 4.1.3, 4.3 sowie 4.4)

Alternsabhängig ist auch an der Milz ein Abfall dieser kollagenolytischen
Enzymaktivität wie anderer unspezifischer Proteasen nachweisbar. Wahrscheinlich ist die genannte Abnahme reticuloendothelialer Elemente bei der Alterung der
Milz das morphologische Substrat für diese biochemischen Analysebefunde. Die
alterungsbedingte Gleichgewichtsverschiebung zwischen Synthese und Abbau ist
offenbar an der Milz ebenfalls so, daß zumindest hinsichtlich der Kollageneiweiße
alternsbedingt der Abbau stärker als die Synthese reduziert wird und zugleich eine
Relationsverschiebung der Kollagenfraktionen zugunsten der unlöslichen Fraktion
erfolgt. Zunahme der Kreuzbindungen und damit eine schlechtere Abbaubarkeit
und Angreifbarkeit des unlöslichen Kollagens (durch Enzyme oder andere Agentien)
sind auch an der Milz bisher nur anzunehmen, aber nicht ausreichend geprüft.
Insgesamt resultiert bei der Alterung der Milz somit bei Abnahme des Zellgehaltes
der Anstieg des Gesamtkollagengehaltes — im wesentlichen wie an den lymphoretikulären Geweben von Lymphknoten und Tonsillen.

Alternsveränderungen des *Knochenmarkes* werden nicht hier, sondern an anderer Stelle
dieses Handbuchteiles besprochen.

4. Alterung der speziellen Organbindegewebe

4.1. Respirationstrakt

4.1.1. Kehlkopf

Bei der Alterung des Kehlkopf-Bindegewebes ist eine Vermehrung des Fasergehaltes des Schleimhautstroma mit Zunahme kollagener und vor allem elastischer Fasern (z. T. in Form elastoider Knötchenbildungen) zu beobachten. Der Zellgehalt des Schleimhautstroma nimmt entsprechend ab. Am Kehlkopfknorpel ist neben den allgemeinen (unter 3.6 beschriebenen) Alternsveränderungen die besondere Zunahme elastischen Fasermaterials auffällig. Die gleichzeitige Abnahme des Knorpelgrundsubstanzgehaltes bei relativer (oder auch absoluter: noch nicht geprüft!) Zunahme des Kollagenfasergehaltes geht der im Alter auftretenden Verkalkung und Verknöcherung (besonders des Schildknorpels) zeitlich voraus. Ein kausaler Zusammenhang ist nach den zur Verkalkung (2.5) angegebenen Abhängigkeiten dieses Prozesses von der Störung des Grundsubstanz-Fasergleichgewichtes im Knorpel (mit Abnahme des Proteoglykangehaltes etc.)[275] wahrscheinlich. Das gilt auch für die Knorpelanteile von Trachea und Bronchien (s. unten).

4.1.2. Trachea und Bronchien

Die Alternsveränderungen der Tracheal- und Bronchialknorpel entsprechen somit denen der Kehlkopfknorpel, einschließlich der Mineralisierungen und Verknöcherungen bis zur Ausbildung der Säbelscheidentrachea. Bei Ausbleiben dieser Zwischensubstanzprozesse des Trachealbindegewebes (speziell des Knorpels) entsteht die alternsabhängige Ausweitung der Trachea (des transversalen Durchmessers in der Mitte, des sagittalen Durchmessers im cranialen Teil der Trachea) auch im hohen Greisenalter, besonders bei Frauen[276]. Am Bronchial- und Kehlkopfknorpel sind (im Gegensatz zu vorläufigen Befunden am tierischen Nasenknorpel[277] noch keine entsprechenden Untersuchungen der Glykosaminoglykan- und Kollagenfraktionen, speziell der Verteilungsmuster der Proteoglykane und ihrer makromolekularen Eigenschaften durchgeführt. Dagegen haben GREILING und STUHLSATZ (1966) charakteristische Unterschiede der Aminosäurenverteilung von Chondroitin-4-Sulfat- und Chondroitin-6-Sulfat-Peptiden (mit Überwiegen von Serin) gegenüber einer gleichen Menge von Serin, Glutaminsäure und Asparaginsäure im Chondroitin-4-Sulfat-Peptid der Cornea (jeweils des Rindes) nachgewiesen (s. auch 3.1.1). Jedoch fehlen Angaben über alternsabhängige Veränderungen dieser auch für die Proteoglykan-Faserbindung[278] wie für antigene Eigenschaften der Proteoglykane etc. wichtigen Aminosäuremuster des Proteincores der Glykosaminoglykane. Dagegen sind auch im Trachealknorpel bereits alternsabhängige Zunahmen von Glykosaminoglykan-Hybriden wahrscheinlich gemacht worden (speziell von Chondroitin-4-Sulfat und Keratansulfat)[279], neben der im hyalinen Knorpel bei der Alterung z. T. festgestellten Zunahme des Keratansulfatgehaltes bei Abnahme der Chondroitinsulfatmenge[280] (weiteres s. 2.2 und 3.6). Durch die vorliegenden Befunde wird zwar bestätigt, daß lokalisationsabhängige Unterschiede der Proteoglykanmuster, ihrer makromolekularen Eigen-

---

[275] Siehe auch EINBINDER und SCHUBERT 1950, DZIEWIATKOWSKI 1954, LINDNER 1957, DULCE 1960 a, b, c, LINDNER und ECKSTEIN 1961/1963, LINDNER 1969, u. a.

[276] BENEKE, ENDRES, BECKER und NITSCHKE 1966.

[277] BUDDECKE, KRÖZ und TITTOR 1967.   [278] JACKSON und BENTLEY 1968.

[279] GREILING und STUHLSATZ 1966.

[280] KAPLAN und MEYER 1959, BUDDECKE, KRÖZ und TITTOR 1971, GREILING, STUHLSATZ und EBERHARD 1971.

schaften, der Aminosäurespektren des Proteincores, sowie des Sulfatierungsgrades der Glykosaminoglykane bestehen. Jedoch sind deren Alternsveränderungen am Kehlkopf-, Tracheal- und Bronchialknorpel noch nicht ausreichend erfaßt. Das gilt auch für Untersuchungen der mit den mesenchymalen Proteoglykanen z.T. identischen Proteoglykananteile der epithelialen Schleime von Trachea und Bronchien (mit entsprechenden Einflüssen auf ihre Synthese- und Umsatzraten)[281]. Dagegen sind bei der Alterung Vergrößerungen des Trachealknorpelspangen-Durchmessers mit folgender Erschwerung der diffusionsabhängigen Ernährung, Abnahme der Knorpelzellzahl von der Peripherie zum Zentrum mit primär (wie am Rippenknorpel)[282] zentral beginnenden Synthese- und Umsatzstörungen der Zwischensubstanz, speziell der Proteoglykane, durch die morphologischen Folgen sog. degenerativer Veränderungen mit albuminoid-körniger Degeneration, Faserdemaskierung, sog. Asbestfaserung bis zur Mineralisierung und Verknöcherung wahrscheinlich gemacht[283] (s. auch Abb. 9).

Entsprechende Alternsveränderungen des Bronchialknorpels sind noch nicht ausreichend untersucht, aber nach den bisherigen Befunden (mit gleichen Folgen) wie am Trachealknorpel anzunehmen.

4.1.3. Lunge

Alternsabhängige Veränderungen des Gewichtes sowie der makroskopischen und mikroskopischen Struktur der Lungen sind im wesentlichen bedingt durch Veränderungen des speziellen *Lungenbindegewebes*.

Die Alterslunge ist ein alternsatrophisches Organ mit systematischer Erweiterung der Alveolen, Abnahme des Alveolarzellgehaltes und entsprechenden Veränderungen des Strukturfasergerüstes sowie der weiteren bindegewebigen Anteile der Lunge, einschließlich des Knorpel- und Muskelgewebes der Bronchialwände.

Die morphologisch festgestellte Abnahme des Gehaltes der Lunge an *elastischen Fasern* mit steigendem Alter[284] ist nur mit biochemischen Methoden ausreichend quantifizierbar (weiteres s. [288]).

Bei entsprechender Aufarbeitung ergibt sich, daß der Elastinstickstoff der Lunge des Menschen und der Säuger mit dem Alter zunimmt[285]. Außerdem bestehen offenbar nicht nur am Kollagen, sondern auch am Elastin alternsabhängige Veränderungen des physikochemischen Zustandes[286], die jedoch noch nicht ausreichend erfaßt sind. Offenbar ist wie an der Gefäßwand und anderen Bindegeweben auch in der Lunge eine Zunahme von Kreuzbindungen ursächlich für die erschwerte Hydrolysierbarkeit des Elastins durch Elastase und durch nicht enzymatische hydrolytische Agentien[287]. Ob am Lungenelastin wie am Elastin der Gefäßwand ein durch Hydrolyse nicht zu entfernender fluorescierender Anteil mit dem Alter zunimmt und mit der oben genannten Zunahme der Elastinvernetzung zusammenhängt, ist noch nicht ausreichend untersucht (s. auch 2.3.3 und 2.4).

Wie am *Kollagen* anderer Bindegewebe und bindegewebiger Organe ist auch an der Lunge eine Abnahme der löslichen Kollagenfraktionen und eine Zunahme der unlöslichen Kollagenfraktion mit steigendem Alter feststellbar. Der prozen-

---

[281] Lindner und Breitenecker 1968.   [282] Lindner 1968, 1971.
[283] Beneke, Endres, Becker und Kulka 1966.   [284] Hieronymi 1961.
[285] Slack 1954, Briscoe und Loring 1958, Kobrle und Chvapil 1958, Fitzpatrick und Hospelhorn 1962, Pierce und Hocott 1966.
[286] Slack 1954, Lansing 1959, Fitzpatrick und Hospelhorn 1962.
[287] Lindner 1957, Lansing 1951, 1959, Mandl 1961, Fitzpatrick und Hospelhorn 1962, Gries 1965.

tuale Anteil am Trockengewicht der Rattenlunge beträgt für den Hexosamingehalt 0,56%, für den Proteoglykan-Gesamtgehalt 0,4—0,7%, für den Kollagengehalt 11,3%, für den Elastingehalt etwa 5%. Bei Ratte, Meerschweinchen und Mensch können die Kollagen- und Elastingehalte der Lunge während der Alterung verdoppelt werden, z.T. wurden aber nach Abschluß der Wachstumsperiode konstantbleibende Werte bei kleinen Nagern gefunden. Die Halbwertszeit des Kollagens nimmt mit dem Alter zu, dementsprechend nimmt die Umsatzrate ab. Von den kollagenolytischen Enzymaktivitäten ist dementsprechend eine Abnahme der apolar angreifenden Kollagenpeptidasen-Aktivität mit dem Alter an der Rattenlunge nachweisbar[288]. Synthese und Umsatz der sulfatierten *Glykosaminoglykan-Proteinkomplexe* nehmen ebenfalls in der Lunge wie in anderen Organen im Alter ab[289]. Die ^{35}S-Sulfat-Inkorporationsrate als Indicatormethode für die Bestimmung der *Grundsubstanzsynthese* ist alternsabhängig auch im Lungengewebe vermindert[290]. Inwieweit die vergleichbare Synthese sulfatierter Glykosaminoglykane der epithelialen Schleime der Bronchialwand der alternsabhängigen Abnahme der entsprechenden sulfatierten Schleimsynthese der Trachea folgt, ist methodisch bedingt noch nicht ausreichend geprüft[291]. Die Gesamtmenge der Proteoglykane, biochemisch als Hexosamin- bzw. als Uronsäurengehalt bestimmt, sowie ihr Verhältnis zum Kollagengehalt (z.B. der Hexosamin:Hydroxyprolin-Quotient) scheinen sich nach den bisherigen Befunden in der Lunge wie in anderen Bindegeweben alternsabhängig zu verschieben[292]. Veränderungen der am Proteoglykanabbau beteiligten Enzyme, speziell der Glykosidasen bei der Alterung des Lungenbindegewebes sind noch nicht genügend untersucht. Die β-Glucuronidase-Aktivität fällt während Reifung und Alterung in der Rattenlunge ab; die unspezifische Proteasen- und die Kollagenpeptidasen-Aktivität steigen dagegen in der Wachstumsperiode an und bleiben dann bis zum Senium weitgehend konstant (LINDNER, PRINZ, GRADE, KÖLLN und GRASEDYCK 1971). Ausreichende biochemische, quantitative Analysen der bekannten morphologischen alternsabhängigen Veränderungen der Lungengefäße liegen noch nicht vor. Die bisherigen Befunde entsprechen den an Aorta und großen Gefäßen gewonnenen Ergebnissen[293]. Morphologisch sind auch an den Lungencapillaren mit dem Alter zunehmende Verbreiterungen der elektronenoptischen Basalmembran ebenso wie der lichtoptischen Basalmembran festzustellen, an den Arteriolen entsprechende Gefäßwandverbreiterungen mit Ersatz der glatten Muskulatur durch kollagenes Bindegewebe (wie vor allem an den größeren Lungenarterienästen). Der morphologische Befund einer alternsabhängigen Kollagenfaserzunahme im perivasculären und peribronchialen Bindegewebe geht in die biochemisch bestimmte Zunahme des Kollagengesamtgehaltes der Lunge bei der Alterung mit ein. Die peribronchiale und perivasculäre Kollagenfaserzunahme betrifft ebenfalls das unlösliche Kollagen[294].

---

[288] ELSTER und LOWRY 1950, NEUMAN und LOGAN 1950, BOAS 1953, KOBRLE und CHVAPIL 1958, BRISCOE und LORING 1959, BRISCOE, LORING und McCLEMENT 1959, KOHN 1959, McGAVACK und KAO 1960, KAO, HILKER und McGAVACK 1961, SCHAUB 1963b, JUNGE-HÜLSING 1963/1965, GERLACH 1966, GRIES 1965, 1971, GRIES und LINDNER 1966, HRŮZA, CHVAPIL und DLUHA 1967, LINDNER und GRASEDYCK 1971.

[289] HAUSS, JUNGE-HÜLSING und SCHULZE 1960, HAUSS und JUNGE-HÜLSING 1961, JUNGE-HÜLSING 1963/1965, LINDNER und FREYTAG 1967.

[290] JUNGE-HÜLSING 1963/1965, LINDNER und FREYTAG 1967, LINDNER und BREITENECKER 1968, LINDNER 1969.

[291] LINDNER und BREITENECKER 1968 (s. auch [228]).

[292] CLAUSEN 1962a, b, 1963.

[293] BUDDECKE 1958, 1960a, b, c, 1961, LANSING 1959, BERTELSEN 1962, CLAUSEN 1962b, 1963, LABELLA und LINDSAY 1963, JUNGE-HÜLSING 1963/1965, LINDNER, GRIES, FREYTAG und KIND 1968, PLATT 1969, BUDDECKE, KRESSE und SEGETH 1971.

[294] KOHN 1959.

4.2. Mundhöhle und Speicheldrüsen

4.2.1. Zähne und Zahnfleisch (Gingiva)

Alternsabhängig besteht auch an den Zähnen eine Abnahme des Zellumsatzes (Ameloblasten, Odontoblasten etc.) und damit eine Abnahme des durch die einzelnen Zellarten gebildeten Zahnmaterials. Mit Abnahme des Dentinumsatzes im Alter treten vermehrt Mineralisierungen auf. Alternsabhängige Zementveränderungen sind noch nicht ausreichend untersucht. Die peridontalen Membranen verschmälern sich im Alter mit Abnahme ihres Kollagenfasergehaltes. Die Zahnpulpa atrophiert und fibrosiert mit zunehmendem Alter, z.T. sicher gefäßabhängig. Sogenannte hydropische Degenerationen der Odontoblasten und der übrigen Pulpa sollen alternsabhängig vermehrt sein, sind jedoch bisher noch nicht ausreichend von im Alter zunehmenden Pulpaverfettungen unterschieden worden. Methodenabhängig fehlen also die wesentlichen biochemischen Alternsbefunde als Grundlage der bekannten morphologischen Alternsveränderungen der Zähne. Von Neuman und Logan (1950) wird ein prozentualer Kollagenanteil am Rattenzahn-Trockengewicht von 10,8% angegeben (also $^2/_3$ des entsprechenden Knochenwertes).

Am *Zahnfleisch (Gingiva)* ist wie an der Mundschleimhaut als Ursache der alternsatypischen „Atrophie" eine Abnahme des Zell- und Grundsubstanzgehaltes des Schleimhautstroma sowie eine relative und absolute Zunahme des Kollagenfasergehaltes anzusehen. Die epithelialen Alternsveränderungen werden auch hier nicht besprochen, sondern nur die bindegewebigen [295].

Die beim Jugendlichen und Erwachsenen hohe proteolytische und kollagenolytische Enzymaktivität des Zahnfleisches scheint alternsabhängig (wie in den meisten Bindegeweben: s. 3.2.3) nach den bisher vorliegenden Befunden abzunehmen [296].

4.2.2. Zunge

An der Zunge wird (neben den auch hier nicht zu besprechenden epithelialen Veränderungen) ein Schwund der Muskulatur und eine Fettgewebseinlagerung bereits in der Unterschleimhaut, vor allem aber in der Muskulatur als alternstypisch angegeben [297].

Von Bässler, Bilden und Lange (1971) wurden systematische Untersuchungen dieser Alternsveränderungen vorgenommen. Danach ist bereits vom 5.—12. Lebensjahr an mikroskopisch (und z.T. auch makroskopisch) Fettgewebe in der Zunge nachweisbar, jedoch nur in kleinen Arealen der Muskulatur des Zungengrundes. Im 3. und 4. Lebensjahrzehnt nimmt die Fettgewebseinlagerung zu und geht im 5. und 6. Lebensjahrzehnt in eine ausgeprägte interstitielle Lipomatose über. Diese erfaßt im 7. und 8. Lebensjahrzehnt schließlich den ganzen Zungenkörper bis zur Zungenspitze. Nach dem 80. Lebensjahr nimmt Fettgewebe nur noch gering zu. Bei quantitativen Untersuchungen mit Hilfe des Punktzählverfahrens ergab sich somit ein alternsabhängiger exponentieller Anstieg des Fettgehaltes der Zungenmuskulatur vom Zungengrund zur Zungenspitze. Auch in der Zungenschleimhaut sind im 2. Lebensjahrzehnt vereinzelt Fettzellen nachweisbar, mit alternsabhängiger Zunahme, so daß vom 7. Lebensjahrzehnt an eine kontinuierliche Fettgewebsschicht vom Zungenrücken nach den seitlichen und apikalen Bezirken ausgebildet ist. Neben retikulären und kollagenen Fasern ist im Schleimhautstroma der Zunge auch eine alternsabhängige Zunahme elastischer Fasern neben regressiven Ver-

---

[295] Schumacher 1927, Fasske und Morgenroth 1964.
[296] Götze 1967, Götze, Gries und Lindner 1970.
[297] Schumacher 1927, Fasske und Morgenroth 1964.

änderungen bis zu Hyalinisierungen nachweisbar. Die Lipomatose der Zunge bei gleichzeitiger Zunahme des Kollagenfasergehaltes und Schwund der Zungenmuskulatur stellen somit die typischen Alterungsveränderungen dieses Organes dar.

An der *Mundschleimhaut* sind von MURRAY, WATTS und RING (1961) die gleichen alternsabhängigen Veränderungen der Grundsubstanz und des Kollagens bei quantitativen biochemischen Analysen wie an der Haut der Ratte nachgewiesen worden: eine alternsabhängige Abnahme des Gesamthexosamingehaltes, eine Zunahme des Hydroxyprolingehaltes und ein Abfall des Hexosamin:Hydroxyprolinverhältnisses mit zunehmendem Alter (weiteres dazu sowie zur Bewertung dieser Befunde s. besonders 3.2).

4.2.3. Speicheldrüsen

Als alternstypische Veränderung der Speicheldrüsen werden die interstitielle Lipomatose, Fibrose und Parenchymatrophie mit Auftreten von Gangektasien bei besonderer periduktulärer Fibrose und Hyalinisierung angesehen. Es bestehen jedoch Unterschiede dieser alternsabhängigen Veränderungen in den einzelnen Speicheldrüsen. Am ausgeprägtesten ist die Lipomatose der Parotis. Sie kann mit der lipomatösen Pankreasatrophie im Alter verglichen werden[298]. Die Fettgewebsmenge der Parotis alter Menschen kann bis zu 50% des Organgewichtes betragen[299]. Demgegenüber ist die alternsabhängige interstitielle Lipomatose der Submandibularis geringer und in der Sublingualis am wenigsten ausgeprägt. Diese interstielle Lipomatose speziell der Parotis ist jedoch nicht alternsspezifisch, da bereits im Säuglingsalter eine lipomatöse Parotisatrophie ebenso vorkommen kann wie nach Allgemeininfektionen, chronischen Entzündungen mit entsprechenden Parenchymuntergängen, nach Steinverschlüssen etc.[300]. Von BÄSSLER, BILDEN und LANGE (1971) sind entsprechende alternsabhängige interstitielle Lipomatosen, Fibrosen und Parenchymatrophien auch an den Zungendrüsen beschrieben. Auch diese Veränderungen sind nicht alternsspezifisch. Die Drüsen des Zungengrundes wie der Zungenspitze können ebenso wie die Speicheldrüsen eine entsprechende Atrophie mit Schwund der Acini, des lymphadenoiden Gewebes bei Zunahme kollagenen Bindegewebes und Fettgewebes auch nach Entzündungen, Mangelernährungen und bei Störungen der Drüsen innerer Sekretion aufweisen[301]. Im Rahmen alternsabhängiger Veränderungen des Speicheldrüsenbindegewebes können schließlich auch Amyloidablagerungen eintreten[302] (weiteres dazu s. 2.3 und 2.4).

Gegenüber den ausführlichen morphologischen Befunden alternsabhängiger Veränderungen der Speicheldrüsen sind bisher noch keine biochemischen Analysen der ursächlichen Bindegewebs-Stoffwechselprozesse erfolgt.

4.3. Intestinaltrakt

4.3.1. Oesophagus

An der Speiseröhre ist alternsabhängig eine Abnahme der Muskulatur und eine relative sowie absolute Zunahme kollagenen Fasergewebes morphologisch nachweisbar.

Nach den bisherigen biochemischen Analysen geht diese Gesamtgehaltsvermehrung kollagenen Bindegewebes auch am Oesophagus mit einer Reduktion des Kollagenumsatzes sowie der Kollagensynthese einher (im wesentlichen unter Verwendung des markierten Vorläufers ^{3}H-Prolin bestimmt). Die Zunahme des

---

[298] SEIFERT 1959.   [299] ANDREW 1968.   [300] LANG 1929, SEIFERT 1959.
[301] SCHUMACHER 1927, LANG 1929, UEHLINGER 1948, SEIFERT 1959.   [302] SEIFERT 1959.

Kollagengesamtgehaltes geht zu Lasten des unlöslichen Kollagens. Ob der verminderten Synthese des löslichen Kollagens ein rascherer oder verstärkter Übergang in unlösliches Kollagen folgt und ob damit die Abnahme der Aktivität apolar angreifender Kollagenpeptidasen in ursächlichem Zusammenhang steht, ist noch nicht ausreichend untersucht. Der Gehalt dieser kollagenolytischen Enzymaktivitäten ist im Oesophagus jugendlicher und erwachsener Ratten von den geprüften glattmuskulären Organen (s. auch unten) nach der Aorta am höchsten und höher als die Enzymaktivität der glatten Muskulatur von Magen, Dünn- und Dickdarm (s. auch Abb. 15).

Die ^{35}S-Sulfat-Inkorporationsraten sowie Synthese und Umsatz der Proteoglykane der Speiseröhre fallen alternsabhängig bei der Ratte ab. Fraktionierungen sowie Gesamtgehaltsbestimmungen der Proteoglykane sind noch nicht ausreichend vorgenommen[303].

Die glatte Muskulatur des Oesophagus hat wie die gesamte glatte Muskulatur des Intestinaltraktes und die glatte Muskulatur des Ureters, jedoch nicht in dem Ausmaß wie die glatte Muskulatur der Gefäßwand und des Uterus, Hauptanteil an diesen Zwischensubstanz-Stoffwechselleistungen von der Entwicklung bis zur Alterung.

4.3.2. Magen

Am Magen ist morphologisch eine Abnahme der glatten Muskulatur mit einer Zunahme kollagener *und* elastischer Fasern verbunden, speziell im Bereich der Kardia und des Fundus. Auch in der Magenschleimhaut treten morphologisch vermehrt elastische Fasern hervor, wobei es sich wahrscheinlich um eine relative und nicht um eine absolute Mengenzunahme von Elastin des Schleimhautstroma mit dem Alter handelt. Dagegen ist die Kollagenzunahme der glatten Muskulatur des Magens bei der Alterung keine relative, sondern eine absolute. Der Gesamtkollagengehalt der Muskelplatte ist damit erhöht. Der Kollagenumsatz und wahrscheinlich auch seine Synthese sind mit dem Alter vermindert. Offenbar ist auch hier der Übergang des löslichen Kollagens in unlösliches Kollagen durch die alternsabhängigen Zunahmen intra- und intermolekularer Brückenbindungen verstärkt. Ausreichende Befunde liegen jedoch dafür noch nicht vor.

Die für den im jugendlichen Alter bestehenden Kollagenumsatz der glatten Muskulatur des Magens charakteristische Höhe der Aktivität apolar angreifender Kollagenpeptidasen, welche über dem Aktivitätswert der isoliert untersuchten Magenschleimhaut liegt (s. Abb. 16), nimmt nach den bisherigen Befunden mit dem Alter wie in Oesophagus, Dünn- und Dickdarm ab[304].

Im Schleimhautstroma des Magens ist neben der relativen Zunahme von Elastin eine absolute Zunahme des Kollagenfasergehaltes ebenfalls alternstypisch. Diese Faserzunahme geht in der Schleimhaut wie in der Muskulatur des Magens mit einer Abnahme des Zellgehaltes einher, wobei in der Schleimhaut vor allem lymphoretikuläre Zellen vermindert sind, in der Muskelplatte glatte Muskelzellen.

Ob diese Zellabnahme der primäre, die Faserzunahme der sekundäre Vorgang ist oder ob beide Prozesse parallel geschaltet sind, bleibt noch offen. Am wahrscheinlichsten ist, daß der zunehmende Verfestigungsgrad der makromolekularen Strukturen der Zwischensubstanz die Abnahme des Zellgehaltes mitbestimmt (s. dazu auch 2.2, 2.3 sowie vor allem 3.10).

---

[303] Lindner und Freytag 1967, Lindner 1968, 1971, Lindner und Grasedyck 1971, Gries 1971.
[304] Lindner und Grasedyck 1971.

4.3.3. Dünndarm

Morphologisch sind im Dünndarm bei der Alterung eine Abnahme der epithelialen Zellregeneration der Schleimhaut sowie eine sog. Atrophie der gesamten Darmwand mit bindegewebigem Umbau festgestellt worden.

Säulenchromatographische Fraktionierungen der Glykosaminoglykane nach entsprechender Aufarbeitung der einzelnen Muscularisanteile des gesamten Magen- und Darmtraktes des Kaninchens sowie der Ratte ergaben, daß auch die glatte Muskulatur des Magen- und Darmtraktes die gleichen Grundsubstanz-Polysaccharidproteinkomplexe synthetisiert wie die glatte Muskulatur der Gefäßwand (s. 3.10). Alternsabhängige Verschiebungen der Glykosaminoglykanmuster (speziell von Chondroitin-4-Sulfat, Chondroitin-6-Sulfat und Keratansulfat) sind bei diesen Untersuchungen bisher noch nicht ausreichend quantitativ erfaßt, scheinen aber nach den vorläufigen Befunden dem Alternsverlauf anderer Bindegewebe zu entsprechen[305]. Inwieweit auch an der glatten Muskulatur des Magen- und Darmtraktes alternsabhängige Zunahmen von Chondroitin-4-Sulfat- und Keratansulfat Hybriden und gegebenenfalls auch sog. Übersulfatierungen vorkommen, bleibt noch offen. Der Alternsverlauf der dabei gleichzeitig untersuchten epithelialen Schleimsynthese (hinsichtlich alternsabhängiger Veränderungen sulfatierter Glykosaminoglykane) ist in diesem Zusammenhang ausführlich beschrieben[306]. Der auch licht- sowie elektronenoptisch-autoradiographisch (zusammen mit Ueberberg, Pappritz und Wulff 1969) bestätigte Befund einer Grundsubstanzsynthese der glatten Muskulatur der Magen- und Darmwand führte bei entsprechenden morphologischen (autoradiographischen) Untersuchungen zum Nachweis, daß auch die glatte Muskulatur von Speiseröhre, Magen und Darm Kollagen synthetisiert. Die Kollagenumsatzrate der glatten Muskulatur des Dünndarmes liegt höher als die Kollagenumsatzrate der gleichzeitig untersuchten, isolierten Dünndarmschleimhaut. Das gilt auch für die Aktivität der apolar angreifenden Kollagenpeptidasen. Nach den bisherigen Befunden sind beide Stoffwechselgrößen auch im Schleimhautstroma und in der glatten Muskulatur des Dünndarmes bei der Alterung vermindert[307].

4.3.4. Dickdarm

Die bisherigen morphologischen und biochemischen Untersuchungen alternsabhängiger Veränderungen des Bindegewebes der Schleimhaut und der Muskulatur des Dickdarmes entsprechen nach den vorliegenden Befunden den Ergebnissen am Dünndarm (s. oben).

Neben einer alternsabhängigen Abnahme der Synthese neutraler und saurer Schleime im Intestinaltrakt (speziell im Becherzellen-reichsten Dickdarm) sind also auch die Inkorporations-, Synthese- und Umsatzraten von Grundsubstanz und Kollagen in den wiederum getrennt untersuchten Schleimhaut- und Muskelanteilen des Dickdarmes alternsabhängig vermindert. Proteoglykan-Gesamtgehaltsuntersuchungen stehen noch aus. Der Kollagengesamtgehalt der Schleimhaut, vor allem aber der Muskulatur des Dickdarmes nimmt nach den bisherigen biochemischen Analysen bei der Alterung zu. Dieser Befund ist ursächlich für die morphologischen Befunde eines bindegewebigen Umbaues besonders der glatten Muskulatur des Dickdarmes im höheren Alter, mit den bekannten funktionellen Folgen[307, 308].

---

[305] Lindner 1969c.   [306] Lindner 1969.

[307] Lindner 1968, 1969c, 1971, Grasedyck, Wulff, Erl und Lindner 1971, Lindner und Grasedyck 1971, Gries 1971.

[308] Lindner 1969c.

22*

4.4. Leber, Gallenblase und Gallenwege
4.4.1. Leber

Morphologisch werden bei der Alterung des Leberbindegewebes Verstärkungen des Strukturfasergerüstes und Verbreiterungen der Periportalfelder mit Zunahme des Kollagenfasergehaltes sowie entsprechende Gefäßveränderungen beschrieben, z.T. auch eine Zunahme des Gehaltes elastischer Fasern in der Kapsel und den Periportalfeldern[309].

Über alternstypische Veränderungen der *Bindegewebszellen* der Leber ist wenig bekannt. Außer einer Zellabnahme auch der Sternzellen wird eine alternsabhängige Abnahme ihrer multipotenten Leistungen diskutiert. Dabei sind für die alternsabhängigen Veränderungen der bindegewebigen Zwischensubstanz der Leber die auch von Galambos (1966) betonten Syntheseleistungen der Sternzellen von besonderem Interesse. Ob ihr mitochondrial gebundener Energiestoffwechsel alternsabhängig verändert wird, ist quantitativ-biochemisch aus methodischen Gründen nicht ausreichend erfaßbar, wird aber im Zusammenhang mit entsprechenden Untersuchungen an Leberzellen ebenso diskutiert wie die alternsabhängige Veränderung der Inkorporation von Aminosäuren im Rahmen der allgemeinen Proteinsynthese[310].

Wie aus Untersuchungen zur experimentellen Vermehrung des Leberbindegewebes bekannt ist, können Organe mit einem relativ geringen *Proteoglykan- und Kollagengesamtgehalt* dennoch normalerweise einen beträchtlichen Umsatz dieser Zwischensubstanzbestandteile besitzen[311].

Aus diesen Untersuchungen ist ferner bekannt, daß der histologisch erfaßbaren Zunahme des Proteoglykan- und Kollagengesamtgehaltes eine entsprechende Steigerung ihrer *Synthese-, Abbau- und Umsatzraten* vorausgeht. Bei der Alterung des Leberbindegewebes ist (speziell an der Ratte) eine alternsabhängige Abnahme dieser Stoffwechselparameter der Bindegewebsgrundsubstanz nachgewiesen, einschließlich einer Abnahme der für den *Abbau der Proteoglykane und des Kollagens* bisher untersuchten Enzymaktivitäten der Glykosidasen und Kollagenasen. Die Aktivität unspezifischer Proteasen steigt während der Wachstumsperiode an und bleibt dann bis zum Senium weitgehend konstant.

Der prozentuale Anteil am Rattenleber-Trockengewicht beträgt für den Hexosamingehalt 0,24% und für den Kollagengehalt 0,64%. Beim Menschen kann der Kollagengehalt 3,9%, der Elastingehalt 0,16—0,30% des Trockengewichtes betragen (der Proteoglykangehalt etwa 0,2—0,5%). Bei der Ratte seigt der Kollagengehalt postnatal bis zum 20. Lebenstag stark an, bis zum 22. Lebensmonat nur noch gering und danach im Senium wieder stärker. Aber auch Abfälle der Kollagenkonzentration der Leber nach Abschluß der Wachstumsperiode mit Geschlechtsunterschieden sind bei der Ratte beschrieben (beim Meerschweinchen weitgehend konstante Befunde im Lebensablauf)[312].

Die für experimentelle Bindegewebszunahmen der Leber charakteristische Verschiebung der *Glykosaminoglykanmuster* der Proteoglykane der Grundsubstanz (mit Abfall von Hyaluronsäure und Chondroitin sowie Anstieg von Heparansulfat, Chondroitinsulfaten und wahrscheinlich auch von Keratansulfat) ist bei der alternsabhängigen Bindegewebszunahme noch nicht ausreichend untersucht. Im höheren Alter ist auch im Leberbindegewebe der Hexosamin:Hydroxyprolin- wie

---

[309] Popper und Schaffner 1961.   [310] Fletcher und Sanadi 1961, Hrachovec 1969.

[311] Becker, Szarvas und Lindner 1964, Gerlach 1966, Galambos 1966, Becker 1967, Lindner 1969, Lindner, Grasedyck, Ropohl, Szarvas, Erl und Limbrock 1971, Lindner und Grasedyck 1971, Gries 1971.

[312] Neuman und Logan 1950, Elster und Lowry 1950, Boas 1953, McGavack und Kao 1960, Kao, Hilker und McGavack 1960, 1961, 1962, Schaub 1963b, Galambos 1966, Becker 1967, Platt 1970, 1971, Grasedyck, Wulff, Erl und Lindner 1971, Gries 1971, Lindner und Grasedyck 1971, Lindner, Prinz, Grade, Kölln und Grasedyck 1971.

der Uronsäuren: Hydroxyprolin-Quotient nach den bisherigen Befunden ebenso wie bei Alterung anderer Bindegewebe verändert[313]. Das gilt auch für das Glucosamin: Galaktosamin-Verhältnis (mit entsprechenden Rückschlußmöglichkeiten auf die alternsabhängigen Veränderungen der Glykosaminoglykan-Muster). Untersuchungen der wahrscheinlichen Zunahme ihrer Halbwertszeiten sind bei der Alterung des Leberbindegewebes noch nicht durchgeführt[314].

Nach den bisherigen Befunden kommt es bei der Alterung zu einer Abnahme auch der Inkorporationsraten von ^{3}H-Prolin wie für ^{35}S-Sulfat[315]. Die *Umsatzraten der 3 Kollagenfraktionen* verändern sich alternsabhängig wie in anderen Bindegeweben auch im Leberbindegewebe so, daß zuerst eine Abnahme der Umsatzrate (wie der spezifischen Aktivität) des säurelöslichen und des unlöslichen Kollagens und danach des neutralsalzlöslichen Kollagens eintritt. Bei zunehmender Alterung geht die Kollagengesamtzunahme zu Lasten des unlöslichen Kollagens mit wahrscheinlich auch hier alternstypischer Vermehrung der intra- und intermolekularen Kreuzbindungen. Corticoiddauermedikationen können diese Altersveränderungen der genannten Stoffwechselparameter der einzelnen Zwischensubstanzbestandteile imitieren[316].

Die Abnahme des Lebergewichtes in höherem Lebensalter bei im wesentlichen unveränderter Leberfunktion, die Abnahme der Regenerationsfähigkeit der Leberparenchymzellen mit dem Alter, ihre Zunahme an Lipofuscinpigment etc. betreffen den Parenchymanteil dieses Organes, der hinsichtlich seiner Altersveränderungen hier ebensowenig wie in den folgenden Abschnitten besprochen wird. Nur die Altersveränderungen der organeigenen Bindegewebe mit ihren z.T. organabhängigen Besonderheiten werden in diesem Zusammenhang dargestellt.

4.4.2. Gallenblase und Gallenwege

Morphologisch ist an der Gallenblase wie an den Gallenwegen bei der Alterung eine Abnahme der glatten Muskulatur und ihr Ersatz durch kollagenes Bindegewebe festzustellen. Auch das Schleimhautstroma kann bei gleichzeitiger Zellabnahme eine relative und/oder absolute Zunahme des Kollagenfasergehaltes aufweisen. Jedoch sind reine Altersveränderungen von entsprechenden Befunden nach Vorerkrankungen der Gallenblase und Gallenwege während des Lebensablaufes und vor allem von arterio-arteriolosklerotisch bedingten, entsprechenden Befunden schlecht trennbar und bisher auch noch nicht ausreichend getrennt untersucht worden. Biochemische Analysen der den morphologischen Befunden zugrunde liegenden alternsabhängigen Veränderungen der Zwischensubstanz-Stoffwechselgrößen fehlen an der Gallenblase und den Gallenwegen.

4.5. Pankreas

Am Pankreas bestehen ähnliche Altersveränderungen des exkretorischen Parenchyms wie an den Speicheldrüsen (s. 4.2.3). Neben einer allgemeinen Fettgewebszunahme (bei Reduktion des Parenchyms) kommt es bei der Alterung zu einer Zunahme des kollagenen Bindegewebes, vor allem periacinär bzw. periduktulär, und perivasculär unter gleichzeitiger Verbreiterung der Basalmembranen von Drüsen und Ausführungsgängen. Die häufige Erweiterung der Ausführungsgänge im Alter wird z.T. durch Retraktion des umgebenden vermehrten Bindegewebes erklärt.

---

[313] GALAMBOS 1966, BECKER 1966. [314] BECKER, SZARVAS und LINDNER 1964, BECKER 1967.
[315] BECKER 1967, LINDNER, GRASEDYCK, ROPOHL, SZARVAS, ERL und LIMBROCK 1970, GRASEDYCK, WULFF, ERL und LINDNER 1971.
[316] SCHAUB 1963b, BECKER, SZARVAS und LINDNER 1964, BECKER 1967, LINDNER, GRASEDYCK, ROPOHL, SZARVAS, ERL und LIMBROCK 1970, GRASEDYCK, WULFF, ERL und LINDNER 1971, LINDNER, PRINZ, GRADE, KÖLLN und GRASEDYCK 1971.

Neben einer alternsabhängigen Reduktion des Gesamtinselgehaltes des Pankreas (mit möglichem Auftreten eines Alters-Diabetes) sind für die hier noch zu besprechenden Veränderungen des Organbindegewebes Amyloideinlagerungen im Inselbindegewebe mit zunehmendem Inseluntergang bei der Alterung beschrieben [317] (weiteres dazu s. 2.4.). Auch am Pankreas sind reine Alternsveränderungen von arterio-arteriolosklerotisch bedingten qualitativ gleichartigen Prozessen schlecht unterscheidbar [318]

Biochemische Untersuchungen der den morphologischen Alternsveränderungen zugrunde liegenden, alternsabhängigen Störungen des Stoffwechsel- und Strukturgleichgewichtes des Pankreas-Organbindegewebes sind bisher noch nicht durchgeführt.

4.6. Niere und Harnwege
4.6.1. Niere

Die morphologischen Befunde einer alternsabhängigen Zunahme des Nierenbindegewebes gehen einer Abnahme des Nierenparenchyms parallel. Jedoch sind Abnahmen des Tubulusparenchyms von den alternsbedingten Veränderungen des Bindegewebes, speziell der bindegewebigen Struktur der Glomerula und der Gefäße abhängig. Denn nach wie vor steht die sog. senile Gefäßsklerose als Hauptursache der Alternsveränderungen der Niere zur Diskussion. Jedoch lassen sich methodenabhängig auch an der Niere Alternsveränderungen der Arterien von atherosklerotischen Gefäßveränderungen zunehmend (wenn auch sicher nicht vollständig) unterscheiden (s. auch 3.10).

Alternsabhängig ist an den Glomerula außer einer nur geringen Zunahme des Mesangiums vor allem eine Verdickung der Basalmembranen und damit eine Zunahme der Basalmembraneiweiße festzustellen.

Entsprechende Basalmembranveränderungen gelten auch im wesentlichen für die Tubuli, einschließlich einer Verbreiterung des intertubulären Zwischengewebes speziell im Markbereich. Alternsabhängige Veränderungen der Glomerulazahl sind von atherosklerotisch bedingten noch nicht unterschieden worden.

Zu den biochemischen Grundlagen dieser morphologischen Veränderungen sind bisher vor allem alternsabhängige Abnahmen der ^{35}S-Sulfat-Inkorporationsraten, z.T. auch der ^{3}H-Prolin-Inkorporationsraten (jeweils als Indicatormethode verwendet) nachgewiesen, für den Fall der Proteoglykansynthese auch ihre alternsabhängige Abnahme, einschließlich einer Reduktion der spezifischen Aktivität sulfatierter Glykosaminoglykane [319]. Somit sind alternsabhängige Reduktionen der *Synthese und des Umsatzes der Grundsubstanz- und der Kollagenbestandteile* der Zwischensubstanz auch des organeigenen Nierenbindegewebes bei der Alterung wahrscheinlich gemacht worden. Der prozentuale Anteil am Nierentrockengewicht beträgt für den Hexosamingehalt 0,60% (Ratte), für den Kollagengehalt 15,7% (Mensch). Die Kollagenkonzentration der Niere kann mit dem Alter kontinuierlich ansteigen oder nach Abschluß der Wachstumsperiode gleichbleiben (Ratte und Meerschweinchen), z.T. mit Geschlechtsunterschieden. Der Anteil löslicher Kollagenfraktionen am Gesamtkollagengehalt ist wie bei allen bisher untersuchten Organbindegeweben und bindegewebigen Organen auch in der Niere postnatal zu Beginn der Wachstumsperiode am höchsten und fällt bereits innerhalb derselben kontinuierlich ab. Histochemische Unterscheidungen von unreifem, reifem und denaturiertem Kollagen werden möglich (weiteres s. 2.3 und 2.4) [319a]. Besonders aus-

---

[317] Gellerstedt 1938, Seifert 1959, Schwartz 1965, 1967a, b.
[318] Gruber 1929, Katsch und Gülzow 1953, Seifert 1959.
[319] Junge-Hülsing 1963, Lindner und Freytag 1967, Lindner 1968, 1971.
[319a] Elster und Lowry 1950, Boas 1953, McGavack und Kao 1960, Kao, Hilker und McGavack 1960, 1961, 1962, Schaub 1963b, Puchtler und Sweat 1963, 1964, Joiner, Puchtler und Sweat 1967, Ber, Allalouf, Wasserman und Sharon 1969.

geprägt sind Zwischensubstanzzunahmen im Rindenmark, bei gleichzeitiger alternsabhängiger Abnahme des Bindegewebszellgehaltes und offenbar verbunden mit
physikochemischen Änderungen der Zwischensubstanz bis zu sog. Hyalinisierungen
(bei wahrscheinlicher, aber noch nicht ausreichend geprüfter Zunahme auch des
Gehaltes an neutralen Polysacchariden). Diesen Bindegewebsveränderungen der
Niere geht die bekannte Zunahme des Nierenbeckenfettbindegewebes parallel, so
daß insgesamt signifikante, allein von der Alterung abhängige Gewichtsabnahmen
der Niere kaum nachweisbar sind[320]. Zunahmen des Fettbindegewebes der Nieren-
kapsel sind wie auch sonst am Fettbindegewebe beschriebene Mengenveränderungen nicht als reine Alternsbefunde anzusehen, da sie vom unterschiedlichen Ernährungszustand abhängen. Bekanntlich ist die „senile Atrophie bzw. Kachexie"
mit entsprechender Reduktion des Fettbindegewebsgehaltes in den Geweben und
Organen auch im hohen Greisenalter bei entsprechender Möglichkeit zur (oft im
Alter gesteigerten) Nahrungsaufnahme (trotz verminderter Auswertbarkeit im
hohen Alter) keineswegs die Regel.

4.6.2. Nierenbecken

Neben den zuvor genannten alternsabhängigen Veränderungen des Nierenbeckenfettbindegewebes ist am Nierenbecken bei steigendem Alter ein zunehmender Ersatz der glatten Muskulatur durch kollagenes Bindegewebe nachweisbar. Auch das Bindegewebe der Nierenbeckenschleimhaut wird zellärmer und
faserreicher mit Überwiegen des Kollagenfasergehaltes gegenüber anderen Skleroproteinen. Die scheinbare Zunahme elastischer Fasern beruht offenbar auf den
(unter Abschnitt 2.3 zur Frage des denaturierten Kollagens besprochenen) alternsabhängigen Veränderungen der Faseranfärbungen.

4.6.3. Ureter

An der Ureterschleimhaut sind alternsabhängig entsprechende Befunde wie an
der Nierenbeckenschleimhaut festzustellen. Die Hauptgewebsmenge des Ureters
besteht aus glatter Muskulatur. Deswegen ist der Vergleich zu anderen glattmuskulären Organen, speziell der Gefäßwand, von besonderem Interesse. Denn
wie an der Gefäßwand ist auch am Ureter nachgewiesen worden, daß seine glatten
Muskelzellen unter physiologischen Bedingungen bereits den Zwischensubstanzgehalt der Ureterwand garantieren. Proteoglykane und Kollagen haben während
der Reifung und Entwicklung bis zum jungen und mittleren Erwachsenenalter
hin zwar einen abnehmenden, aber deutlichen Umsatz bei normalerweise nur
geringem Gesamtgehalt. Daher ist für die normale physiologische Situation ein
ausgewogenes Gleichgewicht zwischen relativ hohen Synthese- und entsprechend
hohen Abbauraten dieser Zwischensubstanzbestandteile zu fordern (gemäß der
allgemeinen Feststellung, daß glattmuskuläre Organe bei entsprechendem
Umsatz der Zwischensubstanz normalerweise nur einen geringen Gesamtgehalt derselben besitzen). Gleichgewichtsstörungen führen zu Synthese-, Abbau- und damit
zu Umsatzsteigerungen der Proteoglykane und des Kollagens mit (besonders nach
Entzündungen) resultierenden Gesamtmengenzunahmen dieser Zwischensubstanzbestandteile.

Bei der Gesamtalterung ist offenbar im Ureter wie an der Gefäßwand eine
Verschiebung des normalen Gleichgewichtes entweder zugunsten der Synthese
(= Steigerung bei unverändertem Abbau) oder eine Abnahme des Zwischen-
substanzabbaues bei unveränderter Syntheseleistung ursächlich für die Gesamt-

---

[320] RÖSSLE 1923, RÖSSLE und ROULET 1932.

gehaltszunahme an Zwischensubstanzbestandteilen in der glatten Muskulatur auch des Ureters in höherem Alter.

Da normalerweise nur ein Teil des löslichen Kollagens (mit dem höchsten Umsatz von allen 3 Kollagenfraktionen) in unlösliches Kollagen (mit niedrigem Umsatz und hoher Halbwertszeit) übergeht, ist am ehesten anzunehmen, daß die Syntheserate des Kollagens bei der Alterung abnimmt, aber der Übergang des löslichen Kollagens in unlösliches Kollagen erhöht ist. Es resultiert die bei der Alterung typische Zunahme des unlöslichen Kollagens gegenüber allen anderen Zwischensubstanz-Fraktionen. Auch im Ureter ist dieser Anstieg des unlöslichen Kollagens (mit verminderter Abbaubarkeit und damit erheblich verlängerter biologischer Halbwertszeit) durch Zunahme inter- und intramolekularer Kreuzbindungen wahrscheinlich, aber noch nicht an diesem Organ speziell untersucht worden.

4.6.4. Harnblase

Entsprechende Kriterien gelten für die Harnblase: Dem bekannten morphologischen Alternsbefund der Harnblase (Abnahme der Muskulatur, Zunahme des kollagenen, z.T. auch des elastischen Fasermateriales) steht die noch nicht ausreichende Klärung der biochemischen Ursachen dieser Veränderungen wie an den übrigen ableitenden Harnwegen gegenüber. Der Ersatz der Harnblasenmuskulatur durch kollagenes Bindegewebe kann im hohen Alter beträchtlich sein (auch bei erkrankungsbedingten Hypertrophien der Harnblasenmuskulatur, die hier nicht zu besprechen sind).

Im hohen Alter sieht man am Bindegewebe der *Harnblasenschleimhaut* die gleichen Grundvorgänge wie an den übrigen Schleimhäuten der ableitenden Harnwege (einschließlich der deswegen hier nicht getrennt besprochenen Urethra): relative Abnahme des Bindegewebszellgehaltes und absolute Zunahme des Fasergehaltes, speziell des Kollagenfasergehaltes, jedoch keine eindeutigen alternsabhängigen Veränderungen der elastischen Fasern.

Im *Urin* nachweisbare Abbauprodukte des Bindegewebsstoffwechsels stammen nicht von einer isolierten, sondern von der zumeist generalisierten Mitbeteiligung auch des Nierenbindegewebes an Bindegewebsstoffwechselprozessen des Organismus, spiegeln diese also insgesamt wieder[321]. Das gilt also generell für die (nach den vorstehenden Autoren) nicht einheitlichen alternsabhängigen Befunde der Ausscheidung von Abbauprodukten des Proteoglykan- und Kollagenstoffwechsels bzw. -abbaues. Ebensowenig ist aus der *Serum-Enzymaktivität* der entsprechenden abbauenden Enzyme (von Glykosidasen und apolar angreifenden Kollagenpeptidasen) ein klarer Alternsverlauf ablesbar oder aus den Serumbefunden ein Rückschluß auf die alternsabhängigen Veränderungen des Zwischensubstanzabbaues des Gesamtorganismus möglich[322] (s. auch Abb. 15 und Text: 3.8).

4.7. Männliche Geschlechtsorgane
4.7.1. Hoden und Nebenhoden

Das *Bindegewebe* des Hodens entwickelt sich postnatal bis zum 12. Lebensjahr mit Zunahme des intertubulären Kollagenfasergehaltes und Ausbildung der Basalmembranen der Kanälchen.

[321] Lindner 1957, 1960, Gibian 1958, Rechenberger 1960, Hauss, Junge-Hülsing und Holländer 1962, Jasin, Fink, Wise und Ziff 1962, Gries und Lindner 1963, Junge-Hülsing 1963/1965, Smiley und Ziff 1964, Gries 1965, Gerlach 1965, Laitinen, Nikkilä und Kivirikko 1966, Becker 1967, u.a.

[322] Platt 1970, Grasedyck, Ropohl, Szarvas und Lindner 1971.

Während der Alterung wird das intertubuläre Bindegewebe verbreitert, mit relativer und absoluter Zunahme des Kollagenfasergehaltes, einschließlich regressiver Veränderungen bis zu Hyalinisierungen, auch der Gefäßwände (z.T. in Abhängigkeit davon), während der Gehalt an Bindegewebszellen intertubulär abnimmt. Die alternsabhängigen Veränderungen der Leydig-Zwischenzellen (und ihrer Testosteron-Produktion) werden im Zusammenhang mit den Altersbefunden der epithelialen Anteile des Hodens im entsprechenden Handbuchkapitel von BERTOLINI angegeben.

Die Basalmembranbreite der Samenkanälchen nimmt bei der Alterung zu. Die alternsabhängige Relationsverschiebung des Gehaltes der Basalmembran an sauren Mucopolysacchariden, neutralen Glykoproteinen, Lipiden und eventuell an Skleroproteinen ist noch nicht ausreichend analysiert. Schließlich führt die alternsabhängige Basalmembranverdickung zum bindegewebigen Ersatz des samenbildenden Epithels bei der beginnenden Kanälchenverödung[323]. TAKÁCS (1968) fand am Rattenhoden (im Gegensatz zum Rattenovar: s. 4.8.1) eine Zunahme des biochemisch analysierten Kollagengehaltes bis zum Ende des 2. Lebensjahres, danach eine geringe, nicht signifikante Abnahme. Der Anteil löslichen Kollagens am Gesamtkollagengehalt ist auch im Hoden zu Beginn der Wachstumsperiode am größten und fällt bis zum Ende derselben ab, danach bis zum 12. Lebensmonat nur noch gering und bleibt dann bis zum 24. bzw. 34. Lebensmonat konstant.

Spezielle Befunde über alternsabhängige Veränderungen des *Nebenhoden-Bindegewebes* liegen nicht vor.

4.7.2. Samenbläschen

Während der Alterung treten an den Samenbläschen zunächst relative, dann absolute Bindegewebszunahmen auf, besonders eine Zunahme des Kollagenfasergehaltes im Rahmen des bindegewebigen Ersatzes der glatten Muskulatur. Der Schwund der Muskelfasern verläuft vielleicht über Umwandlungen glatter Muskelzellen zu modifizierten glatten Muskelzellen (zu „Fibroblasten" und „Fibrocyten", s. entsprechende Ausführungen zur glatten Muskulatur am Magen- und Darmtrakt, der Gefäßwand und den ableitenden Harnwegen).

Das Verhältnis zwischen Zellen und Zwischensubstanz verschiebt sich zugunsten letzterer. Der Gehalt der Samenbläschen an den elastischen Fasern entwickelt sich am deutlichsten subepithelial in der Pubertät und verändert sich bei der Alterung nur gering im Sinne einer Abnahme und eines Ersatzes durch kollagenes Fasermaterial. Es können auch Zunahmen elastischer Fasern vorkommen.

4.7.3. Prostata

Bei der Alterung wird in der Prostata die erst postfetal sich entwickelnde, charakteristische Relation zwischen Kollagen und glatter Muskulatur zugunsten des Kollagens verschoben. Der mit dem Alter zunehmende Ersatz der Muskulatur durch kollagenes Bindegewebe ist die reine Alternsveränderung der Prostata, nicht dagegen die Hyperplasie von Drüsen und Muskelgewebe. Es kann zu echten senilen Atrophien der Prostata kommen. Dabei treten (wie am Hoden und an den Samenbläschen) Verdickungen der Basalmembran der Prostatadrüsen bis zur Drüseninvolution und hyalinen bindegewebigen Verödungen auf. Der Gehalt der Prostata an elastischen Fasern nimmt bei der Alterung zu. Eine sichere Unterscheidung zwischen kollagenem und elastischem Fasermaterial ist [aufgrund der

---

[323] SIPERSTEIN 1921, OBERNDORFER 1933.

im entsprechenden Kapitel (2.3.3) genannten methodischen Details] mit morphologischen Methoden noch schwierig. Chemische Analysen alternsabhängiger Zunahmen des Elastingehaltes der Prostata liegen noch nicht vor.

4.8. Weibliche Geschlechtsorgane

4.8.1. Ovar

Die in der Postmenopause auftretenden Ovarveränderungen sind von Alternsveränderungen nicht zu trennen, sondern gehen in diese über. Das gilt auch für die Veränderung der Ovargefäße bei der Alterung, wobei sog. senile Alternssklerosen der Mark- und Hilusgefäße unterschieden werden. Sie sind durch eine Intima- und Mediasklerose mit zunehmender Ovulationssklerose der zu den Corpora lutea gehörigen Gefäße charakterisiert. Das ovarielle Markgewebe wird zunehmend faserreicher und zellärmer. Es kommt zur Kollagenisierung des ovariellen Markgewebes mit allen Formen regressiver und denaturierender Kollagen-Faserveränderungen, einschließlich der sog. Hyalinisierung, sog. Pseudoelastose und Pseudoamyloidablagerung speziell auch in den Gefäßwänden (weiteres dazu s. 2.3 und 2.4). Die Bestandteile des ovariellen Bindegewebes (einschließlich der Gefäße) zeigen vom Beginn der Geschlechtsreife an stufenweise Veränderungen, welche qualitativ den Alterungsprozessen entsprechen und bei fortschreitender Alterung nur quantitativ zunehmen, einschließlich der genannten Ovulationssklerose sowie der portalen Gefäßsklerose der größeren Arterienstämme. Die vom Hilus her in das Mark des Ovars einstrahlende glatte Muskulatur ist hinsichtlich ihrer Fähigkeit zur Proteoglykan- und Kollagensynthese (entsprechend der Fähigkeit glatter Muskelzellen anderer glattmuskulärer Organe)[324] noch nicht untersucht worden. Deshalb bestehen noch keine Erfahrungen über alternsabhängige Veränderungen der Funktion dieser glatten Muskelzellen. Ihre Zahl nimmt mit zunehmendem Alter ab. Ob dieser Vorgang über modifizierte glatte Muskelzellen (zu „Fibroblasten" und „Fibrocyten") und ihre Abnahme bei Zunahme des Fasergehaltes wie an den männlichen Geschlechtsorganen (speziell den Samenbläschen) abläuft, ist noch nicht geprüft. Die obliterierende Follikelatresie, also der bindegewebige Umbau von Sekundärfollikeln und Gelbkörpern mit resultierenden kollagenfaserreichen und hyalinisierten Narben verläuft kontinuierlich während der Alterung und erreicht sein Maximum im hohen Senium. Dieser bindegewebige Alternsumbau der Ovarien führt schließlich dazu, daß im hohen Alter das Ovar fast nur aus Bindegewebe besteht (zellarm und faserreich, mit Hyalinisierungen und Verkalkungen). Epithelreste sind im hohen Senium praktisch nicht mehr nachweisbar. In diese Fibrosierung und Hyalinisierung der Ovaralterung ist auch die Tunica albuginea einbezogen, deren Breite sich verdoppeln oder verdreifachen kann. Nach Takács (1968) ist am Rattenovar bei biochemischer Analyse der Kollagenkonzentration ein 6mal höherer Wert im 12. Lebensmonat gegenüber dem 1. Lebensmonat festgestellt worden und nach Einstellung der Reproduktionsfunktion des Ovars eine geringe Abnahme seines Kollagengehaltes (Vergleich zum Hoden s. 4.7.1).

4.8.2. Tuben

Während der Alterung wird die *Tubenschleimhaut* verschmälert und verliert ihre charakteristische Zottenstruktur unter Abflachung, Kollagenfaserzunahme des Stroma, Abnahme des Stromazellgehaltes und Verbreiterung der subepithelialen Basalmembran. Der elastische Fasergehalt kann ebenfalls zunehmen.

---

[324] Fumagalli, Motta und Calvieri 1971.

Die *Tubenmuskulatur* unterliegt dem gleichen alternsabhängigen Kollagenfaserumbau und -ersatz (mit Abnahme des Zellgehaltes) wie andere glattmuskuläre Organe.

4.8.3. Uterus

Bei der Alterung kommt es zur Atrophie der *Uterusmuskulatur* als Hauptursache für die Gewichtsabnahme des senilen Uterus. Morphologisch führt dieser Alterungsprozeß über eine Verkleinerung der Muskelfaserbündel und eine Zunahme kollagenen Bindegewebes, besonders perivasculär, mit regressiven Veränderungen bis zu Hyalinisierungen, auch der Gefäße, bis zum stärksten bindegewebigen Umbau im hohen Senium [325]. Inwieweit daran auch während der Alterung *modifizierte glatte Muskelzellen* wie an anderen glattmuskulären Organen beteiligt sind, ist noch nicht ausreichend untersucht [326]. Der *Kollagenumsatz* des Uterus ist während der Alterung vermindert. Das im jugendlichen und erwachsenen Uterus bestehende Gleichgewicht zwischen *Kollagenauf- und -abbau* (mit Nachweis der für den Abbau verantwortlichen Kollagenpeptidasen) ist in der Schwangerschaft bei Steigerung beider Prozesse durch Überwiegen des Anabolismus verschoben, postpartal durch das Überwiegen des Katabolismus gegenüber der zunächst noch erhöhten Synthese [327]. Dabei wird die kürzeste *biologische Halbwertszeit* der unlöslichen Kollagenfraktion von 1—2 Tagen gefunden [328]. Das ist der beste Beweis gegen die Auffassung, daß Kollagen prinzipiell ein stoffwechselinertes Protein sei (s. auch 2.3.2). Der bei diesem hohen Kollagenumsatz überwiegende Kollagenabbau geht mit entsprechender Aktivitätssteigerung von Kollagenproteasen und -peptidasen (sowie der am Endabbau beteiligten unspezifischen Proteasen) einher. Diese Enzymaktivitäten sind bei der Alterung maximal reduziert. Dabei ist das physiologische Gleichgewicht zwischen Kollagenauf- und -abbau in der Richtung gestört, daß zunächst die Kollagensynthese den Abbau überwiegt, auch bei der weiteren alternsabhängigen Reduktion beider Prozesse (des Anabolismus und Katabolismus des Kollagens). Die alternsabhängige Reduktion des Abbaues der löslichen Kollagenfraktionen führt zum vermehrten Übergang derselben in unlösliches Kollagen, dessen Gehalt mit der Alterung fortlaufend zunimmt. Hinzukommt die im Kollagenkapitel (2.3.2) eingehend besprochene Vermehrung von Kreuzbindungen des Kollagens und damit dessen Verfestigung und Stabilisierung mit fehlender Abbaubarkeit bei zunehmendem Alter. Die löslichen Kollagenfraktionen (besonders die neutralsalzlösliche Fraktion) werden auch im Uterus während der Wachstumsperiode der Ratte reduziert und können dann bis zum 2. Lebensjahr nur noch gering abnehmen oder konstant bleiben. Der Gesamtkollagengehalt des Rattenuterus nimmt bei Reifung und Alterung zu (bis zum 3fachen Wert im 3. Lebensjahr der Ratte gegenüber dem 1. Lebensmonat) und kann im hohen Senium dann gering abfallen [329].

Am *Endometrium* ist eine Verlängerung der Mitosedauer der Endometriumzellen mit der Alterung vom Klimakterium an nachgewiesen. Das atrophische Endometrium wird zellärmer und faserreicher. Alternsabhängige Änderungen histochemischer Befunde am Endometrium beziehen sich nur auf das Drüsen-

---

[325] WOLFE, BUARCK, LANSING und WRIGHT 1942, FAINSTAT 1960, WOESSNER und BREVA 1963, MORGAN 1963.

[326] ROSS und KLEBANOFF 1967.

[327] WOESSNER und BREVA 1963, SCHAUB 1965, WOESSNER 1968, KAO und McGAVACK 1969.

[328] HARKNESS 1961.

[329] WOLFE, BUARCK, LANCING und WRIGHT 1942, McGAVACK und KAO 1960, KAO, HILKER und McGAVACK 1960, 1961, 1962, MORGAN 1963, SCHAUB 1965, WOODS und NICHOLS 1965, WOESSNER und BREVA 1963, KAO, HITT, BUSH und McGAVACK 1964, WOESSNER 1968, KAO und McGAVACK 1969.

epithel und sind insgesamt spärlich[330]. Das spindelzellige Stroma kann locker bis myxomatös werden. Spiralarterien fehlen. Über alternsabhängige Veränderungen des Elastingehaltes bestehen keine einheitlichen Auffassungen. Menstruelle und puerperale Gefäßsklerosen gehen ohne morphologische Differenzierbarkeit in Arterio-Arteriolosklerosen über. Ihre Unterscheidung von Alternsveränderungen dieser Gefäße steht noch aus.

Auch die Schleimhaut der Uteruscervix schrumpft im Alter, der Stromazellgehalt nimmt ab, der Kollagenfasergehalt zu. Regressive Veränderungen bis zu Hyalinisierungen sind in der Cervixschleimhaut gegenüber der Endometriumschleimhaut mit der Alterung vermehrt nachweisbar. (Die epithelialen Alternsveränderungen dieser Schleimhäute sind im entsprechenden Kapitel dieses Handbuches angegeben.)

4.8.4. Vagina und Vulva

An der Vaginalschleimhaut sind alternsabhängige Bindegewebsveränderungen wenig untersucht. Das kollagene Bindegewebe wird fester, sein Gehalt an elastischen Fasern z.T. geringer. Es tritt eine Umgestaltung der Fasern ein: Sie werden parallel zur Oberfläche angeordnet[331]. Am äußeren Genitale verschwindet das subcutane Fettgewebe der Labien mit zunehmendem Alter. Die weiteren Veränderungen besonders der Hautanhangsgebilde (Haare etc.) entsprechen den an der Haut bekannten alternsabhängigen Befunden, ohne bisher bekannte Besonderheiten.

4.8.5. Mamma

Bei der Alterung der Mamma geht der Reduktion des epithelialen Drüsenkörpers häufig eine Zunahme des Fettbindegewebes parallel, mit starken individuellen Unterschieden[332]. Bei zunehmendem Alter nimmt aber auch das Fettbindegewebe der Mamma ab und wird durch kollagenfaserreiches fibröses Bindegewebe ersetzt (bei beiden Geschlechtern)[333]. Das kollagene Bindegewebe der Mamma unterliegt auch in der Alterung stärkergradigen regressiven Veränderungen bis zu Hyalinisierungen und Mineralisierungen. Wie an den anderen Geschlechtsorganen ist bei der Altersinvolution der epithelialen Anteile der Mamma eine Zunahme der Breite ihrer Basalmembranen nachweisbar. Der Gehalt an elastischen Fasern um Drüsen und Gänge vermehrt sich erst nach der Geschlechtsreife und besonders durch Schwangerschaften. Er nimmt vom 4. Lebensjahrzehnt an periduktulär und im Milchdrüsenstroma bis zum Senium zu und kann dann regressiven Veränderungen unterliegen. Die Alterung der Mamma kann anderen Organalternsveränderungen vorausgehen. Auch an diesem Beispiel wird die Möglichkeit isolierter bzw. bevorzugter Alternsveränderungen einzelner Organe deutlich.

4.9. Endocrinium

Im Rahmen dieses Handbuchkapitels werden alternsabhängige Änderungen der hormonalen Regulation der verschiedenen Bindegewebe und bindegewebigen Organe nicht besprochen, ebensowenig Alternsveränderungen hormonbildender Zellsysteme endokriner Organe, sondern nur zusammenfassend die bisher bekannten Befunde alternsabhängiger Veränderungen organeigener Bindegewebe der Drüsen innerer Sekretion. Diese Befunde beruhen im wesentlichen auf morphologischen Untersuchungen. Ausreichende biochemische Analysen von Bindegewebsveränderungen endokriner Organe während der Alterung liegen nicht

---

[330] Schmidt-Matthiesen 1963.   [331] Wolfe, Buarck, Lansing und Wright 1942.
[332] Krieger 1920, Schultz 1933, Knibbe 1946.   [333] Nordmann 1949.

vor[334]. Die hormonale Regulation des Bindegewebsstoffwechsels ist hier nicht zu besprechen (s. Handbuch Allg. Path.: Binde- und Stützgewebe). In diesem Zusammenhang ist nur darauf zu verweisen, daß nach den experimentellen Befunden[335] die Hypothese aufgestellt wurde, gehäufte Stress-Situationen mit vermehrter Corticoidausscheidung würden durch die bekannten Einflüsse der Corticosteroide auf den Bindegewebsstoffwechsel und damit auch auf die Struktur des Bindegewebes zur vorzeitigen Alterung führen (s. auch 2.3). Die Stresshäufung soll also somit alternsbeschleunigend wirken. Es ist jedoch bekannt, daß Corticosteroide nicht prinzipiell Synthese- und Abbauvorgänge und damit den Umsatz der Bindegewebsbestandteile hemmen, sondern dosisabhängig auch Steigerungen anaboler und kataboler Prozesse und damit des Umsatzes zur Folge haben können. Verallgemeinerungen sind deswegen nicht möglich. Ob bei länger dauernden Corticosteroidgaben durch Stoffwechselsenkung, durch ein vermehrte Überführung von löslichem Kollagen in unlösliches Kollagen etc. eine Alternsbeschleunigung stattfinden kann, ist noch offen. Das gilt auch für die Immuntheorie der Alterung, hinsichtlich der Möglichkeit einer alternsbeschleunigenden Wirkung durch intensive Corticosteroidgaben mit Hemmung des Immunsystems (= als eine Hypothese der Alterungsbeschleunigung). Prinzipiell ist festzustellen, daß auch *bei der Alterung der Drüsen innerer Sekretion eine Zunahme des organeigenen Bindegewebes im Rahmen der Reduktion* des spezifischen Parenchyms und deren Funktionseinschränkung vorliegt.

4.9.1. Nebenniere

Bei der Alterung der Nebenniere ist eine Verbreiterung des Kapselgewebes mit Zunahme des Kollagenfasergehaltes und Abnahme des Zellgehaltes sowie Ersatz des Fettgewebes durch kollagenes Bindegewebe nachweisbar. Im Zusammenhang mit der Kapselverdickung steht die progressive Bindegewebsentwicklung von der Kapsel in die Rinde. Bei alternsabhängiger Rückbildung besonders der Zona glomerulosa und reticularis kommt es zur Zunahme kollagenen und retikulären Bindegewebes. Die innere Fasciculataschicht wird im Alter enger, während sich die äußere, an die Glomerulosazone angrenzende Schicht verbreitert. Die Zona reticularis zeigt eine alternsabhängige progressive Regression und Sklerose mit Zunahme kollagenen Bindegewebes. Diese im Rahmen der regressiven Transformation der Nebennierenrinde eintretende Bindegewebszunahme betrifft schließlich alle 3 Zonen. Diesem bindegewebigen Umbau zugrunde liegende Stoffwechseländerungen der Zwischensubstanzfraktionen sind jedoch mit morphologischen Methoden nicht zu erfassen und biochemisch noch nicht analysiert. Die Bindegewebszunahme gleicht die Abnahme des spezifischen hormonbildenden Parenchyms während der Alterung so aus, daß nur geringe absolute und relative Gewichtsabnahmen der Nebennieren bei der Alterung nachweisbar sind[336]. Die Sinusoide und Capillaren der Nebennieren können alternsabhängig reduziert sein. Jedoch liegen noch keine ausreichenden quantitativen Angaben über diese Altersveränderungen vor. Pigmentzunahmen gehören zur Parenchymalterung. Ob Altersveränderungen elastischer Fasern auch im Nebennierenmark durch eine Zunahme denaturierten Kollagens überlagert werden, ist noch offen. Sogenannte Altersamyloidosen sind von sekundären Amyloidosen der Nebenniere (z.B. bei rheumatoider Arthritis) noch nicht getrennt (weiteres dazu s. 2.3 und 2.4)[336a].

---

[334] REIFENSTEIN 1958.
[335] Auch von SELYE 1947, 1955.
[336] RÖSSLER und ROULET 1932, MATERNA 1942.
[336a] GILLMAN, PENN, BRONKS und ROUX 1955, PARTRIDGE 1958, FEYRTER 1965, FEYRTER und NIEBAUER 1966, LINDNER 1968.

4.9.2. Epiphyse

Auch an der Epiphyse sind alternsabhängig relative und absolute Zunahmen retikulären und kollagenen Bindegewebes bei gleichzeitiger Abnahme und Atrophie des Parenchyms nachweisbar. Biochemische Untersuchungen über die diesen histologischen Befunden zugrunde liegenden Einzelvorgänge an den verschiedenen Polysaccharid- und Proteinfraktionen der bindegewebigen Zwischensubstanz liegen nicht vor. Im Rahmen der alternsabhängigen Involution der Epiphyse sind morphologisch schließlich Mineralisierungen bis zu Kalkherden, Cystenbildungen etc. festzustellen.

4.9.3. Hypophyse

Da jeder Teil der Hypophyse besondere Alternsveränderungen besitzt, sind entsprechende Unterschiede alternsabhängiger Veränderungen des organeigenen Bindegewebes zu erwarten, jedoch noch nicht ausreichend erfaßt[337]. Die bisherigen morphologischen Befunde zeigen, daß der Hinterlappen der senilen Atrophie weit weniger als der Vorderlappen unterliegt. Es besteht nur eine geringe Fasergliose im Hinterlappen, während im Vorderlappen bei Atrophie der hormonbildenden Parenchymzellen eine Zunahme retikulärer und kollagener Fasern mit zunehmendem Alter nachweisbar ist. Die Alternsveränderungen der Hypophyse am sinusoiden Capillarnetz des Vorderlappens, wie an den capillären Basalmembranen generell, an den basalmembranartigen feinen Gitterfasermembranen der epithelialen Zellplatten sowie am angrenzenden interstitiellen Gitterfasergewebe sind noch nicht ausreichend untersucht. Als ursächlich dafür (wie generell für die bisher spärlichen Befunde alternsabhängiger Veränderungen der Bindegewebe von Drüsen innerer Sekretion) gilt die Tatsache, daß der reine Alternstod beim Menschen selten ist und die meisten Todesursachen und Grundleiden zu nicht alternsbedingten Veränderungen an den Drüsen innerer Sekretion einschließlich der Hypophyse führen (auch die alternsabhängig zunehmende Atherosklerose).

4.9.4. Schilddrüse

Das organeigene Bindegewebe der Schilddrüse nimmt im Verlauf der Entwicklung und Reifung mengenmäßig ab und erst im höheren Alter zu, wobei die Follikel wieder kleiner und rundlich werden. Im hohen Alter ist die Veränderung des organeigenen Bindegewebes der Schilddrüse charakterisiert durch eine Zunahme des Kollagenfasergehaltes mit Abnahme des Bindegewebszellgehaltes. Dabei kommt es zunehmend zu regressiven Veränderungen bis zu Hyalinisierungen, zu sog. elastoiden Umwandlungen einschließlich der Zunahme elastischen bzw. elastoiden Fasermaterials und (in unterschiedlicher Weise) auch zur Bildung von sog. Altersamyloid (weiteres dazu einschließlich der Frage „denaturierten Kollagens" s. 2.3 und 2.4).

Relationsverschiebungen zwischen Bindegewebe und Parenchym sind an der Schilddrüse noch schlechter (als an Nebennieren, Epiphyse und Hypophyse) als reine Alternsveränderung zu beurteilen. Denn besonders an der Schilddrüse sind neben Einflüssen von Grundkrankheiten und Todesursachen die unterschiedlichen Funktionsentwicklungen während der gesamten Lebensdauer (bis ins hohe Alter) sowie die Folgen von Gefäßsklerosen wesentlichere Ursachen von Involution und Bindegewebszunahmen als das reine Altern. Der bereits im Erwachsenenalter gegenüber dem Elastingehalt überwiegende Kollagengehalt nimmt bei der Alterung in der Schilddrüse weiter zu (s. oben).

---

[337] Krieger 1920, Uehlinger 1947.

4.9.5. Nebenschilddrüse

Bei der Alterung der Nebenschilddrüse wird das interlobuläre Fettgewebe vermehrt, bis es mengenmäßig den Parenchymanteil übertrifft. Gleichzeitig nehmen retikuläre und kollagene Faseranteile zu. Durch diese Fett-Bindegewebsvermehrung wird die senile Atrophie hormonbildender Parenchymanteile so kompensiert, daß auch an der Nebenschilddrüse keine wesentliche Gewichts- und Größenabnahme bei zunehmendem Alter festzustellen ist. Auch an der Nebenschilddrüse sind reine Alternsveränderungen von Bindegewebszunahmen durch Vorerkrankungen während des Lebensablaufes und besonders durch Atherosklerosen bisher schlecht unterscheidbar [338].

Die alternsabhängigen Funktionsänderungen der Drüsen innerer Sekretion sind in diesem Zusammenhang nicht besprochen, sondern nur die bisherigen vorwiegend morphologisch erhobenen Befunde.

Zusammenfassend ergibt sich für die *alternsabhängigen Veränderungen der organeigenen Bindegewebe* der Drüsen innerer Sekretion nach den bisher vorliegenden Befunden, daß die bei Alterung auftretende Bindegewebsvermehrung noch eindeutiger als bei anderen Organbindegeweben sekundäre Folge einer primären Alternsinvolution des Parenchyms ist und nicht umgekehrt. Auch wenn biochemische Analysen der alternsabhängigen Veränderungen der Zwischensubstanzfraktionen an den Drüsen innerer Sekretion noch nicht vorliegen, ist anzunehmen, daß den morphologischen Alternsbefunden einer Bindegewebszunahme (speziell von unlöslichem Kollagen) auch in den Drüsen innerer Sekretion die gleichen Grundprozesse zugrunde liegen wie an anderen Organbindegeweben bei der Alterung.

5. Zusammenfassung (Schlußbetrachtung)

Die Zusammenfassung der dargestellten derzeitigen Kenntnisse über die Bindegewebsalterung führt zu der erstaunlichen Feststellung, daß die alten Vorstellungen einer „Bradytrophie" des Bindegewebes endgültig abzulegen sind. Auch im hohen Alter wird das Bindegewebe nicht „inert". Den morphologischen Alternsbefunden an den verschiedenen Bindegeweben und bindegewebigen Organen liegen meßbare Veränderungen ihrer Stoffwechselgrößen zugrunde. Nachdem im Rahmen der Molekularbiologie und -pathologie des Bindegewebes in den letzten Jahren anstelle von zunächst nur durchgeführten Gesamtgehalts-Bestimmungen der Zwischensubstanzbestandteile definierte Analysen von Synthese-, Abbau- und Umsatzraten mit gleichzeitiger Bestimmung der biologischen Halbwertszeiten getreten sind, ist es mit zunehmend verbesserten Methoden möglich geworden, alternstypische Veränderungen dieser Stoffwechselparameter genauer zu analysieren.

Die bisherigen Ergebnisse zeigen, daß sich dabei neben Gemeinsamkeiten mehr und mehr deutliche Unterschiede der einzelnen Bindegewebe im Alter abzeichnen. Sie basieren auf den struktur- und funktionsabhängigen Besonderheiten der verschiedenen Bindegewebe.

Die bisher bereits erfaßten geschlechtsabhängigen Unterschiede der Alterung einzelner Bindegewebe weisen auf übergeordnete Regulationen auch der Alterung von Bindegeweben hin, welche Gegenstand der weiteren Alternsforschung sind.

Die notwendigen vergleichenden Untersuchungen der Alternsveränderungen der 3 Bindegewebs-Hauptbestandteile, Zellen, Grundsubstanz und Fasern, hat ihre Abhängigkeit voneinander auch bei der Alterung der Bindegewebe ergeben.

---

[338] REIFENSTEIN 1958.

Keineswegs bestimmt die Bindegewebszellalterung allein die Alterung der von ihr gebildeten Zwischensubstanzen, sondern deren im einzelnen beschriebenen Alternsveränderungen haben nach ihrer Synthese und Ausschleusung nachhaltige Rückwirkungen auf die Bindegewebszellen. Entsprechende Rückwirkungen auf Parenchymzellen sind noch nicht soweit untersucht, daß in diesem Handbuchteil darauf näher einzugehen war (dazu s. auch die anderen Handbuchteile).

Die erstaunliche Feststellung, daß bis zum Senium bei genereller Abnahme des Bindegewebszellgehaltes die Stoffwechselleistungen pro Einzelzelle gleich bleiben können, ist erst durch die in den letzten Jahren begonnene Benutzung des Zellgehaltes als Parameter dieser Bindegewebs-Stoffwechselgrößen ermöglicht worden. Dabei konnten vereinzelt sogar Stoffwechselsteigerungen von Bindegewebszellen im Alter nachgewiesen werden.

Diese vergleichenden morphologisch-biochemischen Untersuchungen haben ferner erste Befunde zu der Frage erbracht, ob in der alternden Bindegewebszelle Synthese- und Ausschleusungs-Fehlleistungen ihrer Zwischensubstanzprodukte auftreten. Die Heterochromatisierung des Zellkernes auch der alternden Bindegewebszelle kann Ursache einer fehlenden weiteren Zellteilung und durch die damit verbundene Einschränkung der genetischen Informationsmenge zugleich auch Ursache für die verminderte Syntheseleistung alternder Bindegewebszellen, möglicherweise auch für fehlerhafte Synthesen sein (durch Störung der dafür erforderlichen Transskription und Translation).

Nach den derzeitigen Kenntnissen stehen also alternsabhängige Stoffwechseländerungen neben makromolekularen Zustandsänderungen der 3 Hauptbestandteile aller Bindegewebe im Vordergrund ihrer Alterung. Die früher erstrangig gesehenen Ablagerungen von „Schlackenstoffen", speziell von Lipiden und Mineralien, erweisen sich als sekundäre Folgen der vorgenannten primären Prozesse.

Ihre zunehmend genauere Analyse erbringt fortlaufend Vergleiche zu anderen Bindegewebsstoffwechsel-Veränderungen der Pathologie. Bei der in diesem Zusammenhang im Rahmen der Bindegewebsforschung besonders berücksichtigten Analyse des Einflusses allgemeiner bindegewebswirksamer Substanzen hormonaler und nichthormonaler Antiphlogistica, der Inkrete von Drüsen innerer Sekretion, von Vitaminen und speziellen bindegewebswirksamen Substanzen (vor allem solchen, welche die alternsabhängige Zunahme von Kreuzbindungen der Makromoleküle behindern oder fördern), haben zu manchen Hypothesen und Theorien geführt, einschließlich der verständlichen Überlegung therapeutischer Beeinflussungen der Alterungsprozesse. Ohne Zweifel liegen dazu interessante Einzeldaten vor. Sie berechtigen jedoch aufgrund der vorliegenden Kenntnisse nicht, darauf basierende spezifische „Verjüngungstherapien" zu formulieren. Dazu ist es — wenn überhaupt möglich und sinnvoll — zu früh. Andererseits haben derartige vergleichende Untersuchungen nicht nur unsere Kenntnisse der Bindegewebsalterung, sondern auch der Bindegewebspathologie und damit der Pathologie als Ganzes erheblich befruchtet. Somit ist der Gesamtkomplex der derzeitigen Befunde und Kenntnisse über die Bindegewebsalterung als Teil der Bindegewebsphysiologie und -pathologie und damit der Pathologie als Ganzes anzusehen und nicht isoliert zu betrachten. Das sind die „prospektiven Potenzen" der bisherigen Ergebnisse der Alternsforschung am Bindegewebe, während darauf basierende Analogieschlüsse und voreilige Begründungen früherer Alternstheorien bzw. Formulierungen neuer Alternstheorien nicht statthaft erscheinen.

Auch bei der wunschgemäß sorgfältig beachteten Trennung der Darstellung der Bindegewebsalterung an den organeigenen Bindegeweben von den Parenchymzellalterungen ergibt sich zwanglos die besondere Bedeutung der Alterungsprozesse bindegewebiger Strukturen für die Parenchymalterung. Dies wird in den anschließenden Handbuchteilen entsprechend gewürdigt.

Literatur

ADAMS, J.B.: Effect of chondroitin in the uptake of radioactive sulphate into chondroitin sulphate. Biochim. biophys. Acta (Amst.) 32, 559 (1959). ~ The biosynthesis of chondroitin sulphate. Incorporation of sulphate into chondroitin sulphate in embryonic chick cartilage. Biochem. J. 76, 520 (1960). — AER, J.: Purification of rat-bone-cell collagenolytic activities. Z. klin. Chem. 9, 66 (1971). — ALI, S.Y.: The degradation of cartilage matrix by an intracellular protease. Biochem. J. 93, 611 (1964). — ALLGÖWER, M., HULLIGER, L.: Origin of fibroblasts from mononuclear blood cells: A study on in vitro formation of the collagen precursor hydroxyproline in buffy coat cultures. Surgery 47, 603 (1960). — ANDERSON, B., HOFFMAN, P., Meyer, K.: The O-serine linkage in peptides of chondroitin-4- or -6-sulfate. J. biol. Chem. 239, 3312 (1964). — ANDREW, W.: The fine structural and histochemical changes in ageing. In: The biological basis of medicine, Vol. 1. New York: Academic Press 1968. — ARVAY, A., TAKÁCS, J., VERZÁR, F.: Der Einfluß von Graviditäten auf das Altern des Kollagens (Versuche an Ratten). Gerontologia (Basel) 7, 77 (1963). — ASBOE-HANSEN, G.: Connective tissue. Ann. Rev. Physiol. 25, 41 (1963a). ~ The hormonal control of connective tissue. Int. Rev. Conn. Tiss. Res. 1, 29 (1963b). ~ Hormones and Connective Tissue. Kopenhagen: Munksgaard 1966.

BACHMANN, L., SALPETER, M.M.: Absolute sensitivity of electron microscope radioautography. J. Cell Biol. 33, 299 (1967). — BADER, H., KAPAL, E.: Altersveränderungen der Aortenelastizität. Gerontologia (Basel) 2, 253 (1958). — BÄSSLER, R., BILDEN, J., LANGE, H.J.: Altersveränderungen der menschlichen Zunge. actuelle geron. 1, 29 (1971). — BAKERMAN, S.: Quantitative extraction of acid-soluble human skin collagen with age. Nature (Lond.) 196, 375 (1962). — BALAZS, E.A.: Some aspects of the aging and radiation sensitivity of the intercellular matrix with special regard to hyaluronic acid in synovial fluid and vitreous. In: A. ENGEL and T. LARSSON, Aging of connective and skeletal tissue, p. 107—124. Stockholm: Nordiska Bokhandelns Förag 1969. — BALAZS, E.A., BLOOM, G.D., SWANN, D.A.: Fine structure and glycosaminoglycan content of the surface layer of articular cartilage. Fed. Proc. 25, 1813 (1966). — BANFIELD, W.G.: Aging of connective tissue. In: G. ASBOE-HANSEN, Connective tissue in health and disease. Kopenhagen: Munksgaard 1954. ~ Age changes in the swelling capacity of the human achilles tendon. J. Geront. 11, 372 (1956). ~ Age changes in the acetic acid-soluble collagen in human skin. Arch. Path. 68, 680 (1959). — BANFIELD, W.G., McKAY, C.M., BRINDLEY, D.C.: Quantitative changes in acetic acid-extractable collagen of hamster skin related to anatomical site and age. Gerontologia (Basel) 12, 231 (1966). — BANGA, I.: Der Effekt der schwachen organischen Säuren auf die Rattenschwanz-Kollagenfasern von jungen und alten Tieren. Gerontologia (Basel) 1, 325 (1957). — BARNETT, C.H., COCHRANE, W., PALFREY, A.J.: Age changes in articular cartilage of rabbits. Ann. rheum. Dis. 22, 389 (1963). — BARROWS, O.H.: Cellular metabolism and aging. Fed. Proc. 15, 954 (1956). — BARTELHEIMER, H., SCHMITT-ROHDE, J.M.: Pathogenese der Osteoporose. Berlin-Wien: Springer 1956. — BASTAI, P.: Die biologischen Grundlagen des Alterns. Z. Alternsforsch. 9, 3 (1955). — BATTAGLIA, S.: Zur Amyloidgenese. Klin. Wschr. 39, 795 (1961). — BECKER, K.: Zum Prolineinbau bei experimenteller Leberfibrose. Acta hepat. (Hamburg) 14, 42 (1967). — BECKER, K., LINDNER, J.: Qualitative und quantitative immunologische Untersuchungen an der atherosklerotischen Gefäßwand. In: R. EMMRICH und E. PERLICK, Gefäßwand und Blutplasma, S. 87. Jena: Fischer 1965b. — BECKER, K., LINDNER, J., SCHMIDT, M.: Neue radiochemische Untersuchungsbefunde bei der Atherosklerose. In: R. EMMRICH und E. PERLICK, Gefäßwand und Blutplasma, S. 59—63. Jena: Fischer 1965a. — BECKER, K., SZARVAS, F., LINDNER, J.: Untersuchungen zum Sulfateinbau bei experimenteller Lebercirrhose. Med. Welt 1964, 1622. — BECKERT, R., DOMINOK, G.W., Der histologisch nachweisbare alternsabhängige Fettgehalt in den Knorpelgewebsarten beim Menschen Z. Alternsforsch. 21, 333 (1969). — BENEKE, G.: Unveröffentlichte Befunde: 1971b. — BENEKE, G., ENDRES, D., BECKER, H., KULKA, R.: Über Wachstum und Degeneration des Trachealknorpels. Virchows Arch. path. Anat. 341, 365 (1966). — BENEKE, G., ENDRES, O., BECKER, H., NITSCHKE, H.: Wachstum und altersabhängige Strukturveränderungen der menschlichen Trachea. Virchows Arch. path. Anat. 341, 353 (1966). — BENEKE, G., ERVIG, K., SCHMITT, W.: Polyploidisierung und Heterochromatisierung von Sehnenzellkernen in Abhängigkeit vom Lebensalter. Beitr. path. Anat. 141, 19 (1970). — BENEKE, G., FEIGEL, H.W., MOHR, W.: Die Reaktion des parietalen Peritoneums der Ratte in Abhängigkeit vom Lebensalter. Gerontologia (Basel) 16, 283 (1970). — BENEKE, G.,

Goubeaud, G., Schmitt, W.: Altersabhängige Veränderungen des Nichtkollagenproteins in der Interzellularsubstanz des hyalinen Knorpels. J. Geront. **2**, 277 (1969). — Beneke, G., Rakow, A.-D., Rakow, L., Schmitt, W.: Nachweis von Fibrin und Amyloid mit morphologischen Methoden in Gewebsschnitten. Z. Path. **141**, 404 (1970). — Beneke, G., Schmitt, W.: Altersveränderungen am Klappenapparat des menschlichen Herzens. Verh. dtsch. Ges. Path. **209** (1967). ~ Die Amyloidose des Herzens unter besonderer Berücksichtigung der Altersamyloidose. Dtsch. Ges. Geront. **4**, 180 (1970). ~ Veränderungen der Bindegewebsproliferation in Abhängigkeit vom Lebensalter. actuelle geron. **1**, 69 (1971). — Ber, A., Allalouf, D., Wasserman, L., Sharon, N.: Age-related changes in renal connective tissue of rats. Gerontologia (Basel) **15**, 252 (1969). — Berg, E.: Über kardiales Amyloid. Z. Alternsforsch. **21**, 28 (1968). — Bertelsen, S.: Alterations in human aorta and pulmonary artery with age. Acta path. microbiol. scand. **51**, 206 (1961). ~ Hexosamine, hydroxyproline and calcium levels in the intima of the human aorta as related to age and atherosclerotic changes. J. Geront. **17**, 24 (1962). — Beste, G.: Tierexperimentelle Untersuchungen der unbeeinflußten und der beeinflußten Wundheilung. (Quantitative radiochemische Bestimmung der ^{35}S-Sulfat-Inkorporation als Maßstab der Grundsubstanzsynthese des Wundgranulationsgewebes.) Inaug.-Diss. Hamburg 1965. — Bick, B. N.: Aging in the connective tissues of the human musculoskeletal system. Geriatrics **16**, 448 (1961). — Bjorksten, J.: Cross-linkages in protein chemistry. In: Advances in protein chemistry, vol. 6, p. 343 (Anson, Edsall and Bailey). New York: Academic Press Inc. 1951. ~ A common molecular basis for the aging syndrome. J. Amer. Geriat. Soc. **6**, 780 (1958). ~ The crosslinkage theory of aging. J. Amer. Geriat. Soc. **16**, 408 (1968). — Bladergroen, W.: Einführung in die Energetik und Kinetik biologischer Vorgänge. Basel: Wepf 1955. — Blakey, P. R., Happey, F., Naylor, A., Turner, R. L.: Protein in the nucleus pulposus of the intervertebral disc. Nature (Lond.) **195**, 73 (1962). — Blumenthal, H.T., Lansing, A.J., Gray, S.H.: Interrelations of elastic tissue and calcium in genesis of artherosclerosis. Amer. J. Path. **26**, 989 (1950). — Boas, N.: Methods for the determination of hexosamines in tissues. J. biol. Chem. **204**, 553 (1953). — Boas, N.F., Peterman, A.F.: Effect of age, food intake and stress on plasma hexosamine levels in the rat. Proc. Soc. exp. Biol. (N.Y.) **82**, 19 (1953). — Bollet, A.J., Bonner, W.M., Jr., Nance, J.L.: The presence of hyaluronidase in various mammalian tissues. J. biol. Chem. **238**, 3522 (1963). — Bollet, A.J., Nance, J.L.: Biochemical findings in normal and osteoarthritic articular cartilage. II. Chondroitin sulphate concentration and chain length, water and ash content. J. clin. Invest. **45**, 1170 (1966). — Bondareff, W.: Submicroscopic morphology of connective tissue ground substance with particular regard to fibrillogenesis and aging. Gerontologia (Basel) **1**, 222 (1957). — Boström, H.: On the sulphate exchange of sulphomucopolysaccharides. An enzymatic reaction in mesenchymal tissues. In: G. Asboe-Hansen, Connective tissue in health and disease, p. 97. Kopenhagen: Munksgaard 1954. — Boström, H., Jorpes, E.: On the enzymatic exchange of the sulphate group of the animal sulpho-mucopolysaccharides. Experientia (Basel) **10**, 392 (1954). — Boström, H., Moretti, A., Whitehouse, M.: Studies on the biochemistry of heart valves. I. On the biosynthesis of mucopolysaccharides in bovine heart valves. Biochim. biophys. Acta (Amst.) **74**, 213 (1963). — Boucek, R.J., Noble, N.L., Kao, K., Eldern, H.R., Woessner, J.F.: The effect of tissue age and sex upon connective tissue metabolism. Ann. N. Y. Acad. Sci. **72**, 1016 (1952). ~ The effects of age, sex and race upon the acetic acid fractions of collagen. J. Geront. **13**, 2 (1958). — Boucek, R. J., Noble, N. L., Woessner, J. F.: The effect of tissue age and sex upon connetive tissue metabolism. Ann. N.Y. Acad. Sci. **72**, 1016 (1959). — Bowie, M., Rosenthal, A.O., Wagoner, G.: Observations on respiration in articular cartilage. Ann. rheum. Dis. **2**, 216 (1941). — Boyd, E.S., Neumann, W.F.: Chondroitin sulfate synthesis and respiration in chick embryonic cartilage. Arch. Biochem. **51**, 475 (1954). — Brack, W.J., Lindner, J., Jasper, A.: Reaktionsformen von Kollagenfasern. II. Quellung, Kontraktion, Relaxation und Schrumpfung. Acta Histochem. **13**, 195 (1962). — Brack, W.J., Jasper, A., Lindner, J.: Reaktionsformen von Kollagenfasern. III. Zur Frage der Reversibilität der Quellung. Acta Histochem. **15**, 6 (1963). — Briscoe, A.M., Loring, W.E.: Elastin content of the human lung. Proc. Soc. exp. Biol. (N. Y.) **99**, 162 (1958). — Briscoe, A.M., Loring, W.E., McClement, J.H.: Changes in human lung collagen and lipids with age. Proc. Soc. exp. Biol. (N.Y.) **102**, 71 (1959). — Brown, P.C., Consden, R.: Variation with age of shrinkage temperature of human collagen. Nature (Lond.) **181**, 349 (1958). — Buddecke, E.: Angiochemische Alterswandlungen des Aortenbindegewebes. Dtsch. Ges. Kreisl.-Forsch. **24**, 143 (1958). ~ Biochemie des Bindegewebes. Angew. Chemie **72**, 663 (1960a). ~ Chemie und Stoffwechsel der Grundsubstanz des Bindegewebes. Beitr. Silikoseforsch. **4**, 291 (1960b). ~ Untersuchungen zur Chemie der Arterienwand. V. Darstellung und chemische Zusammensetzung von Mucopolysacchariden der Aorta des Menschen. Hoppe-Seylers Z. physiol. Chem. **318**, 33 (1960c). ~ Die Mucopolysaccharide der Gefäßwand. Dtsch. med. Wschr. **86**, 1773 (1961). — Buddecke, E., Drzeniek, R.: Stabilitätskonstanten der Calciumkomplexe von sauren Mucopolysacchariden. Hoppe-Seylers Z. physiol. Chem. **327**,

49 (1962). — Buddecke, E., Gottschalk, A.: Die chemische Bindung zwischen Kohlenhydrat und Peptid in Glycoproteiden und ihre enzymatische Spaltung. Z. klin. Chem. 3, 3 (1965). — Buddecke, E., Hoefele, O.: Untersuchungen zur Chemie der Arterienwand. IX. Reinigung und Eigenschaften der β-Glucuronidase aus der Aorta des Rindes. Hoppe-Seylers Z. physiol. Chem. 347, 173 (1966) — Buddecke, E., Kresse, H., Segeth, G.: Chemical and metabolic heterogeneity of ^{14}C and ^{35}S-sulfate labelled glycosaminoglycanes of bovine arterial tissue. Z. klin. Chem. 9, 74 (1971). — Buddecke, E., Kröz, W., Lanka, E.: Chemische Zusammensetzung und makromolekulare Struktur von Chondroitinsulfat-Proteinen. Hoppe-Seylers Z. physiol. Chem. 331, 196 (1963). — Buddecke, E., Kröz, W., Tittor, W.: Makromolekulare Polysaccharid-Proteine. I. Chondroitinsulfat-Protein aus Rindernasenknorpel. Beziehungen zwischen makromolekularen Eigenschaften und Funktion. Hoppe-Seylers Z. physiol. Chem. 348, 651 (1967). — Buddecke, E., Platt, D.: Untersuchungen zur Chemie der Arterienwand. VIII. Nachweis, Reinigung und Eigenschaften der Hyaluronidase aus der Aorta des Rindes. Hoppe-Seylers Z. physiol. Chem. 343, 61 (1965a). ~ Reinigung und Wirkungsweise einer Hyaluronatglycanhydrolase aus Arteriengewebe. Z. klin. Chem. 3, 4 (1965b). — Buddecke, E., Reich, G., Stein, U.: Untersuchungen zur Chemie der Arterienwand. X. Über die saure Carboxypeptidase in der Aorta des Rindes. Hoppe-Seylers Z. physiol. Chem. 347, 192 (1966). — Buddecke, E., Sziegoleit, M.: Isolierung, chemische Zusammensetzung und altersabhängige Verteilung von Mucopolysacchariden menschlicher Zwischenwirbelscheiben. Hoppe-Seylers Z. physiol. Chem. 337, 66 (1964). — Buddecke, E., Werries, E.: Untersuchungen zur Chemie der Arterienwand. IV. Reinigung und Eigenschaften der β-Acetylglucosaminidase aus der Aorta des Rindes. Hoppe-Seylers Z. physiol. Chem. 340, 257 (1965). — Büchner, Th., Junge-Hülsing, G., Wagner, H., Oberwittler, W., Hauss, W. H.: Zur Herkunft und Entstehung von Entzündungszellen im Granulationsgewebe. Autoradiographische Untersuchungen mit ^{3}H-Thymidin am Wattegranulom der Ratte. Klin. Wschr. 48, 867 (1970). — Bürger, M.: Altern und Krankheit. Leipzig: Thieme 1957. ~ Altern und Krankheit als Problem der Biomorphose, 4. Aufl. Leipzig: Thieme 1960. — Bürger, M., Schlomka, G.: Beiträge zur physiologischen Chemie des Alterns der Gewebe. I. Untersuchungen am menschlichen Rippenknorpel. Z. ges. exp. Med. 55, 287 (1927). ~ Ergebnisse und Bedeutung chemischer Gewebsuntersuchungen für die Altersforschung. Klin. Wschr. 7, 1944 (1928). — Bützow, G. H.: ^{35}S-Sulfat-radiochemische Untersuchungen der unbeeinflußten und beeinflußten Bindegewebsentwicklung am Hühnerembryo. Inaug.-Diss. Hamburg 1970. — Butenandt, A.: Altern und Tod als biochemisches Problem. Dtsch. med. Wschr. 84, 297 (1959).

Caesar, R.: Die Feinstruktur von Milz und Leber bei experimenteller Amyloidose. Z. Zellforsch. 52, 653 (1960). ~ Elektronenmikroskopische Untersuchungen an menschlichem Amyloid bei verschiedenen Grundkrankheiten. Path. et Microbiol. (Basel) 24, 387 (1961). — Cameron, D. A.: The fine structure of osteoblasts in the metaphysis of the tibia of the young rat. J. biophys. biochem. Cytol. 9, 583 (1961). — Cameron, D. A., Robison, R. A.: The presence of crystals in the cytoplasm of large cells adjacent to sites of bone absorption. J. Bone Surg. 40, 414 (1958). — Campo, R. D., Dziewiatkowski, D. D.: Intracellular synthesis of proteinpolysaccharides by slices of bovine costal cartilage. J. biol. Chem. 237, 2729 (1962). ~ The turnover of the organic matrix of cartilage and bone as visualized by autoradiography. J. Cell Biol. 18, 19 (1963). — Cadavid, N. G., Denduchis, B., Mancini, R. E.: Soluble collagens in normal skin from embryo to adultfood. Lab. Invest. 12, 598 (1963). — Carrel, A., Ebeling, A. H.: Age and multiplication of fibroblasts. J. exp. Med. 34, 599 (1921). — Casuccio, C.: An introduction to the study of osteoporosis. Proc. roy. Soc. Med. 55, 663 (1962). — Chvapil, M.: Physiology of connective tissue. London: Butterworth 1967. — Chvapil, M., Hrůza, Z.: The influence of aging and undernutrition on chemical contractility and relaxation of collagen fibres in rats. Gerontologia (Basel) 3, 241 (1959). — Chvapil, M., Kobrle, V.: Changes in proline and hydroxyproline in collagens during the development of rats. Experientia (Basel) 17, 226 (1961). — Ciferri, A., Rajagh, L. V.: The aging of connective tissue. J. Geront. 19, 220 (1964). — Clausen, B.: Influence of age on connective tissue. Hexosamine and hydroxyproline in human aorta, myocardium and skin. Lab. Invest. 11, 229 (1962a). ~ Influence of age on connective tissue. Uronic acid and uronic acid-hydroxyproline ratio in human aorta, myocardium and skin. Lab. Invest. 11, 1340 (1962b). ~ Influence of age on connective tissue. Lab. Invest. 11, 229 (1963). — Coelho, R. R., Chrisman, O. D.: Sulphate metabolism in cartilage. II. ^{35}S-sulphate uptake and total sulphate in cartilage slices. J. Bone Jt Surg. A 42, 165 (1960). — Cohn, A. E., Murray, H. A.: Physiological ontogeny; chicken embryos: negative acceleration of growth with age as demonstrated by tissue cultures. J. exp. Med. 42, 275 (1925). — Collins, D. H., McElligot, T. F.: Sulphate (^{35}SO$_4$) uptake by chondrocytes in relation to histological changes in osteoarthritic human articular cartilage. Ann. rheum. Dis. 19, 318 (1960). — Collins, D. H., Meachim, G.: Sulphate (^{35}SO$_4$) fixation by human articular cartilage compared in the knee and shoulder joints. Ann. rheum. Dis. 20, 117 (1961). — Cooper, Z.: Ageing of the skin. In:

A. I. Lansing, Problems of ageing, p. 764. Baltimore: The Williams & Wilkins Co. 1952. — Cowdry, E. V.: Ageing of individual cells. In: A. I. Lansing, Problems of ageing. Baltimore: Williams & Wilkins Co. 1952. — Cronkite, E. P., Bond, V. P., Fliedner, T. M., Killman, S. A.: The use of tritiated thymidine in the study of haematopoietic cell proliferation. In: G. and W. Wolstenholme and M. O'Connon, Ciba Foundation Symposium on Haematopoiesis (Cell production and its regulation). London: Churchill 1960. — Curran, R. C., Gibson, T.: The uptake of labelled sulphate by human cartilage cells and its use as a test for viability. Proc. roy. Soc. B 144, 572 (1956). — Curtis, H. J.: Biological mechanisms of aging. Springfield: Ch. Thomas 1966. ~ The nature of the aging process. In: The biological basis of medicine, vol. 1, p. 521. New York: Academic Press 1968. — Cutler, R. G., Curtis, H. J.: Synthesis of messenger RNA species as a function of age. 1968.

Dahmen, G.: Alterungs- und Degenerationsveränderungen der Bindegewebe in ihrer Bedeutung für die Klinik. Z. Rheumaforsch. 23, 393 (1964). ~ Krankhafte Veränderungen des Bindegewebes. Ihre Bedeutung für die Klinik und Begutachtung. Stuttgart: F. Enke 1966. — Darden, E. B., Upton, A. C.: Temperature of maximum contraction of mouse collagen fibers as influenced by aging, x-radiation and breeding status. J. Geront. 19, 62 (1964). — Davidson, E. A., Small, W., Perchemlidesy, P., Baxley, W.: Age-dependent metabolism of connective tissue polysaccharides. Biochim. biophys. Acta (Amst.) 46, 189 (1961). — Davies, D. V., Barnett, C. H., Cochrane, W., Palfrey, A. J.: Electron microscopy of articular cartilage in the young adult rabbit. Ann. rheum. Dis. 21, 11 (1962). — Davies, D. V., Young, L.: The distribution of radioactive sulphur (^{35}S) in the fibrous tissues, cartilages and bones of the rat following its administration in the form of inorganic sulphate. J. Anat. (Lond.) 88, 174 (1954). — Delbrück, A.: Untersuchungen über Enzyme des Energiestoffwechsels im Bindegewebe. Klin. Wschr. 40, 677 (1962). — Dettmer, N., Neckel, J., Ruska, H.: Elektronenmikroskopische Befunde an versilberten kollagenen Fibrillen. Z. wiss. Mikr. 60, 290 (1951). — Deyl, Z.: Biochemical and molecular aspects of aging. Čs. Fysiol. 17, 301 (1968). — Dickson, I. R.: New applications of differential thermal analysis with particular reference to collagen and the human intervertebral disc. Biochem. J. 99, 46 (1966). — Dickson, I. R., Happey, F., Pearson, C. H., Naylor, A., Turner, R. L.: Variations in the protein components of human intervertebral disc with age. Nature (Lond.) 215, 52 (1967). — Doberauer, W.: Beeinflussung von Wundheilungsvorgängen durch das Lebensalter. Geront. clin. (Basel) 4, 112 (1962). — Dogliotti, G. C.: Über Veränderungen des interstitiellen Gewebes des Myokards des Menschen beim fortschreitenden Alter. Anat. Anz., H. 14 (1930). — Dorfman, A.: Polysaccharides of connective tissue. J. Histochem. Cytochem. 11, 2 (1963). ~ Metabolism of acid mucopolysaccharides. In: Little, Connective tissue. Intercellular macromolecules. Boston: Brown 1964. — Dulce, H.-J.: Zur Biochemie der Verknöcherung. I. Mineralgehalt und Grundsubstanzzusammensetzung des hyalinen Knorpels, des verknöchernden Knorpels und des Knochens. Hoppe-Seylers Z. physiol. Chem. 319, 257 (1960a). ~ Zur Biochemie der Verknöcherung. II. Enzymaktivitäten im hyalinen Knorpel, im verknöchernden Knorpel und im Knochen. Hoppe-Seylers Z. physiol. Chem. 319, 272 (1960b). ~ Zur Biochemie der Verknöcherung. III. Mineralgehalt, Grundsubstanzzusammensetzung und Enzymaktivitäten im Callusgewebe und in rachitischen Knochen von Ratten. Hoppe-Seylers Z. physiol. Chem. 320, 1 (1960c). — Dury, A.: Die lipolytische Aktivität der Aorta junger und alter Ratten und der Einfluß von Heparin in vivo. J. Geront. 16, 114 (1961). — Duve, C. de, Wattiaux, R.: Functions of lysosomes. Ann. Rev. Physiol. 28, 435 (1966). — Dyrby, M. O.: Studies on the metabolism of mucopolysaccharides of human arterial tissue by means of ^{35}S, with special reference of changes related to age. J. Geront. 14, 32 (1959). — Dziewiatkowski, D. D.: Effect of age on some aspects of sulfate metabolism in the rat. J. exp. Med. 99, 283 (1954). ~ Intracellular synthesis of chondroitin sulfate. J. Cell Biol. 13, 359 (1962). ~ Effect of hormones on the turnover of polysaccharides on connective tissue. Biophys. J. 4, 178 (1964).

Ehrenberg, R., Winnecken, H. G., Bilbricker, H.: Der Altersgang des Bindegewebes in menschlichen Organen. Z. Naturforsch. 9b, 492 (1954). — Einbinder, J., Schubert, M.: Crystallization of calcium chondroitin sulfate. J. biol. Chem. 185, 725 (1950). — Elden, H. R., Boucek, R. J.: Investigation of the aging process by physical-chemical means. In: Shock, N. W., Biological aspects of aging. New York: Columbia University Press 1962. — Elens, A., Wattiaux, R.: Ageing, collagen and enzymatic activity in two strains of the laboratory mouse. Exp. Geront. 5, 145 (1970). — Elster, S. K., Lowry, E. L.: Collagen content of guinea pig tissues. Proc. Soc. exp. Biol. (N.Y.) 75, 127 (1950). — Evans, R., Cowdry, E. V., Nielson, P. E.: Ageing of human skin. Anat. Rec. 86, 545 (1943).

Faber, M., Möller-Hou, G.: The human aorta. V. Collagen and elastin in the normal and hypertensive aorta. Acta path. microbiol. scand. 31, 377 (1952). — Fainstat, T.: Hormonal basic for collagen bundle generation in uterine stroma: extracellular studies of uterus. Endocrinology 71, 878 (1960). — Falk, P.: Entwicklungsgeschichte, Anatomie, Mißbildungen, Physiologie und Pathophysiologie des Rachens (einschließlich Tonsillen). In: J. Berendes, R. Luck und F. Zöllner, Hals-, Nasen-Ohrenheilkunde, Bd. II, 1. Stuttgart: Thieme

1963. — FASSKE, E., MORGENROTH, K.: Pathologische Histologie der Mundhöhle. Leipzig: Hirzel 1964. — FEYRTER, F.: Über das elastische Fasergerüst des Nebennierenrindenmarkes des Menschen. Z. mikr.-anat. Forsch. 73, 82 (1965). — FEYRTER, F., NIEBAUER, G.: Über Unna's Kollastin, Kollacin und Elacin. Z. Haut- u. Geschl.-Kr. 40, 218 (1966). ~ Über elastische Fasern und Elastose. Med. Welt 17, 2097 (1966). — FITTON-JACKSON, S.: The morphogenesis of avian tendon. Proc. roy. Soc. B 144, 556 (1956). ~ The fine structure of developing bone in the embryonic fowl. Proc. roy. Soc. B 146, 270 (1957). — FITZPATRICK, M., HOSPELHORN, V. D.: Studies on human pulmonary connective tissue. I. Amino acid composition of elastin isolated by alkaline digestion. J. Lab. clin. Med. 60, 799 (1962). — FLETCHER, M. J., SANADI, D. R.: Turnover of rat-liver mitochondria. Biochim. biophys. Acta (Amst.) 51, 356 (1961). — FREEMAN, M. I., JACOBSON, B., TOTH, L. Z., BALAZS, E. A.: Lysosomal enzymes associated with vitreous hyalocyte granules. 1. Intracellular distribution patterns of enzymes. Exp. Eye Res. 7, 113 (1968). — FREYD-BERG-LUCAS, V., VERZÁR, F.: Der Kalziumstoffwechsel verschiedener Organe bei jungen und alten Tieren. Gerontologia (Basel) 1, 195 (1957). — FREYTAG, G., BOOS, G., DIEDERICH, R., LINDNER, J.: Fotometrische Untersuchungen zur Validität qualitativer und quantitativer MPS-Nachweisfärbungen. Morph. Jb. (Lpz.) 109, 189 (1964/1966). — FREYTAG, G., LINDNER, J., JOHANNES, G., SCHLOSSER, G. A., REIHER, W., SCHMIDT, J.: Autoradiographical and radiochemical investigations on the bone fractur-healing. In: ST. KROMPECHER and E. KERNER, Callus formation, p. 35—56. Budapest: Akad. Kiado 1967. — FRY, P., HARKNESS, M. L. R., HARKNESS, R. D.: Mechanical properties of the collagenous framework of skin in rats of different ages. Amer. J. Physiol. (Lond.) 206, 1425 (1964). — FUMAGALLI, Z., MOTTA, P., CALVIERI, S.: The presence of smooth muscular cells in the ovary of several mammals as seen under the electronmicroscope. Experientia (Basel) 27, 682 (1971).

GALAMBOS, J. T.: Acid mucopolysaccharides and cirrhosis of the liver. Gastroenterology 51, 65 (1966). — GANS, O., STEIGLEDER, G. K.: Normale und pathologische Anatomie der Haut II, Bd. I, 2 d. Erg.-Werk 2. Handbuch der Haut- und Geschlechtskrankheiten. Berlin-Göttingen-Heidelberg-New York: Springer 1964. — GELLERSTEDT, N.: Die elektive, insuläre (Para-)Amyloidose der Bauchspeicheldrüse. Zugleich ein Beitrag zur Kenntnis der „senilen Amyloidose". Beitr. path. Anat. 101, 1 (1938). — GERBER, G. B., GERBER, G., ALTMAN, K.: Some interrelated aspects of proline and hydroxyproline metabolism. Nature (Lond.) 185, 767 (1960a). ~ Studies on the metabolism of tissue proteins. I. Turnover of collagen labeled with proline-U-C 14 in young rats. J. biol. Chem. 235, 2653 (1960b). — GERLACH, U.: Über die Alternsabhängigkeit der Aktivität sulfataktivierender Enzyme im Herzen. Klin. Wschr. 41, 873 (1963). ~ Untersuchungen über den Bindegewebsstoffwechsel unter klinischen und experimentellen Bedingungen. Z. ges. exp. Med. 139, 542 (1965). ~ Collagen metabolism. Bibl. anat. (Basel) 7, 496 (1966). — GERLACH, U., THEMANN, H.: Stoffwechsel und Struktur des Bindegewebes bei extraossären Verkalkungsvorgängen. In: W. H. HAUSS und U. GERLACH, Rheumatismus und Bindegewebe. Darmstadt: Steinkopf 1966. — GERSH, I., CATCHPOLE, H. R.: The organization of ground substance and basement membrane and its significance in tissue injury, disease and growth. Amer. J. Anat. 85, 457 (1949). — GIBIAN, H.: Mucopolysaccharide und Mucopolysaccharidosen. Einzeldarst. aus dem ges. Geb. d. Biochemie IV. Wien 1958. — GIBSON, T., KENNEDI, R. M.: The structural components of the dermis and their mechanical characteristics. In: W. MONTAGNA, J. P. BENTLEY and R. L. DOBSON, Advance in biology of skin, vol. 10, p. 19. New York: Appleton-Contery-Crafts 1970. — GIESEKING, R.: Mesenchymale Gewebe und ihre Reaktionsformen im elektronenoptischen Bild. Veröff. a. d. morph. Path. H. 72. Stuttgart: Fischer 1966. — GILLMAN, TH., PENN, J., BRONKS, D., ROUX, M.: Abnormal elastic fibres. Arch. Path. 59, 733 (1955). — GLÜCKSMANN, A.: Cell turnover in the dermis. In: W. MONTAGNA, and R. E. BILLINGHAM, Advance in biology of skin wound healing, vol. 5, p. 76—94. Oxford: Pergamon Press 1964. — GODMAN, G. C., LANE, N.: On the site of sulfation in the chondrocyte. J. Cell Biol. 21, 353 (1964). — GOERKE, M.: Beitrag zur Pathologie der Tonsillen. Arch. Laryng. Rhin. (Berl.) 19, 1907. — GÖSSNER, W.: Vergleichende histochemische Untersuchungen über die Proteinkomponente von Amyloid, Hyalin und Kollagen. Histochemie 2, 199 (1961). — GÖTZE, W.: Untersuchungen über den Stoffwechsel der gesunden und erkrankten Gingiva propria. Habil.-Schr. Hamburg 1967. — GÖTZE, W., GRIES, G., LINDNER, J.: Beitrag zum Kollagenabbau im menschlichen Zahnfleisch. Dtsch. zahnärztl. Z. 25, 492 (1970). — GOLDMAN, H.: Amyloidosis of seminal vesicles and vas deferens. Arch. Path. 75, 94 (1963). — GOLDZIEHER, J. W., RAWLS, W. B., ROBERTS, I. S., GOLDZIEHER, M. A.: Studies on aging: correlation of skin morphology with age and hormone excretion. J. Geront. 7, 47 (1952). — GOODALE, I. L.: Retrograde Veränderungen der Gaumentonsillen. Arch. Laryngol. Rhinol. 12, 1902. — GORDON, H. A., VERZÁR, F.: Effects of aging on the reaction of stretched and unstretched collagen fibers to heat and formaldehyde treatment. Gerontologia (Basel) 7, 85 (1963). — GOULD, B. S.: Collagen biosynthesis. In: GOULD, B. S., Treatise on collagen, vol. 2, Part A. London-New York: Academic Press 1968. — GOULD, B. S., MANNER,

G., Goldman, H. M., Stokman, J. M.: Some aspects of collagen formation. Ann. N. Y. Acad. Sci. **85**, 385 (1960). — Grasedyck, K.: Tierexperimentelle ^{35}S-Sulfat-radiochemische und -autoradiographische Untersuchung der Wundheilung und ihrer Beeinflussung. Inaug.-Diss. Hamburg 1965. — Grasedyck, K., Gries, G., Lindner, J.: Collagenolytic enzymes in different tissues. Internat. Rheum. Congr. Prag 1969 (in press). — Grasedyck, K., Ropohl, D., Szarvas, F., Lindner, J.: Kollagenpeptidaseaktivität menschlicher Seren bei Leber-cirrhose. Klin. Wschr. **49**, 163 (1971). — Grasedyck, K., Wulff, U., Erl, D., Lindner, J.: Studies on collagen synthesis with labelled proline (1971, in press). — Greer, R. B., Brennan, W. T., Mankin, H. J.: Protein synthesis in epiphyseal cartilage. I. Incorporation rates and distribution of glycine-^{3}H and Na$_2$^{35}SO$_4$ in vitro. Lab. Invest. **16**, 496 (1967). — Gregory, J. D., Laurent, T. C., Rodén, L.: Enzymatic degradation of chondromucoprotein. J. biol. Chem. **239**, 3312 (1964). — Gregory, J. D., Rodén, L.: Isolation of keratosulfate from chondromucoprotein of bovine nasal septa. Biochim. biophys. Res. Commun. **5**, 430 (1961). — Greiling, H.: Die Struktur und Altersabhängigkeit der Proteoglykane des humanen Kniegelenkknorpels: Arthritis-Arthrose-Symposion Zermatt 1969 (im Druck). — Greiling, H., Kisters, R., Engels, G.: Drei Enzyme in der Synovialflüssigkeit und ihre pathologische Bedeutung. Enzymologia **30**, 135 (1966). — Greiling, H., Stuhlsatz, H. W.: Biochemische Untersuchungen zum Wirkungsmechanismus antiphlogistisch wirksamer Substanzen. In: R. Heister u. H. P. Hofmann, Die Entzündung (Grundlagen und pharmakologische Beeinflussung), S. 201—211. München-Berlin-Wien: Urban & Schwarzenberg 1966. — Greiling, H., Stuhlsatz, H. W., Eberhard, A.: Enzymatic degradation of keratan sulfate-proteins. Z. klin. Chem. **9**, 71 (1971). — Gries, G.: Biochemische Untersuchungen über die Physiologie, Pathophysiologie und therapeutische Beeinflussung des Stoffwechsels von Kollagen im Rahmen des Bindegewebsstoffwechsels. Habil.-Schrift Berlin 1965. ~ Mechanismen des Kollagenabbaues bei Säugetieren. Z. klin. Chem. **9**, 67 (1971). — Gries, G., Grasedyck, K., Lindner, J.: Unveröffentlichte Befunde: 1971. — Gries, G., Lindner, J.: Zur Frage des Abbaues von Kollagen. Klin. Wschr. **38**, 406 (1960). ~ Untersuchungen über den Kollagenabbau bei akuten Entzündungen. Z. Rheumaforsch. **20**, 122 (1961). ~ Die Beeinflussung der Bindegewebsentwicklung im Baumwollgranulom durch Antiphlogistika. Naunyn-Schmiedebergs Arch. exp. Path. Pharmak. **245**, 87 (1963a). ~ Zur Frage des Kollagen-Abbaues bei verschiedenen Formen experimenteller Entzündungen. Z. Rheumaforsch. **22**, 439 (1963b). ~ Vergleichende Untersuchungen über den Kollagenabbau in entzündeten und lathyritisch veränderten Geweben. Med. Klin. **58**, 2147 (1963c). ~ Untersuchungen über die Einwirkung der Schilddrüsenfunktion auf den Kollagenstoffwechsel. Med. Pharmacol. exp. **14**, 283 (1966a). ~ Degradation biologique du collagene. Arch. Biochim. Cosm. (Paris) **9**, 11 (1966b). — Gries, G., Lindner, J., Behrend, D.: Untersuchungen zur Ätiologie der Wasserretention durch Nebennierenrindenhormone. Verh. dtsch. Ges. inn. Med. **68**, 292 (1962). — Gries, G., Lindner, J., Freytag, G.: Untersuchungen über die Einwirkung der Schilddrüsenfunktion auf den Mukopolysaccharidstoffwechsel. Med. Pharmacol. exp. **14**, 276 (1966). — Grillo, H. C.: Origin of fibroblasts in wound healing. An autoradiographic study of inhibition of cellular proliferation by local x-irradiation. Ann. Surg. **157**, 453 (1963). — Groen, J.: General physiology of aging. Proc. 4th Gerontol. Congr., Merano 1957. — Gross, J. I.: Studies on the formation of collagen. II. Influence of growth rate on neutral salt extracts of guinea pig dermis. J. exp. Med. **107**, 265 (1958). — Gross, J. I., Highberger, J. H., Schmitt, F. O.: Extraction of collagen from connective tissue by neutral salt solution. Proc. nat. Acad. Sci. (Wash.) **41**, 1 (1955). — Gross, J. I., Mathews, M. B., Dorfman, A.: Sodium chondroitin sulfate-protein complexes of cartilage. J. biol. Chem. **235**, 2889 (1960). — Gruber, G. B.: Pathologie der Bauchspeicheldrüse. In: Handbuch der pathologischen Anatomie, Bd. V/2. Berlin: Springer 1929.

Hahn, H. P.: Age-related alterations in the structure of DNA. 2. The role of histones. Gerontologia (Basel) **10**, 174 (1964). ~ Structural and functional changes in nucleoprotein during the ageing of the cell. Gerontologia (Basel) **16**, 116 (1970). — Hall, D. A.: The chemistry of connective tissue: Springfield: Charles Thomas 1961. — Hall, D. A.: Elastolysis and ageing. Springfield: Ch. C. Thomas 1964. — Hall, D. A., Happey, F., Lloyd, P. F., Saxl, H.: Oriented cellulose as a component of mammalian tissue. Proc. roy. Soc. B **151**, 497 (1960). — Hallen, A.: The collagen and ground substance of human intervertebral disc at different ages. Acta chem. scand. **16**, 705 (1962). — Happey, F., Osborn, J. M., Pearson, C. H., Naylor, A., Turner, R. L.: Proteoglycan degradation in the human intervertebral disc. Z. klin. Chem. **9**, 72 (1971). — Happey, F., Pearson, C. H., Naylor, A., Turner, R. L.: The ageing of the human intervertebral disc. Gerontologia (Basel) **15**, 174 (1969). — Harbers, E., Sandritter, W.: Gesteigerte Heterochromatisierung als pathogenetisches Prinzip. Dtsch. med. Wschr. **93**, 269 (1968). — Harkness, R. D.: Biological functions of collagen. Biol. Rev. **36**, 399 (1961). — Harman, D.: Aging: a theory based on free radical and radiation chemistry. J. Geront. **11**, 298 (1956). — Harms, H.: Handbuch der Farbstoffe für die Mikroskopie. Kamp-Lintfort: Staufen 1957. — Hashimoto, S., Dayton, S.:

Changes in cellularity of the normal rat aorta during maturation. J. Atheroscler. Res. **4**, 258 (1964). — HAUSS, W. H.: Die Rolle der Mesenchymzellen in der Pathogenese der Arteriosklerose. Doc. Angiolorum **II**, 11 (1970). — HAUSS, W. H., JUNGE-HÜLSING, G.: Über die universelle unspezifische Mesenchymreaktion. Dtsch. med. Wschr. **86**, 763 (1961). — HAUSS, W. H., JUNGE-HÜLSING, G., HOLLÄNDER, H. J.: Changes in metabolism of connective tissue associated with ageing and arterioatherosclerosis. J. Atheroscler. Res. **2**, 50 (1962). — HAUSS, W. H., JUNGE-HÜLSING, G., SCHULZE, W.: Über altersbedingte und organgebundene Unterschiede des Stoffwechsels der Bindegewebs-Sulfomucopolysaccharide. Z. Altersforsch. **14**, 259 (1960). — HAUST, M. D., MORE, R. H.: Morphological evidence of different mode of "secretion" of connective tissue precursors by fibroblasts and by smooth muscle cells. An electron microscopic study. Amer. J. Path. **48**, 15a (1966). ~ Electronmicroscopy of connective tissue and elastogenesis. In: B.M. Wagner and D.E. Smith, The connective tissue p. 11, Baltimore: The Williams & Wilkins Co. 1967. — HAUST, M. D., MORE, B. M. WAGNER and D. E. SMITH, R. H., MOVAT, H. Z.: The role of smooth muscle cells in the fibrogenesis of atherosclerosis. Amer. J. Path. **37**, 377 (1960). — HAYFLICK, L.: The limited in vitro lifetime of human diploid cell strains. Exp. Cell Res. **37**, 614 (1965). ~ Cell culture and the aging phenomenon. In: P. L. KROHN, Topics in the biology of aging, p. 83—100. New York-London-Sidney: Wiley 1966. — HEIKKINEN, E., KULONEN, E.: Age factor in the maturation of collagen. Intramolecular linkages in middly denaturated collagen. Experientia (Basel) **20**, 310 (1964). ~ Effect of age on the maturation of rat-skin collagen. Biochim. biophys. Acta (Amst.) **160**, 464 (1968). — HEIKKINEN, E., MIKKONEN, L., KULONEN, E.: Age factor in the maturation of collagen. Cross-links in heat-denaturated collagen in tail tendon and skin of rat. Exp. Geront. **1**, 31 (1964). — HERRATH, E. VON, DETTMER, N.: Elektronenmikroskopische Untersuchungen an Gitterfasern. Z. wiss. Mikr. **60**, 282 (1951). — HEVELKE, G.: Die Angiochemie der Gefäße und ihre physiologischen Alterswandlungen. Verh. dtsch. Ges. Kreisl.-Forsch. **1958**, 131. — HIERONYMI, G.: Über den altersbedingten Formenwandel elastischer und muskulärer Arterien. 3. Abh. Sitzungsber. der Heidelberger Akademie der Wissenschaften, math.-nat. Kl. 1956. ~ Über den durch das Alter bedingten Formenwandel menschlicher Lungen. Ergebn. allg. Path. path. Anat. **41**, 1 (1961). — HILL, W. R., MONTGOMERY, H.: Regional changes and changes caused by age in the normal skin. J. Invest. Derm. **3**, 231 (1940). — HILZ, H.: Neue Erkenntnisse zur Biochemie und Klinik des Bindegewebsstoffwechsels. Habil.-Schrift Hamburg 1960. — HILZ, H., ERICH, C., GLAUBITT, D.: Veränderungen von Zelldichte und Polysaccharidstoffwechsel im alternden Bindegewebe. Klin. Wschr. **41**, 332 (1963). — HILZ, H., KIRSIG, H. J., FOERSTER, W. v.: Zur Regulation der Chondromucoproteinsynthese. In: R. HEISTER und H. F. HOFFMANN, Die Entzündung — Grundlagen und pharmakologische Beeinflussung, S. 184. München-Berlin-Wien: Urban & Schwarzenberg 1966. — HILZ, H., UTERMANN, D.: Der Sulfatstoffwechsel der [Gefäßwand in Beziehung zur Arteriosklerose und seine Beeinflussung durch Sexualhormone, Biochem. Z. **332**, 376 (1960). — HLAVÁČKOVÁ, V., HRŮZA, Z.: Aging of sponge-biopsy connective tissue in rats. Gerontologia (Basel) **9**, 78 (1964a). ~ The role of mucopolysaccharides in the mechanism of contraction of collagen fibres in rats of various age. Gerontologia (Basel) **9**, 84 (1964b). — HÖRMANN, H.: Zur Frage der Quervernetzung von Kollagen. Leder **13**, 79 (1962). — HOFFMANN, P., MEYER, K.: Structural studies of mucopolysaccharides of connective tissue. Fed. Proc. **21**, 1064 (1962). — HOLLE, G., SIEDSCHLAG, W. D.: Quantitative photometrische Bestimmung der Aortamucopolysaccharide auf verschiedenen Altersstufen. Acta histochem. (Jena) **5**, 369 (1958). — HOUCK, J. C., ANGELO, L. DE, JACOB, R. A.: Connective tissue III. Dermal chemical response to age. Proc. Soc. exp. Biol. (N.Y.) **107**, 280 (1961). — HOUCK, J. C., HESSE, C. D., JACOB, R. A.: The effect of ageing upon collagen catabolism. In: Sympos. Soc. Exp. Biol. **21**, 403. Cambridge: University Press 1967. — HRACHOVEC, J. P.: Age changes in amino acid incorporation by rat liver microsomes. Gerontologia (Basel) **15**, 52 (1969). — HRŮZA, Z., CHVAPIL, M., DLUHA, M.: The influence of age, sex and genetic factors on the mechanical and physicochemical structural stability of collagen fibres in mice. Gerontologia (Basel) **13**, 20 (1967). — HRŮZA, Z., HLAVÁČKOVÁ, V.: The characteristics of newly formed collagen during aging. Gerontologia (Basel) **7**, 211 (1963). ~ Effect of invironmental temperature and undernutrition on collagen aging. Exp. Geront. **4**, 169 (1969). — HÜSSELMANN, H.: Beitrag zum Amyloidproblem aufgrund von Untersuchungen an menschlichen Herzen. Virchows Arch. path. Anat. **327**, 607 (1955). — HUTTON, J. J., TAPPEL, A. L., UDENFRIEND, S.: A rapid assay for collagen proline hydroxylase. Analyt. Biochem. **16**, 384 (1966).

JACKSON, D. S., BENTLEY, J. P.: Treatise on collagen II. New York: Academic press 1968. — JACOBSON, B.: Synthesis and degradation of UDP-glucuronic acid in the hyalocytes of calf vitreous. Exp. Eye Res. **6**, 332 (1967). — JANSEN, H. H.: Über den Bindegewebsgehalt des Herzmuskels. Verh. dtsch. Ges. Path. **46**, 262 (1962). ~ Quantitative Bindegewebsverhältnisse in den Kammerwänden insuffizienter Herzen, dargestellt am Beispiel der Hydroxyprolinbestimmung. Verh. dtsch. Ges. Path. **51**, 199 (1967). — JASIN, H. E., FINK, C. E., WISE, W., ZIFF, M.: Relationship between urinary hydroxyproline and growth. J. clin. Invest.

41, 1928 (1962). — Jeanloz, R. W.: Mucopolysaccharides (acid glycosaminoglycans). In: Florkin, M., and E. H. Stotz, Comprehensive biochemistry, vol. 5. Amsterdam: Elsevier 1963. — Joiner, D. W., Puchtler, H., Sweat, F.: Staining of immature collagen by resorcinfuchsin in infant kidneys. J. roy. micr. Soc. **88**, 461 (1967). — Joseph, T. K., Bose, S. M.: Influence of biological aging on the stability of skin collagen in albino rats. In: Ramanathan, N., Collagen. New York: Interscience Publ. 1962. — Junge-Hülsing, G.: Untersuchungen zur Pathophysiologie des Bindegewebes. Habil.-Schrift Münster 1963, Bd. 24, Theoretische und klinische Medizin in Einzeldarstellungen. Heidelberg: Hüthig 1965. — Juva, K., Prockop, D. J.: Hydroxylation of proline and the intracellular accumulation of a polypeptide precursor of collagen. Science **152**, 92 (1966).

Kao, K. T., Hilker, D. M., McGavack, T. H.: Connetive tissue. III. Collagen and hexosamine content of tissues of rats at different ages. Proc. Soc. exp. Biol. **104**, 359 (1960). ∼ Connective tissue. IV. Synthesis and turnover of proteins in tissues of rats. Proc. Soc. exp. Biol. (N.Y.) **106**, 121 (1961). ∼ Connective tissue. V. Comparison of synthesis and turnover of collagen and elastin in tissues of rat at several ages. Proc. Soc. exp. Biol. (N.Y.) **110**, 538 (1962). — Kao, K. T., Hitt, W. E., Bush, A. T., McGavack, T. H.: Connective tissue. XII. Stimulating effect of oestrogen on collagen synthesis in rat uterine slices. Proc. Soc. exp. Biol. (N.Y.) **117**, 80 (1964). — Kao, K. T., Hitt, W. E., Dawson, R. L., McGavack, T. H.: Connective tissue. VII. Changes in protein and hexosamine content of bone and cartilage of rats at different ages. Proc. Soc. exp. Biol. (N.Y.) **110**, 538 (1962). — Kao, K. T., McGavack, T. H.: Connective tissue. XVIII. Age differences in protocollagen hydroxylase of porcine uterine homogenate. Proc. Soc. exp. Biol. (N.Y.) **130**, 491 (1969). — Kaplan, D., Meyer, K.: Ageing of human cartilage. Nature (Lond.) **183**, 1267 (1959). ∼ Mucopolysaccharides of aorta at various ages. Proc. Soc. exp. Biol. (N.Y.) **105**, 78 (1960). — Katsch, G., Gülzow, M.: Die Krankheiten der Bauchspeicheldrüse. In: Handbuch der inneren Medizin, Bd. III/2. Berlin-Göttingen-Heidelberg: Springer 1953. — Keech, M. K.: The effect of collagenases on human skin collagen. Comparison of different age-groups and of cases with and without "collagen disease". Yale J. Biol. Med. **26**, 295 (1954). — Kennedy, J. S.: [35]Sulphur in connective tissue formation. J. Path. Bact. **80**, 359 (1960). ∼ Sulphur-35 in experimental amyloidosis. J. Path. Bact. **83**, 165 (1967). — Kienzl, H.: Untersuchungen altersabhängiger Veränderungen des lymphatischen Systems der Ratte. Inaug.-Diss. Ulm 1970. — Kirch, E.: Über gesetzmäßige Verschiebungen der inneren Größenverhältnisse des normalen und pathologisch veränderten menschlichen Herzens. Z. Angew. Anat. u. Konst. **7**, 235 (1921). — Kirk, J. E.: The ribose-5-phosphate isomerase activity of arterial tissue in individuals of various ages. J. Geront. **15**, 447 (1959). ∼ The leucine aminopeptidase of arterial tissue in individuals of various ages. J. Geront. **15**, 136 (1960). — Kirk, J. E., Kvorning, S. A.: Quantitative measurements of the elastic properties of the skin and subcutaneous tissue in young and old individuals. J. Geront. **4**, 273 (1949). — Kirk, J. E., Laursen, T. J. S., Schaus, R.: Studies on the succinic dehydrogenase of human aortic tissue. J. Geront. **10**, 178 (1955). — Kirk, J. E., Wang, J., Bandstrup, N.: The glucose-6-phosphate and 6-phosphogluconate dehydrogenase activities of arterial tissue in individuals of various ages. J. Geront. **14**, 25 (1959). — Klenk, E., Faillard, H.: Über das Vorkommen von Neuraminsäure im Lebereiweiß bei amyloider Degeneration. Hoppe Seylers Z. physiol. Chem. **299**, 191 (1955). — Knese, K. H., Knoop, A. M.: Über den Ort der Bildung des Mucopolysaccharid-Protein-Komplexes im Knorpelgewebe. Z. Zellforsch. **53**, 201 (1961). — Knese, U.-H.: Struktur und Ultrastruktur des Knochengewebes. S. 317—416 (a) — Struktur und Ultrastruktur des Knorpels. S. 678—783 (b). In: L. Diethelm, O. Olsson, F. Strnad, H. Vieten und A. Zuppinger. Vol. 1/4. Berlin- Heidelberg-New York: Springer 1970. — Knibbe, H. J.: Alters- und funktionsbedingte Veränderungen der weiblichen Brustdrüse. Inaug.-Diss. Tübingen 1946. — Knieriem, H. J.: Über den Bindegewebsgehalt des Herzmuskels des Menschen. Arch. Kreisl.-Forsch. **44**, 231 (1964). — Köttler, U.: Das Altersherz. In: Handbuch der praktischen Geriatrie. Stuttgart: Enke 1965. — Kohn, R. R.: Age and swelling in acid of perivascular connective tissue in human lung. J. Geront. **14**, 16 (1959). — Kohn, R. R., Rollerson, E.: Relationship of age to swelling properties of human diaphragm tendon in acid and alkaline solutions. J. Geront. **13**, 241 (1958). ∼ Effect of age and heat on human collagenous tissue. Arch. Path. **68**, 316 (1959). ∼ Aging of human collagen in relation to susceptibility to the action of collagenase. J. Geront. **15**, 10 (1960). — Kobrle, V., Chvapil, M.: Veränderungen von Kollageneiweißstoffen im Verlaufe des Alterns und bei der experimentellen Silikose. Arch. Gewerbepath. Gewerbehyg. **16**, 526 (1958). — Koblet, H., Frieden, E. H.: Uptake of glycine-1-^{14}C by connective tissue. III. Effects of adrenal hormones and aging. Proc. Soc. exp. Biol. (N.Y.) **104**, 624 (1960). — Koburg, E.: Autoradiographische Untersuchungen zum Eiweißstoffwechsel der Zellen des Knorpels und Knochens. Beitr. path. Anat. **124**, 108 (1961). — Krakow, P. N.: Beiträge zur Chemie der Amyloidentartung. Naunyn-Schmiedebergs Arch. exp. Path. Pharmak. **40**, 195 (1898). — Krieger, M.: Über die Atrophie der menschlichen Organe bei Inanition. Z. angew. Anat.

Konstit.-Lehre 7, 87 (1920). — KRÖGER, K.: Radiochemische Untersuchungen über den Einfluß bindegewebswirksamer Substanzen auf die Knorpelentwicklung bei Hühnerembryonen unter Verwendung von ^{35}S-Sulfat. Inaug.-Diss. Hamburg 1965. — KRÖZ, W., BUDDECKE, E.: Chemische und makromolekulare Altersveränderungen von Polysaccharidproteinen aus menschlichem Rippenknorpel. Hoppe-Seylers Z. physiol. Chem. 348, 665 (1967). — KRUG, H.: Histophotometrische Untersuchungen zu den Altersveränderungen in der Grundsubstanz der Aorta. Exp. Path. 1, 45 (1967). — KÜHN, K.: Untersuchungen zur Struktur des Kollagens. Naturwissenschaften 54, 101 (1967). — KÜHNAU, J.: Die Biochemie des Alterns. In: Der Mensch im Alter, Bd. 1, S. 56. Frankfurt: Umschau 1962. — KUHN, R., LEPPELMANN, H. J.: Der Hexosamingehalt des Knorpels in Abhängigkeit vom Lebensalter. Justus Liebigs Ann. Chem. 607, 202 (1957). ~ Galaktosamin und Glucosamin im Knorpel in Abhängigkeit vom Lebensalter. Justus Liebigs Ann. Chem. 611, 254 (1958).

LABELLA, F. S., LINDSAY, W. G.: The structure of human aortic elastin as influenced by age. J. Geront. 18, 111 (1963). — LABELLA, F. S., PAUL, G.: Structure of collagen from human tendon as influenced by age and sex. J. Geront. 20, 54 (1965). — LAGIER, R., EXER, B.: Study of the chemical composition of human connective tissues in relation to age: Skin, aponeurosis of the abdominal wall, and Achilles tendon. Gerontologia (Basel) 4, 39 (1960). — LAITINEN, O., NIKKILÄ, E., KIVIRIKKO, K. I.: Hydroxyproline in the serum and urine. Normal values and clinical significance. Acta med. scand. 179, 275 (1966). — LANE, N., CARO, L., OTERO-VILARDEBÓ, L. R., GODMAN, G. C.: On the site of sulfation in colonic goblet cells. J. Cell Biol. 21, 339 (1964). — LANG, F. J.: Pathologische Anatomie der großen Kopfspeicheldrüsen. In: F. HENKE und O. LUBARSCH, Handbuch der speziellen pathologischen Anatomie und Histologie, Bd. V, 2. Berlin: Springer 1929. — LANSING, A. I.: Some physiological aspects of ageing. Physiol. Rev. 31, 274 (1951). ~ The arterial wall. Baltimore: The Williams & Wikins Co. 1959. — LANSING, A. I., ROBERTS, E., RAMASARMA, B., ROSENTHAL, B., ALEX, M.: Changes with age in amino acid composition of arterial elastin. Proc. Soc. exp. Biol. (N.Y.) 76, 714 (1951). — LASH, J. W., WHITEHOUSE, M. W.: Variation in polysaccharide composition of cartilage with age. Arch. Biochem. 90, 159 (1960). — LAYTON, L. L.: The anabolic metabolism of radioactive sulfate by animal tissues in vitro and in vivo. Cancer (Philad.) 4, 198 (1951). — LAYTON, L. L., DENKO, C. W.: Influence of age upon chondroitin sulfate synthesis by the tissues of normal bad mice. Cancer (Philad.) 5, 405 (1952). — LAZARUS, G. S., BROWN, R. S., DANIES, H. R., FULLMER, H. M.: Human granulocyte collagenase. Science 159, 1483 (1968). — LEBLOND, C. P.: Distribution of periodic acid-reactive carbohydrates in the adult rat. Amer. J. Anat. 86, 1 (1950). — LEDER, L. D.: Der Blutmonocyt. Berlin-Heidelberg-New York: Springer 1967. — LEDER, L. D., NIKOLAS, R.: Fermentcytochemische Untersuchungen zur Genese der Makrophagen an Hautfensterpräparaten. Frankfurt. Z. Path. 73, 228 (1963). — LEPPELMANN, H. J.: Der Mucopolysaccharidgehalt des Knorpels in Abhängigkeit vom Lebensalter. Z. Rheumaforsch. 18, 348 (1959). — LEVENE, G. I., POOLE, J. C. F.: The collagen content of the normal and atherosclerotic human aortic intima. Brit. J. exp. Path. 43, 469 (1962). — LIN, Y, STERLIN, C.: Effect of age on the crystallinity of collagen. II. Density, reactivity and composition. J. Geront. 23, 328 (1968). — LINDNER, J.: Untersuchungen am Bindegewebe. Habil.-Schrift Hamburg 1957. ~ Histochemische und biochemische Untersuchungen der traumatisch gestörten Beziehung zwischen Grundsubstanz und Kollagenfasern. Verh. dtsch. Ges. Path. 43, 61 (1959). ~ Histochemische und biochemische Untersuchungen an der Grundsubstanz, S. 19—30. Lintfort: Staufen 1960a. ~ Histochemische Untersuchungen am embryonalen Bindegewebe. Beitr. Silikoseforsch. 4, 311 (1960b). ~ Die Polysaccharide des Bindegewebes. Med. Mschr. 14, 643 (1960c). ~ The histochemistry of the connective tissue. Ann. Histochem., Suppl. 8, 113 (1960/1963). ~ Die Morphologie der Wundheilung. Langenbecks Arch. klin. Chir. 301, 39 (1962). ~ Über die Synthese der organischen Interzellularsubstanz im Knorpel und Knochen. Verh. dtsch. Ges. Path. 47, 100 (1963). ~ On the functional differentiation of chondrocytes. Folia Histochem. et Cytochem. 2, 269 (1964). ~ On the histochemistry of growth and differentiation of the connective tissue. Folia Histochem. et Cytochem. 4, No 1, 21 (1966a). ~ Aktuelle Probleme der Wundheilung. Dtsch. med. J. 17, 513 (1966b). ~ Morphologie, Biochemie und Radiochemie der Entzündung. In: R. HEISTER u. H. F. HOFFMANN, Die Entzündung, S. 12—32. München-Berlin-Wien: Urban & Schwarzenberg 1966c. ~ Biologie der Gelenke (aus der Sicht des Pathologen). Verh. dtsch. orthop. Ges. 53, 44 (1967). ~ Der rheumatische Bindegewebsstoffwechsel und die pathologische Struktur der Bindegewebe bei rheumatoider Arthritis. Verh. dtsch. Ges. inn. Med. 74, 1315 (1968). ~ The histochemistry of atherosclerosis. In: F. G. SCHETTLER and G. S. BOYD, Atherosclerosis, p. 73—140. Amsterdam: Elsevier 1969a. ~ Metabolism of granulation tissue and other connective tissues. Scand. J. clin. Lab. Invest., Suppl. 108, 12 (1969b). ~ Zur Physiologie und Pathologie der Schleimbildung des Darmes. Verh. dtsch. Ges. Path. 53, 111 (1969c). ~ Vergleichende histo- und biochemische Knorpeluntersuchungen. Acta histochem. (Jena), Suppl. Bd. X, 345 (1969/1971). ~ Altersveränderungen der Gesamtgefäßwand: In:

R. Marx u. H. A. Thies, Alter und Blutgerinnung, S. 27. New York-Stuttgart 1970. ~ Beitrag zur Reifung und Alterung von Bindegeweben. In: D. Platt und H.-G. Lasch, Molekulare und zelluläre Aspekte des Alterns, S. 51—62. Stuttgart-New York: Schattauer 1971. — Lindner, J., Breitenecker, G.: Spezielle Pathologie des Lungengewebes unter Corticosteroiden. Therapiewoche 50, 2239 (1968). — Lindner, J., Eckstein, M.: Die Histochemie der artherosklerotischen Verkalkung. Acta histochem. (Jena) Suppl. Bd. III, 89 (1963). — Lindner, J., Freytag, G.: Zur Amyloidentstehung. Novo Acta Leopoldina 31, Nr 175, 131 (1964). ~ New morphological, radiochemical, and biochemical results of hormones and antirheumatic effects on different connective tissue. VII. Europ. Congr. of Rheumatol. Lissabon 1967 Congr. Bd. — Lindner, J., Freytag, G., Jurukowa, Z., Beste, G., Gries, G.: Quantitative und qualitative Bestimmungen der Regeneration von Bindegewebe. Verh. dtsch. Ges. Path. 50, 286 (1966). — Lindner, J., Grasedyck, K.: Determination of tissue collagen peptidases attacking apolar peptide sequences. Z. klin. Chem. 9, 68 (1971). — Lindner, J., Grasedyck, K., Johannes, G.: Beitrag zu quantitativen Untersuchungen an Autoradiographien. Verh. dtsch. Ges. Path. 52, 533 (1968). — Lindner, J., Grasedyck, K., Ropohl, D., Szarvas, F., Erl, D., Limbrock, G.: Zum Kollagenabbau, speziell bei Leberzirrhose. Verh. dtsch. Ges. Path. 54 (1970). — Lindner, J., Gries, G., Freytag, G., Kind, J.: Stoffwechseluntersuchungen an der artherosklerotischen Gefäßwand. Verh. dtsch. Ges. Path. 51, 228 (1967). — Lindner, J., Hölzer, K. H.: Quantitative immunologische Eiweißbestimmung in nativen Gewebsschnitten. Verh. dtsch. Ges. Path. 46, 188 (1962). — Lindner, J., Prinz, G., Grade, J., Kölln, H., Grasedyck, K.: Studies on collagen peptidases (1971, in press). — Lindner, J., Schweinitz, H. A. v., Freytag, G.: Reaktionsformen von Kollagenfasern (I). Acta histochem. 9, 231 (1960). — Lindstedt, S., Prockop, D. J.: Isotopic studies on urinary hydroxyproline as evidence for rapidly catabolized forms of collagen in the young rat. J. biol. Chem. 236, 1399 (1961). — Linzbach, A. J.: Vergleich der dystrophischen Vorgänge an Knorpel und Arterien als Grundlage zum Verständnis der Arteriosklerose. Virchows Arch. path. Anat. 311, 432 (1944). ~ Die pathologische Anatomie der Herzinsuffizienz. In: J. F. Bergmann, W. Frey und H. Schwiegk, Handb. d. Inn. Med. Bd. IX/1. Berlin-Göttingen-Heidelberg: Springer 1960. ~ Funktionelle Morphologie der chron. Herzinsuffizienz. Verh. dtsch. Ges. Path. 51, 124 (1967). — Lipmann, F.: Biological sulfate activation and transfer. Science 128, 575 (1958). ~ Probleme in der Biosynthese der Chondroitinschwefelsäure. In: W. H. Hauss und U. Gerlach, Rheumatismus und Bindegewebe. Darmstadt: Steinkopff 1966. — Little, K., Kelly, M.: Studies on bone matrix in normal and osteoporotic bone. J. Bone Jt Surg. B 44, 503 (1962). — Löfström, B., Zederfeldt, D.: Wundheilung nach induzierter Hypothermie. III. Wirkung des Alters. Acta chir. scand. 114, 245 (1957). — Loewi, G.: Changes in the ground substance of aging cartilage. J. Path. Bact. 65, 381 (1953). — Lojda, Z., Zemplényi, T.: Histochemistry of some enzymes of the vascular wall in experimental rabbit atheromatosis. J. Atheroskler. Res. 1, 101 (1961). — Lorincz, A. L.: Physiology of the aging skin. Illinois med. J. 117, No. 2 (1960). — Lowry, O. H., Gilligan, D. R., Katersky, E. M.: Determination of collagen and elastin in tissues, with results obtained in various normal tissues from different species. J. biol. Chem. 139, 795 (1941). — Lowry, O. H., Hastings, A. B., Hull, T. Z., Brown, A. N.: Histochemical changes associated with aging. II. Skeletal and cardiac muscle in the rat. J. biol. Chem. 143, 271 (1942). — Lubarsch, O.: Zur Kenntnis der auf die Samenbläschen beschränkten Amyloidablagerungen. Virchows Arch. path. Anat. 274, 139 (1930).

Ma, C. K., Cowdry, E. V.: Ageing of elastic tissue of human skin. J. Geront. 5, 203 (1950). — Mandl, I.: Collagenases and elastases. Advanc. Enzymol. 23, 163 (1961). — Mankin, H. J.: Localization of tritiated thymidine in articular cartilage of rabbits. I. Growth in immature cartilage. J. Bone Jt Surg. A 44, 682 (1962). ~ Localization of tritiated thymidine in articular cartilage of rabbits. III. Mature articular cartilage. J. Bone Jt Surg. A 45, 529 (1963a). ~ Localization of tritiated cytidine in articular cartilage of immature and adult rabbits after intraarticular injection. Lab. Invest. 12, 543 (1963b). — Materna, A.: Neue Untersuchungen über das Gewicht der Nebennieren. Beitr. path. Anat. 106, 158 (1942). — Mathews, M. B., Glagov, S.: Acid mucopolysaccharide patterns in aging human cartilage. J. clin. Invest. 45, 1103 (1966). — Matsumura, I., Torri, S., White, H. J., Tanaka, K.: Changing in the water-binding capacity and acid mucopolysaccharide content with aging in the rat skin. J. Geront. 26 (1971). — Matukas, V. J., Panner, B. J., Orbison, J. L.: Studies on ultrastructural identification of protein-polysaccharides in cartilage matrix. J. Cell Biol. 32, 365 (1967). — McElligott, T. F., Collins, D. H.: Chondrocyte function of human articular and costal cartilage compared by measured the in vitro uptake of labelled ^{35}S-sulfate. Ann. rheum. Dis. 31, 41 (1960). — McGavack, T. H., Kao, K. T.: The influence of age and sex on the soluble collagen, insoluble collagen and elastin of rat tissues. Exp. Med. Surg. 18, 104 (1960). ~ Aging in connective tissue. A dynamic process. J. Amer. Geriat. Soc. 11, 1024 (1963). — Meachim, G., Collins, D. H.: Cell counts of normal and osteoarthritic cartilage in relation to the uptake of sulphate ($^{35}SO_4$) in vitro. Ann rheum. Dis. 21, 45 (1962). —

MEACHIM, G., ROY, S.: Intracytoplasmatic filaments in the cells of adult human articular cartilage. Ann. rheum. Dis. **26**, 50 (1967). — MEYER, A., VERZÁR, F.: Altersveränderung der Hydroxyprolinabgabe bei der thermischen Kontraktion von Kollagenfasern. Gerontologia (Basel) **3**, 184 (1959). — MICHL, J.: Metabolism of tissue culture in vitro. Exp. Cell Res. **23**, 321 (1961). — MILCH, R. A., JUDE, J. R., KNAACK, J.: Effects of collagen reactive aldehyde metabolism on the structure of the canin aortic wall and their possible role in atherogenesis. Surgery **54**, 104 (1963). — MILCH, R. A., MURRAY, A., KENMORE, U.: Studies of collagen tissue aging degradation of glyceroaldehyde-treated hide collagen. Proc. Soc. exp. Biol. (N.Y.) **111**, 554 (1962). — MILES, J. S., EICHELBERGER, L.: Biochemical studies of human cartilage during the aging process. J. Amer. Geriat. Soc. **12**, 1 (1964). — MILLER, E. J., KORST, J. K. VAN DER, SOKOLOFF, L.: Collagen of human articular and costal cartilage. Arthr. and Rheum. **12**, 21 (1969). — MILLS, B. G., BAVETTA, L. A.: Variations in extrable collagen of bone and skin with age and growth. J. Geront. **21**, 449 (1966). — MISSMAHL, H. P.: Welche Beziehungen bestehen zwischen den verschiedenen Formen der Amyloidose und den Bindegewebsfasern. Verh. dtsch. Ges. inn. Med. **65**, 439 (1959). — MISSMAHL, H. P., HARTWIG, M.: Polarisationsoptische Untersuchungen an der Amyloidsubstanz. Virchows Arch. path. Anat. **324**, 489 (1953). — MÖCZAR, E., MÖCZAR, M.: The protein linked glycane in the corneal stroma of the developing calf-embryo. Z. klin. Chem. **9**, 78 (1971). — MOHR, W.: Unterschiede im Kollagengehalt des braunen und weißen Fettgewebes und seine Bedeutung für Struktur und Funktion. Verh. dtsch. Ges. Path. **53**, 529 (1969).— MOHR, W., BENEKE, G.: Age dependance of nuclear DNA content of rat adipose tissue cells. Experientia (Basel) **24**, 1052 (1958). ~ Untersuchungen über Wachstum und Bindegewebsgehalt von braunem und weißem Fettgewebe der Ratte. Virchows Arch. Abt. B **5**, 337 (1970). — MOHR, W., BENEKE, G., BALZER, W.: Untersuchungen am Fettgewebe von Ratten nach Mangelernährung und kurzzeitiger Wiederauffütterung. Virchows Arch. Abt. B **3**, 77 (1969). — MONTAGNA, W.: The structure and function of skin, 2nd ed. New York: Academic Press 1962. ~ Something old. J. invest. Derm. **55**, 204 (1970). — MORGAN, C. F.: A study of oestrogenic action on the collagen, hexosamine and nitrogen content of skin, uterus and vagina. Endocrinology **73**, 11 (1963). — MORRISON, R. I. G.: Studies on the enzymatic degradation of proteoglycans. Z. klin. Chem. **9**, 69 (1971). — MORSCHER, E., DESAULLES, P. A.: Die Festigkeit des Wachstumsknorpels in Abhängigkeit von Alter und Geschlecht. Schweiz. med. Wschr. **94**, 582 (1964). — MORSCHES, B., HOLZMANN, H., KORTING, G. W.: Untersuchungen zum quantitativen Verhalten von Kollagen und nicht-kollagenem Eiweiß in der menschlichen Haut in Abhängigkeit von Alter und Lokalisation. Arch. klin. exp. Derm. **224**, 117 (1966). — MUIR, H.: The nature of the link between protein and carbohydrate of a chondroitin sulphate complex from hyaline cartilage. Biochem. J. **69**, 195 (1958). ~ The structure and metabolism of mucopolysaccharides (glycosaminoglycans) and the problem of mucopolysaccharidoses. Amer. J. Med. **47**, 673 (1969). — MURRAY, D. H., WATTS, W. R., RING, J. R.: Hexosamine and hydroxyproline concentration in skin and buccal mucosa of an aging rat population. J. Geront. **16**, 17 (1961).

NAGY, I., HAN, H. P. VON, VERZÁR, F.: Age-related alterations in the cell nuclear and the DNA content of rat tail tendon. Gerontologia (Basel) **15**, 258 (1969). — NELSON, C. T.: Panel discussion on the clinical management of skin disease in geriatric patients. J. Amer. Geriat. Soc. **6**, 575 (1958). — NEMETH-CSÓKA, M.: Untersuchungen über die Kollagenfasern. V. Über die durch das Altern bedingten Veränderungen im Bindegewebe. Acta histochem. (Jena) **20**, 65 (1965). ~ Changes of collagen protein with aging. Acta physiol. Acad. Sci. hung. **32**, 139 (1967). — NEMETSCHEK, TH.: Altersbedingte Veränderungen am Kollagen. Verh. dtsch. Ges. Path. **52**, 327 (1968). — NEUBERGER, A.: The metabolism of collagen in mammals. Arzneimittel-Forsch. **10**, 390 (1960). — NEUBERGER, A., PERRONE, J. C., SLACK, H. G. B.: The relative metabolic inertia of tendon collagen in the rat. Biochem. J. **49**, 199 (1951). — NEUMAN, R. E., LOGAN, M. A. J.: The determination of collagen and elastin in tissues. Biol. Chem. **186**, 549 (1950). — NEUTRA, M., LEBLOND, C. P.: Synthesis of the carbohydrate of mucus in the Golgi complex as shown by electron microscope radioautography of goblet cells from rats injected with glucose-H³. J. Cell Biol. **30**, 119 (1966). ~ Radioautographic comparison of the uptake of galactose-H³ and glucose-H³ in the Golgi region of various cells secreting glycoproteins or mucopolysaccharides. J. Cell Biol. **30**, 137 (1966). — NILSSON, B. E., EDWARDS, P.: Age and fracture healing. A statistical analysis of 418 cases of tibial shaft fractures. Geriatrics **24**, 112 (1969). — NIMNI, M. E., GUIA, E. DE, BAVETTA, L. A.: Changes in the quantity and nature of collagen in rabbit skin as a function of age. Nature (Lond.) **207**, 865 (1965). — NORDMANN, M.: Fibrosis mammae virilis. Zbl. allg. Path. path. Anat. **84**, 286 (1949). — NORDSCHOW, C. D.: Aspects of aging in human collagen: an exploratory thermoelastic study. Exp. molec. Path. **5**, 350 (1966).

OBERNDORFER, S.: Die männlichen Geschlechtsorgane. In: F. HENKE und O. LUBARSCH: Handbuch der speziellen pathologischen Anatomie und Histologie, Bd. VI/3, S. 427. Berlin: Springer 1933. — ODDI, R.: Über das Vorkommen von Chondroitin-Schwefelsäure in der

Amyloidleber. Naunyn-Schmiedebergs Arch. exp. Path. Pharmak. **33**, 376 (1894). — Odeblad, E., Boström, H.: Autoradiographic study of incorporation of ^{35}S-labeled sodium sulphate in different organs of adult rats and rabbits. Acta path. microbiol. scand. **31**, 339 (1952). — Oeriu, S.: Proteins in development and senescence. In: B. Strehler, Advances in gerontological research, vol. 1, p. 23—85. New York Academic Press Inc. 1964. — Oken, D., Boucek, R. J.: Quantitation of collagen in human myocardium. Circulat. Res. **5**, 357 (1957). — Olsen, G. G., Everitt, A. V.: Retardation of the aging process in collagen fibres from the tail tendon of the old hypophysectomized rat. Nature (Lond.) **206**, 307 (1965). — Ormsby, O. S., Oliver, S.: Skin problems of the aged. J. Amer. med. Ass. **135**, 831 (1947). — Otte, P.: Über das Wachstum der Gelenkknorpel, Bd. 23, Theoretische und klinische Medizin in Einzeldarstellungen. Heidelberg: Hüthig 1965.

Pahlke, G.: Elektronenmikroskopische Untersuchungen an der Interzellularsubstanz des menschlichen Sehnengewebes. Z. Zellforsch. **39**, 421 (1954). — Partridge, S. M.: Elastin-like structures from collagen. In: Stainsby, G., Recent advances in gelatin and glue research. New York: Pergamon Press 1958. — Patnaik, B. K., Kanungo, M. S.: Ascorbic acid and aging in the rat. Biochem. J. **100**, 59 (1966). — Pearson, C. H., Happey, F., Palframan, J., Render, A., Naylor, A., Turner, R. L.: Proteoglycans and glycoproteins associated with collagen in the human intervertebral disc. Z. klin. Chem. **9**, 79 (1971). — Pearson, C. H., Happey, F., Shentall, R. D., Naylor, A., Taylor, R. L.: The non-collagenous proteins of the human intervertebral disc. Gerontologia (Basel) **15**, 189 (1969). — Peterkofsky, B., Udenfriend, S.: Conversion of proline to collagen hydroxyproline in a cell-free system from chick embryo. J. biol. Chem. **238**, 3966 (1963). — Peterson, M., Leblond, C. P.: Uptake by the Golgi region of glucose labelled in the C-1 and C-6 position, as an indication of synthesis of complex carbohydrates. Exp. Cell Res. **34**, 420 (1964a). ~ Synthesis of complex carbohydrates in the Golgi region as shown by radioautography after injection of labelled glucose. J. Cell Biol. **21**, 143 (1964b). — Peterson-Neutra, M.: Synthesis of complex carbohydrates in Golgi saccules: an electron microscope-radioautographic study. Anat. Rec. **151**, 399 (1965). — Pierce, J. A., Hocott, J. B.: Studies on the collagen and elastin content of the human lung. J. clin. Invest. **39**, 8 (1966). — Piez, K. A., Lewis, M. S., Martin, G. R., Gross, J. I.: Subunits of the collagen molecule. Biochim. biophys. Acta (Amst.) **53**, 596 (1961). — Piez, K. A., Martin, G. A., Kang, A. H., Bornstein, P.: Heterogeneity of the chains of rat skin collagen and its relation to the biosynthesis of cross-links. Biochemistry **5**, 3813 (1966). — Platt, D.: Gefäßwandstoffwechsel und Arteriosklerose. Med. Klin. **64**, 1261 (1969). ~ Altersabhängige Aktivitätsänderungen lysosomaler Enzyme (Glykosaminoglykan-Hydrolasen) in Serum und Organen des Menschen. Dtsch. med. Wschr. **95**, 634 (1970). ~ Biochemische Aspecte zum Altern der Interzellularsubstanz. actuelle geron. **1**, 81 (1971). — Platt, D., Dorn, M.: Nachweis, Reinigung und Charakterisierung der Glycosaminoglycan-Hydrolasen im menschlichen hyalinen Knorpel. Clin. chim. Acta **21**, 768 (1968a). ~ Glycosaminoglycan-Hydrolasen in menschlichen Rippen- und Kniegelenkknorpel. Z. ges. exp. Med. **147**, 253 (1968b). — Platt, D., Luboeinski, H. P.: Der katabole Mucopolysaccharidstoffwechsel der menschlichen Aortenwand in Abhängigkeit vom Alter. J. Geront. **2**, 17 (1969). — Platt, D., Stein, Z.: Untersuchungen zum katabolen Mucopolysaccharid-Protein-Stoffwechsel in menschlichen Organen. Z. klin. Chem. **7**, 374 (1969). — Pomerance, A.: Ageing changes in human heart valves. Brit. Heart. J. **29**, 222 (1967). — Popper, H., Schaffner, F.: Die Leber. Stuttgart: Thieme 1961. — Prockop, D. J.: Collagen degradation and urinary hydroxyproline. Fed. Proc. **21**, 169 (1962). — Prockop, D. J., Kivirikko, K. I.: Hydroxyproline and the metabolism of collagen. In: Gould, B. S., Treatise of collagen, vol. 2, part A. London-New York: Academic Press 1968. — Prodi, G.: The biochemical alterations of the acid polysaccharides of the skin of various ages. J. Geront. **10**, 821 (1962). — Puchtler, H., Sweat, F.: Histochemical specifity of staining methods for connective tissue fibers: Resorcin-Fuchsin and van Gieson's prerofuchsin. Histochemie **4**, 24 (1964). — Puck, T. T.: Cellular aspects of irradiation and aging in mammals. Fed. Proc. **20**, 31 (1961). — Puett, D., Ciferri, A., Rajagh, L. V.: Interactions between proteins and salt solutions. II. Elasticity of collagen tendons. Biopolymers **3**, 439 (1965).

Quintarelli, G., Dellovo, M. C.: Age changes in the localization and distribution of glycosaminoglycans in human hyaline cartilage. Histochemie **7**, 141 (1966).

Rakow, L., Beneke, G., Mohr, W., Brauchle, I.: Vergleichende morphologische und chemische Untersuchungen am weißen und braunen Fettgewebe der Maus nach chronischem Hunger und Wiederauffütterung. Beitr. path. Anat. **141**, 349 (1970). — Rakusan, K., Poupa, P.: Capillaries and muscle fibres in the heart of old rats. Gerontologia (Basel) **9**, 107 (1964). — Ratzenhofer, M., Schauenstein, E.: Zur Struktur von Präkollagen, Kollagen und Hyalin nebst Bemerkungen über die Hyalinentstehung in verschiedenen Organen und in Karzinomen. Verh. dtsch. Ges. Path. 233 (1952). — Reaven, G., Schneider, A. F., Reaven, E. P.: Changes in the metabolism of ^{35}S-labeled sulfate associated with renal calcification. Endocrinology **66**, 665 (1960). — Rebuck, J. W.: Cytology of acute inflammation in man as demonstrated by two original procedures with particular reference to the role of lymphocytes. Thesis Univ. Minn. 1947. — Rechenberger, J.: Zur alters- und geschlechtsdifferenten Ausscheidung saurer Mucopolysaccharide im Harn. Z. Alternsforsch. 14, 314 (1960). — Reichel, W.: Lipofuscin pigment accumulation and distribution in five rat organs as a function of age. J. Geront. 23, 145 (1968). — Reifenstein, E. C., jr.: In: H. Nowakowski, Die Endokrinologie des alternden Menschen. Berlin-Göttingen-Heidelberg: Springer 1958. — Rhodin, J. A. G.: Organization and ultrastructure of connective tissue. In: B. M. Wagner and D. E. Smith, The connective tissue, p. 1—17. Baltimore: Williams & Wilkins Co. 1967. — Rigdon, R. H., Mack, J.: Amyloidosis: Age of occurence and rate of progression: experimental study in the white peking duck. J. Amer. Geriat. Soc. 17, 514 (1969). — Rigdon, R. H., Schwartz, Ph.: Amyloid in the white peking duck: a fluorescence microscopic study. J. Amer. Geriat. Soc. 16, 1126 (1968). — Roach, M. R., Burton, A. C.: The effect of age on the elasticity of human iliac arteries. Canad. J. Biochem. 37, 557 (1959). — Robison, R. A., Cameron, D. A.: Electron microscopy of cartilage and bone matrix at the distal epiphyseal line of the femur in the newborn infant. J. biophys. biochem. Cytol. 2, 253 (1956). — Robison, R. A., Rosenheim, A. M.: XCV. Calcification of hypertrophic cartilage in vitro. Biochem. J. 28, 694 (1934). — Rodén, L., Lindahl, V.: The chondroitin-4-sulfate-protein linkage. Fed. Proc. 24, 606 (1965). — Rössle, R.: Wachstum und Altern. München: Bergmann 1923. — Rössle, R., Roulet, F.: Maß und Zahl in der Pathologie. Berlin: Springer 1932. — Rohr, H., Gebert, G.: Untersuchungen über den intrazellulären Syntheseweg des Kollagens der Knorpelzelle der Ratte. Beitr. path. Anat. 135, 96—116 (1967). — Rohr, H., Richter, H.: Vergleichende elektronenmikroskopisch-autoradiographische Untersuchungen über den Eiweiß-Stoffwechsel der Zelle unter besonderer Berücksichtigung der Colonbecherzelle. Path. europ. 2, 280 (1967). — Rollhäuser, H.: Die Zugfestigkeit der menschlichen Haut. Gegenbaurs Morph. Jb. 90, 249 (1950). ~ Konstitutions- und Altersunterschiede in Festigkeit kollagener Fibrillen. Gegenbaurs Morph. Jb. 90, 157 (1951). — Roseman, S., Ludowieg, J., Moses, F., Dorfman, A.: The biosynthesis of the glucuronic acid moiety of hyaluronic acid. Arch. Biochim. 42, 472 (1953). — Ross, R.: Synthesis and secretion of collagen by fibroblasts in healing wounds: In: C. P. Leblond, Use of radioautography in investigations of protein synthesis. Soc. Cell Biol. 4, 273 (1965). — Ross, R., Klebanoff, S.: Fine structural changes in uterine smooth muscle and fibroblasts in response to oestrogen. J. Cell Biol. 32, 155 (1967). — Rotzsch, W.: Biochemische Alternsveränderungen. Wiss. Z. Karl-Marx-Univ. Leipzig, math.-nat. R. 12, 19 Jg., H. 3 (1970). — Ruckes, J., Reissland, G.: Untersuchungen über den Gewebsstoffwechsel von Stratum Synoviale und Gelenkknorpel des Kniegelenkes beim Kaninchen. Z. Rheumaforsch. 19, 135 (1960). — Ruckes, J., Schuckmann, F.: Über die Topik der Kapillaren im Stratum synoviale des Kniegelenks in Abhängigkeit vom Lebensalter unter besonderer Berücksichtigung der Arthrosis deformans. Frankfurt. Z. Path. 72, 243 (1962). — Rugarli, C., Cantalamessa, L., Mosna, S., Valino, F.: Mucopolysaccharides of aortic arch in aging. J. Geront. 10, 189 (1962). — Ruiz-Torres, A.: Stoffwechsel und Dynamik des Kollagens in Abhängigkeit vom Alter. In: D. Platt und H. G. Lasch, Molekulare und zelluläre Aspekte des Alterns, S. 19—30. Stuttgart-New York: Schattauer 1971.

Schade, H.: Untersuchungen zur Organfunktion des Bindegewebes. I. Die Elastizitätsfunktion des Bindegewebes und die initiale Messung ihrer Störungen. Z. exp. Path. Ther. 11, 369 (1912). ~ Die Molekularpathologie der Entzündung. Dresden: Steinkopff 1935. — Schallock, G.: Über histochemische Untersuchungen am Bindegewebe mit besonderer Berücksichtigung des Rheumatismus. In: W. H. Hauss und H. Losse, Struktur und Stoffwechsel des Bindegewebes, S. 161. Stuttgart: Thieme 1960. ~ Morphologische Veränderungen im Alter. Handbuch der praktischen Geriatrie, Bd. 1. Stuttgart: Enke 1965. — Schallock, G., Lindner, J.: Beitrag zur Frage der Entmischungszustände in den Grundsubstanzen des Bindegewebes. Medizinische 1, 12 (1957). — Schaub, M. C.: The aging of collagen in striated muscle. Gerontologia) Basel) 8, 16 (1963a). ~ Qualitative and quantitative changes of collagen in parenchymatous organs of the rat during ageing. Gerontologia (Basel) 8, 114 (1963b). ~ The aging of collagen in the heart muscle. Gerontologia (Basel) 10, 38 (1965). ~ Changes of collagen in the ageing and in the pregnant uterus of white rats. Gerontologia (Basel) 10, 137 (1965). — Schiller, S., Dorfman, A.: Effect of age on the heparin content of rat skin. Nature (Lond.) 185, 111 (1960). — Schiller, S., Mathews, M. B., Cifonelli, J. A., Dorfman, A.: The metabolism of mucopolysaccharides in animals. III. Further studies on skin utilizing C^{14}-glucose, C^{14}-acetate and S^{35}-sodium sulfate. J. biol. Chem. 218, 139 (1956). — Schlager, F.: Vorkommen und Lokalisation der β-D-Galaktosidase in Knochen, Knorpel und in benachbarten Geweben der weißen Maus. Acta histochem. (Jena) 8, 176 (1959). — Schlieben, I. v.: Radiochemische und autoradiographische Untersuchungen der embryonalen Bindegewebsentwicklung am bebrüteten Hühnerei (mit ^{35}S-Sulfat). Inaug.-Diss. Hamburg 1964. — Schmidt-Matthiesen, H.: Das normale menschliche Endometrium. Stuttgart: Thieme 1963. — Schmitt, W., Beneke, G.: Proliferation des Bindegewebes in Abhängigkeit vom Lebensalter. Zbl. allg. Path. path. Anat. 111, 472 (1968). ~ Altersveränderungen der Dura mater und ihre Beziehungen zur Pachymeningiosis. Verh. dtsch. Ges. Path. **52**, 322 (1968). ~ Untersuchungen der Bindegewebsproliferation in verschiedenen Lebensaltern. Virchows Arch. Abt. B **5**, 351 (1970). — Schmitt, W., Beneke, G., Ervig, K.: Strukturveränderungen von Bindegewebszellen in Abhängigkeit von der Zelleistung. Verh. dtsch. Ges. Path. **53**, 539 (1969). — Schmitz-Moormann, P.: Chemische und histochemische Untersuchungen am Amyloid. Virchows Arch. path. Anat. **334**, 95 (1961). — Schorah, C. J., Lovell, D., Curran, R. C.: Arterial acid mucopolysaccharide concentrations: The correlation with age and intimal hyperplasie. Brit. J. exp. Path. **49**, 574 (1968). — Schott, H. J., Möhn, R.: Feinstruktur der Aortenmedia in der Biomorphose. Verh. dtsch. Ges. Path. **50**, 376 (1966). — Schultz, A.: Pathologische Anatomie der Brustdrüse. In: F. Henke und O. Lubarsch: Handbuch der speziellen pathologischen Anatomie und Histologie, Bd. VII/2, S. 1. Berlin: Springer 1933. — Schultze, B., Oehlert, W., Maurer, W.: Vergleichende autoradiographische Untersuchungen mit ^{3}H-, ^{14}C- und ^{35}S-markierten Aminosäuren zur Größe des Eiweißstoffwechsels einzelner Gewebe und Zellarten bei Maus, Ratte und Kaninchen. Beitr. path. Anat. **122**, 406 (1960). — Schumacher, S. v.: Die Mundhöhle und Zunge. In: Handbuch der mikroskopischen Anatomie, Bd. 5, 1. Berlin: Springer 1927. — Schwartz, Ph.: Neue Beiträge zur Pathologie des Alterns. Fluoreszenzmikroskopische Untersuchungen. Psychiat. et Neurol. (Basel) **154**, 337 (1967a). ~ Die Altersamyloidose. Fortschr. Med. **17**, 717 (1967b). — Schwartz, Ph, Kurucz, J., Kurucz, A.: Morphologische und pathogenetische Untersuchungen über Veränderungen im Greisenalter. Zbl. allg. Path. path. Anat. **106**, 320 (1964). — Schwarz, W.: Elektronenmikroskopische Untersuchungen über die Differenzierung der Cornea und Sklerafibrillen des Menschen. Z. Zellforsch. **38**, 78 (1953). — Schwarz, W., Merker, H. J.: Elektronenmikroskopische Untersuchungen über die Innenversilberung der Sehnenfibrillen. Histochemie **1**, 225 (1959). — Schweinitz, H. A. v.: Mechanische und chemische Schädigungen der elastischen Fasern. Verh. dtsch. Ges. Path. **43**, 69 (1959). — Scott, B. L., Pease, D. L.: Electron microscopy of the epiphyseal apparates. Anat. Rec. **126**, 465 (1956). — Seifert, G.: Die Pathologische Morphologie der Langerhansschen Inseln, besonders beim Diabetes mellitus des Menschen. Verh. dtsch. Ges. Path. **42**, 50 (1959). ~ Morphological and biochemical aspects of experimental extraosseous tissue calcification. Clin. Orthop. **69**, 146 (1970). — Seifert, G., Rees, H. A.: Die kalziphylaktische Arteriopathie. Frankfurt. Z. Path. **75**, 342 (1966). — Selye, H.: Textbook of endocrinology. Montreal: Acta Endocr. 1947. ~ Stress, hormones and inflammation. Amer. J. Path. **6**, 226 (1955). — Seppälä, P., Balazs, E. A.: Hyaluronic acid in synovial fluid. III. Effect of maturation and aging on the chemical properties of bovine synovial fluid of different joints. J. Geront. 1969 (in press). — Setni, P., Ramey, E. R., Houck, J. C.: Connective tissue. IV. Effect of age upon dermal chemical response to adrenal hormones. Proc. Soc. exp. Biol. (N.Y.) **108**, 11 (1961). — Shetlar, M. R., Masters, Y. F.: Effect of age on polysaccharide composition of cartilage. Proc. Soc. exp. Biol. (N.Y.) **90**, 31 (1955). — Shock, N. W.: Ageing of homeostatic mechanism. In: A. I. Lansing, Problems of ageing, p. 415. Baltimore: Williams & Wilkins Co. 1952. ~ Some of the facts of aging. In: N. W. Shock, Aging—Some social and biological aspects, p. 250—251. Washington: D.C. Am. Assoc. Adv. Science 1960. — Shulman, H. J., Meyer, K.: Cellular differentiation and the aging process in cartilaginous tissues. Mucopolysaccharide synthesis in cell cultures of chondrocytes. J. exp. Med. **128**, 1353 (1968). — Silberberg, M., Silberberg, R., Hasler, M.: Fine structure of articular cartilage in mice receiving cortisone acetate. Arch. Path. **82**, 569 (1966). ~ Effects of fasting and refeeding on the ultrastructure of articular cartilage. Path. et Microbiol. (Basel) **30**, 283 (1967). — Silberberg, R., Silberberg, M.: Male sex and osteoarthrosis in mice. J. Bone Jt Surg. A **43**, 243 (1961). — Silberberg, R., Silberberg, M., Vogel, A., Wettstein, W.: Ultrastructure of articular cartilage and mice of various ages. Amer. J. Anat. **109**, 251 (1961). — Silberberg, R., Stamp, W. G., Lesker, P., Hasler, M.: Aging changes: Ultrastructure and enzymatic activity of articular cartilage of guinea pigs. J. Geront. **32**, 184 (1970). — Sinex, F. M.: Aging and the lability of irreplaceable molecules. J. Geront. **12**, 190—198 (1957). ~ Cross-linkage and aging. Adv. Geront. Res. **1**, 173 (1964). ~ The role of collagen in aging. In: B. S. Gould, Treatise on collagen, vol. 2, p. 410. New York: Academic Press (1968). — Siperstein, D. M.: The effect of acute and chronic inanition upon the development and structure of the testis in the albino rat. Anat. Rec. **20**, 355 (1921). — Slack, H. C. B.: Metabolism of the elastin in the adult rat. Nature (Lond.) **174**, 512 (1954). — Smiley, J. D., Ziff, M.: Urinary hydroxyproline excretion and growth. Physiol. Rev. **44**, 30 (1964). — Smits, G.: Quantitative interrelationsship of the chief components of some connective tissues during foetal and postnatal development in cattle. Biochim. biophys. Acta (Amst.) **25**, 542 (1957). — Sobel, H., Gabay, S., Wright, E. T., Lichtenstein, I., Nelson, N. H.: The influence of age upon the hexosamine-collagen ratio of dermal biopsies from man. J. Geront. **13**, 128 (1958). — Sobel, H., Marmorston, J.: The possible role of the gel-fiber ratio of connective tissue in the aging process. J. Geront. **11**, 2 (1956). ~ Hormonal influence upon connective tissue changes of aging. Recent Progr. Hormone Res. **14**,

457 (1958). — Sobel, H., Marmorston, J., Moore, F. J.: Collagen and hexosamine content of femurs of rats. Proc. Soc. exp. Biol. (N.Y.) 87, 346 (1954). — Sokoloff, L.: Elasticity of aging cartilage. Fed. Proc. 25, 1089 (1966). ~ Several aspects of the aging of articular cartilage. Proc. Conf. Curr. Probl. Biol. Artic. Cartilage Zermatt 1969 (in press). — Soukupová, M., Hněvlovský, P., Chvapil, M., Hrůza, Z.: Effect of collagenase on the behaviour of cells from young and old donors in culture. Exp. Geront. 3, 135 (1968). — Spang, K.: Das Altersherz. Dtsch. med. Wschr. 79, 318 (1954). — Spichtin, H.: Age changes of dry weight and collagen content of the skeleton of the rat. Gerontologia (Basel) 16, 104 (1970). — Stahl, S. S., Tonna, E. A., Weiss, R.: The effect of aging on the proliferative activity of rat periodontal structures. J. Geront. 24, 447 (1969). — Stein, O., Eisenberg, S., Stein, Y.: Aging of aortic smooth muscle cells in rats and rabbits. A morphologic and biochemical study. Lab. Invest. 21, 386 (1969). — Steven, F. S.: The influence of proteoglycans on the molecular organization of collagen fibrils. Z. klin. Chem. 9, 75 (1971). — Stidworthy, G., Masters, Y. F., Shetlar, M. R.: The effect of aging on mucopolysaccharide composition of human costal cartilage as measured by hexosamine and uronic acid content. J. Geront. 13, 10 (1958). — Stockwell, R. A., Scott, J. E.: Observation on the acid glycosaminoglycan (mucopolysaccharide) content of the matrix of aging cartilage. Ann. rheum. Dis. 24, 341 (1965). — Strauch, L.: Über die Wirkungsweise der an apolaren Peptidsequenzen angreifenden Kollagenpeptidasen. Z. klin. Chem. 9, 68 (1971). — Strauch, L., Vencelj, H.: Collagenases in mammalian cells. Hoppe-Seylers Z. physiol. Chem. 348, 465 (1967). — Strauch, L., Vencelj, H., Hannig, K.: Kollagenase in Zellen höher entwickelter Tiere. Hoppe-Seylers Z. physiol. Chem. 349, 171 (1968). — Strehler, B. L.: Time, cells and aging. New York: Academic Press 1963. — Strobel, H.: Die Gewebsveränderungen der Haut im Verlaufe des Lebens. Arch. Derm. Syph. (Berl.) 186, 636 (1948). — Sullivan, F. J., Bender, A. D., Horvath, S. M.: The aging cell. J. Amer. Geriatr. Soc. 11, 923 (1963). — Szilard, L.: On the nature of the aging process. Proc. nat. Acad. Sci. (Wash.) 45, 30 (1959). — Szirmai, J. A.: The organization of the dermis: In: Montagna, W., Bentley, J. P., and Dobson, R. L., Advances in biology of skin: X. The dermis. New York: Appleton-Century-Crofts 1970. — Szirmai, J. A., Balazs, E. A.: Studies on the structure of the vitreous body. III. Cells in the cortical layer. Arch. Ophthal. (Chic.) 59, 34 (1958).

Takács, I.: Collagen content of ovary and testis of rats during aging. Gerontologia (Basel) 14, 174 (1968). — Tesseraux, H.: Physiologie und Pathologie des Thymus unter besonderer Berücksichtigung der pathologischen Morphologie. In: W. Berblinger, Zwangl. Abh. Geb. inn. Sekretion 9, Leipzig 1953. — Theimer, W.: Struktur und Alterung von Gelatine-Gelen. Z. Naturforsch. 158, 346 (1960). — Thung, P. J.: The relation between amyloid and ageing in comparative pathology. Gerontologia (Basel) 1, 234 (1957). ~ Senile amyloidosis in mice. Gerontologia (Basel) 1, 259 (1957). — Thurner, J.: Altersveränderungen des Knorpelgewebes. J. Geront. 2, 296 (1969). — Tonna, E. A.: The cellular complement of the skeletal system studied autoradiographically with tritiated thymidine during growth and ageing. J. biophys. biochem. Cytol. 9, 813 (1961). ~ The connective tissue framework of the femur in mice of different ages. Anat. Rec. 149, 559 (1964). — Tonna, E. A., Cronkite, E. P.: Histochemical and autoradiographic studies on the effect of aging on the mucopolysaccharides of the periosteum. J. biophys. biochem. Cytol. 6, 171 (1959). ~ Autoradiographic studies of changes in ^{35}S-sulfate uptake by the femoral epiphyses during aging. J. Geront. 15, 377 (1960). — Tourtellotte, C. D., Campo, R. D., Dziewiatkowski, D. D.: Degradation of chondromucoprotein by an enzyme extracted from cartilage. Fed. Proc. 22, 413 (1963). — Trnavský, K., Kopecký, Š., Trnavska, Z., Cebecauer, L.: Influence of age on biochemical composition of the mitral valve connective tissue. Gerontologia (Basel) 11, 169 (1965).

Ueberberg, H.: Several aspects of the aging of articular cartilage. Proc. Conf. Curr. Probl. Biol. Artic. Cartilage. Zermatt 1969 (in press). ~ Unveröffentlichte Befunde: 1970. — Ueberberg, H., Lindner, J.: Unveröffentlichte Befunde 1971. — Ueberberg, H., Pappritz, G., Wulff, U.: Elektronenoptische Autoradiographie der Synthese saurer Mucopolysaccharide in Becherzellen des Dünndarms. Verh. dtsch. Ges. Path. 58, 197 (1969). — Uehlinger, E.: Die Hypophyse bei Inanition. Schweiz. Z. Path. Bakt. 10, 144 (1947). ~ Die pathologische Anatomie der Hungerkrankheit und des Hungerödems. Klin. Wschr. 1948, 352. — Uitto, J.: Collagen biosynthesis in human skin. A biochemical study on patients with connective tissue disorders and on the effect of D-penicillamine. Acad. Diss. Univ. of Helsinki, Helsinki 1970.— Unna, P. G.: Histopathologie der Hautkrankheiten. Berlin: A. Hirschwald 1894. ~ Basophiles Kollagen, Kollastin und Kollacin. Mschr. prakt. Derm. 19, 465 (1894). ~ Histochemie der Haut. Leipzig-Wien: Thieme 1928.

Verzár, F.: Veränderungen der thermoelastischen Kontraktion von Sehnenfasern im Alter. Helv. physiol. pharmacol. Acta 13, C (1955). ~ The ageing of connective tissue. Gerontologia (Basel) 1, 363 (1957). ~ Biologie des Alterns. Schweiz. med. Wschr. 92, 1449 (1962). ~ The aging of collagen. Sci. Amer. 208, 110 (1963). ~ Aging of the collagen-fiber. Int.

Rev. Conn. Tiss. Res. **2**, 243 (1964). — Verzár, F., Willenegger, H.: Das Altern des Kollagens in des Haut und in den Narben. Schweiz. med. Wschr. **41**, 1234 (1961). — Volkman, A., Gowans, J. L.: The production of macrophages in the rat. Brit. J. Exp. **46**, 50 (1965).

Wagner, G.: Altersveränderungen der Haut. In: H. A. Gottron u. W. Schönfeld, Dermatologie und Venerologie, Bd. 4, S. 756. Stuttgart: Thieme 1960. — Wagner, H., Junge-Hülsing, G., Müller, U. St., Büchner, Th., Hauss, W. H.: Zur Wirkung von zytostatischen Substanzen auf Granulationsgewebe. Verh. Dtsch. Ges. Inn. Med. Wiesbaden 1970 (im Druck). — Wahl, P.: Angiochemie der Arteriosklerose. Z. Alternsforsch. **16**, 304 (1963). — Walford, R. L.: Further considerations towards an immunologic theory of aging. Exp. Geront. **1**, 73 (1964). — Walford, R. L., Sjaarda, J. R.: Increase of thioflavine T-staining material (Amyloid) in human tissue with age. J. Geront. **19**, 57 (1964). — Wegelius, O., Knorring, J. v.: The hydroxyproline and hexosamine content in human myocardium at different ages. Acta med. scand. **175**, 233 (1964). — Wells, G. C.: Senile changes of the skin in man. J. Amer. Geriat. Soc. **2**, 535 (1954). — Wirtschafter, Z. T., Bentley, J. P.: The influence of age and growth rate on the extractable collagen of skin of normal rats. Lab. Invest. **11**, 316 (1962). — Wiss, O.: Über eine Mikrobestimmung des Oxyprolins in Blut und Harn: Beeinflussung des Oxyprolin-Gehaltes durch Verabreichung von Prolin. Helv. chim. Acta **32**, 149 (1949). — Wissler, R. W.: Arterial media cell, smooth muscle or multifunctional mesenchymal cell. J. Atheroscler. Res. **8**, 201 (1968). — Wittig, M.: Die embryonale Bindegewebsentwicklung und ihre Beeinflussung. Eine quantitative radiochemische Untersuchung mit ^{35}S-Sulfat am bebrüteten Hühnerei. Inaug.-Diss. Hamburg 1966. — Woessner, J. F.: The determination of hydroxyproline in tissues. Arch. Biochem. **93**, 440 (1961). ~ Biological mechanism of collagen resorption. In: Gould, B. S., Treatise on collagen, II. B. New York: Academic Press 1968. — Woessner, J. F., Breva, T. H.: Formation and breakdown of collagen and elastin in the human uterus during pregnancy and postpartum involution. Biochem. J. **89**, 75 (1963). — Wolfe, J. M., Buarck, E., Lansing, W., Wright, A. W.: The effects of advancing age on the connective tissue of the uterus, cervix and vagina of the rat. Amer. J. Anat. **70**, 135 (1942). — Woods, J. F., Nichols, G., Jr.: Distribution of collagenase in rat tissue. Nature (Lond.) **208**, 1325 (1965). — Wünsch, E., Heidrich, H. G.: Darstellung von Prolinpeptiden. III. Ein neues Substrat zur Bestimmung der Kollagenase. Hoppe-Seylers Z. physiol. Chem. **332**, 300 (1963a). ~ Zur quantitativen Bestimmung der Kollagenase. Hoppe-Seylers Z. physiol. Chem. **333**, 149 (1963b). — Wulff, J., Quastler, H., Sherman, F. G.: The incorporation of cytidine into some viscera and skeletal muscle of young and old mice. J. Geront. **19**, 294 (1964).

Zelander, T.: Ultrastructure of articular cartilage. Z. Zellforsch. **49**, 720 (1959). — Zelickson, A.: Fibroblast development and fibrogenesis. Arch. Derm. **88**, 497 (1963). — Zemplényi, T.: Enzymes of the arterial wall. J. Artheroscler. Res. **2**, 2 (1962). — Zemplényi, T., Grafnetter, D.: The lipolytic activity of the aorta, its relation to ageing and to atherosclerosis. Gerontologia (Basel) **3**, 55 (1959). — Zilversmit, P. B.: Phospholipide turnover in atheromatous lesions. In: G. Pincus, Hormones and atherosclerosis, p. 145. New York: Academic Press 1959. — Zugibe, F. T.: Relationship between the chondroitin sulphates and collagen in human arteries with aging. J. Geront. **16**, 392 (1961).

Das Altern des menschlichen Herzens

Von

A. J. LINZBACH*, Göttingen

Mit 32 Abbildungen

Einleitung

In diesem Beitrag wird der Versuch gemacht, die alternsabhängigen strukturellen und funktionellen Veränderungen des menschlichen Herzens von der Geburt bis zum 110. Lebensjahre zu beschreiben und kritisch zu deuten. Für die quantitative Auswertung der Herzgewichte und -befunde bis zum 90. Lebensjahre wurden über 6000 Fälle des Göttinger Institutes verarbeitet. Durch die sehr freundliche Hilfe zahlreicher Kollegen in Amerika, Asien und Europa (s. S. 420), denen ich an dieser Stelle für ihre sehr mühevolle Mitarbeit herzlich danke, konnte diese Sammlung in den Altersklassen von 90—94 Jahren um 291 Fälle, von 95 bis 99 Jahren um 230 Fälle und von 100 und mehr Jahren um 67 Fälle aufgestockt werden. Die statistische Berechnung und Verarbeitung der Herzgewichte an diesem Untersuchungsgut wurde mit großem Verständnis von meinem Doktoranden AKUAMOA BOATENG aus Ghana durchgeführt.

BÜRGER (1957) versteht unter Altern „... jede irreversible Veränderung der lebenden Substanz als Funktion der Zeit". Nach MINOT (1908) beginnt dieser Alternsprozeß bereits nach der Befruchtung des Eies. Die Entstehung und Entwicklung des Herzens in den ersten 2 Schwangerschaftsmonaten und der folgende 2000fache Gewichtszuwachs des Herzens bis zur Geburt müßte hiernach als Alternsvorgang beschrieben werden. Für die Organbiologie ergeben sich große logische Schwierigkeiten, Entwicklung und Wachstum nur deshalb unter dem Aspekt der Alterung zu beschreiben, weil sie mehr oder weniger irreversibel sind und als komplizierte Funktionen der Zeit ablaufen. Hier sei nur gesagt, daß das antenatale mitotische und das postnatale postmitotische Gewichtswachstum des Myokards von 10 mg am Ende der 8. Schwangerschaftswoche bis zum Herzgewicht des Erwachsenen von 300 g mit einem konstanten allometrischen Exponenten (α) von 0,9 über 5 Zehnerpotenzen abläuft. Das Herz wächst somit vom 2. Schwangerschaftsmonat bis zum 20. Lebensjahre etwas langsamer als das Körpergewicht. Die Verlangsamung bleibt konstant. Das relative Gewicht fällt in diesem Zeitraum von 1% auf etwa 0,5% ab[1] (Abb. 1).

Für das Leben nach der Geburt kann man am Herzen zwei Arten von irreversiblen Veränderungen im Ablauf der Zeit unterscheiden.

1. Die irreversiblen Veränderungen in der aufsteigenden Evolutionsperiode bis zur vollen körperlichen Reife in der 3. Lebensdekade gehen mit Ausreifung, Wachstum und absoluter Vergrößerung der Schlagleistung des Herzens einher.

---

* Aus dem Pathologischen Institut der Universität Göttingen. Direktor: Professor Dr. med.
A. J. LINZBACH.
[1] LINZBACH 1955.

Die degenerativen Veränderungen an den Coronararterien und im Myokard sind in dieser Lebensperiode sehr gering und werden in den entsprechenden Abschnitten des 2. Kapitels besprochen.

2. Die irreversiblen Veränderungen in der absteigenden oder Involutionsperiode[2] beginnen etwa mit dem 30. Lebensjahre und sind durch Funktionsverlust, Krankheit, zunehmende degenerative Veränderungen und Abnahme der Adaptationsbreite des Herzens gekennzeichnet.

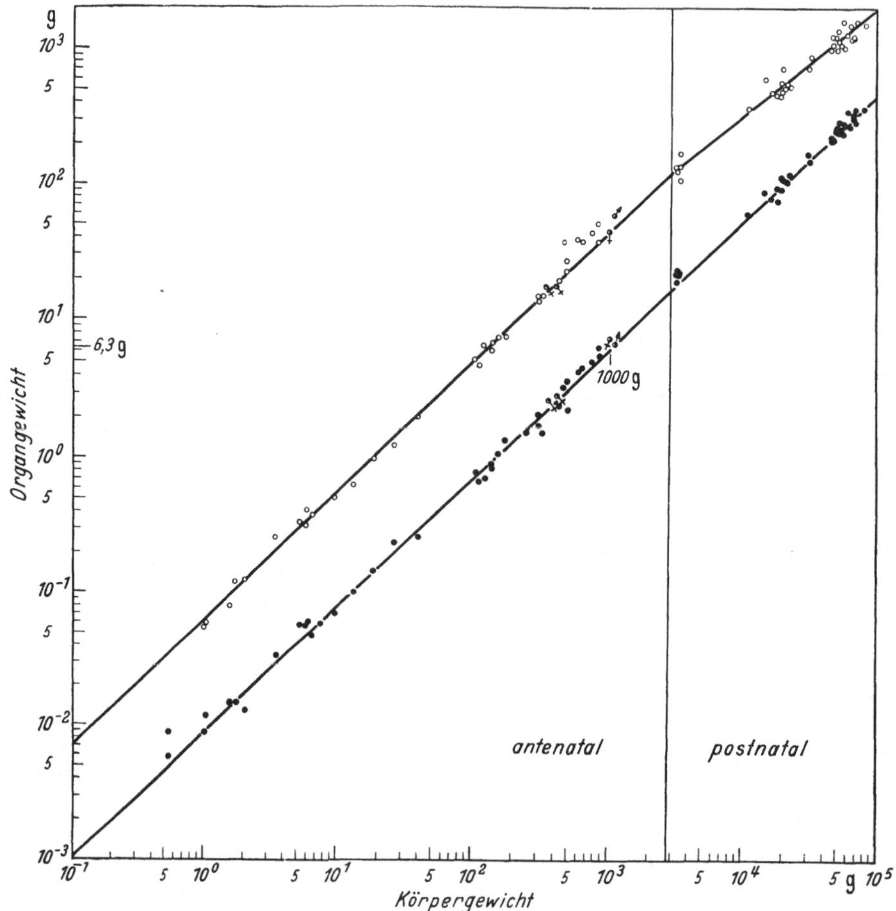

Abb. 1. Allometrisches Wachstum von Herz und Leber. Vor der Geburt eigene Wägungen, nach der Geburt Musterfälle aus Rössle und Roulet (1932). ○ Leber; ● Herz; ♂♀ Zwillinge. Allometrischer Exponent (α) für die Leber vor der Geburt α = ~0,9, nach der Geburt α = ~0,8. Allometrischer Exponent für das Herz vor und nach der Geburt α = ~0,9

I. Das Herz in der Evolutionsperiode

Bei der Geburt wiegt das Herz rund 22 g[3]. Der rechte Ventrikel wächst vor der Geburt schneller als der linke und ist deshalb 20—30% schwerer als der linke[4].

---

[2] Achoff 1938.   [3] Roessle, Roulet 1932.
[4] Müller 1883, Hort 1955, Keen 1955, Merkel und Witt 1955, Emery und Mithal 1961, Molz 1962, Kyrieleis 1963, Recavarren, Arias-Stella 1964, Breining 1968.

Die Oberfläche der rechten Kammerwand ist etwas größer als die der linken. Die Wanddicke der rechten Kammer mißt 3,3 mm, die der linken 4,5 mm[5]. Der Inhalt beider Kammern ist aber gleich groß und beträgt 1,3 ml[6].

Die große relative Muskelmasse des rechten Ventrikels bis zur Geburt ist deshalb erforderlich, weil der rechte Ventrikel infolge des offenen Ductus Botalli den gleichen systolischen Druck von etwa 70 mm Hg erzeugen muß wie der linke Ventrikel. Nach der Geburt obliteriert der Ductus Botalli, und der Druck im kleinen Kreislauf fällt systolisch von 70 mm Hg auf etwa 15 mm Hg ab. Die Schlagarbeit des rechten Ventrikels vermindert sich um 70—80%. Diese Entlastung führt zu einer Gewichtsverminderung des rechten Ventrikels von 20 bis 30%[7]. Das Relativgewicht der rechten Kammerwand fällt von 0,2 auf 0,1% ab. Der mittlere Durchmesser der Herzmuskelfasern verkleinert sich um 10—16%[8]. Die Wanddicke nimmt sogar um 30—40% ab[9]. Gleichzeitig nimmt bis zum 4. Lebensmonat der Inhalt des rechten Ventrikels um das Doppelte und bis zum 1. Lebensjahr um das Dreifache zu. Der Inhalt der linken Kammer bleibt dagegen bis zum 4. Monat konstant und verdoppelt sich erst gegen Ende des 1. Lebensjahres[10]. Die äußere Oberfläche des rechten Ventrikels wird bis zum 4. Lebensmonat nicht[11] oder nur wenig größer[12]. Die Abstände der Z-Streifen ändern sich bei diesen Umbauvorgängen nicht[13]. EMERY und MITHAL (1961) glauben nicht an eine echte postnatale Atrophie des rechten Ventrikels. Die Atrophie sei nur scheinbar, weil die postnatale Wachstumsrate des linken Ventrikels erheblich größer sei als die des rechten.

Der Schlüssel zum Verständnis dieser Umbauvorgänge ergibt sich aus dem geometrischen Mechanismus der „physiologischen Gefügedilatation" der rechten Kammer[14]. Es wurde nachgewiesen, daß in allen gesunden menschlichen Herzen die gesamte Anzahl der Muskelzellen annähernd gleich groß und in der linken Kammerwand ebenso groß ist wie in der rechten.

Da das Restblut in Systole oder Totenstarre in dem leichteren rechten Ventrikel des Erwachsenen größer als im linken Ventrikel ist, müssen die dünnen Muskelzellen in der rechten Kammerwand anders angeordnet sein als in der linken. Im Vergleich zur linken Kammerwand sind die dünnen Muskelfasern der rechten gewissermaßen „auf Lücke" getreten, so daß im Herzen des Erwachsenen die Anzahl der Muskelschichten in der rechten Ventrikelwand geringer ist als in der linken. Diese Anordnung der Muskelzellen in der rechten Ventrikelwand im Vergleich zur linken wird als „physiologische Gefügedilatation" der rechten Kammer bezeichnet.

Diese „physiologische Gefügedilatation" der rechten Kammer beginnt wahrscheinlich schon in der 2. Hälfte der Schwangerschaft[15]. Nach der Geburt[16] wird die physiologische Gefügedilatation noch zusätzlich und schlagartig verstärkt. Infolge der postnatalen Atrophie gleiten die dünner werdenden Muskelfasern, vornehmlich der inneren Myokardschichten, in die durch die Atrophie entstehenden Lücken der jeweils unmittelbar anliegenden äußeren Schichten hinein, so daß die gesamte Anzahl der Muskelschichten in der Kammerwand bei diesem Vorgang vermindert wird. Die endokardiale innere Oberfläche nähert sich der epikardialen. Die Wand des rechten Ventrikels wird dünner, die Kammer weiter, bei nur geringer Vergrößerung der äußeren Oberfläche (Abb. 2). Der physio-

---

[5] SCHULZ, GIORDANO 1962.   [6] KYRIELEIS 1963.
[7] MÜLLER 1883, HORT 1955, 1966, KEEN 1955.   [8] BOELLARD 1952.
[9] BOELLARD 1952, HORT 1955, SCHULZ und GIORDANO 1961.   [10] KYRIELEIS 1963.
[11] HORT 1955.   [12] KYRIELEIS 1963.   [13] J. und M. LINZBACH 1951.
[14] LINZBACH 1947, 1950, 1955, 1958, 1959, 1966.
[15] LINZBACH 1950, RUCKES, WEBER-CAUSÉ 1967.   [16] BOELLARD 1952, HORT 1966.

24*

logischen Gefügedilatation des rechten Ventrikels entsprechen ähnliche zeitlich korrelierte Veränderungen an den Lungenarterienästen, die mit Erweiterung ihrer Lichtung und Verdünnung der Gefäßwand einhergehen[17].

Während der arterielle Widerstand im kleinen Kreislauf unmittelbar nach der Geburt mit der Gefügedilatation der Lungenarterienäste abfällt, nimmt der arterielle Widerstand im großen Kreislauf zu.

Der Blutdruck im arteriellen System steigt in den ersten Wochen von etwa 60—70 mm Hg auf 80—90 mm Hg, also um 20 mm Hg an[18]. Dieser Druckzuwachs von fast 30% bedeutet für den linken Ventrikel eine entsprechende Leistungssteigerung. Durch die vermehrte Druckarbeit wird das Wachstum des linken Ventrikels beschleunigt im Gegensatz zur Wachstumsverlangsamung oder

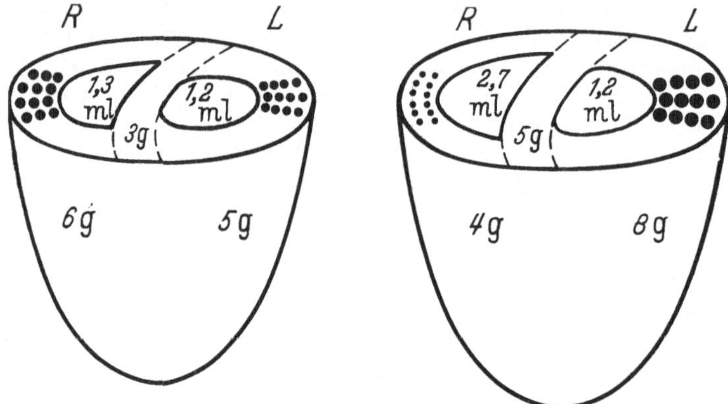

Abb. 2. Schematische Darstellung des anatomischen Umbaues des Herzens mit physiologischer Gefügedilatation des rechten Ventrikels in den ersten Lebensmonaten. Die Zahlen auf der Vorderfläche der Kammern und im Septum geben die Gewichte der freien Anteile des rechten und linken Ventrikels, sowie des Septums in Gramm an. Die Zahlen in den Kammerlichtungen entsprechen den mittleren Restblutmengen bei Totenstarre in Milliliter. Die Punkte auf den Querschnitten der Muskulatur der Kammerwände sollen im Prinzip die Dicke und die Anordnung von 12 Muskelzellen zeigen

Atrophie der Wand des rechten Ventrikels. Da der linke Ventrikel vorwiegend eine vermehrte Druckarbeit leisten muß, entwickelt er zunächst eine Druckhypertrophie mit relativ dicker Wand und enger Lichtung. Der Inhalt des rechten Ventrikels nimmt in Totenstarre bis zum 4. Lebensmonat um das Doppelte und bis zum 1. Lebensjahr um das Dreifache zu. Der Inhalt der linken Kammer verändert sich dagegen bis zum 4. Monat nicht und verdoppelt sich erst gegen Ende des 1. Lebensjahres. Kyrieleis (1963) spricht von der „physiologischen Druckhypertrophie" des linken Ventrikels in Analogie und im Gegensatz zur „physiologischen Gefügedilatation" des rechten Ventrikels. Infolge der Verlangsamung des Wachstums des rechten Ventrikels und der Wachstumsbeschleunigung des linken wird sehr bald das für den Erwachsenen charakteristische Gewichtsverhältnis von rechtem zu linkem Ventrikel wie 1:2 am Ende des Säuglingsalters erreicht[19]. Kyrieleis (1963) weist bereits darauf hin, daß in der Folge das postnatale Wachstum des Herzens vorwiegend von der Zunahme des Schlagvolumens gesteuert wird, weil der arterielle Blutdruck vom 3. bis zum 15. Lebensjahr nur um etwa 10 mm Hg ansteigt[20]. Das druckbedingte Wachstum des linken Ventrikels in der Säuglingszeit wird somit später bis zum Ende der Pubertät immer

[17] Könn, Storb 1960, Herzenberg, Eskelund 1961.   [18] Rossi 1954.
[19] Merkel, Witt 1955.   [20] Wollheim, Moeller 1960.

mehr überlagert und abgelöst durch ein vom Schlagvolumen gesteuertes Wachstum des linken Ventrikels. Im Gegensatz zum „Druckwachstum" geht das „Volumenwachstum" trotz Zunahme der absoluten Wanddicke mit einer relativen Verdünnung der Wand im Vergleich zum systolischen Restblut einher, also mit einer Gefügedilatation und Verminderung der Schichtzahlen der Herzmuskelzellen in der Ventrikelwand. Die etwas komplizierten Mechanismen sind in Analogie zur pathologischen Druck- und Volumenhypertrophie abgeleitet bei LINZBACH (1962).

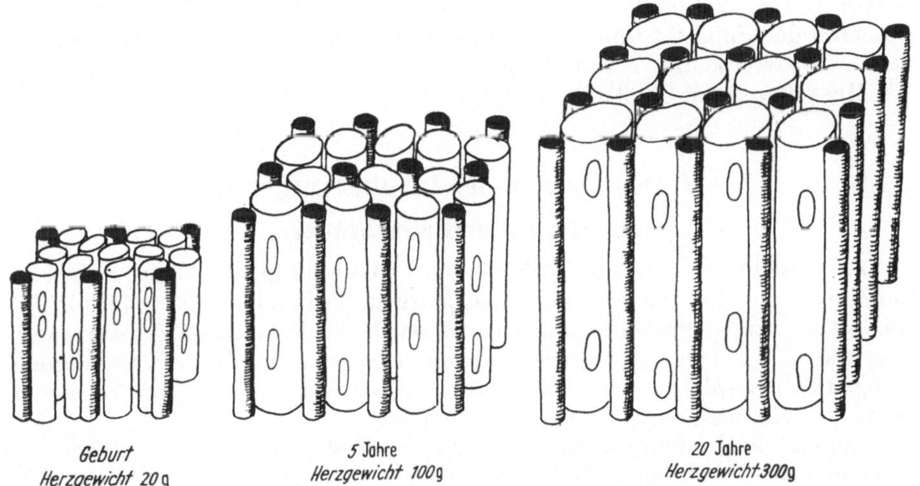

Abb. 3. Das postmitotische Größenwachstum von 12 Herzmuskelfasern und ihrer Kerne nach der Geburt. Die Kernplasmarelation der Muskelzellen vermindert sich während des postnatalen Wachstums von $1/10$ auf etwa $1/70$ zu ungunsten der Kerne. Vermehrungswachstum der Capillaren auf das Fünffache. Die Maschenweite des Capillarrasters (25 μ) bleibt angenähert konstant

Im Gegensatz zum „Druckwachstum" setzt das „Volumenwachstum" eine leichte elastische Dehnbarkeit der Wandschichten des Hohlorgans voraus. Ebenso wie im kleinen Kreislauf sind auch im großen Kreislauf mehrere Mechanismen ineinander verzahnt, die das „Volumenwachstum" des linken Ventrikels begünstigen. So ist z.B. die Volumendehnbarkeit der Säuglingsaorta sehr gering, nimmt aber bis zum 18. Lebensjahr immer mehr zu[21]. Die Dehnungsfähigkeit der Ventrikel wird vorwiegend vom Bindegewebsgehalt des Myokards bestimmt. Nach OKEN und BOUCEK (1957) nimmt der Kollagengehalt im Myokard des linken Ventrikels, gemessen in Milligramm Hydroxyprolin pro 100 mg Protein, in der Jugend bis zum 20. Lebensjahr um fast 16% ab. Die Muskelmasse wächst somit in der Jugend schneller als das Bindegewebe des Myokards.

In der 2. Lebensdekade muß somit der linke Ventrikel leichter dehnbar sein als im Kindesalter oder nach dem 20. Lebensjahre. Vielleicht ist dies das funktionelle bzw. morphologische Substrat des sog. Adoleszentenherzens.

Im mikroskopischen Bereich sind während des postnatalen Wachstums folgende quantitative Veränderungen im Myokard nachweisbar.

1. Nach der Geburt verdoppelt sich in den ersten Lebensmonaten die Anzahl der Herzmuskelzellen durch eine Amitosewelle, wobei sich Mitosen nicht ganz sicher ausschließen lassen[22].

---

[21] SIMON, MEYER 1958.   [22] LINZBACH 1952, 1955, HORT 1953.

2. Das anschließende Wachstum bis zum Erwachsenenalter, also von rund 25 g auf 300 g Herzgewicht, entspricht dem postmitotischen Typ. Da alle normalen menschlichen Herzen annähernd gleich viel Herzmuskelzellen besitzen, vergrößert sich das mittlere Volumen der Herzmuskelzellen bis zum 20. Lebensjahre um das 12fache. Dies entspricht etwa der Vergrößerung eines Streichholzes zu einem dünnen Bleistift[23]. Während dieser Wachstumsperiode vermindert sich die Kernplasmarelation zu ungunsten der Kerne[24].

3. Das Verhältnis der Anzahl der Muskelfasern pro Capillare beträgt bei der Geburt 5:1[25]. Während des physiologischen postnatalen Wachstums bis zum Abschluß der Pubertät nimmt die Zahl der Capillaren um das 5fache zu, wobei sich ihr Abstand kaum verändert. Beim Erwachsenen beträgt dann das Verhältnis von Muskelfasern zu Capillaren 1:1 (Abb. 3).

II. Das Herz in der Involutionsperiode

1. Allgemeine Betrachtungen

Die Aufgabe der folgenden Abschnitte besteht darin, die strukturellen Veränderungen des Herzens vom 30. Lebensjahre an bis in das Greisenalter nicht nur systematisch zu beschreiben, sondern auch im Hinblick auf den Alternsvorgang zu bewerten. Es soll geprüft werden, ob am Herzen strukturelle Veränderungen nachgewiesen werden können, die altersspezifisch sind und die die Anpassungsbreite des Herzens vermindern oder erschöpfen.

Während der Involutionsperiode wächst die Wahrscheinlichkeit des Todes mit zunehmendem Lebensalter in logarithmischer oder geometrischer Progression. Die Beschleunigung der Wahrscheinlichkeit des Sterbens im Laufe des Lebens bedeutet für den Menschen eine Verdoppelung der Todesrate in Zeitabschnitten von 8 Jahren.

Dieser Sachverhalt, der nicht nur für die allgemeine Pathologie des Alterns, sondern auch für das Verständnis der speziellen Alternspathologie der Organe wichtig ist, wurde bereits 1825 von Benjamin Gompertz in seinem "law of human mortality" formuliert.

$$R_m = R_0 \cdot e^{\alpha t}. \tag{1}$$

R_m bedeutet die altersspezifische Todesrate. Die Konstante R_0 entspricht dem extrapolierten Wert der Todesrate bei $t = 0$. Man versteht hierunter die Todesrate in demjenigen Lebensjahr, von welchem an die obige Funktion Gültigkeit besitzt. Beim Menschen wird in der Regel die Todesrate im 30. Lebensjahr eingesetzt. Die Zahl e ist die Basis der natürlichen Logarithmen, t entspricht dem Lebensalter und der Wert der Konstanten α bestimmt die Steilheit des Anstieges der Kurve. Logarithmisch transformiert lautet die Funktion I:

$$\begin{aligned} \ln R_m &= \ln R_0 + \alpha \cdot t \cdot \ln e, \\ \ln R_m &= \ln R_0 + \alpha \cdot t, \\ \ln R_m &= K \cdot \alpha \cdot t. \end{aligned} \tag{2}$$

Hieraus folgt, daß der Logarithmus der altersspezifischen Todesrate vom 30. Lebensjahr an eine einfache lineare Funktion der Zeit ist. Wenn man in einem Diagramm auf der Abszisse das Lebensalter und auf der Ordinate den Logarithmus der Todesrate abträgt, so zeigt das Bild der Funktion eine von links nach rechts ansteigende Gerade[26].

---

[23] Linzbach 1947, 1950, Hort 1953.   [24] Linzbach 1955.
[25] Roberts, Wearn 1941, Hort 1955.
[26] Comfort 1957, 1964, Curtis 1968, 1968, Medawar 1955, Strehler 1962.

Interessant ist die Feststellung, daß Personengruppen, die an ursächlich verschiedenartigen Krankheiten oder an Krankheiten verschiedener Organe leiden, bis auf einige Ausnahmen den gleichen Anstieg der altersspezifischen Todesrate zeigen wie bei der Registrierung der Summe aller Todesursachen nach GOMPERTZ[27] (Abb. 4). Das gilt nicht nur für das Herzversagen, sondern auch für die mit dem Alter zunehmende Wahrscheinlichkeit des tödlichen Ausganges von Verkehrsunfällen bei Fußgängern im Großstadtverkehr[28].

Die Interpretation der aus empirischen Werten abgeleiteten Gompertz-Funktion ist somit nicht nur wichtig für das Verständnis der Zunahme der spezifischen Todesrate, sondern auch für die Zunahme des Herzversagens im Alter.

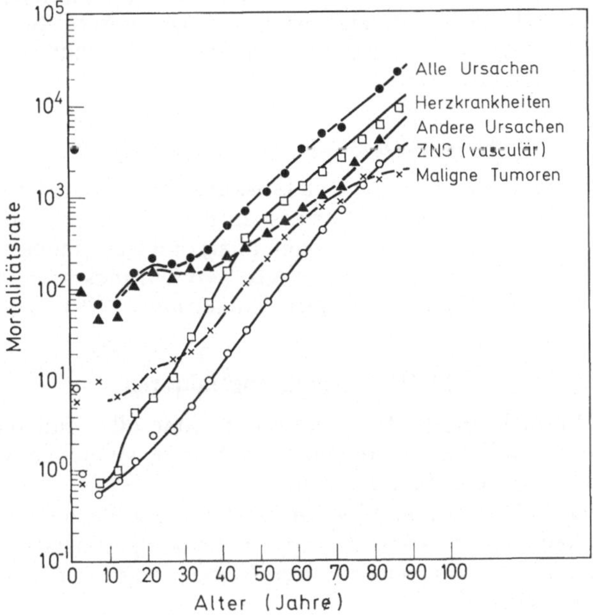

Abb. 4. Gompertz-Kurven der Sterberaten bei verschiedenen Krankheitsgruppen. Ordinate: Sterberate in logarithmischer Einteilung. Abszisse: Lebensalter. (Nach STREHLER 1962)

PÜTTER (1921) unterscheidet in der Gompertz-Funktion einen Vernichtungsfaktor, welcher der Konstanten R_0 und einen Alternsfaktor, der dem Ausdruck $e^{\alpha t}$ entspricht. Die Absterbeordnung verläuft so, als ob die „Schädigungswahrscheinlichkeit (R_0) dieselbe bliebe, während die Widerstandsfähigkeit gegen diese Schädigungen ($e^{\alpha t}$) als Funktion der Zeit abnimmt".

D'ARCY THOMPSON (1948) drückt sich sehr plastisch aus. Er sagt: "The principle involved is very important. Death comes by two roads. One is by chance or accident, the other by a steady deterioration, or exhaustion, or growing inability to withstand destruction."

Obwohl das Altern, dem Ausdruck $e^{\alpha t}$ entsprechend, sehr schnell in geometrischer Progression fortschreitet, kann es sich in seiner Auswirkung nur asymptotisch dem Wert nähern, bei dem die Widerstandsfähigkeit des Organismus gegenüber Schädigungen, d.h. gegen Krankheiten, gleich Null ist. Die Vernichtungsfaktoren sind in ihrer Vielfalt und Intensität zeitlich zwar gewissen Schwankungen

---

[27] STREHLER, MILDVAN 1960, KOHN 1963.   [28] COMFORT 1957, 1964.

unterworfen, aber auch in kleinsten Zeitintervallen pausenlos und kontinuierlich wirksam.

Eine vollkommene tödliche Erschöpfung aus reiner Altersschwäche kann es nicht geben, weil die Vernichtungsfaktoren das Leben zerstören, ehe die vollkommene Erschöpfung erreicht ist. Widerstandsfähigkeit des Organismus und Vernichtungsfaktoren nähern sich beide asymptotisch dem Wert Null, d.h. sie erreichen ihn nie.

Die Frage, ob es einen natürlichen Tod oder ein tödliches Herzversagen auf dem Boden einer reinen Altersschwäche ohne zusätzliche Krankheit gibt, ist deshalb nicht sinnvoll. Eine solche Möglichkeit wird auch von den meisten Pathologen und Klinikern abgelehnt[29]. Das Sterben wird somit auch im höchsten Lebensalter immer durch zusätzliche Krankheit verursacht. Das müßte sogar für die „galoppierende Senilität" zutreffen, die Aldous Huxley (1932) in seinem Roman "Brave New World" beschreibt.

a) Krankheit und Altern des Herzens

Die dualistische, in der Literatur viel diskutierte Problematik des Zusammenhanges zwischen Krankheit und Altern ist in der Gleichung von Gompertz enthalten. Die folgenden Überlegungen zeigen aber, daß eine eindeutige, anschauliche Interpretation der Faktoren Ro und e^{xt} als Vernichtungs- und Alternsfaktor im Sinne von Pütter (1921) und D'Arcy Thompson (1949) nicht ohne weiteres möglich ist.

b) Die Vernichtungsfaktoren

Unter den Vernichtungsfaktoren ist die Summe aller äußeren und vorläufig auch der schwer definierbaren inneren Ursachen zu verstehen, die Krankheiten hervorrufen und zum Tode führen können.

Während des Ablaufes einer Krankheit ist für das betroffene Individuum die Wahrscheinlichkeit, das für seine Art und Lebensgemeinschaft charakteristische maximale Lebensalter zu erreichen, kurzfristig, langdauernd oder irreversibel stark oder gering vermindert[30].

Da die Absterberaten von Patienten mit Herzkrankheiten und anderen Krankheiten im Prinzip und nur mit unterschiedlichen Konstanten der Gompertz-Funktionen entsprechen, folgt hieraus, daß im Alter die Prognosen quo ad vitam vieler Krankheiten schlechter werden. Außerdem muß aber auch im Laufe des Lebens die Häufigkeit chronischer und irreversibler Krankheiten zunehmen. Diese Krankheiten können entweder erst im Alter entstehen oder nach längerem subklinischen Verlauf in eine Krankheitsphase mit manifesten klinischen Symptomen eintreten. Je länger ein Mensch lebt, um so größer ist die Wahrscheinlichkeit, daß er nicht nur eine, sondern mehrere chronische Krankheiten erwirbt. Aus diesem Grunde haben alte Leute oft nicht nur eine, sondern mehrere voneinander unabhängige Krankheiten, so daß man an den Organen eines alten Menschen mitunter mehrere größere Kapitel der speziellen Pathologie demonstrieren kann. Dieses Phänomen bezeichnet man als Polymorbidität oder besser Polypathie, während man in der angelsächsischen Literatur von "multiple pathology" spricht.

Klinische Untersuchungen ergaben bei über 70jährigen Patienten in 99% der Fälle 2 und mehr und in 74% 4 und mehr Krankheitsdiagnosen bei einem Patienten[31].

---

[29] Rössle 1923, Aschoff 1938, Vischer, Roulet 1952, Vischer 1964, Henschen 1968, Franke, Bracharz, Laas, Moll 1970.
[30] Linzbach 1959.   [31] Gsell, Merian 1964.

Das Gesetz der Polypathie gilt nicht nur für den Organismus, sondern auch für einzelne Organe. POMERANCE (1968) hat als erste darauf hingewiesen, daß man an den Herzen alter Leute mehrere voneinander unabhängige krankhafte Veränderungen feststellen kann. Bei den über 90- und über 100jährigen Patienten unserer Sammlung finden sich im Durchschnitt bei Männern und Frauen 2 makroskopische Krankheiten pro Herz, und wenn man die mikroskopischen Veränderungen hinzunimmt, 3—4 Krankheiten. Im Hinblick auf die Polypathie kann man *Ro* nicht als einen konstanten Vernichtungsfaktor deuten. Wir müssen uns bescheiden und können nur sagen, daß die konstante Größe *Ro* der Gompertz-Gleichung der empirischen Todesrate in der 3. Lebensdekade entspricht.

Die Häufigkeit der Herzkrankheiten wird in systematischen pathologisch-anatomischen Untersuchungen je nach den Kriterien der Beurteilung in den Altersklassen über 70 Jahre mit 21—50% angegeben[32].

Die Verhütung sämtlicher Herzkrankheiten würde aber nur einen Zuwachs der mittleren Lebenserwartung von etwa 6 Jahren bedeuten, weil sehr bald wegen der Polypathie der alten Leute die anderen gleichzeitig bestehenden Krankheiten und Leiden das Leben verkürzen oder zerstören würden.

Die starke Zunahme der Herzkrankheiten im höheren Lebensalter könnte dafür sprechen, daß im Alter eine neue, zusätzliche, altersspezifische Herzkrankheit entsteht, die in jüngeren Jahren nicht vorkommt. Die Ansichten darüber, ob es eine solche, ausschließlich für das Alter spezifische Herzkrankheit im Sinne eines *"senile heart disease"*[33] oder einer *"Presbycardia"*[34] gibt, die ohne charakteristische morphologische Befunde zum Versagen des Herzens führen kann, ist sehr umstritten. Während LUCKEY (1963) glaubt, daß myokardiale Krankheiten unbekannter Ursache, die in jeder Altersgruppe vorkommen, im Alter zunehmen, sieht SPANG (1954) in der *Kardiosklerose* die typische Alterskrankheit des Herzens. Nach SCHWEIZER (1964) sind aber die relativen Häufigkeiten verschiedener Herzkrankheiten in den Altersgruppen 40—60 Jahre und über 70 Jahre sehr ähnlich. Diese klinischen Befunde sprechen gegen eine bisher unbekannte spezifische Alterskrankheit des Herzens.

c) Der Alternsfaktor

Der Alternsfaktor $e^{\alpha t}$ bedeutet eine Abnahme der Widerstandsfähigkeit in geometrischer Progression vom 30. Lebensjahre an. Man kann auch sagen: mit dem Alter nimmt die Vulnerabilität oder die Gebrechlichkeit zu, die Anpassungsbreite ab.

Nach der Gleichung von GOMPERTZ tritt der Alternsfaktor streng genommen erst dann in Aktion, wenn der Organismus sich mit einer Krankheit oder einem Stress auseinandersetzen muß. Wie alt wir sind, merken wir erst dann, wenn es uns an den Kragen geht. Die Einengung der Anpassungsbreite führt schließlich dazu, daß Vernichtungsfaktoren, die in der Jugend unterschwellig sind, im Alter eine manifeste lebensbedrohende Krankheit hervorrufen.

Die quantitative Bedeutung des Alternsfaktors ergibt sich aus einer Berechnung von COMFORT (1964). Wenn sich der Alternsfaktor von der 3. Lebensdekade an nicht ändern würde und während des Lebens konstant bliebe, so würde die Hälfte der Menschen 700 Jahre alt werden.

Wir wissen bis heute nicht, ob dem Alternsfaktor schicksalsmäßige sog. „physiologische Alternsprozesse" zugrunde liegen, wie sie von BÜRGER (1952), LET-

---

[32] MCKEOWN 1963, 1965: 21%, KECK 1955/56: 33%, POKORNY, SZENYI 1961: 41%, POMERANCE 1965, 1965: 44%, HOWELL, PIGGOT 1955, BUSCH 1958/59, WERTHEMANN 1964; HARRIS 1970: 50%.
[33] RESNIK, HARRISON 1962. [34] DOCK 1945.

Terer (1954), Korenchewsky (1961) postuliert werden. Bei allen diesen Diskussionen sollte aber berücksichtigt werden, daß wir das Altern bisher nur eindeutig messen können an der Wahrscheinlichkeit des Sterbens von Individuen verschiedener Altersklassen einer Population. Hierbei ist aber auch immer die Krankheit im Spiel. Die Summe der chronischen, klinisch unterschwelligen Krankheiten im Sinne der Polypathie und ihre irreversiblen Residuen können aber die Anpassungsbreite im Gewande des Alternsfaktors ebenso einschränken wie sog. „physiologische Alternsvorgänge".

2. Die Verminderung des Minuten- und Schlagvolumens im Alter

Die Ursachen der Verminderung der Funktion fast sämtlicher Organe vom 30. Lebensjahre an um durchschnittlich 1% pro Jahr sind bisher unbekannt. Eine etwas einfältige Rechnung würde ergeben, daß man sich einen solchen Funktionsverlust mit einer terminalen vita minima höchstens bis kurz vor dem 130. Geburtstag leisten könnte. Obwohl dieser Abfall linear verläuft, soll sich kein Widerspruch zur geometrischen Progression des Alterns ergeben[35].

Am Herzen äußert sich der Funktionsverlust zwischen dem 20. und 80. Lebensjahre in einer mittleren Verminderung des Minutenvolumens von 7 auf 4 Liter und des Schlagvolumens um etwa 10—20 ml. Dies ergibt einen jährlichen Abfall von etwa 0,5—1%[36].

Die Abnahme der Förderleistung des Herzens ist nach Reindell, König und Roskamm (1967) nur teilweise bedingt durch die im Alter zunehmende Widerstandserhöhung im großen und kleinen Kreislauf. Der Sauerstoffpuls nach Reindell ist als Maß der Leistung des Herzens erst vom 60. Lebensjahr an erniedrigt[37].

Die herabgesetzte Förderung des Herzens geht mit einer Verminderung der Durchblutung in fast allen Organen und Geweben einher, wobei das Gehirn am wenigsten in Mitleidenschaft gezogen ist[38]. Die Verschlechterung der Versorgung in der Peripherie kann zu Störungen der Homeostase und des Zellstoffwechsels führen[39].

3. Das Gewicht des Herzens

Der Pathologe versteht unter dem Herzgewicht das Frischgewicht des blutleeren Herzens unmittelbar nach der Entnahme aus dem Brustkorb. In diesem Gewicht sind die Gewichte der Muskulatur der Kammern und Vorhöfe des Endokards und der Klappen, des epikardialen Fettgewebes sowie 1—4 cm langer Stücke der Aorta und Pulmonalis oberhalb der Klappen enthalten, die bis zu 10% des Rohgewichtes ausmachen. Da allein das epikardiale Fettgewebe bei Männern im Mittel 15%, bei Frauen mit stärkerer Variation 17% des Herzgewichtes ausmacht und in einigen Fällen sogar 30—50% des gesamten Herzgewichts erreicht[40], ist es müßig, sich darüber zu streiten, ob das Herzgewicht des Mannes im 30. Lebensjahr 310 g oder 330 g, das der Frau 270 g oder 300 g beträgt.

Die Variation der mittleren Herzgewichte in den einzelnen Altersklassen der untersuchten Kollektive hängt von der Selektion des Krankengutes durch die Krankenhäuser und von der Selektion der Fälle durch den Pathologen ab. Es ergeben sich verschiedene Mittelwerte für die einzelnen Altersklassen, je nachdem, ob den Berechnungen die Herzgewichte von plötzlichen Todesfällen oder des

---

[35] Strehler 1962.
[36] Lewis 1938, Brandfonbrener u.a. 1955, Landowne u.a. 1955, Landowne 1957, Hartleb 1958, Granath u.a. 1961, Shock 1961, Korkuschko 1968.
[37] König u.a. 1961, 1962.   [38] Landowne, Stanley 1960.
[39] Zusammenfassungen bei: Ciba Foundation: Colloquia on Ageing 1956—1959, Bürger 1957, Birren 1959, Korenchevsky 1961, Strehler 1962, Comfort 1964, Harris 1970.
[40] W. Müller 1883, Reiner, Mazzoleni, Rodriguez 1955.

laufenden Selektionsgutes eines Institutes zugrunde liegen, oder ob der fast unmögliche und sehr subjektive Versuch gemacht wurde, „gesunde Herzen" aus dem laufenden Sektionsgut auszuwählen. Die Grenzen sind fließend. Ich stelle nur die Frage: Ist eine kompensierte Druckhypertrophie von 480 g bei einer Hochdruckkrankheit oder eine kompensierte Aortenstenose mit einem Herzgewicht von 410 g gesünder oder kränker als ein leistungsfähiges Sportherz von 500 g?

Aus den neuesten Tabellen ist ersichtlich, daß das Herzgewicht vom 30. bis zum 80. Lebensjahr bei Männern jährlich um rund 1 g und bei Frauen um 1,4 g zunimmt[41].

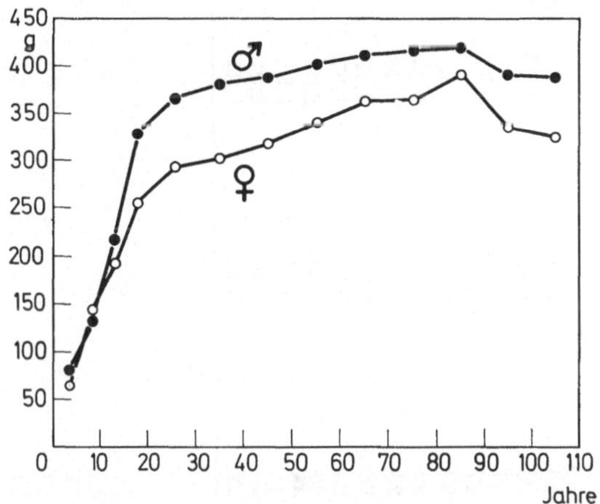

Abb. 5. Mittleres Herzgewicht und Lebensalter. Ordinate: mittlere Herzgewichte in Gramm. Abszisse: Lebensalter. 3951 Männer, 3161 Frauen. Altersklassen über 91 Jahre: 190 Männer, 328 Frauen

In den eigenen Tabellen wurden nicht ausgewählte Herzgewichte von 3951 Männern und 3161 Frauen verarbeitet. Wenn man die gesamten, nicht ausgewählten Fälle, die gesunden und die kranken, den Berechnungen zugrunde legt, ergibt sich für das 30. Lebensjahr beim Mann ein interpoliertes mittleres Herzgewicht von 372 g, für das 80. Lebensjahr ein Gewicht von 422 g. Der jährliche Zuwachs des mittleren Herzgewichtes beträgt somit für 5 Dekaden 1 g jährlich oder 0,27 % des Herzgewichtes in der 3. Dekade (Abb. 5).

Bei der Frau beträgt das mittlere Herzgewicht im 30. Lebensjahre 300 g, im 80. 376 g und der jährliche Zuwachs 1,5 g oder 0,5 %. Der Unterschied des jährlichen Zuwachses stimmt weitgehend mit den Befunden von MEYER, PETER, SOLTH (1964) überein, die an „gesunden" Herzen erhoben wurden.

In der 9. Dekade beträgt das Herzgewicht bei den Männern 417 g, bei den Frauen 393 g und fällt dann erst in der 10. und 11. Dekade bei Männern auf 390 g und bei Frauen auf 336 und 318 g ab.

Bei Männern und Frauen liegen somit die mittleren Herzgewichte in der 10. und 11. Lebensdekade noch deutlich über den Werten der 3. Dekade (Abb. 5).

a) Herzgewicht und Funktion
Die sogenannte physiologische Altersinsuffizienz

Die Veränderungen des Herzgewichts in der Involutionsperiode lassen sehr wichtige Rückschlüsse auf das physiologische Verhalten des Herzens im höheren

[41] GREENWOOD 1904, RÖSSLE, ROULET 1932, ROSAKO 1941, MEYER, PETER, SOLTH 1964, LINZBACH, AKUAMOA BOATENG, 1972, 1. Teil

Tabelle 1 a und b

Alter	Anzahl der Fälle	Mittleres Herzgewicht in Gramm	Standard-Abweichung	Mittlerer Fehler des Mittelwertes	Pearsonscher Variabilitäts-koeffizient	Herzgewicht $\frac{}{\text{Körpergewicht}} \times 100$ relatives Herzgewicht	Anzahl makroskop. krankhafter Befunde pro Herz Polypathie	Mittlerer Blutdruck in mm Hg $\frac{\text{syst.} + \text{diast.}}{2}$
	n	m	S_x	$S_{\bar{x}}$	v [%]			
a) Männer								
1—5	78	74	30	3,4	40	0,56		
6—10	47	130	33	4,8	26	0,63	0,30	
11—15	69	214	58	7,0	27	0,62		
16—20	66	328	88	10,8	27	0,58	0,79	
21—30	199	366	107	7,6	29	0,58	0,84	96,7
31—40	248	382	112	7,1	29	0,62	1,24	100,6
41—50	445	386	112	5,3	29	0,62	1,35	104,7
51—60	938	400	111	3,6	28	0,64	1,52	108,5
61—70	834	410	105	3,6	26	0,66	1,67	111,7
71—80	555	415	113	4,8	27	0,67	2,04	114,5
81—90	282	417	92	5,5	22	0,74	1,98	116,7
91—100	172	390	88	6,2	23	0,74	2,07	
>100	18	389	86	20,0	22	0,78	1,84	
Summe	3951							
b) Frauen								
1—5	111	61	46	4,4	75	0,61		
6—10	27	142	60	11,5	42	0,61	0,44	
11—15	23	192	71	14,9	37	0,60		
16—20	32	256	49	8,7	19	0,53	0,58	
21—30	118	292	85	7,8	29	0,53	0,72	90,6
31—40	192	303	79	5,7	26	0,53	0,81	94,3
41—50	362	317	89	4,7	28	0,55	1,39	100,4
51—60	566	338	104	4,4	31	0,54	1,28	107,9
61—70	652	361	101	4,0	28	0,60	1,65	115,8
71—80	453	364	85	4,0	23	0,65	1,78	122,0
81—90	297	393	93	5,4	24	0,74	1,72	118,0
90—100	279	336	73	4,4	21	0,78	1,83	
>100	49	318	68	9,7	21	0,80	2,44	
Summe	3161							

Lebensalter zu. Die funktionelle Eigenart des „Altersherzens" wurde ziemlich einheitlich gedeutet als eine mit dem Alter zunehmende Einschränkung der Leistungsreserve[42], als Reduktion der effektiven Reserve[43], als alternsbedingte Belastungsinsuffizienz[44], als ein Näherrücken an die Insuffizienzgrenze[45]. BÜRGER (1957, 1956) spricht von einer physiologischen senilen Herzinsuffizienz, WEZLER (1942, 1958) von einer latenten physiologischen Altersinsuffizienz, der nach KÖHLER (1965) eine physiologische Coronarinsuffizienz vorangeht, die zu einer Verminderung der Funktionsgüte führt[46].

Nach MICHEL (1960, 1965) gibt es keine Herzinsuffizienz des Greisenalters, sondern nur eine Herzinsuffizienz im Greisenalter. Die sog. „physiologische Altersinsuffizienz" habe weder in pathologischer noch in klinischer Hinsicht etwas mit dem Bild der hämodynamischen Herzinsuffizienz zu tun. Es sei überhaupt fraglich, ob die Altersinsuffizienz oder das „Vorrücken der Insuffizienzgrenze" als physiologischer Vorgang existieren.

Mit diesem Problem betreten wir schon wieder das Niemandsland zwischen Gesundheit und Krankheit. Wenn wir dieses Niemandsland dem physiologischen Bereich zuordnen, so ist das Altern ein physiologischer Vorgang mit allen Konsequenzen und beginnt mit der Befruchtung des Eies[47]. Ist das Altern aber ein pathologischer Vorgang, dann könnte man, zumindest vom 30. Lebensjahr an, das Altern als eine chronische Krankheit definieren, die mit dem Tode endet. Nach SHOCK (1961) kann Altern nicht gleichbedeutend mit Krankheit sein. Keine Untersuchung könne aber eine Krankheit an den an sich nicht kranken Patienten ausschließen. Es sei aber möglich, daß die sog. Altersveränderungen bei besserer Diagnostik in 20 Jahren nur Zeichen beginnender Krankheit seien.

Es fragt sich nun, ob man die Mechanismen, die im höheren Lebensalter zu einer Einschränkung oder Verminderung der funktionellen Anpassungsbreite des Herzens führen[48], aus dem Verhalten der Herzgewichte ableiten und verstehen kann?

Die Zunahme des Herzgewichtes nach dem 30. Lebensjahr geht mit einer Erhöhung des peripheren arteriellen Widerstandes einher. Wie im Abschnitt über die postnatale Evolutionsperiode ausgeführt wurde, wird dieses Wachstum des Herzens durch die Widerstandserhöhung im großen Kreislauf ausgelöst und kann als „Widerstandswachstum" oder „Druckwachstum" bezeichnet werden. Die gleichzeitige Verminderung des Schlagvolumens in diesem Lebensabschnitt soll zunächst ausgeklammert werden.

WEZLER (1942, 1958, 1969) hat die „physiologische Altersinsuffizienz des Herzens aus der Diskrepanz zwischen Zunahme des peripheren Widerstandes und Zuwachs der Herzmuskelmasse erklärt. Vom 55. Lebensjahre an entspreche der Gewichtsanstieg des Herzens nicht mehr der Zunahme der Belastung durch den steigenden arteriellen Widerstand. Während der Blutdruck weiter zunehme, setze bereits die Altersatrophie ein. WEZLER gründet seine Berechnungen auf die Herzgewichte einer kleineren selektierten Untersuchungsreihe an Auslesefällen von RÖSSLE und ROULET (1932), die bereits vom 55. Lebensjahr an eine Gewichtsverminderung zeigen.

Es erhebt sich die Frage, ob die Konzeption von WEZLER auch dann noch richtig ist, wenn man den Kalkulationen nicht nur größere Untersuchungsreihen über den Blutdruck, sondern auch eine große, nicht selektierte Untersuchungsreihe über das Herzgewicht zugrunde legt, bei der erst in der 10. Lebensdekade ein merklicher Abfall des mittleren Herzgewichtes zu verzeichnen ist.

---

[42] NÖCKER 1965, HARRIS 1970.   [43] LANDOWNE 1957.   [44] REINDELL u. a. 1967.
[45] SPANG 1954.   [46] STRAUZENBERG 1970.   [47] Minot 1908.   [48] LINZBACH 1955, 1960.

Nach den Tabellen des United States Department of Health, Education and Welfare. Public Health Service: Vital and Health Statistics. (Washington, 1964) und anderen Tabellen[49] ergibt sich für die Altersspanne von 30—80 Jahren, also in 50 Jahren, ein Zuwachs der interpolierten Mittelwerte des Blutdruckes zwischen Systole und Diastole bei Männern von 13 mm Hg, bei Frauen von 24 mm Hg (Tabelle 1).

Der mittlere, ziemlich gleichmäßige Zuwachs pro Jahr beträgt bei Männern 0,26 mm Hg oder 0,26% des Ausgangswertes mit 30 Jahren, bei Frauen 0,48 mm Hg oder 0,49%.

Dem relativen jährlichen Zuwachs des Blutdruckes der Männer von 0,26% steht ein relativer jährlicher Anstieg des Herzgewichtes von der 3. Lebensdekade an mit 0,27% gegenüber. Bei den Frauen entspricht dem jährlichen relativen Anstieg des Blutdruckes von 0,49% ein relativer jährlicher Gewichtszuwachs des Herzens von 0,5%.

Die Quotienten beider Zahlen, also Blutdruckanstieg (in %) zu Gewichtswachstum (in %) des Herzens sind bei Männern und Frauen gleich groß. Der Quotient beträgt bei Männern und Frauen 0,96. Hieraus kann man folgern, daß bei Männern und Frauen die Herzgewichte mit der gleichen Sensibilität und in gleichem Ausmaß bis zum 80. Lebensjahre auf den Zuwachs des arteriellen Widerstandes ansprechen. Die Ansprechbarkeit des Herzgewichtes auf den Blutdruck ist in der 3. und 4. Lebensdekade wegen der Stetigkeit der Quotienten in den einzelnen Altersklassen genau so gut abgestimmt wie in der 8. Lebensdekade. Die Sensibilität der strukturellen Anpassung des Myokards auf den Blutdruck ist also nicht alternsabhängig. (Linzbach, Akuamoa Boateng, 1972, 1. Teil).

Obwohl der Zuwachs der Herzgewichte bei Mann und Frau etwas langsamer erfolgt als der Anstieg des Blutdruckes, resultiert hieraus noch nicht, daß die Herzarbeit pro Gewichtseinheit Herzmuskel im Alter zunehmen muß. Denn in dem Zeitraum von der 3. bis zur 8. Dekade nimmt das Schlagvolumen um etwa 10—12 ml und jährlich um rund 0,5% ab[50]. Die relative Verminderung des Schlagvolumens kompensiert somit den jährlichen relativen Anstieg des Blutdruckes.

Die sehr geringgradige röntgenologisch nachweisbare Vergrößerung des Herzvolumens im Alter[51] ist deshalb sehr wahrscheinlich nur die Folge der Zunahme des Herzgewichtes und nicht einer Gefügedilatation, welche die Ökonomie der Muskelmechanik des Herzens beeinträchtigen könnte.

Unsere Berechnungen an einem sehr großen Untersuchungsgut sprechen bis zum 80. Lebensjahre gegen die Annahme einer „physiologischen Altersinsuffizienz" des Herzens durch eine relative Muskelatrophie.

Die Frage einer Diskrepanz zwischen Herzgewicht und Blutdruck könnte aber diskutiert werden für die Altersspanne von 90 bis zu 110 Jahren. In dieser Zeitspanne nimmt das mittlere Herzgewicht des Mannes um 28 g und pro Jahr um 1,34 g oder 0,335% ab. Das mittlere Herzgewicht der Frau vermindert sich sogar um 75 g oder 3,75 g (!) oder 0,96% (!) jährlich. Leider konnte ich für über 100jährige nur 27 Blutdruckwerte in der Literatur feststellen[52]. In diesen extremen Altersstufen liegen die Mittelwerte des Blutdruckes zwischen 121 und 116 mm Hg, entsprechen also denen der 80jährigen.

Ob man aber hieraus einen ausreichenden Grund für eine physiologische Altersinsuffizienz des Herzens herleiten kann, erscheint mir doch sehr fraglich. Denn

---

[49] Schlomka 1958, Wollheim, Moeller 1960, Harris 1970.
[50] Brandfonbrener, Landowne 1955, Korkuschko 1968.
[51] Reindell, Musshoff, Klepzig 1960, Nöcker 1965, Musshoff, Reindell 1969, Harris 1970.
[52] Obrecht 1951, Mathé u.a. 1965.

diese Herzen haben fast alle ziemlich deutliche krankhafte Veränderungen. Außerdem überlebten die Frauen meiner Sammlung, die vom 90. Lebensjahre an eine fast dreimal so starke Verminderung des Herzgewichtes aufwiesen, ihren 100. Geburtstag zweieinhalbmal häufiger als die Männer.

b) Die sogenannte Altersatrophie des Herzens

In fast allen Lehrbüchern wird als typische Veränderung des Herzens in hohem Lebensalter die „Altersatrophie" genannt, die häufig mit brauner Pigmentierung durch Lipofuscinablagerungen im Myokard einhergeht. Man spricht deshalb vom

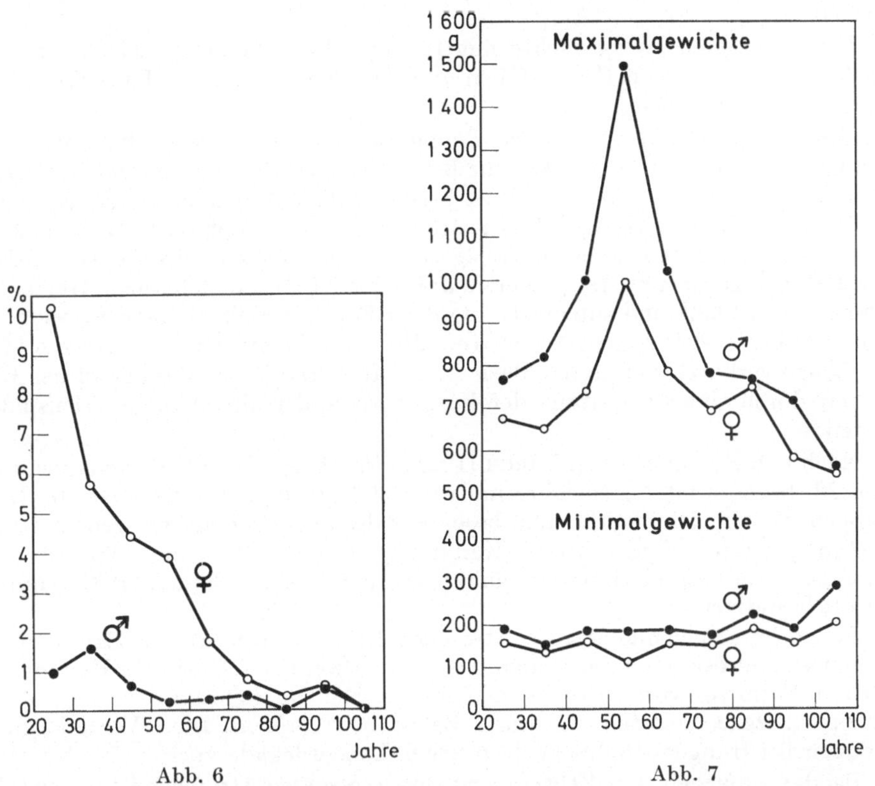

Abb. 6   Abb. 7

Abb. 6. Herzatrophie und Lebensalter. Ordinate: Herzgewichte unter 200 g in Prozent der Fälle der einzelnen Altersklassen bei Männern und Frauen. Abszisse: Lebensalter

Abb. 7. Maximal- (oben) und Minimalgewichte (unten) des Herzens bei Männern und Frauen. Ordinate: Herzgewichte in Gramm. Abszisse: Lebensalter

„braunatrophischen Altersherzen oder Greisenherzen". Dieses Festhalten an einer alten Vorstellung ist sehr merkwürdig, weil man seit vielen Jahren weiß, daß das mittlere Herzgewicht bis zur 8. Dekade zunimmt[53]. Selbst die mittleren Herzgewichte unserer 67 über 100jährigen liegen bei den Männern 23 g, bei den Frauen 26 g über den Mittelgewichten der 3. Lebensdekade.

Wenn es eine nennenswerte spezifische Altersatrophie geben sollte, dann müßten die Minimalgewichte des Herzens in jüngeren Altersklassen größer sein als in der 8.—11. Lebensdekade. Nach unseren Tabellen liegen die Minimal-

---

[53] GREENWOOD 1904, RÖSSLE, ROULET 1932, ROSAHN 1941, MEYER, PETER, SOLTH 1964.

gewichte des Herzens bei Männern und Frauen in der 9.—11. Lebensdekade aber um 80—100 g höher als die Minimalgewichte der 4. Dekade. In der 11. Dekade betrug das niedrigste Herzgewicht beim Manne 300 g, bei der Frau 210 g. Die Vergleichswerte der Minimalgewichte der 4. Dekade betragen dagegen 150 g und 145 g.

Bei jüngeren erwachsenen Männern und Frauen sind Herzgewichte unter 200 g gar nicht so selten.

Bei Frauen registrierten wir in der 3. Lebensdekade eine Häufigkeit von 10%, die bis zur 10. Dekade ziemlich kontinuierlich auf 0,67% absinkt, beim Mann von 1% auf 0,58%. Bei den 67 über 100jährigen fand sich kein Fall unter 200 g (Abb. 6 und 7).

Die niedrigsten Herzgewichte mit 120 und 140 g kommen bei jüngeren Erwachsenen in extremen Hungerfällen oder bei konsumierenden Krankheiten mit starken Wasserverlusten vor[54].

Die „einfache" Atrophie ohne Pigmentierung bei jüngeren Patienten zeigt Durchschnittsgewichte von 205 g für beide Geschlechter und kommt bei Frauen häufiger vor als bei Männern. Dies beruht z.T. auf den kleineren Ausgangsgewichten weiblicher Herzen. Das mittlere Gewicht atrophischer Herzen älterer Leute mit vermehrten Lipofuscinablagerungen im Myokard wird in der Literatur mit 231 g angegeben[55]. In jüngeren Jahren sind die atrophischen Herzen oft schmal und schlank und entsprechen in ihrer Form dem Tropfenherzen, wie es bei Mönckeberg (1924) abgebildet ist. Im Alter sind die atrophischen Herzen oft in der Länge verkürzt und an der Basis verbreitert. Die Verbreiterung an der Basis kommt durch eine Ausweitung der Klappenringe der Mitralis und Tricuspidalis zustande.

Nach den Messungen von Kirch (1921) nimmt der Umfang der Klappenringe vom 20. bis zum 90. Lebensjahre um rund 30% zu (vgl. Kapitel über die Herzklappen, S. 405). Die Verkürzung, besonders des linken Ventrikels, geht mit einer Abstumpfung des Winkels an der Kammerspitze und mit einem Tiefertreten der Ansatzstelle der Papillarmuskeln einher. Die Befunde von Kirch (1921) konnten wir oft bestätigen.

Bei hochgradigen numerischen Atrophien des Herzens in extremen Hungerfällen kann man mikroskopisch im Myokard einen herdförmigen Abbau der Herzmuskelzellen in Form von Hungerherden nachweisen. Die Durchmesser der überlebenden Herzmuskelzellen sind teilweise durch Zellödem vergrößert. Diese Veränderungen kommen bei Hungeratrophie auch in der 6. Lebensdekade vor[56].

Bei den einfachen ohne Zellschwund einhergehenden Atrophien ist in der Regel die Verkleinerung des mittleren Volumens und Durchmessers der Herzmuskelzellen stärker ausgeprägt als die Verkleinerung des Volumens ihrer Kerne. Die Kernplasmarelation ist deshalb bei atrophischen Herzen im Vergleich zu normalen oft zugunsten der Kerne verschoben. Die relativ großen Herzmuskelkerne sind deutlich auf dem Querschnitt durch das Myokard eines atrophischen rechten Ventrikels von 31 g bei Morbus Addison zu erkennen[57]. Auch in atrophischen Herzen alter Leute kommen gelegentlich relativ große Kerne vor (Abb. 8).

Während hochgradige Atrophien des Herzens mit zunehmendem Alter immer seltener werden, nimmt das Körpergewicht im hohen Lebensalter und besonders bei konsumierenden Krankheiten stärker und schneller ab als das Gewicht des lebenswichtigen Myokards. Hieraus ergibt sich in unseren Tabellen ebenso wie bei Rössle und Roulet (1932) eine Zunahme des relativen Herzgewichtes von rund

---

[54] Linzbach 1947.   [55] Hellerstein, Santiago-Stevenson 1950.
[56] Linzbach 1947.   [57] Linzbach 1955.

0,5% in der 3. Dekade auf 0,8% des Körpergewichts in der 11. Dekade (Tabelle 1a und b und Abb. 9).

Die Seltenheit hochgradiger Atrophien des Herzens im Alter beruht auf einem Selektionsvorgang. Starke Atrophien sind fast immer Ausdruck einer lebensbedrohenden konsumierenden Krankheit. Die sehr alten Leute sind nur deshalb

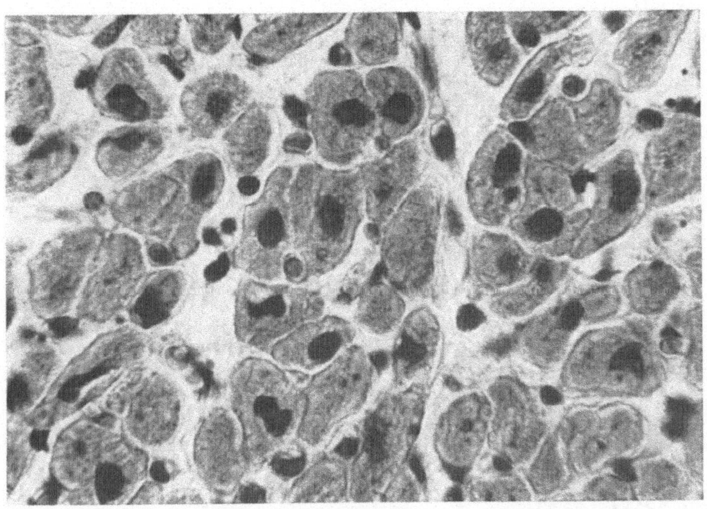

Abb. 8. Atrophie des Myokards im rechten Ventrikel mit relativer Vergrößerung der Herzmuskelkerne bei Morbus Addison. Gewicht des rechten Ventrikels 31 g. 38jährige Frau

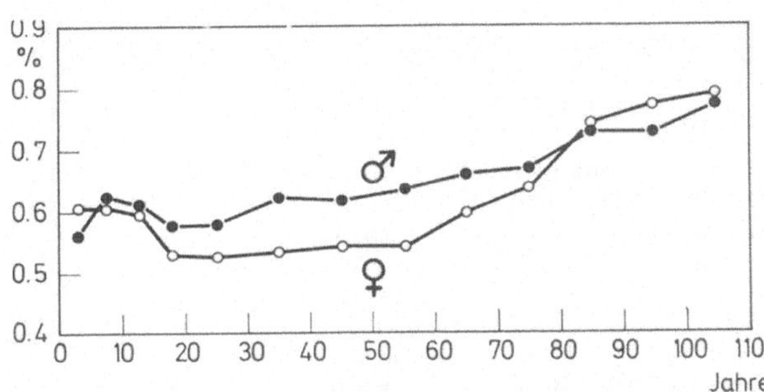

Abb. 9. Relatives Herzgewicht und Lebensalter. Ordinate: Herzgewicht in Prozent des Körpergewichtes bei Männern und Frauen. Abszisse: Lebensalter

so alt geworden, weil sie von solchen tödlichen konsumierenden Krankheiten verschont geblieben sind. Außerdem würden sie infolge ihrer alternsbedingten Einschränkung der Adaptationsbreite sterben, ehe sich so hochgradige Herzatrophien entwickeln können wie bei jugendlichen Personen. Schließlich ist auch das Ausgangsgewicht des Herzens vor einer konsumierenden Krankheit bei alten Leuten höher als bei jungen und oft besteht wegen der essentiellen Altershypertonie und Coronarsklerose eine irreversible Hypertrophie. Die Seltenheit der Herzatrophien könnte auch darauf zurückzuführen sein, daß in den letzten 20 Jahren schwere mit Kachexie einhergehende Krankheiten des hohen Lebensalters seltener sind als vor den Weltkriegen.

Zusammenfassend ergibt sich aus unseren Befunden:

1. Die Verminderung der mittleren Herzgewichte in der 10. und 11. Lebensdekade beruht nicht auf einer Zunahme der sog. Altersatrophie des Herzens.

2. Bei jüngeren Erwachsenen kommen stärkere Grade von Herzatrophie vor als bei alten Leuten.

3. Atrophien mit Herzgewichten unter 200 g sind bei jüngeren Personen häufiger als bei alten.

4. Die Herzatrophie ist kein spezifischer Altersbefund, sondern Begleiterscheinung von Krankheiten, die mit Kachexie einhergehen.

c) Die Herzhypertrophie im Alter

Die Häufigkeit der Herzhypertrophie nimmt mit dem Alter zu, ihr Schweregrad nimmt aber ab. Nach Howell und Piggot (1950, 1951) beträgt ihre Häufig-

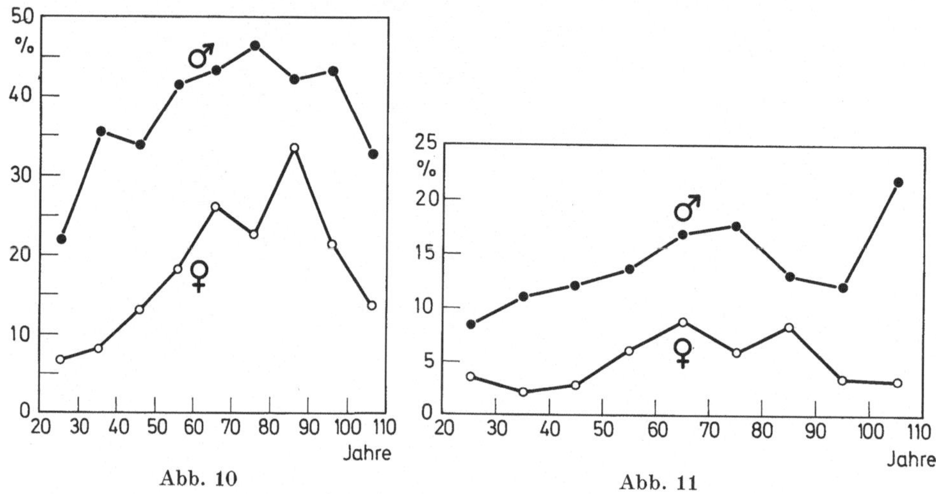

Abb. 10. Herzhypertrophie und Lebensalter. Ordinate: Anzahl der Herzgewichte über 400 g in Prozent der Fälle in den einzelnen Altersklassen. Abszisse: Lebensalter

Abb. 11. Herzhypertrophie und Lebensalter. Ordinate: Anzahl der Herzgewichte über 500 g in Prozent der Fälle in den einzelnen Altersklassen. Abszisse: Lebensalter

keit in der 8. Dekade 32%, in der 9. Dekade 48%, in der 10. Dekade 53%. Nach Willius und Smith (1932) steigt die Häufigkeit der Hypertrophie von 70% in der 8. Dekade auf 100% in der 10. Dekade. Diese Zahlenangaben sind nicht eindeutig, weil das zugrunde liegende Untersuchungsgut zu klein ist und die Herzhypertrophie quantitativ nicht einheitlich definiert wurde:

In unserem sehr großen Untersuchungsgut ergeben sich für Personen, die älter als 20 Jahre sind, folgende summarischen Häufigkeiten der Herzhypertrophie.

Bei 3691 Männern fanden sich Herzgewichte über 400 g in 1508 Fällen oder 41%, Herzhypertrophien über dem kritischen Herzgewicht von 500 g in 542 Fällen oder 15% und Herzgewichte über 600 g in 162 Fällen oder 4,4%. Bei 2968 Frauen fanden sich Herzgewichte über 400 g in 623 Fällen oder 21%, Gewichte über 500 g in 177 Fällen oder 6%, Gewichte über 600 g in 50 Fällen oder 1,7% (Abb. 10 und 11).

Die Herzhypertrophien über 400 g zeigen in der 3. Dekade eine Häufigkeit von 22% bei Männern und 7% bei Frauen. Im Laufe des Lebens nimmt die Häufigkeit zu und erreicht bei den Männern in der 8. Dekade ein Maximum von 47%, bei

Frauen in der 9. Dekade von 34%. Die Häufigkeit nimmt dann wieder ab und beträgt in der 11. Dekade bei Männern 33%, bei Frauen 14% (Abb. 10). Die Hypertrophien über 500 g verhalten sich ähnlich, zeigen aber merkwürdigerweise bei den Männern von der 10. zur 11. Dekade einen Anstieg von 12 auf 22% (Abb. 11). Die Ursache für dieses Verhalten bei über 100jährigen Männern konnte nicht geklärt werden. Wenn keine besondere Selektion durch die Krankenhäuser vorliegt, müßte man bei diesen über 100jährigen Männern mit Herzgewichten bis zu 570 g an Hypertonien denken, die erst im höchsten Alter durch Einengung der Nierenarterien im Sinne eines Drosselungshochdruckes entstanden sind und bei der Obduktion übersehen wurden.

Vereinzelte Fälle von hochgradigen Herzhypertrophien sind auch bei sehr alten Leuten keine Seltenheit. In unserer Untersuchungsreihe bei über 100jährigen Männern: 4 Herzhypertrophien über 500 g bei einem Maximalgewicht von 570 g. In der 10. Dekade: 21 Männer mit Hypertrophien über 500 g und 3 Männer mit Herzgewichten über 600 g. Das Maximalgewicht des Herzens bei einer 101jährigen Frau betrug in einem Fall, den ich Herrn Kollegen SYMMERS in London verdanke, 560 g! WERTHEMANN (1964) fand bei einer 93jährigen Frau eine Hypertrophie von 650 g und bei einem 92jährigen Mann eine Hypertrophie von 700 g. Hieraus folgt, daß sich auch sehr alte Leute, die über 100 Jahre alt sind, Herzhypertrophien bis fast 600 g leisten können, selbst mit verkalkender, aber nicht einengender Coronarsklerose.

Extreme Herzhypertrophien kommen bei älteren, aber nicht sehr alten Leuten vor. Maximalgewichte von 1500 g in der 6. Dekade, von 1030 g in der 7. Dekade, von 790 g in der 8. Dekade sind in unserer Reihe bei Männern registriert. Bei Frauen liegen Maximalgewichte von 1000 g in der 6. Dekade, von 795 g in der 7. Dekade und von 770 g in der 9. Dekade vor (Abb. 7). Ursache dieser Hypertrophien können Klappenfehler, Hypertonie und selten chronische Myokarditis sein.

Die Ansicht, daß die Herzen alter Menschen sich nicht mehr strukturell anpassen können, ist sicher falsch, solange die Coronarversorgung nicht zu stark eingeschränkt ist.

Im Experiment kann man bei alten Ratten von 21—26 Monaten durch Aortenligatur Druckhypertrophien erzeugen[58]. Extreme Gewichte kommen aber auch hier nicht vor.

Die Abnahme der Häufigkeit pathologischer Herzhypertrophien im sehr hohen Lebensalter spricht ebenso wie das Verhalten der Atrophien für einen Selektionsmechanismus. Abnorme Herzgewichte über 500 g sind Zeichen einer chronischen krankhaften Überlastung des Herzens infolge Hypertonie (Druckbelastung), Klappenfehlern (Druckbelastung und/oder Volumenbelastung), chronischer Myokarditis (Spannungsbelastung durch Dilatation). Diese Überlastungen des Herzens führen über die strukturellen Anpassungsformen des Herzens, der Hypertrophie und Hyperplasie zur chronischen Herzinsuffizienz und zum Tode[59]. Das heißt, nur diejenigen Personen haben in der Regel die Chance, ein sehr hohes Lebensalter zu erreichen, deren Herz zeit ihres Lebens einer angenähert normalen Belastung ausgesetzt war, oder deren Herzgewicht zeit ihres Lebens nicht nennenswert über oder unter einem Mittelwert von 330 g lag.

d) Die Variation der Herzgewichte im Alter

Wenn pathologische Hypertrophien und Atrophien als Ausdruck chronischer Krankheiten ausgesprochen lebensverkürzend wirken, dann werden infolge eines Selektionsmechanismus nur die Leute sehr alt, die während ihres Lebens immer ein normales Herzgewicht hatten und deren Herzen nie einer krankhaften Druck-,

---

[58] HÜGIN, VERZAR 1956.   [59] LINZBACH 1947, 1959, 1960, 1967, 1970.

Volumen- oder Spannungsbelastung oder einer Atrophie ausgesetzt waren. Das ist der Grund, weshalb das mittlere Herzgewicht der 100jährigen angenähert wieder dem Mittelwert der 3. Lebensdekade entspricht. Diese gesunden Leute haben die anderen überlebt und sind übrig geblieben. Wenn das so ist, dann muß die Variation der Herzgewichte nicht, wie man bisher glaubte, mit zunehmendem Alter größer, sondern kleiner werden. Die statistischen Berechnungen an unserem Zahlenmaterial, die unter Beratung von Dr. Spieckermann am Physiologischen Institut der Universität Göttingen durchgeführt wurden, ergeben folgendes Bild.

In der Jugend, besonders während der Pubertät, ist bis zum Abschluß des Wachstums ein steiler Anstieg der Standardabweichung (S_x) zu verzeichnen. Von der 3. bis zur 8. Dekade bleiben die Werte angenähert konstant und fallen in der

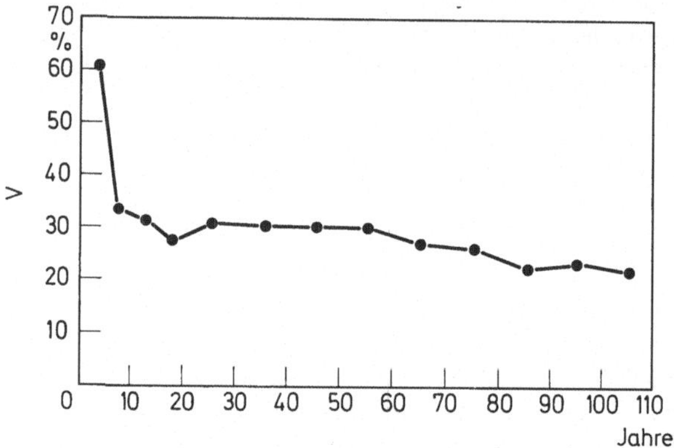

Abb. 12. Variabilität der Herzgewichte und Lebensalter. Ordinate: Pearsonscher Variabilitätskoeffizient v [%], zusammengefaßt für Männer und Frauen, die sich weitgehend gleichartig verhalten. Abszisse: Lebensalter

9. und 10. Dekade deutlich ab. Diese Verkleinerung der Standardabweichung in der 9. und 10. Dekade ist statistisch gut gesichert. Der Anstieg von S_x in der Jugend ist z.T. scheinbar, weil die absoluten Werte der Variation schon allein wegen der steigenden Herzgewichte in der Wachstumsperiode zunehmen müssen. Aus diesem Grunde wurden die relativen Werte von S_x als Standardabweichungen in Prozent des mittleren Herzgewichtes für die einzelnen Altersklassen berechnet (Pearsonscher Variabilitätskoeffizient $= v$[%]). Diese relativen Standardabweichungen kennzeichnen die Veränderungen der reinen Variation unabhängig vom mittleren Herzgewicht der Altersklassen besser als die absoluten Werte von S_x. Nach Abnahme der Variation im Wachstumsalter bis zum 20. Lebensjahre sind die Werte von der 3. bis zur 6. Lebensdekade konstant. Erst wenn in der 7. Lebensdekade das „Sterben" beginnt, wird die Selektion wirksam. Die Personen mit zu hohem und zu niedrigem Herzgewicht sterben ab. Die Variation wird eingeengt, und die Leute mit nicht zu starken Abweichungen von normalen Herzgewichten haben die Chance, sehr alt zu werden (Abb. 12).

4. Biochemische Veränderungen des Herzmuskels

Bürger hat in Zusammenarbeit mit Lohmann (1955) und seinen beiden Doktoranden Bredy und Kreisel die chemischen Veränderungen an 174 menschlichen Herzen bei Unfalltod und Suicid in den Altersklassen von 1—90 Jahren systematisch untersucht[60].

---

[60] Bürger, Lohmann 1963.

Wir fassen die Ergebnisse zusammen.

Der Wassergehalt des Herzens verändert sich während des Lebens kaum. Von 80,2% sinkt er erst in den höchsten Altersstufen im Mittel auf 78,3% ab.

Die Abnahme von Kalium, Calcium und Natrium ist wie in allen Organen sehr gering.

Der Gesamtstickstoff zeigt eine Verminderung von 12,5% auf 11,25% bei über 80jährigen.

Aminosäuren: Ausgehend von der Summe aller Aminosäuren des Herzens mit 100% ergeben sich für Männer folgende Veränderungen im Alter. Leucin in der 1. Lebensdekade 22,8%, in der 9. Dekade 9,6%. Alanin in der 1. Dekade 17,9%, in der 9. Dekade 11,3%. Glutaminsäure in der 1. Dekade 9,4%, in der 9. 20,4%. Asparaginsäure in der 1. Dekade 9,8%, in der 9. 14%. Diese Verschiebungen in den Konzentrationen der Aminosäuren deuten auf einen Umbau der Eiweiß-fraktionen im Alter hin.

Der Lipoidgehalt zeigt besonders bei Frauen eine Zunahme von 20 auf 28% in der 7. Dekade.

Lipoidphosphor etwas abfallend.

Schwefel nur wenig verändert.

Contractile Proteine zeigen im Alter eine Abnahme der löslichen Fraktion von 19 auf 14,8 g pro 100 g Gewebe[61]. Nach HARMAN, WEBSTER (1949) sind keine Veränderungen des Gesamtstickstoffs der Proteine, der Konzentration der alkali-unlöslichen Proteine, des Kollagens und des Elastins nachweisbar.

Ungeklärt ist bisher der Mechanismus der Zunahme der Glykogenkonzentration in den Herzen alter Meerschweinchen[62]. Das gleiche gilt für die elektronenoptisch nachgewiesene Vermehrung der Glykogengranula in den Herzmuskelzellen alter Drosophilafliegen, die oft mit degenerativen Veränderungen an den Mitochondrien einhergeht[63].

An 100—1000 Tage alten Ratten wiesen ALPERT, GALE, TAYLOR (1967) eine Abnahme der ATPase-Aktivität des Actomyosins bei verschiedenen Ca-Konzentrationen nach, die bei älteren Tieren 14% niedriger ist als bei jungen. Muskelmechanische Untersuchungen an den gleichen Herzen zeigen eine ausgesprochene Korrelation der mechanischen zu den biochemischen Eigenschaften. Die verminderte ATPase-Aktivität geht für verschiedene Belastungen des Muskels mit einer Verminderung der Verkürzungsgeschwindigkeit einher. Die muskelmechanischen Veränderungen der alten Ratten sind auf die Verminderung der ATPase-Aktivität zu beziehen und nach Ansicht der Verfasser nicht auf obskure Alternsveränderungen. Nach anderen Untersuchern soll an isolierten Herzen alter Tiere die ATPase-Aktivität aber nicht vermindert sein[64].

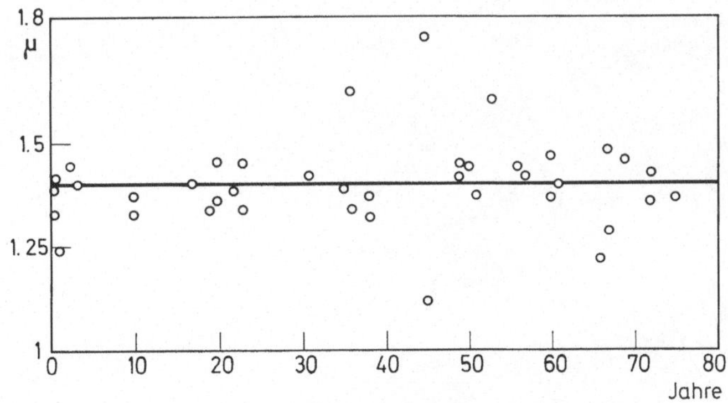

Abb. 13. Länge der Sarkomeren und Lebensalter. Ordinate: mittlere Abstände der Z-Streifen bzw. der Längen der Sarkomeren in μ. Abszisse: Lebensalter. Linker Ventrikel

---

[61] KING, zit. nach BÜRGER.   [62] SWIGART et al. 1961.   [63] BURCH et al. 1970.
[64] BENSON 1955, BENSON et al. 1958, HASSELBACH 1959.

5. Strukturelle Veränderungen des Herzmuskels

a) Der contractile Apparat

In eigenen quantitativen Untersuchungen an menschlichen Herzen wurden weder im linken noch im rechten Ventrikel alternsabhängige Veränderungen der Abstände der Z-Streifen bzw. der Länge der Sarkomeren (Abb. 13), noch der

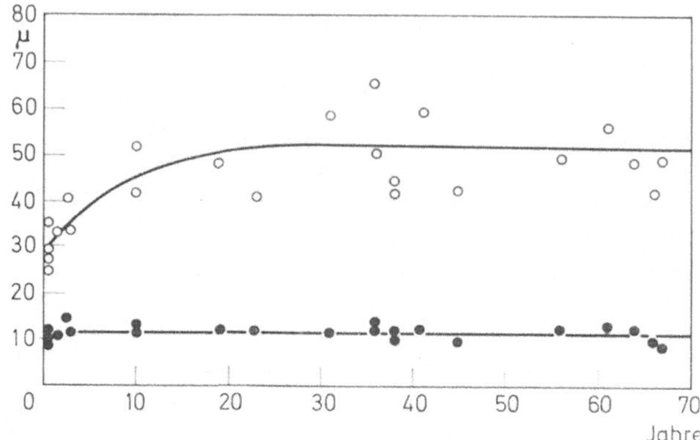

Abb. 14. Ordinate: ● Mittlere Kernlängen in μ; ○ mittlere longitudinale Kernabstände in μ. (Kernlänge + Kernabstand entspricht der mittleren Länge der Herzmuskelzellen.) Abszisse: Lebensalter. Linker Ventrikel

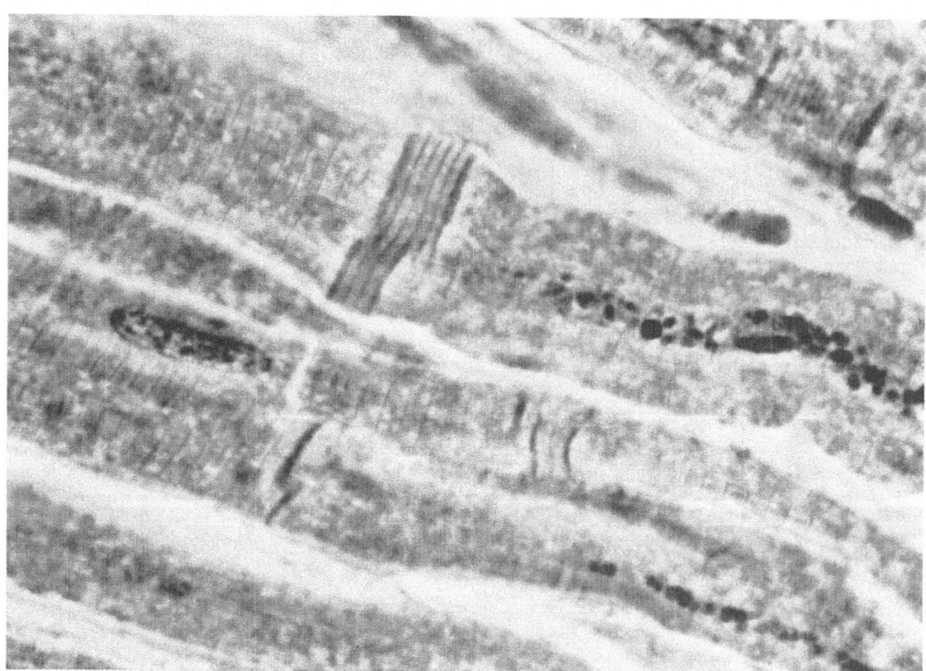

Abb. 15. Kontraktionsband einer dilatierten Muskelzelle im Myokard des linken Ventrikels bei einer 93jährigen Frau. Die Abstände der Z-Streifen im Kontraktionsband betragen etwa 1 μ. Die anderen Sarkomeren diastolisch, mit Abständen der Z-Streifen von 2—2,2 μ. Mehrere sehr eigenartig verdichtete Sarkomeren oder Glanzstreifen? Die dunklen Körner entsprechen Lipofuscinablagerungen. Sudan-Färbung. Aufnahme im Phasenkontrast

Kernlängen und der Längen der Herzmuskelzellen (Abb. 14) nachgewiesen. Manchmal kommen im Myokard alter Leute sog. Kontraktionsstreifen vor. Es handelt sich hierbei um quer zur Faserrichtung verlaufende bandartige Streifen von etwa 10—20 μ Breite, in deren Bereich die Sarkomeren eine Überkontraktion (Delta-Zustand?) zeigen. Die Abstände der Z-Streifen betragen im Bereich dieser Bänder, nicht wie bei normaler Totenstarre 1,5 μ, sondern 0,9—1 μ (Abb. 15). Da man diese Kontraktionsbänder häufig in Nachbarschaft von Infarkten findet, werden sie wahrscheinlich durch örtliche Verminderung der Sauerstoffspannung im Gewebe hervorgerufen, die nicht so hochgradig ist, eine Einzelzellnekrose oder eine kleine Gruppennekrose von Herzmuskelzellen hervorzurufen.

Nach DOGLIOTTI (1931) soll die mittlere Querschnittsfläche der Herzmuskel-zellen im Alter kleiner werden. Nach unseren Messungen kann dies nicht richtig sein, weil die Querschnittsfläche der Muskelzellen vom Herzgewicht abhängt und nicht vom Alter (vgl. auch Abb. 16). Ohne Angaben über die Herzgewichte kann man die Meßergebnisse von DOGLIOTTI nicht interpretieren.

Die Dichte der Myofibrillen auf Querschnitten der Herzmuskelzellen ist nach meinen Schätzungen nicht vermindert.

b) Herzmuskelkerne

Die Anzahl der Herzmuskelkerne ändert sich in normalen Herzen mit normalen Gewichten auch in hohen Altersstufen nicht[65] (Abb. 16). Vergrößerung der mitt-leren Kernvolumina und der Anzahl der Herzmuskelkerne wird nur bei krankhafter

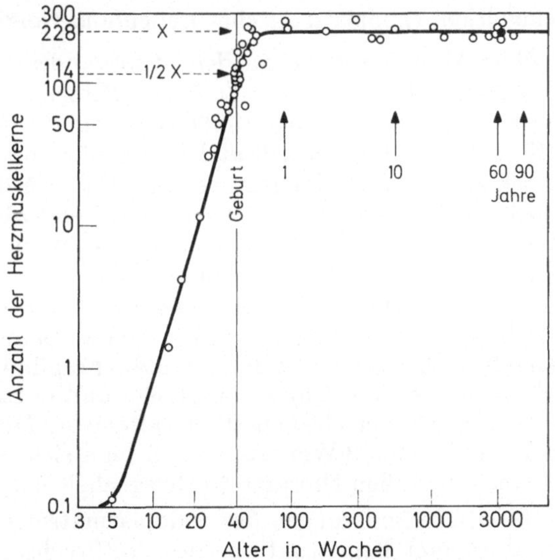

Abb. 16. Ordinate: Anzahl der Herz-Muskelkerne vor und nach der Geburt. Abszisse: Lebens-alter in Wochen. X = Konstante, ● atrophisches Herz mit einem Gewicht beider Ventrikel von zusammen 86 g. Doppelt logarithmisches Raster. (Werte nach Zählungen von W. HORT 1955)

struktureller Adaptation infolge Hypertrophie und Hyperplasie beobachtet. Ver-minderung der Kernzahlen kommt nur als Folge krankhafter Zerstörung von Herzmuskelzellen bei coronarer Herzkrankheit, bei Myokarditis und numerischer

---

[65] HORT 1955.

Atrophie bei schweren Hungerfällen vor[66]. Bei Atrophien, wie z.B. in einem Fall von Addisonscher Krankheit, nimmt das Volumen der Herzmuskelzellen schneller ab als das Kernvolumen, so daß es zu einer Erhöhung der Kernplasmarelation zugunsten der Kerne kommt (Abb. 8). Ähnliche Veränderungen sind aber in Greisenherzen selten.

Zwischen dem 3. und 8. Lebensjahr beginnt die Polyploidisierung der Herzmuskelkerne. Die Anzahl der diploiden Kerne vermindert sich von 85% auf 35%. Die Tetraploiden nehmen zu von 15 auf 65%. Dieses Verteilungsmuster bleibt unabhängig vom Alter bestehen. Das gilt auch für die Herzgewichte von 210 bis 280 g. Aneuploide Kerne sind im Alter nicht vermehrt[67]. Histon- und Nichthistonproteine sind in Muskelkernen von Altersherzen in gleicher Menge enthalten wie in normal schweren Herzen jüngerer Menschen[68].

Die an menschlichen Herzohren bei Mitralstenose nachgewiesene alternsabhängige Zunahme der Häufigkeit polyploider Herzmuskelkerne gilt nur bis zum Alter von 55 Jahren. Der einzige ältere Patient von 85 Jahren zeigte diese Veränderung nicht[69].

Chemisch sind DNS- und RNS-Gehalt des Herzens vom 15. bis zum 80. Lebensjahre fast konstant[70].

Die mittlere Kernlänge von 11 μ ändert sich bei normalen Herzgewichten im Alter nicht[71] (Abb. 14).

Chromosomenveränderungen wurden bisher nicht nachgewiesen.

c) Mitochondrien, endoplasmatisches Reticulum, Golgi-Apparat

Die Angaben über Alternsprozesse an den Mitochondrien sind sehr problematisch[72]. Nach Remane (1969) soll die Zahl der Mitochondrien im Alter abnehmen; nach Kment u. Mitarb. (1966, 1966a) sollen die mit Mitochondrien besetzten Schnittflächen der Herzmuskel- und Leberzellen mit dem Alter größer, die einzelnen Mitochondrien aber kleiner werden. Das würde also einer Vermehrung der Mitochondrien entsprechen. Gleichzeitig soll aber die Sauerstoffaufnahme an Herz- und Lebergewebe von Ratten und Hühnern mit zunehmendem Alter abnehmen[73] (Zusammenfassung bei Kohn 1971).

An Mitochondrien der Rattenleber wurde eine verminderte Phosphorylierung am Substrat β-Hydroxybutyrat nachgewiesen[74]. Diese Befunde wurden nicht bestätigt[75]. Die Angaben über erhöhte Vulnerabilität, Fragilität, Schwellung und Schrumpfung sind mit großer Vorsicht zu beurteilen und mitunter schwer gegen Kunstprodukte abgrenzbar[76]. Verschiedene Bestandteile der Mitochondrien zeigen einen Turnover von weniger als 2 Wochen, so daß man sich fragen muß, ob die Mitochondrien bei einer so großen Umsatzrate Gelegenheit haben zu altern[77].

Angaben über Alternsveränderungen des endoplasmatischen Reticulums, des Golgi-Apparates und anderer Feinstrukturen des Stoffwechsels der Herzmuskelzellen liegen nicht vor. Diese Strukturen werden in den neuen Monographien über die Anatomie des Alterns von Andrew (1970) noch nicht einmal im Register erwähnt, mit Ausnahme der Mitochondrien in Ganglienzellen.

---

[66] Linzbach 1947, 1960.
[67] Sandritter, Scomazzoni 1964, Kompmann, Paddags, Sandritter 1966, Fischer et al. 1970, Adler, Sandritter 1970.
[68] Fischer et al. 1970.   [69] Pfitzer, Capurso 1970.   [70] Wüst 1960.
[71] Linzbach 1956, 1958.   [72] Strehler 1962, 1963, Bertolini 1969.
[73] Leibetseder 1961/62, Kment u. Mitarb. 1967.   [74] Weinbach 1959.
[75] Barrows u. Mitarb. 1960.   [76] Payne 1946, Strehler 1963.
[77] Fletcher, Sanadi 1961.

d) Lipofuscinablagerung

Die braune Atrophie wird in allen Lehrbüchern als typische Alternsveränderung des Herzens genannt und gehört zum eisernen Bestand unseres Wissens. Dies ist sehr merkwürdig, weil wir seit vielen Jahren wissen, daß das Greisenherz keineswegs atrophisch ist, die Ablagerung des Lipofuscins unabhängig von einer Atrophie des Herzens erfolgt und bei plötzlich verstorbenen gesunden jüngeren Personen nachgewiesen werden kann, bei Hypertrophie des Herzens häufiger vorhanden sein soll als bei Atrophie und schon bei 7jährigen Kindern im Herzen vorkommt[78]. Die ungewöhnlich starke Pigmentierung, die man gelegentlich in atrophischen

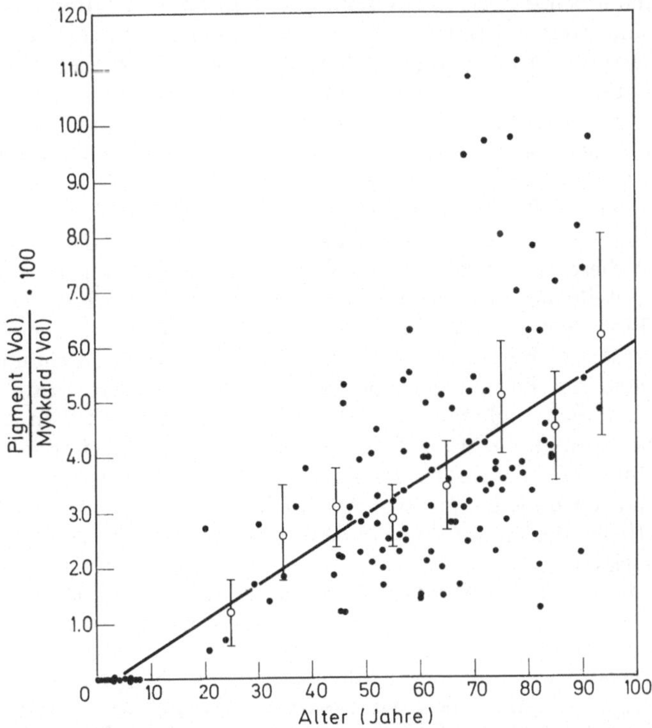

Abb. 17. Lipofuscin des Herzens und Lebensalter. Ordinate: Volumenprozent Lipofuscin pro Volumenprozent Myokard. Abszisse: Lebensalter. (Nach STREHLER 1962)

Herzen bei konsumierenden Krankheiten und mitunter auch im Alter beobachten kann, kommt teilweise durch eine relative Pigmentvermehrung zustande, indem die Herzmuskelmasse an Volumen abnimmt, das schwer lösliche Lipofuscin aber nicht abgebaut und aufgelöst wird. Es gibt aber auch atrophische Herzen im Alter bei schwerer Kachexie, die kaum pigmentiert sind.

Die goldgelbe Eigenfluorescenz des Lipofuscins an den Kernpolen der Herzmuskelzellen[79] gestattet eine gute quantitative Beurteilung der Ablagerung, die nach STREHLER (1962, 1963) pro Dekade einen mittleren Zuwachs von 0,3% des Herzvolumens oder 0,6% des Volumens der Herzmuskelzellen ausmacht. Mit 90 Jahren beträgt somit der mittlere Lipofuscingehalt 6—7% des Volumens der Herzmuskelzellen (Abb. 17). Wie aus der Abbildung von STREHLER (1962) hervor-

[78] BÖHMIG 1937, KOBAYASKY 1939, GIORDANO et al. 1963, DOERR 1970.
[79] HAMPERL 1934.

geht, ist die Streuung des Lipofuscingehaltes im Herzen sehr groß. In der 3. Lebensdekade kommen einzelne Lipofuscinwerte vor, die im Durchschnitt erst in der 6. Dekade erreicht werden. Für die Beurteilung erscheint mir wichtig, daß das Pigment vor dem 7. Lebensjahre praktisch nicht vorkommt. Obwohl eine Zunahme des Pigmentes im Ablauf des Lebens nicht geleugnet werden kann, darf man hieraus allein noch nicht auf einen altersspezifischen Prozeß schließen.

In früheren Jahren hat man das Pigment als Alters- oder Abnutzungspigment bezeichnet, um damit auszudrücken, daß es sich um eine irreversible intracelluläre Ablagerung von pigmentierten Schlackenstoffen handle[80]. Bachmann (1953) stellte fest, daß die Ablagerung von Lipofuscin in der Leber durchaus reversibel sein kann. Ich möchte doch bezweifeln, daß man das Verhalten des Pigmentes in der Leber ohne weiteres auf das Herz übertragen kann. Im Gegensatz zu den perennen postmitotischen Herzmuskelzellen haben die Leberzellen eine beschränkte Lebensdauer mit einer Halbwertszeit in der Größenordnung von 1—2 Jahren. So ist es durchaus verständlich, daß bei einem Infekt der Leber, wie z.B. bei Virushepatitis, die pigmentierten Leberzellen des Läppchenzentrums selektiv und wahrscheinlich in größerem Ausmaß zugrunde gehen, als wir bisher angenommen haben. Durch diese Nekrosen der pigmentbeladenen Zellen kann die Leber ihr Pigment verlieren. Für die postmitotischen Herzmuskelzellen des Menschen ist diese Reversibilität der Pigmentablagerung bisher nicht bewiesen.

Chemisch stellt das Lipofuscin ein kompliziertes Gemisch aus Lipiden (20 bis 50%) und Proteinen (15—30%) dar[81]. Unter den Lipiden überwiegen schwer lösliche, ungesättigte Fettsäuren und Phospholipide. Bei den Proteinen handelt es sich vorwiegend um Fermenteiweiß. Nachgewiesen wurden: saure Phosphatase, Kathepsin, Esterase und Spuren von Ribo- und Desoxyribonuclease. Dieses Enzymmuster spricht dafür, daß die Pigmentbildung im Bereich geschädigter Lysosomen entsteht[82]. Obwohl eine enzymatische Verwandtschaft mit Fermenten der Mitochondrien und der Mikrosomen nicht besteht, wurde elektronenoptisch eine enge örtliche Beziehung des Pigmentes zu teilweise geschädigten Mitochondrien nachgewiesen[83].

Nach Gedigk und Fischer (1959) treten die im Pigment abgelagerten Oxydations- und Polymerisationsprodukte ungesättigter Fettsäuren im normalen Fettstoffwechsel nicht auf, so daß man diese Stoffe durchaus als Schlacken des intermediären Lipidstoffwechsels bezeichnen kann. Dies berechtige aber nicht, eine lipofuscinhaltige Zelle als funktionsuntüchtig zu bezeichnen. Durch diese neueren Untersuchungen wird die Schlackentheorie[84] aufgewertet. Die wahrscheinlich zur Pigmentablagerung parallel verlaufenden Veränderungen an den Mitochondrien sprechen für einen degenerativen Prozeß, so daß die Akkumulation der schwer löslichen Lipide eher Folge einer Zellschädigung als reine Altersfolge ist[85]. Für eine mögliche Bedeutung eines örtlichen Sauerstoffmangels im Gewebe könnte die Beobachtung von Doerr (1970) sprechen, wonach die Lipofuscinablagerung im Myokard rhythmisch-segmental erfolgen kann.

e) Basophile Degeneration

Bei der basophilen Degeneration der Herzmuskelzellen, die zuerst von Geipel im Jahre 1905 beschrieben wurde, finden sich in einzelnen Herzmuskelzellen

---

[80] Hueck 1921, Mönckeberg 1924, Aschoff 1938, Doerr 1970.
[81] Siebert et al. 1955, 1962, Heidenreich, Siebert 1955, 1956, Gedigk, Fischer 1959, Strehler 1963, Björkerud 1964.
[82] Novikoff 1961, Malkoff, Strehler 1963, Strehler 1963, Andrew 1968.
[83] Poche 1958, Duncan et al. 1960, Heinzel 1960.
[84] Hueck 1921.   [85] Sulkin, Srivanij 1960.

zentral gelegene spindelförmige Vacuolen, die homogenes und manchmal auch ganz fein gekörntes basophiles Material enthalten. Innerhalb der basophilen Massen liegt der oft deformierte Kern der Herzmuskelzelle (Abb. 18).

In späteren systematischen Untersuchungen[86] konnte nachgewiesen werden, daß es sich hierbei keineswegs um eine seltene Veränderung handelt. Obwohl im Einzelfall immer nur wenige Herzmuskelzellen betroffen sind, zeigt die Altersverteilung einen ähnlichen Charakter wie bei der Lipofuscinablagerung. UMEDA (1940) konnte vereinzelte basophil veränderte Herzmuskelzellen bei einem 6jährigen Kind nachweisen. Im Laufe des Lebens nimmt die Häufigkeit zu. In der

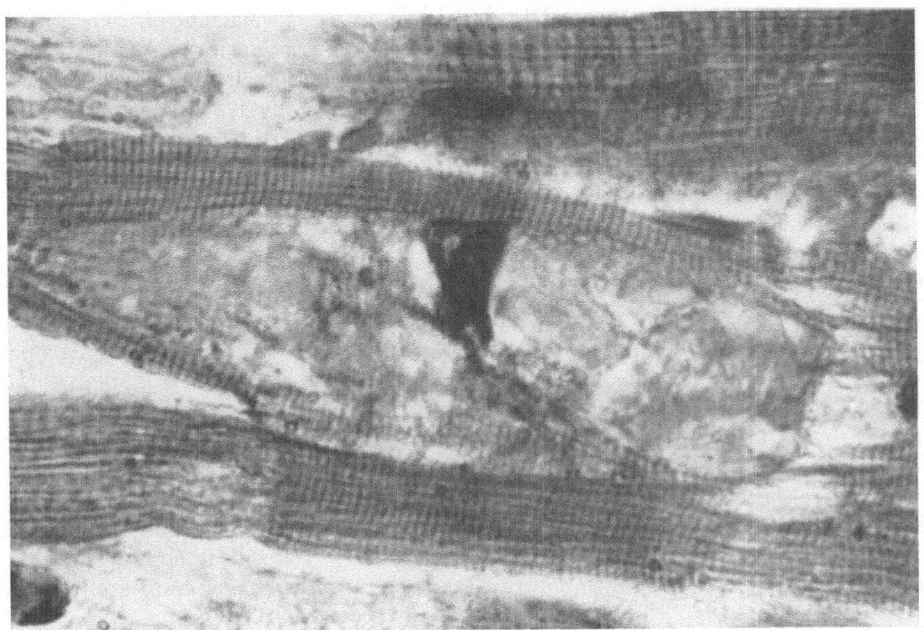

Abb. 18. Basophile Degeneration einer Herzmuskelzelle. Im Zentrum der mit basophilem Material gefüllten Vacuole liegt der deformierte Kern der Muskelzelle

4. Dekade fand HAUMEDER (1935) basophile Degenerate in 22,5% der untersuchten Fälle, in der 6. Dekade 41,4%, in der 8. Dekade 38,7%. ROSAI und LASCANO (1970) fanden die Veränderung nach dem 11. Lebensjahre in 88,8%, wobei die Intensität von der 6. Lebensdekade an beträchtlich zunimmt.

Da die basophile Degeneration schon bei Kindern vorkommt, scheint es sich hierbei, ebenso wie bei der Lipofuscinablagerung, nicht um eine altersspezifische Veränderung zu handeln.

Elektronenoptische Untersuchungen ergaben[87], daß das basophile Material aus einem Netzwerk kurzer gerader Fibrillen mit einem Durchmesser von 60—100 Å-Einheiten in wechselnder Dichte besteht. Eingelagert sind Glykogen-Granula mit Durchmessern von 150—600 Å-Einheiten sowie Reste degenerierter Mitochondrien, abgelöste Fragmente von Myofilamenten und Myelinfiguren. Eine abgrenzende Membran konnte nicht nachgewiesen werden. Diese Befunde sprechen dafür, daß die basophilen Degenerate in geschädigten Herzmuskelzellen entstehen.

[86] HAUMEDER 1935, LIEBEGOTT 1936, UMEDA 1940.
[87] KOSEK, ANGELL 1970, ROSAI, LASCANO 1970.

Die Anfärbbarkeit des basophilen Materials mit Best-Carmin und die Ergebnisse der histochemischen Untersuchungen: positive PAS-Reaktion, Anfärbbarkeit mit Anilinblau, kolloidalem Eisen, Alcianblau, Ausschluß von DNS und RNS sprechen zunächst dafür, daß es sich um Muco- oder Glykoproteine oder Mucopolysaccharide handeln könnte. Deshalb auch die Bezeichnungen: mucoide, mucinöse Degeneration oder Glykoproteindegeneration[88].

Neue histochemische Untersuchungen von Rosai und Lascano (1970) ergaben, daß es sich bei dem Material der basophilen Degenerate nicht um Glyko-Muco-Proteine oder saure Mucopolysaccharide handeln kann, sondern um ein Polyglucosan, d. h. ein Polysaccharid vom Typus des Glykogens, das aus α D-Glucose-Einheiten aufgebaut ist. Dieses Glucosan, dessen Eigenschaften mit den Corpora amylacea, den Laforakörpern bei myoklonischer Epilepsie und den Ablagerungen bei Typ IX-Glykogenose übereinstimmt, unterscheidet sich vom normalen Glykogen durch ein anderes Verzweigungsmuster mit wahrscheinlich langen Außenketten und wenig Verzweigungspunkten. Die Verfasser nehmen an, daß es sich bei diesem Polyglucosan um ein unlösliches Nebenprodukt des Glykogenstoffwechsels handelt und seiner Entstehung und Ablagerung wahrscheinlich eine erworbene Unzulänglichkeit eines oder mehrerer Enzyme des Glykogenstoffwechsels zugrunde liegt.

Diese Befunde sind deshalb interessant, weil die basophilen Degenerate nicht nur im Alter zunehmen, sondern auch bei anderen Krankheiten mit Glykogenstoffwechselstörungen unabhängig vom Lebensalter, oft in exzessivem Ausmaß, vorkommen. Das gilt für die familiäre Form der myoklonischen Epilepsie (Lafora), die idiopathische Myokardiopathie und den Hypothyreoidismus. Doerr und Holldack (1948) wiesen den ungewöhnlich starken Befall der Herzmuskelzellen mit basophilen Degeneraten im Myxödemherz nach und konnten zeigen, daß die Herzmuskelzellen ebenso wie bei der vacuolären Verfettung[89] das Material in das Bindegewebe ausstoßen können. Da die basophile Degeneration, vom Myxödemherzen abgesehen, immer nur in ganz vereinzelten Herzmuskelzellen nachweisbar ist, ist sie funktionell für das Herz bedeutungslos und kann die Einschränkung der Anpassungsbreite des Altersherzens nicht erklären.

Die Befunde bei der basophilen Degeneration legen den Gedanken nahe, daß es sich hierbei um eine celluläre Stoffwechselstörung handelt, die durch eine exogen oder endogen ausgelöste somatische Mutation mit entsprechendem Enzymdefekt in polyploiden Herzmuskelzellen entsteht. Dieses Konzept nimmt an, daß es sich um mutagene Prozesse mit einer bestimmten „Trefferwahrscheinlichkeit" handelt, die bereits in der Jugend beginnen, zu einer Anhäufung der betroffenen Zellen im Alter führen und bei den genannten Krankheiten in größerem Ausmaß teils endogen, teils exogen ausgelöst werden. Die Entstehung der basophilen Degeneration könnte somit im Sinne der modernen genetischen Alternstheorie[90] gedeutet werden. Für diese Ansicht würde vor allem sprechen, daß immer nur vereinzelte Herzmuskelzellen befallen sind.

f) Vacuoläre Verfettung

Eine sehr seltene Veränderung im Myokard alter Leute ist die vacuoläre Verfettung[91]. Bei dieser Veränderung sieht man in einzelnen Herzmuskelzellen längsgerichtete Vacuolen von ovaler Form, die tropfiges und körniges Material enthalten, das vorwiegend sudanophil ist. Einige dieser Vacuolen liegen dicht unter

---

[88] Croxatto, Chiriboga 1950, Puccini, Stigliani 1950, Scotti 1955, Nasu 1962, Haust et al. 1962, Doerr 1952, 1970.
[89] Linzbach 1952.   [90] Curtis 1968.   [91] Linzbach 1952.

dem Sarkolemm, das schließlich einreißt. An diesen Stellen wird der Inhalt der Vacuolen in das Bindegewebe ausgestoßen (Abb. 19). Man sieht dann mitunter frei im Bindegewebe Konglomerate des Vacuoleninhaltes, während die anliegenden Herzmuskelzellen wieder völlig intakt erscheinen.

Es könnte sich hierbei um isolierte, durch somatische Mutationen entstandene Stoffwechselstörungen vereinzelter Herzmuskelzellen handeln, die zu einer intracellulären Anhäufung von Schlackenstoffen führen und einer Selbstheilung nach Ausstoßung.

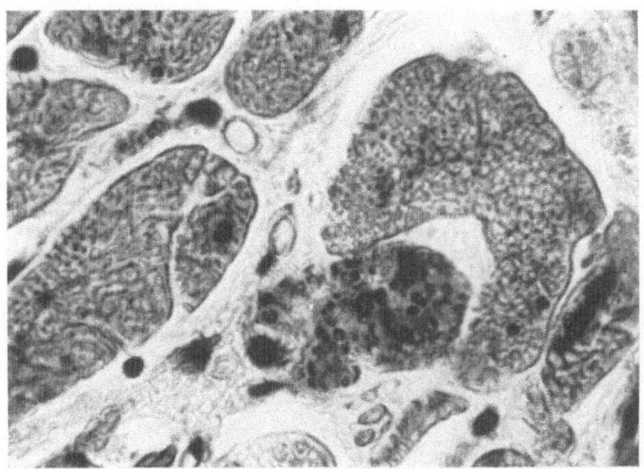

Abb. 19. Vacuoläre Verfettung einer Herzmuskelzelle. Die im Querschnitt getroffene Herzmuskelzelle entleert bei vacuolärer Verfettung ihren Inhalt in das Bindegewebe des Myokards. Die großen dunklen Schollen enthalten doppelbrechende Fettsubstanzen

g) Kardiovasculäre senile Amyloidose

Die Amyloidablagerung im Herzen ist nicht nur bei allgemeiner sekundärer und primärer Amyloidose, sondern auch als vorwiegend isolierte Organerkrankung des Herzens lange bekannt[92]. Eine Beteiligung des Herzens kommt bei allen Formen der Amyloidose vor[93]. Folgende Prozentsätze werden für den Herzbefall angegeben: 1. sekundäre Amyloidose 43%[94]; 2. primäre Amyloidose 80—100%[95]; 3. Amyloidose bei Plasmocytom 10—15%; 4. familiäre Amyloidose häufig[96].

Erst in den letzten Jahren wurden ganz ausgesprochen alternsabhängige Amyloidablagerungen im Herzen nachgewiesen, die auf eine altersspezifische Veränderung hinweisen[97]. Man spricht von seniler kardio-vasculärer Amyloidose, obwohl in vielen Fällen gleichzeitig Amyloid im Zentralnervensystem, im Pankreas und in den Lungen und seltener in anderen Organen nachgewiesen werden kann[98]. Man hat den Eindruck, als ob fließende Übergänge zu besonderen Verlaufsformen der primären Amyloidose im höheren Lebensalter bestehen. Männer sind 2—3mal häufiger befallen als Frauen[99].

[92] HUEBSCHMANN 1907, BENEKE, BÖNNING 1908, STUMPF 1913, MÖNCKEBERG 1924, vollständige historische Übersicht bei SCHWARTZ 1970.
[93] BUERGER, BRAUNSTEIN 1960, BATSAKIS 1968.   [94] DAHLIN 1949.
[95] KOLETSKY, STECHER 1939, KING 1948, DAHLIN 1949, JOSSELSON, PRUITT, EDWARDS 1952, DUSTMANN 1966.
[96] BATSAKIS 1968.
[97] KOLETSKY, STECHER 1939, KING 1948, JONES, FRAZIER 1950, HÜSSELMANN 1955, Übersicht: SCHWARTZ 1970.
[98] SCHWARTZ 1970.   [99] HÜSSELMANN 1955, BERG 1968.

Für das laufende Sektionsmaterial wird die Häufigkeit aller Formen des Herzamyloids mit 0,3—7% angegeben[100]. Von der 6.—7. Lebensdekade an und in höheren Altersstufen werden Prozentsätze von 2,5—90% genannt[101].

Die starke Variation der Häufigkeiten ist zurückzuführen auf die Verschiedenartigkeit der in den Arbeiten referierten Fälle im Hinblick auf Lebensalter und Typus der Amyloidose und auf die Verschiedenartigkeit der Methoden zum Nachweis des Amyloids.

Die fluorescenzmikroskopischen Befunde mit Thioflavin S ergeben die höchsten Werte[102]. Ob es sich hierbei um einen spezifischen Nachweis handelt, wird diskutiert[103].

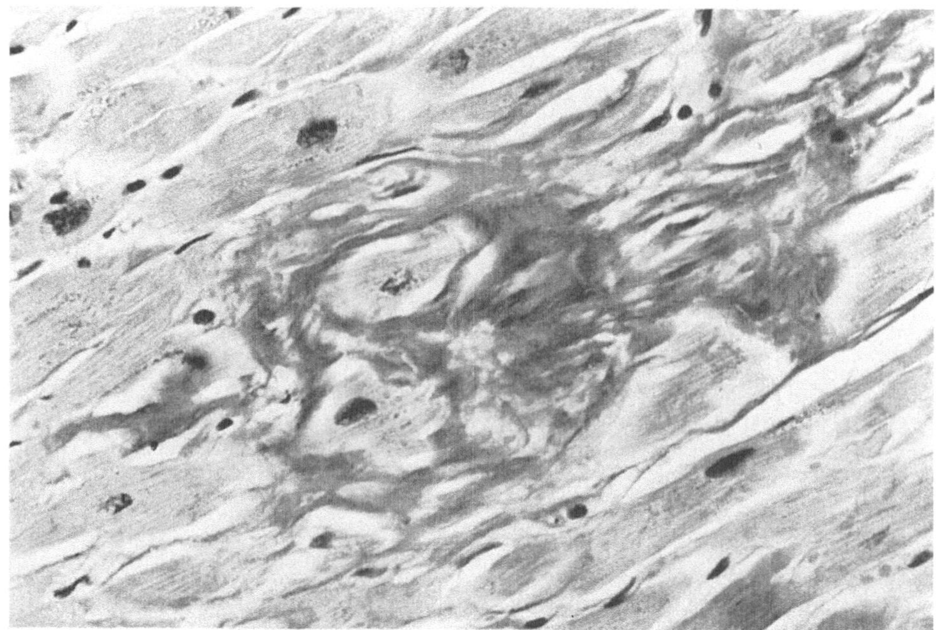

Abb. 20. Herdförmige interstitielle senile Amyloidose des Myokards. Zwei zugrunde gehende Herzmuskelzellen sind von Amyloid umschlossen. Geringe Lipofuscinablagerung. 98jährige Frau. Herzgewicht 305 g. Kongorot. Präparat von Herrn Professor Seifert (Hamburg), mit bestem Dank für freundliche Überlassung

Bei allen Formen der Herzamyloidose sind in der Regel die Vorhöfe stärker befallen als die Ventrikel[104]. Das Amyloid lagert sich nicht nur im Bindegewebe des Myokards ab, sondern wird auch sehr häufig im Bereich des Reizbildungs- und Leitungssystems nachgewiesen[105] sowie im Endokard im Bereich der Klappen und im epikardialen Gewebe[106]. Sehr oft finden sich Amyloidablagerungen in den Wandungen der kleinen und mittleren intramuralen Äste der Coronararterien und

[100] Jones, Frazier 1950, Mulligan 1958, Hüsselmann 1955, Dustmann 1966, Berg 1968.
[101] Ravina 1951, Josselson et al. 1952, Hüsselmann 1955, Schomette et al. 1964, Jansen 1962, Pomerance 1965, 1966, Schwartz, Kurucz 1965, Berg 1968, Schwartz 1970.
[102] Schwartz 1970, 1970.   [103] Cellesi 1969.
[104] Mönckeberg 1924, Josselson et al. 1952, Jansen 1962, Berg 1968.
[105] Stumpf 1913, Mönckeberg 1924, Holzmann 1950, Josselson et al. 1952, Josselson, Pruitt 1953, Lumb, Shacklett 1960, James 1966, Baghirzade 1967, Berg 1968, Buja et al. 1970.
[106] Lindsay 1946, Josselson et al. 1952, Berg 1968.

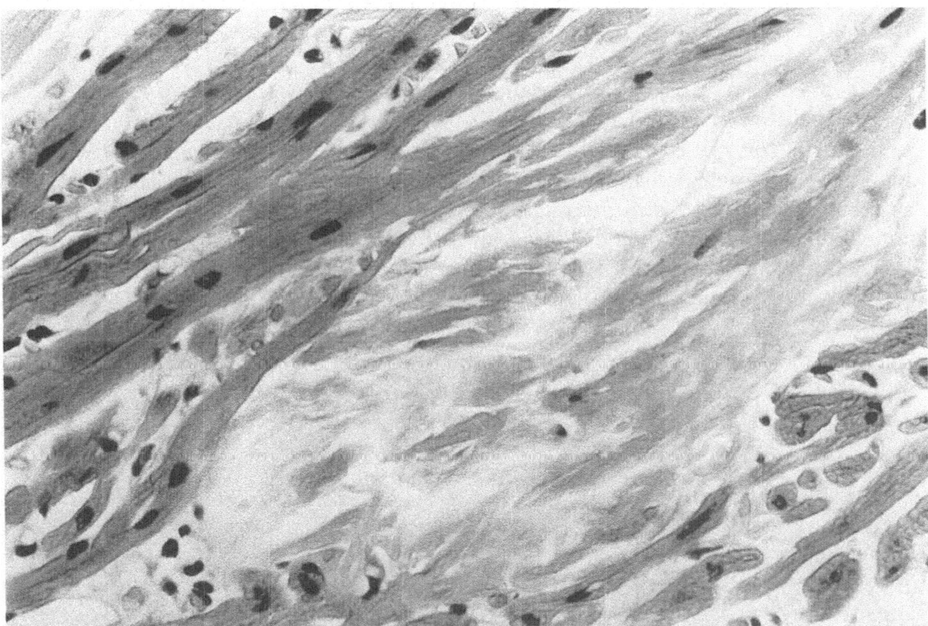

Abb. 21. Herdförmige interstitielle senile Amyloidose des Myokards mit Resten von völlig verödeten Herzmuskelzellen. 107jährige Frau. Herzgewicht 234 g. Hämalaun-Eosin. Präparat von Herrn Professor W. St. C. Symmers und J. G. Jackson (London), mit bestem Dank für freundliche Überlassung

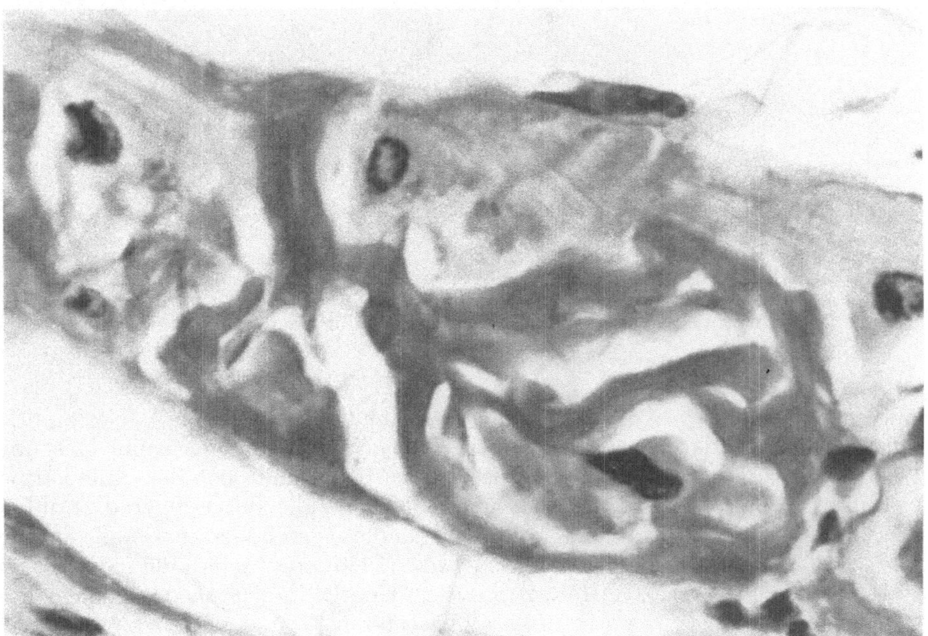

Abb. 22. Herdförmige interstitielle senile Amyloidose des Myokards mit honigwabenartiger Amyloidablagerung und eingeschlossenen Herzmuskelzellen. 98jährige Frau. Herzgewicht 305 g. Kongorot. Präparat von Herrn Professor Seifert (Hamburg), mit bestem Dank für freundliche Überlassung

Venen, die bis zum Verschluß der Lichtungen mit kleinen Nekrosen und Infarkten im Myokard führen können (Abb. 23—25). Die Hauptstämme der Coronararterien sind selten befallen, rechts etwas stärker als links[107].

Die stärksten Amyloidablagerungen im Herzen werden hauptsächlich bei systematisierten primären Amyloidosen beobachtet. Das Amyloid kann sich hierbei in Form von mikroskopisch sichtbaren Knötchen im Endokard und Myokard ablagern oder auch das Myokard diffus durchsetzen, so daß der Herzmuskel in schweren Fällen eine gummiartige Konsistenz aufweist[108]. Das Amyloid bildet schließlich im Bindegewebe des Myokards ein honigwabenartiges Gerüst, in dessen Maschen atrophische und im Abbau befindliche Muskelfasern eingeschlossen sind (Abb. 20, 22). In manchen Fällen soll das Amyloid sogar in die Muskelfasern selbst

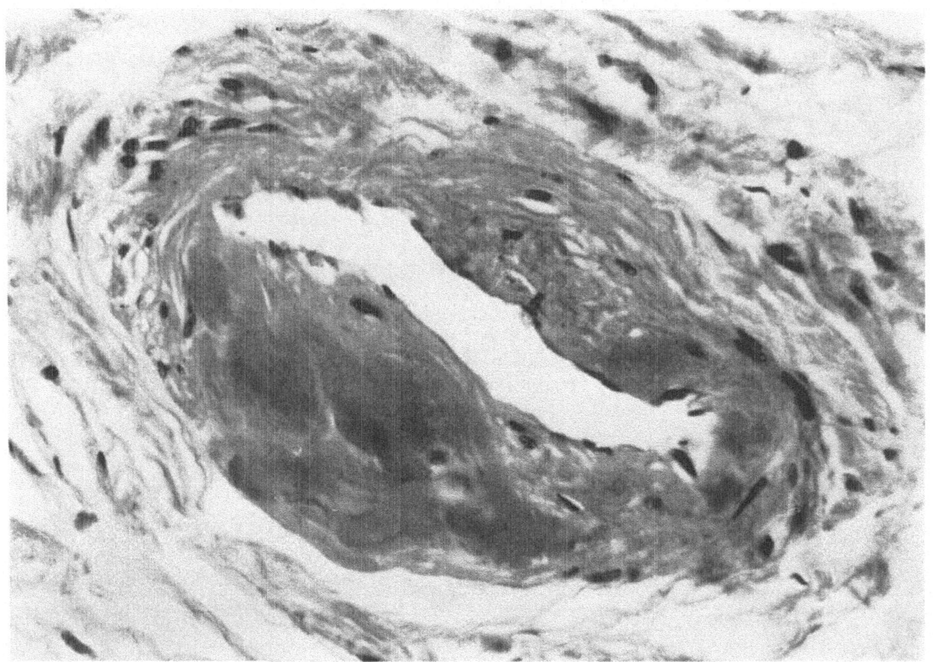

Abb. 23. Amyloidablagerung in der Wand einer kleinen intramuralen Coronararterie des linken Ventrikels. 99jährige Frau. Herzgewicht 350 g Hämalaun-Eosin. Präparat von Herrn Professor Zollinger (Basel), mit bestem Dank für freundliche Überlassung

eingepreßt werden[109]. Große, mittlere und kleine Coronararterien, Venen und Capillaren sind oft dabei befallen. Herzruptur und Pseudohypertrophie bis über 1 000 g sind beschrieben[110]. Im Gegensatz dazu beschränkt sich die senile kardiovasculäre Form des Herzamyloids in über 90% der Fälle auf geringgradige diffuse oder herdförmige Infiltrate im Myokard, in der Wand kleiner Gefäße und im Bereich des Reizleitungssystems. Schwarz (1970), der seine Befunde an 750 systematisch untersuchten Herzen mit der Thioflavin-S-Methode erhoben hat, unterscheidet 4 Typen der senilen kardiovasculären Form des Altersamyloids:

---

[107] Mönckeberg 1924, Dahlin 1949, Hüsselmann 1955, Lee, Kaufmann 1957, Eliot et al. 1961, Berg 1968, Buja et al. 1970, Schwartz 1970.
[108] Ferris 1936.   [109] Beneke, Bönning 1908, Jones, Frazier 1950.
[110] Symmers 1956, Eliot et al. 1961, Berg 1968.

1. Die diffuse interstitielle fibrilläre Infiltration, die jenseits des 65. Lebensjahres in 90% der Fälle im Bindegewebe und in der Wand der kleinen Gefäße, der Herzohren und der Vorhöfe nachweisbar sein soll. Das Myokard der Ventrikel ist dabei nur ausnahmsweise befallen.

2. Die multifokale, massive interstitielle Herzmuskelamyloidose, die in etwa 5% der Fälle gefunden wurde und unter Bevorzugung der Vorhöfe auch im Myokard der Ventrikel stärkere Ablagerungen aufweist (Abb. 20—22).

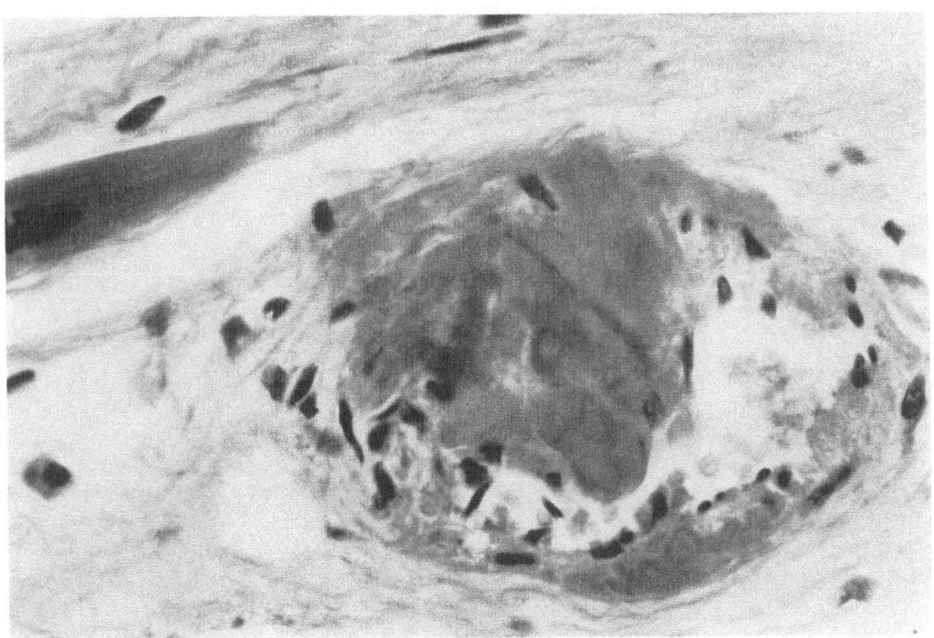

Abb. 24. Amyloidablagerung in der Wand einer kleinen intramuralen Coronarvene des linken Ventrikels. 103jährige Frau. Herzgewicht 400 g. Hämalaun-Eosin. Präparat von Herrn Professor ZOLLINGER (Basel), mit bestem Dank für freundliche Überlassung

3. Die multinoduläre, stenosierende Gefäßamyloidose. Die Amyloidablagerungen finden sich hier vorwiegend in Media und Intima der mittleren und kleineren Arterien und Venen. Gefäßverschlüsse können zu Nekrosen und Narben des Myokards führen (Abb. 23—25). Gelegentlich wurde dieser Typ als generalisierte Gefäßerkrankung mit gleichartigen Veränderungen in Lungen, Pankreas, Zwerchfell usw. nachgewiesen.

4. Die diffuse massive interstitielle Herzamyloidose, die in 1,5% der Fälle vorkommt und mit Hypertrophie einhergeht.

Die klinische Wertigkeit der Herzamyloidose wird nicht einheitlich beurteilt. Die Häufigkeit der Herzinsuffizienz wird mit 0 bis zu 80% angegeben[111]. POMERANCE (1965, 1966) fand in 27% ihrer Fälle Zeichen von Herzinsuffizienz mit deutlicher Korrelation zur Stärke der Amyloidablagerung. Eine meist digitalisrefraktäre Herzinsuffizienz als Folge der Amyloidablagerungen ist demnach hauptsäch-

---

[111] HIGGINS, HIGGINS jr. 1950, JOSSELSON et al. 1952, LOOGEN, BÖHM 1954, LEE, KAUFMANN 1957, SCHÖLMERICH 1960, ELIOT et al. 1961, VAN BUCHEM 1966, DUSTMANN 1966, BUJA et al. 1970.

lich bei systematisierter primärer Amyloidose und bei der multifokalen massiven interstitiellen Herzamyloidose, Typ 2 nach Schwartz, zu erwarten. Die Herzinsuffizienz bei einfacher seniler Amyloidose wird durch gleichzeitig bestehende Coronarinsuffizienz, hypertonische Hypertrophie, Klappenfehler oder Cor pulmonale verursacht.

Ähnliche Formen der Altersamyloidosen wie beim Menschen sind auch bei vielen alten Tieren nachgewiesen, bei Maus, Ratte, Hamster, Otter, Ente, Katze, Hund, Rind, Pavian[112].

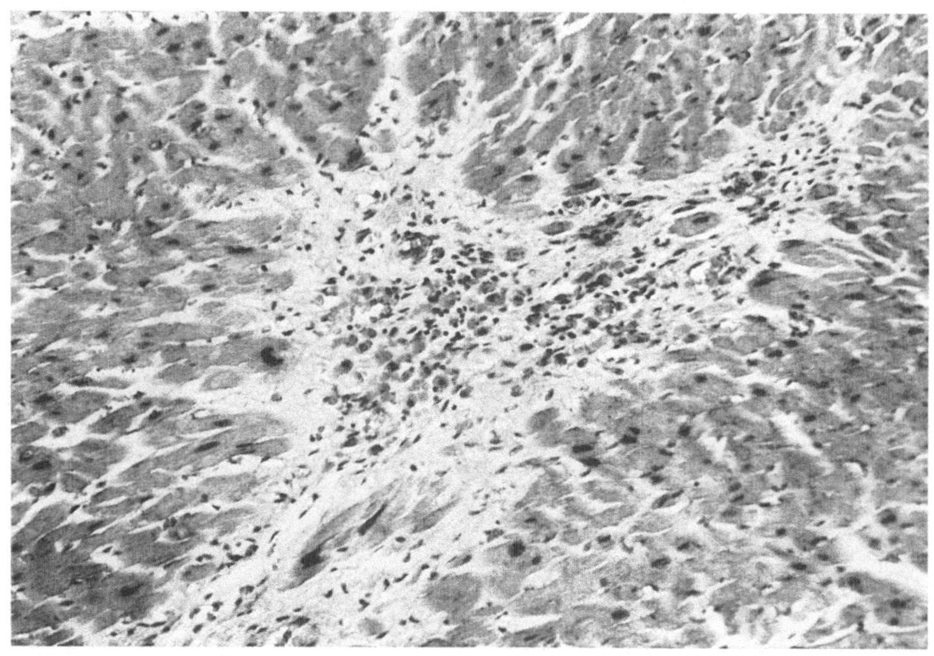

Abb. 25. Junges Narbengewebe im Myokard mit lipofuscinhaltigen Bindegewebszellen nach ischämischer Nekrose bei stenosierender Amyloidose kleiner intramuraler Coronararterien und Venen. 107jährige Frau. Herzgewicht 234 g. Hämalaun-Eosin. Präparat von Herrn Professor W. St. C. Symmers und J. G. Jackson (London), mit bestem Dank für freundliche Überlassung

Viele Befunde sprechen dafür, daß es sich bei der senilen Herzamyloidose und wahrscheinlich auch in manchen Fällen von primärer Amyloidose mit Herzbefall um eine altersspezifische Veränderung handelt. Der Mechanismus der Entstehung der Altersamyloidose ist unbekannt. Folgende Möglichkeiten werden diskutiert:

1. Autoimmunkrankheit als Folge chronischer Gewebsschäden im Myokard.

2. Autoimmunkrankheit durch somatische Teilmutationen an polyploiden Zellen des Myokards. 3. Entstehung von abartigen Antikörpern durch minimale Mutationen an Immunocyten, die nicht als „fremd" erkannt werden und deshalb überlebende Klone bilden können[113].

Im Hinblick auf die Vorstellungen der Genetik und Immunbiologie könnte man überhaupt die Frage stellen, ob nicht fast allen Formen der Amyloidose minimale Mutationen der Immunocyten mit der Möglichkeit der Bildung von Klonen zugrunde liegen können, ähnlich wie beim Plasmocytom?

[112] Thung 1957, Schwartz 1970.   [113] Curtis 1968, Walford 1969.

6. Das Reizleitungssystem im Alter

Abnorme Veränderungen im Elektrokardiogramm sind im höheren Lebensalter sehr häufig[114]. Normale Befunde werden von der 7. Lebensdekade an in 25%[115] und vom 75. Lebensjahre an nur in 15% der Fälle erhoben[116]. Die Verlängerung der Anspannungs- und Austreibungszeit betrachtet BÜRGER (1960) als Ausdruck einer spezifischen Arbeitsform des alternden Myokards und sieht darin eine Anpassung an die verschlechterten inneren Arbeitsbedingungen des Herzens. Da eine beginnende Hypodynamie eher durch eine Verkürzung der Systolendauer gekennzeichnet ist, sind diese Veränderungen wahrscheinlich nicht Ausdruck einer physiologischen Altersinsuffizienz[117].

GILLMANN und VOGEL (1955) geben für die Häufigkeit der einzelnen EKG-Veränderungen folgende Prozentsätze an: Zeichen von Linksbelastung 34,8%, pathologischer Linkstyp 14,4%, Linksschenkelblock 11,2%, Innenschichtschäden 23,6%, PQ-Verlängerung 18%, Vorhofleitungsstörung 10%, Flimmern und Flattern 13,6%.

Die Problematik der Deutung dieser Befunde liegt darin, daß nicht nur bei alten Leuten mit Herzbeschwerden und klinischen Zeichen einer Herzinsuffizienz in 96,8% abnorme Veränderungen im EKG nachgewiesen werden, sondern auch in 60—80% bei klinisch scheinbar gesunden Patienten. Da bei 80jährigen und älteren Patienten normale Elektrokardiogramme gefunden werden, sprechen die abnormen Befunde in Form von unspezifischer ST-Senkung, abgeflachten, verstrichenen oder negativen ST-Zacken dafür, daß diese Veränderungen nicht Ausdruck sog. „physiologischer Alternsveränderungen" des Herzens sein können, sondern Symptome einer subklinischen Myokarderkrankung oder von klinisch stummen Restzuständen nach abgelaufenen Erkrankungen[118]. In der Untersuchungsreihe von STRÄSSLE und MIESCHER (1964) wurden bei 40 von 60 klinisch gesunden Patienten mit abnormen EKG-Veränderungen im Alter von 70 und mehr Jahren Blutdruckwerte von systolisch über 150 und diastolisch über 100 mm Hg nachgewiesen. Sie glauben deshalb, daß die EKG-Veränderungen wahrscheinlich Ausdruck einer mechanischen Schädigung des Herzmuskels bei Linksbelastung durch Hypertonie sind oder Folgen einer coronaren Herzkrankheit mit langsam fortschreitender Myokardfibrose bzw. Folgen arteriolosklerotischer Veränderungen an kleinen intramuralen Coronargefäßästen.

Systematische morphologische Untersuchungen über die Alternsveränderungen des Reizleitungssystems, die man den elektrokardiographischen Befunden zuordnen könnte, liegen bisher nicht vor. Nach DOERR und SCHIEBLER (1963) „sind wir z. Z. noch weit davon entfernt, eine der Biorheuse entsprechende Typologie des RLS zu besitzen".

Der im Vergleich zur Arbeitsmuskulatur träge Stoffwechsel der Reizleitungsfasern[119] scheint ihre Reaktionsbereitschaft und damit ihre Vulnerabilität herabzusetzen. Das spezifische System beteiligt sich an der Atrophie des Myokards nicht[120]. Lipofuscinablagerungen kommen in verschiedenen Abschnitten des RLS in wechselnder Stärke vor[121]. In 29 Fällen verschiedenen Alters mit Vorhof-Kammerblock sowie rechts- und linksseitigem Schenkelblock fanden sich bei 17 älteren Personen mit Hypertonie und Infarkten verschiedenartige degenerative Veränderungen. Es handelte sich vorwiegend um lokale arterielle Durchblutungs-

---

[114] HOCHREIN, SCHLEICHER 1959, DELACHAUX 1965, HARRIS 1970.
[115] MICHEL 1960, STRÄSSLE, MIESCHER 1964.
[116] GILLMANN, VOGEL 1955.   [117] WEZLER 1942, 1958.
[118] SPANG 1954, GILLMANN, VOGEL 1955, STRÄSSLE, MIESCHER 1964.
[119] SCHIEBLER, STARK, CAESAR 1956, DOERR 1970.
[120] SAIGO 1908, ASCHOFF 1938.   [121] MÖNCKEBERG 1924.

störungen mit Zelluntergang und Bindegewebsneubildung als Folge arteriolosklerotischer Veränderungen.

Die systematischen Untersuchungen am Sinusknoten von Lev (1954) ergaben bei 53 Personen im Alter von 0—90 Jahren im Laufe des Lebens Zeichen von Zelluntergang mit diskordanter Hypertrophie der erhalten gebliebenen Muskelfasern, interstitieller Lipomatose mit Vermehrung des Bindegewebes und Zunahme der elastischen Fasern.

Mönckeberg weist bereits in seinem Handbuchbeitrag aus dem Jahre 1924 auf den häufigen Befall des RLS bei allgemeiner und isolierter Amyloidose des Herzens hin und beschreibt ausführlich die Befunde eines eigenen Falles und der Fälle von Huebschmann (1907) und Stumpf (1913). Neben herdförmigen und wabig netzigen Ablagerungen werden Veränderungen an kleinen Arterien und Venen des RLS beschrieben, die teils sklerotischer Natur sind, teils aber auch sehr wahrscheinlich Amyloidablagerungen darstellen. Bei der Häufigkeit der senilen Herzamyloidose, die von manchen Autoren auf über 80% geschätzt wird, sollte durch systematische und vergleichende Untersuchungen geklärt werden, ob eine Altersamyloidose des RLS und seiner Gefäße in Beziehung zu den oben beschriebenen EKG-Veränderungen stehen kann[122].

7. Veränderungen der bindegewebigen Strukturen des Herzens

a) Das Bindegewebe des Myokards

Wenn die Frage der Altersfibrose des Myokards diskutiert wurde, hat Bürger immer gerne den Ausspruch des Biochemikers Hoffmeister zitiert, wonach ein gebratenes Kalbsherz genießbar sei, aber nicht das Herz einer alten Kuh. Bürger war sich durchaus der Problematik des Satzes bewußt, weil er selbst nicht an eine Altersfibrose des Herzens im landläufigen Sinne glaubte.

In zahlreichen Untersuchungen wurde der Bindegewebsgehalt des Herzens mit Zählverfahren oder durch colorimetrische und gravimetrische Bestimmung der Konzentration des Hydroxyprolins festgestellt, das im Kollagen in einer konstanten Menge von 13,4% enthalten ist. In narbenfreien Herzen von erwachsenen Personen konnte auch in hohen Altersstufen keine relative Zunahme des myokardialen Bindegewebes nachgewiesen werden[123].

Der mit integrativen Zählverfahren bestimmte mittlere Bindegewebsanteil beträgt in der Wand des linken Ventrikels 9,5%, des rechten 12,3%[124].

Mit der colorimetrischen Methode ergibt sich ein mittlerer Hydroxyprolingehalt im linken Ventrikel des Menschen von 0,7, im rechten von 1,0 mg Hydroxyprolin pro 100 mg Protein. In der 1. Lebensdekade finden sich sogar höhere Werte (links: 0,82; rechts: 1,3) als jenseits des 30. Lebensjahres. Dieser Befund spricht dafür, daß in der postnatalen Wachstumsperiode die Herzmuskelzellen schneller wachsen als das Bindegewebe[125]. Bei Feten und in der Jugend soll das Hexosamin der Grundsubstanz als Indicator der Konzentration der Mucopolysaccharide abnehmen, der Kollagengehalt zunehmen[126].

Befunde über eine relative Zunahme des myokardialen Bindegewebes im Alter[127] sind wahrscheinlich auf eine Einbeziehung von Herzen mit feinfleckiger Verschwielung und Fibrose bei Coronarinsuffizienz zu erklären.

Bei konstantem Gehalt scheint sich die feinere Struktur des Bindegewebsnetzes im Alter zu verändern.

---

[122] Batsakis 1968, Berg 1968, Buja u.a. 1970, Erickson, Lev 1952, Holzmann 1950, James 1966, Josselson, Pruitt 1953, Lumb, Shacklett 1960.
[123] Blumgart et al. 1940, Laves, Correl 1960, Jansen 1962, 1967.   [124] Knieriem 1964.
[125] Oken, Boucek 1957.   [126] Clausen 1962.   [127] Ehrenberg et al. 1954, Ehrenberg 1954.

BACON (1948) hat bei 51 Mäusen im Alter von 1 Std bis zu 2 Jahren, die nach FOOD versilberten retikulären Fasern in Relation zu den Muskelfasern ausgezählt. Am 1. Lebenstage fand sich ein Verhältnis von 1 Bindegewebsfaser zu 2 Muskelfasern. Im Alter von 7 Monaten eine Relation von 4:1 und bei 20 Monate alten Tieren von 2:1. Bei den alten Tieren war die Anzahl der Bindegewebsfasern vermindert, aber die einzelnen Fasern waren dicker als im 7. Monat.

COHN, ROLLERSON (1959) wiesen im menschlichen Myokard bei konstanter Konzentration des Kollagens vom 30. Lebensjahre an eine Verminderung der Quellfähigkeit bei pH 11,2 nach, die für eine zunehmende Rigidität des myokardialen Bindegewebes im Alter spricht.

Die Ergebnisse der beiden zuletzt genannten Untersuchungen können durchaus im Sinne von HOFFMEISTER die zunehmende Zähigkeit des Myokards bei gleichbleibendem Kollagengehalt erklären. Hierbei muß aber außerdem berücksichtigt werden, daß während des physiologischen Wachstums die perivasculären Bindegewebsscheiden und intramuralen Coronararterienäste absolut dicker und breiter werden und somit auch bei harmonischem Wachstum die Zähigkeit erhöhen, ohne daß der relative Kollagengehalt des ganzen Herzens zunimmt.

Aus den bisherigen Befunden ergibt sich, daß es eine primäre physiologische Altersfibrose mit Vermehrung des Bindegewebes im Myokard nicht gibt, sondern nur ein Altersumbau des Kollagens stattfindet im Sinne von VERZÁR (1957, 1964, 1965). Eine Vermehrung des Bindegewebes im Herzmuskel spricht für einen krankhaften Prozeß als Folge einer Coronarinsuffizienz oder einer Myokarditis.

Die Bedeutung der Verminderung der Mastzellen im Myokard alter Ratten ist nicht geklärt[128].

b) Klappenapparat

Das Wachstum der Herzklappen verläuft harmonisch bis zum Herzgewicht von 500 g. Der allometrische Exponent des Umfanges des Klappenringes der Mitralis entspricht der 3. Wurzel oder $1/_3$-Potenz, der Exponent der Klappenfläche der $2/_3$-Potenz des Herzgewichtes[129] (Abb. 26).

In Abhängigkeit zum Alter wurde ein Wachstum des Klappenringes der Mitralis bis 11,5 cm, der Tricuspidalis bis 13,5 cm im 30. Lebensjahre nachgewiesen. In den höheren Altersstufen wird der Umfang nicht mehr größer (Abb. 27 a und b)[130]. KIRCH (1921) wies dagegen in der 9. Lebensdekade einen mittleren Zuwachs der Klappenringe von Mitralis und Tricuspidalis bei Männern und Frauen von rund 1 cm nach, der mit der Verbreiterung der Herzbasis im Greisenalter zusammenhängen soll (vgl. S. 384).

Mit fortschreitendem Alter ist eine zunehmende Verdickung, Versteifung und Verfestigung der Klappen nachweisbar. Neben diffusen Veränderungen sind an Mitralis und Aortenklappen auch noduläre Verdickungen am Schließungsrand nachweisbar. Die diffuse und noduläre Sklerose bevorzugt ganz ausgesprochen die Klappen des stärker druckbelasteten linken Herzens. Tricuspidalis und Pulmonalklappen sind im Alter nur wenig verändert[131].

Gleichzeitig mit den sklerosierenden Prozessen entstehen herdförmige Lipoidablagerungen, die gelegentlich und passager bereits bei Kindern vorkommen können[132] und als atheromatöse Herde bezeichnet werden. Die sklerotisch-atheromatösen Veränderungen sind vom 55. Lebensjahre an in 99% der Fälle nachweisbar[133].

Etwa 10 Jahre nach Beginn der Verfettung des Klappengewebes entstehen zusätzliche Verkalkungen. Während der Kalkgehalt beträchtlich zunimmt, steigen

---

[128] CONSTANTINIDES, RUTHERDALE 1957.   [129] PLATE 1958.
[130] BENEKE, SCHMITT 1967, BENEKE et al. 1967.
[131] McMILLAN, LEV 1964, POMERANCE 1966.   [132] MARTIUS 1910, WALTON et al. 1970.
[133] POMERANCE 1967.

die Gesamtlipide von 8,2% in der 3. Lebensdekade auf 16% in der 9. Dekade an[134]. Die Lipidablagerungen beginnen in den Aorten- und Mitralklappen im 3. Dezennium und nehmen dann bei Männern stärker zu als bei Frauen. Tricuspidalis und Pulmonalis bleiben weitgehend frei. Die Verkalkung beginnt etwa 10 Jahre später und bevorzugt die Orte der Lipidakkumulation und stärkerer Konzentration saurer Mucopolysaccharide im Klappengewebe[135]. An der Mitralis beschränken sich die Veränderungen vorwiegend auf die Fibrosa der Klappen an der ventriculären „Hochdruckseite". Auch hier zeigt sich die lokalisatorische Abhängigkeit der Veränderungen von der mechanischen Druckbelastung.

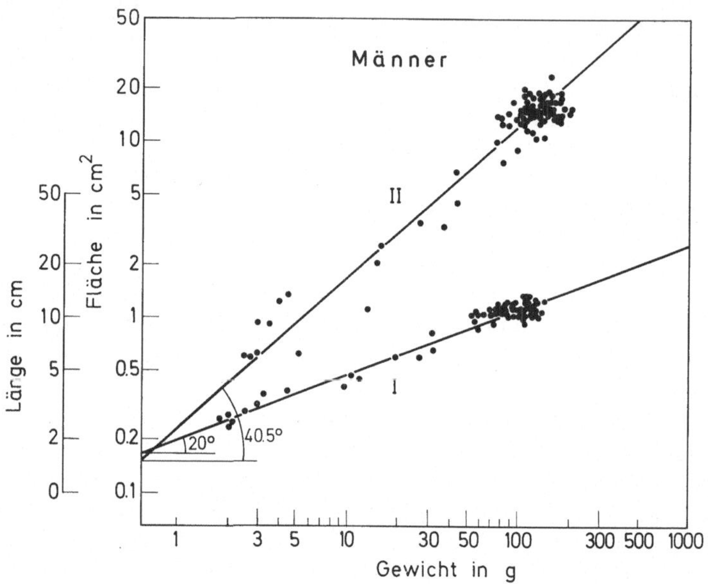

Abb. 26. Allometrisches Wachstum des Klappenringes und der Klappenfläche der Mitralis im Vergleich zum Herzgewicht. Ordinate: Länge des Klappenringes (I) in Zentimetern und Fläche der Mitralis (II) in Quadratzentimetern. Abszisse: Gewicht des linken Ventrikels in Gramm. Der Klappenring wächst im Vergleich zum Herzgewicht mit einem allometrischen Exponenten von etwa 0,33 (= $^1/_3$-Potenz), die Klappenfläche mit einem Exponenten von 0,66 (= $^2/_3$-Potenz). Harmonisches Wachstum. Doppeltlogarithmisches Raster. (Messungen von Chr. Plate)

Walton, Williamson, Johnson (1970) konnten mit der Immunfluorescenzmethode in jungen atherosklerotischen Herden der Herzklappen zwei Plasmaproteine, ein β-Lipoprotein und Fibrinogen nachweisen. Zwischen 20—40 Jahren sind die Lipide gelegentlich beschränkt auf die Endothelzellen und das subendotheliale Gewebe. Nach dem 40. Jahre sind sie mit Cholesterin in den tieferen Schichten der Klappe vorwiegend extracellulär nachweisbar. Oberflächlich ist mit dem Raster-Elektronenmikroskop über den Lipidherden zuerst eine Aufrauhung und später eine Proliferation der Endothelien an der ventriculären Seite der Klappe zu erkennen. Diese und andere Befunde sprechen für einen Transport der Fette aus dem Blut in das Klappengewebe. Ein Anhalt für Inkorporation von primären Plättchenthromben ergab sich nicht.

Die mit dem Alter zunehmende Verfestigung des Klappengewebes geht mikroskopisch mit Kollagenisierung, Hyalinisierung, Elastose, Zellschwund und Poly-

---

[134] Bürger 1961, 1964.   [135] Sell, Scully 1965, Walton et al. 1970.

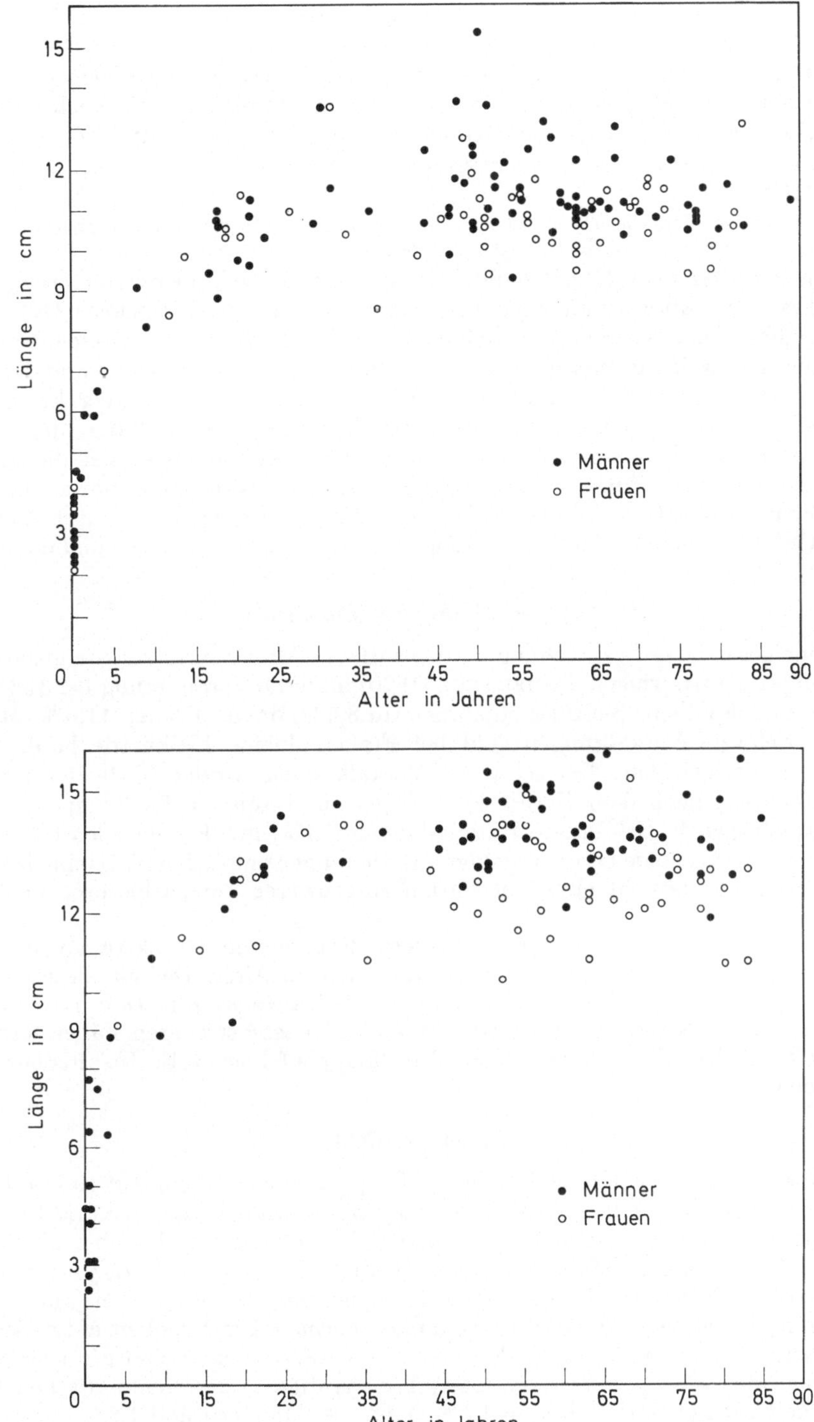

Abb. 27a u. b. Wachstum der Klappenringe der Mitralis (a) und der Tricuspidalis (b). Ordinate: Länge der Klappenringe in Zentimetern. Abszisse: Lebensalter. (Nach Messungen von CHR. PLATE)

ploidisierung der Kerne der überlebenden Bindegewebszellen einher. Der Gehalt an Kollagenprotein steigt bis zum 70. Lebensjahre um 50% an. Der Gesamtstickstoff fällt von 15,6% auf 12,7%. Die kollagenen Fasern werden dicker und bevorzugen eine parallele Lagerung. Der Wassergehalt nimmt ab, die Dichte zu. Das spezifische Gewicht steigt von 1,15 auf 1,32 an. Die sauren Mucopolysaccharide sind, von herdförmigen Konzentrationserhöhungen abgesehen, im ganzen vermindert[136].

Gleichartige Veränderungen wurden im Gewebe des Septum membranaceum[137] und elektronenoptisch an den Herzklappen alternder Ratten nachgewiesen[138].

Nach Pomerance (1967) handelt es sich bei den Klappenveränderungen um schicksalhafte Alternsveränderungen. Nach Beneke und Schmitt (1967) entstehen diese Alternsvorgänge unabhängig von den Bedingungen des lokalen Stoffaustausches, weil die Klappen gut von Blut umspült sind. Die Veränderungen seien deshalb genetisch determiniert. Diese Annahme erklärt aber keineswegs, weshalb die ventriculäre „Hochdruckseite" der Mitralis und die linksseitigen Klappen stärker befallen sind als die rechten. Ohne Zweifel lassen sich die Befunde teilweise als echte primäre Alternsveränderungen am Kollagen erklären, das nicht am Strukturumsatz teilnimmt, sich aber während der Alterung durch Zunahme kovalenter Brücken und intermolekularer Vernetzungen verfestigt und erstarrt[139].

c) Verkalkung des Mitralringes

Eine gesonderte Besprechung verdient die im Alter häufig vorkommende Verkalkung des Mitralringes. Pomerance (1970) fand die Veränderung bei 3334 Autopsien in 258 Fällen. Bei über 50jährigen in 8,5%, davon Frauen 11,5%, Männer 4,5%. Schwere Verkalkungen sind bei Frauen, kleine Kalkherde häufiger bei Männern nachweisbar. Bei schweren Verkalkungen werden Teile der hinteren Mitralklappen nach dem Vorhof zu verlagert und können die Klappenfunktion beeinträchtigen[140]. Sekundäre Entzündungen (53%) mit Riesenzellen (6%) kommen vor. Die Ätiologie ist nicht geklärt. Beziehungen zum Rheumatismus bestehen nicht. Dagegen besteht eine Korrelation zu schwerer Aortensklerose, nicht aber zur Coronarsklerose.

Die klinische Bedeutung der Alternsveränderungen der Herzklappen ist gering. Sie sind häufigste Ursache von Herzgeräuschen im Alter. Das gilt besonders für die schweren Formen der Verkalkung des Mitralringes mit Deformierung der Klappe und systolischen Geräuschen in 55%. In sehr schweren Fällen kann die Verkalkung des Mitralringes einen Mitralklappenfehler, z.B. Insuffizienz, verursachen[141].

d) Klappenfehler

Obwohl es sich bei der Mehrzahl der Klappenfehler um eindeutige krankhafte Veränderungen handelt, müssen sie in unserem Zusammenhang diskutiert werden. Alte Leute verstehen oft mit ihren Klappenfehlern besser zu überleben als jüngere Personen und passen sich erstaunlich gut an[142]. Im Gegensatz zu jüngeren Personen sollen Patienten, die mit einem Klappenfehler das 65. Lebensjahr erreicht haben, in den höheren Altersstufen eine fast normale Sterblichkeit aufweisen.

Rheumatismus und primär degenerative Veränderungen sind die wichtigsten Ursachen der Klappenfehler im Alter. Die Häufigkeit der rheumatischen Herzkrankheit beträgt mit 50 Jahren 1,5%, 1,1% bei Männern und 1,8% bei Frauen.

[136] Bürger 1961, 1964, Beneke, Schmitt 1967, Sell, Scully 1965, Walton et al. 1970.
[137] Skrzypczak 1966.   [138] Nakao et al. 1966.   [139] Verzar 1957, 1964, 1965.
[140] Simon, Liu 1954, Korn et al. 1962.   [141] Pomerance 1968, 1970.   [142] Harris 1970.

Im Alter von 75 Jahren liegen die Prozentsätze bei 3,7%, Männer 3,8%, Frauen 2,9%[143]. GARNIER (1965) gibt 2—3% an, MEDALIA (1952) bei 1251 Obduktionen für die 6.—7. Lebensdekade 5%, für die 8. 3,5% und für die 9. 2,5%. In Altersheimen und Spitälern liegen die Prozentsätze bei 10%[144]. SPRAGUE und CARMICHAEL (1950) registrierten bei 1025 Sektionen über 19%. Auf Grund klinischer Untersuchungen werden sogar bis 13,4% angegeben[145]. Davon entfallen auf Mitraloder auf Mitral- und Aortenfehler 4,08%, Aortenstenosen mit und ohne Insuffizienz 4,22%, isolierte, nicht luetische Aorteninsuffizienz 4,42%.

Die Häufigkeit der primär degenerativ bedingten Klappenfehler im Alter soll etwa ebensogroß sein wie bei rheumatischer Herzkrankheit[146]. KAUFMANN und POLIAKOFF (1950) fanden im ganzen nur in 40% in der Anamnese Angaben über rheumatisches Fieber.

α) Mitralstenose

Bei 2086 Obduktionen von Personen über 50 Jahren betrug die Häufigkeit der Mitralstenose 3,1%; 4,4% bei Frauen und 2,2% bei Männern[147]. Im höheren Alter liegt das Geschlechtsverhältnis von Frauen zu Männern bei 4:1[148].

Von 509 Patienten mit rheumatischen Klappenerkrankungen erreichten 35% mit Mitralstenosen ein Alter von 70 Jahren, 13% ein Alter bis zu 80 Jahren[149]. Von 476 Patienten, die wegen rheumatischer Herzkrankheiten behandelt wurden, hatten 83 = 17% eine Mitralstenose und waren über 70 Jahre alt[150]. Vom ersten rheumatischen Fieber in der Jugend, das bei Mitralstenosen in 38% der Fälle anamnestisch sichergestellt werden konnte[151], sind Laufzeiten bei rheumatischen Erkrankungen von über 60 Jahren bekannt. Bei 79% der alten Leute lag der erste rheumatische Schub vor dem 20. Lebensjahre, bei 94% vor dem 30. Lebensjahre. Histologische Residuen des Rheumatismus sind in den alten Fällen meist nicht mehr nachweisbar.

Nach BÜRGER (1957) verlaufen die Mitralstenosen im Alter oft symptomlos. WHITE und BLAND (1941) berichten ausführlich über 5 Fälle von Mitralstenosen. Es handelt sich um 4 Fälle, die über 80 Jahre alt waren, und die teilweise doch eine ziemlich beachtliche Mitralstenose gehabt haben. Eine 73jährige Frau zeigte eine Knopflochstenose.

BEDFORD und CAIRD (1960) beobachteten bei einer 96jährigen Frau eine schwere Mitralstenose mit Aorteninsuffizienz, GARNIER (1965) eine 93jährige Frau mit Mitralstenose und sehr stark vergrößertem Herzen, die nach Behandlung sogar beschwerdefrei entlassen werden konnte. PATTAVINA und CURRENS (1956) berichten über einen Patienten, der im 20. Lebensjahre ein rheumatisches Fieber durchmachte, bei dem mit 25 Jahren ein Herzgeräusch und mit 89 eine Mitralstenose festgestellt wurde. Er starb im 98. Lebensjahre.

Die Ursache der relativ guten Verträglichkeit der Mitralstenosen im Alter ist nicht vollständig geklärt. WHITE und BLAND (1941) geben folgende Gründe an: 1. Verminderung der körperlichen Belastung und vernünftige Lebensweise. 2. Nur mäßige Ausprägung der Klappenfehler. 3. Später Beginn des Rheumatismus. 4. Hohes Alter der Vorfahren. 5. BEDFORD und CAIRD (1960) vermuten, daß die "old ladies" mit Mitralstenose nur eine geringgradige Coronarsklerose haben. Der späte Beginn des Rheumatismus ist wahrscheinlich deshalb günstig, weil im höheren Lebensalter die Lungenarterienäste wegen bereits bestehender, wenn auch geringgradiger arteriosklerotischer Veränderungen nicht mehr in dem Ausmaß

---

[143] Tabelle des National Center for Health Statistics Series 11, Nr. 6, 1964, zitiert nach HARRIS 1970.
[144] FRIEDBERG, TARTAKOWER 1931.   [145] BEDFORD et al. 1960.   [146] GARNIER 1965.
[147] HARGREAVES 1967.   [148] KLOVSTAD 1956.   [149] MÜLLER 1956.
[150] KLOVSTADT 1956.   [151] BEDFORD et al. 1960.

auf eine Hypertonie im kleinen Kreislauf ansprechen wie in jüngeren Jahren. Außerdem wird sicher eine Selektion wirksam sein, weil die schweren Fälle von Mitralstenose in jüngeren Jahren absterben und nur die leichteren und mittelschweren Fälle eine Überlebenschance haben. Hierfür spricht, daß jüngere Patienten mit Mitralstenose eine Überlebenschance von 13—15 Jahren, ältere von 15—17 Jahren haben[152]. Nach Garnier (1965) soll die Mitralstenose auf die Lebenserwartung bei älteren Leuten kaum einen Einfluß haben, wenn nicht gleichzeitig eine Herzvergrößerung und Vorhofflimmern besteht. Als Beispiel sei eine 80jährige Frau mit chronischer rheumatischer Krankheit erwähnt, die mit 14 Jahren Zeichen einer Chorea und unregelmäßiger Herzaktion aufwies, mit 22 und mit 31 Jahren eine Polyarthritis, dazu 9 normale Geburten und eine Fehlgeburt hinter sich brachte[153].

β) Mitralinsuffizienz

Eine Mitralinsuffizienz entwickelt sich vorwiegend bei alten Frauen in Fällen von fortgeschrittener Verkalkung des Mitralringes. Relative Mitralinsuffizienz kommt ebenso wie in jüngeren Jahren bei chronischer Linksinsuffizienz infolge struktureller Gefügedilatation des linken Ventrikels vor.

γ) Aortenstenose

Die Häufigkeit der Aortenstenose beträgt bei älteren Patienten 3—6%[154]. Bei 1 025 obduzierten Fällen von über 50jährigen Patienten fanden sich 2,8% Aortenstenosen. In der 7. Lebensdekade 2,6%, in der 8. 3,8% und über 80 Jahre 6,2%. In jüngeren Jahren beträgt das Verhältnis von Männern zu Frauen 2:1, nach dem 80. Lebensjahre 1:2[155]. 50% der Fälle sind klinisch symptomlos. Fälle von ausgesprochener Aortenstenose sind bei einem 90jährigen[156] und bei einem 99jährigen Manne[157] beschrieben worden.

Die Ätiologie der Aortenstenose ist nicht geklärt. Rheumatische und primäre degenerative Entstehung werden diskutiert. Histologische Zeichen von rheumatischer Erkrankung sind in den voll ausgebildeten Fällen nicht nachweisbar. Während bei Mitralfehlern anamnestisch in 40% eine rheumatische Erkrankung festgestellt werden konnte, fand sich in 132 Fällen von isolierter Aortenstenose nur bei 4% der Patienten in der Anamnese ein Hinweis auf Rheumatismus[158].

Bei den langen Verlaufszeiten der Aortenstenosen kann man zusätzliche rezidivierende infektiöse Affektionen auf degenerativ vorgeschädigtem Klappengewebe nicht ausschließen. Hierfür spricht der Befund, daß auch bei den Aortenstenosen der alten Leute gar nicht so selten eine kongenitale Zweiklappigkeit der Aorta vorliegt[159].

Die Häufigkeit der nichtrheumatischen Aortenstenose wird in den mittleren Altersstufen bei Routinesektionen auf 0,7—2%, im höheren Alter auf 3—4% geschätzt[160].

Die degenerative Aortenstenose wurde zuerst von Mönckeberg (1904) beschrieben[161]. Im Gegensatz zur rheumatischen Erkrankung der Aortenklappen, die am Schließungsrand und auch auf der ventriculären Seite der Klappen beginnt, bevorzugt die degenerative Erkrankung die arterielle, dem Sinus valsalve zugelegene Seite der Klappen. Im Beginn ist an den inneren Schichten eine Dickenzunahme nachweisbar mit regressiven Veränderungen im Bindegewebe, Kern-

---

[152] Harris 1970.   [153] Appel et al. 1951.   [154] Bedford, Caird 1960, Klovstad 1956.
[155] Sprague, Carmichael 1950.   [156] Heuss 1943.   [157] Howell, Piggot 1951.
[158] Bedford, Caird 1960.   [159] Schlant 1971, Roberts et al. 1971.
[160] Karsner, Koletsky 1947.   [161] Vgl. auch Ribbert 1924.

schwund, Verfettung und Einlagerung von Kalksalzen. Der Ansatzrand und der Klappenring sind ebenfalls befallen, und von hier aus greifen die Veränderungen auf die gesamte Klappe über. Deshalb hat man den Mönckeberg-Typ der Klappenveränderung auch als primäre aufsteigende Sklerose der Klappen bezeichnet.

Im Gegensatz zur rheumatischen Aortenstenose soll bei der degenerativen die Verwachsung der Klappenränder selten sein, so daß die Form der Lichtung der Stenose einem Mercedesstern entspricht[162].

Synonyma in der angelsächsischen Literatur sind: calcific nodular valvular sclerosis, calcareous valvular disease oder calcific aortic stenosis[163]. Von POMERANCE (1965) wurde noch eine besondere Form einer degenerativen Erkrankung der Aortenklappen beschrieben, die in den zentralen Anteilen der Fibrosa der Klappen mit dystrophischer Verkalkung beginnt und zur Stenose führen kann.

Obwohl manche Patienten mit Aortenstenose über 90 Jahre alt werden, entwickelt sich in 75% der Fälle schließlich eine Herzinsuffizienz mit Verlaufszeiten von 7 Tagen bis zu 11 Jahren[164]. Die mittlere Überlebenszeit mit Herzinsuffizienz beträgt bei allen Fällen von Aortenstenose 2,2 Jahre, kann aber bei älteren Patienten größer sein[165].

Die Ursachen der relativ guten Verträglichkeit der Aortenfehler in höheren Lebensaltern im Vergleich zu den jüngeren Altersstufen sind die gleichen wie bei Mitralstenose. Dauer der Erkrankung, geruhsames Leben, Maßhalten, geringer Grad von Coronarsklerose sind die wichtigsten Faktoren.

Bakterielle Endokarditiden kommen im Alter bei genitourinalen Infektionen besonders auf vorgeschädigten Klappen ziemlich häufig vor. Jenseits des 60. Lebensjahres werden Prozentsätze von 7—18% genannt. Veränderungen der rechtsseitigen Klappen sind im Alter ebenso selten wie in der Jugend.

δ) Aorteninsuffizienz

In vielen Fällen ist die degenerative Aortenstenose mit einer Insuffizienz kombiniert[166]. Zeichen von Aorteninsuffizienz sind in etwa 3% der Aortenklappen nachweisbar, mit luetischer Ätiologie etwa 0,5%. Vorwiegende Insuffizienzen werden vor allem bei Ektasie der Aorta und des Klappenringes mit und ohne Rheumatismus beobachtet[167].

e) Parietales Endokard

Am parietalen Endokard sind bindegewebige, herdförmige und diffuse Verdickungen mit Vermehrung der elastischen und kollagenen Fasern sowie einzelner eingelagerter Muskelfasern beschrieben[168].

f) Epikard

Die Sehnen- oder Milchflecke des Epikards sind im Alter stärker ausgeprägt. Sie kommen häufiger bei chronischer Klappenentzündung auf der Oberfläche des rechten Ventrikels vor. In jüngeren Jahren werden sie bei Hypertrophie häufiger beobachtet als bei normalen Herzgewichten. In vielen Fällen besteht gleichzeitig eine Pleuritis[169].

g) Herzbeutel

Die Kapazität des Herzbeutels bleibt in Relation zum Herzgewicht von der Fetalzeit bis zum Greisenalter konstant. Bei einem Füllungsdruck von 5 cm H_2O

---

[162] ROBERTS et al. 1971.   [163] RODSTEIN, ZEMAN 1967.   [164] KARSNER, KOLETSKY 1947.
[165] HARRIS 1970.   [166] FENICHEL 1950.   [167] BEDFORD, CAIRD 1960, GARNIER 1965.
[168] McMILLAN, LEV 1959.   [169] NELSON 1940.

entspricht der Inhalt des Herzbeutels dem 2,25fachen des Herzgewichtes. Die Volumendehnbarkeit ist bei Frühgeborenen und Säuglingen ähnlich wie bei der Aorta geringer als bei Jugendlichen. Bei alten Leuten nimmt die Volumendehnbarkeit wieder ab. Die Zunahme der Volumendehnbarkeit des Herzbeutels bei Jugendlichen geht mit einem vermehrten Einbau von elastischen Fasern in diesem Altersabschnitt einher. Die Rigidität im Alter ist dagegen auf eine Verdichtung der Faserstrukturen, Verfestigung des Kollagens und degenerative Veränderungen der elastischen Fasern zurückzuführen[170]. In einem Fall, den ich Herrn Kollegen Selberg (Hamburg) verdanke, fand sich bei einer 100jährigen Frau sogar eine verkalkende Perikarditis.

8. Das Coronarsystem

a) Die großen Coronararterien

Die Coronarpathologie in Abhängigkeit vom Alter kann hier nur kurz und summarisch abgehandelt werden (vgl. den Abschnitt über Gefäßpathologie, S. 429).

Die Weite der Coronararterien nimmt bis zum 30. Lebensjahre und bei Hypertrophie im Durchschnitt bis zu einem Herzgewicht von 500 g zu[171].

Die Coronarsklerose zeigt eine ausgesprochene Altersabhängigkeit. Wenn man von den Frühveränderungen bei Säuglingen absieht[172], so ist vom 20. Lebensjahre an bereits eine zunehmende Häufigkeit der Coronarsklerose nachzuweisen[173]. Die Männer sind den Frauen an Schwere und Häufigkeit um 10 Jahre voraus, während nach dem 75. Lebensjahre der Geschlechtsunterschied nicht mehr so ausgeprägt ist. Fast alle alten Leute haben eine Coronarsklerose. Bei den über 90jährigen finden sich in 50% mittlere bis schwere Formen. Bei unseren 67 Fällen über 100jähriger ist die Coronarsklerose bei Männern und Frauen mit einer gleichen Häufigkeit von über 80% registriert. Bei systematischer Untersuchung würde sich ein Prozentsatz von 100 ergeben. In sehr hohem Lebensalter geht die verkalkende Coronarsklerose oft mit einer Erweiterung der Lichtung einher. Stark stenosierende und sogar obliterierende Formen kommen selten ohne nennenswerte Folgen am Myokard vor. Die Thrombosen sollen bei Männern trotz zunehmender Sklerose im Alter abnehmen[174].

Sehr aufschlußreich sind die Untersuchungen von Mitrany, Karplus, Brunner (1970) über das Ausmaß der Einengung der Coronararterien in Abhängigkeit vom Alter. An 172 Unfalltodesfällen und Suicidfällen wurden Querschnitte der Coronararterien in 1 cm Abstand vermessen und die mittlere Einengung aus allen Schnitten eines Falles in Prozent errechnet. Der Grad der Obstruktion nimmt deutlich mit dem Alter zu. In der 6. Lebensdekade wurde in 24% der Fälle eine Einengung von mehr als 75% nachgewiesen, in der 7. Dekade bei 45% der Fälle.

Die Schlängelung der Coronararterien bei Herzatrophie ist nicht nur auf das hohe Lebensalter beschränkt.

b) Die Arteriolosklerose des Myokards

In einer systematischen Untersuchung an 500 menschlichen Herzen von Männern und Frauen im Alter von 20—90 Jahren konnte Wegelin (1944) sehr häufig mit dem Alter zunehmende krankhafte Veränderungen an den kleinen intra-

<hr>

[170] Wallraff 1937, Hort, Schindler 1963, Hort 1970.
[171] Vogelberg 1957, Mantero, Baroldi, Scomazzoni 1958.
[172] Dock 1946, Linzbach 1959.   [173] Rössle 1919.
[174] Bähr 1938, Keck 1955/56, Hauss, Wüst 1965, Schönmackers 1967, 1967.

muralen Coronararterienästen nachweisen. Trotz ihrer verschiedenen Kaliber bezeichnen wir sie im folgenden zusammenfassend als Arteriolen.

Das histologische Bild der Arteriolosklerose des Myokards ist sehr wechselvoll. Neben bindegewebigen und elastischen, herdförmigen und konzentrischen Intima-verdickungen mit und ohne Fetteinlagerungen beobachtet man häufig eine Auf-splitterung der inneren elastischen Lamellen (Abb. 28). Gelegentlich werden auch winzige fetthaltige, teilweise aus Plättchen bestehende Thromben mit Zeichen von Inkorporation beobachtet. Degenerative Prozesse der Media sind häufig. Sie gehen mit herdförmigen und diffusen Untergängen der glatten Muskulatur einher

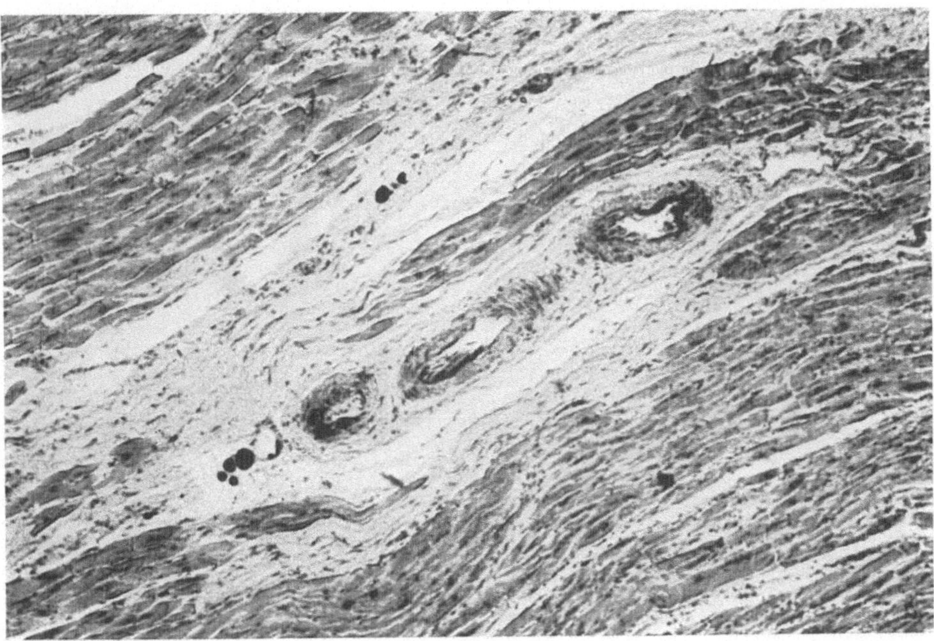

Abb. 28. Arteriolosklerose des Myokards. Fettablagerung im Bereich der Lamina elastica interna und tropfige Verfettung der Media (rechtes oberes Gefäß). 87jährige Frau. Herzgewicht 315 g. Hämalaun-Eosin

und zeigen feintropfige oder mehr staubförmige Verfettungen[175]. Zusätzliche und gleichzeitige Amyloidablagerungen in Intima und Media sind im hohen Lebensalter nicht selten. Typische Hyalinose wie bei der Arteriolosklerose der Nieren und Milz sind seltener und meist Folge einer Hypertonie[176].

Die ersten geringgradigen arteriolosklerotischen Veränderungen kommen bereits in der 3. Lebensdekade mit einer Häufigkeit von 2,2% vor. Mit fortschreitendem Alter nehmen Häufigkeit und Intensität stark zu. Nach WEGELIN (1944) beträgt die Häufigkeit in der 6. Lebensdekade fast 50%, in der 8. 73,1% und in der 9. 80%. Von 70 Jahren an sind die Frauen etwas stärker befallen als die Männer.

In den Präparaten meiner Sammlung konnte ich die Befunde von WEGELIN an 56 Herzen der Altersklassen von 60—94 Jahren bestätigen (Abb. 29). Wenn

---

[175] WEGELIN 1944, LINZBACH 1956, 1958, 1960.
[176] ODEL 1940, LINZBACH 1947, KATHKE 1955.

man genügend Schnitte untersucht, findet sich bei den alten Leuten eine Häufigkeit von 90%[177]. In den höheren Altersklassen nimmt nicht nur die Häufigkeit, sondern auch der Schweregrad der Veränderung zu[178]. Bei Diabetes nimmt die Häufigkeit bestimmter Formen der Arteriolosklerose zu[179].

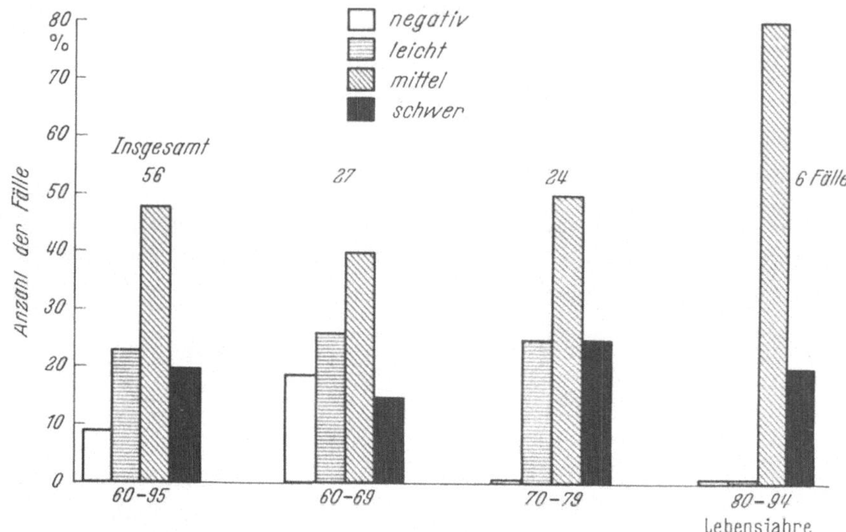

Abb. 29. Häufigkeit und Schweregrad der Arteriolosklerose des Myokards

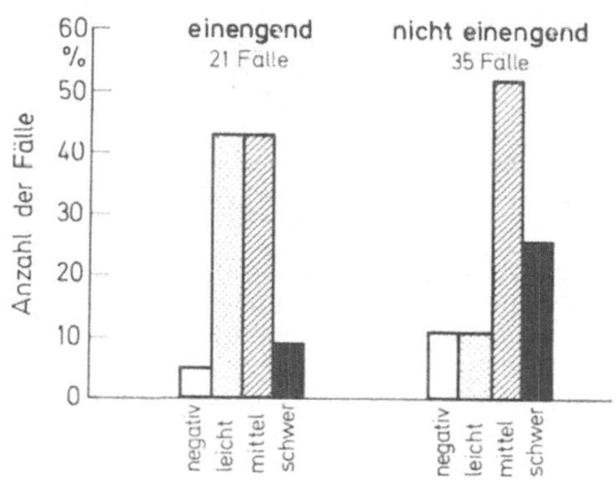

Abb. 30. Häufigkeit und Schweregrad der Arteriolosklerose des Myokards bei einengender (links) und bei nichteinengender (rechts) Coronarsklerose der Hauptäste. 56 Fälle im Alter von 60—94 Jahren. Ordinate: Anzahl der Fälle in Prozent

Die Arteriolosklerose darf nicht verwechselt werden mit den sekundären Gefäßveränderungen in der Nachbarschaft von Infarkten[180].

Eine sichere Korrelation des Grades der Arteriolosklerose zum Grad der Sklerose und Einengung der Hauptstämme der Coronararterien war in meinen

---

[177] Linzbach 1956, 1958.
[178] Neuburger et al. 1955, Saphir et al. 1956, Donomae, Matsumotu et al. 1962, 1965, Schwartz et al. 1962, Allavaikko et al. 1970.
[179] Blumenthal et al. 1960.   [180] Baroldi 1962, Baroldi, Scomazzoni 1967.

Fällen nicht nachweisbar. Ich habe aber den Eindruck, daß mittlere und schwere Formen von Arteriolosklerose bei nichteinengender Sklerose der Hauptäste eher häufiger vorkommen als bei stenosierender Sklerose der großen Coronararterien (Abb. 30). Auch DONOMAE und MATSUMOTO (1956) fanden bei schwerer Arteriolosklerose die großen Coronaräste mitunter nur gering verändert.

HAEREM (1969) beschreibt kissenartige Intimaverdickungen mit aufgesplitterter Lamina elastica interna an den intramuralen Coronarästen, die nach dem 40. Lebensjahre zunehmen und mit 75 Jahren in 50% der Fälle nachweisbar sind.

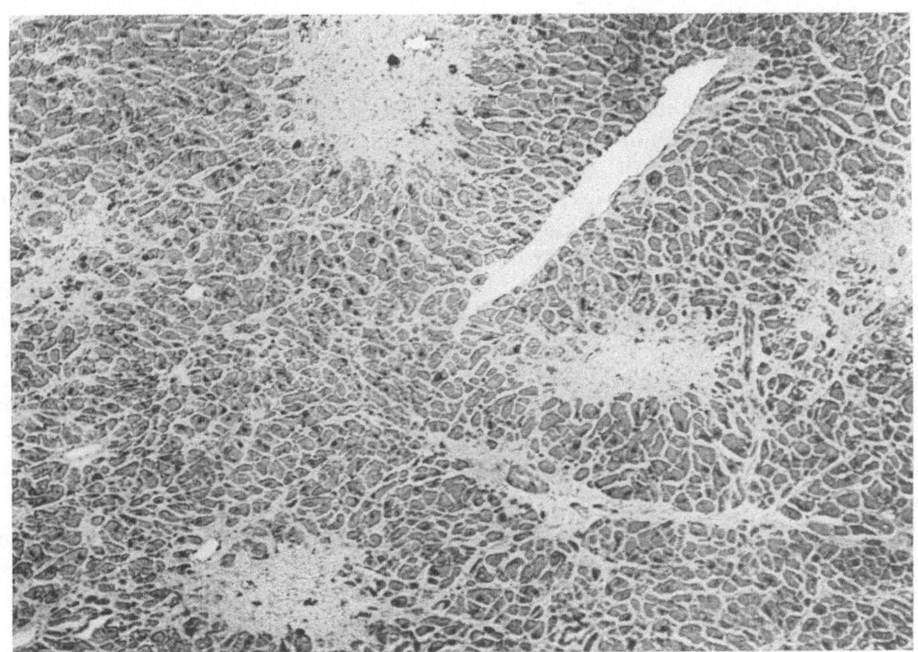

Abb. 31. Kleine Narben im Myokard bei Arteriolosklerose. Die großen Coronararterien waren in diesem Falle weit und durchgängig. 73jähriger Mann

Die Zahl der Polster steht im umgekehrten Verhältnis zur Schwere und Einengung der Coronarsklerose der Hauptstämme und zeigt keine Korrelation zur Hypertonie.

WEGELIN (1944) mißt der Arteriolosklerose des Myokards keine wesentliche funktionelle Bedeutung bei. Das mag für jüngere Altersstufen richtig sein, für die höheren Altersklassen dagegen nicht mehr. Bei zunehmender Sklerose der großen Coronarstämme wird die Arteriolosklerose die Coronarreserve[181] zusätzlich einschränken. Die funktionelle Bedeutung der Arteriolosklerose wird sich insbesondere auf die Güte der Durchblutungsregulation des Myokards auswirken müssen, weil regulative Änderungen der Weite der geschädigten kleinen intramuralen Gefäße schließlich nicht mehr möglich sind.

Eine schwere Arteriolosklerose kann auch ohne einengende Sklerose der großen Coronararterien zu einer manifesten Coronarinsuffizienz führen[182]. Ich habe mehrere Fälle von Arteriolosklerose und vasculärem Amyloid ohne nennenswerte

[181] SCHIMERT et al. 1960. [182] JACOBSON, RANKIN 1950.

Einengung der großen Äste mit feinfleckigen Nekrosen und Narben im Myokard untersucht (Abb. 31 und 25). Baroldi und Manion (1967) fanden in 39 Fällen von thrombocytopenischer Purpura mit Verschlüssen und Stenosen der intramuralen Arteriolen und Präcapillaren bei einem Durchschnittsalter der Patienten von 37 Jahren viermal kleine Nekrosen im Myokard.

Nach den vorliegenden Befunden handelt es sich bei der Arteriolosklerose des Myokards um eine Veränderung, die eine ganz ausgesprochene Korrelation zum Alter zeigt und von funktioneller Bedeutung ist.

Veränderungen an den Capillarwänden des Myokards werden in der Literatur nur bei Amyloidose erwähnt.

9. Der Herzinfarkt

Häufigkeit und klinisches Verhalten der Infarkte zeigen im hohen Lebensalter charakteristische Besonderheiten[183]. Die Häufigkeit der Infarkte bei Patienten einer Medizinischen Klinik (Basel) beträgt 4,9%, davon 7,1% Männer und 2,4% Frauen. Bei den über 70jährigen sinkt die klinische Häufigkeit auf 3,9% ab[184]. Ob die Verminderung der Häufigkeit im hohen Lebensalter um 1% durch eine Absterbeauslese hervorgerufen wird, ist nicht ganz sicher. Eine Auslese kann nicht der einzige Grund der Verminderung sein. Gegen die Auslese spricht die mit dem Alter zunehmende, jedoch in den höchsten Altersstufen etwas weniger steil verlaufende Zunahme der Coronartodesfälle[185] und die bei obduzierten Fällen in der 10. Lebensdekade nachgewiesene Häufigkeit von frischen oder älteren Herzmuskelinfarkten und großen Schwielen in 35% bei Männern und 30% bei Frauen[186].

Infarktrezidive sollen vom 50. Lebensjahre an häufiger sein. Die Frühmortalität nach Infarkt nimmt mit dem Alter zu. In der 5. Lebensdekade wurden Werte von 23,3%, in der 8. 62,3% und über 80 Jahren 78,5% registriert[187].

Die Herzinsuffizienz als Infarktfolge ist im Alter häufiger als in jungen Jahren. Für die 4. Lebensdekade wird eine Häufigkeit von 7% angegeben, 19% für die 5. Dekade und 24% bei Patienten, die älter als 50 Jahre sind[188].

Ergänzend sei erwähnt, daß Patienten mit Progerie meist schon in jungen Jahren an den Folgen einer Coronarsklerose sterben. Das gilt sowohl für die kindliche als für die erwachsene Form der Progerie (Hutschinson-Gilford und Werners Syndrom). Atkins (1954) berichtet über einen 11jährigen Knaben mit klinisch nachgewiesenem Myokardinfarkt.

10. Die Herzinsuffizienz

Bei über 70jährigen Personen ist die Herzinsuffizienz mit 21—45% die häufigste Todesursache und bei Männern und Frauen fast gleich groß. Als wichtigste Ursache des Herzversagens werden angegeben: Coronarkrankheit mit und ohne Hypertonus 50%, sämtliche Klappenfehler 10% und Cor pulmonale 10%[189].

Die große Bedeutung der Coronarkrankheit mit Hypertonie als Ursache der Herzinsuffizienz in der 10. und 11. Dekade geht daraus hervor, daß in diesen Altersklassen unserer Sammlung die Linkshypertrophie über 400 g bei Männern in 40%, bei Frauen in 20% vorkommt, das Cor pulmonale bei Männern in 10%, bei Frauen in 12%. Außerdem werden in dieser Altersgruppe noch in etwa 25% frischere oder ältere Herzmuskelinfarkte und größere Schwielen ohne Herzinsuffizienz und meist ohne Hypertrophie beobachtet.

[183] Harris 1970.   [184] Ludwig, Wagmann 1964.   [185] Schoenmackers 1967.
[186] Pomerance 1968.   [187] Ludwig, Wagmann 1964, Wollheim 1968.
[188] Solem et al. 1963.   [189] McKeown 1965, Pomerance 1965, 1968, 1968, Harris 1970.

Bemerkenswert ist die relativ gute Prognose der Herzinsuffizienz im Alter[190]. Nach 1 Jahr lebten noch 36%, nach 2 Jahren 27%, nach 3 Jahren 20%[191]. Schlecht ist die Prognose nur bei Hypertonie, besonders bei Frauen, bei Vorhofflimmern, bei syphilitischer Aorteninsuffizienz, bei verkalkender Aortenstenose und bei Cor pulmonale. Auch hier zeigt sich, daß Krankheiten, die mit Herzhypertrophie einhergehen, die Prognose verschlechtern. Die Ursache der zunehmenden Häufigkeit von Fällen dekompensierter Hypertonie mit Herzgewichten zwischen 500 und 600 g bei über 100jährigen Männern in unserer Sammlung ist noch nicht geklärt. Wahrscheinlich handelt es sich hierbei um Fälle von rezentem Drosselungshochdruck durch arteriosklerotische oder thrombotische Einengung der Nierenarterien, die bei der Obduktion übersehen wurden.

Der Mechanismus der Herzinsuffizienz ist bei alten Leuten der gleiche wie in jüngeren Jahren. Eine „physiologische, altersspezifische Veränderung" oder eine ausschließlich altersspezifische Herzkrankheit, die in jüngeren Jahren nicht vorkommt, konnte als Ursache der Herzinsuffizienz alter Leute nicht nachgewiesen werden. Es finden sich immer eindeutige krankhafte morphologische Befunde. Die Polypathie des Herzens ist bei Insuffizienz sehr häufig. Nach POMERANCE (1965) wurde sie in der Insuffizienzgruppe bei über 65jährigen in 65%, bei Fällen ohne Insuffizienz in 13% nachgewiesen. Wenn bei Herzinsuffizienz nur eine Herzkrankheit vorliegt, dann handelt es sich fast immer um eine Coronarinsuffizienz. Dies trifft auch für die Patienten unserer Sammlung in der 10. und 11. Dekade zu.

Schlußbetrachtung

Der Alternsfaktor der Gompertz-Gleichung $e^{\alpha t}$ ist nicht nur für den gesamten Organismus, sondern auch für die Organe und insbesondere für das Herz gültig. Im Hinblick auf das Herz beschreibt der Ausdruck eine im Ablauf des Lebens in geometrischer Progression beschleunigte Zunahme der Vulnerabilität oder Gebrechlichkeit des Herzens, die mit einer entsprechenden Einschränkung seiner funktionellen und strukturellen Anpassungsbreite einhergeht, so daß schließlich im hohen Alter fast 50% der Menschen an Herzversagen sterben.

Es ergibt sich die Frage, ob es möglich ist, am Beispiel des Herzens eine Aussage zu machen über die Natur der morphologischen Substrate des Alternsfaktors. Seine einfache Formulierung durch den Ausdruck $e^{\alpha t}$ könnte zu der Annahme verleiten, daß dem Altern des Herzens ein einheitlicher elementarer Vorgang zugrunde liegt, der mit nur einer der vielen allgemeinen Alternstheorien beschrieben werden kann. Schon allein die zahlreichen Kapitel unserer Übersicht zeigen, daß dies nicht richtig sein kann und zumindest die Frage diskutiert werden muß, ob das Altern des Herzens ein physiologischer oder pathologischer Vorgang ist.

Die Befunde am Herzen, die für ein sog. „physiologisches Altern" sprechen mit zeitlich irreversiblen stochastischen Veränderungen an bestimmten Materialien, sind sehr dürftig. Mit reinem Gewissen kann man zunächst nur die irreversiblen Veränderungen am Kollagen der bindegewebigen Strukturen des Myokards, der Klappen und der Gefäße als primäre Altersveränderungen bezeichnen. Es handelt sich hierbei um die Verfestigung und die Verdichtung des nicht am Strukturumsatz beteiligten Kollagens infolge Zunahme kovalenter Brücken und intermolekulärer Vernetzungen im Sinne von VERZÁR (1957, 1964, 1965). Diese Veränderungen sind aber im ganzen so geringgradig, daß sie allein nicht Ursache einer latenten oder manifesten Herzinsuffizienz sein können. Wenn schon im Alter ein

---

[190] Vgl. die Kapitel über Klappenfehler. [191] BEDFORD u.a. 1956, HARRIS 1970.

Herzinfarkt oder ein Klappenfehler klinisch stumm verlaufen kann, so gilt das um so mehr für die geringgradigen primären Alternsveränderungen am Kollagen. Daß die primären Alternsveränderungen den Boden vorbereiten für zusätzliche eindeutig pathologische Prozesse, wie Klappenfehler, Coronarsklerose nnd Thrombose oder Arteriolosklerose, steht auf einem anderen Blatt.

Ob es zeitlich determinierte, somatische Mutationen- oder Chromosomenveränderungen an den perennen postmitotischen polyploiden Kernen der Herzmuskelzellen mit entsprechenden Stoffwechselstörungen oder degenerativen Veränderungen gibt, die man als primäre Alternsveränderungen oder ebensogut als Krankheiten innerer Ursache definieren kann, ist für das Herz noch nicht sicher erwiesen, aber möglich. Es ist eher unwahrscheinlich, daß die hierfür in Frage kommenden degenerativen Veränderungen, wie Lipofuscinablagerung, basophile Degeneration und vacuoläre Verfettung so hochgradig sind, daß sie eine latente oder manifeste Herzinsuffizienz erklären können. Von der senilen kardiovasculären

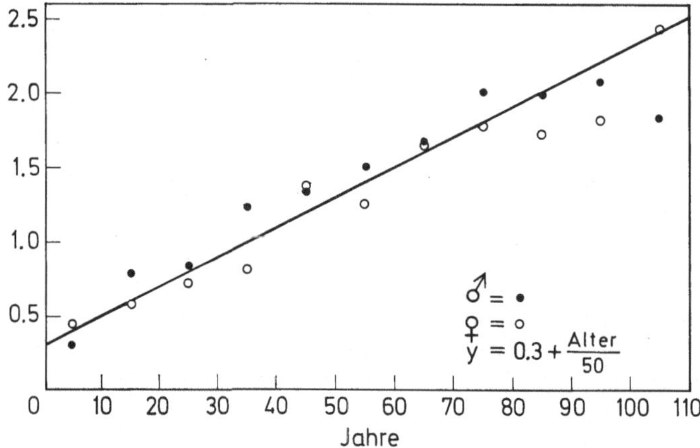

Abb. 32. Gesetz der Polypathie des Herzens. Ordinate: Anzahl der in den Sektionsprotokollen registrierten krankhaften Veränderungen pro Herz. Abszisse: Lebensalter

Amyloidose wissen wir noch nicht einmal, ob ihr „Sitz" überhaupt primär im Myokard liegt. Ehe man diese degenerativen Veränderungen des Myokards als obligate und primäre natürliche Alternsveränderungen abstempelt, sollte man berücksichtigen, daß selbst bei 100jährigen noch leistungsfähige Herzen vorkommen, die sich sogar strukturell an erhöhte Belastungen anpassen können. In meiner Untersuchungsreihe sind 5 (4 ♂, 1 ♀) über 100jährige Personen registriert, die Herzhypertrophien zwischen 500—600 g, sehr wahrscheinlich als Folge einer rezenten Hypertonie, nicht nur produziert, sondern auch unterhalten haben.

Ohne Zweifel gehen alle bisher genannten Veränderungen mit einer geringen Einschränkung der Leistung des Herzens einher, aber nach unseren Untersuchungen kommt die Leistungsschwäche des Herzens im höheren Lebensalter erst durch zusätzliche irreversible eindeutige krankhafte Veränderungen und irreversible Residuen pathologischer Prozesse zustande. Pomerance (1965) hat wohl zuerst darauf hingewiesen, daß das Gesetz der Polypathie im Alter nicht nur für den gesamten Organismus, sondern auch für das Herz gilt. Die bisherige quantitative Auswertung unseres großen Materials, die von meinem Doktoranden Akvamoo Boateng durchgeführt wurde, ergibt im Ablauf des Lebens eine stetige lineare Zunahme der in den Sektionsprotokollen angeführten makroskopischen krankhaften Veränderungen des Herzens mit sehr hohem Korrelationskoeffizienten der Regressionsgraden (Abb. 32). In der 4. Lebensdekade wird durchschnittlich 1 krankhafte Veränderung pro Herz registriert, in der 9. Dekade 2 und in der 11. Dekade 2,4. (LINZBACH, AKUAMOA BOATENG, 1972, 2. Teil)

Wenn man außerdem noch die mikroskopischen Veränderungen registrieren würde, so kämen in vielen Fällen noch Arteriolosklerose und Amyloidose hinzu. Wegen der uneinheitlichen und unvollständigen Befundung der makroskopischen Veränderungen in den Sektionsprotokollen unserer Fälle aus zahlreichen Instituten, liegen die hier angegebenen Werte ein wenig zu niedrig. Hierdurch ändert sich aber nichts am Prinzip des Gesetzes. Unter Berücksichtigung des Fehlers der unvollständigen Registrierung und unter Einbeziehung der mikroskopischen Befunde, würde die mittlere Anzahl der krankhaften Befunde pro Herz in der 7. Dekade etwa 2 und von der 10. Dekade an 3 und mehr betragen.

Nach den bis jetzt in Abb. 32 vorliegenden Befunden ergibt sich die Beziehung:

$$y = 0,3 + \frac{\text{Lebensalter}}{50} \tag{3}$$

wobei y der mittleren Anzahl der makroskopischen Veränderungen pro Herz entspricht.

Bei zukünftiger einheitlicher Registrierung müßte die Gleichung mit einem konstanten Faktor (K) multipliziert und ein additiver Faktor (M) hinzugefügt werden, welcher der mittleren Anzahl der mikroskopischen Veränderungen entspricht.

Der erste Ansatz einer einfachen linearen Abhängigkeit der Anzahl der krankhaften Veränderungen pro Herz vom Lebensalter entspricht durchaus der Vorstellung, daß der Mensch um so mehr chronische irreversible Krankheiten erwirbt, je länger er lebt. Dieser Ansatz impliziert aber die ziemlich komplizierte Voraussetzung eines besonderen Mehrtreffer-Mechanismus, wobei diese chronischen Krankheiten bei den Überlebenden, jede allein für sich, nicht tödlich sein dürfen und wahrscheinlich bei den Überlebenden auch in ihrer Intensität abnehmen müssen: denn sonst wären diese hochbetagten Überlebenden nicht so alt geworden.

Die These, daß dem Alternsfaktor krankhafte Veränderungen im Sinne der Polypathie zugrunde liegen, steht mit der Gompertz-Gleichung nicht im Widerspruch. Eine in Ausarbeitung befindliche vereinfachte Modellvorstellung für das Herz besagt etwa folgendes: Eine Herzkrankheit A soll die Anpassungsbreite des Herzens um den Faktor X einschränken. Die folgende zweite Krankheit B soll die Anpassungsbreite um den gleichen Betrag X vermindern. Die zweite Krankheit B etabliert sich aber in einem Herzen, dessen Anpassungsbreite durch die erste Krankheit A bereits um den Betrag X vermindert ist. Die prozentuale Verminderung der Anpassungsbreite durch die Krankheit B ist also wesentlich größer als durch die Krankheit A. Was für die Krankheiten A und B gilt, soll auch für weitere zusätzliche Krankheiten C und D usw. gelten. Rechnerisch ergibt sich aus dieser Modellvorstellung eine ziemlich weitgehende Übereinstimmung mit der Gompertz-Gleichung.

Diese Vorstellung besagt somit, daß die Polypathie, d.h. die zunehmende Wahrscheinlichkeit des Herzens, im Ablauf der Zeit mehrere Krankheiten zu erwerben, durchaus ein altersspezifischer Vorgang ist. Da es sich um chronische und irreversible krankhafte Veränderungen und Residuen handelt, steht die Alternstheorie der Polypathie in Übereinstimmung mit der Alternsdefinition von BÜRGER, wonach Altern bedeutet: „... jede irreversible Veränderung der lebenden Substanz als Funktion der Zeit."

27*

Der Alternsvorgang würde sich somit nicht nur darstellen als zeitlich determinierte Zunahme der Intensität sog. primärer Alternsveränderungen, wie z. B. am Kollagen oder als Zunahme der Häufigkeit und Intensität von degenerativen Veränderungen der Herzmuskelzellen, sondern insbesondere *als Zunahme der Wahrscheinlichkeit, mehrere irreversible chronische Krankheiten als Funktion der Zeit zu erwerben.* Alle diese Veränderungen und Krankheiten sind in jüngeren Jahren wenig ausgeprägt, verlaufen meist subklinisch, verstärken und häufen sich im Alter.

Im Spezialfall des Herzens wird die Wertigkeit der primären Alternsveränderungen, der degenerativen Prozesse und der Krankheiten im Hinblick auf die resultierende Leistungsschwäche hauptsächlich vom Zustand der Coronarversorgung, dem Ausmaß der Hypertrophie und der Dilatation bestimmt. Damit ist das Problem des Altersherzens vorwiegend ein Problem des Zustandes der Coronararterien und der Arteriolen und damit der Intensität der Coronarinsuffizienz.

Hieraus folgt, daß das Altern ein ungewöhnlich komplizierter Vorgang ist. Er setzt sich aus primären Alternsveränderungen und sehr vielen äußeren und inneren Faktoren zusammen, die sich individuell und in den verschiedenen Organen und Geweben in fast beliebig vielen quantitativ und qualitativ unterschiedlichen Kombinationen auswirken. Diese Vielfalt steckt in dem Ausdruck $e^{\alpha t}$.

Fortschritte in der menschlichen Alternspathologie wird man deshalb nicht so sehr von Experimenten an kurzlebigen Tieren erwarten dürfen, sondern vielmehr von einer sehr genauen und *einheitlichen* Registrierung der klinischen und morphologischen Befunde an einem großen menschlichen Untersuchungsgut. Die Befundungen sollten in einem Lande nur von einem erfahrenen Fachmann und seinen eingeübten Mitarbeitern mehrere Jahre lang durchgeführt werden. Nur auf diesem Wege sehe ich die Möglichkeit, in 5—10 Jahren eine allgemeine, gutfundierte, mathematisch-logische Alternstheorie für den Menschen zu entwickeln. Der Einsatz würde sich lohnen. Denn wenn die Polypathie essentieller Alternsfaktor ist, ergibt sich die Möglichkeit, durch Verhütung einiger chronischer irreversibler Krankheiten das Leben sinnvoll zu verlängern.

Auf Grund unserer Untersuchungen am Herzen und unter Einbeziehung eindeutig krankhafter Veränderungen kann man *das Altern allgemein definieren als eine Zunahme der Intensität und Mannigfaltigkeit irreversibler stochastischer und irreversibler biologisch-krankhafter Prozesse als Funktion der Zeit an einem biologischen Objekt.* Jeder Mensch und jedes Herz altert anders.

Für die freundliche Zusendung von Daten und Präparaten menschlicher Herzen danke ich den Kollegen:

Altmann (Würzburg); Arneaud (Halifax, Can.); Arnesen (Oslo); Bainborough (Lethbridge, Can.); Becker (Berlin); Brandenburg (Berlin); Brass (Valencia, Ven.); Bredt (Mainz); Bullon (Madrid); Büsing (Berlin); Büsing (Heidelberg); Cain (Stuttgart); Doehnert (Barquisimeto, Ven.); Doerr (Heidelberg); Ferrari (Venedig); Franke (Würzburg); Giertsen (Bergen, Nor.); Gürich (Lübeck); Hedinger (Zürich); Holle (Leipzig); Hort (Marburg); Jackson (London); Jansen (Darmstadt); Jellinek (Budapest); Kettler (Berlin); Köberle (São Paulo); Ladewig (Charleston, USA); Lennert (Kiel); Lüders (Berlin); Ludwig (Rochester, USA); Meessen (Düsseldorf); Moore (Saskatoon, Can.); Müller (Erlangen); Ogawa (Okayama, Jap.); Peter (Bamberg); Piringer (Wien); Poche (Bielefeld); Pomerance (London); Racz (Budapest); Ratzenhofer (Graz); Rotter (Frankfurt); Rozynek (Lublin, Pol.); Rübsaamen (Singen); Schallock (Mannheim); Scheidegger (Basel-Liestal); Schürmann (Conception); Schwartz (Warren, USA); Seifert (Hamburg); Selberg (Hamburg); Shao-nan Huang (Montreal, Can.); Siebenmann (Zürich); Simon (Dresden); Skriba (Bremen); Stein (Berlin); Suwa (Sendai, Jap.); Symmers (London); Thurner (Salzburg); Uehlinger (Zürich); Walthard (Bern); cand. med. Winklehner (Zürich); Zollinger (Basel).

Die Sammlung der Fälle in Kanada wurde von Herrn Kollegen Aterman (Halifax) organisiert.

Von den zur Verfügung gestellten Herzen wurden nur die Fälle mit zuverlässigen Altersangaben in die Sammlung aufgenommen.

Literatur

ADLER, C. P., SANDRITTER, W.: Cytophotometric DNA, histone and non-histone determinations on human hearts. Symposion on hypertrophy of the heart muscle. Spa Sliač. CSSR., 14th—16th September 1970. — ALAVAIKKO, M., HIRVONEN, J., RÄSÄNEN, O.: Fatty change in papillary heart muscle and in its arterioles. Analysis of a material of 262 autopsies. Acta path. microbiol. scand., Sect. A 78, 458—472 (1970). — ALPERT, N. R., GALE, H. H., TAYLOR, N.: The effect of age on contractile protein ATP-ase activity and the velocity of shortening. In: Myocardial contractility. Ed. by R. D. TANZ, F. KAVALER, J. ROBERTS, p. 127. New York and London: Academic Press 1967. — ANDREW, W.: The fine structural and histochemical changes in aging. In: The biological basis of medicine. Ed. by E. E. BITTAR and N. BITTAR, vol. 1, p. 461. London and New York: Academic Press 1968. ~ The anatomy of aging in man and animals. New York and London: Grune and Stratton 1971. — APPEL, S. B., KOSSMAN, C. E.: Rheumatic heart disease in patients over 60 years of age. J. Amer. med. Ass. 146, 1474 (1951). — ASCHOFF, L.: Zur normalen und pathologischen Anatomie des Greisenalters. Berlin-Wien: Urban & Schwarzenberg 1938. — ATKINS, L.: Progeria. Report of a case with post-mortem findings. New Engl. J. Med. 250, 1065 (1954).

BACHMANN, K. D.: Über das Lipofuscin der Leber. Virchows Arch. path. Anat. 323, 133 (1953). — BACON, R. L.: Changes with age in the reticular fibers of the myocardium of the mouse. Amer. J. Anat. 82, 469 (1948). — BÄHR, E.: Die Atherosklerose der Herzkranzgefäße in ihrer Beziehung zu Alter, Krankheit und Konstitution. Arch. Kreisl.-Forsch. 3, 95 (1938). — BAGHIRZADE, M. F.: Herzinsuffizienz bei Amyloidose. Verh. dtsch. Ges. Path. 51, 216 (1967). — BAROLDI, G.: Histopathological study of the intramural artery vessels in relation to the pathology of extramural coronary arteries and myocardial damage. Cardiologia (Basel) 41, 364 (1962). — BAROLDI, G., MANION, W. C.: Microcirculatory disturbances and human myocardial infarction. Amer. Heart. J. 74, 173 (1967). — BAROLDI, G., SCOMAZZONI, G.: Coronary circulation in the normal and the pathologic heart. Office of the Surgeon General. Department of the Army, Washington, D.C. 1967. — BARROWS, C. H., JR., FALZONE, J. A., SHOCK, N. W.: Age differences in the succinoxidase activity of homogenates and mitochondria from the livers and kidneys of rats. J. Geront. 15, 130 (1960). — BATSAKIS, J. G.: Degenerative lesions of the heart. In: Pathology of the heart and blood vessels. Ed. by S. E. GOULD, 3. ed., p. 479. Springfield, Illinois: Charles C. Thomas Publisher 1968. — BEDFORD, P. D., CAIRD, F. I.: Congestive heart failure in the elderly. Quart. J. Med. 25, 407 (1956). ~ Valvular disease of the heart in old age. Boston: Little, Brown & Co. 1960. — BENEKE, R., BÖNNING, F.: Ein Fall von lokaler Amyloidose des Herzens. Beitr. path. Anat. 44, 362 (1908). — BENEKE, G., SANDRITTER, W., SCHMITT, W., KULKA, R.: Altersveränderungen menschlicher Herzklappen. Med. Welt, N. F. 18, 1795 (1967). — BENEKE, R., SCHMITT, W.: Altersveränderungen am Klappenapparat des menschlichen Herzens. Verh. dtsch. Ges. Path. 51, 209 (1967). — BENSON, E. S.: Composition and state of protein in heart muscle of normal dogs and dogs with experimental myocardial failure. Circulat. Res. 3, 221 (1955). — BENSON, E. S., HALLAWAY, B. E., TURBAK, CH. E.: Contractile properties of glycerol-extracted muscle bundles from the chronically failing canine heart. Circulat. Res. 6, 122 (1958). — BERG, E.: Über kardiales Amyloid. Z. Alternsforsch. 21, 27 (1968). — BERTOLINI, R.: Wachstum und Altern der Organismen. In: Entwicklung, Wachstum, Mißbildungen und Altern bei Mensch und Tier. Hrsg. v. K. A. ROSENBAUER, S. 229. Stuttgart: Wissenschaftliche Verlagsgesellschaft 1969. — BIRREN, J. E. (editor): Handbook of aging and the individual. Chicago: University of Chicago Press 1959. — BJÖRKERUD, S.: Studies of lipofuscini-granules of human cardiac muscle. II. Chemical analysis of the isolated granules. Exp. molec. Path. 3, 377 (1964). — Blood pressure study: The acturial society of America. The association of life insurance medical directors. New York 1939. ~ Blood pressure study.The acturial society of America. The association of life insurance medical directors. New York 1959. — BLUMENTHAL, H. T., MORRIS, A., GOLDENBERG, S.: A study of lesions of the intra mural coronary artery branches in diabetes mellitus. Arch. Path. 70, 13 (1960). — BLUMGART, H. L., GILLIGAN, D. R., SCHLESINGER, M. J.: The degree of myocardial fibrosis in normal and pathologic hearts as determined chemically by the collagen content. Trans. Ass. Amer. Phycns 55, 313 (1940). — BÖHMIG, R.: Das sogenannte Abnutzungspigment des Herzmuskels und des peripheren Muskels und seine Beziehung zur Muskelfunktion. Verh. dtsch. Ges. Kreisl.-Forsch. 10, 254 (1937). — BOELLARD, J. W.: Über Umbauvorgänge in der rechten Herzkammerwand während der Neugeborenen- und Säuglingsperiode. Z. Kreisl.-Forsch. 41 101 (1952). — BRANDFONBRENER, M., LANDOWNE, M., SHOCK, N. W.: Changes in cardiac output with age. Circulation 12, 557 (1955). — BRAVERMAN, A. M.: Report on the life and death of a woman of 101 years of age. Geront. clin. (Basel) 7, 365 (1965). — BREINING, H.: Massenverhältnisse und Gewichtsrelationen des Herzens von der Frühgeborenenperiode bis zum Erwachsenenalter. Virchows Arch. path. Anat. Abt. A 345, 15 (1968). — BUCHEM, F. S. P. VAN: Cardiac amyloidosis. Report of six cases. Acta cardiol. (Stockh.) 21, 367 (1966).—

Buerger, L., Braunstein, H.: Senile cardiac amyloidosis. Amer. J. Med. **28**, 357 (1960). Bürger, M.: Alternsveränderungen der menschlichen Kreislauforgane. Ein Beitrag zur biorheutischen Physiologie. Dtsch. Gesundh.-Wes. 1956, 1161. ~ Altern und Krankheit, 3. Aufl. Leipzig: VEB Georg Thieme 1957. ~ Alter und Krankheit als Problem der Biomorphose, 4. Aufl. Leipzig: VEB Georg Thieme 1960. ~ Die chemischen Lebenswandlungen des menschlichen Herzklappengewebes. Münch. med. Wschr. **103**, 1459 (1961). ~ Die chemische Biomorphose des menschlichen Herzklappenapparates unter Berücksichtigung des kalendarischen Alters und Geschlechts. Z. Alternsforsch. **17**, 121 (1964). — Bürger, M., Lohmann, D.: Lebenswandlungen (Biomorphose) des gesunden menschlichen Herzens in ihren Beziehungen zu Alter und Geschlecht. In: Das Herz des Menschen. Hrsg. v. W. Bargmann und W. Doerr, Bd. 1, S. 412. Stuttgart: G. Thieme 1963. — Buja, L. M., Khoi, N. B., Roberts, W. C.: Clinically significant cardiac amyloidosis. Amer. J. Cardiol. **26**, 394 (1970). — Burch, G. E., Sohal, R., Fairbanks, L. D.: Ultrastructural changes in Drosophila heart with age. Arch. Path. **89**, 128 (1970). — Busch, W.: Pathologisch-anatomische Beobachtungen bei Angehörigen des hohen Greisenalters. (Untersuchungen bei 282 85—98jährigen.) Z. Alternsforsch. **12**, 103 (1958/59).

Cellesi, C.: Sulla questione della presenza di amiloide nell'aorta senile e arteriosclerotica. Arch. De Vecchi Anat. pat. **55**, 669 (1969). — Chomette, G., Pinaudeau, Y., Ganter, P., Brochérieu, C.: Note à propos de l'amyloïdose cardiaque du vieillard. Path. et Microbiol. (Basel) **27**, 872 (1964). — Ciba Foundation: Colloquia on ageing. Ed. by G. E. W. Wolstenholme and C. M. O'Connor, vol. 1—5. London: J. A. Churchill 1956—1957. — Clausen, B.: Influence of age on connective tissue. Hexosamine and hydroxyproline in human aorta, myocardium and skin. Lab. Invest. **11**, 299 (1962). — Comfort, A.: The biological approach in the comparative study of aging. Ciba Foundation: Colloquia on Ageing **3**, 2 (1957). ~ Ageing: The biology of senescence. 2. ed. London: Routledge and Kegan Paul 1964. — Constantinides, P., Rutherdale, J.: Effects of age and endocrines on the mast cell counts of the rat myocardium. J. Geront. **12**, 264 (1957). — Croxatto, O. C., Chiriboga, J.: Degeneration basofila del miocardio. Medicina (B. Aires) **10**, 8 (1950). — Curtis, H. J.: The nature of the aging process. In: The biological basis of medicine. Ed. by E. E. Bittar and N. Bittar, vol. 1, p. 521. London and New York: Academic Press 1968. ~ Das Altern. Die biologischen Vorgänge. Stuttgart: Gustav Fischer 1968.

Dahlin, D. C.: Primary amyloidosis with report of six cases. Amer. J. Path. **25**, 105 (1949). ~ Secondary amyloidosis. Ann. intern. Med. **31**, 105 (1949). — Delachaux, A.: Rhythmusstörungen. In: Handbuch der praktischen Geriatric, Bd. 1, S. 467. Stuttgart: F. Enke 1965. — Dock, W.: Presbycardia, or aging of the myocardium. N. Y. St. J. Med. **45**, 983 (1945). ~ Aging of the myocardium. Bull. N. Y. Acad. Med. **32**, 175 (1956). ~ The predilection of atherosclerosis for the coronary arteries. J. Amer. med. Ass. **131**, 875 (1946). — Doerr, W.: Die „basophile (mukoide) Degeneration" des Herzmuskels. Z. Kreisl.-Forsch. **41**, 42 (1952). ~ Allgemeine Pathologie der Organe des Kreislaufes. In: Handbuch der allgemeinen Pathologie, Bd. 3, Teil 4, S. 205. Berlin-Heidelberg-New York: Springer 1970. — Doerr, W., Holldack, K.: Über das Myxödemherz. Virchows Arch. path. Anat. **315**, 653 (1948). Doerr, W., Schiebler, Th. H.: Pathologische Anatomie des Reizleitungssystems. In: Das Herz des Menschen. Hrsg. v. W. Bargmann u. W. Doerr, S. 793. Stuttgart: Thieme 1963. — Dogliotti, C.: Z. Anat. u. Entwickl.-Gesch. **96**, 680 (1931) (zit. n. Wezler 1969). — Donomae, I., Matsumoto, Y., Kokubu, T., Kobayashi, R., Ikegami, H., Ueda, E., Fujisawa, T., Fujimoto, S.: Pathological studies of coronary atherosclerosis: especially of sclerosis of intramuscular coronary arteries. Jap. Heart. J. **3**, 423 (1962). — Donomae, I., Matsumoto, Y., Ueda, E.: Significance of coronary arteriosclerosis in the intramuscular coronary arteries. Geriatrics **20**, 179 (1965). — Duncan, D., Nall, D., Morales, R.: Observations on the fine structure of old age pigment. J. Geront. **15**, 366 (1960). — Dustmann, H. O.: Primäres Herzamyloid. Forsch. Prax. Fortb. **17**, 258 (1966).

Ehrenberg, R.: Das Problem des Alterns. Naturwissenschaften **41**, 296 (1954). — Ehrenberg, R., Winnecken, H. G., Biebricher, H.: Der Alternsgang des Bindegewebes in menschlichen Organen (Herz und Leber). Z. Naturforsch. **9b**, 492 (1954). — Eliot, R. S., McGee, H. J., Blount, S. G., Jr.: Cardiac amyloidosis. Circulation **23**, 613 (1961). — Emery, J. L., Mithal, A.: Weights of cardiac ventricles at and after birth. Brit. Heart J. **23**, 313 (1961). — Erickson, E. E., Lev, M.: Aging changes in the human arterioventricular node, bundle and bundle branches. J. Geront. **7**, 1 (1952).

Fenichel, N. M.: Arteriosclerotic aortic insufficiency. Amer. Heart J. **40**, 117 (1950). — Ferris, H. W.: Amyloidosis of lungs and heart. Amer. J. Path. **12**, 701 (1936). — Fischer, B., Schlüter, G., Adler, C. P., Sandritter, W.: Zytophotometrische DNS-, Histon- und Nicht-Histonprotein-Bestimmungen an Zellkernen von menschlichen Herzen. Beitr. path. Anat. **141**, 238 (1970). — Fletcher, M. J., Sanadi, D. R.: Turnover of rat liver mitochondria. Biochim. biophys. Acta (Amst.) **51**, 336 (1961). — Franke, H., Bracharz, H., Laas, H., Moll, E.: Studien an 148 Hundertjährigen. Dtsch. med. Wschr. **95**, 1590 (1970). — Fried-

BERG, C. K., TARTAKOWER, T.: Über den günstigen Verlauf der endokarditischen Herzklappenfehler. (Mit besonderer Berücksichtigung des Alters und der Schwangerschaft.) Z. klin. Med. **116**, 759 (1931). — FERRIS, H. W.: Amyloidosis of lungs and heart. Amer. J. Path. **12**, 701 (1936).

GARNIER, B.: Die Herzklappenfehler. In: Handbuch der praktischen Geriatrie, Bd. 1, S. 480. Stuttgart: F. Enke 1965. — GEDIGK, P., FISCHER, R.: Über die Entstehung von Lipopigmenten in Muskelfasern. Untersuchungen beim experimentellen Vitamin E-Mangel der Ratte und an den Organen des Menschen. Virchows Arch. path. Anat. **332**, 431 (1959). — GILLMANN, H., VOGEL, W.: Über das Elektrokardiogramm im Greisenalter. Dtsch. med. Wschr. **80**, 283 (1955). — GIORDANO, A., GULI, E.: Contribution à la morphologie du coeur sénile. Acta cardiol. (Brux.) **18**, 209 (1963). — GOMPERTZ, B.: On the nature of the function expressive of the law of human mortality and on a new mode of determing life contingencies. Phil. Trans. A **115**, 513 (1825). — GRANATH, A., JONSSON, B., STRANDELL, T.: Studies on the central circulation at rest and during exercise in the supine and sitting body position in old men. Acta med. scand. **169**, 125 (1961). — GREENWOOD, M., JR.: A first study of the weight variability and correlation of the human viscera with special reference to the healthy and diseased heart. Biometrika **3**, 63 (1904). — GRODDECK, H.: Sektionsbefunde bei Über-achtzig-Jährigen. Z. Alternforsch. **1**, 238 (1939). — GSELL, O., MERIAN, P.: Klinische Characteristika der Krankheiten im hohen Alter. In: Krankheiten der über Siebzigjährigen, S. 35. Hrsg. O. GSELL. Bern-Stuttgart: H. Huber 1964.

HAEREM, J. W.: Cushion-like intimal lesions in intramyocardial arteries in man. Their relation to age, sex, coronary atherosclerosis and certain diseases. Acta path. microbiol. scand. **77**, 598 (1969). — HAMPERL, H.: Die Fluorescenzmikroskopie menschlicher Gewebe. Virchows Arch. path. Anat. **292**, 1 (1934). — HARGREAVES, T.: Rheumatic mitral valve disease in the elderly. Indicence found at necropsy. Brit. med. J. **1961 II**, 342. — HARMAN, J. W., WEBSTER, J. H.: Effect of aging on the protein fractions of the normal human heart. Fed. Proc. **8**, 357 (1949). — HARRIS, R.: Geriatric cardiovascular disease. Philadelphia-Toronto: Lippincott Company 1970. — HARTLEB, O.: Über Alterswandlungen ballistographischer Befunde. Verh. dtsch. Ges. Kreisl.-Forsch. **24**, 220 (1958). — HASSELBACH, W.: Über die kontraktilen Strukturen des Herzmuskels. In: Struktur und Stoffwechsel des Herzmuskels, S. 22. Hrsg. v. W. H. HAUSS und H. LOSSE. Stuttgart 1959. — HAUMEDER, M. E.: Basophilie degeneration of heart muscle. Amer. J. Path. **11**, 535 (1935). — HAUSS, W. H., WÜST, G.: Koronarerkrankungen. In: Handbuch der praktischen Geriatrie, Bd. 1, S. 380. Stuttgart: F. Enke 1965. — HAUST, M. D., ROWLANDS, D. T., JR., GARACIS, J. C., LADING, B. H.: Histochemical studies on cardiac "colloid". Amer. J. Path. **40**, 185 (1962). — HEIDEN-REICH, O., SIEBERT, G.: Untersuchungen an isoliertem, unverändertem Lipofuszin aus Herzmuskulatur. Virchows Arch. path. Anat. **327**, 112 (1955). ~ Neue Methoden zur Untersuchung von Lipofuscin. Verh. dtsch. Ges. Path. 39. Tagg, 193 (1956). — HEINZEL, W.: Die Entstehung des braunen Pigmentes. Frankfurt. Z. Path. **70**, 724 (1960). — HELLERSTEIN, H. K., SANTIAGO-STEVENSON, D.: Atrophy of the heart: A correlative study of eighty-five proved cases. Circulation **1**, 93 (1950). — HENSCHEN, F.: Morphological aspects on the process of aging. In: Thule international symposia. Cancer and aging, p. 61. Stockholm: Nodiska Bokhandelns Förlag 1968. — HERZENBERG, H., ESKELUND, V.: The morphological development of pulmonary arteries during the first years of life. Acta paediat. (Uppsala) **50**, 263 (1961). — HEUSS, H. v.: Aortenstenose und Langlebigkeit mit relationspathologischen und hämodynamischen Erläuterungen. Med. Welt **17**, 547 (1943). — HIGGINS, W. H., HIGGINS, W. H., JR.: Primary amyloidosis; a clinical and pathological study. Amer. J. med. Sci. **220**, 610 (1950). — HOCH-REIN, M., SCHLEICHER, I.: Herz-Kreislauf-Erkrankungen. Darmstadt: D. Steinkopff 1959. — HOLZMANN, M.: Zur Herzamyloidose mit besonderer Berücksichtigung des EKG-Befundes. Z. Kreisl.-Forsch. **39**, 401 (1950). — HORT, W.: Quantitative histologische Untersuchungen an wachsenden Herzen. Virchows Arch. path. Anat. **323**, 223 (1953). ~ Morphologische Untersuchungen am Herzen vor, während und nach der postnatalen Kreislaufumschaltung. Virchows Arch. path. Anat. **326**, 458 (1955). ~ Quantitative Untersuchungen über die Capillarisierung des Herzmuskels im Erwachsenen- und Greisenalter, bei Hypertrophie und Hyperplasie. Virchows Arch. path. Anat. **327**, 560 (1955). ~ The normal heart of the fetus and its metamorphosis in the transition period. In: The heart and circulation in the newborn and infant, p. 210. Ed. by D. E. CASSELS. New York: Grune and Stratton 1966. ~ Der Herzbeutel und seine Bedeutung für das Herz. Ergebn. inn. Med. Kinderheilk. (N.F.) **29**, 1 (1970). — HORT, W., SCHINDLER, P. J.: Druck-Volumen-Untersuchungen an menschlichen Herzbeuteln. Arch. Kreisl.-Forsch. **41**, 26 (1963). — HOWELL, T. H., PIGGOT, A. P.: The appearance of the myocardium in old age. Geriatrics **5**, 85 (1950). ~ Morbid anatomy of old age. Geriatrics **6**, 85 (1951). ~ Morbid anatomy of old age. Part VII. Cardiovascular lesions. Geriatrics **10**, 428 (1955). — HUEBSCHMANN, P.: Über Herzamyloid. Virchows Arch. path. Anat. **187**, 35 (1907). — HUECK, W.: Die pathologische Pigmentierung. In: Handbuch der allgemeinen Pathologie von KREHL-MARCHAND, Bd. 3, S. 298. Leipzig: S. Hirzel 1921). — HÜGIN,

F., Verzar, F.: Untersuchungen über die Arbeitshypertrophie des Herzens bei jungen und alten Ratten. Pflügers Arch. ges. Physiol. **262**, 181 (1956). — Hüsselmann, H.: Beitrag zum Amyloidproblem auf Grund von Untersuchungen an menschlichen Herzen. Virchows Arch. path. Anat. **327**, 607 (1955). — Huxley, A.: Brave new world. London 1932.

Jacobson, S. A., Rankin, T. J.: Arteriolar disease of the heart. Angiology **1**, 474 (1950). — James, T. N.: Pathology of the cardiac conduction system in amyloidosis. Ann. intern. Med. **65**, 28 (1966). — Jansen, H. H.: Über den Bindegewebsgehalt des Herzmuskels. Verh. dtsch. Ges. Path. **46**, 262 (1962). ∼ Myokardosestudien. Pathoklise der Herzkammern auf Grund seitendifferenter Struktureigenheiten. Arch. Kreisl.-Forsch. **37**, 1 (1962). ∼ Quantitative Bindegewebsverhältnisse in den Kammerwänden insuffizienter Herzen, dargestellt am Beispiel der Hydroxyprolinbestimmung. Verh. dtsch. Ges. Path. **51**, 199 (1967). — Jones, R. S., Frazier, D. B.: Primary cardiovascular amyloidosis: its clinical manifestations, pathology and histogenesis. Arch. Path. **50**, 366 (1950). — Josselson, A. J., Pruitt, R. D.: Electrocardiographic findings in cardiac amyloidosis. Circulation **7**, 200 (1953). — Josselson, A. J., Pruitt, R. D., Edwards, J. E.: Amyloid localized to the heart. Arch. Path. **54**, 359 (1952).

Karsner, H. T., Koletsky, S.: Calcific disease of the aortic valve. Philadelphia: J. B. Lippincott 1947. — Kathke, N.: Die Veränderungen der Coronararterienzweige des Myocards bei Hypertonie. Beitr. path. Anat. **115**, 405 (1955). — Kaufmann, P., Poliakoff, H.: Studies on the aging heart. I. The pattern of rheumatic heart disease in old age (a clinical-pathological study). Ann. intern. Med. **32**, 889 (1950). — Keck, E.: Sektionsbefunde von 60 über 90-jährigen. Z. Altersforsch. **9**, 145 (1955/56). — Keen, E. N.: The postnatal development of the human cardiac ventricles. J. Anat. (Lond.) **89**, 484 (1955). — King, L. S.: Atypical amyloid disease with observations on a new silver stain for amyloid. Amer. J. Path. **24**, 1095 (1948). — Kirch, E.: Über gesetzmäßige Verschiebungen der inneren Größenverhältnisse des normalen und pathologisch veränderten menschlichen Herzens. Z. angew. Anat. (Berl.) **7**, 235 (1921). — Kløvstad, O.: Mitral stenosis in patients over the age of seventy. Acta med. scand. **156** (Suppl. 319) 99 (1956). — Kment, A., Leibetseder, J., Adamiker, D.: Gerontologische Untersuchungen an Rattenlebermitochondrien. Z. Altersforsch. **19**, 241 (1966). — Kment, A., Leibetseder, J., Burger, H.: Gerontologische Untersuchungen an Rattenherz-mitochondrien. Gerontologia (Basel) **12**, 193 (1966). — Kment, A., Leibetseder, J., Linder, G.: Untersuchungen über die Altersabhängigkeit der Gewebeatmung (Herz, Niere, Leber) bei Hühnern. Z. Altersforsch. **20**, 23 (1967). — Knieriem, H. J.: Über den Bindegewebsgehalt des Herzmuskels des Menschen. Arch. Kreisl.-Forsch. **44**, 231 (1964). — Kabayashi, T.: Über die Entstehung des sog. Abnutzungspigmentes in der Herzmuskulatur. Trans. jap. path. Soc. **29**, 251 (1939). — Köhler, U.: Das Altersherz. In: Handbuch der praktischen Geriatrie, Bd. 1, S. 366. Stuttgart: F. Enke 1965. — König, K., Reindell, H., Musskoff, S., Roskamm, H., Kessler, M.: Das Herzvolumen und die körperliche Leistungsfähigkeit bei 20—60-jährigen gesunden Männern. Arch. Kreisl.-Forsch. **35**, 37 (1961). — König, K., Reindell, H., Musskoff, S., Roskamm, H., Kessler, M.: Das Herzvolumen und die Leistungsfähigkeit bei 60—75jährigen gesunden Männern. Ein Beitrag zur Frage der physiologischen Altersinsuffizienz. Arch. Kreisl.-Forsch. **39**, 143 (1962). — Könn, G., Storb, R.: Über den Formwandel der kleinen Lungenarterien des Menschen nach der Geburt. Zugleich ein Beitrag zum postnatalen Verhalten der kleinen Lungenarterien bei angeborenen Herz-Gefäßmißbildungen mit vermehrter Lungendurchblutung und zur Frage der frühkindlichen pulmonalen Hypertonie. Beitr. path. Anat. **123**, 212 (1960). — Kohn, R. R.: Human aging and disease. J. chron. Dis. **16**, 5 (1963). ∼ Principles of mammalian aging. Englewood Cliffs, New Jersy: Prentice-Hall, Inc. 1971. — Kohn, R. R., Rollerson, E.: Studies on the mechanism of the age-related change in swelling ability of human myocardium. Circulat. Res. **7**, 740 (1959). — Koletsky, S., Stecher, R. M.: Primary systemic amyloidosis; involvement of cardiac valves, joints and bones, with pathologic fracture of femur. Arch. Path. **27**, 267 (1939). — Kompmann, M., Paddags, I., Sandritter, W.: Feulgen cytophotometric DNA determinations on human hearts. Arch. Path. **82**, 303 (1966). — Korenchevsky, V.: Physiological and pathological ageing. Ed. by G. H. Bourne. Basel-New York: S. Karger 1961. — Korkuschko, O. W.: Besonderheiten der Hämodynamik bei älteren und alten Menschen. Z. Altersforsch. **21**, 259 (1968). — Korn, D., De Sanctis, R. W., Sell, S.: Massive calcification of the mitral annulus. New Engl. J. Med. **267**, 900 (1962). — Kosek, J. C., Angell. W.: Fine structure of basophilic myocardial degeneration. Arch. Path. **89**, 491 (1970). — Kühns, K.: Prognose der essentiellen Hypertonie. In: Arterielle Hypertonie. Hrsg. v. R. Heintz und H. Losse, S. 195. Stuttgart: Georg Thieme 1969. — Kühns, K., Brahms, O.: Die Prognose der essentiellen Hypertonie, 2. Aufl. Darmstadt: Steinkopff 1966. — Kyrieleis, Chr.: Die Formveränderungen des menschlichen Herzens nach der Geburt. Virchows Arch. path. Anat. **337**, 142 (1963).

Landowne, M.: Methods and limitations in studies of human organ system function. In: Ciba Foundation Colloquia on ageing. Ed. by G. E. W. Wolstenholme and C. M. O'Connor, p. 73. London: Churchill 1957. — Landowne, H., Brandfonbrener, M., Shock, N. W.: The relation of age to certain measures of performance of the heart and circulation. Circulation

12, 567 (1966). — LANDOWNE, M., STANLEY, J.: Aging of the cardiovascular system. In: Aging, Some social and biological aspects. Ed. by N. W. SHOCK, p. 159. Publ. No 65, Amer. Assoc. Advancement Sci., Washington 1960. — LANGSCH, H. G.: Primäre atypische Amyloidose als exceptionelle Erkrankung der Coronararterien. Beitr. path. Anat. 125, 123 (1961). — LAVES, W., CORREL, H.: Alter und Bindegewebsgehalt des menschlichen Herzmuskels. Dtsch. Z. ges. gerichtl. Med. 50, 464 (1960). — LEE, H. Y., KAUFMANN, W.: Cardiac amyloidosis in the aged. Arch. Path. 64, 494 (1957). — LEIBETSEDER, J.: Vergleich der Gewebeatmung von Herz, Leber und Niere der Ratte in verschiedenem Lebensalter. Z. Alternsforsch. 15, 201 (1961/62). — LETTERER, E.: Alter und Krankheit. Dtsch. med. Wschr. 79, 1473 (1954). — LEV, M.: Aging changes in the human sinoatrial node. J. Gerontol. 9, 1 (1954). — LEWIS, W. H.: Changes with age in the cardiac output in adult men. Amer. J. Physiol. 121, 517 (1938). — LIEBEGOTT, G.: Über die „basophile Degeneration der Herzmuskelfaser", ein Beitrag zu den „vitalen Reaktionen". Beitr. path. Anat. 98, 410 (1936/37). — LINDSAY, S.: The heart in primary systemic amyloidosis. Amer. Heart J. 32, 419 (1946). — LINZBACH, A. J.: Mikrometrische und histologische Analyse hypertropher menschlicher Herzen. Virchows Arch. path. Anat. 314, 534 (1947). ~ Mikrometrische und histologische Analyse menschlicher Hungerherzen. Virchows Arch. path. Anat. 314, 600 (1947). ~ Die Muskelfaserkonstante und das Wachstumsgesetz der menschlichen Herzkammern. Virchows Arch. path. Anat. 318, 575 (1950). ~ Über die vacuoläre Verfettung der Herzmuskelfasern. Virchows Arch. path. Anat. 321, 611 (1952). ~ Die Anzahl der Herzmuskelkerne in normalen, überlasteten, atrophischen und mit Corhormon behandelten Herzkammern. Z. Kreisl.-Forsch. 41, 641 (1952). ~ Quantitative Biologie und Morphologie des Wachstums. In: Handbuch der allgemeinen Pathologie, Bd. 6, Teil 1, S. 180. Berlin-Göttingen-Heidelberg: Springer 1955. ~ Das Greisenherz. Dtsch. Internistentag. 1955, Leipzig, S. 324. Berlin: Verl. Volk u. Gesundheit 1956. ~ Die Lebenswandlungen der Struktur des Herzens. Verh. dtsch. Ges. Kreisl.-Forsch. 24, 3 (1958). ~ Die allgemeine Pathogenese der Gefäßkrankheiten. In: Angiologie. Hrsg. M. RATSCHOW, S. 140. Stuttgart 1959. ~ Morphologische Gesichtspunkte zur Herzdynamik. In: Herzinsuffizienz und Digitaliswirkungen, Bad Oeynhauser Gespräche III, 1958, S. 20. Berlin-Göttingen-Heidelberg: Springer 1959. ~ Pathologie. In: Das Fischer Lexikon, Bd. 17, II. Medizin, S. 138. Hrsg. v. F. HARTMANN, J. LINZBACH, R. NISSEN, H. SCHÄFER. Frankfurt/Main: Fischer Bücherei 1959. ~ Funktionelle Anatomie des kindlichen Herzens. In: Die physiologische Entwicklung des Kindes, S. 97. Hrsg. v. F. LINNEWEH. Berlin-Göttingen-Heidelberg: Springer 1959. ~ Die pathologische Anatomie der Herzinsuffizienz. In: Handbuch der inneren Medizin, Bd. 9, Teil 1, S. 706. Berlin-Göttingen-Heidelberg: Springer 1960. ~ Heart failure from the point of view of quantitative anatomy. Amer. J. Cardiol. 5, 370 (1960). ~ Pathologische Anatomie des Herzens bei Hochdruck. In: Hypertonie. Hrsg. v. W. H. HAUSS und H. LOSSE, S. 1. Stuttgart: Thieme 1962. ~ Der postnatale anatomische Umbau des Herzens. In: Handbuch der Kinderheilkunde. Hrsg. v. H. OPITZ und F. SCHMID, Bd. 7, S. 470. Berlin-Heidelberg-New York: Springer 1966. ~ Funktionelle Morphologie der chronischen Herzinsuffizienz. Verh. dtsch. Ges. Path. 51, 124 (1967). ~ Cardiac hypertrophy and dilatation. Att del settimo Congresso Internazionale dell'Academia Internationale di Patologia. Accademia nazionale dei Lincei. Quaderno N. 135, S. 139. Rom 1970. — LINZBACH, A. J., AKUAMOA BOATENG, E. Die Alternsveränderungen des menschlichen Herzens. 1. Teil. Das Herzgewicht im Alter. 2. Teil. Die Polypathie des Herzens im Alter. Klin. Wschr. 1972 (im Druck. — LINZBACH, A. J., LINZBACH, M.: Die Herzdilatation. Klin. Wschr. 1951, 621. — LOHMANN, D.: Chemische Untersuchungen über Altersveränderungen des Herzens. Z. Alternsforsch. 8, 234 (1955). — LOOGEN, F., BÖHM, W.: Isolierte Amyloidose des Herzens. Z. Kreisl.-Forsch. 43, 224 (1954). — LUCKEY, E. H.: Diseases of the myocardium and mural endocardium. In: CECIL-LOEB, Textbook of medicine. Ed. by P. B. BEESON and W. MCDERMOTT, 11. ed., p. 749. Philadelphia and London: W. B. Saunders Comp. 1963. — LUDWIG, H., WAGMANN, B.: Der Herzinfarkt im hohen Alter. In: Krankheiten der über Siebzigjährigen. Hrsg. v. O. GSELL, S. 173. Bern u. Stuttgart: H. Huber 1964. — LUMB, G., SHACKLETT, R. G.: Human cardiac conduction tissue lesions. Amer. J. Path. 36, 411 (1960).

MALKOFF, D. B., STREHLER, B. L.: The ultrastructure of isolated and in situ human cardiac age pigment. J. Cell Biol. 16, 611 (1963). — MANION, W. C.: Basophile mucoid degeneration of the heart. Med. Ann. D.C. 34, 60 (1965). — MANTERO, O., BAROLDI, G., SCOMAZZONI, G.: The coronary arterial circulation in the hypertrophie heart. Cardiologia (Basel) 32, 48 (1958). — MARTIN, E., GARNIER, B.: Hypertonie. In: Handbuch der praktischen Geriatrie, Bd. 1, S. 500. Stuttgart: F. Enke 1965. — MARTIUS, K.: Über die weißen Flecken des großen Mitralsegels bei Kindern. Frankfurt. Z. Path. 5, 515 (1910). — MÁTHÉ, Z., HOFFMANN, A., MÉSZÁROS, S.: Internal examination. In: Gerontological studies on hungarian centenarians. Ed. by L. HARANGHY. Budapest: Akademiai Kiado 1965. — MCKEOWN, F.: Heart diseases in old age. J. clin. Path. 16, 532 (1963). — MCKEOWN, F.: Pathology of the aged. London: Butterworths 1965. — MCMILLAN, J. B., LEV, M.: The aging heart. I. Endocardium. J. Geront. 14, 258 (1959). ~ The aging heart. II. The valves. J. Geront. 19, 1 (1964). — MEDALIA, L. S., WHITE, P. D.: Diseases of aged: analysis of pathological observations in 1251 autopsy protocols in old persons. J. Amer. med. Ass. 149, 1433 (1952). — Medawar, P. B.: The definition and measurement of senescence. Ciba foundation: Colloquia on Ageing 1, 4 (1955). — Merkel, H., Witt, H.: Die Massenverhältnisse des fötalen Herzens. Beitr. path. Anat. 115, 178 (1955). — Meyer, W. W., Peter, B., Solth, K.: Die Organgewichte in den höheren Altersstufen (70—92 Jahre) in ihrer Beziehung zum Alter und Körpergewicht. Virchows Arch. path. Anat. 337, 17 (1964). — Michel, D.: Die Lebenswandlungen der menschlichen Herzstromkurve. Verh. dtsch. Ges. Kreisl.-Forsch. 24, 104 (1958). ~ Über die Altersabhängigkeit der dynamischen Herzzeitwerte. Z. Alternsforsch. 14, 292 (1960). ~ Herzinsuffizienz. In: Handbuch der praktischen Geriatrie, Bd. 1, S. 427. Stuttgart: F. Enke 1965. — Minot, C. S.: The problem of age, growth and death; a study of cytomorphosis, based on lectures at the Lowell Institute. New York and London: G. P. Putnams 1908. — Mitrany, Y., Karplus, H., Brunner, D.: Coronary atherosclerosis in cases of traumatic death. Medicine and sport, vol. 4: Physical activity and aging, p. 241. Basel-New York: Karger 1970. — Mönckeberg, J. G.: Der normale histologische Bau und die Sklerose der Aortenklappen. Virchows Arch. path. Anat. 176, 472 (1904). ~ Die Erkrankungen des Myokards und des spezifischen Muskelsystems. In: Handbuch der speziellen pathologischen Anatomie und Histologie, Bd. 2, S. 290. Hrsg. v. F. Henke u. O. Lubarsch. Berlin: Springer 1924. — Molz, G.: Gewichtsbestimmungen an Herzen von Neugeborenen. Zbl. allg. Path. path. Anat. 103, 184 (1962). — Müller, C.: Aortic stenosis and the so-called rheumatic valvular diseases in a postmortem material. Acta med. scand. 156, 241 (1956). — Müller, W.: Die Massenverhältnisse des menschlichen Herzens. Hamburg 1883. — Mulligan, R. M.: Amyloidosis of the heart. Arch. Path. 65, 615 (1958). — Musshoff, K., Reindell, H.: Herzmaße. In: Handbuch der medizinischen Radiologie. Hrsg. v. L. Diethelm u.a., Bd. X/1, S. 34. Berlin-Heidelberg-New York: Springer 1969.

Nakao, K., Mao, P., Ghidoniand, J., Angrist, A.: An electron microscope study of the aging process in the rat heart valve. J. Geront. 21, 72 (1966). — Nasu, T.: Glycoprotein degeneration of muscle fiber. Acta path. jap. 12, 315 (1962). — Nelson, A.: Pericardial milk spots. Arch. Path. 29, 256 (1940). — Neuburger, K. T., Denst, J.: Les lésions artériolaires des piliers du coeur au cours du rhumatisme cardiaque chronique. Sem. Hôp. Paris (Arch. d'Anat. Path.) 31, No 2 (1955). — Nöcker, J.: Die Bedeutung des Sportes für den alten Menschen. In: Handbuch der praktischen Geriatrie, Bd. 1, S. 176. Stuttgart: F. Enke 1965. — Nöcker, J., Böhlau, V.: Der Sauerstoffpuls in Abhängigkeit vom Lebensalter. Verh. dtsch. Ges. Kreisl.-Forsch. 24, 225 (1958). — Novikoff, A. B.: Lysosomes and related particles. In: The Cell. Ed. by J. Brachet and A. E. Mirsky, vol. 2, p. 423. New York-London: Academic Press 1961.

Obrecht, F.: Hundertjährige. Bern: Paul Haupt 1951. — Odel, H. M.: Structural changes in the arterioles of the myocardium in diffuse arteriolar disease with hypertension group. Arch. intern. Med. 66, 579 (1940). — Oken, D. E., Boucek, R. J.: Quantitation of collagen in human myocardium. Circulat. Res. 5, 357 (1957).

Page, I. H.: Current treatment of arterial hypertension. J. chron. Dis. 1, 536 (1955). — Pattavina, V., Currens, H. H.: Mitral stenosis at age ninety-two. Amer. Ract. 7, 944 (1956). — Payne, F.: The cellular picture in the anterior pituitary of normal fowls from embryo to old age. Anat. Rec. 1, 77 (1946). — Pfitzer, P., Capurso, S.: Der DNS-Gehalt der Zellkerne im Herzohr des Menschen. Virchows Arch. path. Anat., Abt. B 5, 254 (1970). — Plate, Chr.: Das Wachstum der Atrioventricularklappen und seine Beziehung zum Wachstum der Herzklammern. Med. Diss. Marburg 1957. — Poche, R.: Submikroskopische Beiträge zur Pathologie der Herzmuskelzelle bei Phosphorvergiftung, Hypertrophie, Atrophie und Kaliummangel. Virchows Arch. path. Anat. 331, 165 (1958). — Pokorny, L., Sczönyi, F.: Beiträge zur Pathologie des hohen Alters. Zbl. allg. Path. path. Anat. 102, 521 (1961). — Pomerance, A.: Pathology of the heart with and without cardiac failure in the aged. Brit. Heart J. 27, 697 (1965). ~ Senile cardiac amyloidosis. Brit. Heart J. 27, 711 (1965). ~ Pathogenesis of "senile" nudular sclerosis of atrioventricular valves. Brit. Heart J. 28, 815 (1966). ~ The pathology of senile cardiac amyloidosis. J. Path. Bact. 91, 357 (1966). ~ Ageing changes in human heart valves. Brit. Heart J. 29, 222 (1967). ~ Pathology of the heart in the tenth decade. J. clin. Path. 21, 317 (1968). ~ Cardiac pathology and systolic murmurs in the elderly. Brit. Heart J. 30, 687 (1968). ~ Cardiac pathology in the aged. Geriatrics 23, 101 (1968). ~ Pathological and clinical study of calcification of the mitral valve ring. J. clin. Path. 23, 354 (1970). — Puccini, C., Stigliani, R.: Nuove ricerche sulla cosi della degenerazione basofila del miocardio. Arch. De Vecci Anat. path. 15, 811 (1950). — Pütter, A.: Lebensdauer und Alternsfaktor. Z. allg. Physiol. 19, 9 (1921).

Ravina, A.: La dégénérescence amyloïde primitive du coeur. Presse méd. 1951, 247. — Recavarren, S., Arias-Stella, I.: Growth and development of the ventricular myocardium from birth to adult life. Brit. Heart J. 26, 187 (1964). — Reindell, H., König, K., Roskamm, H.: Funktionsdiagnostik des gesunden und kranken Herzens. Stuttgart: G. Thieme 1967. — Reindell, H., Musshoff, K., Klepzig, H.: Physiologische und pathologische

Grundlagen der Größen- und Formveränderungen des Herzens. In: Handbuch der inneren Medizin. Hrsg. v. G. VON BERGMANN, W. FREY, H. SCHWIEGK, Bd. IX, Teil 1, S. 801. Berlin-Göttingen-Heidelberg: Springer 1960. — REINER, L., MAZZOLENI, A., RODRIGUEZ, F. L.: Statistical analysis of the epicardial fat weight in human hearts. Arch. Path. 60, 369 (1955). — REMANE, A.: Altersprobleme im Tierreich. In: Das Altern. Fakten und Probleme, S. 57. Göttingen: Vandenhoeck & Ruprecht 1966. — RESNIK, W. H., HARRISON, T. R.: Diseases of the heart. Introduction. In: Principles of internal medicine. Ed. by T. R. HARRISON a.o. E. Edit., p. 1377. New York-Toronto-London: McGraw-Hill Bock Comp. 1962. — RIBBERT, H.: Die Erkrankungen des Endokards. In: Handbuch der speziellen pathologischen Anatomie und Histologie. Hrsg. v. F. HENKE u. O. LUBARSCH, Bd. 2, S. 184. Berlin: Springer 1924. — ROBERTS, J. T., WEARN, J. T.: Quantitative changes in capillary-muscle relationship in human hearts during normal growth and hypertrophy. Amer. Heart J. 21, 617 (1941). — ROBERTS, W. C., PERLOFF, J. K., CONSTANTINO, TH.: Severe valvular aortic stenosis in patients over 65 years of age. A clinicopathologic study. Amer. J. Cardiol. 27, 497 (1971). — RODSTEIN, M., ZEMAN, P. D.: Aortic stenosis in the aged: clinical pathological correlations. Amer. J. med. Sci. 254, 577 (1967). — RÖSSLE, R.: Bedeutung und Ergebnisse der Kriegspathologie. Kurse ärztl. Fortb., Jan., H. 15. München: J. F. Lehmann 1919. ~ Wachstum und Altern. Zur Physiologie und Pathologie der postfötalen Entwicklung. München: J. F. Bergmann 1923. — RÖSSLE, R., ROULET, F.: Maß und Zahl in der Pathologie. Berlin: Springer 1932. — ROSAHN, P. D.: The weight of the normal heart in adult males. Yale J. Biol. Med. 14, 209 (1941). — ROSAI, J., LASCANO, E. F.: Basophilic (mucoid) degeneration of myocardium. A disorder of glycogen metabolism. Amer. J. Path. 61, 99 (1970). — ROSSI, E.: Herzkrankheiten im Säuglingsalter. Stuttgart: Georg Thieme 1954. — RUCKES, J., WEBER-CAUSÉ, A.: Untersuchungen über die Muskelstärke des linken und rechten Herzventrikels bei Föten, Frühgeborenen, Neugeborenen und Kleinkindern. Verh. dtsch. Ges. Path. 51, 170 (1967).

SAIGO, Y.: Die Purkinjeschen Muskelfasern bei Erkrankungen des Myokards. Verh. dtsch. Ges. Path. 12, 165 (1908). — SATO, S.: Über die Atherosklerose der Atrioventrikularklappen. Virchows Arch. path. Anat. 211, 238 (1913). — SANDRITTER, W., SCOMAZZONI, G.: Desoxyribonucleic acid content (Feulgen photometry) and dry weight (interference microscopy) of normal and hypertrophic heart muscle fibres. Nature (Lond.) 202, 100 (1964). — SAPHIR, O., OHRINGER, L., WONG, R.: Changes in the intramural coronary arteriosclerosis. Arch. Path. 62, 159 (1956). — SCHIEBLER, TH. H., STARK, M., CAESAR, R.: Die Stoffwechselsituation des Reizleitungssystems. Klin. Wschr. 34, 181 (1956). — SCHIMERT, G., SCHIMMLER, W., SCHWALB, H., EBERL, J.: Die Coronarerkrankungen. In: Handbuch der inneren Medizin, Bd. 9, Teil 3. Hrsg. v. G. v. BERGMANN, W. FREY, H. SCHWIEGK, S. 653. Berlin-Göttingen-Heidelberg: Springer 1960. — SCHLANT, R. C.: Calcific aortic stenosis. Amer. J. Cardiol. 23, 581 (1971). — SCHLOMKA, G.: Die Lebenswandlungen der Kreislauforgane im Erwachsenenalter vom Standpunkt des Klinikers. Verh. dtsch. Ges. Kreisl.-Forsch. 24, 174 (1958). — SCHÖLMERICH, P.: Myokarditis und weitere Myokardiopathien. In: Handbuch der inneren Medizin, 4. Aufl., Bd. 9, Teil 2. Hrsg. v. G. v. BERGMANN, W. FREY, H. SCHWIEGK, S. 869. Berlin-Göttingen-Heidelberg: Springer 1960. — SCHOENMACKERS, J.: Koronararterien. Herzinfarkt. In: Das Herz des Menschen. Hrsg. v. W. BARTMANN und W. DOERR, Bd. 2, S. 735. Stuttgart: Georg Thieme 1963. ~ Die Blutversorgung des Herzens und ihre Störungen. In: Lehrbuch der speziellen pathologischen Anatomie. Begr. von E. KAUFMANN, 11. u. 12. Aufl. Hrsg. v. M. STÄMMLER, Bd. I, 1. Hälfte, 1. Liefg, S. 59. Berlin: W. de Gruyter 1967. ~ Bericht über die Häufigkeit von Koronarsklerose und Infarkt an Hand des Materials von 14 deutschen Pathologischen Instituten. Path. et Microbiol. (Basel) 30, 561 (1967). — SCHULZ, D. M., GIORDANO, D. A.: Hearts of infants and children. Weights and measurements. Arch. Path. 74, 464 (1962). — SCHWARTZ, C. J., MITCHELL, J. R. A.: The relation between myocardial lesions and coronary disease. Brit. Heart J. 24, 761 (1962). — SCHWARTZ, PH.: Neue Beiträge zur Pathologie des Alterns. Verh. dtsch. Ges. Path. 50. Tagg, 368 (1966). ~ Neue Befunde über das Wesen des Alterns. Dtsch. Ärztebl. 8, 483, 573 (1970). ~ Amyloidosis. Cause and manifestation of senile deterioration. Springfield, Illinois: Charles C. Thomas 1970. — SCHWARTZ, PH., KURUCZ, J.: Amyloid deposits in the hearts of aged persons. J. Amer. Geriat. Soc. 13, 718 (1965). — SCHWEIZER, W.: Kardiologische Befunde bei alten Leuten. In: Krankheiten der über Siebzigjährigen. Hrsg. v. O. GSELL, S. 179. Bern u. Stuttgart: H. Huber 1964. — SCOTTI, T. M.: Basophilic (mucinous) degeneration of the myocardium. Amer. J. clin. Path. 25, 994 (1955). — SELL, S., SCULLY, R. E.: Aging changes in the aortic and mitral valves. Amer. J. Path. 46, 345 (1965). — SHOCK, N. W.: Physiological aspects of aging in man. Ann. Rev. Physiol. 23, 97 (1961). — SIEBERT, G., DIEZEL, P. B., JAHR, J., KRUG, E., SCHMITT, A., GRÜNBERGER, E., BOTTKE, I.: Isolierung und Eigenschaften von Lipofuscin aus Herzgewebe des Menschen. Z. Zellforsch. Abt. Histochem. 3, 17 (1962). — SIEBERT, G., HEIDENREICH, O., BÖHMIG, R., LANG, K.: Isolierung und chemische Untersuchung von Lipofuscin. Naturwissenschaften 42, 156 (1955). — SIMON, M. A., LIU, S. F.: Calcification of the mitral valve annulus and its relation to functional valvular disturbances. Amer. Heart J. 48, 497

(1954). — Simon, E., Meyer, W. W.: Das Volumen, die Volumendehnbarkeit und die Druck-Längenbeziehungen des gesamten aortalen Windkessels in Abhängigkeit von Alter, Hochdruck und Arteriosklerose. Klin. Wschr. **36**, 424 (1958). — Skrzypczak, J.: Zur Struktur und Altersveränderung der Pars membranacea septi interventricularis. Z. Alternsforsch. **19**, 7 (1966). — Solem, J. H., Helle, K., Jorgensen, W.: A follow-up study of 330 patients with myocardial infarction with particular reference of development of heart failure. Acta med. scand. **174**, 315 (1963). — Spang, K.: Altersherz und Kardiosklerose. Dtsch. med. Wschr. **79**, 318 (1954). — Sprague, H. B., Carmichael, D. B., Jr.: Rheumatic valvular disease in the aged. Geriatrics **5**, 239 (1950). — Strässle, B., Miescher, F.: Das Elektrokardiogramm im Alter. In: Krankheiten der über Siebzigjährigen. Hrsg. v. O. Gsell, S. 188. Bern u. Stuttgart: H. Huber 1964. — Strauzenberg, S. E.: Altern und Leistungsfähigkeit. Wiss. Z. **19**, 415 (1970). — Strehler, B. L.: Time, cells and aging. New York and London: Academic Press 1962. — Strehler, B. L.: The senescence of differential cells: some chemical bases of cellular aging. In: The general physiology of cell specialization. Ed. by D. Mazia and A. Tyler, p. 116. New York-San Francisco-Toronto-London: McGraw-Hill Book Company 1963. — Strehler, B. L., Mark, D., Mildran, A. S., Gee, M.: Rate and magnitude of age-pigment accumulation in the human myodardium. J. Geront. **14**, 430 (1959). — Strehler, B. L., Mildvan, A. S.: General theory of mortality and aging. Science **132**, 14 (1960). — Stumpf, R.: Die Beteiligung des Herzens an der Amyloiderkrankung. Zbl. Herz- u. Gefäßkr. **5**, 201 (1913). — Sulkin, N. M., Srivanij, P.: The experimental production of senile pigments in the nerve cells of young rats. J. Geront. **15**, 2 (1960). — Swigart, R. H., Rilley, H. S., Withers, J., Rogers, J. B.: A comparison of the distribution of cardiac glycogen in young and old guinea pigs. J. Geront. **16**, 239 (1961). — Symmers, W. St. C.: Amyloidosis: five cases of primary amyloidosis and some other unusual cases. J. clin. Path. **9**, 212 (1956).

Thung, P. J.: The relation between amyloid and ageing in comparative pathology. Gerontologia (Basel) **1**, 234 (1957). — Tuba, J.: Das chronische Cor pulmonale. In: Handbuch der praktischen Geriatrie, Bd. 1, S. 450. Stuttgart: F. Enke 1965.

Umeda, K.: Über die sog. basophile Degeneration des Herzmuskels. Virchows Arch. path. Anat. **307**, 1 (1940). United States Department of Health, Education, and Welfare. Public Health Service: Vital and Health Statistics. Blood pressure of adults by age and sex. Series 11, No. 4, No. 6. Washington, 1964.

Verzár, F.: The ageing of connective tissue. Gerontologia (Basel) **1**, 363 (1957). ~ Ergebnisse der experimentellen Gerontologie. In: Krankheiten der über Siebzigjährigen. Hrsg. v. O. Gsell, S. 11. Bern u. Stuttgart: H. Huber 1964. ~ Biologie des Alterns. In: Handbuch der praktischen Geriatrie, Bd. 1, S. 101. Stuttgart: F. Enke 1965. — Vischer, A. L.: Besonderheiten der Hundertjährigen. In: Krankheiten der über Siebzigjährigen. Hrsg. v. O. Gsell, S. 48. Bern u. Stuttgart: H. Huber 1964. — Vischer, A. L., Roulet, F. C.: Beobachtungen an zwei Hundertjährigen. Virchows Arch. path. Anat. **321**, 652 (1952). — Vogelberg, K.: Die Lichtungsweite der Coronarostien an normalen und hypertrophen Herzen. Z. Kreisl.-Forsch. **46**, 101 (1957).

Walford, R. L.: Immunologische Aspekte des Alterns. Klin. Wschr. **47**, 599 (1969). — Wallraff, J.: Der menschliche Herzbeutel, sein Bau und seine Bedeutung für den Kreislauf. Morph. Jb. **80**, 355 (1937). — Walton, K. W., Williamson, N., Johnson, A. G.: The pathogenesis of atherosclerosis of the mitral and aortic valves. J. Path. **101**, 205 (1970). — Wegelin, C.: Über Arteriosklerose im Myokard. Schweiz. med. Wschr. **74**, 57 (1944). — Weinbach, E. C.: Oxidative phosphorylation in mitochondria from aged rats. J. biol. Chem. **234**, 412 (1959). — Werthemann, A.: Pathologisch-anatomische Characteristica im hohen Alter. In: Krankheiten der über Siebzigjährigen. Hrsg. v. O. Gsell, S. 17. Bern u. Stuttgart: H. Huber 1964. — Wetherby, M.: Comparison of blood pressure in men and women; statistical study of 5540 individuals. Ann. intern. Med. **6**, 754 (1932). — Wezler, K.: Altersanpassung im Kreislauf. I. Z. Alternsforsch. **3**, 199 (1942). ~ Altersanpassung im Kreislauf. II. Z. Alternsforsch. **4**, 1 (1942). ~ Die physiologische Altersinsuffizienz des Herzens. Verh. dtsch. Ges. Kreisl.-Forsch. **24**, 74 (1958). ~ Physiologische Aspekte des Alterns des Herzens. Z. Geront. **2**, 211, 319 (1969). — White, P. D., Bland, E. F.: Mitral stenosis after eighty. With especial reference to Dr. Herman F. Vickery. J. Amer. med. Ass. **116**, 2001 (1941). — Willius, F. A., Smith, H. L.: Further observations on the heart in old age. Amer. Heart J. **8**, 170 (1932). — Wollheim, E.: Koronarerkrankungen im Alter. Veröff. d. Dtsch. Ges. f. Gerontologie, Bd. 1, S. 29, 1968. — Wollheim, E., Moeller, J.: Hypertonie. In: Handbuch der inneren Medizin. Hrsg. v. G. v. Bergmann, W. Frey, H. Schwiegk, Bd. IX, Teil 5. Berlin-Göttingen-Heidelberg: Springer 1960. — World Health Organisation: Hypertension and coronary heart disease: Classification and criteria for epidemiological studies. Wld Hlth Org. tech. Rep. Ser. 168 (1959). — Wüst, G.: Die Biomorphose des Nukleinsäuregehaltes menschlicher Herz- und Skelettmuskulatur. Z. Alternsforsch. **14**, 387 (1960).

Zauchi, M., Lenègre, J.: Les lésions histologiques du système de Tawara-His et de ses branches. Cardiologia (Basel) **27**, 1 (1955).

Die Alternsveränderungen der Blutgefäße

Von

Henner Krug, Leipzig (DDR)

Mit 26 Abbildungen

I. Einleitung

Für die Lebenserwartung des Menschen ist die Leistungsfähigkeit des Kreislaufsystems von entscheidender Bedeutung. Das Gefäßsystem ist Alternsveränderungen unterworfen und im Alter treten gehäuft Erkrankungen der Arterien, besonders Arteriosklerose, auf. Die Arteriosklerose und ihre Folgen nehmen bekanntlich in der Todesursachenstatistik[1] den ersten Platz ein. Ein doppelter Aspekt vieler Alternsveränderungen wird bei den Blutgefäßen, vornehmlich bei den Arterien, besonders deutlich: Einmal vermindern die Alternsveränderungen an sich die Leistungsbreite des Kreislaufsystems und zum anderen ist anzunehmen, daß die Alternsveränderungen der Gefäße das Auftreten von Erkrankungen, hier Arteriosklerose, begünstigen. Für diese Anschauung spricht, daß Gefäßprovinzen mit besonders deutlichen Alternsveränderungen auch besonders häufig von Arteriosklerose befallen werden[2] und die Tatsache, daß sich bei älteren Tieren mit atherogenen Noxen leichter experimentelle Arterioskleroseäquivalente erzeugen lassen[3]. Wir glauben nicht, daß die Arteriosklerose nur deswegen im Alter so häufig auftritt, weil hier die atherogenen Noxen am längsten gewirkt haben[4].

Bei den Arterien wird prinzipiell zwischen reinen Alternsveränderungen unterschieden, die von Bürger (1957) *Physiosklerose* genannt werden, wobei wir exakter von *Orthosklerose*[5] sprechen möchten und den krankhaften Veränderungen der *Pathosklerose* Bürgers. Unter besonderen Bedingungen kann sich die Pathosklerose als Krankheit, in der Regel als Arteriosklerose, schon bei praktisch nicht altersverändertem Gefäßsystem ausbilden, wie z.B. bei der renalen Hypertension im Kindesalter infolge sekundärer Schrumpfniere. In der Regel tritt jedoch die Arteriosklerose in einem Terrain auf, das schon durch Altersvorgänge verändert ist.

Bei der Unterscheidung der reinen Alternsveränderungen (Physio- und Orthosklerose) von der Pathosklerose sind wir von folgenden Regeln ausgegangen, die auch in der Literatur niedergelegt sind[6]: Alternsveränderungen betreffen die gesamte Wand räumlich diffus und zeitlich kontinuierlich; es kommt zu einer gleichmäßigen Zunahme des Lumens. Die Arteriosklerose ist räumlich unterschiedlich lokalisiert, der Vorgang ist zeitlich begrenzt und verläuft diskontinuierlich, das Lumen wird eingeengt oder in besonderen Fällen (Aneurysma) herdförmig

---

[1] Zschoch 1966.   [2] Wilens 1951.   [3] Patek et al. 1968.
[4] Homann 1949, Pollack und Sadler 1951.   [5] Krug 1970.
[6] Bredt 1961, Krug 1970.

erweitert. Die Untersuchungen in der Literatur sind durch die unterschiedliche Sorgfalt, mit der diese Unterscheidung getroffen wurde, belastet.

Jeder pathologische Anatom weiß, daß die Klarheit dieser Diktion nur eine scheinbare ist. Im Einzelfall ist es oft sehr schwer, die beiden Vorgänge gegeneinander abzugrenzen. Wir scheuen uns nicht, hier ausdrücklich darauf hinzuweisen, daß mit dem Problem der Unterscheidung von Altern und Krankheit ein prinzipieller Unsicherheitsfaktor in der Alternsforschung vorhanden ist, der beim Gefäßsystem besonders ins Gewicht fällt. Wir haben aber trotzdem die Darstellung gewagt und sind dabei vom Standpunkt des eigenen Faches, der Morphologie, ausgegangen. Die Betrachtung wurde auf biochemische und funktionelle Bereiche erweitert.

Bei der Reihenfolge der Darstellung der Alternsveränderungen der Blutgefäße werden die einzelnen Organisationsstufen getrennt dargestellt. Wir sind dabei von der Zelle und deren Alternsveränderungen ausgegangen. Als nächste Stufe betrachten wir die Intercellularsubstanzen, deren Zusammensetzung einmal das Produkt der Zellen und zum anderen eine Folge der Infiltration der Gefäßwand vom Blutplasma her darstellt. Dabei ist nicht zu verkennen, daß die einzelnen Kompartimente der Gefäßwand sich nicht isoliert voneinander verändern, sondern in steter Wechselwirkung miteinander stehen. So werden die Zellen isoliert anders altern als im Zusammenhang mit der ebenfalls alternden Grundsubstanz. Eine erste Synthese der Veränderungen von Zellen und extracellulären Substanzen wird bei der Darstellung der Alternsveränderungen der Struktur versucht, die eine höhere Organisationsstufe darstellt. Bei dem engen Zusammenhang zwischen Struktur und Funktion ergibt sich die Notwendigkeit, als nächstes auf die Beziehungen zwischen Alternsveränderungen der Gefäßstruktur und der Funktion des Kreislaufsystems einzugehen. Als letztes sollen schließlich die Wechselbeziehungen mit anderen Organen am Beispiel des Einflusses der Keimdrüsen auf den Alternsprozeß der Gefäße diskutiert werden. Das Altern des Gefäßsystems ist ein Teilprozeß innerhalb des alternden Gesamtorganismus. Die Alternsvorgänge finden allerdings am Gefäßsystem, besonders den Arterien, einen besonders auffälligen Ausdruck.

II. Alternsveränderungen auf cellulärer Ebene

Unsere Kenntnisse über celluläre Veränderungen mit dem Alter in der Gefäßwand sind nicht so umfangreich wie die über die extracellulären Substanzen. Die Zellen stehen zunächst im Mittelpunkt unseres Interesses, da nach heutiger Ansicht die vitalen Vorgänge, wie Verarbeitung und Produktion von Stoffen, an Zellen gebunden sind. Eine weitere Aufgabe auf Zellebene vollzieht sich auch in der Bildung von Strukturen, insbesondere von Fasern (Bindegewebsfasern, glatte Muskelfasern). Manche Autoren wie Wissler (1967) sind heute mit guten Gründen der Auffassung, daß eine multifunktionale Mesenchymzelle existiert, die in der Gefäßwand, vorwiegend in der Intima, diese Aufgaben gemeinsam besorgt. Die folgenden Ausführungen befassen sich hauptsächlich mit den großen Arterien.

Die Alternsveränderungen an den *Endothelzellen* sind besonders von Sinapius (1952) an einem größeren Untersuchungsgut beobachtet worden. Ältere Ergebnisse liegen von Efskind (1941) vor; auch Cotton und Wartman (1961) haben das Problem noch einmal untersucht. Technische Probleme erschweren allerdings die Beurteilung, denn wie Linzbach und Hort (1957) mit Auflichtmikroskopie zeigen konnten, setzen schon wenige Stunden post mortem starke autolytische Veränderungen am Endothelverband ein. Nach Sinapius (1952) findet sich mit fortschreitendem Alter eine zunehmende Kernpolymorphie, wobei der größte Zellkern $40 \times 30 \mu$, der kleinste $5 \times 5 \mu$ groß war. Die mittlere Kerngröße änderte sich jedoch kaum. Die Variationen betreffen nicht nur die Größe, sondern auch die Form der Zellkerne. Die Kernpolymorphie tritt im 2. bis 3. Lebensjahrzehnt auf und ist im 4. Jahrzehnt stark ausgebildet; danach nimmt sie nicht mehr gleichmäßig und nicht wesentlich zu. Die Kernplasmarelation nimmt mit dem Alter erheblich ab. Eine regelmäßige Anordnung des Zellbelages, wie sie besonders deutlich durch Versilberung der Zellgrenzen nachweisbar ist, findet sich nur bei jungen Menschen[7]; später ist der Zellbelag immer unregelmäßig. An den Zellkernen sieht man schon nach dem 1. Jahrzehnt regressive Veränderungen wie Pyknose, Karyolyse und Störungen der Chromatinverteilung. Eine typische Erscheinung ist das

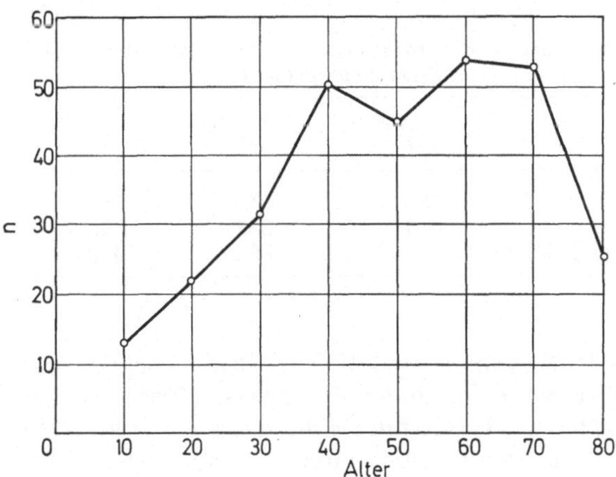

Abb. 1. Altersabhängigkeit der Zahl der Langhanszellen (pro Flächeneinheit des Flachschnittes in der Intima der menschlichen Aorta. (Nach Schönfelder 1969)

Auftreten der mehrkernigen Riesenzellen, die zuerst von Efskind (1941) beschrieben und mit Arteriosklerose in Zusammenhang gebracht worden sind. Die Untersuchungen von Sinapius (1952) haben jedoch gezeigt, daß die Riesenzellen unabhängig von der Arteriosklerose mit dem Lebensalter zunehmen.

Mit dem Alter vermehren und vergröbern sich die Cytoplasmagranula. Insgesamt sind also eindeutige Alternsänderungen an den Endothelien der Aorta nachzuweisen. Wenn diese Veränderungen auch an der Aorta besonders deutlich hervortreten, so findet doch Sinapius (1952) im Prinzip gleichartige Vorgänge an anderen Endothelbelägen, z.B. der Pleura pulmonalis. Genese und Bedeutung dieser Vorgänge sind noch nicht abzusehen. Eine Hypoxie kommt ursächlich jedenfalls wegen der unmittelbaren Nachbarschaft zum Blutstrom nicht in Frage. Wir möchten eher annehmen, daß der amitotische Vermehrungsmodus bei der Genese eine Rolle spielt.

Der Zellgehalt der Intima selbst ist schwer zu beurteilen; es liegen Untersuchungen an der Intima der Coronararterien[8] und an der Aorta[9] vor. Bis zum 50. oder 60. Lebensjahr scheinen die Intimazellen zuzunehmen, wie Papacharalampous (1964) an den Fibrocyten der Coronarien und Schönfelder (1969) an den

[7] Sinapius 1952, Cotton und Wartman 1961.
[8] Papacharalampous 1964, Lopes de Faria 1968.
[9] Schönfelder 1969.

Langhanszellen der Aorta fanden (Abb. 1). Danach setzten auch regressive Veränderungen ein[10].

In der *Media* der Aorta nahmen die glatten Muskelzellen nach der Tabelle 1 aus der Arbeit von Ahmed (1967) schon mit jüngeren Jahren in ihrer Relation zum Bindegewebe ab und steigen später wieder an. Lopes de Faria (1968) findet in der Media der Coronararterien eine Abnahme der Muskelzellen beim Erwachsenen gegenüber dem Kindesalter. Hier ist also mehr eine Veränderung mit dem Wachstum als mit dem Altern zu bemerken. Eventuelle Leistungsminderungen an den Gefäßzellen sind im histologischen Präparat schwer zu definieren. Die Beobachtungen von Schönfelder (1969) über regressive Veränderungen an den Zellkernen und der vermehrte intracelluläre Nachweis von Lipiden und Mucopolysacchariden könnten in dieser Richtung gedeutet werden.

Tabelle 1. *Zusammensetzung der Media (in %) der menschlichen Aorta in verschiedenen Altersstufen.* (Ahmed 1967)

	1. Lebensjahr	21—25	51—59	über 70 Jahre
Elastisches Gewebe	20,7	33,7	18,2	14,3
Glatte Muskulatur	59,5	29,6	32,8	41,0
Nichtelastisches Bindegewebe	19,9	36,8	49,2	44,5

Noch nicht eindeutig geklärt sind die Verhältnisse bei den Mastzellen. Während sie am Myokard[11] abnehmen, findet Sundberg (1956) an den großen Arterien nicht so klare Ergebnisse. Immerhin ergibt sich auch in seinen Tabellen zunächst ein Anstieg bis zum mittleren Lebensalter (20—39 Jahre) und danach ein Abfall. Die Mastzellen haben besondere Bedeutung durch ihre Produktion von sauren Mucopolysacchariden, die — wie besonders das Heparin — die Gerinnungsaktivität beeinflussen. Das Extrinsic-Gerinnungssystem der Gefäßwand, das in wesentlichen Punkten von der cellulären Leistung abhängig ist, wird durch die Alternsprozesse ganz erheblich verändert, und zwar in einer Richtung, die die intramurale und intravasale Fibrinbildung und damit die fibrinoide Degeneration innerhalb der Gefäßwandschichten fördert; das gleiche gilt für die Thrombophilie und die Blutungsbereitschaft des alternden Menschen[12]. Die Beeinflussung der Gerinnungsverhältnisse in der Gefäßwand ist ein sehr komplexes Geschehen, für das auch die extracellulären Stoffe, die später besprochen werden sollen, eine entscheidende Rolle spielen.

Weitere Einblicke in die Zellfunktion bietet die Untersuchung der am Stoffwechsel beteiligten *Enzyme.* Hier liegen besonders Untersuchungen von Kirk u. Mitarb. (1966, 1967) vor, die vorwiegend an Homogenisaten gearbeitet haben. Dabei ist zu beachten, daß die Art der Energiegewinnung in der Blutgefäßwand Besonderheiten hat, die sie von den meisten anderen Organen unterscheidet. Nach Kirk, Effers und Chiang (1954) gewinnt die Aortenwand des Menschen 51% Energie aerob, während z.B. die Niere 95% aerob bildet. 49% werden also auf glykolytischem Wege gewonnen, so daß erhebliche Mengen Milchsäure entstehen.

Die Hemmung der Glykolyse durch Sauerstoff, der sog. Pasteur-Effekt, tritt in der Aorta nicht in dem erwarteten Umfang auf. Ähnlich verhalten sich Muskelgewebe, Dünndarmschleimhaut, Retina und Tumoren, die auch diese aerobe Glykolyse zeigen[13].

---

[10] Schönfelder 1969.   [11] Hellström und Holmgren 1950.   [12] Siehe Perlick 1963.
[13] Siehe Lehniger 1959.

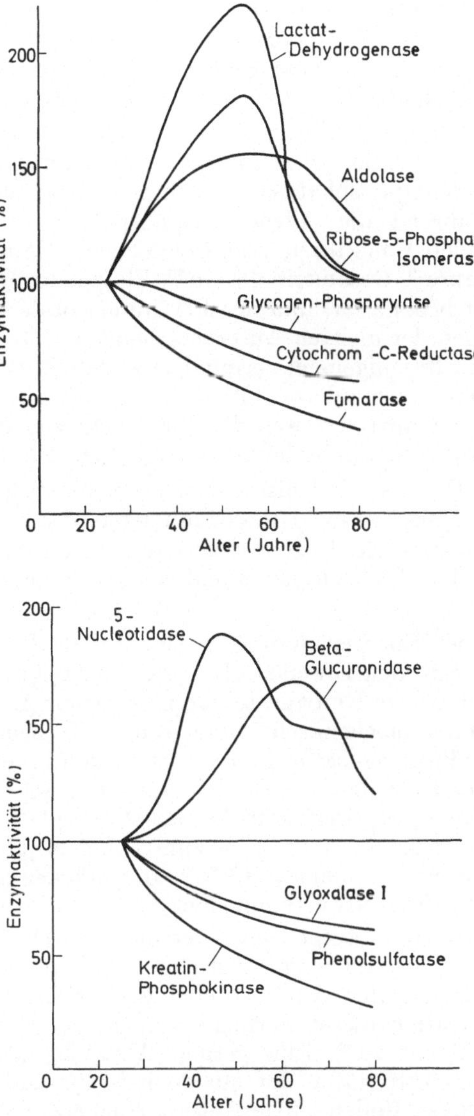

Abb. 2. Alternsabhängigkeit der Enzymaktivitäten in normalem menschlichem Aortengewebe. (Nach Kirk, in Sandler-Bourne 1963)

Die generelle Einschränkung der energieliefernden Prozesse an der Aorta und anderen großen Arterien mit zunehmendem Alter geht aus den Fermentbestimmungen hervor, wie sie besonders von Kirk (1963, 1965) und seiner Schule durchgeführt worden sind. Die Änderung der Aktivitäten einiger Enzyme aus menschlichem Aortengewebe ist in Abb. 2 von Kirk (1963) zu sehen. Im Cytoplasma sind die Glykogenphosphorylase und die Phosphoglucomutase vermindert, die an der Glykolyse beteiligt sind; die Aldolase nimmt erst im höheren Alter ab. Störungen der oxydativen Energiegewinnung werden durch die Altersabnahme folgender Enzyme deutlich, die im Krebscyclus und bei der biologischen Oxydation beteiligt sind[14]: Fumarase[15], Succinodehydrogenase, Glutaminsäuredehydrogenase, Glycerophosphatdehydrogenase[16], Cytochrom-c-Oxydase, Flavinenzyme, DPNH-Cytochrom-c-Reductase[17]. Auf eine Änderung des Pentosephosphatcyclus, der über TPNH für den Lipidstoffwechsel wichtig ist, weist der Verlauf der Ribose-5-Phosphatisomerase hin (Abb. 2).

Auch die Bildung energiereicher Phosphate ist herabgesetzt, wie durch Abnahme von ATP, Adenylphosphatase, Kreatinphosphokinase und 5-Nucleotidase angezeigt wird, während die Adenosintriphosphatase im Alter unverändert bleibt[18]. Bei folgenden Cofaktoren und Coenzymen wurde eine Verminderung gefunden: Nicotinsäure[19], Gesamtriboflavin[20], Flavinadenindinucleotid[21] — dabei Zunahme des freien Riboflavins und der Flavinnucleotide —, freie Nucleotide[22]. Nach Untersuchungen der meisten Autoren scheint die Stoffwechselaktivität des Arteriengewebes im Alter allgemein vermindert zu sein[23]. Wertheimer und Ben-Tor (1961) fanden eine verminderte Aufnahme von Glucose. Auch die Sauerstoffaufnahme ist deutlich reduziert[24], was allerdings nicht von allen Autoren bestätigt werden konnte[25], wobei methodische Schwierigkeiten eine Rolle spielen.

Die oxydativen Prozesse sind histochemisch mehr in der intimanahen Media lokalisiert, die glykolytischen mehr in der mittleren Media. Hier findet sich auch die Zunahme der Lactatdehydrogenase mit dem Alter besonders deutlich; sie kann jedoch wegen der gleichzeitigen Abnahme des Cytochromsystems nicht voll wirksam werden[26].

Die Störungen der Energielieferung lassen anabole Prozesse langsamer verlaufen. Das betrifft z.B. den Eiweißstoffwechsel und zeigt sich unter anderem in einer im Alter verminderten Einbaurate von markiertem Methionin[27]. Ob die von verschiedenen Autoren biochemisch[28] und von uns[29] histochemisch gefundene Alternsabnahme des Proteingehaltes in der Aortenwand in diesem Sinne zu deuten ist, bleibt noch unentschieden, da es sich um einen sehr komplexen Vorgang handelt. Die Abnahme des Stickstoffgehaltes ist erheblich und beträgt bezogen auf die Werte in der 3. Lebensdekade bis zum 7. Lebensjahrzehnt 21% (Feuchtgewicht), bei der Arteria pulmonalis 18%[30]. Bemerkenswerterweise nehmen bei Rind und Pferd die Stickstoffwerte mit dem Alter nicht ab[31].

Katabole Systeme sind dagegen im Alter nicht durchgängig vermehrt aktiv. Man findet im Alter in der Aorta zunächst eine Erhöhung der Proteinase Kathepsin[32], die bei der intravitalen Autolyse eine Rolle spielt. In sehr hohem Alter nimmt die Konzentration dieses Fermentes aber wieder ab[33]. Auch die saure Carboxypeptidase nimmt zu[34]. Eine geringe Abnahme zeigt die Leucin-aminopeptidase[35]. Bei den Aktivitäten der mucopolysaccharidabbauenden Fermente, wie die β-Glucuronidase, finden einige Autoren[36] eine Zunahme, während andere dies nur andeutungsweise bestätigen[37]. Die β-N-Acetyl-D-Glucosaminidase nimmt ebenfalls kaum zu, dagegen die Hyaluronidase deutlich ab. Die Phenol-

[14] Siehe Kirk 1963.   [15] Sorensen und Kirk 1956.   [16] Kirk und Ritz 1967.
[17] Maier und Haimovici 1957.   [18] Carr, Bell und Krantz 1952.
[19] Chang et al. 1955.   [20] Schaus et al. 1955.   [21] Schaus et al. 1955.
[22] Kempf et al. 1961.   [23] Barrows und Chow 1959.
[24] Lehniger 1959, Lazovskaya 1943, Wertheimer und Ben-Tor 1961, Costa, Weber und Antonini 1950, Hevelke 1958.
[25] Siehe Kirk 1963, Briggs, Chernik und Chaikoff 1949.   [26] Adams 1967.
[27] Fontaine et al. 1960.   [28] Hevelke 1958.   [29] Krug 1967.   [30] Nach Kirk 1962.
[31] Gerritzen 1932, Keuenhoff und Kohl 1936.
[32] Bavina und Kritsman 1963, Buddecke und Kresse 1969.
[33] Dyrbye und Kirk 1956.   [34] Buddecke und Kresse 1969.   [35] Green et al. 1955.
[36] Brannwood und Carr 1960, Dyrbye und Kirk 1956.
[37] Buddecke und Kresse 1969, Platt und Schnorr 1969.

sulfatase vermindert sich ebenfalls[38], während eine Anzahl von Enzymen gleich bleibt[39]. Die Verminderung der β-Hydroxyacyldehydrogenase weist auf eine Störung in der β-Oxydation der Fettsäuren hin, in anderen Organen wurde von A. BERTOLINI (1962) eine Verminderung der Cholesterinesterasen im Alter gefunden. In diesem Zusammenhang kann die Tatsache erwähnt werden, daß die Zellen älterer Tiere in der Aorta bei experimenteller Hypercholesterinämie das Cholesterin nicht so gut mobilisieren können wie bei jüngeren Tieren[40]. Auch die im Tierexperiment gefundene Alternsabnahme der Lipoproteinase[41] ist in diesem Sinne von Bedeutung.

Betrachtet man die Veränderungen an den Zellen im *Zusammenhang,* dann muß die Frage erörtert werden, ob celluläre Veränderungen die primären Vorgänge beim Altern des Gefäßsystems darstellen. Dieses Problem ist wichtig, weil eine Anzahl von Autoren der Meinung sind, daß Alternsveränderungen am DNS-Molekül eine erhebliche Rolle im Alternsprozeß spielen. DANIELLI (1956) und CURTIS (1964, 1968) denken dabei an somatische Mutationen; VERZAR (1965) und SINEX (1957) nehmen ähnliche Vernetzungen im Alter wie beim Kollagen an[42].

Ein Teil dieser Theorien ist in diesem Band bereits dargestellt worden[43]. Bei den meisten der an den Gefäßwandzellen gefundenen Veränderungen kann man nicht entscheiden, ob es sich um eine primäre Änderung der Zelleistung handelt — etwa im Sinne der oben erwähnten Änderungen genetischer Informationen — oder um Folgen anderer Alternsveränderungen. Es gibt allerdings einige Beobachtungen, die beweisen, daß es genetisch bedingte Besonderheiten im Zellstoffwechsel gibt, die zu Schäden am Gefäßsystem führen. So sind bestimmte Taubenrassen (White Carneau) bekannt, bei denen im Gegensatz zu anderen Rassen spontane Arteriosklerose auftritt[44]. Auch in Aortenzellkulturen dieser Tiere sind pathologische Stoffwechselvorgänge mit Störungen der oxydativen Phosphorylierung schon bei embryonal entnommenem Gewebe nachweisbar[45]. Auch WERTHESSEN (1956) fand, daß Störungen im Lipidstoffwechsel auch in Zellkulturen arteriosklerotischer Aorten erhalten bleiben. Dagegen produzieren Fibroblasten (aus Haut und Sehne) bei alten Tieren Kollagen gleicher chemischer Zusammensetzung wie Zellen junger Tiere[46]. Die genetische Information ist hier offenbar nicht verändert. Die Wundheilung, die nach manchen Autoren langsamer verlaufen soll[47], läßt sich nicht verwerten, da es sich um einen sehr komplexen Vorgang handelt. Die Verlangsamung des Stoffwechsels, die nicht einmal von allen Autoren bestätigt worden ist[48], braucht nicht auf Änderungen der cellulären Eigenschaften zu beruhen, da auch Unterernährung und andere peristatische Faktoren die Kollagenbildung herabsetzen. Danach gilt z. B. für Narbengewebe, daß hier das Bindegewebe so alt ist wie die Narbe selbst, nicht aber so alt wie der Organismus[49].

Diese Ergebnisse sprechen nicht dafür, daß das Altern der Bindegewebsfasern durch Änderungen des genetischen Materials bedingt wird. Wie wir im nächsten Abschnitt sehen werden, erklärt die Vernetzungstheorie die Alternsveränderungen der Fasern zwangloser. Bei den anderen, oben beschriebenen Alternsveränderungen der Gefäßwandzellen (Polymorphie, Enzymausstattung) kann man dies nicht eindeutig entscheiden. Die Beurteilung ist deshalb so schwierig, weil die Zelle mit dem umgebenden Gewebe in steter Wechselwirkung steht. Altert die Umgebung, etwa das faserige extracelluläre Material durch Vernetzung, dann wird das nicht ohne

---

[38] DYRBYE und KIRK 1956.   [39] Siehe KIRK 1963.
[40] SOBEL 1968, ZEMPLENYI und GRAFNETTER 1961.   [41] MALLOV 1964.
[42] Siehe HAHN 1966.   [43] HOLLE, SCHLETTWEIN-GSELL, RUHENSTROTH-BAUER
[44] LOFLAND und CLARKSON 1965.   [45] SMITH u. Mitarb. 1966.
[46] HRUZA und HLAVACKOVA 1963.   [47] Siehe VERZAR 1965.   [48] ROVIN und GORDON 1968.
[49] VERZAR und WILLENEGGER 1961, RUHENSTROTH-BAUER

28*

Einfluß auf die Zelle bleiben. Eine Beeinflussung des genetischen Materials (somatische Mutation, Genblockierung) ist dabei durchaus denkbar. Andererseits kann man sich auch vorstellen, daß sich das genetische Material der Gefäßwandzellen durch intracelluläre Vorgänge von sich aus ändert. Durch die veränderte Zellleistung kann dann das extracelluläre Material beeinflußt werden. Die bisherigen Befunde lassen die Deutung zu, daß mehrere Vorgänge am Alternsvorgang der Gefäßwand beteiligt sind: somatische Mutationen und Vernetzung der Bindegewebsfasern (s. Abschnitt III).

III. Alternsveränderungen am Kollagen der Blutgefäße

Die biochemischen und biologischen Grundlagen der Kollagenalterung sind bereits in den Beiträgen von Lindner und Ruhenstroth-Bauer behandelt worden. Wir wollen hier die Probleme darstellen, die sich im Zusammenhang mit der besonderen Situation des kollagenen Gewebes in der Gefäßwand ergeben.

Das große Tropokollagenmolekül (2800 × 15 Å) wird im Bereich des endoplasmatischen Reticulums der Fibroblasten gebildet und kann sich schon im Cytoplasma der Fibroblasten zu Protofibrillen zusammenlagern[50]. Noch nicht sicher entschieden ist, ob auch die weitere Aggregation bis zur quergestreiften Elementarfibrille noch intracellulär vor sich geht. Im Gegensatz zu früheren Auffassungen sind Gieseking u. a. (Lit. bei [51]) jetzt der Auffassung, daß dies extracellulär geschieht. Da die Protofibrillen intracellulär in der Längsachse der Fibroblasten orientiert sind, ist bereits eine räumliche Orientierung vorgegeben, weil die Protofibrillen nach der Ausschleusung in den Extracellularraum als Kristallisationskeime für weitere Anlagerung noch nicht polymerisierter Kollagenmoleküle[52] wirken. Bei der Zusammenlagerung zur Kollagenfaser sind Mucopolysaccharide beteiligt, die in einem konstanten, geringen Prozentsatz zur Kollagenfaser gehören (Größenordnung 1%). Mechanisch ist das Kollagen charakterisiert durch geringe Dehnbarkeit und hohe Reißfestigkeit.

Der Abbau des Kollagens erfolgt nach einem Schema von Woessner (1968) bis zur Aufspaltung in die einzelnen Aminosäuren auf zwei Wegen: 1. Phagocytose im Zellplasma durch Lysosomen und Kathepsin. 2. Extracelluläre Verdauung mit spezifisch wirkenden Fermenten. Für den fermentativen Abbau werden verschiedene Fermente angenommen, so die Kollagenase[53], dann Mucopolysaccharidasen und Mucoproteinasen. Banga (1966) beschreibt in diesem Zusammenhang eine Kollagenmucoproteinase. Diese Systeme müssen demnach auch in der Gefäßwand wirksam werden, wenn ein Turnover nachweisbar ist. Dieser Turnover ist beim Kollagen gering, so gering, daß von vielen Autoren dieses Strukturprotein als inert bezeichnet wird[54]. Die Angaben in der Literatur sind aber unterschiedlich[55]. Neben langen Halbwertszeiten in der Dimension von 100 Tagen und mehr finden sich in der Aorta auch kurze Halbwertszeiten wie 15 Tage (bei der jungen Ratte). Wie Strehler (1969) neuerdings mit radioaktiver Doppelmarkierung gezeigt hat, gibt es offenbar in den Geweben jeweils Fraktionen mit langen und mit kurzen Halbwertszeiten. Im Rattenkollagen findet der Autor in der langlebigen Fraktion (72%) eine Halbwertszeit von 1000 Tagen. Somit kann das Kollagen, auch in den Blutgefäßen, das älteste, d.h. die längste Zeit nicht ersetzte Gewebe sein und all den Alternsveränderungen, die Ruhenstroth-Bauer in ihrem Handbuchartikel bereits im einzelnen aufgeführt haben, in

---

[50] Gieseking 1966.   [51] Gieseking 1966.   [52] Gieseking 1966.
[53] Lit. bei Woessner 1968.   [54] Zum Beispiel Verzar 1965.
[55] Lit. bei Woessner 1968, Ruhenstroth-Bauer.

besonders starkem Maße ausgesetzt sein. Wir denken hier an die Zunahme der Vernetzung[56], möglicherweise durch Intermediärprodukte des Stoffwechsels[57]. Die meisten Untersuchungen über die Alternsveränderungen des Kollagens sind an Sehnen und an der Haut durchgeführt worden, da hier das Kollagen leichter zu gewinnen ist, und, wie in der Sehne, in besonders reiner Form vorliegt. Wir kennen aber auch eine Anzahl von Beobachtungen an Gefäßen, die zeigen, daß hier prinzipiell ähnliche Alterungsvorgänge ablaufen. Diese sollen hier zunächst in bezug auf das Kollagen und in einem späteren Abschnitt beim Elastin, dem anderen Skleroprotein der Blutgefäße, abgehandelt werden.

Bei den Alternsveränderungen des Kollagens der Blutgefäße müssen wir die Änderungen des Kollagengehaltes von Änderungen des molekularen Zustandes trennen.

Die Angaben über den Kollagengehalt der Arterien, meist untersucht an der Aorta, sind sehr widerspruchsvoll. Dies mag an der Problematik der Bezugsgrößen liegen und an der Schwierigkeit, pathologische Veränderungen auszuschließen.

Die histologisch so auffällige Zunahme des Kollagens wird von einigen Autoren auch biochemisch bestätigt[58], besonders bei isolierter Untersuchung der Intima[59]. Andere fanden insgesamt einen konstanten Gehalt[60] oder eine Abnahme[61].

Die quantitativen Veränderungen der Kollagenkonzentration in den Blutgefäßen sind demnach noch nicht eindeutig geklärt, wenn auch vieles dafür spricht, daß es im Alter zu einer zunehmenden Kollagenisierung kommt, wie sie etwa in der Bezeichnung „Altersfibrose" ihren Ausdruck findet. Bedeutungsvoll erscheint aber auch die Frage, ob das Kollagen in den Blutgefäßen ähnliche qualitative Veränderungen im Alter aufweist, wie sie z.B. an Haut und Sehne bekannt sind (s. S. 265), die als zunehmende Vernetzung gedeutet werden können. Die bekannteste Erscheinung, die in diesem Sinne zu verwerten ist, ist die Abnahme der Dehnbarkeit der Gefäßwände im Alter.

Im Abschnitt über Zusammenhänge vom Altern des Gefäßsystems und Funktion werden diese Verhältnisse näher besprochen. Sie werden dadurch kompliziert, daß die Gesamtdehnbarkeit von der Zusammenschaltung mehrerer Komponenten abhängt. Es gibt auch andere Untersuchungen, die zeigen, daß das Kollagen als solches in der Gefäßwand ähnliche Alternsveränderungen erleidet, wie sie an Haut und Sehnen so gründlich untersucht worden sind. Das mit 0,45 molarer Kochsalzlösung extrahierbare Kollagen nimmt bei der Ratte im Alter ab; bei Wachstum und Entwicklung erfolgt zunächst eine deutliche Zunahme (s. Abb. 3 nach Werten von WIRTSCHAFTER und BENTLEY 1965).

Auch die Messungen der Thermokontraktion zeigen, daß Kollagen in der Aorta in ähnlicher Weise wie in Haut und Sehne altert. Dies haben Tierexperimente[62] und eigene Untersuchungen[63] an einer größeren Zahl menschlicher Aorten ergeben. In Tierexperimenten hat sich besonders MILCH (1965) mit dem Alternsgang der Thermokontraktion und mit der experimentellen Einwirkung von vernetzenden Stoffen beschäftigt. An menschlichem Untersuchungsgut liegen, soweit wir übersehen, bisher keine größeren Versuchsreihen vor.

Mit der Thermokontraktion läßt sich der Vernetzungszustand der kollagenen Fasern im Aortenbindegewebe erfassen. Erhöhung der Schrumpfungstemperatur zeigt dabei eine stärkere Vernetzung an, d.h. ein Übergang aus dem semikristallinen

---

[56] GUSTAVSON 1956, BJORKSTEN 1958, VERZAR 1955.
[57] GUSTAVSON 1956, BJORKSTEN 1958, SINEX 1957, MILCH 1963, KOHN und ROLLERSON 1958, BANGA 1966, CHVAPIL 1967.
[58] MYERS und LANG 1946, FABER und MOLLER-HOU 1952, GAN et al. 1967.
[59] LEVENE und POOLE 1962, BERTELSEN 1963.
[60] BERTELSEN 1963, KANABROCKI et al. 1960, BUDDECKE 1958.   [61] BANGA 1966.
[62] RIGO 1965, MILCH und MURRAY 1962.   [63] KRUG 1968, HENJES 1968.

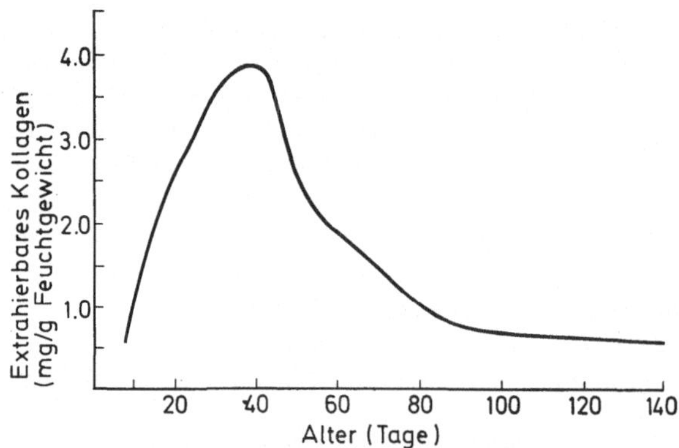

Abb. 3. Alternsabhängigkeit der Menge des mit 0,45 mNaCl extrahierbaren Kollagens bei der Rattenaorta. (Nach WIRTSCHAFTER und BENTLEY 1965)

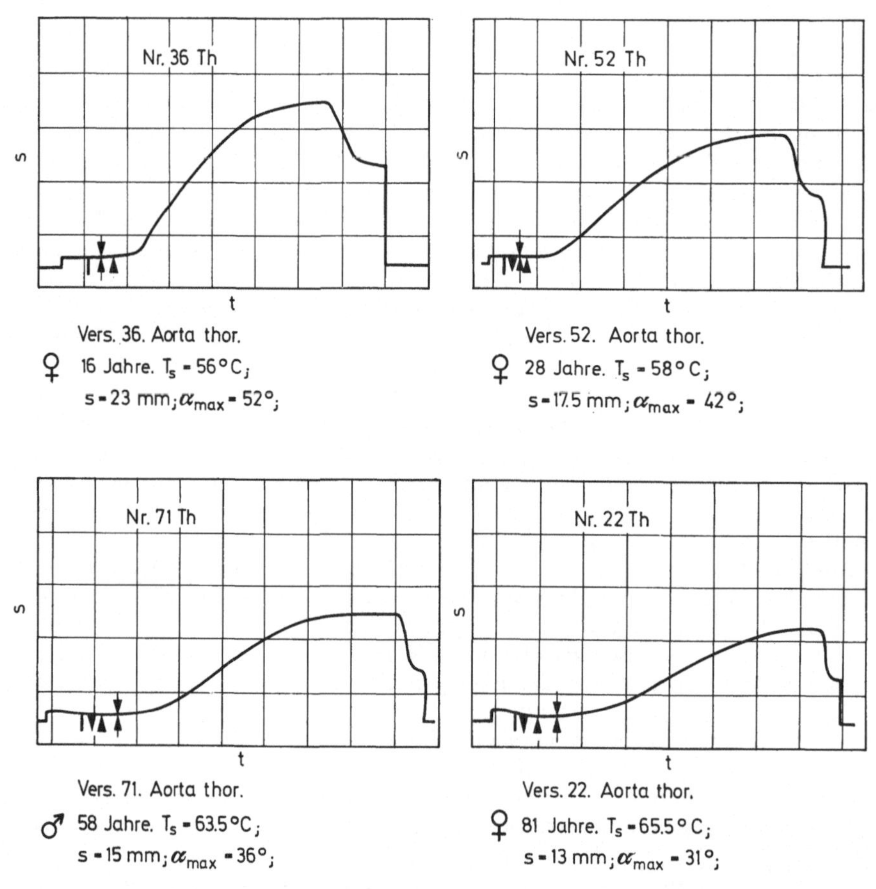

Vers. 36. Aorta thor.
♀ 16 Jahre. $T_s = 56°C$;
   $s = 23$ mm; $\alpha_{max} = 52°$;

Vers. 52. Aorta thor.
♀ 28 Jahre. $T_s = 58°C$;
   $s = 17.5$ mm; $\alpha_{max} = 42°$;

Vers. 71. Aorta thor.
♂ 58 Jahre. $T_s = 63.5°C$;
   $s = 15$ mm; $\alpha_{max} = 36°$;

Vers. 22. Aorta thor.
♀ 81 Jahre. $T_s = 65.5°C$;
   $s = 13$ mm; $\alpha_{max} = 31°$;

Abb. 4. Verlauf der isotonen Thermokontraktion bei 4 menschlichen Aortenstücken in verschiedenen Lebensaltern. Ordinate: Schrumpfungsgröße (s maximale Schrumpfung). Abszisse: Zeit, entspricht Temperaturanstieg. T_s Schrumpfungstemperatur, durch Pfeile markiert. α_{max} größter Anstieg der Schrumpfungskurve, entspricht maximaler Schrumpfungsgeschwindigkeit

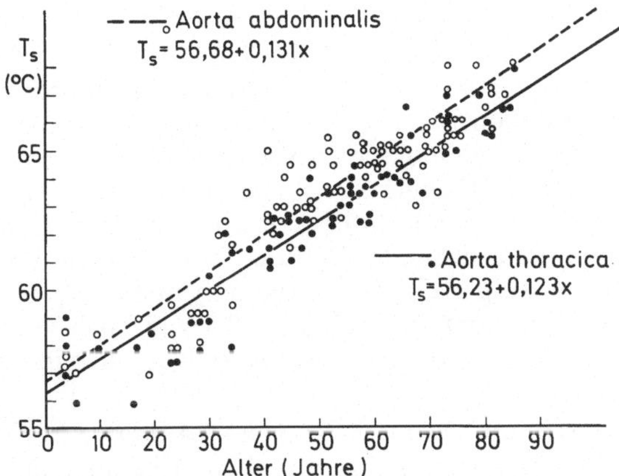

Abb. 5. Abhängigkeit der Schrumpfungstemperatur vom Alter bei isotoner Thermokontraktion an der menschlichen Aorta. 89 Fälle. (Nach Krug 1968)

in den wahrscheinlicheren amorphen Zustand erfordert mehr Energie. Dieser Prozeß ist mit dem Schmelzen vergleichbar. Obwohl der Kollagengehalt weniger als die Hälfte der Aortenwand ausmacht (s. S. 432), werden die Veränderungen bei der Thermokontraktion praktisch nur vom Kollagen bestimmt, da die mechanischen Eigenschaften des Elastins hier nicht ins Gewicht fallen.

Wir haben den Zeitverlauf der Wärmeschrumpfung bei 89 Fällen an Brust- und Bauchaorta registriert, wobei Erwärmungsgeschwindigkeit und Belastung pro Querschnitt konstant waren. In der Abb. 4 sind vier typische Verlaufskurven der Thermokontraktion bei verschiedenem Lebensalter dargestellt. Man sieht, daß in der Jugend die Aorta bei einer niedrigeren Temperatur zu schrumpfen beginnt. Ausmaß und Schrumpfungsgeschwindigkeit sind deutlich größer als bei Aorten alter Menschen. Die systematische Auswertung aller Fälle zeigt den Anstieg der Schrumpfungstemperatur (Abb. 5) überzeugend. Ebenso nimmt die Schrumpfungsgröße mit dem Lebensalter ab. Durch diese statistisch hochsignifikanten Ergebnisse ist auch am menschlichen Untersuchungsgut nachgewiesen, daß der Vernetzungszustand des Kollagens in der Aorta mit dem Alter zunimmt, ähnlich wie dies für andere kollagenreiche Organe (Haut, Sehne) zutrifft.

Die Ursachen für die zunehmende Vernetzung sind noch nicht eindeutig zu erfassen. Es ist durchaus denkbar, daß die von verschiedenen Autoren[64] angenommenen cross-linking-agents eine Rolle spielen. Es soll sich hierbei besonders um Intermediärprodukte aus dem Kohlenhydratstoffwechsel handeln, deren Wirksamkeit im Experiment von Milch, Jude und Knaak (1963) untersucht worden ist. Besonders wirksam sind Aldehyde. Es handelt sich um eine Art Gerbung in vivo, denn auch die Gerbung in der Lederindustrie arbeitet mit vernetzend wirkenden Stoffen. Milch (1963) hat die Hypothese geäußert, daß bei Störungen des Kohlenhydratstoffwechsels (Diabetes mellitus) möglicherweise vermehrt cross-linking-agents auftreten. An der Aorta konnten wir zeigen, daß beim Vorliegen eines Diabetes mellitus die Schrumpfungstemperatur nicht mehr wie bei den nichtdiabetischen Vergleichsfällen signifikant mit dem Alter zunimmt; vielmehr besteht eine signifikante Korrelation zur Diabetesdauer bei unseren Fällen. Damit ist erwiesen, daß es beim Diabetes zu einer Zunahme der Vernetzung im Kollagen

---

[64] Bjorksten 1958, Gustavson, Verzar 1965, Milch 1963.

kommt. Ungelöst bleibt, ob hier wirklich eine direkte Wirkung von Metaboliten vorliegt und welche Zusammenhänge mit der Arteriosklerose bestehen.

Die zunehmende Vernetzung äußert sich auch in feinstrukturellen Veränderungen nach der Thermokontraktion. Dies kann man besonders mit polarisationsmikroskopischen Methoden demonstrieren[65]. Eine weitere Beziehung besteht zwischen Vernetzung und Dehnbarkeit. Zunehmende Vernetzung bedingt verminderte Dehnbarkeit. Die Abnahme der Dehnbarkeit mit dem Alter ist auch bei den Blutgefäßen ein regelmäßig zu erhebender Befund. Das elastische Verhalten der Gefäßwand wird jedoch durch die parallelgeschalteten Systeme kollagener und elastischer Fasern bzw. Platten bestimmt und hängt außerdem noch von strukturellen Besonderheiten ab. Wir werden diese Verhältnisse daher erst in einem späteren Abschnitt darstellen.

Es ist noch unbestimmt, ob tatsächlich im Laufe des Lebens und damit des Alternsprozesses ein Übergang von Kollagen in Elastin möglich ist, wie Hall (1956) und neuerdings in ähnlicher Weise auch La Bella (1965) behauptet haben. Es muß hier daran erinnert werden, daß das histologisch sichtbare Elastin im Alter zum Teil nur aus Pseudoelastin[66] besteht, das sich als Abbauprodukt des Kollagens bildet und kein echtes Elastin darstellt[67].

Weiterhin ist zu beachten, daß Strukturen, die nach ihrem histologischen Färbungsverhalten als Elastin angesprochen worden sind, zum Teil Kollagen sind, wie dies von Rodgers et al. (1967) angegeben wurde.

Zusammengefaßt zeigen sich die Alternsveränderungen im Bindegewebe der Blutgefäße offenbar weniger in quantitativer Form als vielmehr in einer qualitativen Änderung im molekularen Bereich.

IV. Alternsveränderungen am Elastin

Wichtig für die elastischen Eigenschaften der Arterien sind die elastischen Lamellen. Über das Skleroprotein Elastin, das den Lamellen zugrunde liegt, sind schon in den Beiträgen von Lindner sowie Ruhenstroth-Bauer in diesem Band Angaben gemacht worden, so daß wir uns hier kurz fassen können und nur die Tatsachen bringen, die mit dem Elastin in der Gefäßwand im Zusammenhang stehen.

Über das Elastin ist weniger bekannt als über das Kollagen. Es enthält andere Aminosäuren, insbesondere kein Hydroxyprolin, das für Kollagen charakteristisch ist, dafür reichlicher aliphatische Aminosäuren und etwas mehr Tyrosin und kein Lysin. Die Polypeptidketten sind nicht so regelmäßig angeordnet wie im Kollagen. Sie sind vernetzt durch eine erst einige Zeit bekannte Tetraaminotetracarbonsäure, das Desmosin und das Isodesmosin, die sich aus dem Lysin ableiten[68]. Die elastische Faser, wie sie lichtmikroskopisch sichtbar ist, hat einen weit höheren Gehalt an Mucopolysacchariden als das Kollagen. Die histochemischen Eigenschaften mit den relativ spezifischen Färbungen werden mehr durch den Kohlenhydratanteil als durch den Proteinanteil bestimmt. Dies kommt in den Modellen von Lansing (1959) und Hall (1956) zum Ausdruck. Die mechanischen Eigenschaften des Elastins sind von denen des Kollagens sehr verschieden: hohe Dehnbarkeit wie Gummi und geringe Reißfestigkeit. Wir werden später darstellen, wie die Komposition von Elastin und Kollagen in der Gefäßwand deren mechanische Eigenschaften bestimmt.

---

[65] Banga 1966, Deak und Romhanyi 1967.   [66] Wolff 1928.   [67] Gillman et al. 1955.
[68] Partridge et al. 1963, 1966.

Unsere Kenntnisse über die allgemeinen Alternsveränderungen sind beim Kollagen wesentlich umfangreicher als beim Elastin, da das Kollagen eine große technische und eine erhebliche biologische Bedeutung hat. Der Gesamtgehalt an Elastin, wie er mit heißer 0,1 n NaOH extrahierbar ist, ändert sich nach den Untersuchungen von LANSING (1959) mit dem Alter nicht erheblich. Der Prozentgehalt der Aortenmedia schwankt ab der 3. Lebensdekade nur noch zufällig um den Mittelwert von 42,7%, bezogen auf entfettetes, getrocknetes Gewebe. BUDDECKE (1958) und BERTOLINI (1958) fanden dagegen eine deutliche Altersabnahme.

LANSING (1959) hat auch Veränderungen in der Aminosäurezusammensetzung des Elastins in der Aorta mit dem Altern gefunden. Im Alter sind mehr Asparaginsäure und Glutaminsäure, dafür weniger Glycin, Prolin und Valin anzutreffen. Diese Veränderung fand LANSING (1959) nur an der Aorta, nicht an der Pulmonalarterie. Er bringt das mit dem Blutdruckanstieg im großen Kreislauf in Zusammenhang, der in der Pulmonalarterie nicht auftritt. Diese Befunde sind von anderen Autoren zunächst auch gefunden worden[69], wobei sie allerdings annehmen, daß das Elastin ein einheitliches Protein ist, dessen Aminosäurezusammensetzung sich mit dem Alter nicht ändert; die gefundenen Differenzen werden auf eine zunehmende Bindung von Nicht-Elastin-Proteinen zurückgeführt. Spätere Untersuchungen[70, 71] haben schließlich ergeben, daß mit dem Alter im Aortenelastin nur das Lysin abnimmt. Die Veränderungen sind im Zusammenhang mit den erst 1963 von PARTRIDGE u. Mitarb. entdeckten Tetraaminocarbonsäuren Desmosin und Isodesmosin zu sehen. Diese entstehen aus je vier Molekülen Lysin. Mit Entwicklung und Altern nimmt der Lysingehalt in der Aorta des Huhnes[72] und in der Aorta der Ratte[73] ab, dabei bleibt die Summe des Lysins und die Menge der Desmosine, geteilt durch 4, praktisch konstant. Es ändert sich danach die Aminosäurezusammensetzung mit Entwicklung und Altern nur insofern, als Lysin in eine adäquate Menge Desmosin und Isodesmosin übergeht. Da die Desmosine vernetzend wirken, nimmt der Vernetzungsgrad der elastischen Fibrillen mit dem Alter zu. Dies ist die molekulare Grundlage der verminderten Dehnbarkeit und verschiedener anderer regressiver Veränderungen am Elastin. Man darf jedoch daraus nicht den Schluß ziehen, eine Vernetzung zwischen den Fibrillen beeinträchtige grundsätzlich die Funktionsfähigkeit. Das geht aus Versuchen bei Kupfermangel hervor[74]. Die Bildung der Desmosine ist abhängig von kupferhaltigen Fermentsystemen, deren Blockierung zu einer Schädigung der elastischen Elemente infolge unvollkommener Vernetzung führt. Im Experiment stellen sich dabei besonders Schäden an der Media der großen elastischen Gefäße ein, wie Aneurysma dissecans, Mediablutungen und Veränderungen an den Herzklappen. Hierbei findet sich auch eine erhöhte Löslichkeit des Elastins. Die mit dem Alter zunehmende Vernetzung des Elastins, wohl vorwiegend durch die Desmosine, findet auch ihren Ausdruck in der steigenden Resistenz gegenüber dem Ferment Elastase, wie BALO und BANGA (1949) sowie LABELLA und LINDSAY (1963) an menschlichen elastischen Arterien gezeigt haben. Diese im Alter verminderte Löslichkeit des Elastins ist auch von anderen Autoren mit verschiedenen Agenzien und an verschiedenen Substraten gefunden worden[75].

---

[69] GOTTE et al. 1964, FITZPATRICK und HOSPELHORN 1965, TAYLOR 1964.
[70] MILLER et al. 1964.
[71] PARTRIDGE et al. 1966.
[72] MILLER, MARTIN und PIEZ 1964.
[73] PARTRIDGE et al. 1966.
[74] COULSON u. Mitarb. 1962, KIMBALL u. Mitarb. 1964, SHIELDS u. Mitarb. 1964, WEISSMAN u. Mitarb. 1963.
[75] HALL 1956, HASSLER und HERBERTSON 1962.

Das Phänomen ist aber nicht nur auf eine erhöhte Vernetzung innerhalb des Elastins zurückzuführen, sondern hängt auch noch von den zu besprechenden Änderungen des Mucopolysaccharidgehaltes ab[76].

Wir werden später sehen, daß die strukturellen Veränderungen, soweit man sie morphologisch erfassen kann, solche Befunde nur unvollkommen widerspiegeln. Zwar findet sich beim Altern eine Zunahme der kollagenen Fasern, die sog. Fibrose, doch beobachtet man an den elastischen Lamellen eher eine Fragmentation[77]. Auf molekularer Ebene laufen aber an beiden Substraten ähnliche Grundvorgänge ab, nämlich die Zunahme der Vernetzung mit dem Alter. Für beide Skleroproteine gibt es experimentelle Modelle, die schon die für normale Funktion notwendige Vernetzung verhindern: Beim Kollagen der Lathyrismus und beim Elastin der Kupfermangel.

V. Alternsveränderungen an der Grundsubstanz

Zwischen den Fasern liegt im Bindegewebe und damit auch in der Blutgefäßwand die lichtmikroskopisch strukturlose Grundsubstanz. Von den besonderen chemischen Eigenschaften der dort befindlichen Stoffe ist die Basophilie schon zur Anfangszeit der Einführung histologischer Färbungen aufgefallen und gerade in der Wand größerer Arterien, besonders der Aorta, ausführlicher untersucht worden[78].

Die besonders günstige histologische Darstellbarkeit durch metachromatische Farbstoffe[79] erleichtert die Bearbeitung. Ein großer Fortschritt für die topochemische Untersuchung war die Einführung der PAS-Reaktion[80], mit der bestimmte chemische Gruppierungen[81] im Kohlenhydratanteil vorwiegend neutraler Stoffe der Grundsubstanz erfaßt werden können.

Das chemische Äquivalent dieser histochemisch nachweisbaren Stoffe sind hexosaminhaltige Polysaccharide, die in unterschiedlichem Umfang mit Proteinen verbunden sind. Man unterscheidet zwischen proteinfreien *Mucopolysacchariden* und proteinhaltigen Mucoproteinen und Glykoproteinen. Hierbei ist zu beachten, daß auch die Mucopolysaccharide Bindungen zu Eiweißkörpern eingehen, wobei Mucopolysaccharid-Protein-Komplexe entstehen. Die chemische Identität der sauren Mucopolysaccharide ist heute weitgehend geklärt[82].

Die neutralen Mucopolysaccharide sind chemisch weniger eindeutig definiert[83]. Auch sie enthalten Hexosamin, dazu aber keine Hexuronsäure, sondern Hexose. Ferner ist für die Klassifizierung der Mucopolysaccharide der Proteinanteil von Bedeutung. Enthalten solche Komplexe mehr als 4% Hexosamin, so spricht man von Mucoproteinen, bei weniger als 4% von Glykoproteinen. Für weitere Einzelheiten muß man die Literatur (s. o.) und den Beitrag von Lindner in diesem Handbuchband zu Rate ziehen.

Die moderne Erforschung der Mucopolysaccharide im Bindegewebe und in unserem Zusammenhang in den großen Gefäßen beginnt seit etwa 1950, wobei besonders Meyer und seine Mitarbeiter (1951, 1956, 1957, 1958), Kaplan und Meyer (1960), Kirk u. Mitarb. (1957) und Buddecke (1958, 1960, 1961) und seine Schüler zu nennen sind. Die Grundsubstanz besteht zu 5—10% aus Mucopoly-

---

[76] Hall 1956, Pernis und Clerici 1957, Likar 1968.   [77] Lansing 1959.
[78] v. Ebner 1870, Grünstein 1896, Björling 1911, Virchow 1856, weitere historische Angaben s. bei Krug 1966, 1967.
[79] Ehrlich 1877.   [80] McManus 1946, Lillie 1948, Hotchkiss 1948.
[81] Siehe bei Gedigk 1952.
[82] Gibian 1959, Brimacombe und Webber 1964, Buddecke 1961, Muir 1969, Meyer et al. 1951, Lindner 1965, 1969, Krug 1966.
[83] Schultze 1958, Gottschalk 1966.

sacchariden und verwandten Stoffen; bezogen auf die Trockensubstanz der Aorta[84] beträgt der Anteil für saure und neutrale Mucopolysaccharide je etwa 1%. Dieser geringe Gehalt überrascht zunächst; die Stoffe sind aber wegen ihrer großen chemischen Reaktionsfähigkeit, die letztlich auch in der leichten histochemischen Darstellbarkeit ihren Ausdruck findet, und ihres relativ lebhaften Stoffumsatzes von großer Bedeutung. Die in der Aortenwand des Menschen nachgewiesenen sauren Mucopolysaccharide sind an Trägerproteine gebunden, wobei diese sich prinzipiell von Skleroproteinen unterscheiden[85]. Bei den neutralen Mucopoly-sacchariden ist die Proteinbildung wesentlich fester[86]. Die im Tierversuch gewon-nenen Ergebnisse lassen sich nicht ohne weiteres auf den Menschen übertragen. So findet sich beim Menschen offensichtlich kein Heparin.

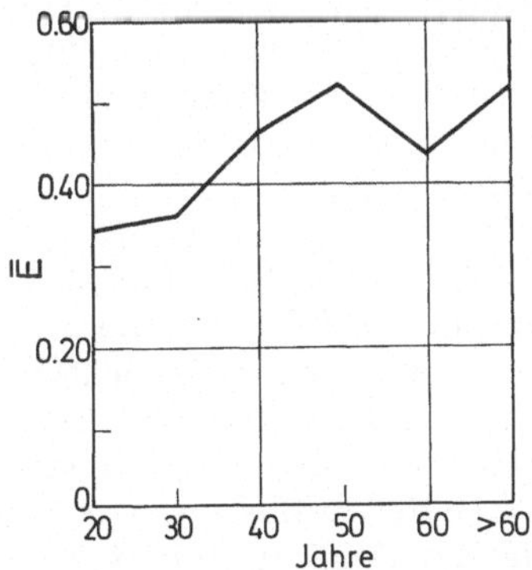

Abb. 6. Alternsgang der PAS-reaktiven Stoffe in der menschlichen Aorta abdominalis. Mittlere Extinktion $\bar{E}$ als Funktion des Alters. (Nach KRUG 1966)

Die Veränderungen der Mucopolysaccharide mit zunehmendem Alter sind histochemisch mit verschiedenen Methoden erfaßt worden[87]. Nach der Mehrzahl der Autoren nimmt der Gesamtmucopolysaccharidgehalt der Aorta mit dem Alter zu. Dies geht einmal aus histologisch-histochemischen Untersuchungen hervor. Die älteren subjektiv ausgewerteten Untersuchungen sollen hier nicht weiter besprochen werden[88].

Die Kurve in Abb. 6 zeigt histophotometrisch den Alternsgang der PAS-Reaktion an der menschlichen Aorta[89]. Hier ist die mittlere Extinktion der PAS-reaktiven Substanzen aufgetragen; dieser Wert entspricht der mittleren Kon-zentration. Wenn man die Formel der Trendgeraden zugrunde legt, dann steigen nach unseren Untersuchungen die PAS-reaktiven Stoffe, also die neutralen Muco-polysaccharide in der Brustaorta vom 2.—7. Dezennium auf das 1,8fache, in der Bauchaorta auf das 1,4fache des Ausgangswertes des 2. Dezenniums an. Auch

---

[84] BUDDECKE 1961.
[85] BUDDECKE und SCHUBERT 1961, BUDDECKE, KRÖZ und LANKA 1963, KLEMER und BUR-BAUM 1965, KLEMER, HOMBERG und MEMPEL 1964, KLEMER und MEMPEL 1965.
[86] BUDDECKE 1961, SENG et al. 1964, DISCHE u. Mitarb. 1958.
[87] VELICAN und VELICAN 1963, TAYLOR 1953, BRAUNSTEIN 1960, BERTELSEN und JENSEN 1960, ZUGIBE 1963, BUNTING und BUNTING 1953, CURRAN und CRANE 1962, SCHALLOCK und LINDNER 1957, HOLLE und SIEDSCHLAG 1958, KRUG 1966, 1967, LINDNER 1969, NAKA-MURA et al. 1968.
[88] Lit. s. bei KRUG 1966.   [89] KRUG 1966, 1967, 1968.

biochemische Untersuchungen haben diesen Anstieg ergeben[90], desgleichen entsprechende Tierversuche[91].

Die Verhältnisse bei den sauren Mucopolysacchariden sind etwas undurchsichtig, was zu einem erheblichen Teil seine Ursache in unterschiedlicher Methodik hat. Die Ergebnisse sind verschiedentlich in der Literatur zusammengestellt worden[92]. Der Sulfatgehalt als Ausdruck des Gehaltes an sauren Mucopolysacchariden nimmt zu[93]. Bei der Extraktion der sauren Mucopolysaccharide unter Verwendung proteolytischer Enzyme wurde zunächst eine Alternsabnahme des Gehaltes an sauren Mucopolysacchariden gefunden[94]. Von anderen Autoren wurde keine Veränderung nachgewiesen[95]. Dagegen hatte Buddecke (1960, 1961) eine deutliche Alternszunahme der Gesamtfraktion der sauren Mucopolysaccharide gefunden. Dies wurde auch in neueren Untersuchungen von Bertelsen (1963) mit alkalischer Extraktion bestätigt, wie die Tabelle von Bertelsen (1963) zeigt. Bertelsen (1963) erklärt die Abweichungen von seinen früheren Untersuchungen durch Unterschiede in der Bindung zwischen dem Mucopolysaccharidanteil und Proteinen, so daß bei der enzymatischen Verdauung ein Teil der sauren Mucopolysaccharide der Bestimmung entgeht.

Auch unsere eigenen Untersuchungen mit histophotometrischer Auswertung von histochemischen Farbreaktionen haben ähnliche Ergebnisse gebracht, wobei hier noch zusätzlich topographische Unterschiede aufgedeckt werden konnten[96]. Bei diesen Untersuchungen muß man berücksichtigen, daß histochemisch nur reaktive Gruppen, also nicht der Gesamtgehalt erfaßt wird. Ein Teil ist durch Proteine maskiert, und die Farbreaktionen werden nach Pepsinverdauung meßbar und signifikant verstärkt. Nach der Auffassung von Bertelsen (1963) ist hier im Alter eine besonders starke Zunahme zu erwarten; ein Befund, den wir nicht erheben konnten. Es gibt ferner Unterschiede in der Verteilung der sauren Mucopolysaccharide innerhalb der Gefäßwand. Dies ist biochemisch zu bestimmen versucht worden, und man hat Unterschiede im Alternsgang der inneren und mittleren Schichten gefunden[97], wobei die Intima bereits ab 10. Lebensjahr eine Abnahme zeigt. Histophotometrisch läßt sich dies erfassen, und wir konnten durch einen von uns eingeführten Inhomogenitätsquotienten zeigen, daß mit zunehmendem Alter die sauren Mucopolysaccharide gleichmäßiger über die Gefäßwand verteilt sind[98].

Mit dem Altern ändert sich auch die Zusammensetzung der sauren Mucopolysaccharide. Die Ergebnisse in der Literatur lassen hier ein einheitlicheres Bild als bei der Gesamtkonzentration erkennen. Die relativen Änderungen sind wahrscheinlich bedeutsamer als die Konzentration der Gesamtfraktion. Im Alter steigt der Quotient sulfatierte : nichtsulfatierten sauren Mucopolysacchariden[99], d. h. im Alter sind relativ mehr sulfatierte Mucopolysaccharide vorhanden. Dies findet man auch bei der histophotometrischen Auswertung histochemischer Mucopolysaccharidreaktionen[100]. Wie biochemische Untersuchungen[101] ergeben haben, ist stofflich hierfür wohl in der Hauptsache die Zunahme von Chondroitinsulfat B

[90] Bertelsen 1961, 1963, Buddecke 1958, 1960, Müller-Spreer u. Mitarb. 1960.
[91] Gan u. Mitarb. 1967.
[92] Bertelsen 1963, Wahl 1963, Wahl und Sanwald 1969, Krug 1966, 1967.
[93] Hevelke, 1958, Bertelsen 1963, Faber 1949.
[94] Dyrbye und Kirk 1957, Dyrbye 1959, Bertelsen und Jensen 1960, Berenson und Kumar 1968.
[95] Kaplan und Meyer 1960, Böttcher und Klynstra 1962, Smith 1965.
[96] Krug 1966, 1967.   [97] Berenson und Kumar 1968, Kumar et al. 1967.
[98] Krug 1966, 1967.
[99] Berenson 1958, 1959, Bertelsen 1963, Buddecke 1960, Kaplan und Meyer 1960.
[100] Krug 1966, 1967.
[101] Buddecke 1960, Kaplan und Meyer 1960, Schorah et al. 1968, Clausen 1963.

(Dermatansulfat) verantwortlich. Da Chondroitinsulfat B hyaluronidaseresistent ist, kann man diesen Stoff histochemisch ganz gut isoliert darstellen, und histophotometrische Untersuchungen der Restmetachromasie nach Hyaluronidaseverdauung haben einen Anstieg der Farbreaktionen bis etwa zum 50. Lebensjahr ergeben[102]. Ferner ist an dieser Zunahme noch das Heparitinsulfat[103] beteiligt, nach SCHORAH (1968) nur bis zum 30. Lebensjahr. Ähnliche Befunde gelten auch für Heparin. Keratosulfat nimmt etwas zu, Chondroitinsulfat C (Chondroitin-6-sulfat) soll bis zum 60. Lebensjahr[104] konstant bleiben bzw. bis zum 40. Lebensjahr zunehmen und dann abnehmen[105] oder überhaupt abnehmen[106]. Die sauren nichtsulfatierten Mucopolysaccharide nehmen im Alter ab; dies ist im einzelnen nachgewiesen, besonders für die Hyaluronsäure[107]. Auch bei Chondroitin haben die erwähnten Autoren eine Alternsabnahme gefunden. Allerdings ist die Konzentration in der Gefäßwand gering; manche Autoren geben nur Spuren an[108].

BERENSON und KUMAR (1968) haben versucht, bei ihren biochemischen Untersuchungen Intima und benachbarte Media gegenüber der übrigen Aortenwand getrennt zu untersuchen. Dabei fanden sie unterschiedliche Verläufe, wobei z.B. die Hyaluronsäure in den inneren Schichten im Alter abnimmt und in den äußeren Mediaschichten gering zunimmt. Die Zunahme der Chondroitinsulfate ist nach diesen Autoren besonders auf Chondroitinsulfat A (in der Intima) und auf Chondroitinsulfat C (in der Media) zurückzuführen.

Die biochemische Untersuchung an mechanisch getrennten Gefäßwandschichten ist nach unserer Erfahrung sehr problematisch, weil die Ausbreitung metachromatischen Materials, die wir mit zunehmendem Alter histophotometrisch erfassen konnten, sich gerade im inneren Drittel der Media abspielt.

Während die Arterien, besonders die großen elastischen, relativ ausgedehnt untersucht worden sind, liegen über die Venen nur spärliche Angaben vor. Neuerdings haben BUDDECKE und KRESSE (1969) das Verteilungsmuster der sauren Mucopolysaccharide im Arterien- und Venengewebe des Rindes untersucht. Abgesehen von dem höheren Gehalt an Hyaluronsäure, die aber auch im Alter abnimmt, entspricht die Zusammensetzung der Rinderaorta der des Menschen. Die Vena cava caudalis enthält nur 0,2% des Trockengewichtes saure Mucopolysaccharide, gegenüber 1,5% in der Aorta.

Wenn wir versuchen, diese Befunde etwas vereinfacht *zusammenzufassen*, dann kommen wir zu folgendem Ergebnis:

Der Gesamtmucopolysaccharidgehalt der großen Arterien nimmt mit dem Alter zu, wobei neutrale und saure Mucopolysaccharide beteiligt sind. Im einzelnen gibt es topographische Abweichungen. Innerhalb der sauren Mucopolysaccharide ändern sich relativ die einzelnen Fraktionen: Die stark sauren, sulfatierten — besonders Chondroitinsulfat — nehmen erheblich zu, und die nicht sulfatierten sauren Mucopolysaccharide — in der Hauptsache Hyaluronsäure — nehmen ab.

Bei der Genese der Alternsveränderungen der Mucopolysaccharide sind mehrere Faktoren beteiligt[109].

1. Es kann zu einer Änderung der Mucopolysaccharidproduktion durch ortsständige Zellen kommen.

2. Es werden vermindert Mucopolysaccharide abtransportiert.

---

[102] KRUG 1966, 1967. [103] BUDDECKE 1960, KAPLAN und MEYER 1960.
[104] BUDDECKE 1960. [105] SCHORAH et al. 1968, BERENSON und KUMAR 1968.
[106] KAPLAN und MEYER 1960. [107] BUDDECKE 1960, SCHORAH et al. 1968, BERTELSEN 1963.
[108] SCHORAH et al. 1968. [109] LINZBACH 1943, HOLLE 1943, KRUG 1967.

3. Es werden vermehrt Mucopolysaccharide von der Blutbahn angeboten und abgelagert.

Als 4. Möglichkeit kommt noch die Mucopolysaccharidphanerose durch Änderung des molekularen Zustandes „Entmischung"[110] in Betracht. Die letztere Möglichkeit ist aber nur im Zusammenhang mit veränderter histochemischer Darstellbarkeit diskutabel.

Die vermehrte Bildung ist im Zusammenhang mit der Bindegewebsproliferation bei der sog. Altersfibrose zu sehen. Die Beziehungen zwischen Bindegewebsneubildung und vermehrter Produktion von Mucopolysacchariden sind allgemein bekannt. Überall, wo Faserbildung einsetzt, sind die Mucopolysaccharide, insbesondere die sauren, vermehrt. Dies wurde schon früh erkannt[111], und dieser Vorgang ist in neuerer Zeit auch immer wieder bei Arterien und anderen Substraten bestätigt worden[112].

Der Zusammenhang zwischen Bindegewebsproliferation und vermehrter Nachweisbarkeit besonders saurer Mucopolysaccharide ist auch in den Anfangsstadien der Arteriosklerose deutlich nachzuweisen[113]. Die Bildung der sauren Mucopolysaccharide kann in allen Zellen der Arterienwand stattfinden[114], so in Endothelzellen[115], den Langhanszellen[116], aber auch gleichermaßen in Intimazellen und Muskelzellen der Media[117] sowie in Fibroblasten. Im Alter ist nach neueren Untersuchungen der Sulfateinbau in saure Mucopolysaccharide der Gefäßwand vermindert[118], während Curran und Crane (1962) im Alter eine Zunahme finden, die sie aber eher auf die Arteriosklerose beziehen, bei der auch nach eigener Untersuchung, besonders in den Anfangsstadien, die sauren Mucopolysaccharide erheblich vermehrt sind[119].

Hauss (1963) und seine Mitarbeiter[120] haben gezeigt, daß ganz unterschiedliche Noxen in kürzester Zeit zu einer Stimulierung der Sulfataufnahme im Bindegewebe überhaupt und damit auch in der Gefäßwand führen. Zu diesen Noxen gehören auch Schock und Hypoxie[121], die ebenfalls diese „unspezifische Mesenchymreaktion"[122] zur Folge haben.

Dadurch werden auch die Zusammenhänge von vermehrter Mucopolysaccharidablagerung und zunehmender Intimaverbreiterung verständlich[123], wobei wir auf die Auffassung von Adams und Bayliss (1969) über die kritische Intimadicke hinweisen. Ähnliche Probleme sind auch schon von Linzbach (1943) diskutiert worden. Die älteren Auffassungen von Bürger (1939), wonach das Auftreten von metachromatischem Material (scil. sauren Mucopolysacchariden) eine Folge der Bradytrophie und Ausdruck eines verminderten Stoffwechsels sind, müssen jetzt anders interpretiert werden[124].

Die Ablagerung tritt wohl im Zusammenhang mit einer lokalen bradytrophen Stoffwechsellage auf, aber die Besonderheiten der Bradytrophie führen zu einer

---

[110] Schallock 1959.   [111] Björling 1911, Ssolowjew 1923, Troitzkaja-Anrejewa 1931.

[112] Holle 1943, Holle und Mühlheim 1959, Meyer 1958, Taylor und Saunders 1957, Schmidt-Matthiesen 1957, Lindner 1969, Krug 1966, 1967, Schorah et al. 1968, Rinehart 1954, Cain und Pfob 1962.

[113] Holle 1943, Holle und Mühlheim 1959, Krug 1968.

[114] Wegener und Schlotter 1969.

[115] Curran 1957, Delauny und Bazin 1958, Crane 1962, Wegener 1967, Kunz u. Mitarb. 1968.

[116] Schönfelder 1969.   [117] Knieriem et al. 1968.

[118] Lindner, Gries et al. 1967, Ritz und Sanwald 1969.   [119] Krug 1968.

[120] Hauss et al. 1968, Junge-Hülsing und Hauss 1960, Hauss, Junge-Hülsing und Gerlach 1968.

[121] Hauss et al. 1968.   [122] Hauss, Junge-Hülsing und Gerlach 1968.

[123] Schorah et al. 1968.   [124] Siehe auch Lindner 1969.

Stimulierung der Mucopolysaccharidsynthese. Die Verlangsamung der Abtransportvorgänge spielt sicher eine Rolle bei der vermehrten Ablagerung; sie sind nur schwer zu objektivieren.

In der Adventitia liegen zahlreiche Mastzellen[125], auf die wir oben schon eingegangen sind. Sie produzieren saure Mucopolysaccharide, die auch in der Adventitia nachgewiesen wurden.

Ein vermehrtes Angebot von seiten der Blutbahn spielt vermutlich bei den Glykoproteiden eine Rolle, da hier synchrone Veränderungen zwischen Blutspiegel und der Arterienwand gefunden worden sind[126]. Bei den sauren Mucopolysacchariden der Gefäßwand ist das nicht wahrscheinlich, denn die Blutglykoproteide sind chemisch ganz anders aufgebaut und die Umwandlung dieser Stoffe in saure Mucopolysaccharide käme einer Neusynthese gleich[127].

Von einer Anzahl von Autoren[128] wird angenommen, daß es zu einer „Entmischung" der Grundsubstanz kommen kann, wodurch bereits vorhandene Mucopolysaccharide histochemisch darstellbar wären. Es soll sich hierbei um eine Änderung des molekularen Zustandes, besonders um eine Lösung der Mucopolysaccharid-Proteinkomplexe handeln. Dieser von Morphologen gern verwendete Begriff soll nach BUDDECKE (1961) der exakten Grundlage entbehren. Eine weitere Möglichkeit zur vermehrten Freisetzung von sauren Mucopolysacchariden ist durch den Zerfall elastischer Fasern gegeben, die reich an fest gebundenen sauren Mucopolysacchariden sind[129].

Solche Zerfallsvorgänge mit Anreicherung saurer Mucopolysaccharide sind verschiedentlich beobachtet worden[130] und lassen sich experimentell durch Elastase reproduzieren[131]. Die zeitliche Reihenfolge ist hierbei nicht leicht zu erfassen; meist handelt es sich schon um pathologische Erscheinungen, die Beziehungen zur Arteriosklerose haben.

Bei der Betrachtung der funktionellen Folgen des veränderten Mucopolysaccharidspektrums müssen wir davon ausgehen, daß die Mucopolysaccharide nicht Schlacken sind, sondern Stoffe mit einem hohen Stoffwechsel, wie das bei den sulfatierten sauren Mucopolysacchariden durch autoradiographische Untersuchungen vielfach festgestellt worden ist[132].

Nach den Untersuchungen von CURRAN und CRANE (1962) liegt die intensivste Markierung bei postmortaler Inkubierung im Bereiche der Intima, während histochemisch mehr das innere Mediadrittel (in der Aorta) von der Ablagerung saurer Mucopolysaccharide bevorzugt wird[133]. Das spricht dafür, daß intimal der Stoffwechsel besonders intensiv ist und möglicherweise von da aus ein Transport zur weniger stoffwechselaktiven Media erfolgt. Im Alter ist aber auch, entsprechend der allgemeinen Stoffwechselretardierung, der Sulfateinbau in die sauren Mucopolysaccharide der Arterienwand vermindert[134].

Bei der regelrechten Bildung der kollagenen Fasern spielen Mucopolysaccharide und verwandte Stoffe eine große Rolle. Hier sind bei der Verknüpfung der 3-Kettenspirale des Kollagens Neutralzucker beteiligt[135]. Die Anwesenheit von sauren Mucopolysacchariden ist Voraussetzung für eine regelrechte Bildung der

[125] SUNDBERG 1955, MURATA et al. 1964, JORPES et al. 1937, POMERANCE 1958.
[126] SCHÖNEBECK, WERBER und VOIGT 1962.
[127] EMMRICH 1961.   [128] SCHALLOCK 1959, SCHALLOCK und LINDNER 1957.
[129] TUNBRIDGE 1956, HALL 1956, PUCHTLER u. Mitarb. 1961.
[130] TAYLOR 1953, BERTELSEN und JENSEN 1960.   [131] BALO, BANGA und SCHULER 1954.
[132] BOSTRÖM et al. 1960, BUCK 1955, BUCK und HEAGY 1958, KOWALEWSKI 1959, FORMAN u. Mitarb. 1960, HILZ 1959, HAUSS 1963, CURRAN und CRANE 1962.
[133] KRUG 1967.   [134] RITZ und SANWALD 1969, SANWALD et al. 1968.
[135] HÖRMANN 1960, BUDDECKE 1961.

Kollagenfasern[136], auch wenn im Kollagen selbst keine Mucopolysaccharide direkt eingebaut sind. Man muß daher annehmen, daß eine veränderte Zusammensetzung der Mucopolysaccharide, wie sie im Alternsgang auftritt, auch die Fasern beeinflußt, sei es nun durch Vernetzung oder durch eine veränderte Matrizenwirkung[137].

Nach VELICAN und VELICAN (1963) wird bei ausreichendem Gehalt an Hyaluronsäure eine zur Sklerose führende Fibrillogenese verhindert; da die Hyaluronsäure im Alter in der Gefäßwand abnimmt, liegt hier ein Mechanismus zur Entstehung der Altersfibrose.

Eine wichtige Rolle spielen die Mucopolysaccharide beim Aufbau der elastischen Fasern. Hier sind reichlich saure, sulfatierte Mucopolysaccharide enthalten, aber so fest an Protein gebunden, daß sie die üblichen histochemischen Reaktionen nicht geben[138]. Außerdem sind die elastischen Fasern, wie sich histologisch nachweisen läßt, von einem Mantel saurer und neutraler Mucopolysaccharide umgeben. Dadurch können die elastischen Lamellen von schädlichen Einwirkungen geschützt werden, experimentell z.B. gegen die Wirkung von Elastase[139]. Von LINDNER, SCHWEINITZ und FREYTAG (1960) wird angenommen, daß es bei einer Anhäufung saurer Mucopolysaccharide zu einer Zerstörung der elastischen Fasern kommen kann.

Weiterhin wirken die Mucopolysaccharide und verwandte Stoffe auf die mechanischen Eigenschaften des Bindegewebes in der Gefäßwand. So soll das elastische Gewebe in der Aortenwand seine Verschieblichkeit durch die Mucopolysaccharide erhalten[140], die nach Art eines Schmiermittels wirken. Besonders für die Hyaluronsäure ist diese Funktion lange bekannt[141]. Die Alternsabnahme der Hyaluronsäure wird damit einen Verlust der Gleitfähigkeit und damit eine Abnahme der Dehnbarkeit bedingen. Dem entsprechen Messungen von BERTELSEN und JENSEN (1960), wonach die Viscosität des Gesamtextraktes der sauren Mucopolysaccharide aus jungen Aorten größer ist als aus alten. Die alternsbedingte Abnahme der Dehnbarkeit der Gefäßwand, die uns später noch beschäftigen wird, ist demnach Folge von Veränderungen an den Skleroproteinen (s. S. 436) und der Zusammensetzung der Grundsubstanz. Chondroitinsulfat hat ebenfalls mechanische Funktionen, die man durch seine Einwirkungen auf die kollagenen Fasern erklärt[142]. Es ist für die mechanische Stabilität verantwortlich[143], wobei besonders die Proteinkomplexe primäre Bedeutung haben, wie aus dem Ohrenkollaps nach Papain hervorgeht (Lit. bei [144]). Die Zunahme des Chondroitinsulfates im Alter kann daher mit der zunehmenden Festigkeit der Gefäßwand zusammenhängen. GIBIAN (1959) weist allerdings darauf hin, daß man mit solchen Deutungen vorsichtig sein muß, da Veränderungen des Mucopolysaccharidgehaltes in einer Richtung unterschiedliche funktionelle Folgen haben können.

Aufgrund ihres großen Hydratationsvolumens haben die Mucopolysaccharide einen großen Einfluß auf den Wasserhaushalt der Gefäßwand. Hyaluronsäure[145] und Chondroitinsulfat-Protein-Komplexe können viel Wasser binden, wobei diese Wasserbindefähigkeit an die Unversehrtheit der Polymeren gebunden ist. BUDDECKE, KRÖZ und LANKA (1963) sprechen von einem „undurchspülbaren Knäuel".

---

[136] Siehe bei WASSERMANN 1956, GRAUMANN 1956, 1964, MEYER 1958, KÜNEN, GRASSMANN und HOFFMANN 1959, SCHWARZ 1960, BRUNS, FRIMMER und HEGNER 1964, MILCH 1966.
[137] MEYER 1958.   [138] TUNBRIDGE 1956, HALL 1956, PUCHTLER u. Mitarb. 1961.
[139] YU und BLUMENTHAL 1958, KIRK 1959.
[140] BUNTING und BUNTING 1953, RINEHART 1954, BUDDECKE 1961, SCHALLOCK 1959, SCHUBERT 1964.
[141] DORFMAN 1954, MEYER 1954.
[142] DORFMAN 1954, MEYER 1954, GIBIAN 1959, MATHEWS 1965.
[143] MEYER 1954, THOMAS 1956, JACKSON 1953.
[144] THOMAS 1956, JASINSKI und WEIGEL 1965.   [145] MEYER 1954.

Das gebundene, schwer diffusible Wasser hat eine Diffusibilität, die um eine Zehnerpotenz geringer ist als die des leicht diffusiblen, interstitiellen Wassers. So können diese Stoffe einen großen Einfluß auf Permeabilitäts- und Diffusionsvorgänge im Intercellularraum nehmen. Damit wird auch der Stofftransport, eine entscheidende Aufgabe der Grundsubstanz, beeinflußt[146]. Diese Wirkung auf die Diffusion haben alle sauren Mucopolysaccharide (und vielleicht auch die neutralen) in der Grundsubstanz, wenn auch in unterschiedlicher Weise. NEMETHCSOKA (1965) hat derartige Unterschiede angegeben. Den sauren Mucopolysacchariden, z.B. der Hyaluronsäure, wird so eine Barrierenwirkung bei der Ausbreitung bestimmter Stoffe im Gewebe zugeschrieben, wie die Spreading-Wirkung der Hyaluronidase zeigt. Im ganzen ist der Einfluß der Alternsveränderungen des Mucopolysaccharidspektrums auf die Diffusion schwer zu übersehen. Messungen des Diffusionskoeffizienten haben eine Zunahme ergeben[147]. Der Wassergehalt nimmt nach HEVELKE (1959) mit dem Alter zunächst zu; erst im Greisenalter ist der Trockenrückstand infolge stärkerer Einlagerung von Lipiden und Mineralien erhöht. Zieht man diese ab, dann kommt man auch hier noch durch Extrapolation zu einer Zunahme des Wassergehaltes (s. auch Abb. 9).

Erst bei zunehmender Arteriosklerose nimmt der Wassergehalt ab[148]. Eindeutig lassen sich also die Alternsveränderungen der Mucopolysaccharide, des Diffusionskoeffizienten und des Wassergehaltes noch nicht korrelieren.

Der Einfluß auf die Permeabilität verschiedener Stoffe ist sicher mehr als rein physikalisch. Die Makroionen der sauren Mucopolysaccharide haben vielfache chemische Reaktionsmöglichkeiten. Einmal können sie als Ionenaustauscher für Kationen fungieren[149] und sich ähnlich wie technische sulfonierte Ionenaustauscher[150] verhalten. Dies spielt für die Calciumfixierung eine Rolle, wobei die Calciumaffinität in der Reihenfolge Heparin — Chondroitinsulfat B — Chondroitinsulfat A — Hyaluronsäure abnimmt[151]. Die Alternszunahme der sulfatierten Mucopolysaccharide in der Aortenmedia gegenüber einer Abnahme von Hyaluronsäure bedeutet somit eine Vermehrung calciumbindender Substrate. Auch andere Ionen werden gebunden. Der Alternsgang dieser Stoffe wird in einem gesonderten Abschnitt dargestellt.

Vor längerer Zeit haben ALTSHULER und ANGEVINE (1951) verschiedene Reaktionsformen von sauren Mucopolysacchariden mit anderen Stoffen herausgestellt. Neben Änderungen des kolloidalen Zustandes und der Bildung von Proteinkomplexen scheint in Hinsicht auf die Arterienwand die Reaktion mit Proteiden von besonderer Bedeutung zu sein.

In Modellversuchen wurden von BENEKE (1964) die Reaktionsmöglichkeiten zwischen Mucopolysacchariden (Chondroitinsulfat und Plasmaeiweißkörpern) untersucht. Dies ist auch im Zusammenhang mit der Perfusionstheorie der Arteriosklerose von DOERR (1963) von Bedeutung, wonach ein dauernder Plasmastrom durch die Gefäßwand geht, wofür auch experimentelle Hinweise erbracht werden konnten[152]. Bei der Reaktion mit Lipoproteiden kann es so unter bestimmten Bedingungen zu einem Freiwerden und damit zur Ausfällung des Lipidanteils kommen[153].

---

[146] DORFMAN 1954, MEYER 1954, HOLLE 1943, SCHALLOCK 1959, VELICAN und VELICAN 1963, KROMPECHER 1960, BUDDECKE 1961, KRUG 1967.

[147] KIRK und LAURSEN 1955.   [148] BUCK 1951.

[149] MATTHEWS 1965a, BERSIN 1950, FARBER et al. 1962, DUNSTON 1962, BOYD und NEUMANN 1951.

[150] Siehe bei DICKEL 1965.   [151] BUDDECKE und DRZENIEK 1962.

[152] JIPP 1964, BLEYL 1967, 1969.

[153] ALTSHULER und ANGEVINE 1951, FABER 1949, KRUG 1967, ANTONINI 1956.

Dieser Vorgang konnte bei den beta-Lipoproteiden von GERÖ (1965) durch radioaktive Markierung belegt werden. Es kommt hierbei zu einer schwer übersehbaren Interferenz mit den lipolytischen Aktivitäten der sauren Mucopolysaccharide, die sich am lipämischen Blutserum demonstrieren lassen[154]. Eine Vermehrung von sauren Mucopolysacchariden in der Gefäßwand und im Blut hat offenbar gegensätzliche Wirkungen. In den Arterien begünstigen sie die Lipidausfällung, und im Blut vermindern sie die Lipämie. GERÖ (1965) vermutet Unterschiede im sauren Mucopolysaccharidspektrum als Ursache dieses Verhaltens; PERLICK (1964) diskutiert die Wirkung von Hemmstoffen.

Schließlich soll noch darauf hingewiesen werden, daß fast alle sauren Mucopolysaccharide eine unterschiedlich stark ausgebildete Hemmwirkung auf Blutgerinnung und Thrombosebildung haben[155]. Bezüglich weiterer Einzelheiten muß auf die einschlägige Literatur verwiesen werden[156].

Abschließend möchten wir noch betonen, daß die Mucopolysaccharide zwar die auffälligsten, aber nicht die einzigen Stoffe in der sog. „amorphen Grundsubstanz" sind. Neben den anorganischen Bestandteilen, die wir in einem gesonderten Abschnitt behandeln, sind hier besonders die „*Nicht-Strukturproteine*" zu nennen. Diese Proteine stammen offensichtlich aus dem Blutplasma. Blutplasmaproteine sind von verschiedenen Autoren in der Gefäßwand nachgewiesen worden[157]. So ist Fibrin schon in jungen Jahren in der Aortenwand vorhanden und nimmt in atherosklerotischen Veränderungen sehr stark zu [158]. Dies hat DOERR (1963) dazu geführt, nach dem Vorgange von LINZBACH (1958) die plasmatische „Perfusionstheorie der Arteriosklerose" aufzustellen. Weitere Literatur siehe dort und bei BLEYL (1969). Die Übergänge zu pathologischen Vorgängen sind auch hier fließend. Wir verweisen in diesem Zusammenhang auf den Beitrag von DOERR in Band III/4 des vorliegenden Handbuches.

Für alle Stoffe, die zum Teil durch blutplasmatische Infiltration in die Gefäßwand gelangen, muß man beachten, daß auch die Blutkonzentration verschiedener Stoffe, z.B. der Proteine, einen Alternsgang zeigt, den RUHENSTROTH-BAUER in seinem Artikel beschrieben hat.

Zusammenfassend kann man sagen, daß die Alternsveränderungen in der Grundsubstanz besonders auffällig im Bereiche der Mucopolysaccharide sind und hier beträchtliche funktionelle Folgen haben können. Es bestehen dabei, wie bei den Plasmaproteinen in der Gefäßwand, enge Beziehungen zu pathologischen Veränderungen.

VI. Alternsveränderungen an den Lipiden

Aufgrund der Beziehungen zwischen Lipiden und Arteriosklerose ist der Alternsgang hier von besonderem Interesse. Nach einer Übersicht bei HARTMANN (1969) kommen in der Arterienwand folgende Lipide in nennenswerten Mengen vor: Triglyceride, Cholesterin und seine Ester, von den Phosphatiden die Glycerophosphatide Lecithin und Kephalin und die Sphingolipide Sphingomyelin und Cerebroside.

---

[154] HAHN 1943, KORN 1955, GORE und LARKEY 1960, HALL 1958, GROSSMANN und CIFONELLI 1962, SCHÖLL und SCHETTLER 1961, GERÖ 1965, PERLICK 1964, BIHARI-VARGA und VEGH 1967.

[155] BERENSON 1959, KIRK 1959, YU und BLUMENTHAL 1958, GROSMAN und DORFMAN 1957, JOSZA u. Mitarb. 1966, GORE und LARKEY 1960, ANTONINI und SALVINI 1957.

[156] STUDER 1954, GIBIAN 1959, PERLICK 1964.

[157] WOOLF 1961, HAUST, WYLLIE und MORE 1964, WYLLIE, MORE und HAUST 1964, RUKOSUEV 1966, DOERR 1963, JIPP 1967, BLEYL 1969.

[158] WOOLF 1961.

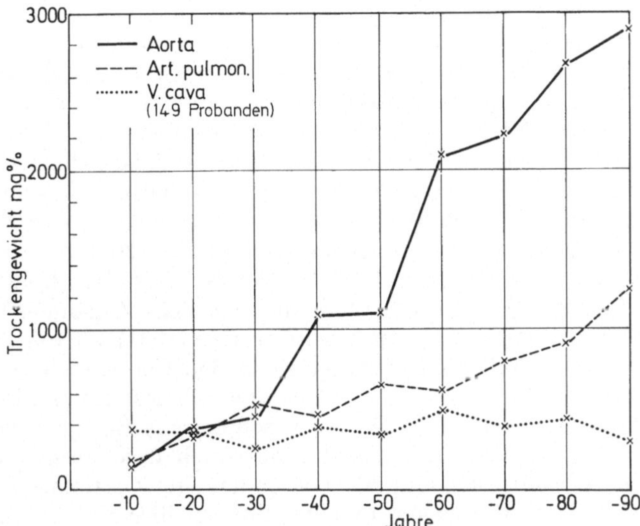

Abb. 7. Das differente Gefäßschicksal des Menschen im Alternsgang. Verhalten des Cholesterins in der Trockensubstanz. (Nach HEVELKE 1958)

Tabelle 2. *Lipidgehalt (mg-%) von 12 Aorten verschiedenen Lebensalters*
(Nach SCHETTLER-BOYD 1969)

Alter (Jahre)	Gesamtfett	Gesamt-cholesterol	Gesamt-phospholipide	Lecithin	Neutral-fett
2	720	152	270	138	298
7	980	170	310	150	500
12	1 011	241	432	162	338
19	1 120	253	474	144	393
25	1 320	264	522	136	524
26	1 232	205	533	152	494
34	1 250	235	522	162	493
42	1 380	270	492	158	618
54	1 520	265	517	132	738
59	1 510	301	490	145	719
62	1 565	370	444	160	751
64 [a]	1 632	432	412	142	788

[a] Leichte Arteriosklerose.

Der *Gesamt-Lipidgehalt* in der Aorta nimmt mit dem Alter erheblich zu[159] und erreicht sein Maximum mit 50 Jahren; danach kommt es zu einem geringen Abfall. Im Alter sind über 6% der Trockensubstanz Lipide. Damit besteht eine gewisse Parallelität zu den Veränderungen der Serumlipide[160]. Kompliziert werden die Verhältnisse durch verschiedene Faktoren. So spielen rassische Unterschiede und Ernährungsgewohnheiten eine Rolle. Ferner ist die untersuchte Gefäßregion von Bedeutung (Abb. 7). Gefäße, die unter einem geringen Blutdruck stehen, wie die Arteria pulmonalis, zeigen den Alternsanstieg nicht so deutlich[161].

---

[159] BÜRGER 1939.
[160] CARLSON und LINDSTEDT 1968, VON DAAKE 1967, PEZOLD 1961, weitere Lit. bei BOYD, NOBBE und SCHETTLER 1969.
[161] WIESE u. Mitarb. 1967, HEVELKE 1958.

Die Tabelle 2 von Schettler (1955) vermittelt einen Eindruck über die quantitativen Verhältnisse der Lipidfraktionen auf den einzelnen Altersstufen. Von den einzelnen Fraktionen ist besonders das Cholesterin untersucht worden[162]. Es steigt sehr stark an, auch die Esterfraktion nimmt zu[163]. Der *Gesamt-Phospholipidgehalt* nimmt mit dem Alter zu [164]. Der Anstieg wird überwiegend durch Sphingomyelin verursacht[165]. Bei den Phosphatiden ist diese Entwicklung nicht so stark ausgeprägt wie beim Cholesterin. Daher nimmt das Verhältnis Phosphatide : Cholesterin mit dem Alter erheblich ab. Nach einer Untersuchung von Adams (1964) beträgt dieses Verhältnis in der Aorta im Alter von 0—20 Jahren 8,2, zwischen 21 und 50 Jahren 1,58 und danach 1,20. Bei den Neutralfetten finden Buck und Rossiter (1951) keine, Schettler (1955) eine deutliche Zunahme. Hierzu ist zu bemerken, daß nach Untersuchungen von Böttcher (1964), allerdings bei leichter Arteriosklerose, der Gehalt an Neutralfetten in den Coronararterien über 3mal größer ist als in der Aorta, bei geringerem Gehalt an Cholesterin und Phosphatiden. Eine erhebliche Rolle spielen Fettsäuren, besonders als Bestandteile der Cholesterinester, der Triglyceride und Phosphatide. Auch freie Fettsäuren sind von Bedeutung. Die Verhältnisse sind hier besonders im Zusammenhang mit der Arteriosklerose untersucht worden, und wir müssen hier auf die entsprechende Literatur verweisen[166]. Im allgemeinen findet man eine Abnahme der gesättigten Fettsäuren in den *Cholesterinestern* und eine Zunahme der weniger gesättigten Fettsäuren sowohl beim Altern als auch bei fortgeschrittenen arteriosklerotischen Läsionen[167].

Durch Histochromatographie konnten wir zeigen, daß hier offenbar enge Beziehungen zur cellulären Aktivität bestehen, wie schon von anderen vermutet wurde[168].

Die Lokalisation der Lipide innerhalb der Gefäßwand ist sehr unterschiedlich, und die einzelnen Schichten müssen getrennt untersucht werden. Dies ist von verschiedenen Autoren vorgenommen worden[169]. Adams und Tuqan (1961) konnten zeigen, daß die Ablagerung des Cholesterins mit zunehmendem Alter besonders in inneren und mittleren Intimaschichten (der Aorta) erfolgt, während sich die Phospholipide mehr an der Intimamediagrenze lokalisieren. Ein direkter Zusammenhang zwischen diesen beiden Ablagerungen ist nicht festzustellen, jedoch ist die Phosphatidablagerung (besonders Sphingomyelin) charakteristisch für arteriosklerotische Frühveränderungen, während die Cholesterinvermehrung in der Intima keinen solchen Zusammenhang zeigt[170].

Bei der Frage nach der Dynamik der Arterienlipide[171] müssen wir davon ausgehen, daß zwei Quellen in Betracht kommen: die Infiltration vom Blutplasma und eine Synthese in der Gefäßwand. In der Gefäßwand können in der Hauptsache die Phospholipide synthetisiert werden[172]. Nach den vorliegenden Untersuchungen ist die gesteigerte Phosphatidsynthese im Alter besonders als Antwort auf Cholesterinablagerung im Zusammenhang mit Arteriosklerose aufzufassen, wofür auch histochemische Beobachtungen sprechen[173], wobei nach einer Schätzung

[162] Bürger 1957, Schönheimer 1943, Buck und Rossiter 1951, Anderson et al. 1959, Smith 1965, 1968, Buddecke 1958, Schettler 1955, Anderson et al. 1959.
[163] Schönheimer 1943, Buck und Rossiter 1951, Buddecke 1958.
[164] Buck und Rossiter 1951, Schettler 1955, Hevelke 1958, Anderson et al. 1959.
[165] Buck und Rossiter 1951, Smith 1965, 1968, Böttcher 1964, Hevelke 1965.
[166] Wahl und Sanwald 1969, Adams 1967, Swell und Treadwell 1963.
[167] Smith 1965, 1968.   [168] Künnert und Krug 1969, 1971, s. dort auch weitere Literatur.
[169] Adams 1967, Böttcher 1964, Künnert und Krug 1969, 1971.
[170] Adams 1964.   [171] Siehe bei Hartmann 1969.
[172] Chernik et al. 1949, Zilversmit et al. 1954, Siperstein et al. 1951, Werthessen et al. 1956, Chobanian und Hollander 1966, Zilversmit et al. 1961.
[173] Newman und Zilversmit 1964, Böttcher und Woodford 1962, Roscoe und Ricardi 1969, Adams 1967, Büttner 1966.

von ADAMS (1967) in Atheromen 90% der Phosphatide lokal synthetisiert werden. Grundsätzlich ist auch eine Cholesterinsynthese in der Gefäßwand möglich[174]. Nach den Untersuchungen der meisten Autoren[175] spielt diese aber beim Menschen kaum eine Rolle. Zu diesem Schluß kommt auch ADAMS (1967) in seiner Monographie. Für die Alternsveränderungen ist von Bedeutung, daß die Synthese in der Arterienwand (beim Huhn) mit dem Alter erheblich abnimmt[176].

Die Aufnahme von Blutlipiden in die Arterienwand wurde auch beim Menschen für das Cholesterin nachgewiesen[177]. Im Experiment ist das auch für die Phosphatide bekannt[178]. Wenn man die Serum-Lipide mit den dynamischen Veränderungen in Zusammenhang bringt, dann muß man beachten, daß der intravasale

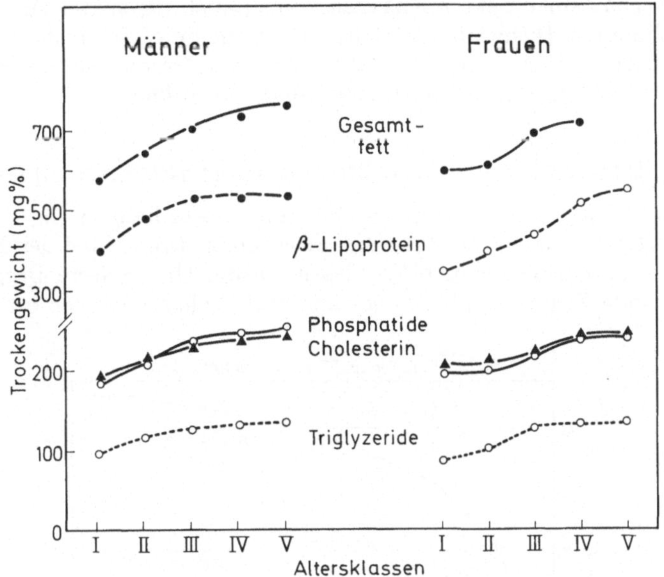

Abb. 8. Unterschiede im Alternsgang der Serumlipide bei Männern und Frauen. AK I bedeutet Altersklasse von durchschnittlich 20jährigen, AK II von 30jährigen usw. (Nach HARTMANN 1969)

Transport in Form von Lipoproteiden erfolgt, wobei möglicherweise die makromolekulare Struktur eine bedeutende Rolle spielt. So nimmt SMITH (1967) einen Zusammenhang zwischen der extracellulären Cholesterinesterzusammensetzung in der Intima und den Sf 0—12-Lipoproteiden des Blutplasmas an. HARTMANN (1969) weist darauf hin, daß nach Untersuchungen von NICHAMAN et al. (1967) auch der Linolsäuregehalt des Blutplasmas zunimmt, ähnlich wie in den arteriosklerotischen Veränderungen mehr Linolsäure gefunden wird.

Wenn wir versuchen, die Alternsveränderungen der Lipide in der Gefäßwand zusammenzufassen, dann ergibt sich im Vergleich mit dem Alternsgang der Blutlipide[179] (Abb. 8 n. HARTMANN 1969) folgendes: Serumcholesterin, Serumlipo-

---

[174] SIPERSTEIN et al. 1951, AZARNOFF 1958, DAYTON et al. 1951.
[175] SIPERSTEIN et al. 1951, AZARNOFF 1958, DAYTON et al. 1961, MAGGI 1964, GOULD et al. 1963.
[176] DAYTON 1961.
[177] BRIGGS et al. 1952, FIELDS et al. 1960, HOLLANDER, KRAMSCH et al. 1968.
[178] SHORE 1955.   [179] Siehe auch BUTENANDT und RUHENSTROTH.

proteide und Gefäßwandcholesterin nehmen mit dem Alter zu; in der Gefäßwand relativ stärker als im Plasma. Das spricht für eine Beteiligung von Wandfaktoren bei der Ablagerung. Die Phosphatide verhalten sich ähnlich wie das Cholesterin im Blutplasma, wie auch von anderen Autoren gefunden wurde[180]. Der Verlauf in der Gefäßwand, besonders bei Berücksichtigung der einzelnen Phosphatidfraktionen, spricht für eine zusätzliche lokale Synthese[181].

Zusammengefaßt muß man den Alternsgang der Lipide in der Gefäßwand als Ausdruck der beiden Vorgänge — Infiltration und lokale Reaktion — auffassen. Die Reaktion der Gefäßwand besteht besonders in der Bildung von Phosphatiden und der Änderung des Esteranteils, beides wohl celluläre Leistungen. Dies hat zum Teil den Erfolg einer Mobilisierung des infiltrierten Cholesterins[182]. Je mehr die cellulären Mechanismen dekompensieren, wobei auch die später zu besprechende Dickenzunahme der Intima beteiligt ist, um so mehr Lipid, insbesondere Cholesterin, lagert sich ab. Hier beginnt dann schon das Grenzgebiet zwischen Orthosklerose (Physiosklerose n. Bürger 1967) und Pathosklerose.

VII. Alternsveränderungen an den anorganischen Substanzen

Die Veränderungen der anorganischen Substanzen hängen eng mit den organischen Substanzen der Grundsubstanz zusammen, worauf bei der Besprechung der Mucopolysaccharide schon hingewiesen wurde. Die isolierte Besprechung ist daher nicht ohne Zwang möglich, aber aus praktischen Gründen erforderlich.

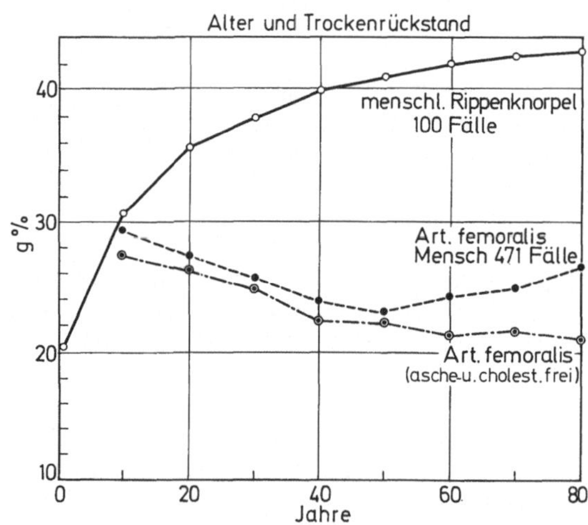

Abb. 9. Abhängigkeit des Trockenrückstandes vom Alter beim Rippenknorpel und bei der Arteria femoralis. (Nach Hevelke 1959)

Überraschend sind die Befunde über den *Wassergehalt*, bzw. über den Gehalt an Trockensubstanz. In der allgemeinen Vorstellung ist der Eindruck „Altern" mit der Abnahme des Wassergehaltes verbunden[183]. Es gibt nun in der Tat Gewebe, die diese „Altersaustrocknung" aufweisen, wie z.B. der Rippenknorpel in Abb. 9 nach Werten von Hevelke (1959). Die Arterien zeigen dagegen einen

[180] Kunze und Olthoff 1967.　　[181] Zilversmit und McCandless 1959.
[182] Abdulla et al. 1969.
[183] Lit. s. bei Hevelke 1959, Bürger 1957, Butenandt und Ruhenstroth.

anderen Verlauf. In der gleichen Abbildung sieht man, wie in der Arteria femoralis die Trockensubstanz zunächst bis etwa zum 50. Lebensjahr abnimmt. Die nun folgende Zunahme der Trockensubstanz beruht zu einem wesentlichen Teil auf einer Zunahme der Lipide und auf anorganischen Substanzen (Asche). Zieht man diese Werte ab, dann kommt man zu der unteren Kurve aus der Arteria femoralis. Es nimmt also die Trockensubstanz mit dem Alter kontinuierlich ab und folglich der Wassergehalt kontinuierlich zu. Dieser Befund, der auch von anderen Untersuchern bestätigt worden ist[184], trifft auch für andere Gefäßprovinzen zu [185]. Erst wenn arteriosklerotische Veränderungen eintreten, nimmt der Wassergehalt wieder ab. Es ist anzunehmen, daß die Zunahme des Wassergehaltes mit den bereits erwähnten Veränderungen im Mucopolysaccharidspektrum zusammenhängt.

Ebenso überraschend für die allgemeinen Vorstellungen über das Wesen des Alternsprozesses sind Ergebnisse von *Diffusionsmessungen* von KIRK[186]. Wie die Tabelle 3 von KIRK (1963) zeigt, nimmt der Diffusionskoeffizient für die untersuchten Stoffe mit dem Alter zu. Das heißt: unter vergleichbaren Bedingungen

Tabelle 3. *Mittlere Diffusionskoeffizienten ($\cdot 10^3$) in der Aorta.* (Nach KIRK 1963)

Alter in Jahren	N_2	O_2	CO_2	Lactat	Jodid	Glucose
Intima—Subintima						
10—39	0,393	0,439	0,359	0,098	0,253	0,074
40—59	0,500	0,550	0,400	0,098	0,318	0,100
60—80	0,492	0,501	0,442	0,166	0,363	0,128
Media						
10—39	0,499	0,505	0,329	0,064	0,230	0,061
40—59	0,548	0,607	0,367	0,076	0,244	0,075
60—80	0,597	0,605	0,419	0,107	0,289	0,091

Der Diffusionskoeffizient, in der Tabelle mit 10^3 multipliziert, gibt an, welche Stoffmenge (in Mol) in 1 Minute einen Querschnitt von 1 cm² durchdringt, bei einem Konzentrationsgefälle von 1 Mol/ml auf 1 cm Diffusionsweg. Dimension $= cm^2 \cdot t^{-1}$.

diffundieren durch den gleichen Querschnitt und die gleiche Dicke einer Gefäßwandschicht im Alter mehr Moleküle in der Zeiteinheit als bei jungen Menschen. Für einige Stoffe sind die Unterschiede erheblich (50% des Ausgangswertes z.B. bei Glucose), bei Sauerstoff etwa um 15%.

Aus dem Diffusionskoeffizienten und dem gemessenen Stoffwechsel der Aortenwand hat KIRK (1963) diejenige Schichtdicke berechnet, die per diffusionem mit Sauerstoff versorgt werden kann; der Wert liegt in jüngeren Jahren bei 0,91 mm, im Alter steigt er auf 1,00 mm. Wie wir später sehen werden, ist die Alternszunahme der Wanddicke insonderheit bei Aorta und Coronarien im Laufe des Alternsganges weit größer als 10%, so daß schließlich doch aus diesem Grund eine Verschlechterung der Sauerstoffversorgung eintritt.

Ursächlich kommen für die Alternszunahme der Gewebspermeabilität für niedermolekulare Stoffe mehrere Vorgänge in Betracht. Einmal meint LANSING (1959), dem sich SOBEL (1968) anschließt, daß die Lamina elastica interna im Alter mehr gefenstert und aufgesplittert sei und damit ein geringeres Hindernis in den Präparationen von KIRK und LAURSEN (1955) darstelle. In diesem Sinne wäre das ein strukturelles Problem. Ferner ist auch hier wieder an die Veränderung des

[184] BUCK 1951, KIRK 1962.   [185] HEVELKE 1954.
[186] Siehe bei KIRK 1963, KIRK und LAURSEN 1955.

Mucopolysaccharidspektrums in der Grundsubstanz zu denken. Sobel (1968) diskutiert hier besonders die Wirkung der Abnahme von Hyaluronsäure, die aufgrund ihres sehr großen Molekulargewichtes und bestimmter struktureller Besonderheiten[187] die Diffusion behindert. Über die Rolle der anderen sauren Mucopolysaccharide in diesem Zusammenhang muß auf Sobel (1968) verwiesen werden.

Von den Mineralien ist besonders der *Calciumgehalt* untersucht worden. Von den Untersuchungen Bürgers und seiner Schule[188] bringen wir die Abb. 10 von Hevelke (1958), die neben der starken Zunahme des Calciums in der Trockensubstanz mit dem Alter zugleich auch das unterschiedliche Gefäßschicksal zeigt.

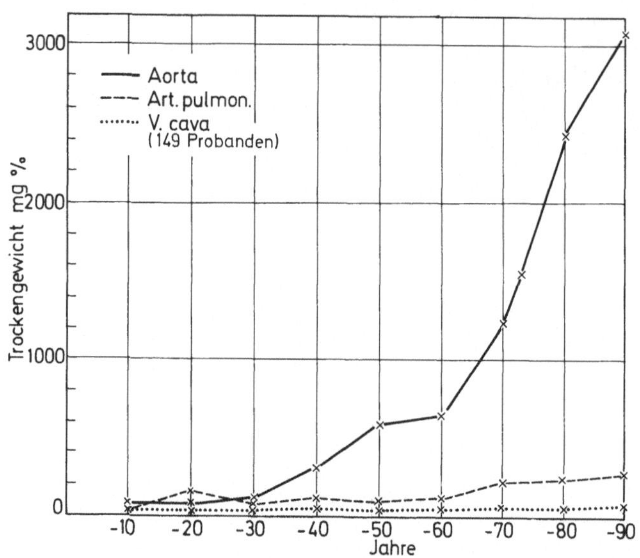

Abb. 10. Das differente Gefäßschicksal des Menschen im Alternsgang. Verhalten des Calciums in der Trockensubstanz. (Nach Hevelke 1958)

Dies hängt vermutlich mit der wechselnden Belastung durch den Blutdruck zusammen. Die Zunahme des Calciums mit dem Alter ist auch von anderen Autoren gefunden worden[189]. Buck (1951) konnte einen linearen Zusammenhang zwischen Alter und Logarithmus der Calciumkonzentration der fettfreien Trockensubstanz finden. Die meisten Autoren konstatieren ein etwa gleiches Verhältnis von P und Ca in allen Altersstufen, während Yu und Blumenthal (1963) eine Abnahme des Quotienten nachweisen konnten. Dieses Problem findet nach einer neueren Untersuchung von Hale, Hall und Curran (1967) eine interessante Lösung. Durch Röntgenemissionsmikrospektrometrie nach Anregung durch Elektronenstrahlen gelang es den Autoren, Calcium, Phosphor und Schwefel im histologischen Präparat quantitativ zu lokalisieren. Bei niedrigen Calciumkonzentrationen in jüngeren Jahren war das Calcium dort abgelagert, wo sich vermehrt Schwefel befindet. Dies ist auf die sulfatierten Mucopolysaccharide zu beziehen, die offenbar, wie

---

[187] Katchalsky 1964, Schubert 1964, Langgard 1967, Laurent 1964, Ogston und Sherman 1961.

[188] Bürger 1957, Hevelke 1956.

[189] Anderson et al. 1959, Selig 1910, Ameseder 1913, Haythorn et al. 1936, Faber und Lund 1949, Whitehead et al. 1962, Blankenhorn 1964.

oben bereits erwähnt, die Calciumionen abfangen und sie in Form organischer Bindung deponieren.

Bei höheren Ca-Konzentrationen findet sich das Calcium dann an Orten, an denen Phosphor konzentriert ist; das Verhältnis P : Ca spricht für eine Bindung als Apatit.

Die Zusammenhänge zwischen kollagenen Fasern und Apatitkristallen sind besonders bei der Knochenbildung ausführlich untersucht worden[190]. LANSING (1959) hat auf die von ihm[191] gefundene starke Zunahme des Calciums in elastischen Fasern hingewiesen, hier offenbar von vornherein in Form des Apatits[192]. Die Calciumzunahme hängt mit der alternsbedingten Degeneration der elastischen Fasern zusammen, auch hier findet LANSING (1959) ähnliche regionale Unterschiede wie in der Abb. 10 von HEVELKE (1958).

Tabelle 4. *Spurenelemente in der menschlichen Aorta in mg-% Feuchtgewicht in verschiedenen Altersklassen.* (Nach AVTANDILOV 1967).

	20—39 Jahre	40—59 Jahre	über 60 Jahre
Zink	3,0 $\pm$ 0,06	2,5 $\pm$ 0,05	1,5 $\pm$ 0,02
Chrom	1,4 $\pm$ 0,3	1,8 $\pm$ 0,5	2,1 $\pm$ 0,2
Strontium	0,7 $\pm$ 0,05	0,7 $\pm$ 0,1	0,6 $\pm$ 0,09
Nickel	0,6 $\pm$ 0,04	0,3 $\pm$ 0,04	0,3 $\pm$ 0,03
Kupfer	0,2 $\pm$ 0,04	0,2 $\pm$ 0,04	0,2 $\pm$ 0,05
Blei	0,07 $\pm$ 0,003	0,08 $\pm$ 0,01	0,11 $\pm$ 0,01
Lithium	0,1 $\pm$ 0,006	0,1 $\pm$ 0,01	0,1 $\pm$ 0,01
Mangan	0,01 $\pm$ 0,006	0,06 $\pm$ 0,01	0,05 $\pm$ 0,01
Cadmium	0,06 $\pm$ 0,02	0,03 $\pm$ 0,02	0,02 $\pm$ 0,01
Silber	0,008 $\pm$ 0,002	0,01 $\pm$ 0,001	0,004 $\pm$ 0,001
Zinn	0,008 $\pm$ 0,002	0,005 $\pm$ 0,001	0,005 $\pm$ 0,001

Während man im allgemeinen den sauren Mucopolysacchariden eine bedeutende Rolle bei der Kalkablagerung zuschreibt, hält es LEHNIGER (1959) für möglich, daß aufgrund der gesteigerten Permeabilität für niedermolekulare Stoffe im Alter die Milchsäure schneller abdiffundiert und die dadurch erniedrigte Wasserstoffionenkonzentration die Apatitbildung begünstigt. Die Folgen der Kalkablagerung in der Gefäßwand sind zunächst einmal mechanischer Natur. BLANKENHORN (1966) hat dazu eine einfache mechanische Modellvorstellung entwickelt, wonach die Kalkablagerungen die Maschen des kollagenen Netzwerkes ausstopfen und dadurch die Dehnung erschweren.

LANSING (1959) legt mehr Wert auf die strukturellen Veränderungen der Lamina elastica an der Intimagrenze, die uns als strukturelles Problem später beschäftigen soll.

Die übrigen *anorganischen* Stoffe sind noch nicht so gründlich untersucht worden und wohl auch nicht von so großem Interesse.

BÜRGER und HAASE (1965) fanden folgendes: Zunahme des Natriumgehaltes in Aorta und A. pulmonalis; beim Kalium in der Aorta zunächst (bis zum 30. Lebensjahr) eine starke, danach nur noch geringe Zunahme, in der A. pulmonalis eine Abnahme; der Magnesiumgehalt nimmt zu[193].

Gegenläufige Bewegungen im Mineralgehalt hat BÜRGER[194] als „Transmineralisation" bezeichnet. Über das Verhalten der Spurenelemente gibt die Tabelle 4 nach Analysen von AVTANDILOV (1967) Auskunft.

---

[190] Lit. bei GLIMCHER und KRANE 1968.   [191] LANSING et al. 1951.
[192] HALE, HALL und CURRAN 1967.   [193] So auch bei BUCK 1951.
[194] BÜRGER und HAASE 1965.

Noch ist es nicht möglich, die Veränderungen an den anorganischen Substanzen in der Gefäßwand ohne Zwang auf einen Nenner zu bringen. Sicher spielen Veränderungen in Konzentration und relativer Zusammensetzung der sauren Mucopolysaccharide eine wesentliche Rolle. Sie bedingen Veränderungen in Wasserhaushalt und Permeabilität; beides führt im Verein mit cellulären Stoffwechselstörungen zu den beschriebenen Veränderungen im Mineralgehalt, wobei auch Beziehungen zu den Strukturen angenommen werden. Durch die Möglichkeit des Calciums, in unlöslichen Salzen aufzutreten, kommen weitere Besonderheiten hinzu.

VIII. Alternsveränderungen der morphologischen Struktur

Bisher wurde der Alternsgang der Zelleistungen und der der molekularen und makromolekularen Zusammensetzung der Blutgefäße besprochen. Zellen und extracelluläre Substanzen sind jedoch in einer höheren Organisationsform zu

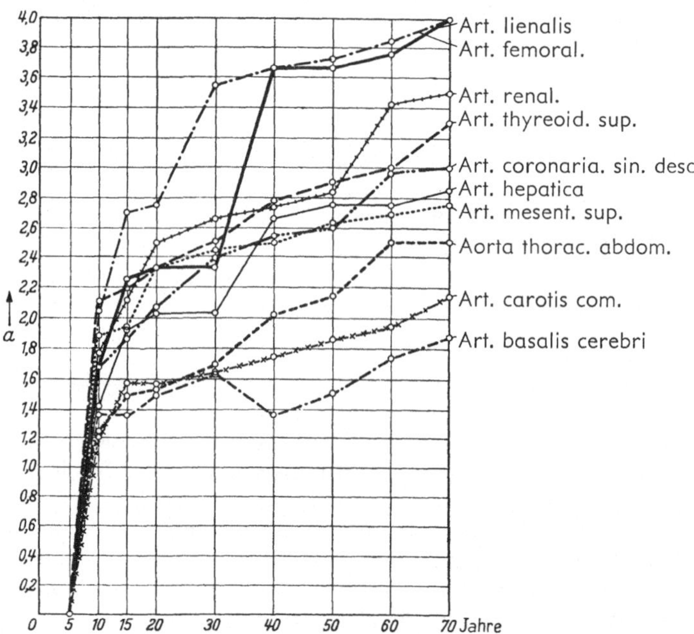

Abb. 11. Relative Gefäßwanddicke verschiedener menschlicher Arterien in Abhängigkeit vom Alter. (Nach Hieronymi 1956)

Geweben und Organen zusammengesetzt. Auch die Einzelteile in ihrer Zusammensetzung, d.h. das, was wir morphologische Struktur nennen, sind einem Alternsgang ausgesetzt.

Entsprechende Untersuchungen sind vielfach durchgeführt worden, besonders am *arteriellen System*. Was räumliche Dimensionen und histologischen Bau der verschiedenen Arterienprovinzen betrifft, stützen wir uns auf die ausführlichen Untersuchungen von Hieronymi (1956). Weitere Angaben finden sich bei W. W. Meyer (1958). Was zunächst auffällt, ist die Tatsache, daß sich die Arterien auch nach Abschluß des Körperlängenwachstums vergrößern. Hierbei handelt es sich um eine Vergrößerung des Lumens, der Wand und der Länge. Messungen an

Gefäßen sind vielfach durchgeführt worden. LINZBACH (1943) hat gezeigt, daß sich Durchmesser und Dicke am besten erfassen lassen, wenn man an einem Gefäßquerschnitt die Wandfläche mißt und daraus die weiteren Werte errechnet. Damit werden Unterschiede der Form und lokale Dickenschwankungen ausgeglichen.

W. W. MEYER (1958) hat die Alternsveränderung durch Massenbestimmung (Gewicht) erfaßt und kommt zu prinzipiell ähnlichen Ergebnissen wie HIERONYMI

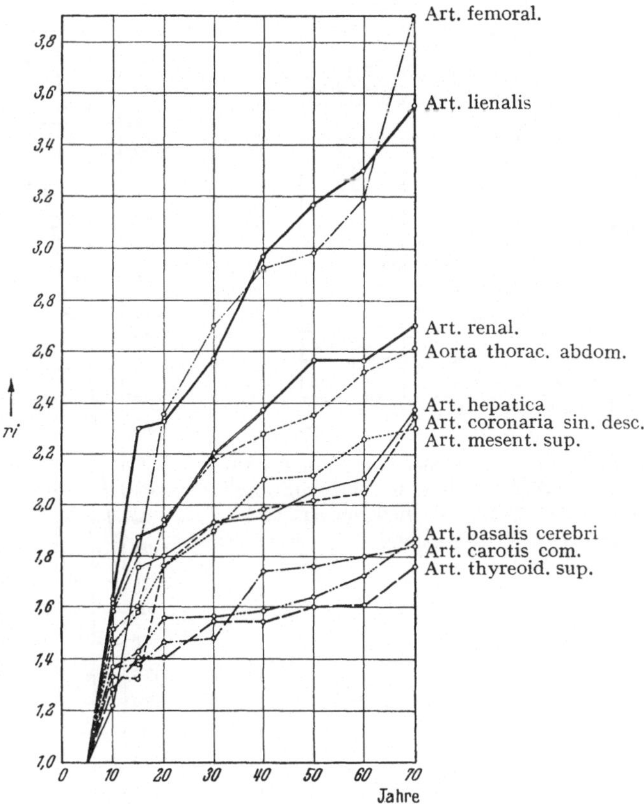

Abb. 12. Mittelwerte des inneren Radius ausgedrückt in relativen Zahlen als Funktion des Alters. (Nach HIERONYMI 1956)

(1956). Meßtechnisch läßt sich die Längsvergrößerung der Arterien schwerer erfassen; sie findet ihren Ausdruck in einer mit dem Alter zunehmenden Schlängelung der betroffenen Gefäße[195].

Die Gefäßwandfläche im Querschnitt und damit auch das Wandvolumen pro Zentimeter Gefäß nehmen mit dem Alter zu. Dem entspricht die Zunahme der relativen Gefäßwanddicke[196] der Abb. 11. Zugleich nimmt aber auch der innere Durchmesser zu (Abb. 12), wobei das Verhältnis von innerem Radius zu Gefäßwanddicke etwa konstant bleibt. Wenn man annimmt, daß die Gefäßwand per diffusionem vom Lumen her durchflutet wird, dann ist nach LINZBACH (1943) das Verhältnis von innerer Gefäßoberfläche zum Gefäßwandvolumen ein Maß für die innere Durchflutung. Am Querschnitt vereinfachen sich die Beziehungen zum Verhältnis innerer Umfang zur Fläche des Gefäßringes. Beim Alternsgang nimmt

---

[195] SPRINGORUM 1933.   [196] HIERONYMI 1956.

bei einer Gruppe von Arterien dieses Verhältnis nur gering ab (Abb. 13). Das trifft zu für die großen elastischen Arterien Aorta und A. carotis. Dagegen nimmt diese innere Durchflutung bei den meisten anderen Arterien (Abb. 13) bis zum 30. Lebensjahr stark ab, was z.B. auch für die Coronarien (Abb. 20) zutrifft, wobei hier allerdings das Minimum erst mit dem 40.—50. Lebensjahr erreicht wird. Bei der A. basalis cerebri geht die Abnahme sogar weiter bis zum hohen Alter.

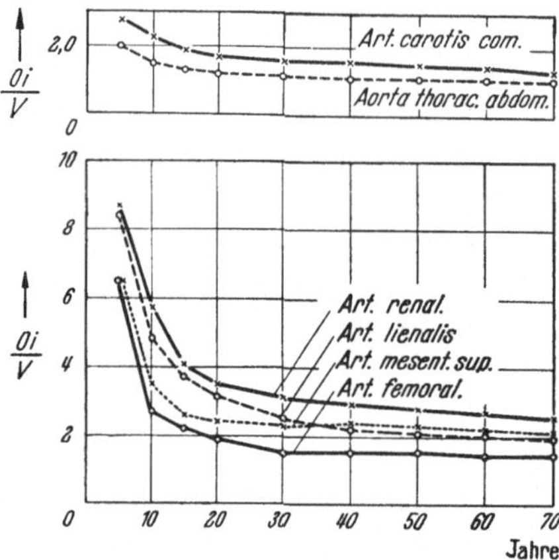

Abb. 13. Verhältnis von innerer Oberfläche zum Gefäßwandvolumen als Maß der „inneren Durchflutung" nach Linzbach. Alternsgang verschiedener Arterien. (Nach Hieronymi 1956)

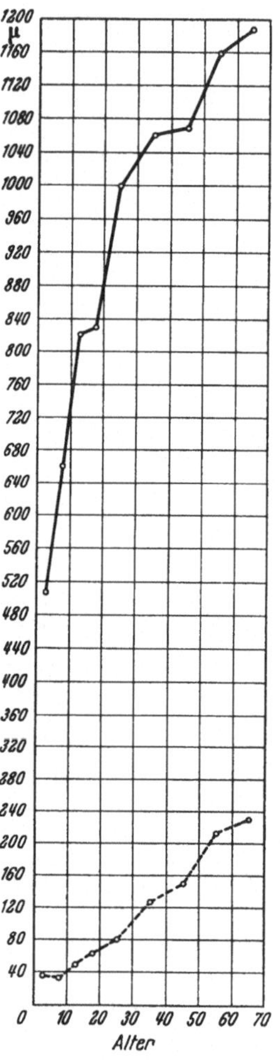

Abb. 14. Absolute Dicke der Wandschichten der menschlichen Aorta im Alternsgang. Media ———. Intima ------. (Nach Hieronymi 1956)

Nicht nur die Dimensionen, sondern auch die histologische Struktur ändert sich mit dem Alter, was an einigen Beispielen demonstriert werden soll.

Am häufigsten ist die Aorta untersucht worden, offensichtlich nicht nur, weil sie als Windkessel wichtige hämodynamische Funktionen hat, sondern auch, weil sie autoptisch so leicht zugänglich ist. Die Dicke der Intima nimmt hier mit dem Alter[197] erheblich zu (Abb. 14). Diese Zunahme beruht besonders auf einer Vermehrung von kollagenem, fasrigen Bindegewebe, wobei diese Dickenzunahme auch chemisch erfaßbar ist. Die Veränderung der Endothelstruktur haben wir

[197] Hieronymi 1956.

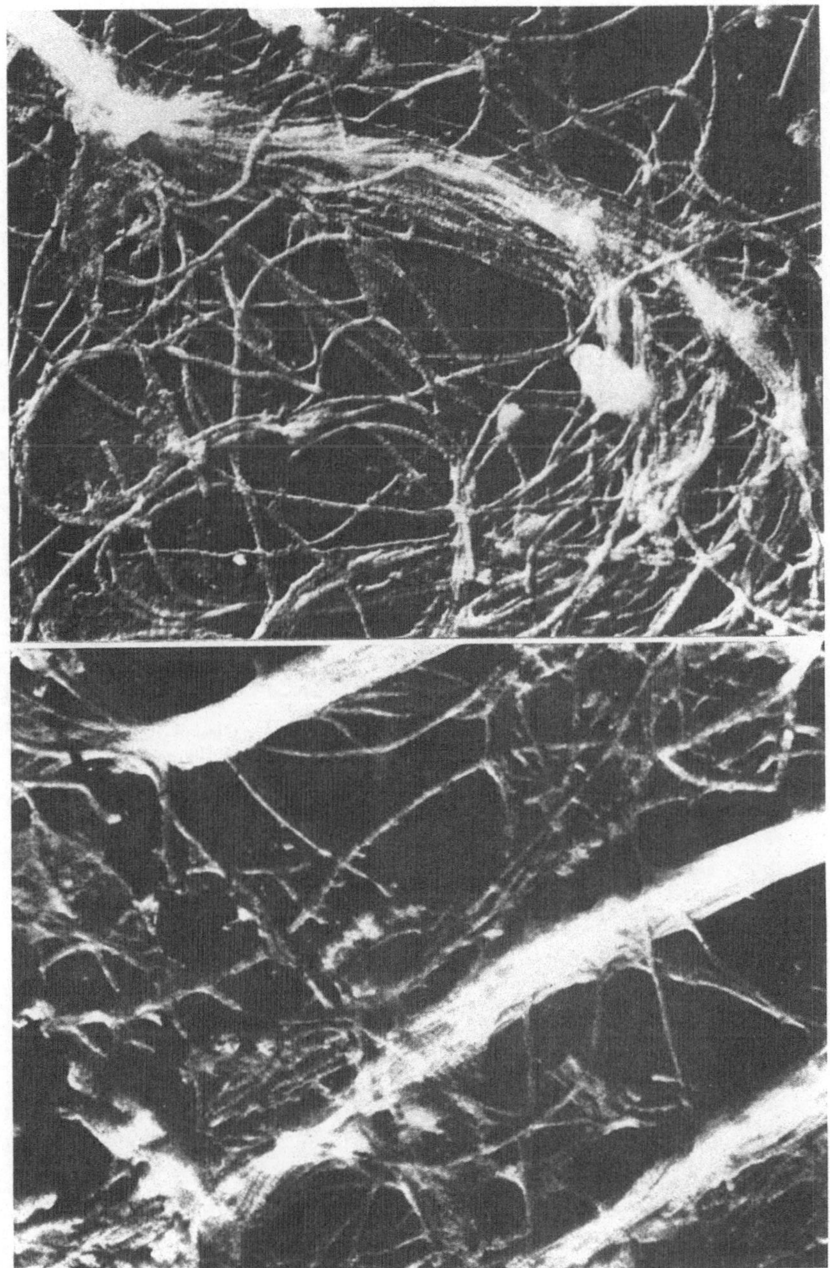

Abb. 15. Elastische Fasern aus der menschlichen Aortenmedia. Elektronenmikroskopisch 16200×. Oben: Von einem 13jährigen. Unten: Von einem 79jährigen. (Nach SCHWARZ 1954)

schon bei den cellulären Erscheinungen erwähnt[198]. Es nimmt auch die metachromatische Grundsubstanz zu, und die in frühen Jahren oft gar nicht nachweisbare Basalmembran verdickt sich.

---

[198] COTTON et al. 1961.

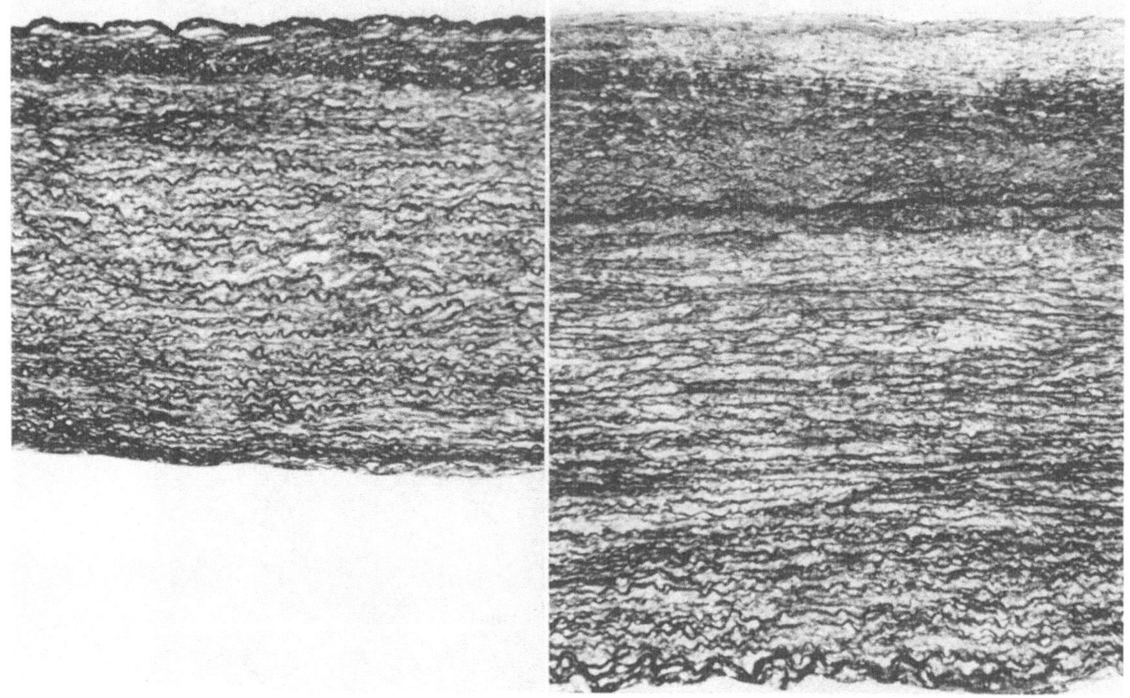

Abb. 16. Längsschnitt durch die menschliche Bauchaorta. van Gieson-Elastica. 75×. Links:
von einem 16jährigen. Rechts: von einem 59jährigen

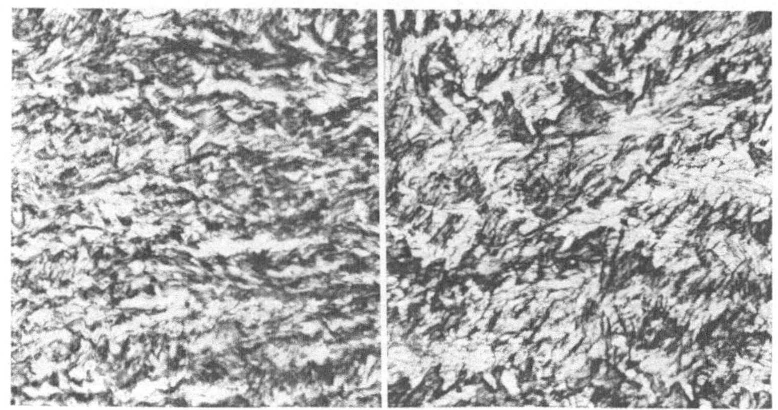

Abb. 17. Flachschnitt durch die menschliche Bauchaorta. van Gieson-Elastica. 75×. Links:
von einem 31jährigen. Rechts: von einem 71jährigen

In der Media der Aorta erhöht sich mit ansteigendem Alter die Zahl der elastischen Membranen; die Membranen verdicken sich, rücken auseinander und
erscheinen weniger gewellt. Die Vergröberung der elastischen Fasern ist auch
elektronenmikroskopisch von Schwarz (1953) an zwei Fällen nachgewiesen worden (Abb. 15). Histochemisch findet sich eine Abnahme der Acidophilie der

elastischen Lamellen[199], wobei wir auch auf unsere Ausführung über die Alternsänderungen am Elastin (s. S. 440) hinweisen. Nach einer tabellarischen Zusammenstellung[200] nimmt der prozentuale Fasergehalt an Elastica ab (Tabelle 1);
auch die glatte Muskulatur atrophiert. Nekrosen treten jedoch nicht auf. Der
Rest, kollagenes Bindegewebe und Grundsubstanz, nehmen erheblich zu. Auch
die kollagenen Fasern der Aorta zeigen licht- und elektronenmikroskopisch[201]
mit dem Alter Veränderungen. Die alternsbedingte Zunahme des kollagenen Binde-

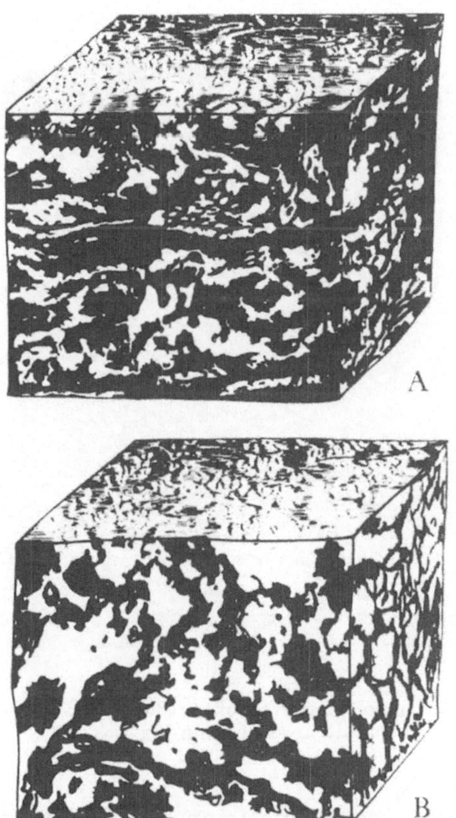

Abb. 18. Rekonstruktion der elastischen Lamellen aus der menschlichen Aorta. (Nach MILCH
1965.) A: von einem 22jährigen. B: von einer 89jährigen

gewebes in den Arterien ist unter dem Begriff der „Altersfibrose" schon lange
bekannt[202] und betrifft am frühesten die Intima. Die Kollagenisierung setzt bei
den elastischen Arterien früher ein als bei den muskulären. In der histologischen
Struktur kommt der Alternsunterschied sehr deutlich zum Ausdruck (s. Abb. 16,
17, 19).
  Einen anderen Einblick als die üblichen Quer- und Längsschnitte bieten Flach-
schnitte durch die Media (Abb. 17), die die unterschiedliche Alternsstruktur der
Aorta zeigen. Bei einer 3dimensionalen Rekonstruktion der elastischen Lamellen

[199] MENZIES 1963, MENZIES et al. 1964.   [200] AHMED 1967.
[201] SUWA et al. 1962, KARRER 1961.   [202] Zum Beispiel TROITZKAJA-ANDREJEWA 1931.

nach Milch (1965) zeigt sich deutlich die unregelmäßige Struktur der Lamellen bei einer 89jährigen Frau gegenüber einem 22jährigen Manne (Abb. 18).

Das Auseinanderweichen der elastischen Sternmembranen, wie es in unserer Abb. 17 an der Aorta sichtbar ist, findet sich auch in der Media der A. pulmonalis[203]. Verkalkungen beginnen schon ziemlich früh, sie schreiten von außen nach innen fort[204].

Milch (1965) hat schematisch das *allgemeine Bauprinzip* der Arterien im Altersgang aufgestellt. Dabei sind in jungen Jahren das Endothel regelmäßig,

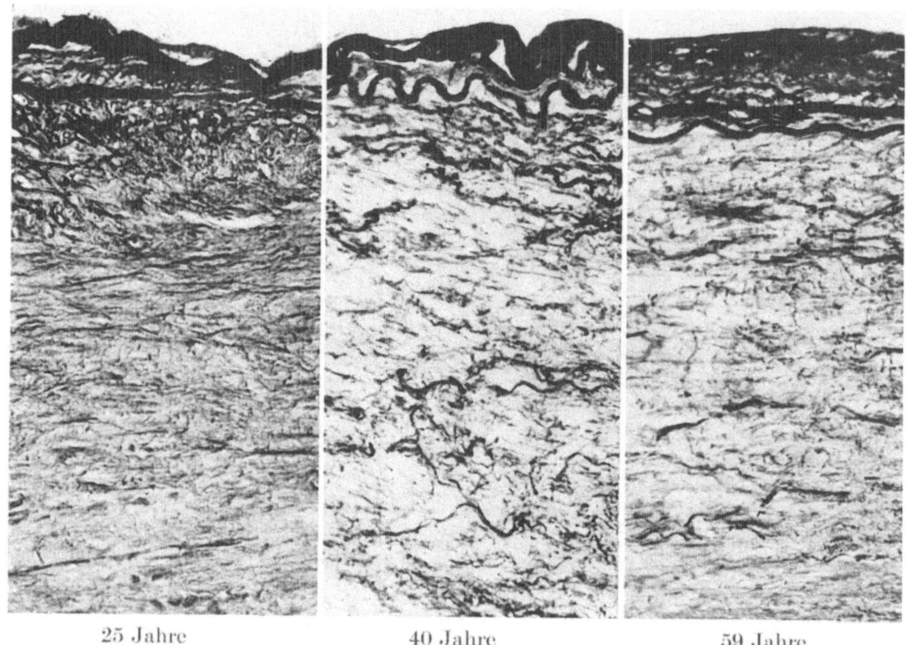

Abb. 19. Unterschiedliche histologische Struktur der Arteria femoralis in verschiedenem Lebensalter. van Gieson-Elastica. 200 ×

die Basalmembran dünn und die Membrana elastica interna einfach; die Media enthält wenig Kollagen, das in einer flachen Spirale angeordnet ist. Das Verhältnis Elastin : glatter Muskulatur ist vom Arterientyp abhängig. Im Alter ist das Kollagen deutlich vermehrt, die Spirale steiler und das Elastin weniger regelmäßig angeordnet; die glatten Muskelfasern sind spärlicher. Das intimale Endothel ist unregelmäßiger, die Intima insgesamt dicker. Als Beispiel dafür zeigen wir histologische Abbildungen (Abb. 19) aus der A. femoralis, wo Hieronymi (1956) mehrere Typen unterscheidet[205]. Der jugendliche Typ zeigt bereits die doppelte Elastica, die Intima besteht nur aus einem schmalen Streifen. Beim Erwachsenen-Typ ist die Elastica gestreckter, verbreitert und öfter unterbrochen.

Die Verbreiterung der Media auf Kosten der Intima wird von Hieronymi (1956) als Medianisierung der Intima bezeichnet. Beim Alterstyp zeigt sich eine derbe subendotheliale Fibrosierung der Intima. Wir hatten oben gesehen, daß bei der A. femoralis wie bei den Coronarien im Gegensatz zur Aorta eine starke Abnahme des Verhältnisses innere Oberfläche zu Gefäßwandvolumen eintritt; als mor-

[203] Meyer 1958.　　　[204] Hieronymi 1956, Lansing 1959.　　　[205] Siehe auch Linzbach 1943.

phologischer Ausdruck der verminderten Durchflutung ist vielleicht der Ausfall an Muskelzellen aufzufassen, der schon mit dem 20. Jahre beginnt.

Die *muskulären Arterien* zeigen frühzeitig histochemisch sichtbar Kalkablagerungen. Dies ist besonders deutlich an der Femoralarterie, wo schon im 3. Lebensjahrzehnt Verkalkungen nicht selten sind[206]. Sie gehen von der Membrana elastica interna aus und vergrößern sich mit zunehmendem Alter. Vermutlich bestehen Beziehungen zur „reinen Mediaverkalkung der Extremitätenarterien"[207].

An der Elastica interna der muskulären Arterien sind mikroskopisch erfaßbare Poren nachzuweisen. Gesamtporenzahl, Porendurchmesser und prozentualer Porenanteil an der Fläche der Membran nehmen mit dem Alter ab[208]. LANSING (1959) gibt jedoch eine Zunahme der Fensterung an.

Eine wichtige Frage ist die Versorgung der Wand größerer Gefäße mit Vasa vasorum. Wenn auch mit modernen Injektionsverfahren und Röntgenhistoradiographie mehr Vasa vasorum dargestellt werden können[209] als in älteren Arbeiten[210], sind die Angaben über Alternsveränderungen noch spärlich. CLARKE (1965) gibt für manche Gebiete eine Zunahme mit dem Alter und eine starke Schlängelung an; SCHÜTTE (1968) findet eine Zunahme der Versorgung mit der alternsbedingten Verdickung der Gefäßwand.

Alternsveränderungen bestehen offenbar in allen Gefäßprovinzen. Für die Einzelheiten müssen wir besonders auf HIERONYMI (1956) und andere Literatur verweisen[211]. Das betrifft auch die Pulmonalarterien[212]. Auch beim Tier sind Alternsveränderungen beobachtet worden[213].

Im folgenden sollen zwei Arteriengebiete gesondert herausgestellt werden, die Coronararterien und die Hirngefäße, wobei wir auch auf die Beiträge von LINZBACH und von ARENDT in diesem Band hinweisen.

Die *Coronararterien* nehmen eine Sonderstellung ein. Auch hier nehmen Wanddicke und innerer Radius mit dem Alter zu, demonstriert am Beispiel des R. interventricularis anterior der linken Coronararterie (Abb. 20). Diese Dickenzunahme wird von der Intima bestritten, die bereits in den ersten Lebensjahren etwa $^2/_3$ der Dicke der Media ausmacht. Die Intima wird mit dem Alter schließlich dicker als die Media, die atrophiert. Die Intima weist hier auch eine Schichtung auf. Von der Media und der muskulär-elastischen Schicht der Intima wachsen im 1. Jahrzehnt Muskelzellen in die übrige Intima ein, es kommt dann zur Ausbildung und Verstärkung der elastisch-hyperplastischen mittleren Intimaschicht; die innerste fibröse Schicht entwickelt sich im 30.—40. Lebensjahr. Die Coronararterien weichen somit von dem allgemeinen Bauplan der Arterien deutlich ab.

Eine Besonderheit der Coronararterien besteht darin, daß sich in der gegenüber vergleichbaren anderen Gefäßen besonders dicken Intima schon sehr frühzeitig, nämlich im 1. und 2. Dezennium, Veränderungen entwickeln, von denen schwer zu entscheiden ist, ob sie bereits als pathologisch aufzufassen sind[214]. Das hat manche Autoren[215] dazu bewogen, die Anfänge der Coronararteriensklerose schon sehr früh anzusetzen. Möglicherweise bestehen auch genetisch bedingte Schwankungen im Verhalten der Intima und damit auch in bezug auf die Reaktionsfähigkeit gegenüber atherogenen Noxen. Daß gleiche Noxen auch bei den Coronararterien älterer Tiere stärker atherogen wirken, ist tierexperimentell erwiesen[216].

---

[206] HIERONYMI 1956, MEYER und STELZIG 1967.   [207] MÖNCKEBERG 1903.
[208] HASSLER 1962, LANG und NORDWIG 1966.
[209] CLARKE 1965, SUWA et al. 1962, NYLANDER und OLERUD 1960, VIO et al. 1964, STAUBESAND 1959, SCHÜTTE 1968.
[210] STEYER 1957.   [211] WRIGHT 1963, HACKEL 1965.   [212] MEYER 1958, MORTIER 1959.
[213] Siehe z.B. bei DAHME 1957, KRIEG 1966.
[214] NEUFELD et al. 1962, SCOTT et al. 1966, DOCK 1946.
[215] Zum Beispiel MASSMANN und HOLLE 1970.   [216] PATEK et al. 1968.

Als weitere wichtige Provinz seien noch die *Hirnbasisarterien* erwähnt. Sie brauchen nur dem Blutdruck standzuhalten, da die äußere mechanische Beanspruchung aufgrund der geschützten Lage im Schädel minimal ist. Den Hirnarterien fehlt in jungen Jahren eine eigentliche Intima, erst später wird sie angedeutet. Die Media besteht aus wenigen Ringmuskellagen und etwas Kollagen,

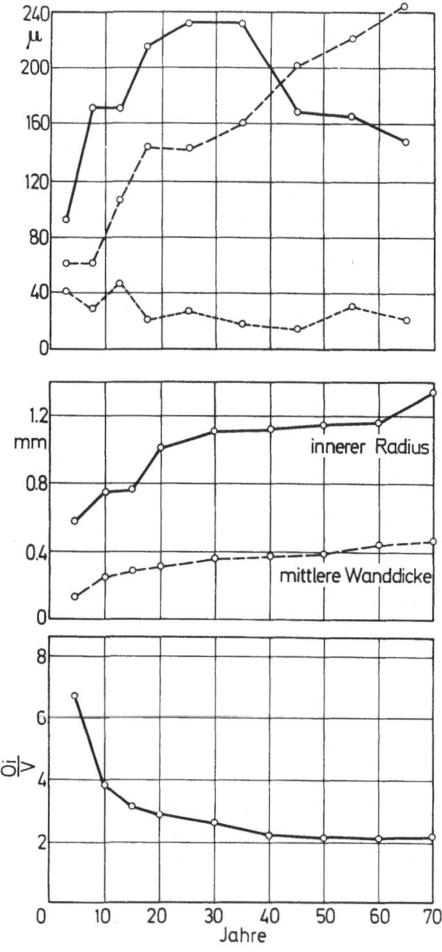

Abb. 20. Alternsgang der Arteria coronaria sinistra, Ramus descendens (nach Werten von Hieronymi 1956). Oben: Wandschichten. Intima ------. Media ———. Adventitia .... Mitte: Wanddicke und Radius des Lumens. Unten: Verhältnis von innerer Wandoberfläche zu Wandvolumen. („Innere Durchflutung" nach Linzbach)

das erst im 50.—60. Lebensjahr zunimmt. Eine Elastica externa fehlt. Auch die Hirnbasisarterien nehmen mit dem Alter an lichter Weite zu[217]. In der Media haben die Hirnarterien weit weniger elastische Fasern als andere vergleichbare Arterien. Wie Hassler (1962) zeigen konnte, nimmt die Zahl der elastischen Fasern pro Flächeneinheit nach der Pubertät rapide ab. Der gleiche Autor hat auch nachgewiesen, daß die Elastica interna deutliche Alternsveränderungen auf-

[217] Hietonymi 1956.

weist. Sie wird dicker, die Zahl, der Durchmesser und die prozentuale Fläche ihrer Fenster (Lücken in der Membrana elastica interna) nehmen deutlich ab. Im Prinzip verläuft aber die Arteriosklerose an den Hirnbasisarterien nicht anders als an den Coronarien[218], wenn auch die pathologischen Prozesse an den Hirngefäßen ihre besonderen Folgen haben[219]. An den Rückenmarksarterien finden sich mit zunehmendem Alter eine Elastose und eine Adventitiafibrose[220].

Unsere Kenntnisse über die Alternsveränderungen kleinerer Gefäße sind recht lückenhaft. Das ist besonders problematisch, da, wie wir noch darstellen werden, hier die eigentlichen Rückwirkungen auf die Funktion des Kreislaufes liegen. Gerade bei kleineren Gefäßen ist aber die Unterscheidung zwischen pathologischen und orthologischen Veränderungen besonders schwierig, weil man deren Ausdehnung nur in Stufen- oder Serienschnitten beurteilen kann.

Von mehreren Autoren wurden die intrarenalen Arterien verschiedenen Kalibers untersucht[221]. Sie beschreiben ziemlich übereinstimmend eine mit dem Alter zunehmende Elastose und eine fibrös-hyaline Intimaverdickung. In der Media spielen sich regressive Veränderungen ab. FUCHS (1970) hat sich mit den Veränderungen an den Arteriolen der Milz beschäftigt, wobei hier allerdings eine Trennung zwischen Alternsveränderung und Krankheit (scil. Arteriosklerose) schlechterdings unmöglich ist. Schon bei jungen Menschen findet der Autor elektronenmikroskopisch eine Ablagerung von vermutlich aus dem Plasma stammendem Material. Es liegt zwischen der Basalmembran des Endothels und der Muscularis und soll Ausdruck einer „plasmatischen Vasculose" sein. Ältere Untersuchungen zeigen die Altersfibrose von Skeletmuskelarteriolen[222].

Bei der Annahme einer zunehmenden Elastose der Arterien und kleineren Gefäßen im Alter muß beachtet werden, daß diese Untersuchungen in der Regel auf histologischen Methoden beruhen. Die Behandlung mit WEIGERTs (1898) Resorcin-Fuchsin ist aber keine histochemische Methode für Elastin im chemischen Sinne, da sich außer diesem noch das „Pseudoelastin"[223], ein abgewandeltes Kollagen[224], anfärbt. Bei Anwendung verschiedener histologischer und histochemischer Methoden ist hier eine Differenzierung möglich[225], wobei GILLMAN et al. (1955) von einer „elastotischen Degeneration" kollagener Fasern sprechen. Von anderen Autoren[226] wird diese Vorstellung abgelehnt. Auf jeden Fall wird heute allgemein angenommen, daß eine chemisch enge Verwandtschaft zwischen Kollagen und Elastin, wie sie früher von HALL (1956) und von TUNBRIDGE (1956) vermutet wurde, nicht besteht. Es handelt sich lediglich um färberische Übereinstimmungen.

Wir kommen schließlich zum *Capillarsystem*, dem Gebiet, in dem sich die Aufgabe des Kreislaufes erfüllt. Gewisse Formveränderungen wurden schon vom Klassiker der Capillarmikroskopie, O. MÜLLER (1938), gesehen. Verschiedene Autoren haben lichtmikroskopisch in verschiedenen Provinzen eine Verdickung der Capillarmembran gefunden[227]; ältere Literatur s. bei BÜRGER (1957). Eine systematische elektronenmikroskopische Untersuchung der Alternsveränderungen an den Capillaren ist offenbar noch nicht erfolgt, wie aus verschiedenen Übersichten hervorgeht[228]. NORDMANN (1958) konnte eine Verdickung der capillaren Basalmembran im Alter beobachten; das gleiche ist von Hirncapillaren[229] und Skeletmuskelcapillaren[230] bekannt.

---

[218] GRUNNET 1959.   [219] ZÜLICH 1969.   [220] ARENDT und SCHILDHAUS 1967.
[221] BELL 1950, GLOOR 1961, STRAUCH 1966, GOLLE 1967.
[222] ANDRUS 1936.   [223] WOLFF 1928.
[224] PARTRIDGE 1958.   [225] GILLMAN et al. 1955, RODGERS, PUCHTLER und GROPP 1967.
[226] Siehe bei SHEREBZOV 1964.   [227] J. LANG 1961, LEUTERT 1970.
[228] KREBS und DAVID 1962, RIES 1970, FUCHS 1964, 1970, 1971.
[229] DONAHUE und PAPPAS 1961.   [230] FUCHS und SCHARNWEBER 1968.

Die Zeichnungen in Abb. 21 nach Fuchs zeigen den Unterschied zwischen Capillaren sehr junger und alter Menschen. Mit dem Alter nehmen die Dicke der Membran und die Zahl der Pinocytosebläschen zu, während die Zahl der Mitochondrien und die Endotheldicke, letztere schon bald nach der Geburt, abnehmen. Im Alter ist auch mit einer Abnahme der Capillardichte, von Bürger (1957) anschaulich „Wipfeldürre" genannt, zu rechnen. Als besondere Capillarprovinz muß das Nierenglomerulum gelten; auch hier sind die alternsbedingte Basalmembranverdickung[231] und die Abnahme der Vascularisierung deutlich[232].

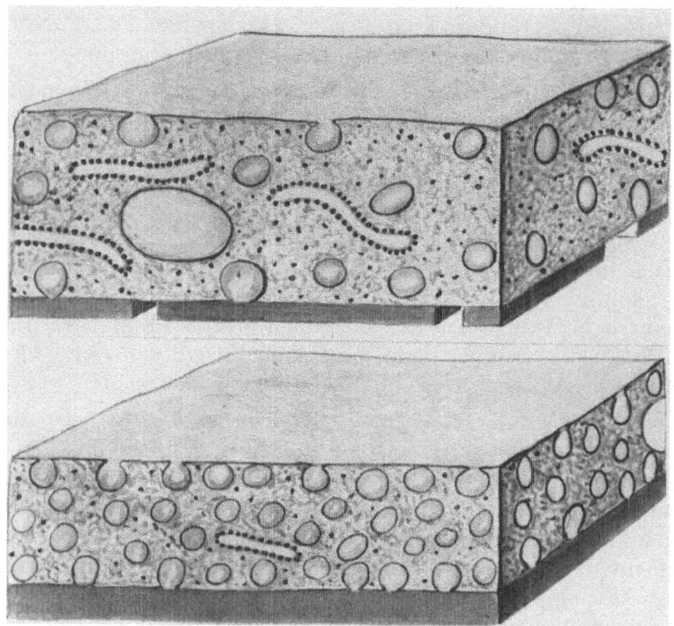

Abb. 21. Unterschiede im elektronenmikroskopischen Bau der Capillarwand. Schematisch. (Nach Fuchs.) Oben: Sehr junges Individuum. Unten: Altes Individuum

Auf die Alternsveränderungen der *Venen* wurde an anderer Stelle eingegangen[233].

Die Weite der Venen nimmt nur bis etwa zum 30. Lebensjahr zu, danach bleibt sie entweder gleich, wie bei den Hohlvenen[235], oder nimmt ab, wie bei den Vv. jugularis, subclavia und femoralis[234]. Im Alter nimmt die Dicke der Wand der Hohlvenen relativ zum Durchmesser ab[236]. Wie wir schon früher betont haben[237], muß man wegen der großen Bedeutung des hydrostatischen Druckes im venösen System aus physiologischen Gründen die verschiedenen Stromgebiete gesondert behandeln. Für die Struktur ergibt sich so die Tatsache, daß die Venen der unteren Extremität eine sehr dicke Wand aufweisen[238], während dies in Venen über dem Herzniveau nicht der Fall ist. Eine Abnahme und Atrophie der Venenklappen ist

<hr>

[231] Bloom, Hartmann und Vernier 1959.   [232] Fitze 1958.
[233] Krug und Schlicher 1960, s. auch bei Hevelke 1959.
[234] Bonitz und Zylmann 1952.   [235] Husten 1926.   [236] Husten 1926, Hort 1962.
[237] Krug und Schlicher 1960.   [238] Hochrein und Singer 1927.

früher angegeben[239], aber später nicht in diesem Umfang bestätigt worden. Die histologischen Alternsveränderungen in der V. cava caudalis, der V. portae und in der V. lienalis sind aus Untersuchungen von Hort (1962) bekannt. Es finden sich ähnliche Veränderungen wie bei den Arterien, so die Zunahme der kollagenen Fasern und Veränderungen an den Zellen. Auffällig ist die Vermehrung und Verdickung der elastischen Membranen. Bei höherem Innendruck laufen die Alternsveränderungen beschleunigt ab. Zu Verkalkungen kommt es erst in höherem Alter[240].

Zusammenfassend kann man über die strukturellen Alternsveränderungen sagen, daß die Blutgefäße mit dem Alter an Lumen und Wanddicke zunehmen, die Versorgung per diffusionem sich verschlechtert und regressive Veränderungen auftreten. Die Alternsveränderungen sind im Prinzip bei allen Gefäßen qualitativ gleich; quantitativ unterscheiden sich besonders die Coronarien von den übrigen Gefäßen.

IX. Altern des Gefäßsystems und Funktion

Es erhebt sich nun die wichtige Frage, inwieweit die bisher besprochenen Strukturänderungen im Alter für eine Funktionsänderung des Kreislaufsystems verantwortlich gemacht werden können. Hier erweist es sich als zweckmäßig, nach einzelnen Stromgebieten zu trennen, also Arterien, terminale Strombahn und Venen gesondert zu besprechen.

1. Arterien

Betrachtet man die Arterien nur als Blutleiter, dann haben die Alternsveränderungen an den großen Arterien, vom rein strukturell morphologischen Standpunkt, keine nachteiligen Wirkungen auf den Kreislauf. Die Arterien werden weiter, der Strömungswiderstand sinkt. Die durch die Zunahme der Weite bedingte Zunahme des Blutvolumens im arteriellen Teil ist wenig bedeutend, da das arterielle Blutvolumen nur 15% des Gesamtvolumens beträgt.

Die Verhältnisse stellen sich anders dar, wenn man mechanische Eigenschaften berücksichtigt. Wir hatten bei der Besprechung der Alternsveränderungen der extracellulären Substanz gesehen, daß es zu einer Abnahme der Dehnbarkeit der elastischen und kollagenen Fasern kommt. Die beiden haben sehr unterschiedliche Eigenschaften. Die kollagene Faser ist 100mal weniger (Burton 1954) dehnbar als die elastische Faser. In der Gefäßwand sind beide parallel geschaltet, damit setzt sich das gesamtelastische Verhalten aus dem der Einzelfasern zusammen. Schematisch zeigt die Abb. 22 die Spannung als Funktion der Dehnung[241]. Die elastische Faser ist gut dehnbar; die Spannung steigt bei Dehnung etwa linear an, bis die Faser gestreckt ist, dann droht Zerreißung. Die gewellte kollagene Faser wird mit wenig Kraft entwellt und dann mit sehr großer Kraft um ein geringes gedehnt. Bei Parallelschaltung der beiden Elemente ergibt sich die untere Kurve: linearer, flacher Anstieg der Spannung, solange die elastischen Fasern gedehnt werden, und steiler Anstieg der Spannung, wenn die kollagenen Fasern ins Spiel kommen. Histologisch zeigt sich, daß z.B. die Aorta bereits beim diastolischen Druck fast entwellt ist[242]. Im Bereich der normalen Blutdruckamplitude wird die Wanddehnbarkeit bereits wesentlich vom kollagenen Material mitbestimmt. Mit zunehmendem Alter ist einmal das Kollagen anteilmäßig gegenüber dem Elastin vermehrt, so daß die Elastizität direkt mit dem Quotienten Kollagen zu Elastin

---

[239] Bardeleben 1880, Klotz 1887. [240] Meyer, Stelzig und Back 1969.
[241] Burton 1954. [242] Wolinski und Glagov 1964.

korreliert ist[243]; zum anderen ist die Dehnbarkeit des Kollagens an sich vermindert (s. S. 436). In vivo macht sich bei den muskulären Arterien besonders im Bereiche niedrigerer Wandkräfte die glatte Muskulatur der Gefäßwand bemerkbar. Von physiologischer Seite ist dies ausführlich untersucht worden[244].

Die Alternsabnahme der Dehnbarkeit bei den Windkesselarterien, besonders bei der Aorta, kann man leicht messen, indem man die Längenzunahme bei Einwirkung bestimmter Kräfte mißt, oder als Umkehrfunktion die Kräfte bestimmt, die bei einer bestimmten Dehnung entstehen. Die Gefäßwand gehorcht dabei nicht

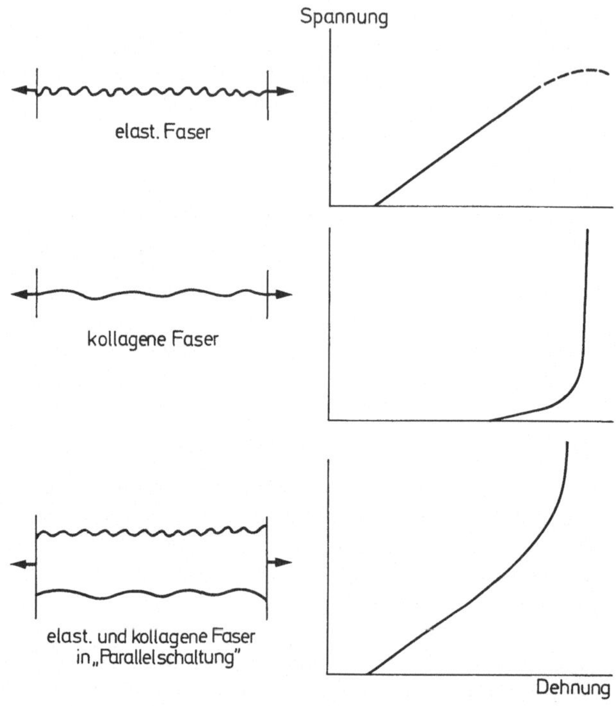

Abb. 22. Spannungsentwicklung als Funktion der Dehnung bei Bindegewebsfasern. Oben: Isolierte elastische Faser. Mitte: Isolierte kollagene Faser. Unten: Elastische und kollagene Faser parallel geschaltet, entsprechend der Anordnung in der Blutgefäßwand. (Nach BURTON 1954)

dem Hookeschen Gesetz, d. h. die Dehnung ist der Spannung nicht proportional; bei geringeren Kräften kommt es zu einer starken Zunahme, die im Bereich höherer Kräfte geringer wird. Als Beispiel sei auf die Kurven von MORET (1964) verwiesen. In vivo werden die Kräfte der Gefäßwand durch den Blutdruck erzeugt. Deshalb hängen die Wandkräfte aufgrund des LaPlaceschen Gesetzes auch noch von den Dimensionen des Gefäßrohres ab (Einzelheiten bei [245]). Bei gleichem Druck nehmen die Querdehnungskräfte mit dem Gefäßradius und die Längsdehnungskräfte mit dem Quadrat des Radius zu. Da die Arterien, insonderheit auch die Aorta, mit dem Alter weiter werden, erzeugt hier der gleiche Blutdruck eine größere Wandspannung als in der Jugend. Aber auch unter diesen Bedingungen

---

[243] FISCHER und LAURADO 1966.   [244] WEZLER und SINN 1953.
[245] WEZLER und SINN 1953, KRUG und SCHLICHER 1960.

ist im Alter die Zunahme von Durchmesser und Länge bei gleichem Blutdruck geringer, wie die Abb. 23 von MORET (1964) zeigt. Beim Windkessel interessiert aber funktionell die Zunahme des Volumens bei einer definierten Änderung des Innendruckes. Dies wird im allgemeinen in Form der Umkehrfunktion als Druckvolumendiagramm dargestellt, d. h. man mißt den Druck, der entsteht, wenn man ein bestimmtes Volumen in das Blutgefäß, hier die Aorta, bringt (Abb. 24 n.

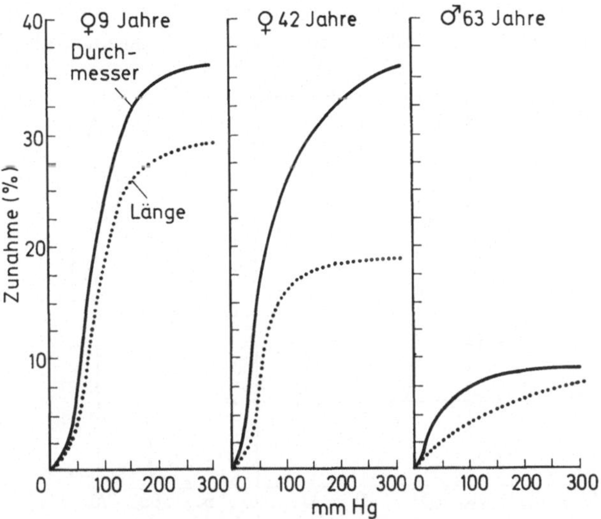

Abb. 23. Relative Zunahme von Durchmesser und Länge des gesamten Aortenrohres in Abhängigkeit vom Innendruck, bei verschiedenem Lebensalter. (Nach MORET 1964)

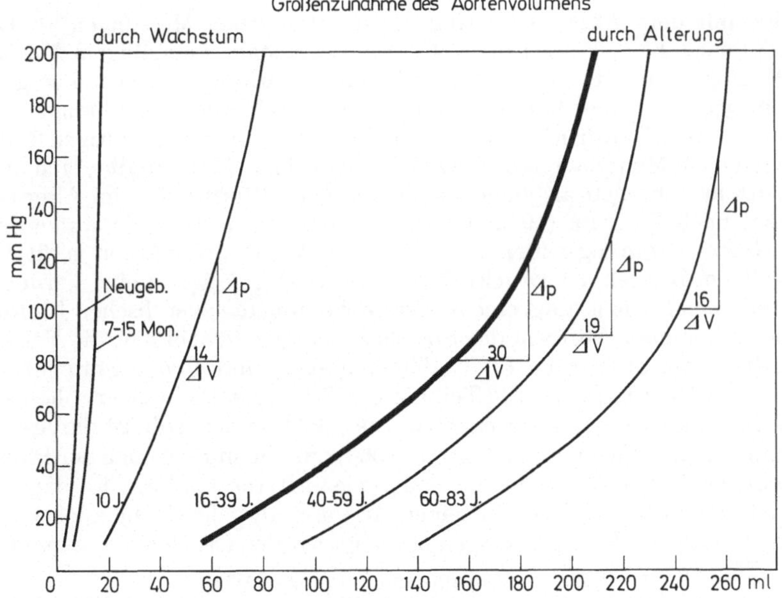

Abb. 24. Einfluß des Lebensalters auf das Druck-Volumen-Diagramm der menschlichen Aorta. (Nach GAUER 1960 aus LANDOIS-ROSEMANN)

Gauer 1960). Man sieht die Vergrößerung des Gesamtvolumens der Aorta mit dem Alter, was durch die Rechtsverschiebung der Kurven zum Ausdruck kommt. Die Steilheit der Kurven ist aber etwa gleich. Das bedeutet: mit der gleichen Druckänderung kann man in allen Altersstufen die gleiche Volumenänderung erzeugen (abgesehen vom Wachstumsalter). Die Druckänderung, die nötig ist, um eine Volumenänderung hervorzurufen, ist in den Termini der physikalischen Kreislaufanalyse[246] der wirksame Elastizitätskoeffizient E' (dP/dV) des Windkessels. Wir bevorzugen den Kehrwert $1/E'$, den wir absolute Speicherfähigkeit nennen[247]. Dieser ändert sich nach den Untersuchungen von Wezler und Böger (1939) am

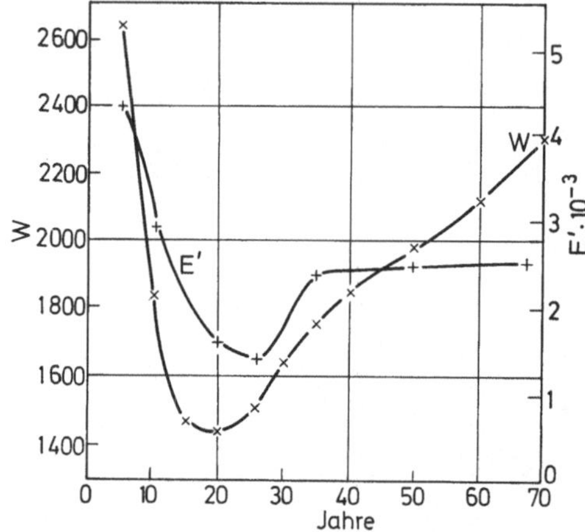

Abb. 25. Alternsgang des Elastizitätskoeffizienten E' und des peripheren Gesamtströmungswiderstandes W. (Nach Werten von Wezler und Böger 1939)

Lebenden mit dem Alter nur gering. Dem entsprechen Messungen an Leichenaorten, wonach E' erst nach dem 50.—60. Lebensjahr in mäßigem Umfang ansteigt[248]. Danach müßte im Alter die Windkesselwirkung fast genau so gut funktionieren, wie in jungen Jahren. Die tatsächlichen Verhältnisse hängen mit dem Alternsverlauf des Blutdruckes zusammen. Die Mehrzahl der unblutigen Blutdruckmessungen beim Menschen haben, wie schon Wezler (1942) angibt, eine Zunahme sowohl des systolischen als auch des diastolischen Blutdruckes im Alter ergeben. Dies steht nach Wezler (1942) im Zusammenhang mit der Zunahme des peripheren Gesamtströmungswiderstandes (s. Abb. 25). Die Herzarbeit gerät damit in einen steileren Bereich der Druckvolumenkurve. Das bedeutet eine Verminderung der systolischen Speicherung, eine weitere Erhöhung des systolischen Blutdruckes, einen beschleunigten Abstrom des Speichervolumens (wobei hier die Verhältnisse im einzelnen von der Größe E'/W abhängig sind) und eine gegenregulatorische Erhöhung der Herzfrequenz. Ein Teil dieser Wirkungen ist in einer schematischen Druckvolumenkurve der Aorta nach Gauer (1960) in der Abb. 24 dargestellt. Die Darstellung in dem Schema von Gauer (1960) aus einem Lehrbuch der Physiologie entspricht der bisher allgemein angenommenen Alternszunahme des diastolischen Blutdruckes, von der Wezler in seinen Arbeiten ausgeht[249], die auch von vielen neueren unblutigen Druckmessungen bestätigt worden ist. Nach neuesten blutigen

---

[246] Wezler und Böger 1939.   [247] Krug und Schlicher 1960.
[248] Wagner und Kapal 1954, Kapal und Bader 1958, Simon und Meyer 1958, Meyer 1958, Karnbaum 1957.
[249] Wezler und Böger 1939, Wezler 1942, Wezler 1958.

Messungen des arteriellen Blutdruckes an einem kardiologisch und angiologisch offenbar sehr gründlich sortiertem Untersuchungsgut von 400 Fällen[250] findet sich jedoch das Maximum des diastolischen Blutdruckes im 5. Lebensjahrzehnt; danach kommt es bei weiterer Progression des systolischen Druckes wieder zum Abfall.

Diese Befunde sprechen nun doch mehr dafür, daß im Alter über 50 Jahren E' auch bei nicht erhöhtem Blutdruck zugenommen und damit die absolute Speicherfähigkeit des Windkessels abgenommen hat. Nach SCHIMMLER (1965) ist es denkbar, daß den Wezlerschen Blutdruckkurven eine Überlagerung von Änderungen durch Alter und Blutdruckerhöhung (Hypertonie) zugrunde liegt. Die verminderte Dehnbarkeit der Gefäßwand läßt sich durch Bestimmung der Pulswellengeschwindigkeit erfassen; besonders anschaulich sind hier Längsschnittuntersuchungen an denselben Probanden über Jahrzehnte[251]. Nach BROEMSER (1938) verschiebt sich durch den unterschiedlichen Verlauf der Pulswellengeschwindigkeit in zentralen und größeren peripheren Arterien die Länge des physiologisch wirksamen (nicht des anatomischen!) Windkessels im Sinne einer Vergrößerung; dies würde neben der Zunahme des Aortenvolumens eine weitere Kompensationswirkung darstellen.

Zusammenfassend bestimmen zwei Faktoren im Alternsgang die Leistungsfähigkeit des Kreislaufes: die abnehmende Wanddehnbarkeit und die Gefäßverengung in der Peripherie. Im Windkessel wird die Abnahme der Wanddehnbarkeit durch die Altersektasie ganz oder teilweise kompensiert. Für den peripheren Widerstand gibt es keine solchen Kompensationen. Vielmehr wirkt sich hier außer der anatomisch bekannten Lumeneinengung auch noch die verminderte Dehnbarkeit der Gefäßwand in mehrfacher Weise erschwerend aus: Die Wandspannungen sind aufgrund des kleineren Lumens geringer[252], die druckpassive Widerstandsverminderung bei höherem Druck ist verringert, ebenso die druckpassive Widerstandszunahme beim Absinken des Blutdruckes nach Entleerung des Speichers. Auch dieser Mechanismus wirkt sich durch zu schnelle Entleerung auf den diastolischen Druck aus. Der Angelpunkt der funktionellen Alternsveränderungen im Kreislaufsystem liegt demnach hämodynamisch im Bereich der Widerstandsgefäße, also vorwiegend der Arteriolen. Wie bereits dargestellt, ist aber gerade über deren Alternsschicksal morphologisch wenig bekannt, und die funktionellen Veränderungen sind im Prinzip auch nur indirekt erschlossen worden. Die Veränderungen der großen elastischen Arterien, insbesondere der Aorta, sind demnach in ihren funktionellen Alternsveränderungen nicht so schwerwiegend. Diese Auffassung scheint zunächst überraschend zu sein, sie stimmt aber mit der täglichen Erfahrung des Pathologen im Sektionssaal überein. Hier hat man den Eindruck, daß selbst schwere Sklerosen der Aorta für den Organismus weit weniger belastend sind als stenosierende Vorgänge in kleineren Gefäßen. Darauf weist auch STEIN-MANN (1966) hin anläßlich der Beschreibung der Sektionsbefunde eines Hundertjährigen, wie wir sie selbst in ähnlicher Weise mehrfach erhoben haben.

2. Terminale Strombahn

Die Aufgabe des Kreislaufes erfüllt sich in der Peripherie, wie BÜRGER (1957) immer wieder betont hat. Die hier besprochenen Kreislaufabschnitte dienen dem Transport des Blutes zur Peripherie; dort findet der Stoffaustausch im Capillargebiet statt. Im Alter ist dieser Austausch durch die anatomischen Veränderungen an den einzelnen Capillaren und durch die Rarefizierung des gesamten Capillarsystems vermindert. Dies ist im einzelnen in diesem Handbuchband von RIES dargestellt worden. Der Wärmeaustausch, der nicht nur an das Capillargebiet gebunden ist, vermindert sich ebenfalls im Alter, besonders an den Acren.

[250] BACHMANN u. Mitarb. 1970.   [251] MONNIER 1967.   [252] LA PLACE 1841.

3. Venen

Der Einfluß der organischen Alternsveränderungen an den Gefäßen für den Rückstrom, den Venen und den Lymphbahnen, läßt sich schwer übersehen. Die regressiven Veränderungen an den Venenklappen erschweren die fördernde Wirkung der Skeletmuskelkontraktion auf den venösen Rückstrom, besonders in der unteren Extremität[253]. Neben der Funktion der Venen als Blutleiter sind diese auch noch Blutspeicher; die früher angenommene Alternsabnahme des Blutvolumens[254] konnte nicht bestätigt werden[255].

Ein weiterer Gesichtspunkt besteht in einer möglichen Zunahme von E' bzw. einer Abnahme der absoluten Speicherfähigkeit $1/E'$ im Alter. Hier kann bei Erhöhung des Blutvolumens im Zusammenhang mit akuten oder langzeitigen Regulationen der Venendruck mit weniger Volumen erhöht werden als bei besserer Dehnbarkeit in jüngeren Jahren. Damit ist die Anpassung des Herzens nach dem Frank-Starling-Mechanismus leichter möglich. Dies stellt jedoch schon einen Übergang zu pathologischen Veränderungen dar.

Zusammengefaßt lassen sich die funktionellen Wirkungen der Alternsveränderungen am Kreislauf auf wenige Grundvorgänge reduzieren: Im System der arteriellen und venösen Blutleiter verändert die verminderte Wanddehnbarkeit die Speicherfunktionen, und die Lumenverengung in den Widerstandsgefäßen erschwert die Herzarbeit. Im Capillarsystem bilden die anatomischen Alternsveränderungen eine der Grundlagen der Funktionsminderung.

X. Wechselwirkungen zwischen Gefäßsystem und Organismus

Zwischen dem Gesamtorganismus und dem Gefäßsystem bestehen vielfältige Wechselwirkungen. Einmal wirken die Alternsveränderungen anderer Organe auf die Gefäße, und zum anderen beeinflussen die Gefäße über die Blutversorgung die Organe. Es handelt sich hier um Funktionskreise, wobei die einzelnen Anteile nach dem Prinzip der positiven Rückkopplung miteinander verbunden sind. In der Regel funktionieren die Beziehungen so, daß die Verschlechterungen eines Systems auch die Leistungsfähigkeit der anderen Systeme verschlechtert, wobei diese wieder im leistungsmindernden Sinne auf das erste System zurückwirken. Wenn wir als Beispiel annehmen, daß durch Alternsveränderungen an der Lunge der Gasaustausch erschwert wird, dann kommt es in deren Gefolge zu Schäden an den Arterien sowohl des großen als auch des kleinen Kreislaufes, die ihrerseits wieder die Funktion der Lunge beeinflussen. Solche circuli vitiosi lassen sich vielfältig nachweisen. Sie sind der lebensnotwendigen Homöostase des lebenden Organismus entgegengerichtet. Im Körper existieren übergeordnete Regelkreise, die die Möglichkeit haben, derartige Störungen bis zu einem gewissen Grade auszugleichen. Häufig wird dabei ein Organ überfordert und auf jeden Fall die Leistungsbreite eingeschränkt.

So klar diese Beziehungen im Prinzip sind, so schwierig ist es, die einzelnen Teilvorgänge exakt zu erfassen. Bei den Arterien ist dies durch die Stellung der Arteriosklerose besonders problematisch. Die meisten Angaben, die man in der Literatur findet, beziehen sich daher auch auf das Auftreten von Arteriosklerose im Zusammenhang mit anderen Veränderungen des Organismus. Man muß auch annehmen, daß Beziehungen zwischen Alternsveränderungen der Arterien und Arteriosklerose bestehen, etwa in der Form, daß die Alternsveränderungen die Entwicklung der Arteriosklerose begünstigen.

[253] Krug und Schlicher 1960, Krug 1972.
[254] Böhlau und Knobloch 1958.   [255] Schmidt 1969.

Wechselwirkungen zwischen Altern der Gefäße und Organen bestehen sicher in großer Zahl. Wir wollen uns hier auf ein Problem beschränken, nämlich auf die Einwirkung der Sexualhormone auf die Blutgefäße. Für das Altern der Keimdrüsen als Haupthormonproduzenten verweisen wir auf den Beitrag von BERTOLINI in diesem Band. Die verschiedensten Untersuchungen haben ergeben, daß sich die Arterien im Verlaufe des Lebens bei Mann und Frau verschieden verhalten. Dies findet besonders in der viel größeren Erkrankungsbereitschaft der Arterien des Mannes seinen Ausdruck, die schon lange bekannt ist[256] und auch tierexperimentell auf verschiedenste Weise erfaßt werden konnte[257]. An der Aorta finden sich in Abhängigkeit vom Altern unterschiedliche histologische Strukturen[258], epidemiologische Differenzen[259] und ein unterschiedlicher Alternsgang der Funktion bei den beiden Geschlechtern[260].

Wie epidemiologische Untersuchungen[261] und große Sektionsstatistiken[262] ergeben haben, ist der Befall von Männern mit Coronarsklerose sehr viel stärker; das gilt besonders im 3. und 4. Lebensjahrzehnt. Nach der Menopause verwischt sich der Unterschied, ohne jedoch völlig zu verschwinden. Die Differenzen betreffen in erster Linie die Coronararterien, sind aber auch an anderen Gefäßprovinzen nachweisbar. Die Coronararterien unterscheiden sich von den anderen Arterien dadurch, daß schon sehr früh in der postnatalen Entwicklung Veränderungen in einzelnen Wandschichten einsetzen[263], die in einer Verdickung der Intima und Ausbildung einer muskulärelastischen Schicht auf Kosten der Media bestehen. Es ist nicht anzunehmen, daß es sich bei diesen schon sehr früh nachweisbaren Veränderungen um Arteriosklerose handelt. Wie den Kurven von NEUFELD u. Mitarb. (1962) entnommen werden kann (Abb. 26), ist die Zunahme der Wanddicke beim Manne bedeutend größer als bei der Frau. Nach der Geschlechtsreife ist diese Differenz besonders eindrucksvoll. Diese Veränderungen, die wir zwar als orthologisch auffassen müssen, sind doch wohl Voraussetzung oder jedenfalls Ausgangsbasis für die bedeutsamen Geschlechtsdifferenzen bei der Coronararteriensklerose und ihren Folgen. MASSMANN und HOLLE (1970) haben dieses Problem an unserem Hause neuerdings auf dem Boden eines größeren Sektionsgutes bearbeitet. Es ist naheliegend, die Oestrogene für den unterschiedlichen Verlauf verantwortlich zu machen. Von OKA et al. (1968) wurden bei der normalen Ratte an weiblichen Tieren eine stärkere Zunahme der Adenosinmonophosphatase im Alter beobachtet. Diese und die gleichzeitig vermindert gefundene Aufnahme von ^{3}H-Prolin[264] deuten auf eine niedrigere metabolische Aktivität der weiblichen Aorta hin. Nach NOVIKOFF u. Mitarb. (1962) ist die Adenosinmonophosphatasereaktivität von den Oestrogenen abhängig. KIRK (1965) fand bei Auswertung seiner Fermentbestimmungen an menschlichen Aorten bei der Frau eine Verminderung folgender für die Bereitstellung der TPNH verantwortlichen Fermente: Glucose-6-Phosphatdehydrogenase, 6-Phosphogluconatdehydrogenase, Isocitronensäuredehydrogenase, TPN-Malonsäureenzym. Es sind aber noch weitere Mechanismen von Bedeutung[265]. Oestrogene senken einen erhöhten Cholesterinblutspiegel und normalisieren das Verhältnis von Cholesterin und Phospholipiden. Hier dürfte eine Möglichkeit bestehen, über die weiblichen Sexualhormone die Arteriosklerose zu beeinflussen. Besonders STAMLER (1963)

---

[256] ROMBERG 1909.

[257] PINCUS 1959, STAMLER 1963, KATZ und STAMLER 1953, OKA et al. 1968, LIKAR et al. 1965, LELEK und PALEY 1962, HRUZA et al. 1967, HASTINGS et al. 1968.

[258] AHMED 1967. [259] SACKET et al. 1965. [260] KUMMERT 1960.

[261] So z. B. bei STAMLER 1963. [262] Siehe bei ZSCHOCH 1966.

[263] WOLKOFF 1923, MOON 1957, SCHOENMACKERS 1948, SCHORNAGEL 1956, HIERONYMI 1956, MINKOWSKI 1947.

[264] OKA u. Mitarb. 1968. [265] Lit. s. bei v. EICKSTEDT 1960 und STAMLER 1963.

hat sich mit seinen Mitarbeitern um diese Problematik bemüht. Seine Arbeitsgruppe konnte zeigen, daß Oestrogene auf die experimentelle, durch Cholesterin herbeigeführte Coronarsklerose des Huhnes eine prophylaktische und eine therapeutische Wirkung haben. Beim Kaninchen gelang dies dagegen nicht. Stamler (1963) hat auch Langzeittherapieversuche über 5 Jahre bei Männern (verglichen mit Placebo) publiziert und hier signifikant höhere Überlebensraten bei den

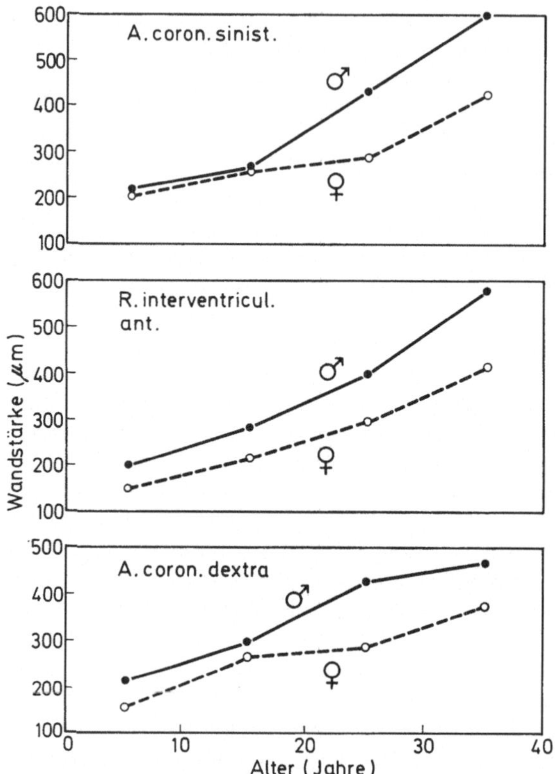

Abb. 26. Alternsgang der Wanddicke der Coronararterien bei Männern und Frauen. (Nach Neufeld et al. 1964)

Oestrogenbehandelten gefunden. Aufgrund seiner Patientengruppierung, auf die hier nicht im einzelnen eingegangen werden kann, nimmt Stamler (1963) eine therapeutische Wirkung auch auf arteriosklerotische, insbesondere coronarsklerotische Veränderungen beim Menschen an. Andere Autoren sind allerdings nicht zu derartigen Ergebnissen bei Langzeittherapie gekommen[266]. Wenn auch die Einzelheiten, insonderheit die therapeutische Wirkung, die uns hier weniger interessiert, noch unklar sind, so steht doch wohl fest, daß die Oestrogene Alternsprozesse und Arterioskleroseentwicklung bremsen.

XI. Zusammenfassung

Alternsvorgänge am Gefäßsystem sind auf verschiedenen Organisationsstufen erfaßbar. Was auffällt, ist die Vielseitigkeit der Veränderungen, die sich nicht auf

[266] Oliver und Boyd 1961.

einen einheitlichen Vorgang reduzieren lassen; das kann man auch nicht erwarten. Das Gefäßsystem ist schon zu sehr Organ, zu weit ein „imperium in imperio" (SPINOZA), als daß man einen einheitlichen Grundvorgang erfassen könnte. Dies schließt natürlich nicht die Möglichkeit aus, daß generelle Prinzipien, wie sie von SCHLETTWEIN-GSELL in diesem Handbuchband dargestellt wurden, auch hier wirksam sind; nur ist der erfaßbare Ausdruck nicht einheitlich.

Auf der Organisationsstufe der *Zellen* finden sich morphologisch regressive Veränderungen und enzymatisch läßt sich mit verschiedenen Verfahren eine Leistungseinschränkung, besonders der energieliefernden Systeme, zeigen. Weitere Vorgänge spielen sich extracellulär ab. Die *intercellulären* Substanzen, ein Produkt von Zellen und blutplasmatischer Infiltration, zeigen „ein begrenztes Eigenleben", das zur Anlagerung verschiedener Substanzen (Lipide, Calcium) und zu einer Zunahme der Vernetzung der makromolekularen Faserstrukturen führt. Die *strukturelle Organisation* zeigt unterschiedliche Entwicklungspotenzen der einzelnen Wandschichten im Alternsgang, die zum Teil als Anpassungsverhalten gegenüber Änderungen von intravasalem Druck und Wandelastizität zu verstehen sind. Die insgesamt als Leistungsminderung aufzufassenden Veränderungen der Gefäßverhältnisse im Sinne einer im Alter geringeren „Optimierung" werden zum Teil kompensiert. Daher wirkt sich die Verminderung der Wanddehnbarkeit durch die etwa parallel laufende Erweiterung von Gefäßlichtung und Windkesselvolumen auf die Hämodynamik nicht so ungünstig aus, wenn auch eine zunehmende Verminderung der Leistungsbreite und damit des Anpassungsverhaltens auftreten.

Erschwerend für die Beurteilung sind die engen Beziehungen zwischen Alternsveränderungen und Arteriosklerose, wobei nach unserer Auffassung die Alternsveränderungen der Arteriosklerose den Boden bereiten, obschon sie nicht zu deren Voraussetzung gehören. Wenn man versucht, die Veränderungen auf eine einheitliche Formel zu bringen, dann tut man den Verhältnissen Zwang an.

Unter Berücksichtigung der dargestellten Kompensationsmöglichkeiten im orthologischen Alternsgang und den Beziehungen zur Arteriosklerose möchten wir heute nicht mehr wie der oft zitierte CAZALIS sagen: „*Der Mensch ist so alt wie seine Gefäße*", sondern vielmehr: „*Der Mensch ist so krank wie seine Gefäße*"[267]; natürlich nur in Hinsicht auf kreislaufbedingte Veränderungen.

Literatur

ABDULLA, Y. A., ADAMS, C. W. M., MORGAN, R. S.: Differential resorption rates of subcutaneous implants of cholesterol, various [^{3}H]-cholesterol esters and [^{3}H]-cholesterol [1-^{14}C]-linolenate. J. Atheroscler. Res. 9, 81—85 (1969). — ADAMS, C. W. M.: Histochemical studies on the distribution of lipids and enzymes in the normal and atherosclerotic artery. In: Biological aspects of occlusive vascular disease. Ed. by D. G. CHALMERS and G. A. GRESHAM, p. 41—45. Cambridge: Univ.-Press 1964. ~ Arteriosclerosis in man, other mammals and birds. Biol. Rev. 39, 372—423 (1964). ~ Vascular histochemistry. London: Lloyd-Luke 1967. — ADAMS, C. W. M., BAYLISS, O. B.: The relationship between diffuse intimal thickening, medial enzyme failure and intimal lipid deposition in various human arteries. J. Atheroscler. Res. 10, 327—339 (1969). — ADAMS, C. W. M., TUQAN, N. A.: Elastic degenerations as source of lipids in the early lesions of atherosclerosis. J. Path. Bact. 82, 131—139 (1961). — AHMED, M. M.: Age and sex differences in the structure of the tunica media of the human aorta. Acta anat. (Basel) 66, 45—58 (1967). — ALTSHULER, CH. H., ANGEVINE, D. M.: Acid mucopolysaccharides in degenerative disease of connective tissue, with special reference to serous inflammation. Amer. J. Path. 27, 141—156 (1951). — AMESEDER, F.: Chemische Untersuchungen von verkalkten Aorten. Hoppe-Seylers Z. physiol. Chem. 85, 324—334 (1913). — ANDERSON, M., WALKER, A. R. P., LUTZ, W., HIGGINSON J.: Chemical and pathological studies on aortic atherosclerosis. Arch. Path. 68, 380—391 (1959). — ANDRUS, F. C.: The

---

[267] KRUG 1970.

relation of age and hypertension to the structure of the small arteries and arterioles in skeletal muscle. Amer. J. Path. **12**, 635—652 (1936). — Antonini, F. M.: Biochemical changes of blood in atherosclerosis and in old age with particular reference to mucopolysaccharides and heparinoid substances. Experientia (Basel), Suppl. **4**, 176—180 (1956). — Antonini, F. M., Salvini, L.: Mucopolysaccharides, "Clearing factor", age and arteriosclerosis. Symposium über Arteriosklerose, veranst. v. d. Schweizer Akademie d. Med. Wissensch., 8.—10. 8. 1956 in Basel. Basel-Stuttgart 1957. — Arendt, A., Schildhaus, I.: Zur Pathologie der Rückenmarkarterien. Fortschr. Neurol. Psychiat. **35**, 430—436 (1967). — Avtandilov, G. G.: Microelement content in normal and atherosclerosis-affected portions of the human aorta, connected with age. Arch. pat. **29**, 40—42 (1967). — Azarnoff, D. L.: Species differences in cholesterol biosynthesis by arterial tissue. Proc. Soc. exp. Biol. (N.Y.) **98**, 680—683 (1958).

Bachmann, K., Reitmaier, H., Graf, N.: Untersuchungen zur Normalverteilung des menschlichen Blutdrucks. Dtsch. med. Wschr. **95**, 307—312 (1970). — Baló, J., Banga, I.: Elastase and elastase-inhibitor. Nature (Lond.) **164**, 491 (1949). — Banga, I.: Über die Rolle der neuraminsäurehaltigen Mukolipoproteine in der Elastolyse der menschlichen Aorta. Acta physiol. Acad. Sci. hung., Suppl. **18**, 43 (1960). ∼ Structure and function of elastin and collagen. Budapest: Akad. Kiado 1966. — Banga, I., Balo, J.: Studies of the elastolysis of elastin and of collagen. Acta physiol. Acad. Sci. hung. **6**, 235—256 (1954). — Banga, I., Baló, J., Schuler, D.: Vergleichende Untersuchungen über die Elastolyse der Gefäßwand und des Lig. nuchae in histologischen Schnitten. Acta morph. Acad. Sci. hung. **14**, 141—148 (1954). — Bardeleben, K.: Das Klappen-Distanz-Gesetz. Jena. Z. Med. Naturw. **14**, 467—529 (1880). — Barrows, C. H., Chow, B. F.: Studies on encymes in arterial tissue. In: Lansing, A. I., The arterial wall. Baltimore 1959. — Bavina, M. V., Kritsman, M. G.: Intermediary metabolism on human arterial tissue and its changes with age and atherosclerosis. In: Atherosclerosis and its origin. New York: Acad. Press 1963. — Bell, E. T.: Renal diseases, 2. ed. Philadelphia: Lea and Febinger 1950. — Beneke, G.: Modelluntersuchungen zur Reaktion zwischen Mukopolysacchariden und Plasmaeiweißkörpern. Verh. dtsch. Ges. Path. **48**, 306—309 (1964). — Berenson, G. S.: Distribution of acid mucopolysaccharides in inner and outer layers of bovine aorta. Circulat. Res. **7**, 889—894 (1959). — Berenson, G. S., Kumar, C.: Acid mucopolysaccharide variations with age and atherosclerosis. Acta cardiol. **23**, 425—433 (1968). — Bersin, Th.: Die biochemische Bedeutung der Austauscher. Forsch. Fortschr. **26**, 251—253 (1950). — Bertelsen, S.: Alteration in human aorta and pulmonary artery with age. Acta path. microbiol. scand. **51**, 206—228 (1961). ∼ The role of ground substance, collagen, and elastic fibers in the genesis of atherosclerosis. In: Sandler, M., and G. H. Bourne, Atherosclerosis and its origin. New York-London: Acad. Press 1963. — Bertelsen, S., Jensen, C. E.: Histochemical studies on human aortic tissue. Acta path. microbiol. scand. **48**, 305—315 (1960). — Bertolini, A.: Modificazioni quantitative del componente elastice nell'aorta e nell'arteria polmonare umane nell acrecimento e nelle senescenza. Chir. Pat. sper. **6**, 3—14 (1958). ∼ Modifications of cellular enzymatic systems during ageing. Gerontologia (Basel) **6**, 175—187 (1962). — Biggs, M. W., Kritchevsky, D., Coleman, D., Gofman, J. W.: Observations on the fate of ingested cholesterol in man. Circulation **6**, 359—366 (1952). — Bihari-Varga, M., Végh, M.: Quantitative studies on the complexes formed between aortic mucopolysaccharides and serum lipoproteins. Biochim. biophys. Acta (Amst.) **144**, 202—210 (1967). — Björling, E.: Über mukoides Bindegewebe. Virchows Arch. path. Anat. **205**, 71—88 (1911). — Bjorksten, J.: A common molecular basis for the ageing syndrome. J. Amer. Geriat. Soc. **6**, 740—748 (1958). ∼ Aging, primary mechanism. Gerontologia (Basel) **8**, 179—192 (1963). — Blankenhorn, D. H.: The relation of age and sex to diffuse aortic calcification in man. J. Geront. **19**, 72—77 (1964). ∼ The role of calcium in determination of size and elastic properties of human leg vessels with and without atherosclerosis. J. Atheroscler. Res. **6**, 510—523 (1966). — Bleyl, U.: Immunhistochemische Untersuchungen zur Fibrinogen-Perfusion der menschlichen Aorta. Verh. dtsch. Ges. Path. **51**, 236—243 (1967). ∼ Arteriosklerose und Fibrininkorporation. Untersuchungen zur Pathogenese der Aortensklerose. Berlin-Heidelberg-New York: Springer 1969. — Bloom, P. M., Hartmann, J. F., Vernier, R. L.: An electron microscopic evaluation of the width for normal glomerular basement membrane in man at various ages. Anat. Rec. **133**, 251—264 (1959). — Böhlau, V., Knobloch, J.: Blutmenge und Lebensalter. Z. Alternsforsch. **5**, 302—309 (1951). — Böttcher, C. J. F.: Chemical constituents of human atherosclerotic lesions. Proc. roy. Soc. Med. **57**, 792—795 (1964). — Böttcher, C. J. F., Klynstra, F. B.: Acid mucopolysaccharides in aortic tissue at different stages of atherosclerosis. Lancet **1962 I**, 1304. ∼ Content of acid mucopolysaccharides in the human aorta. J. Atheroscler. Res. **2**, 263—269 (1962). ∼ Acid mucopolysaccharides in human aortic tissue. Their distribution at different stages of atherosclerosis. Lancet **1963 II**, 439—440. — Böttcher, C. J. F., Woodford, F. P.: Chemical changes in the arterial wall associated with atherosclerosis. Fed. Proc. **21**, No 4, Part II, 15—19 (1962). — Bonitz, K., Zylmann, E.: Normen der Venenweiten und ihre Änderung unter besonderen Bedingungen. Frankfurt. Z. Path. **63**, 300—320 (1952). — Boström, H.: Einige Aspekte zum Metabolismus der Mucopolysaccharide. In: Struktur und Stoffwechsel des Bindegewebes. II. Symposion a. d. Medizinischen Universitätsklinik Münster, Oktober 1959. Hrsg. v. W. H. Hauss u. H. Losse, S. 20—33. Stuttgart: Thieme 1960. — Boyd, E. S., Neuman, W. F.: Surface chemistry of bone. V. The ionbinding properties of cartilage. J. biol. Chem. **193**, 243—251 (1951). — Boyd, G. S., Nobbe, F. P., Schettler, F. G.: Plasma lipids and lipoproteins. In: Atherosclerosis, ed. by F. G. Schettler and G. S. Boyd. Amsterdam: Elsevier 1969. — Branwood, A. W., Carr, A. J.: β-Glucuronidase activity of coronary atherosclerotic plaques. Lancet **1960 II**, 1254—1255. — Braunstein, H.: Histochemical study of the adult aorta. Arch. Path. **69**, 617—632 (1960). — Bredt, H.: Morphologie und Pathogenese der Arteriosklerose. In: Arteriosklerose, hrsg. v. G. Schettler. Stuttgart: Thieme 1961. — Briggs, F. N., Chernick, S., Chaikoff, I. L.: The metabolism of arterial tissue. 1. Respiration of rat thoracic aorta. J. biol. Chem. **179**, 103—111 (1949). — Brimacombe, J. S., Webber, J. M.: Mucopolysaccharides. Chemical structure, distribution and isolation. Amsterdam: Elsevier 1964. — Broemser, Ph.: Grundlagen der Hämodynamik. Luftfahrtmed. Abh. **2**, 5—18 (1938). — Bruckschen, E.: Das Bindegewebe und seine Reaktion im Hinblick auf die Altersvorgänge. Verh. dtsch. orthop. Ges. **46**, 117—122 (1958). — Bruns, K. J., Frimmer, M., Hegner, D.: Über die Beeinflussung des hyalinen Knorpels durch Oligo-N-Methyl-Morpholiniumpropylenoxyd in vivo. Histochemie **4**, 261—272 (1964). — Buck, R. C.: Minerals of normal and atherosclerotic aortas. Arch. Path. **51**, 319—328 (1951). — Buck, R. C., Heagy, F. C.: Uptake of radioactive sulphur by various tissues of normal and cholesterol fed rabbits. Canad. J. Biochem. **36**, 63—69 (1958). — Buck, R. C., Rossiter, R. J.: Lipids of normal and atherosclerotic aortas. Arch. Path. **51**, 224—237 (1951). — Buddecke, E.: Untersuchungen zur Chemie der Arterienwand. 2. Arteriosklerotische Veränderungen am Aortenbindegewebe des Menschen. Hoppe-Seylers Z. physiol. Chem. **310**, 182—212 (1958a). ~ Angiochemische Alterswandlungen des Aortenbindegewebes. Verh. dtsch. Ges. Kreisl.-Forsch. **24**, 143—154 (1958b). ~ Untersuchungen zur Chemie der Arterienwand. 5. Darstellung und chemische Zusammensetzung von Mukopolysacchariden der Aorta des Menschen. Hoppe-Seylers Z. physiol. Chem. **318**, 33—55 (1960). ~ Die Mucopolysaccharide der Gefäßwand. Dtsch. med. Wschr. **86**, 1773—1780 (1961). — Buddecke, E., Drzeniek, R.: Stabilitätskonstanten der Calcium-Komplexe von sauren Mucopolysacchariden. Hoppe-Seylers Z. physiol. Chem. **327**, 49—64 (1962). — Buddecke, E., Kresse, H.: Mucopolysaccharide und Enzyme des Mucopolysaccharidstoffwechsels im Arterien- und Venengewebe. Angiologica **6**, 89—104 (1969). — Buddecke, E., Kröz, W., Lanka, E.: Chemische Zusammensetzung und makromolekulare Struktur von Chondroitinsulfat-Proteinen. Hoppe-Seylers Z. physiol Chem. **331**, 196—218 (1963). — Buddecke, E., Schubert, M.: Isolierung und chemische Zusammensetzung eines Chondroitinsulfat-Proteins aus der Aorta des Menschen. Hoppe-Seylers Z. physiol. Chem. **325**, 189—203 (1961). — Bürger, M.: Die chemischen Altersveränderungen an Gefäßen. Z. ges. Neurol. Psychiat. **167**, 273—280 (1939). ~ Altern und Krankheit. Grundlagen einer biorheutischen Nosologie, 3. Aufl. Leipzig: Thieme 1957. — Bürger, M., Haase, R.: Altern und Älterwerden der Gewebe in ihren Beziehungen zur Biomorphose. Münch. med. Wschr. **107**, 413—418 (1965). — Büttner, W.: Lipidverteilung in der Kaninchenaorta bei diätetischer Cholesterin-Atherosklerose. Frankfurt. Z. Path. **75**, 126—140 (1966). — Bunting, C. H., Bunting, H.: Acid mucopolysaccharides of the aorta. Arch. Path. **55**, 257—264 (1953). — Burton, A. C.: Relation of structure to function of the tissues of the wall of blood vessels. Physiol. Rev. **34**, 619—642 (1954).

Cain, H., Pfob, H.: Über Mucopolysaccharide in der normalen Aorta und im Aortentransplantat des Hundes. Virchows Arch. path. Anat. **335**, 240—261 (1962). — Carlson, L. A., Lindstedt, S.: The initial values for plasma lipids. Acta med. scand., Suppl. **493**, 1—135 (1968). — Carr, C. J., Bell, F., Krantz, J. C., Jr.: Adenosine triphosphate activity of the vascular system. Proc. Soc. exp. Biol. (N.Y.) **80**, 323 (1952). — Cazalis, E. E.: Zit. bei E. H. Ebstein, Ärztliche Lebensweisheit in über 400 Sprüchen, Sentenzen und Aphorismen. Stuttgart: Enke 1931. — Chang, Y. O., Lauersen, T. J. S., Kirk, J. E.: The total nicotinic acid and pyridine nucleotide content of human aortic tissue. J. Geront. **10**, 165—169 (1955). — Chernick, S., Srere, R. A., Chaikoff, I. L.: Metabolism of arterial tissues; lipid synthesis, formation in vitro of fatty acids and phospholipids by rat artery with ^{14}C and ^{32}P as indicators. J. biol. Chem. **179**, 113—118 (1949). — Chobanian, A. V., Hollander, R.: Phospholipid synthesis in the human arterial intima. J. clin. Invest. **45**, 932—938 (1966). — Chvapil, M.: Physiology of connective tissue. London: Butterworth; Prague: Czechosl. Medical Press 1967. — Clarke, J. A.: The vasa vasorum of normal human upper limb arteries. Anat. Anz. **116**, 1—5 (1965a). ~ An X-ray microscopic study of the vasa vasorum of the human umbilical arteries. Z. Zellforsch. **66**, 293—299 (1965b). ~ An x-ray microscopic study of the postnatal development of the vasa vasorum in the pulmonary trunk and arteries. Thorax **20**, 348—356 (1965c). ~ An x-ray microscopic study of the postnatal development of the vasa vasorum in the human aorta. J. Anat. (Lond.) **99**, 877—889 (1965d). — Clausen, B.: Influence of age on connective tissue. Hexosamine and hydroxyproline in human aorta, myocardium and skin.

Lab. Invest. **11**, 229—234 (1962a). ~ Influence of age on connective tissue. Uronic acid and uronic acid-hydroxyproline ratio in human aorta, myocardium, and skin. Lab. Invest. **11**, 1340—1345 (1962b). ~ Influence of age on chondroitin sulfates and collagen of human aorta, myocardium and skin. Lab. Invest. **12**, 538—542 (1963). — Costa, A., Weber, G., Antonini, F.: Lineamenti di biologia delle arteriopatie sperimentali. Arch. De Vecchi Anat. pat. **14**, 29—34 (1950). — Cotton, R., Wartman, W. B.: Endothelial patterns in human arteries. Arch. Path. **71**, 15—24 (1961). — Coulson, W. F., Carnes, W. H.: Cardiovascular studies on copperdeficient swine. II. Mechanical properties of the aorta. Lab. Invest. **11**, 1316—1321 (1962). — Crane, W. A. J.: Sites of mucopolysaccharide synthesis in the lesions of experimental hypertension in rats. J. Path. Bact. **83**, 183—193 (1962a). ~ Sulphate utilisation and mucopolysaccharide synthesis by the mesenteric arteries of rats with experimental hypertension. J. Path. Bact. **84**, 113—122 (1962b). — Curran, R. C.: The elaboration of mucopolysaccharides by vascular endothelium. J. Path. Bact. **74**, 347—352 (1957). — Curran, R. C., Crane, W. A. J.: Mucopolysaccharides in the atheromatous aorta. J. Path. Bact. **84**, 405—412 (1962). — Curtis, H. J.: Cellular processes involved in aging. Fed. Proc. **23**, 662—667 (1964). ~ Das Altern. Jena: Fischer 1968.

Daake, H. J. von: Normalwerte für die Serum-Lipidfraktionen. Med. Klin. **62**, 131—135 (1967). — Dahme, E.: Über die Beurteilung der Angiopathien bei chronisch-sklerosierenden Nierenerkrankungen des Hundes. Arch. exp. Vet.-Med. **11**, 1—86 (1957). — Danielli, J. F.: On the aging of cells in tissues. Experientia (Basel), Suppl. **4**, 55—59 (1956). — Dayton, S.: Decline in rate of cholesterol synthesis during maturation of chicken aorta. Proc. Soc. exp. Biol. (N.Y.) **108**, 257—261 (1961). — Deak, Gy., Romhanyi, Gy.: The thermal shrinkage process of collagen fibres as revealed by polarization optical analysis of topooptical staining reactions. Acta morph. Acad. Sci. hung. **15**, 195—208 (1967). — Delauny, A., Bazin, S.: Métabolisme de mucopolysaccharides. Ann. Histochim. **3**, 259—278 (1958). — Dickel, G.: Unsere Vorstellungen über die Ionenaustauscher. Forsch. Fortschr. **39**, 289—294 (1965). — Dische, Z., Danilczenko, A., Zelmenis, G.: The neutral heteropolysaccharides in connective tissue. In: Wolstenholme, G. E. W., and M. O'Connor, Chemistry and biology of mucopolysaccharides, p. 116—139. London: Churchill 1958. — Dock, W.: The predilection of atherosclerosis for the coronary arteries. J. Amer. med. Ass. **131**, 875—878 (1946). — Doerr, W.: Perfusionstheorie der Arteriosklerose. Stuttgart: Thieme 1963. — Donahue, S., Pappas, G. D.: The fine structure of capillaries in the cerebral cortex of the rat at various stages of development. Amer. J. Anat. **108**, 331—347 (1961). — Dorfman, A.: Metabolism of the mucopolysaccharides of connective tissue. In: Asboe-Hansen, G., Connective tissue in health and disease, p. 81—96. Copenhagen: Munksgaard Publ. 1954. — Dunston, J. R.: Ion-exchange reactions between acid mucopolysaccharides and various cations. Biochem. J. **85**, 336—351 (1962). — Dyrbye, M. O.: Aging of human arterial tissue. Biochemical studies of the acid mucopolysaccharides. Copenhagen: Munksgaard Publ. 1959. — Dyrbye, M. O., Kirk, J. E.: The beta-glucuronidase activity of aortic and pulmonary artery tissue of various age. J. Geront. **11**, 33—37 (1956).

Ebner, V. V.: Über den Bau der Aortenwand, besonders der Muskelhaut derselben. Untersuchungen Inst. Histol. und Physiol., Graz 1870. — Efskind, L.: Die Veränderungen im Gefäßepithel bei Arteriosklerose. Acta path. microbiol. scand. **18**, 259—276 (1941). — Ehrlich, P.: Beiträge zur Kenntnis der Anilinfärbungen und ihre Verwendung in der mikroskopischen Technik. Arch. mikr. Anat. **13**, 263—277 (1877). — Eickstedt, K.-W. v.: Follikelhormon, retikuloendotheliales System und Atherosklerose. Dtsch. med. Wschr. **85**, 937—942 (1960). — Emmrich, R.: Biochemie der Gefäßwand. In: Gefäßwand und Blutplasma, Symposion a. d. Medizinischen Klinik d. Medizinischen Akademie Magdeburg, Oktober 1959. Hrsg. v. R. Emmrich u. E. Perlick, S. 15—35. Jena: Fischer 1961.

Faber, M.: The human aorta. Sulfate containing polyuronides and the deposition of cholesterol. Arch. Path. **48**, 342—350 (1949). — Faber, M., Lund, F.: The human aorta: influence of obesity on the development of arteriosclerosis in the human aorta. Arch. Path. **48**, 351—361 (1949). — Faber, M., Møller-Hou, G.: The human aorta. 5. Collagen and elastin in the normal and hypertensive aorta. Acta path. microbiol. scand. **31**, 377 (1952). — Farber, S. J., Cohen, G. L., Kastor, J. A.: The chemical and metabolic properties of acid mucopolysaccharides of renal papillae. Trans. Ass. Amer. Phycns **75**, 154—159 (1962). — Field, H., Jr., Swell, L., Schools, P. E., Treadwell, C. R.: Dynamic aspects of cholesterol metabolism in different areas of the aorta and other tissues in man and their relationship to atherosclerosis. Circulation **12**, 547—558 (1960). — Fischer, G. M., Llaurado, J. G.: Collagen and elastin content in canine arteries selected from functionally different vascular beds. Circulat. Res. **19**, 394—399 (1966). — Fitze, J.: Altersveränderungen der Nierengefäße (postmortale Untersuchungen). Leipzig, Med. Diss. 1958. — Fitzpatrick, M., Hospelhorn, V. D.: Changes in amino acid composition of aortic elastin with aging and atherosclerosis. Amer. Heart J. **69**, 211—214 (1965). — Fontaine, R., Mandel, P., Pantesco, V., Kempf, E.: Le métabolisme de la parois artériélle et ses variations au cours du viellissement. Strasbourg méd. **9**, 605—618

(1960). — Forman, D. T., McCann, D. S., Mosher, R. E., Boyle, A. J.: The influence of experimentally induced atherosclerosis on the sulfate content of the aortic wall. Circulat. Res. 8, 267—270 (1960). — Fuchs, U.: Elektronenmikroskopische Untersuchungen an Blutkapillaren. Leipzig, Habil.-Schrift 1964. ~ Die Arteriolosklerose des Menschen. Elektronenmikroskopische Befunde. Zbl. allg. Path. path. Anat. 113, 501—528 (1970). ~ Pathologische Anatomie der Endstrombahn. In: Ratschow, Angiologie, 2. Aufl. Hrsg. v. Heberer, Rau u. Schoop. Stuttgart: Thieme (im Druck). — Fuchs, U., Scharnweber, W.: Elektronenmikroskopische Untersuchungen an Skeletmuskelcapillaren des Menschen bei Arteriosklerose und Diabetes mellitus. Virchows Arch. path. Anat. 343, 276—285 (1968).

Gan, J. C., Narashimha Murthy, P. V., Nichols, C. W., Jr., Chaikoff, I. L.: Mucosubstances in the chicken aorta. 1. Changes with age in acid mucopolysaccharides, glycoproteins, collagen and elastin. J. Atheroscler. Res. 7, 629—646 (1967). — Gauer, O. H.: Kreislauf des Blutes. In: Landois-Rosemann, Lehrbuch der Physiologie des Menschen, S. 113. München-Berlin: Urban & Schwarzenberg 1960. — Gedigk, P.: Histochemische Darstellung von Kohlenhydraten. Klin. Wschr. 30, 1057—1065 (1952). — Gerö, S.: Untersuchungen über den Vorgang der Lipoidablagerung in der arteriosklerotischen Gefäßwand. In: Gefäßwand und Blutplasma. II. Symposion Leipzig 1963. Hrsg. v. R. Emmrich u. E. Perlick. Jena: Fischer 1965. — Gerritzen, P.: Beiträge zur physiologischen Chemie des Alterns der Gewebe. 5. Untersuchungen an Rinderaorten. Z. ges. exp. Med. 85, 700—711 (1932). — Gibian, H.: Mucopolysaccharide und Mucopolysaccharidasen. Wien: Deuticke 1959. — Gieseking, R.: Mesenchymale Gewebe und ihre Reaktionsformen im elektronenoptischen Bild. Stuttgart: Fischer 1966. — Gillman, T., Penn, J., Bronks, D., Roux, M.: Abnormal elastic fibers. Arch. Path. 59, 733—749 (1955). — Glimcher, M. J., Krane, S. M.: The organization and structure of bone, and the mechanism of calcification. In: Gould, B. S., Treatise on collagen, vol. 2, part B, p. 67—251. London-New York: Acad. Press 1968. — Gloor, F.: Senile Involution und Alternskrankheit der menschlichen Niere in morphologischer Sicht. Schweiz. med. Wschr. 91, 1381—1386 (1961). — Golle, V.: Untersuchungen zur Biomorphose des Nierenmarkinterstitiums und intrarenaler Arterien. Leipzig, Inaug.-Diss. 1967. — Gore, I., Larkey, B. J.: Functional activity of aortic mucopolysaccharides. J. Lab. clin. Med. 56, 839—846 (1960). — Gotte, L., Mengehelli, Castellani, A.: Electron microscope observations and chemical analyses of human elastin. In: The structure and function of connective and skeletal tissues. Advanced study Institute at the University of St. Andrews, Scotland, June 15—25, 1964 (reprint). — Gottschalk, A. (ed.): Glycoproteins. Their composition, structure and function. Amsterdam: Elsevier 1966. — Gould, B. S.: Treatise on collagen, vol. 2, part B. London-New York: Acad. Press 1968. — Gould, R. G., Wissler, R. W., Jones, R. J.: The dynamics of lipid deposition in arteries. In: Evolution of the atherosclerotic plaque. Ed. by R. J. Jones, p. 205—214. Chicago: Chicago Univ. Press 1963. — Graumann, W.: Kohlenhydrathistochemie der Bindegewebsfasern (ein zusammenfassender Bericht). Acta histochem. (Jena) 3, 226—242 (1956/57). ~ Ergebnisse der Polysaccharidhistochemie: Säugetier und Mensch. In: Handbuch der Histochemie, hrsg. v. W. Graumann u. K. Neumann, Bd. 2, Tl. 2. Stuttgart: Fischer 1964. — Green, M. N., Tsou, K. Ch., Bressler, R., Seligman, A. M.: The colorimetric determination of leucine aminopeptidase activity with l-Leucyl-β-naphthylamide hydrochloride. Arch. Biochem. 57, 458—474 (1955). — Grosman, B. J., Cifonelli, J.: Comparative lipoprotein lipase activating and anticoagulant effects of heparin and heparitin monosulfates. J. Lab. clin. Med. 59, 1020—1025 (1962). — Grosman, B. J., Dorfman, A.: In vitro comparison of the antithrombic action of heparin and chondroitinsulfuric acid B. Pediatrics 20, 506—514 (1957). — Gross, J., Lapiere, C. M., Tanzer, M. L.: In: Cytodifferentiation and macromolecular synthesis, ed. by M. Locke, p. 175. New York: Acad. Press 1963. — Grünstein, M.: Über den Bau der größeren menschlichen Arterien in verschiedenen Altersstufen. Arch. mikr. Anat. 47, 583—654 (1896). — Grunnet, M.: Changes in cerebral arteries with aging. Arch. Path. 88, 314—318 (1969). — Gustavson, K. H.: The chemistry and reactivity of collagen. New York: Acad. Press 1956a. ~ The chemistry of tanning processes. New York: Acad. Press 1956b. ~ Some new aspects of the stability and reactivity of collagens. In: Tunbridge, R. E., u.a., Connective tissue, p. 185—207. Oxford 1957.

Hackel, F.: Altersveränderungen der Niere und ihre klinische Bedeutung. Neuere Ergebnisse der Korrosionstechnik. Z. Alternsforsch. 19, 221—234 (1965). — Hahn, H. P. v.: Aging in molecules—DNA. In: Shock, Perspectives in experimental gerontology. Springfield, Ill.: Thomas 1966. — Hahn, H. P. v., Verzár, F.: Age dependent denaturation of DNA. Gerontologia (Basel) 7, 105—108 (1963). — Hahn, P. F.: Abolishment of alimentary lipemia following injection of heparin. Science 98, 19—20 (1943). — Hale, A. J., Hall, T., Curran, R. C.: Electron-microprobe analysis of calcium phosphorus and sulphur in human arteries. J. Path. Bact. 93, 1—17 (1967). — Hall, D. A.: Chemical studies on the relationship between elastin and collagen. Experientia (Basel), Suppl. 4, 19—27 (1956). ~ The production of plasma clearing factor in vitro. Biochem. J. 70, 5P—6P (1958). — Hall, D. A., Reed, R., Tun-

Bridge, R. E.: Structure of elastic tissue. Nature (Lond.) 170, 264—266 (1952). — Harman, D.: The free radical theory of aging: the effect of age on serum mercaptan levels. J. Geront. 15, 38—40 (1960). — Hartmann, G.: Die Lipide der Arterienwand. Angiologica 6, 162—178 (1969). — Hassler, O.: Elastic tissue components of the medial layer of the cerebral arteries. Differences between young and adult individuals. Virchows Arch. path. Anat. 335, 39—42 (1962a). ~ The windows on the internal elastic lamella of the cerebral arteries. Virchows Arch. path. Anat. 335, 127—132 (1962b). — Hassler, O., Herbertsson, S.: Elastase treatment of fixed arterial elastic tissue. Acta path. microbiol. scand. 55, 14—18 (1962). — Hastings, S. G.: Influence of sex hormones on mucopolysaccharide synthesis of swine arteries. J. Atheroscler. Res. 8, 29—35 (1968). — Hauss, W. H.: Pathogenese der Coronarsclerose und des Herzinfarktes. Verh. dtsch. Ges. inn. Med. 69, 554—573 (1963). — Hauss, W. H., Junge-Hülsing, G., Gerlach, U.: Die unspezifische Mesenchymreaktion. Zur Pathogenese der reaktiven Mesenchymerkrankungen. Stuttgart: Thieme 1968. — Hauss, W. H., Junge-Hülsing, G., Matthes, J. K., Wirth, W.: Über den Einfluß von Schock und Hyperlipidämie auf den Lipidgehalt, die Lipidsynthese und die Mucopolysaccharidsynthese der Gefäßwand. J. Atheroscler. Res. 5, 451—465 (1965). — Haust, M. D., Wyllie, J. C., More, R. H.: Atherogenesis and plasma constituents. I. Demonstration of fibrin in the white plaque by the fluorescent antibody technique. Amer. J. Path. 44, 255—267 (1964). — Haythorn, S. R., Taylor, F. A., Crago, H. W., Burrier, A. Z.: Comparative chemical and histological examinations of aortas for calcium content. Amer. J. Path. 12, 283—301 (1936). — Hellström, B., Holmgren, H. J.: Numerical distribution of mast cells in the human skin and heart. Acta anat. (Basel) 10, 81—107 (1950). — Henjes, F.: Der Alternsgang der Wärmeschrumpfung an der menschlichen Aorta. Leipzig, Inaug.-Diss. 1968. — Hevelke, G.: Die Wandlungen der chemischen Gefäßstruktur im Alternsablauf. Wiss. Z. Univ. Leipzig, math.-nat. Reihe 4, 485—490 (1954a). ~ Beiträge zur Funktion und Struktur der Gefäße. 1. Vergleichende angiochemische Untersuchungen der Arteria brachialis und Arteria femoralis. Z. Alternsforsch. 8, 219—234 (1954b). ~ Beiträge zur Funktion und Struktur der Gefäße. 3. Vergleichende angiochemische Untersuchungen der rechten und linken Arteria brachialis. Z. Alternsforsch. 9, 254—263 (1955—56). ~ Angiochemische Untersuchungen der Aorta zur Frage der Physiosklerose, Arteriosklerose und diabetischen Angiopathie. Dtsch. Arch. klin. Med. 203, 528—558 (1956). ~ Die Angiochemie der Gefäße und ihre physiologischen Alterswandlungen. Verh. dtsch. Ges. Kreisl.-Forsch. 24, 131—142 (1958). ~ Zum Problem der Physiosklerose. Untersuchungen zum Verhalten des Trockenrückstandes venöser und arterieller Blutgefäße in verschiedenen Altersstufen. Z. Alternsforsch. 13, 280—288 (1959a). ~ Zum Problem der Physiosklerose. Untersuchungen an menschlichen Venen. Z. Alternsforsch. 13, 337—354 (1959b). ~ Alternswandlungen der menschlichen Lungenschlagader. Münch. med. Wschr. 107, 2309—2312 (1965). — Hevelke, G., Goldhahn, W. E.: Die Gewebsatmung der Aortenwand bei Kälbern und Rindern. Z. Alternsforsch. 12, 330—336 (1968). — Hieronymi, G.: Über den altersbedingten Formwandel elastischer und muskulärer Arterien. Berlin-Göttingen-Heidelberg: Springer 1956. — Hilz, H.: Biochemische Untersuchungen zum Arteriosklerose-Problem. In: Arteriosklerose und Ernährung, hrsg. v. H. W. Bansi. Darmstadt: Steinkopff 1959. — Hochrein, M., Singer, B.: Untersuchungen am venösen Teil des Kreislaufes. II. Untersuchungen über den Bau der Venenwand. Naunyn-Schmiedebergs Arch. exp. Path. Pharmak. 125, 301—325 (1927). — Hörmann, H.: Chemische Untersuchungen über die Kohlenhydratgruppierung des Kollagens. Leder 11, 173—182 (1960). — Hollander, W., Kramsch, D. M., Inoue, G.: The metabolism of cholesterol lipoproteins, and acid mucopolysaccharides in normal and atherosclerotic vessels. Progr. Biochem. Pharmacol. 4, 270—279 (1968). — Holle, G.: Über Lipoidose, Atheromatose und Sklerose der Aorta und deren Beziehungen zur Endaortitis. Virchows Arch. path. Anat. 310, 160—256 (1943). — Holle, G., Mühlheim, H.: Photometrische Bestimmungen der Aortenmukopolysaccharide bei Arteriosklerose und ihren Vorstadien. Acta histochem. (Jena) 8, 60—83 (1959). — Holle, G., Siedschlag, W. D.: Quantitative photometrische Bestimmung der Aortenmucopolysaccharide auf verschiedenen Altersstufen. Acta histochem. (Jena) 5, 369—384 (1958). — Homan: Zit. bei Bredt, H. 1961. — Hort, W.: Untersuchungen über die Lebenswandlungen der unteren Hohlvene und ihre Veränderungen unter pathologischen Kreislaufverhältnissen. Virchows Arch. path. Anat. 336, 165—193 (1962a). ~ Untersuchungen über die Lebenswandlungen der Pfortader und Milzvene und ihre Veränderungen bei portaler Hypertonie. Virchows Arch. path. Anat. 336, 194—208 (1962b). — Hotchkiss, R.: A microchemical reaction resulting in the staining of polysaccharide structures in fixed tissue preparations. Arch. Biochem. 16, 131—141 (1948). — Hruza, Z., Chvapil, M., Dlouha, M.: The influence of age, sex and genetic factors on the mechanical and physico-chemical structural stability of collagen fibres in mice. Gerontologia (Basel) 13, 20—29 (1967). — Hruza, Z., Hlavackova, V.: The characteristics of newly formed collagen during aging. Gerontologia (Basel) 7, 221—232 (1963). — Husten, K.: Weite und Wand der Hohlvenen. Jena: Fischer 1926. — Huzella, P.: Die zwischenzellige Organisation. Jena: Fischer 1941.

JACKSON, D. S.: Chondroitin sulphate as a factor in the stability of tendon. In: Nature and structure of collagen, ed. by T. J. RANDALL, p. 177—180. London: Butterworth 1953. — JASINSKI, B., WEIGEL, W.: Experimentelle Untersuchungen über den Mucopolysaccharidstoffwechsel in vivo. (Ohrenkollaps des Kaninchens nach Papain.) Schweiz. med. Wschr. 95, 101—104 (1965). — JIPP, P.: Die plasmatische Infiltration der Aortenwand. Klin. Wschr. 42, 205—208 (1964). — JORPES, E., HOLMGREN, H., WILANDER, O.: Über das Vorkommen von Heparin in den Gefäßwänden und in den Augen. Ein Beitrag zur Physiologie der Ehrlichschen Mastzellen. Z. mikr.-anat. Forsch. 42, 279—301 (1937). — JÓZSA, L., SZABÓ, Z., LUSZTIG, G.: Untersuchungen über die gerinnungshemmende Wirkung von Mukopolysacchariden aus der menschlichen Aorta. Folia haemat. (Lpz.) 86, 345—359 (1966). — JUNGE-HÜLSING, G., HAUSS, W. H.: Über den Schwefeleinbau in normales und pathologisches Bindegewebe. In: Struktur und Stoffwechsel des Bindegewebes. II. Symposion a. d. Medizinischen Univ.-Klinik Münster, Oktober 1959. Hrsg. v. W. H. HAUSS u. H. LOSSE, S. 83—97. Stuttgart: Thieme 1960.

KANABROCKI, E. L., FELS, I. G., KAPLAN, E.: Calcium, cholesterol and collagen levels in human aortas. J. Geront. 15, 383—387 (1960). — KAPAL, E., BADER, H.: Über die elastischen Eigenschaften des Aortenwindkessels. Untersuchungen an ganzen menschlichen Aorten. Z. Kreisl.-Forsch. 47, 66—73 (1958). — KAPLAN, D., MEYER, K.: Mucopolysaccharides of aorta at various ages. Proc. Soc. exp. Biol. (N.Y.) 105, 78—81 (1960). — KARNBAUM, S.: Innendruckabhängige Umfangmessungen bei Alters- und Hochdruckaorten. Z. ges. exp. Med. 128, 510—519 (1957). — KARNBAUM, S., SPERLING, M.: Die elastischen Eigenschaften ganzer menschlicher Hochdruckaorten. Z. ges. exp. Med. 128, 498—509 (1957). — KARRER, H. E.: An electron microscope study of the aorta in young and in aging mice. J. Ultrastruct. Res. 5, 1—27 (1961). — KATCHALSKY, A.: Polyelectrolytes and their biological interactions; Connective tissue: Intercellular macromolecules. Proc. Symp. N.Y. Heart Ass. Boston: Little, Brown & Co. 1964. — KEMPF, E., FONTAINE, R., MANDEL, P.: Etude comparée nucléotides libres, adéyliques et uridyliques des aortes bovidés jeunes et agés. C. R. Soc. Biol. (Paris) 155, 623—625 (1961). — KEUENHOF, W., KOHL, H.: Beiträge zur Physiologie des Alterns. 9. Chemische und histologische Untersuchungen an Pferdeaorten. Z. ges. exp. Med. 99, 645—656 (1936). — KIMBALL, D. A., COULSON, W. F., CARNES, W. H.: Cardiovascular studies on copper deficient swine. III. Properties of isolated aortic elastin. Exp. molec. Path. 3, 10—18 (1964). — KIRK, J. E.: Mucopolysaccharides of arterial tissue. In: The arterial wall, ed. by A. I. LANSING, p. 161—191. Baltimore: Williams & Wilkins 1959. ~ Arterial and arteriolar systems: Biochemistry. In: ABRAMSON, D. I., Blood vessels and lymphatics. New York-London: Acad. Press 1962. ~ Intermediary metabolism of human arterial tissue and its changes with age and atherosclerosis. In: SANDLER, M., and G. H. BOURNE, Atherosclerosis and its origin. New York-London: Acad. Press 1963. ~ Aging in enzyme activities of human arterial tissue. In: Perspectives in experimental Gerontology, ed. by N. SHOCK. Springfield: Thomas 1966. — KIRK, J. E., DYRBYE, M.: The phenolsulfatase activity of aortic and pulmonary artery tissue in individuals of various ages. J. Geront. 11, 129—133 (1956). ~ Mucopolysaccharides of human arterial tissue. II. Analysis of total isolated mucopolysaccharide material. J. Geront. 12, 23—31 (1957). — KIRK, J. E., EFFERS, P. G., CHIANG, S. P.: The rate of respiration and glycolysis by human and dog aortic tissue. J. Geront. 9, 10—35 (1954). — KIRK, J. E., LAURSEN, T. J. S.: Diffusion coefficients of various solutes for human aortic tissue with special reference to variation in tissue permeability with age. J. Geront. 10, 288—302 (1959a) ~ Changes with age in diffusion coefficients of solutes for human tissue membranes. In: Ciba-Foundation colloquia on ageing, vol. 1, p. 69—75. Ed. by G. E. W. WOLSTENHOLME and M. P. CAMERON. Boston 1955b. — KIRK, J. E., RITZ, E.: The glyceraldehyde-3-phosphate and α-glycerophosphate dehydrogenase activities of arterial tissue in individuals of various ages. J. Geront. 22, 427—432 (1967). — KLEMER, A., BURBAUM, C.: Über ein bisher unbekanntes Glykoproteid aus menschlichen Aorten. Z. Naturforsch. 20 B, 562 (1965). — KLEMER, A., HOMBERG, K., MEMPEL, D.: Chemische Untersuchungen an Chondroitinschwefelsäure-Protein-Komplexen normaler und sklerotischer Aorten. 2. Mitt. Z. Naturforsch. 19 B, 961—962 (1964). KLEMER, A., MEMPEL, D.: Chemische Untersuchungen an Chondroitinschwefelsäure-Protein-Komplexen normaler und sklerotischer Aorten. 3. Mitt. Z. Naturforsch. 20 B, 553—559 (1965). — KLOTZ: Untersuchungen über die V. saphena magna beim Menschen, besonders rücksichtlich ihrer Klappenverhältnisse. Arch. Anat. Physiol. 1887, Anat. Abt. 159—173. — KNIERIEM, H. J., KAO, V. C. Y., WISSLER, R. W.: Demonstration of smooth muscle cells in bovine arteriosclerosis. J. Atheroscler. Res. 8, 125—136 (1968). — KOHN, R. R., ROLLERSON, E.: Relation of age to swelling properties of human diaphragma tendon. J. Geront. 13, 241—247 (1958). — KORN, E. D.: Chearing factor, a heparin-activated lipoprotein lipase. I. Isolation and characterization of the enzyme from normal rat heart. J. biol. Chem. 215, 1—14 (1955). — KOWALEWSKI, K.: Uptake of radiosulphate by mucopolysaccharides of aorta in cholesterol fed cockerels. Proc. Soc. exp. Biol. (N.Y.) 101, 536—538 (1959). — KREBS, W., DAVID, H.: Beitrag zu elektronenmikroskopischen und funktionellen Alternsveränderungen der Kapillaren. Dtsch. Gesundh.-Wes. 17, 1845—1849 (1962). — Krieg, K.: Zum Vorkommen nichtentzündlicher Arteriopathien bei Zootieren. Abh. Dtsch. Akad. Wiss. Berlin, Kl. Med. 1966, Nr 1, S. 43—61. Berlin: Akad.-Verl. 1966. — Krompecher, St.: Hypoxybiose und Mucopolysaccharid-Bildung in der Differenzierung und Pathologie der Gewebe sowie über den Zusammenhang zwischen Schilddrüsenfunktion und Mucopolysacchariden. Leipzig: Barth 1960. — Krug, H.: Histophotometrische Untersuchungen an der Grundsubstanz der Aorta. Leipzig, Habil.-Schrift 1966. ~ Altersgang der histochemisch nachweisbaren Mukopolysaccharide in der Aorta. Z. Alternsforsch. 20, 207 (1967a). ~ Histophotometrische Untersuchungen zu den Altersveränderungen in der Grundsubstanz der Aorta. Exp. Path. 1, 45—63 (1967b). ~ Histophotometrische Untersuchungen bei Arteriosklerose. Beitr. path. Anat. 137, 330—349 (1968a). ~ The effect of ageing on the thermoelastic contraction of the human aorta. Exp. Geront. 3, 197—198 (1968b). ~ Altern des Gefäßsystems. Wiss. Z. Karl-Marx-Univ. Leipzig, math.-nat. Reihe 19, 485—490 (1970). ~ Der venöse Rückstrom aus der Peripherie. In: Hamann, A. (Hrsg.), Atlas der Heilmassage. Berlin: Volk & Gesundheit (im Druck). — Krug, H., Schlicher, L.: Die Dynamik des venösen Rückstromes. Leipzig: Thieme 1960. — Künnert, B., Krug, H.: The composition of cholesterol esters in fatty streaks and atherosclerotic plaques of the human aorta. Histochromatographic investigations. Atherosclerosis 13, 93—101 (1971). ~ Histochromatographische Untersuchung der Cholesterinesterfraktionen bei Aortensklerose. Acta histochem. (Jena), Suppl. 11, 164—169 (1971). — Kumar, V., Berenson, G. S., Ruiz, H., Dalfers, E. R., Jr., Strong, J. P.: Acid mucopolysaccharides of human aorta. Part 1: Variations with maturation. Part 2: Variations with atherosclerotic involvement. J. Atheroscler. Res. 7, 573—582, 583—590 (1967). — Kummert, W.: Der Altersgang des Kreislaufes der Frau und seine Abhängigkeit von den Sexualhormonen. Frankfurt/M., Inaug.-Diss. 1960. — Kunz, J., Fuhrmann, I., Hackensellner, H. A.: Zur Frage der Synthese sulfatierter Mukopolysaccharide durch das Endothel großer Gefäße des Kaninchens. Exp. Path. 2, 285—288 (1968). — Kunze, D., Olthoff, D.: Über die Altersverteilung der Serumphosphatide. Z. Alternsforsch. 20, 119—128 (1967).

Labella, F. S., Lindsay, W. G.: The structure of human aortic elastin as influenced by age. J. Geront. 18, 111—118 (1963). — Lang, J.: Über die Kapillaren der Wand und Adventitia mittelgroßer Arterien und Venen des Unterschenkels und Unterarmes. Anat. Anz., Erg.-H. 111, 44—60 (1961). — Lang, J., Nordwig, A.: Über die Membrana elastica interna von Arterien muskulären Typs. Z. Zellforsch. 73, 313—325 (1966). — Langgård, H.: Role of connective tissue in electrolyte metabolism. Dan. med. Bull. 14, 130—134 (1967). — Lansing, A. I.: Elastic tissue in atherosclerosis. In: Page, I. H., Connective tissue, thrombosis and atherosclerosis, p. 167—179. New York-London: Acad. Press 1959. ~ Elastic tissue. In: The arterial wall, ed. by A. I. Lansing, p. 136—160. Baltimore: Williams & Wilkins 1959. — Lansing, A. I., Roberts, E., Ramasarus, D. G. B., Rosenthal, T. B., Alex, M.: Changes with aging in amino acid composition of arterial elastin. Proc. Soc. exp. Biol. (N.Y.) 76, 714—717 (1951). — Laplace, P. S.: Mechanique celeste, vol. 10 (1841). — Laurent, T. C.: The interaction between polysaccharides and other macromolecules. 9. The exclusion of molecules from hyaluronic acid gels and solutions. Biochem. J. 93, 106—112 (1964). — Lazovskaya, L. N.: The change in respiration of blood vessels with age. Biochimija 8, 171—187 (1943). — Lehninger, A. T.: The metabolism of the arterial wall. In: The arterial wall, ed. by A. I. Lansing, p. 220—246. Baltimore: Williams & Wilkins 1959. — Lélek, I., Pálfy, A.: Sexualsteroide und Atherosklerose. Z. ges. inn. Med. 17, 933—935 (1962). — Leutert, G.: Die altersabhängigen morphologischen Veränderungen des menschlichen Kehlkopfes. Wiss. Z. Karl-Marx-Univ. Leipzig, math.-nat. Reihe 19, 509—519 (1970). — Levene, C. I., Poole, J. C. F.: The collagen content of the normal and atherosclerotic human aortic intima. Brit. J. exp. Path. 43, 469—471 (1962). — Likar, I. N., Likar, L. J., Robinson, R. W., Bovine arterial disease. 3. Elastic tissue and mural acid mucopolysaccharides in bovine coronary arteries without gross lesions. J. Atheroscler. Res. 8, 643—655 (1968). — Likar, L. J., Likar, I. N., Robinson, R. W.: Levels of acid mucopolysaccharides of the bovine aorta at different stages of the sexual cycle. J. Atheroscler. Res. 5, 388—396 (1965). — Lillie, R. D.: Histopathological technic. New York 1948. — Lindner, J. (Hrsg.): Histochemische Methodik des Nachweises von Polysaccharidkomponenten in Schleimstoffen und Grundsubstanzen. Kolloquium der Gesellschaft f. Histochemie a. d. 8. Symposion in Wien vom 4.—6. 10. 1962. Acta histochem. (Jena), Suppl. 5 (1965). ~ Histochemistry. In: Atherosclerosis, ed. by F. G. Schettler and G. S. Boyd. Amsterdam-London-New York: Elsevier Publ. 1969. — Lindner, J., Gries, G., Freytag, G., Kind, J.: Stoffwechseluntersuchungen an der atherosklerotischen Gefäßwand. Verh. dtsch. Ges. Path. 51, 228—236 (1967). — Lindner, J., Schweinitz, H. A. v., Freytag, G.: Reaktionsformen von Kollagenfasern. 1. Acta histochem. (Jena) 9, 231—246 (1960). — Linzbach, A. J.: Vergleich der dystrophischen Vorgänge an Knorpel und Arterien als Grundlage zum Verständnis der Arteriosklerose. Virchows Arch. path. Anat. 311, 432—508 (1943). — Linzbach, A. J., Hort, W.: Mikroskopische Untersuchungen am Gefäßendothel mit Phasenkontrast- und Auflichtverfahren. Virchows Arch. path. Anat. 329, 669—

693 (1957). — Linzbach, J.: Die Bedeutung der Gefäßwandfaktoren für die Entstehung der Arteriosklerose. Verh. dtsch. Ges. Path. 41, 24—41 (1958). — Lofland, H. B., Clarkson, Th. B.: Certain metabolic patterns of atheromatous pigeon aortas. Arch. Path. 80, 291—296 (1965). — Lopes de Faria, J.: Role of wall factors in the pathogenesis of coronary atherosclerosis. J. Atheroscler. Res. 8, 291—302 (1968).

Maggi, V.: The incorporation of 1-C₁₁-acetate into the different lipid fractions of the arteriosclerotic human arterial wall. J. Atheroscler. Res. 4, 469—478 (1964). — Maier, N., Haimovici, H.: Metabolism of arterial tissue. Oxidative capacity of intact arterial tissue. Proc. Soc. exp. Biol. (N.Y.) 95, 425—429 (1957). ~ Oxidative activity of aortic tissue of man, the rabbit and the dog, with special reference to succinic dehydrogenase and cytochrome oxidase. Amer. J. Physiol. 195, 476—480 (1958). — Mallov, S.: Aortic lipoprotein lipase activity in relation to species, age, sex and blood pressure. Circulat. Res. 14, 357—363 (1964). — Massmann, J., Holle, G.: Histologisch-statistische Untersuchungen der Koronarsklerose in Abhängigkeit von Alter und Geschlecht. Atherosclerosis 11, 37—50 (1970). — Mathews, M. B.: The interaction of collagen and acid mucopolysaccharides. A model for connective tissue. Biochem. J. 96, 710—716 (1965a). ~ Molecular evolution of connective tissue. In: Structure and function of connective and skeletal tissue, ed. by S. Fitton-Jackson, R. D. Harkness, Partridge and G. R. Tristam, p. 181. London: Butterworth 1965b. — McManus, J. F. A.: Histological demonstration of mucin after periodic acid. Nature (Lond.) 158, 202 (1946). — Menzies, D. W.: The acidophilia of elastin. Stain Technol. 38, 245—248 (1963). — Menzies, D. W., Ryan, G. B., Roberts, J. T.: Acidophilia of aortic elastin in the child. Nature (Lond.) 203, 195 (1964). — Meyer, K.: The chemistry of the ground substances of connective tissue. In: Connective tissue in health and disease, ed. by G. Asboe-Hansen, p. 54—69. Copenhagen: Munksgaard 1954. ~ Chondroitinsulphates. In: Springer, O. F., Polysaccharides in biology. Trans. 4th Conf. J. Macy Found. 1958, p. 88—100. — Meyer, K., Davidson, E., Linker, A., Hoffman, P.: The acid mucopolysaccharides of connective tissue. Biochim. biophys. Acta (Amst.) 21, 506—518 (1956). — Meyer, K., Hoffman, P., Linker, A.: The acid mucopolysaccharides of connective tissues. In: Tunbridge, R. E., et al., Connective tissue, p. 86—96. Oxford: Univ. Press 1957. — Meyer, K., Rapport, M. M.: The mucopolysaccharides of the ground substance of connective tissue. Science 113, 596—599 (1951). — Meyer, W. W.: Die Lebenswandlungen der Struktur von Arterien und Venen. Verh. dtsch, Ges. Kreisl.-Forsch. 24, 15—40 (1958). — Meyer, W. W., Stelzig, H. H.: Verkalkungsformen der inneren elastischen Membran der Beinarterien und ihre Bedeutung für die Mediaverkalkung. Virchows Arch. path. Anat. 342, 361—373 (1967). — Meyer, W. W., Stelzig, H. H., Back, H.: Morphologie und Häufigkeit der Calcinose in den Beinvenen alternder Menschen. Virchows Arch. Abt. A 348, 155—163 (1969). — Milch, R. A.: Studies of collagen tissue aging: Interaction of certain intermediary metabolites with collagen. Gerontologia (Basel) 7, 129—152 (1963). ~ Matrix properties of the aging arterial wall. Surg. Sc. 2, 261—341 (1965). ~ Mechanical functions of compounds structurally analogous to ground-substance polysaccharides. Birth defects Original Article Series II, p. 35—39. New York 1966a. ~ Collagen-plasticizing function of carbohydrate polymers. Nature (Lond.) 210, 1041—1042 (1966b). — Milch, R. A., Jude, J. R., Knaack, J.: Effects of collagen-reactive aldehyde metabolites on the structure of the canine aortic wall and their possible role in atherogenesis. Surgery 54, 104—123 (1963). — Milch, R. A., Murray, R. A.: Studies of collagen tissue aging: Thermal shrinkage of metabolite-treated collagenous tissues. Proc. Soc. exp. Biol. (N.Y.) 111, 551—554 (1962). — Miller, E. J., Martin, G. R., Piez, K. A.: The utilization of lysine in the biosynthesis of elastin cross-links. Biochem. biophys. Res. Commun. 17, 248 (1964). — Minkowski, W. I.: The coronary arteries of infants. Amer. J. med. Sci. 214, 623—629 (1947). — Mönckeberg, J. G.: Über die reine Mediaverkalkung der Extremitätenarterien und ihr Verhalten zur Arteriosklerose. Virchows Arch. path. Anat. 171, 141—167 (1903). — Monnier, M.: Changes in pulse wave velocity with age. Longitudinal gerontological research over 10 years (Basel Studies 1955—1965). Geront. clin. (Basel) 9, 81—86 (1967). — Moon, H. D.: Coronary arteries in fetuses, infants and juveniles. Circulation 16, 263—267 (1957). — Moon, H. D., Rinehart, J. F.: Histogenesis of coronary arteriosclerosis. Circulation 6, 481—488 (1952). — Moret, P. R.: Modifications de l'élasticité avec l'âge. Bibl. cardiol. (Basel) 15, 40—75 (1963). — Mortier, W.: Zur quantitativen Morphologie der großen intrapulmonalen Arterien bei fortschreitendem Alter, pulmonalem Hochdruck und Pulmonalsklerose. Würzburg: Inaug.-Diss. 1959. — Müller, O.: Die feinsten Blutgefäße des Menschen in gesunden und kranken Tagen, Bd. 1.2. Stuttgart: Enke 1937—1939. — Müller-Spreer, H.-C., Werber, U., Voigt, K. D.: Untersuchungen über die Höhe und Zusammensetzung der eiweißgebundenen kohlenhydrathaltigen Bestandteile in Serum und Gefäßwand von Normalpersonen und Arteriosklerotikern. Klin. Wschr. 38, 28—32 (1960). — Muir, H.: The structure and metabolism of mucopolysaccharides (glycosaminoglycans and the problem of the mucopolysaccharidoses). Amer. J. Med. 47, 673—690 (1969). — Murata, K., Kirk, J. E., Asawa, G.: Acid mucopolysaccharides of human aortic adventitia. Nature (Lond.) 202, 1334—1335

(1964). — Myers, V. C., Lang, W. W.: Some chemical changes in the human thoracic aorta accompanying the aging process. J. Geront. 1, 441—452 (1946).

Nakamura, T., Tokita, K., Tateno, S., Kotoku, T., Ohba, T.: Human aortic acid mucopolysaccharides and glycoproteins. Changes during ageing and in atherosclerosis. J. Atheroscler. Res. 8, 891—902 (1968). — Németh-Csóka, M.: Untersuchungen über die Kollagenfasern. Acta histochem. (Jena) 20, 65—81 (1965). — Neufeld, H., Wagenvoort, C. A., Edwards, J. E.: Coronary arteries in fetuses, infants, juveniles, and young adults. Lab. Invest. 11, 837—844 (1962). — Newman, H. A. I., Zilversmit, D. B.: Accumulation of lipid and nonlipid constituents in rabbit atheroma. J. Atheroscler. Res. 4, 261—271 (1964). — Nichaman, M. Z., Sweeley, C. C., Olsen, R. E.: Plasma fatty acids in normolipaemic and hyperlipaemic during fasting and after linoleate feeding. Amer. J. clin. Nutr. 20, 1057—1069 (1967). — Nordmann, M.: Die Lebenswandlungen der Struktur der Kapillaren. Verh. dtsch. Ges. Kreisl.-Forsch. 24, 41—56 (1958). — Novikoff, A. B., Essner, E., Goldfischer, S., Heus, M.: Nucleosidephosphatase activities of cytomembranes. In: The interpretation of ultrastructure: Symposia of the International Society for cell Biology, ed. by R. J. C. Harris, vol. 1, p. 149—192. New York-London: Acad. Press. 1962. — Nylander, G., Olerud, S.: The distribution of the vasa vasorum in the abdominal aorta and the vena cava inferior in dogs. Angiology 11, 522—529 (1960).

Ogston, A. G., Sherman, T. F.: Effects of hyaluronic acid upon diffusion of solutes and flow of solvent. J. Physiol. (Lond.) 156, 67—74 (1961). — Oka, M. O., Brodie, St. S., Angrist, A. A.: Sex-dependent vascular changes in young, adult, aged, and hypertensive rats. Amer. J. Path. 53, 127—147 (1968). — Oliver, M. F., Boyd, G. S.: Influence of reduction of serum lipids on prognosis of coronary heart-disease. Lancet 1961 II, 499—505.

Papacharalampous, N. X.: Altersbedingte histologische und histochemische Veränderungen der Coronargefäße. Virchows Arch. path. Anat. 338, 187—193 (1964). — Partridge, S. M.: Elastin-like structures from collagen. In: Recent advances in gelatin and glue Research, ed. by G. Stainsby, p. 255—256. New York 1958. — Partridge, S. M., Elsden, D. F., Thomas, J.: Constitution of the cross-linkages in elastin. Nature (Lond.) 197, 1297—1298 (1963). — Partridge, S. M., Elsden, D. F., Thomas, J., Dorfman, A.: Incorporation of labelled lysine into the desmosine cross-bridges in elastin. Nature (Lond.) 209, 399—400 (1966). — Patek, P. R., Mignard, V. A. de, Bernick, S.: Changes in structure of coronary arteries. Susceptibility to arteriosclerosis in old rats. Arch. Path. 85, 388—396 (1968). — Perlick, E.: Gefäßinhalt und Gefäßwand im Lebensablauf. Verh. Ges. exp. Med. 2, 329—346 (1963). ~ Antikoagulantien. Ihre Bedeutung für die Angewandte Gerinnungsphysiologie, Pathologie und Klinik thromboembolischer Erkrankungen, 3. Aufl. Leipzig: Thieme 1964. ~ Lipolyse und Fibrinolyse des Blutes und der Gefäßwand bei Arteriosklerose. In: Gefäßwand und Blutplasma, hrsg. v. R. Emmrich u. E. Perlick. 2. Symposion Leipzig, 1963. Jena: Fischer 1965. — Pernis, B., Clerici, E.: Carbohydrates, collagen and elastin of the normal aortic wall and arteriosclerotic hyaline plaques. Experientia (Basel) 13, 351—353 (1957). — Pezold, F. A.: Lipide und Lipoproteide im Blutplasma. Berlin-Göttingen-Heidelberg: Springer 1961. — Pincus, G.: Hormones and atherosclerosis. New York: Acad. Press 1959. — Platt, D., Schnorr, B.: Biochemische und elektronenmikroskopische Untersuchungen an normalen und arteriosklerotisch veränderten menschlichen Aorten. Klin. Wschr. 47, 991—999 (1969). — Pollack, C. I., Sadler, R.: Studies in experimental atherosclerosis. J. Geront. 6, 358—364 (1951). — Pomerance, A.: Peri-arterial mast cells in coronary atheroma and thrombosis. J. Path. Bact. 76, 55—70 (1958). — Puchtler, H.: Histochemical specifity of staining methods for connective tissue fibers: Resorcin-Fuchsin and van Gieson's picro-fuchsin. Histochemie 4, 24—34 (1964). — Puchtler, H., Sweat, F., Rates, R., Brown, J. H.: On the mechanism of resorcin-fuchsin staining. J. Histochem. Cytochem. 9, 553—559 (1961).

Ries, W.: Physiologie des Alterns. Wiss. Z. Karl-Marx-Univ. Leipzig, math.-nat. Reihe 19, 407—414 (1970). — Rigó, J.: Veränderungen des Kollagens der Aorta beim Altern und durch Calciferol und Magnesiumbehandlung. Gerontologia (Basel) 11, 25—33 (1965). — Rinehart, J. F.: Observations on the histogenesis and pathogenesis of arteriosclerosis with notes on experimental arteriosclerosis of pyridoxine deficiency. In: Connective tissue in health and disease, ed. by G. Asboe-Hansen. Copenhagen: Munksgaard 1954. — Ritz, E., Sanwald, R.: Stoffwechsel der sauren Mucopolysaccharide in normalen und arteriosklerotischen menschlichen Arterien. Angiologica 6, 111—113 (1969). — Rodgers, J. C., Puchtler, H., Gropp, S.: Transition from elastin to collagen in internal elastic membranes. Staining, polarization, and fluorescence-microscopic studies of the renal arterial system. Arch. Path. 83, 557—566 (1967). — Romberg, E.: Lehrbuch der Krankheiten des Herzens und der Blutgefäße. Stuttgart 1909. — Roscoe, H. G., Riccardi, B. A.: Phospholipid changes in the eye and aorta of cholesterol-fed rabbits. J. Atheroscler. Res. 10, 123—130 (1969). — Rovin, S., Gordon, H. A.: The influence of aging on wound healing in germfree and conventional mice. Gerontologia (Basel) 14, 87—96 (1968). — Rukosuev, V. S.: Über die hämatogene Herkunft des Gefäßhyalins. Arch. pat. 28, H. 6, 73—79 (1966).

SACKETT, D. L., WINKELSTEIN, W., JR.: The epidemiology of aortic and peripheral atherosclerosis. J. chron. Dis. 18, 775—795 (1965). — SANDLER, M., BOURNE, G. H.: Atherosclerosis and its origin. New York-London: Acad. Press 1963. — SANWALD, R., RITZ, E., HUG, B.: Untersuchungen zum Stoffwechsel der sauren Mukopolysaccharide in normalen und arteriosklerotisch veränderten frischen menschlichen Arterien. J. Atheroscler. Res. 8, 433—444 (1968). — SCHALLOCK, G.: Die degenerativen Gefäßwandumbildungen unter besonderer Berücksichtigung der Bedeutung der Grundsubstanz. In: Angiologie, hrsg. v. M. RATSCHOW. Stuttgart: Thieme 1959. — SCHALLOCK, G., LINDNER, H.: Beitrag zur Frage der Entmischungszustände in den Grundsubstanzen des Bindegewebes. Medizinische 1957, 12—20. — SCHAUS, R., KIRK, J. E., LAURSEN, T. J. S.: The riboflavin content of human aortic tissue. J. Geront. 10, 170—177 (1955). — SCHETTLER, G.: Die Pathogenese der Arteriosklerose als Stoffwechselproblem. Ergebn. inn. Med. Kinderheilk., N.F. 6, 279—333 (1955). ~ (Hrsg.): Arteriosklerose. Ätiologie, Pathologie, Klinik und Therapie. Stuttgart: Thieme 1961. — SCHETTLER, G., BOYD, G. S. (ed.): Atherosclerosis. Pathology, physiology, aetiology, diagnosis and clinical management. Amsterdam: Elsevier 1969. — SCHIMMLER, W.: Über die Alterswandlung der elastischen Eigenschaften des Aorta-Iliaca-Rohres beim Menschen. Klin. Wschr. 43, 587—590 (1965). — SCHMIDT, H. A. E.: Das Blutvolumen. Ergebn. inn. Med. Kinderheilk., N.F. 27, 156—249 (1969). — SCHMIDT-MATTHIESSEN, H.: Ein Beitrag zur Bewertung der histochemischen Beweismethoden für saure Mukopolysaccharide. Acta histochem. (Jena) 4, 102—116 (1957). — SCHÖLL, H., SCHETTLER, G.: Die Lipoproteidlipase und ihre klinische Bedeutung. Ergebn. inn. Med. Kinderheilk., N.F. 16, 245—291 (1961). — SCHÖNEBECK, L., WERBER, U., VOIGT, K. D.: Protein-bound carbohydrate-containing constituents of serum and vessel wall in atherosclerosis. J. Atheroscler. Res. 2, 332—346 (1962). ~ SCHÖNFELDER, M.: Orthologie und Pathologie der Langhans-Zellen in der Aortenintima des Menschen. Path. et Microbiol. (Basel) 33, 129—145 (1969). — SCHÖNHEIMER, R.: Zur Chemie der gesunden und der atherosclerotischen Aorta. Z. klin. Chem. 123, 749—761 (1943). — SCHOENMACKERS, J.: Zur quantitativen Morphologie der Herzkranzschlagadern. Z. Kreisl.-Forsch. 37, 617—623 (1948). — SCHORAH, C. J., LOVELL, D., CURRAN, R. C.: Arterial acid mucopolysaccharide concentrations: Their correlation with age and intimal hyperplasia. Brit. J. exp. Path. 49, 574—585 (1968). — SCHORNAGEL, H. E.: Intimal thickening in the coronary arteries in infants Arch. Path. 62, 427—432 (1956). — SCHUBERT, M.: Intercellular macromolecules containing polysaccharides; Connective tissue: Intercellular macromolecules. Proc. Symp. N.Y. Heart Ass. Boston: Little, Brown & Co. 1964. — SCHÜTTE, H. E.: Changes in the vasa vasorum of the atherosclerotic aortic wall. Angiologica 5, 210—222 (1968). — SCHULTZE, H. E.: Über Glycoproteine. Dtsch. med. Wschr. 83, 1742—1752 (1958). — SCHWARZ, W.: Elektronenmikroskopische Untersuchungen der Altersveränderungen in der Media der menschlichen Aorta. Virchows Arch. path. Anat. 324, 612—628 (1953). ~ Heutige Vorstellungen über die ultramikroskopische Struktur des Bindegewebes. In: Struktur und Stoffwechsel des Bindegewebes, hrsg. v. W. H. HAUSS u. H. LOSSE. Stuttgart: Thieme 1960. — SCOTT, R. F., FLORENTIN, R. A., DAOUD, A. S., MORRISON, E. S., JONES, R. M., HUTT, M. S. R.: Coronary arteries of children and young adults. A comparison of lipids and anatomic features in New Yorkers and East Africans. Exp. molec. Path. 5, 12—42 (1966). — SELIG, A.: Chemische Untersuchung atheromatöser Aorten. Hoppe-Seylers Z. physiol. Chem. 70, 451—457 (1910). — SENG, P.: Preparation of glycoproteins from the aortic wall. J. Atheroscler. Res. 5, 50—60 (1965). — SHEREBZOV, L. D.: Moderne Angaben über den Bau, die Eigenschaften und die pathologischen Veränderungen der elastischen Strukturen. Arch. pat. 26, 3—18 (1964).— SHIELDS, G. S., COULSON, W. F., KIMBALL, D. A., CARNES, W. H., CARTWRIGHT, G. E., WINTROBE, M. M.: Studies on copper metabolism. 32. Cardiovascular lesions in copper deficient swine. Amer. J. Path. 41, 603—621 (1964). — SHOCK, N. W.: Perspectives in experimental gerontology. Springfield: Thomas 1966. — SHORE, M. L., ZILVERSMITH, D. B., ACKERMAN, R. F.: Plasma phospholipid deposition and aortic phospholipid synthesis in experimental atherosclerosis. Amer. J. Physiol. 181, 527—531 (1955). — SIMON, E., MEYER, W. W.: Das Volumen, die Volumendehnbarkeit und die Druck-Längen-Beziehungen des gesamten aortalen Windkessels in Abhängigkeit von Alter, Hochdruck und Arteriosklerose. Klin. Wschr. 36, 424—432 (1958). — SINAPIUS, D.: Über das Aortenendothel. Virchows Arch. path. Anat. 322, 662—694 (1952). — SINEX, F. M.: Aging and the lability of irreplaceable molecules. J. Geront. 12, 190—198 (1957). ~ The role of collagen in aging. In: GOULD, B. S., Treatise on collagen, vol. 2, part B, p. 409—448. London-New York: Acad. Press 1968. — SIPERSTEIN, M. D., CHAIKOFF, I. L., CHERNICK, S. S.: Significance of endogenous cholesterol in atherosclerosis. Synthesis in arterial tissue. Science 113, 747—749 (1951). — SMITH, E. B.: The influence of age and atherosclerosis on the chemistry of aortic intima. 1.2. J. Atheroscler. Res. 5, 224—240, 241—248 (1965). ~ The origin and significance of the changes in the lipids of vascular tissue with age. J. Atheroscler. Res. 8, 197—199 (1968). — SMITH, E. B., EVANS, P. H., DOWNHAM, M. D.: Lipid in the aortic intima. The correlation of morphological and chemical characteristics. J. Atheroscler. Res. 7, 171—186 (1967). — SMITH, S. C., STROUT, G., DUNlop, W. R., Smith, E. C.: Mitochondrial involvement in lipid vacuole formation in cultured aortic cells from white carneau pigons. J. Atheroscler. Res. 6, 489—496 (1966). — Sobel, H.: Influence of age in events leading to atherosclerotic heart disease in dogs. 6. Internat. Congr. Gerontol., Copenhagen 1963. ~ Aging of connective tissue and molecular transport. Gerontologia (Basel) 14, 235—254 (1968). — Sørensen, L. B., Kirk, J. E.: Variations with age in the fumarase activity of human aortic and pulmonary artery tissue. J. Geront. 11, 28—32 (1956). — Springorum, W.: Arterienschlängelung und Arteriosklerose. Virchows Arch. path. Anat. 290, 733—748 (1933). — Ssolowjew, A.: Über die Zwischensubstanz der Blutgefäßwand. Virchows Arch. path. Anat. 241, 1—15 (1923). — Stamler, J.: The relationship of sex and gonadal hormones to atherosclerosis. In: Sandler, M., and G. H. Bourne, Atherosclerosis and its origin. New York-London: Acad. Press 1963. — Staubesand, J.: Über die Versorgung der Arterienwand. Anat. Anz. 107, 332—339 (1959). — Steinmann, B.: Über Hundertjährige. Geront. clin. (Basel) 8, 23—35 (1966). — Steyer, A.: Verlauf, Gestalt und Einbau der Vasa vasorum in der menschlichen Aorta. Z. Alternsforsch. 10, 112—125 (1957). — Strauch, G.: Zur Biomorphose von Nierenmarkinterstitium und intrarenalen Arterien. Frankfurt. Z. Path. 75, 336—341 (1966). — Strehler, B. L.: Molecular biology of aging. Naturwissenschaften 56, 57—61 (1969). — Studer, A.: Vorkommen und Bedeutung des körpereigenen Heparins. Experientia (Basel) 10, 148—152 (1954). — Sundberg, M.: On the mast cells in the human vascular wall. Acta path. microbiol. scand., Suppl. 107 (1956). — Suwa, K.: Light and electron microscope studies on the age changes of the ultrastructural density of collagenous fibrils in human aortic media employing three kinds of acidic dyes. Acta med. Okayama 16, Suppl. 15—27 (1962). — Suwa, K., Nakamura, T., Machida, S.: Study on the supply of vasa vasorum into tunica media of the common carotid arteries in rabbits and the nutrition of the arterial wall through vasa vasorum. Acta med. Okayama 16, Suppl. 81—87 (1962). — Swell, L., Treadwell, C. R.: Interrelationships of lipids in blood and tissues. In: Sandler, M., and G. H. Bourne, Atherosclerosis and its origin. New York-London: Acad. Press 1963.

Taylor, E. H.: The role of mucopolysaccharides in the pathogenesis of intimal fibrosis and atherosclerosis of the human aorta. Amer. J. Path. 29, 871—883 (1953). — Taylor, H. E., Saunders, A. M.: The association of metachromatic ground substance with fibroblastic activity in granulation tissue. Amer. J. Path. 33, 525—537 (1957). — Taylor, K. B.: N-terminal residues of aortic elastin. Nature (Lond.) 202, 1217—1218 (1964). — Thomas, L.: Reversible collapse of rabbit ears after intravenous papain, and prevention of recovery by cortisone. J. exp. Med. 104, 245—252 (1956). — Troitzkaja-Andrejewa, A. M.: Zur Kenntnis der Altersveränderungen der Arterien. (Über die Altersfibrose der Arterienwand.) Frankfurt. Z. Path. 41, 120—135 (1931). — Tunbridge, R. E.: The relationship of elastin and collagen. (Morphological studies.) Experientia (Basel), Suppl. 4, 15—18 (1956).

Velican, C., Velican, D.: Histochemistry of the intima of the human aorta and problems of atherosclerosis. Arch. pat. 25, H. 6, S. 16—27 (1963). — Verzár, F.: Veränderung der thermoelastischen Eigenschaften von Sehnenfasern beim Altern. Experientia (Basel) 11, 230 (1955). ~ The ageing of collagen fibres. Experientia (Basel), Suppl. 4, 35—41 (1956). ~ The ageing of collagen. In: Tunbridge, R. E., et al., Connective tissue, p. 208—221. Oxford 1957. ~ Molekulare Veränderungen des Kollagens beim Altern und bei Erkrankungen. Schweiz. med. Wschr. 93, 1036—1038 (1963). ~ Experimentelle Gerontologie. Stuttgart: Enke 1965. — Verzár, F., Willenegger, H.: Das Altern des Kollagens in der Haut und in Narben. Schweiz. med. Wschr. 91, 1234—1236 (1961). — Vio, A., Gozzetti, G., Reggiani, A., Platania, A.: On the distribution of the vasa vasorum in the main arteries and veins. An experimental study on the normal dog. Angiologica 1, 357—382 (1964). — Virchow, R.: Gesammelte Abhandlungen zur wissenschaftlichen Medizin. Frankfurt a. M. 1856.

Wagner, R., Kapal, E.: Über die Aortenelastizität und deren Altersveränderungen. Naturwissenschaften 41, 29—33 (1954). — Wahl, P.: Angiochemie der Arteriosklerose. Z. Alternsforsch. 16, 304—316 (1963). — Wahl, P., Sanwald, R.: Angiochemistry. In: Atherosclerosis, ed. by F. G. Schettler and G. S. Boyd, p. 141. Amsterdam-London-New York: Elsevier 1969. — Wassermann, F.: The intercellular components of connective tissue: Origin, structure and interrelationship of fibers and ground substance. Ergebn. Anat. Entwickl.-Gesch. 35, 240—333 (1956). — Wegener, K.: Sulfateinbau ($Na_2^{35}SO_4$) arteriosklerotisch veränderter Herzkranzgefäße und Aorten des Menschen (autoradiographische Untersuchungen). Verh. dtsch. Ges. Path. 51, 222—228 (1967). — Weigert, C.: Über eine Methode zur Färbung elastischer Fasern. Zbl. allg. Path. path. Anat. 9, 289—292 (1898). — Weissman, N., Shields, G. F., Carnes, W. H.: Cardiovascular studies on copper deficient swine. 4. Content and solubility of the aortic elastin, collagen and hexosamine. J. biol. Chem. 238, 3115—3118 (1963). — Wertheimer, H. E., Ben-Tor, V.: Physiologic and pathologic influences on the metabolism of rat aorta. Circulat. Res. 9, 23—28 (1961). — Werthessen, N. T., Neyman, M. A., Holman, R. L., Strong, J. P.: In vitro-study of cholesterol metabolism in the calf aorta. Circulat. Res. 4, 586—593 (1956). — Wezler, K.: Altersanpassung im Kreislauf. 2. Das

Altern im Gefäßsystem. Z. Alternsforsch. **4**, 1—44 (1942). ~ Die physiologische Alters-insuffizienz des Herzens. Verh. dtsch. Ges. Kreisl.-Forsch. **24**, 74—104 (1958). — WEZLER, K., BÖGER, A.: Die Dynamik des arteriellen Systems. Der Blutdruck und seine Komponenten. Ergebn. Physiol. **41**, 292—606 (1939). — WEZLER, K., SINN, W.: Das Strömungsgesetz des Blutkreislaufes. Aulendorf/Württ. 1953. — WHITEHEAD, T. P., ALEXANDER, M. K., BARROW-CLIFF, D. F., PRIOR, A. P., MARSH, N.: Lipid and mineral matter in coronary arteries and aorta. J. Atheroscler. Res. **2**, 199—209 (1962). — WIESE, H. F., COON, E., YAMANAKA, W., BARBER, S., JOHNSON, P.: Lipid composition of the vascular system during infancy, childhood and young adulthood. J. Lipid Res. **8**, 312—320 (1967). — WILENS, S. L.: The nature of diffuse intimal thickening of arteries. Amer. J. Path. **27**, 825—839 (1951). — WIRTSCHAFTER, Z. T., BENTLEY, J. P.: Extractable collagen in the normal and aneurysmal aorta. Studies in lathyrism. Arch. Path. **79**, 635—640 (1965). — WISSLER, R. W.: The arterial medial cell, smooth muscle or multifunctional mesenchyme. Circulation **36**, 1—4 (1967). — WOESSNER, J. F., JR.: Biological mechanism of collagen resorption. In: GOULD, B. S., Treatise on collagen, vol. 2, part B, p. 253—330. London-New York: Acad. Press 1968. — WOLFF, E. K.: Elastica und Pseudoelastica der großen Arterien. Ein Beitrag zur Frage der Neubildung elastischer Membranen. Virchows Arch. path. Anat. **270**, 37—50 (1928). — WOLINSKY, H., GLAGOV, S.: Structural basis for the static mechanical properties of the aortic media. Circulat. Res. **14**, 400—413 (1964). — WOLKOFF, K.: Über die histologische Struktur der Coronararterien des menschlichen Herzens. Virchows Arch. path. Anat. **241**, 42—58 (1923). — WOOLF, N.: The distribution of fibrin within the aortic intima. An immunohistochemical study. Amer. J. Path. **39**, 521—532 (1961). — WRIGHT, I.: The microscopical appearances of human peripheral arteries during growth and aging. J. clin. Path. **16**, 499—522 (1963). — WYLLIE, J. C., MORE, R. H., HAUST, M. D.: Demonstration of fibrin in yellow aortic streaks by the fluorescent antibody technique. J. Path. Bact. **88**, 335—338 (1964).

YU, S. H., BLUMENTHAL, H. T.: The functional significance of mucopolysaccharide obtained from cattle aorta. J. Geront. **13**, 366—372 (1958). ~ The calcification of elastic fibers. J. Geront. **18**, 119—126 (1963).

ZEMPLENYI, T., GRAFNETTER, D.: Die lipolytische Aktivität der Aorta und ihre Beziehung zur Atherosklerose. In: Gefäßwand und Blutplasma, hrsg. v. R. EMMRICH u. E. PERLICK, S. 175—183. Jena: Fischer 1961. — ZILVERSMIT, D. B., McCANDLESS, E. L.: Independence of arterial phospholipid synthesis from alterations in blood lipids. J. Lipid Res. **1**, 118—124 (1959). — ZILVERSMIT, D. B., McCANDLESS, E. L., JORDAN, P. H., HENLY, W. S., ACKERMAN, R. F.: The synthesis of phospholipids in human atheromatous lesions. Circulation **23**, 370—375 (1961). — ZILVERSMIT, D. B., SHORE, M. L., ACKERMAN, R. F.: The origin of aortic phospho-lipid in rabbit atheromatosis. Circulation **9**, 581—585 (1954). — ZSCHOCH, HJ.: Die Herz- und Gefäßkrankheiten in der Sektionsstatistik. Ergebn. allg. Path. path. Anat. **47**, 58—143 (1966). — ZÜLCH, K. J.: Anatomie und Pathophysiologie der Alternsprozesse des Gehirns und seiner Gefäße. Wien. klin. Wschr. **81**, 553—560 (1969). — ZUGIBE, F. T.: The demonstra-tion of the individual acid mucopolysaccharides in human aortas, coronary arteries and cerebral arteries. 1.2. J. Histochem. Cytochem. **10**, 441—447, 448—461 (1962). ~ Mucopolysaccharides of the arterial wall. J. Histochem. Cytochem. **11**, 35—39 (1963).

Altern des Zentralnervensystems

Von

ALEXANDER ARENDT, Leipzig (DDR)

Mit 22 Abbildungen

I. Einleitung

Das Altern und die Altersinvolution sind keine Krankheit, sondern als orthologischer Vorgang aufzufassen, der hinsichtlich Beginn und Dauer bei den einzelnen Individuen unterschiedlich und genetisch vorgegeben ist. Das Altern kann Krankheiten ungünstig beeinflussen, und das Altern kann pathologisch entarten.

Im Zentralnervensystem lassen sich lebenszeitlich bedingte und im Alter in der Regel eintretende Veränderungen nachweisen. Diese sind Teilbilder des normalen Alterns.

Für eine Erklärung der greisenhaften, psychischen und motorischen Verhaltensweisen wird häufig versucht, das neuropathologische Substrat heranzuziehen. Eine einfache Korrelation morphologischer und klinischer, insbesondere psychiatrischer Befunde darf aber nur mit äußerster Zurückhaltung vorgenommen werden und stößt auf große Schwierigkeiten. Dabei ist noch zu bedenken, daß von psychiatrischer Seite die Versuchung besteht, die Vergegenwärtigung der psychischen Verhaltensweisen beim Altern anhand der pathologischen Komplikationen, also bei den senilen Psychosen und Abbaukrankheiten, aufzuzeigen. Zur Verdeutlichung sind wohl gewisse Übergriffe in die Psychopathologie unvermeidlich. Die Betrachtung des seelischen Alterns ist aber von der Berücksichtigung krankhafter Entstellungen möglichst frei zu halten. Eine scharfe Grenzziehung zu diesen ist hingegen kaum möglich. Krankhaftes und noch Gesundes sind in diesem Bereich nicht prinzipiell, sondern nur gradweise unterschieden[1].

II. Quantitative Veränderungen beim Altern

A. Orthologie der Ganglienzellen

Das Zentralnervensystem besitzt gegenüber den anderen Organen mit Ausnahme der Herzmuskulatur[2] die Besonderheit der Zellkonstanz. Für die menschliche Großhirnrinde wurden 16,5 Milliarden Nervenzellen errechnet, von denen etwa 30 in einem Würfel von 100 μ Seitenlänge liegen[3]. Da sich die Ganglienzellen, nachdem sie angelegt und in Differenzierung begriffen sind, nicht mehr teilen können, ist die numerische Zelldichte und die Volumenzelldichte innerhalb topistischer Einheiten konstant[4].

---

[1] SCHULTE und HARLFINGER 1956. [2] LINZBACH 1955. [3] HAUG 1956, 1967.
[4] VOGT 1919, 1922, 1926, 1936.

Das relative Zellvolumen einer bestimmten Struktur kann mit dem Grauzellkoeffizienten erfaßt werden, welcher von v. Economo (1926) für die Bestimmung der Organisationshöhe der Großhirnrinde eingeführt wurde. Er wird dargestellt aus dem Quotienten des Volumens eines Griseums und dem in ihm erhaltenen Nervenzellvolumen. Die numerische Zelldichte verhält sich nicht einfach reziprok, da die Zahl in einem Areal vorhandener Ganglienzellen nicht gleich ist mit dem von den Nervenzellen eingenommenen Volumen.

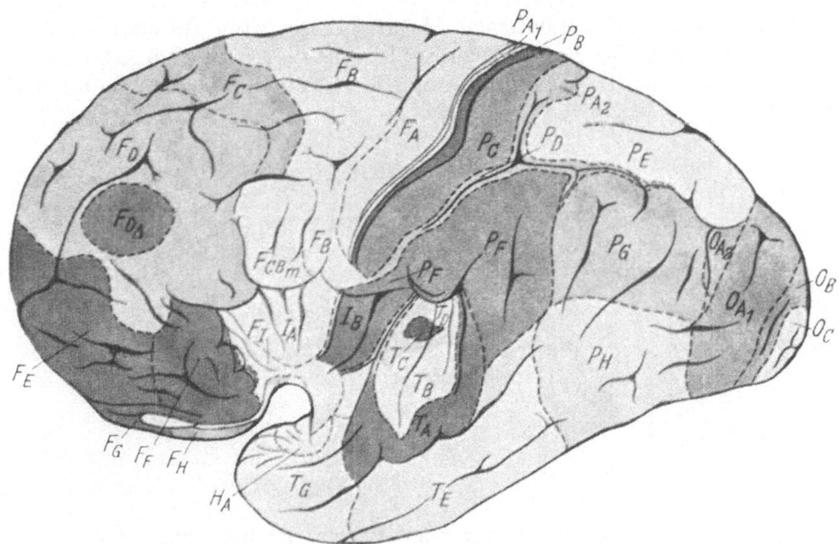

Abb. 1. Grauzellkoeffizient der Areale der menschlichen Großhirnrinde. Je dunkler die Tönung, desto höher der Koeffizient und desto geringer die Volumenzelldichte. (Aus Haug 1959)

Je größer der Grauzellkoeffizient, desto geringer ist die Volumenzelldichte. Das bedeutet, daß der zwischenzellige Raum umfangreicher sein muß. Hirnkarten, die auf der unterschiedlichen Höhe des Grauzellkoeffizienten basieren[5], zeigen, daß Zentren höherer Ordnung eine größere Ausdehnung des „Nervösen Grau" aufweisen. In der Phylogenese mit steigendem Hirngewicht wird der Grauzellkoeffizient größer[6].

Aus dem Grauzellkoeffizienten und dem Cephalisationskoeffizienten von Snell (1891), der das Verhältnis von Hirngewicht, Körpergröße und einem sog. psychischen Faktor beinhaltet, wurde von Haug (1958) ein Cortexkoeffizient angegeben, der die cerebralen Leistungen widerspiegeln soll.

B. Physikalische Veränderungen

Für die Feststellung einer Altersinvolution des Zentralorgans wurde schon frühzeitig das Hirngewicht herangezogen. Bürger (1960) wertete unter Einbeziehung der Fälle von Rössle und Roulet (1932) und Handmann (1906) die Gehirngewichte von 2176 Männern und 1673 Frauen aus, wobei das Feucht- und Trockengewicht gegenübergestellt wurde.

[5] Haug und Rebhan 1956.   [6] Haug 1958.

Die Schwankungsbreite des normalen Hirngewichtes ist beträchtlich. Von Grünthal (1930) wird es mit 1000—1500 g angegeben. Dabei ist zu bedenken, daß das einzelne Gehirngewicht von Erkrankungen, von der Blutfülle, der postmortalen Hirnquellung oder dem Zeitpunkt der Entnahme aus der Schädelhöhle oder der Reihenfolge der Eröffnung der Körperhöhlen[7] verändert werden kann. Die Mittelwerte für das höchste Hirngewicht werden mit 1370 g für Männer und 1250 g für Frauen angegeben[8], wobei der Höchstwert bei Männern zwischen 20 und 30 Jahren und bei Frauen zwischen 18 und 20 Jahren zu erwarten ist[9]. Mit zunehmendem Alter sinkt das Hirngewicht auf etwa 1265 g beim 70jährigen und auf ungefähr 1170 g beim 80jährigen Mann; bei der Frau auf etwa 1150 g im 70. und auf etwa 1060 g im 80. Lebensjahr. Eine stärkere Gewichtsabnahme wurde für Männer zwischen 70 und 80 Jahren und für Frauen zwischen 60 und 70 Jahren gefunden[10].

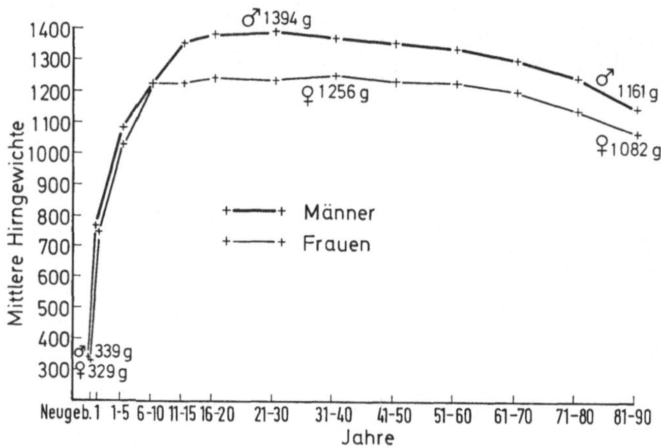

Abb. 2. Gehirngewichte in den einzelnen Altersklassen. (Aus Bürger 1960)

Hinsichtlich der geschlechtsbedingten Differenzen, die zwischen 100 g[11] und 120—162 g[12] liegen, wurden zahlreiche Spekulationen angestellt, wie die unterschiedliche Organisation des männlichen und weiblichen Körpers[13], Unterschiede in der Körpergröße der Geschlechter[14] und angebliche differente geistige Fähigkeiten[15]. Die linke Hemisphäre soll immer schwerer sein.

Ohne weitere Vergleichs- oder Bezugsgrößen ist die isolierte Betrachtung der individuellen Hirngewichtszahl aber völlig unbrauchbar[16]. So wurde für die bessere Kennzeichnung der Atrophie des Gehirns auf den Spielraum zwischen Hirnvolumen und Schädelkapazität hingewiesen[17]. Dieser Spielraum entspricht im mittleren Lebensalter 7—10% der Schädelkapazität[18]. Die große Variabilität der Maßangaben für den Spielraum (7,5—16%)[19] ist durch die Quelltendenz des Gehirns während der Zeit nach Eintritt des Todes bis zur Wägung bedingt[20].

[7] Böning 1925, Marchand 1902, Im Obersteg 1952, Reichardt 1965, Roessle und Roulet 1932, Rudolph 1914.
[8] Bürger 1960.   [9] Marchand 1902, Roessle und Roulet 1932.
[10] Marchand 1902, Matiegka 1902, Hultgren 1912.   [11] Bürger 1960, Hultgren 1912.
[12] Marchand 1902, Spann 1965.   [13] Marchand 1902.   [14] Weigner 1903.
[15] Hultgren 1912, Möbius 1906.   [16] Reichardt 1905, 1965.
[17] Reichardt 1905, 1965.   [18] Reichardt 1905, 1965, Böning 1925, Rudolph 1914.
[19] Reichardt 1905, 1965, Rudolph 1914, Panofsky und Staemmler 1922.
[20] Böning 1925, Panofsky und Staemmler 1922, Apel 1925.

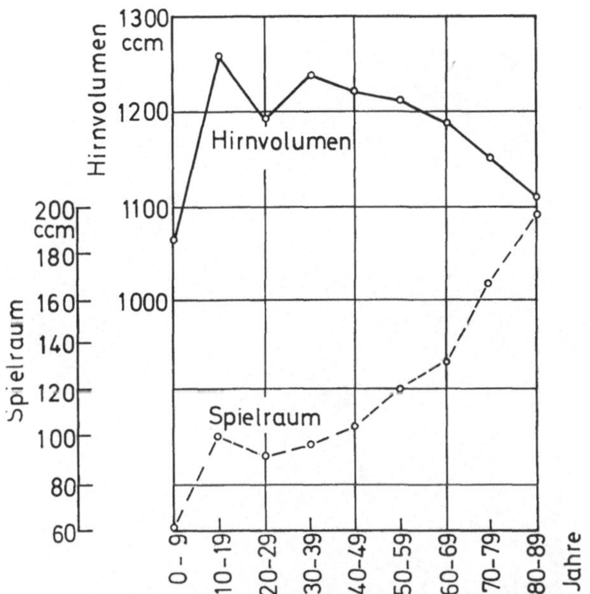

Abb. 3. Verhältnis von Hirnvolumen und Spielraum in den einzelnen Altersklassen. (Aus Böning 1925)

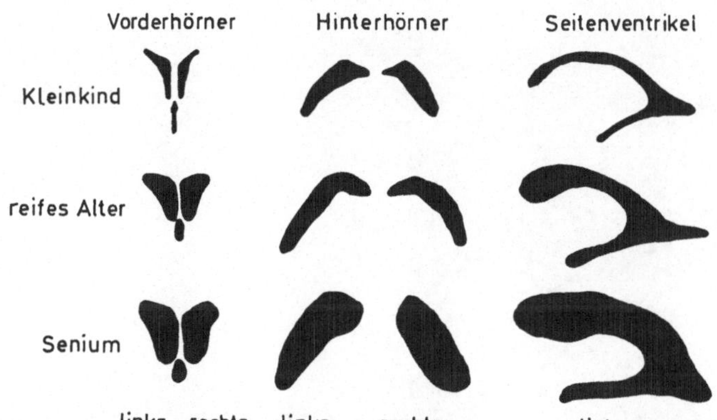

Abb. 4. Änderung von Ventrikelgröße und Ventrikelform mit zunehmendem Alter. (Aus Heinrich 1939)

Eine alternsabhängige Erweiterung des Ventrikelsystems läßt sich sowohl durch die Pneumencephalographie[21] und im Echoencephalogramm[22] als auch durch eine postmortale Wasserfüllung[23] nachweisen. Der Hydrocephalus internus ist links stärker augeprägt[24] und bei Männern deutlicher als bei Frauen[25].

C. Reduktion des funktionstragenden Parenchyms

Die Altersatrophie ist verbunden mit einer Verschmälerung der Hirnrinde und des Markes, bedingt durch einen Untergang von Ganglienzellen.

[21] Büttner und Massen 1939, Heinrich 1939, Kraemer 1956.
[22] Feuerlein und Dilling 1967.
[23] Reichardt 1905, 1965, Morel und de Montmollin 1942.
[24] Heinrich 1939, Mallison 1947.   [25] Morel und Wildi 1955.

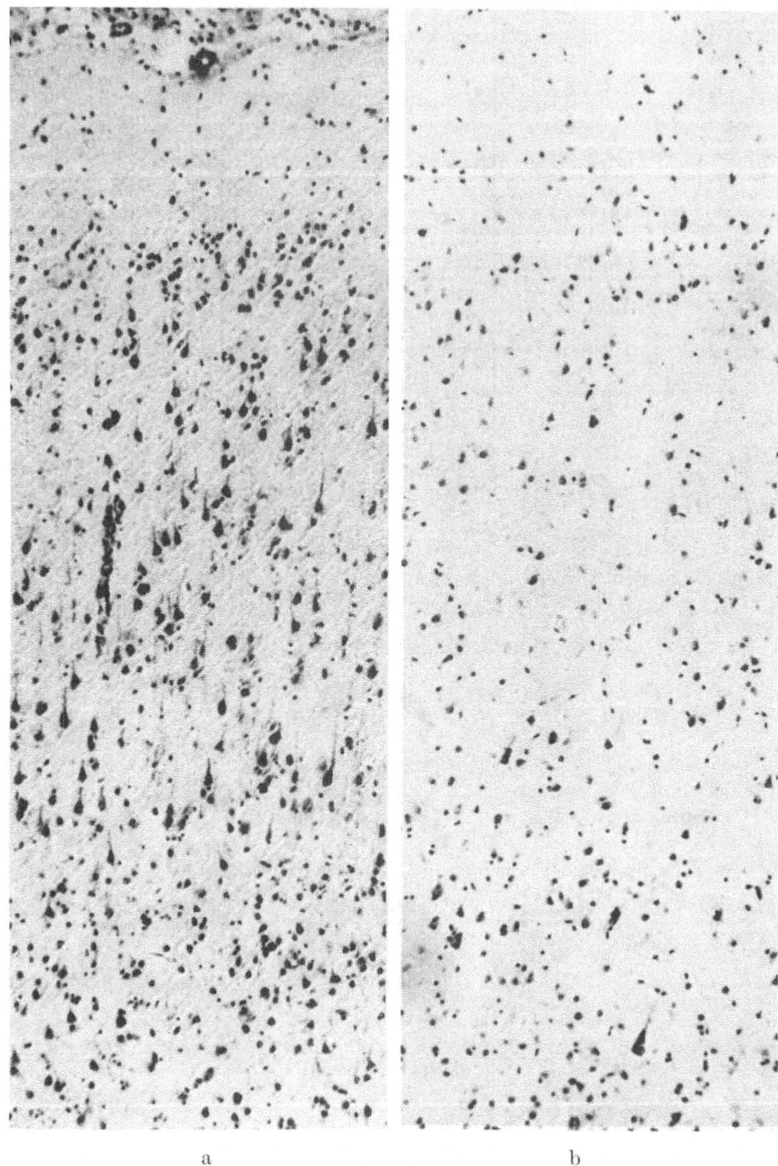

a   b

Abb. 5a u. b. Hirnrinde bei einem 20jährigen (a) mit regelrechter Rindenschichtung und bei
einem 80jährigen (b) mit Nervenzellausfällen vor allem in der 3. und 5. Rindenschicht

Die Beteiligung der einzelnen Hirnabschnitte ist mit makroskopischen plani-
metrischen Messungen dargestellt worden[26].

Volumetrische Untersuchungen[27] weisen darauf hin, daß im Alter das Volumen
eines Griseums in dem Maße abnimmt, wie die Zellzahl im ausgemessenen Gebiet
ansteigt. Zellgrößenbestimmungen, die erschwert sind durch die große Variabilität

<hr>

[26] Anton 1903, Jaeger 1910, 1914, Friede 1955.   [27] Höpker 1951, Hopf 1965,

der einzelnen Zellgrößen und oft auch durch den täuschenden Einfluß der Schnittdicke, haben ergeben, daß im Hypothalamus die Zellgröße mit steigendem Alter signifikant zunimmt[28]. HEMPEL (1968) weist aufgrund von Untersuchungen im Nucleus anterior principalis des vorderen Kerngebietes des Thalamus darauf hin, daß im Alter bei gleichbleibender Ganglienzellzahl die Einzelzelle durch Zunahme der Plasmafläche größer wird, also die Zunahme der Zelldichte Folge einer Zellvergrößerung durch Plasmaausweitung ist. Unter Berücksichtigung der Abnahme des Hirngewichtes und Hirnvolumens im Alter um 10—20% ergibt sich hieraus, daß ein Ganglienzelluntergang erfolgt sein muß. Diese quantitativen Untersuchungen zeigen, daß das Volumen einzelner Grisea abnimmt und sich die Nervenzelldichte bei unterschiedlicher Vulnerabilität und Zunahme der Gliazellen verringert, wobei einzelne Nervenzellen sich vergrößern[29]. Von der alternsabhängigen Zellzahlverminderung wird in der Großhirnrinde bevorzugt die 3.[30] und die 5. Rindenschicht[31] betroffen, dann folgen die 1., 2. und 4. Schicht. Nach HAUG (1958, 1959) ist in der Occipitalhirnrinde ein Zellverlust mit steigendem Alter nicht nachzuweisen. Eine stärkere Vulnerabilität besteht für den Frontal- und Temporallappen, während die Fissura calcarina und die motorische Rinde weniger betroffen werden. Die senilen Ganglienzellausfälle breiten sich selten gleichförmig über einen ganzen Gyrus aus, vielmehr scheint eine Vorliebe für bestimmte architektonische Gebiete gegeben zu sein. Die unterschiedliche Vulnerabilität einzelner Grisea wird durch zahlreiche Untersuchungen belegt[32].

Zunehmende Ganglienzellverluste bei Tieren im Alter wurden mehrfach beschrieben. Bei Meerschweinchen ließ sich eine Zellverringerung bis zu 20% bei den großen und bis zu 50% bei den kleinen Nervenzellen nachweisen[33]. Zellverluste bis zu 20% in der Großhirnrinde der Ratte fand INUKAI (1928), und bei Pferden, Hunden und Katzen wurde eine stärkere Zellkernvolumenverringerung beschrieben[34]. Ganglienzellverluste konnten weiterhin bei Hunden und Affen[35] und bei Mäusen[36] mit zunehmendem Alter nachgewiesen werden.

Die Nervenfasern nehmen zwischen dem 20. und 60. Lebensjahr ab[37]. Von der Markfaserlichtung sind in der Hirnrinde vor allem die Horizontalsysteme betroffen[38]. Bevorzugt werden die vorderen Hirnanteile erfaßt. Der Markfaserschwund geht etwa dem Zellausfall parallel. Resistenter ist die motorische Rinde und die Fissura calcarina.

D. Chemische Veränderungen

Quantitative chemische Untersuchungen sind von BÜRGER und seiner Schule vorgelegt worden. So wird der Hydrocephalus, die Vergrößerung des Spielraumes, auf eine Wasserverarmung bezogen. Die chemische Zusammensetzung ändert sich im alten Gehirn. Für Phosphor und Stickstoff sinken die Werte in der Hirntrockensubstanz im Alter ab, während der Schwefel zunimmt. Von BÜRGER (1960) wird dies mit der Ablagerung von Schlackenstoffen in Zusammenhang gebracht. Untersuchungen an Ratten zeigten, daß im Diencephalon bei alten Tieren eine Abnahme der Ribo- und Desoxyribonucleinsäure festzustellen ist[39].

Unter Zugrundelegung der Untersuchungen von SPENCER (1866), der die Alterung protoplasmatischer Strukturen mit der Alterung kolloidaler Lösungen verglich, wurden die Alterungsvorgänge im Zentralnervensystem nach kolloid-

---

[28] ANDREW 1956b.   [29] HEMPEL 1968.   [30] HOFF und SEITELBERGER 1957.
[31] SCHAFFER und MISKOLCZY 1938, WÜNSCHER 1957.   [32] Literatur s. HEMPEL 1968.
[33] SPIEGEL 1928.   [34] KETZ 1959.   [35] HARMS 1927, 1944.   [36] ANDREW 1955.
[37] CORBIN und GARDNER 1937, GARDNER 1940, BREUCH und AREY 1920.
[38] GELLERSTEDT 1933.   [39] YAJIMA 1966.

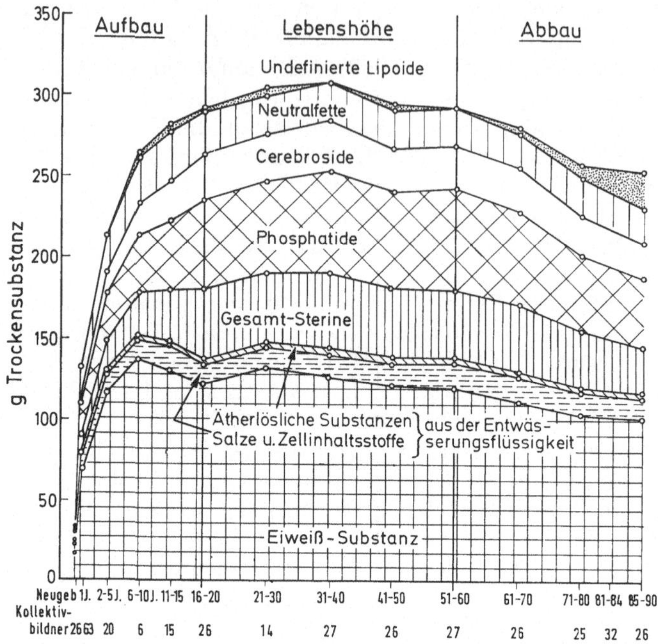

Abb. 6. Chemische Biomorphose des menschlichen Gehirns. (Aus BÜRGER 1957)

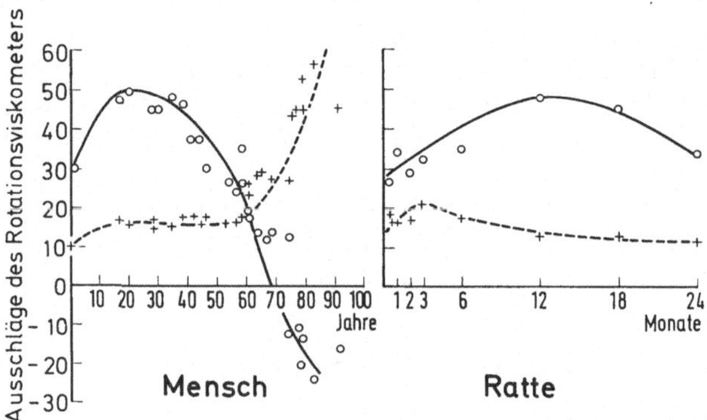

Abb. 7. Viscosität und thixotrope Verfestigung von Hirnhomogenaten in Abhängigkeit vom Alter. Die ausgezogene Linie gibt die Viscositätszunahme innerhalb von 30 min wieder, die gestrichelte Linie die Viscosität unmittelbar nach Beendigung des Homogenisierens. (Aus QUADBECK 1968)

chemischen Gesichtspunkten betrachtet[40]. Als Ursache für das Altern der lebenden Substanz wurde die Synärese angesehen[41]. Dies ist ein Vorgang der Kolloidchemie, bei dem es bei der Alterung eines Geles zu einer Strukturverdichtung unter Wasserverlust kommt.

Durch Viscositätsmessungen an Hirnhomogenaten konnte WALTER (1960) zeigen, daß mit zunehmendem Alter die Bereitschaft, sich wieder zu vernetzen und damit in ihrer Viscosität anzusteigen, stark reduziert ist. Auch kann ein Alters-

---

[40] v. BRAUNMÜHL 1934, HALLERVORDEN 1957.   [41] RUZICKA 1922.

gehirn beim Homogenisieren von Hirngewebe schlechter in eine dünnflüssige Form gebracht werden. Diese Untersuchungen sprechen dafür, daß im Gehirn mit zunehmendem Alter eine synäretische Gewebsverfestigung eintritt.

Im Zentralnervensystem ist, von wenigen Ausnahmen abgesehen, ein ständiger Auf- und Umbau aller Strukturen des zentralnervösen Gewebes vorhanden. Ein als Dauerprotein zu bezeichnender Stoff kommt praktisch nicht vor[42]. Da aber dieser ständige Umbau einer Struktur die Alterung eines Gewebes verhindert, erscheint es schwer verständlich, wie es zu einer Alterung mit synäretischen Vorgängen im Hirngewebe kommen kann. Bei allen Individuen einer gleichen Art läuft die Alterung nicht mit gleicher Geschwindigkeit ab, so daß angenommen werden muß, die im Hirngewebe nachweisbare Synärese ist nicht die wesentliche Ursache, sondern die Folge von anderen Vorgängen[43].

Die synthetischen Vorgänge, die den ständigen Aufbau der vorher abgebauten Strukturen im Gehirn sicherstellen, hängen von der Energieversorgung des Gehirns ab. Eine verminderte Energieversorgung oder ein Mißverhältnis zwischen Energiebedarf und Versorgung wird also eine Alterung begünstigen. Dies ist möglich durch Störungen der Versorgung, des Transportes, der Verwertung und des Bedarfes[44].

Eine unzureichende Blutmenge und Blutqualität, d.h. ein unzureichender Gehalt an verwertbarem Sauerstoff und Glucose führt zu Störungen der Versorgung. Transportstörungen liegen in den Grenzstrukturen zwischen Capillarlumen und zentralnervösem Parenchym. Eine unzureichende Fermentausstattung, ein verzögerter Fermentaufbau oder eine Fermenthemmung, gleich welcher Ursache, führen zu Verwertungsstörungen. Aus einem Mißverhältnis zwischen der möglichen Energiezufuhr und dem Energieverbrauch resultiert eine Bedarfsstörung. Ein fortgesetzter Erholungsmangel kann für das Gehirn eine gleichartige wirksame Ernährungsstörung darstellen, wie eine unzureichende Versorgung mit Glucose. Im höheren Lebensalter können sämtliche Möglichkeiten einer cerebralen Ernährungsstörung eine Rolle spielen. Wesentlich ist vor allem, wieweit Glucosetransportstörungen und Verwertungsstörungen qualitativ vorherrschen. In diesem Zusammenhang ist darauf hinzuweisen, daß bei cerebralen Alterserkrankungen nicht die Durchblutungsgröße eine wesentliche Rolle spielt, sondern die Reduzierung der Glucoseaufnahme des Gehirns[45]. Obwohl diese Störungen einen totalen Funktionsausfall einzelner Systeme hervorrufen können, lassen sie sich nicht immer im histologischen Bild erfassen[46]. So läßt sich die Diskrepanz zwischen cerebraler Leistungsfähigkeit und pathologisch-anatomischem Substrat durch eine Transport- und Verwertungsstörung erklären.

Gegen Durchblutungsstörungen im eigentlichen Sinne ist das Gehirn durch besondere autonome Sicherungen seiner Blutversorgung in hohem Maße stabilisiert. Die Hirndurchblutung ist abhängig vom Blutdruck, vom Gefäßquerschnitt und von der Eigensteuerung. Die Regulierung der Hirngefäßweite erfolgt durch den Wasserstoffionengehalt im Gewebe und durch den Bayliss-Effekt. Allerdings geht im Alter die Fähigkeit, die Hirndurchblutung über den Bayliss-Effekt zu regulieren, allmählich verloren[47].

BAYLISS stellte 1906 fest, daß sich Druckvariationen im Innern einer Hirnarterie auf den Durchmesser der lichten Weite dieses Gefäßes auswirken. Eine Verminderung des Innendruckes ist von einer Abnahme des Gefäßtonus und somit einer Gefäßweite begleitet. Umgekehrt löst eine Druckzunahme eine Steigerung

---

[42] RICHTER 1958.　　[43] QUADBECK 1966, 1968.　　[44] QUADBECK 1966, 1968.
[45] GOTTSTEIN et al. 1962, 1964, DASTUR et al. 1965, REINMUTH et al. 1966.
[46] PETERS 1967, v. BRAUNMÜHL 1957.　　[47] MEYER et al. 1966.

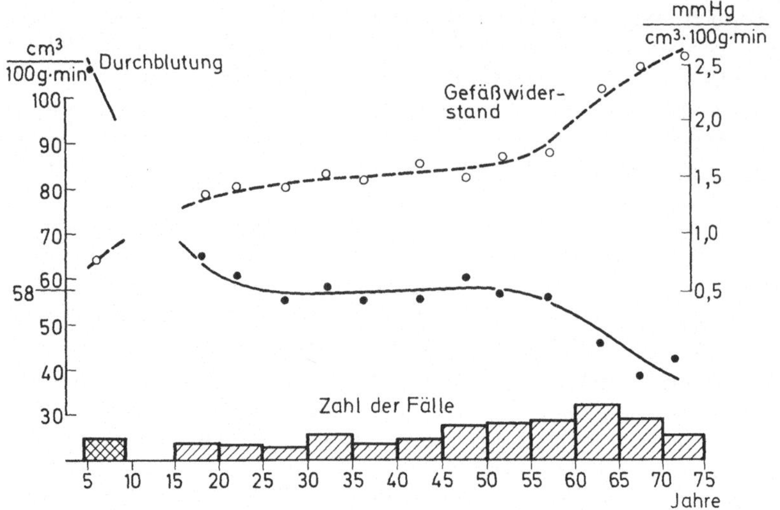

Abb. 8. Hirndurchblutung und cerebraler Gefäßwiderstand in Abhängigkeit vom Lebensalter. (Aus BERNSHEIMER und GOTTSTEIN 1958)

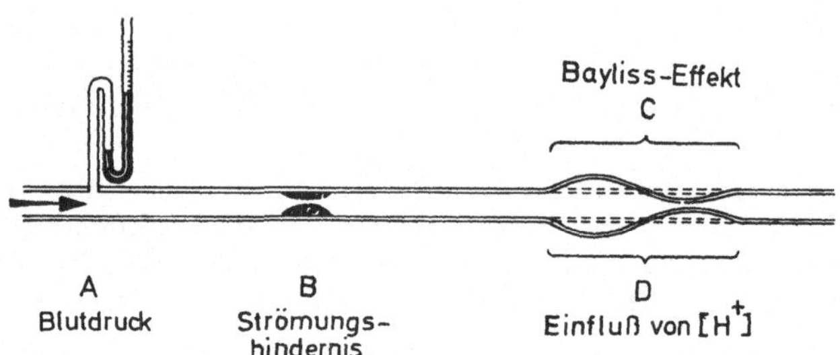

Abb. 9. Steuerung der Hirndurchblutung. (Aus Quadbeck 1968)

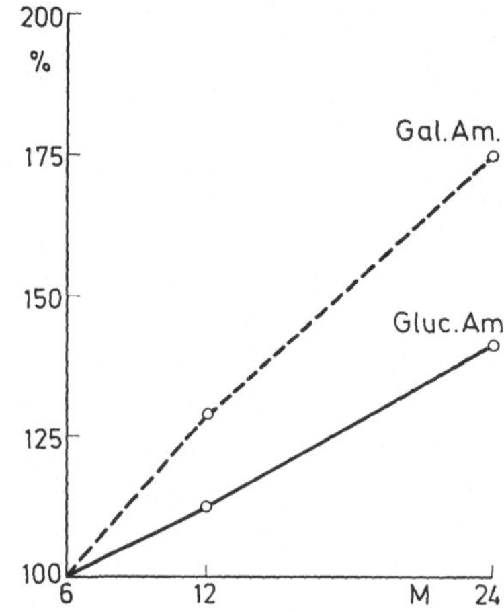

Abb. 10. Glucosamin- und Galaktosamingehalt im Rattengehirn in Abhängigkeit vom Lebensalter. (Aus QUADBECK 1968)

des Tonus der Arterienwand und eine Verminderung des Gefäßdurchmessers aus. Damit wird eine Konstanz des Strömungsvolumens herbeigeführt[48].

Nach QUADBECK (1968) steht beim cerebralen Altern eine verminderte Glucoseversorgung oder Verwertung des Gehirns im Vordergrund. Da das Hirn die in erheblichem Anteil vorliegende Galaktose und deren Derivate infolge seiner fermentativen Ausstattung nicht stoffwechselmäßig nutzen kann, während Glucosederivate verwertet werden können, kommt es bei einer mangelhaften Energieversorgung durch Verwertung hirneigener Strukturen zu einer relativen Verminderung der Glucosederivate bei gleichzeitiger Zunahme der Galaktosederivate. Im Hirngewebe von Ratten ließ sich im Laufe des Lebens der relative Anstieg von Galaktosamin im Vergleich zu Glucosamin nachweisen[49]. Bei alten Menschen liegt im Vergleich zu jungen der Galaktosaminanteil im Liquor cerebrospinalis signifikant höher[50].

Nach diesen Befunden werden Ernährungsstörungen des Gehirns als ein wesentliches pathogenetisches Prinzip des cerebralen Alterns in den Vordergrund gestellt[51]. Diese Ernährungsstörung hat eine Verminderung des Stoffumsatzes zur Folge, und infolge einer Herabsetzung der Umbauraten ist eine Alterung protoplasmatischer Strukturen im Zentralnervensystem mit kolloidchemischen Phänomenen[52] erklärbar. Auch die von BÜRGER (1947) beschriebenen stofflichen Altersveränderungen lassen sich als Folgezustände einer primären Ernährungsstörung auffassen.

Die Ursachen für die Ernährungsstörung des Gehirns im fortgeschrittenen Lebensalter sind unbekannt. Mit der Zurückführung der nachweisbaren stofflichen Veränderungen beim Altern des Zentralnervensystems auf eine progrediente cerebrale Ernährungsstörung kann nur eine Teilbeschreibung gegeben werden[53]. Alternsbedingte Störungen in den Fermentsystemen des Gehirns konnten bisher nicht nachgewiesen werden.

III. Die Strukturen des Zentralnervensystems

Wenn auch schon auf die Unterschiede des Alternswandels in verschiedenen topistischen Einheiten[54] bei bestimmten quantitativen Untersuchungsverfahren hingewiesen wurde, so betrachten doch die meisten physikalischen und chemischen Methoden das gesamte Organ und berücksichtigen nicht die strukturbedingten Besonderheiten des Gehirns. Die mit morphologischen und elektrophysiologischen Methoden erfaßbare Sondergestalt dieses Organs ergibt sich aus der Vielzahl verschieden strukturierter architektonischer Bezirke, die zu einem Ganzen funktionell zusammengefaßt werden. Es gibt im Zentralnervensystem keine gemeinsame immer wiederkehrende Funktionsstruktur.

In allen seinen Teilen ist ein allgemeines, aber sehr variiertes Strukturgesetz sichtbar. In der Bestimmung des Zentralnervensystems als Organ zur Informationssammlung und Verarbeitung zeigt sich das Verhalten des funktionstragenden Parenchyms, der Nervenzellen. Diese treten mit ihren Fortsätzen und mit anderen Nervenzellen innerhalb und außerhalb des Organs sowie mit Receptoren und Erfolgsorganen in Verbindung. Ein weiteres ebenfalls in einzelnen Regionen unterschiedliches Verhalten weisen die Beziehungen zwischen Hirngefäßen, Glia- und Nervenzelle auf. Als obligates Mittelstück der cellulären Transportstrecke fungiert die Astrogliazelle, die mit ihrem Gefäßfuß der hirnseitige Konstituent der Bluthirnschranke und das Kontaktelement zwischen Gefäßwand und Nervenzelle ist.

---

[48] TISSOT und MONNIER 1963.   [49] QUADBECK 1968.   [50] QUADBECK 1968.
[51] QUADBECK 1968.   [52] RUZICKA 1922, WALTER 1960.   [53] QUADBECK 1968.
[54] VOGT 1942.

Die durch die Vielgestaltigkeit dieser beiden Bauweisen entstehenden architektonischen Bezirke bilden keine kompletten Funktionseinheiten. Sie leisten spezialisierte Teilfunktionen innerhalb eines komplizierten Gesamtfunktionsplanes.

Die örtlichen Verschiedenheiten des Zentralnervensystems lassen sich auf unterschiedliche Weise darstellen, und zwar durch Anordnung, Zahl und Form der mit besonderen Methoden sichtbar gemachten strukturellen Elemente. So beinhaltet die Cytoarchitektonik die räumliche Anordnung der Nervenzellen sowie die morphologischen Merkmale der in einem Gebiet vorhandenen Nervenzellen bzw. unterschiedlichen Nervenzelltypen. Die Nervenzellfortsätze in ihrer Anordnung und Bauart repräsentieren die Fibrillo- bzw. Golgi-Architektonik, sind sie bemarkt die Myeloarchitektonik. Die Art der Verbindungen der Nervenzellen einer Region miteinander und die Kontaktbildung mit entfernteren Nervenzellen repräsentiert die Synaptologie. Cytoarchitektonik, Fibrillo- bzw. Myeloarchitektonik und Synaptologie ergeben in ihrer Integration den neuronalen Schaltapparat einer Region.

In gleicher Weise variieren die Art, Anordnung und Fortsatzbildung der Gliazellen, die die Gliaarchitektonik einer Region beinhalten und eng mit den neuronalen Strukturen verknüpft sind. Die Angioarchitektonik umfaßt das in seiner Dichte, Anordnung und Baueigentümlichkeiten regional unterschiedliche Gefäßsystem. Die noch nicht erschöpfend erfaßbaren verschiedenen Stoffwechselgrößen, die Enzymmuster, der Gehalt an Spurenelementen, an biogenen Aminen usw. werden in der Chemoarchitektonik zusammengefaßt. Die Elektroarchitektonik erfaßt elektrophysiologisch regional unterschiedliche Funktionseinheiten.

Aus diesen besonderen Eigenheiten geht hervor, daß das Zentralnervensystem nicht als ein einheitliches Organ betrachtet werden kann, sondern als eine Vielheit wenn auch in sich integrierter Teilorgane aufzufassen ist. Für die Untersuchung und Betrachtung der Alternsveränderungen ist dies von besonderer Wichtigkeit.

IV. Die gestaltliche Manifestation der Alternsvorgänge

Für Alternsveränderungen ist eine molekularpathologische Grundlage anzunehmen. Der Verlust der Ganglienzellen wird auch mit der Mutationstheorie erklärt, indem die langsame Anreicherung mit Mutationen schließlich dazu führt, daß Zellen sterben oder weitgehend unwirksam werden[55]. Die celluläre Stoffwechselstörung, die Altern genannt wird, entspricht gestaltlich einer Dystrophie. Diese soll aus der Modifikation cellulärer Synthesemechanismen unter dem Einfluß immunopathologischer hormoneller und physikochemischer Bedingungen entstehen. Eine morphologische Ordnung der Alternsveränderungen erscheint aber auch weiterhin gerechtfertigt, da hiermit eine Ansicht der Formalgenese und Hinweise für die verantwortlichen pathogenetischen Konstellationen zu gewinnen sind[56].

Nach der gestaltlichen Manifestation kann man neuronale, gliale und vasculäre Veränderungen unterscheiden, die sich gegenseitig beeinflussen und überlagern können.

Die cellulären und geweblichen Veränderungen beim Altern des Gehirns sind degenerative Vorgänge, die auftreten als Atrophie, als Dystrophie und Nekrobiose. Die Nekrobiose ist die Endphase der degenerativen Veränderungen, die früher oder später erreicht wird. Primär nekrotische Vorgänge gibt es in normalem Hirnaltern nicht. Bei den neuronalen Veränderungen läßt sich von der Atrophie der Nervenzellen die Dystrophie wie die Pigmentdystrophie, die neuroaxonale Dystrophie und die argyrophile Dystrophie abgrenzen[57].

---

[55] Curtis 1968.   [56] Seitelberger 1968.   [57] Seitelberger 1968.

A. Neuronale Veränderungen

1. Die Atrophie der Nervenzellen

Die Atrophie der Nervenzellen im Alter ist eine einfache Schrumpfung, die cellulodistal im Neuriten beginnt, zentripedal langsam fortschreitet und schließlich zum Zelltod führt. Es resultiert eine Parenchymlichtung mit reparativer Gliazellproliferation und Faserproduktion. Die Abbaureaktionen sind aufgrund des schleichenden Schwundes neuronaler Substanz einschließlich der betreffenden Markscheiden in der Regel nicht vorhanden. Diese Vorgänge werden als atrophisierender Prozeß bezeichnet[58].

Der regional unterschiedliche cytoarchitektonische Aufbau des Gehirns bedingt lokale Schwankungen des Atrophiegrades, so daß im gealterten Gehirn eine regionale Akzentuierung der Zelluntergänge festzustellen ist. Ein feststehendes topisches Atrophiemuster des Seniums kann nicht angegeben werden. Die lokale Atrophie kann, wenn ein bestimmtes Ausmaß an neuronalem Verlust erreicht bzw. überstiegen wird, klinisch im psychischen oder neurologischen Befund manifest werden.

Vermutlich ist die Nervenzellatrophie durch eine Insuffizienz im Umsatz der Funktionsproteine bedingt.

2. Plasmaeinschlüsse in Nervenzellen

Beim Altern treten inkonstant in den einzelnen Hirnregionen auch corpusculäre Formationen in den Ganglienzellen auf. So die Silberkugeln, argyrophile Plasmaeinschlüsse, die gelegentlich in den Nervenzellen der Ammonshornformation anzutreffen sind. Weiterhin die Lewyschen Körperchen, sphärische chromophobe Plasmaeinschlüsse, die ausschließlich in melaninpigmenthaltigen Nervenzellen in der Substantia nigra, im Locus caeruleus und im dorsalen Vaguskern vorkommen. Ihre Häufigkeit wird mit 1,7 %[59] bis 2,5 %[60] angegeben. Sie werden als Begleiterscheinung der Alternsatrophie in bestimmten Nervenzellpopulationen angesehen[61].

3. Die Lipopigmentdystrophie

Ablagerung in der Nervenzelle, Ausdruck bestimmter cellulärer Stoffwechselstörungen, führen schließlich zum Zelluntergang. Bei den senilen Hirnveränderungen ist am bekanntesten die Anhäufung von Lipofuscin in den Ganglienzellen[62], die als neuronale Lipopigmentdystrophie[63] und bei der Erreichung stärkster Grade als Pigmentdegeneration bezeichnet wird.

Die Histochemie und Ultrastruktur des „Alterspigmentes" wurde von STREHLER (1964) und CLARA (1965), der chemische Aufbau isolierter Lipofuscingranula von BJÖRKERUD (1964) bearbeitet. Die Lipofuscinpigmente entstehen teilweise durch Oxydation von einer Anzahl von Lipid- oder Lipoproteidquellen[64], wobei die Peroxydbildung als pathologische Veränderung in biologischen Systemen angesehen wird[65].

OBERSTEINERs (1904) Unterscheidung in lipophile und lipophobe Nervenzellen, bestätigt durch zahlreiche ausgedehnte Untersuchungen[66], weist auf die regionalen Besonderheiten des Zentralnervensystems hin.

---

[58] ONARI und SPATZ 1926, LÜERS und SPATZ 1957.   [59] SEITELBERGER 1968.
[60] FORNO 1966.   [61] SEITELBERGER 1968.
[62] OBERSTEINER 1904, BRODY 1955, MANNEN 1955, LEIBNITZ und WÜNSCHER 1967.
[63] SEITELBERGER 1968.   [64] PEARSE 1960.   [65] BARBER und BERNHEIM 1967.
[66] BRODY 1955, MANNEN 1955.

Die Lipofuscinvermehrung ist eine charakteristische Alternsveränderung und kommt bei den verschiedensten Species vor[67]. Vermutlich beruht sie auf einer bestimmten Konstellation im Bereich des Plasmaribonucleinsäurestoffwechsels[68]. Man unterscheidet eine granuläre und eine nichtgranuläre Form, wobei die nichtgranuläre ein Mucoproteid ist und die granuläre dem Lipofuscin entspricht[69].

Durch fermenthistochemische[70] und ultrastrukturelle Untersuchungen[71] wurden die Beziehungen zwischen Lysosomen und Lipofuscinablagerungen klar erkannt. Man unterscheidet reine Lysosomen mit nur hydrolytischen Fermenten und Cytolysosomen bestehend aus hydrolytischen Fermenten und zelleigenem Material, z.B. Mitochondrien und Residualkörperchen, d.h. Lysosomen mit einem Restmaterial, das nicht weiter verarbeitet wird. Zu letzteren zählt besonders das

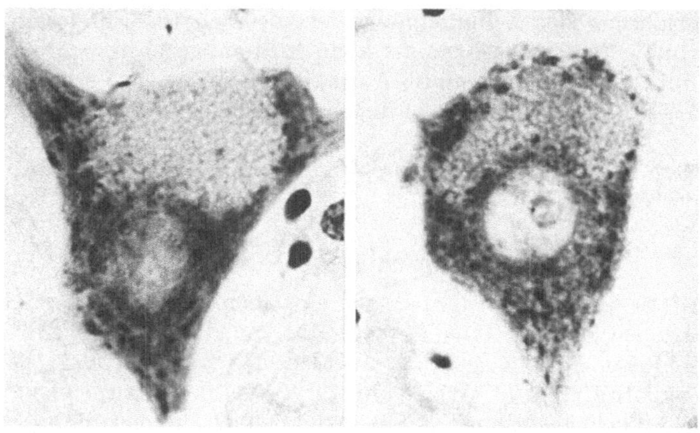

Abb. 11. Neuronale Lipopigmentdystrophie

Lipofuscin. Nach eingehenden elektronenmikroskopischen und histochemisch-elektronenmikroskopischen Untersuchungen der Nervenzelle über die Funktion der Lysosomen, die vom Golgi-Apparat her entstehen, scheint an der Genese der Lipofuscingranula im Zusammenhang mit den Lysosomen kein Zweifel mehr zu bestehen[72]. Diese histochemischen und elektronenmikroskopischen Befunde stehen in gutem Einklang mit der bisherigen Deutung des Lipofuscins als Schlackenstoff des Zellstoffwechsels.

Eine Vitamin E-Mangel-Diät bei Ratten führt zu einer Lipopigmentvermehrung, wobei Lipofuscin vom Ceroidtyp allmählich in typisches Lipofuscin übergeht[73]. Auch durch experimentelle Traumatisation gelingt die Bildung von Lipofuscin, wobei in den Nervenzellen eine Aktivitätsminderung lysosomaler Enzyme auftritt, die parallel mit einer Lipofuscinvermehrung einhergeht[74]. Bei der retrograden Degeneration kann die Lipopigmentbildung sehr rasch erfolgen, um dann wieder abzunehmen[75]. So scheint die Bildung von Lipofuscin und auch dessen Abbau bei der „primären Reizung" (NISSL) möglich zu sein[76].

[67] WHITEFORD und GETTY 1966.   [68] Literatur s. bei THOMAS 1968.
[69] SULKIN 1955a, b, 1961.   [70] GEDIGK und BONTKE 1956.
[71] SAMORAJSKI et al. 1964, 1965, WECHSLER 1965, ALEXANDROWSKAJA 1966, FEW und GETTY 1967.
[72] KERENYI et al. 1967, NOVIKOFF 1967.   [73] GEDIGK und BONTKE 1956, EINARSON 1953.
[74] HÜTTNER et al. 1966.   [75] LENZ 1967.   [76] THOMAS 1968.

Die Lipopigmentdystrophie und Pigmentdegeneration tritt im normalen Altern häufig in Verbindung mit der Nervenzellatrophie auf. Sie wird dann als Pigmentatrophie bezeichnet. Es ist schwer zu entscheiden, welche Pigmentmassen als pathologisch anzusehen sind[77]. Bei der Pigmentatrophie in der alternden Zelle sind Orthologie und Pathologie nicht streng abgrenzbar. Nach HÖPKER (1951) gehört die Lipofuscineinlagerung zum normalen Alternsvorgang, nicht aber die Zellschrumpfung.

4. Stapelungsdystrophien

Anhäufungen von mehr oder minder abnormen Strukturen in der Zelle beim Altern, wie die Bildung von Neurofibrillen, sollen ebenso wie die Lysosomen vom endoplasmatischen Reticulum herkommen[78], obwohl sie chemisch und morphologisch etwas ganz anderes sind, als das strukturierte Lipofuscin. SEITELBERGER (1968) spricht bei diesen Vorgängen von „Dystrophien mit Stoffanhäufung" bzw. von „Stapelungsdystrophien" und unterscheidet zwei Arten dieser senilen neuronalen Dystrophien, die argyrophile und die neuroaxonale Dystrophie.

a) Die argyrophile Dystrophie

α) *Die Fibrillenbildung*

Die argyrophile Dystrophie ist charakterisiert durch eine Anhäufung von silberpflichtigen Substanzen, entweder im Perikaryon oder in den Dendritfortsätzen. Die Ablagerung von argyrophilen Fibrillensträhnen im Perikaryon wird als Alzheimersche Fibrillenveränderung bezeichnet. Diese Fibrillenveränderungen können außer im Alter und bei der Alzheimerschen Krankheit auch bei verschiedenen anderen Krankheiten selbst Jugendlicher auftreten. Nach JACOB (1966) sind die Alzheimerschen Fibrillen nur als alternstypisch und nicht als alternsspezifisch anzusehen.

Auch die senilen Drusen sind nur alternstypisch, wie Befunde bei zentralnervösen degenerativen Erkrankungen junger Kinder zeigen[79].

BRAUNMÜHL (1957) weist darauf hin, daß die argyrophile Dystrophie einzeln und in verschiedenen Kombinationen bei anderen Erkrankungen vorkommen kann. So findet man sie bei der Langdon-Downschen Krankheit[80]. Die Alzheimerschen Fibrillen[81] werden hier im Zusammenhang mit den genetischen Kernschädigungen diskutiert. Fibrillenveränderungen sind auch bei der amaurotischen Idiotie[82], bei einer metachromatischen Leukodystrophie[83], beim Parkinsonsyndrom[84], bei der Multiplen Sklerose und bei der Einschlußkörperchenencephalitis vom Herpes simplex-Typ[85] beschrieben.

Bei Berufsboxern sind Jahre nach der Berufsaufgabe Veränderungen nachzuweisen, die einer Alzheimerschen Krankheit entsprechen[86]. Ebenso ist bei der traumatischen Demenz mit derartigen Veränderungen zu rechnen[87].

Histochemisch und histophysikalisch verhalten sich diese argyrophilen Fibrillensträhnen wie Amyloid[88]. Aber bereits HECHST (1929) hatte darauf hingewiesen, daß die Alzheimersche Fibrillenveränderung keine Beziehungen zum Amyloid habe und sich sowohl in genetischer als auch chemischer Hinsicht von der Drusenbildung abtrennen lasse. Diese Abgrenzung wurde durch die Unterschiede

---

[77] SPIELMEYER 1922.   [78] KIDD 1964.   [79] MEYER 1949.   [80] STRUWE 1929, JERVIS 1948.
[81] SOLITARE und LAMARCHE 1966, NEUMANN 1967.   [82] HALLERVORDEN 1938 a, b.
[83] PEIFFER 1968.   [84] HALLERVORDEN 1938 a, b, FÉNYES 1932.
[85] KRÜCKE 1957, NOYAN 1965.
[86] BRANDENBURG und HALLERVORDEN 1954, GRAHMANN und ULE 1957.
[87] GRÜNTHAL und WENGER 1939.   [88] SEITELBERGER 1957, 1958, 1966, 1968.

in der Ultrastruktur der einzelnen Fibrille, bei der Alzheimerschen Fibrillenveränderung und in den senilen Plaques bestätigt[89].

Nach elektronenmikroskopischen Untersuchungen handelt es sich bei den Alzheimerschen Fibrillen um eine Vermehrung[90] der normalerweise in geringer Menge
anzutreffenden Neurofilamente[91], also wie bei der neuronalen Lipopigmentdystrophie um ein quantitatives Problem einer allgemeinen Orthologie und Pathologie der Nervenzelle.

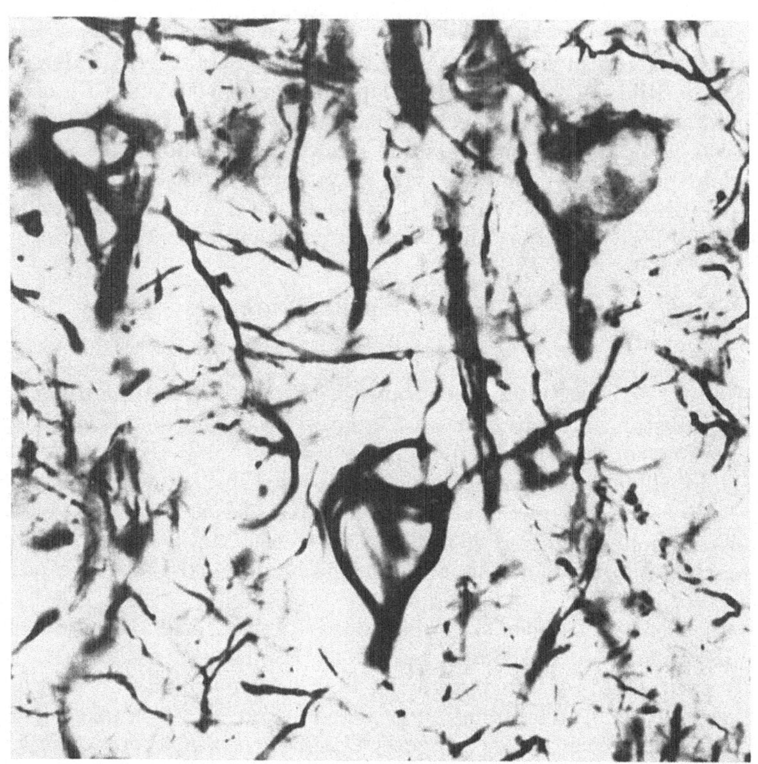

Abb. 12. Alzheimersche Fibrillenveränderungen

Sosa (1952) hat auf die Beziehungen zwischen der Neurofibrillenbildung und
der Lipofuscinanhäufung hingewiesen.

Die Alzheimersche Fibrillenveränderung führt schließlich den Zelltod herbei,
in dem die Fibrillen das Cytoplasma verdrängen. In den Mitochondrien und in der
Nissl-Substanz treten nur wenig Veränderungen auf. Bei sehr starker Filament-
bildung können allerdings Verluste auch an Mitochondrien und an Ribosomen
registriert werden. All diese Strukturen sollen sich vom endoplasmatischen Reticulum her ableiten[92].

Verwandt mit der Alzheimerschen Fibrillenveränderung scheint die granulo-
vacuoläre Degeneration zu sein, bei der argyrophile Granula in kleinen vacuoligen
Cytoplasmaarealen als membranbegrenzte Cytoplasmaeinschlüsse auftreten[93].

---

[89] Terry et al. 1964.   [90] Terry 1963.   [91] Palay und Palade 1955.
[92] Kidd 1964.   [93] Liss 1960, Woodard 1962.

Die starke Zunahme von unspezifischer Esterase in fast allen Neuronen der oberen Rindenschichten bei der Alzheimerschen Krankheit lassen an eine gesteigerte lysosomale Tätigkeit dieser Zellen denken[94]. Auch die Wirkung von Kathepsin C[95] ist erwogen worden[96].

Als Ausdruck einer erhöhten Zelleistung könnte der starke Gehalt an Acetylcholinesterase[97] angesehen werden, die in den Fortsätzen sich als Vermehrung synaptischer Bläschen finden läßt[98]. Nach Thomas (1968) bestehen möglicherweise Beziehungen zwischen beiden Phänomenen.

Die Bildung der Fibrillen wird heute nach der experimentellen Erzeugung beim Tier durch Aluminiumphosphat[99] nicht als neurofibrilläre Degeneration, sondern als Ausdruck einer aktiven Zelleistung angesehen[100]. Die Zunahme der gesamten organischen Zellmasse und der aktive Einbau von radioaktiv markierten Aminosäuren in die Fibrillen unterstützen die Anschauung über die Fibrillenentstehung[101]. Da Veränderungen im Ribonucleinsäuregehalt der Zellen nicht gefunden wurden, wird angenommen, daß diese sich früher abspielen als die Untersuchungen durchgeführt wurden[102].

Die experimentelle Fibrillenerzeugung gelingt weiterhin durch Colchicin[103], aber nicht mit Zink[104]. Neurofibrillenveränderungen lassen sich im Durchschneidungsexperiment[105], in der Gewebekultur[106] sowie bei der Schwanzregeneration von Eidechsen in den Spinalganglien[107] beobachten.

β) Die senilen Plaques

Im Gegensatz zu den Alzheimerschen Fibrillenveränderungen, deren Bildung als eine aktive Zelleistung anzusehen ist, wird bei der Entstehung der senilen Plaques oder senilen Drusen und der drusigen Gefäßentartung eine Bildung von außen her diskutiert. Nach elektronenmikroskopischen Befunden soll eine pathologische Stoffwechselkomponente ihren Niederschlag in bestimmten vasalen Versorgungsbereichen finden[108]. Ultrastrukturell gleichen die Fibrillen in den senilen Plaques denen des Amyloids[109]. Damit lassen sich die Befunde von Divry (1927, 1952) bestätigen.

Während sich genetisch, chemisch[110] und morphologisch in der Feinstruktur[111] zwischen seniler Druse und Alzheimerscher Fibrille Unterschiede nachweisen lassen, verhalten sich beide in ihrer Chromophilie und polarisationsoptisch identisch.

Beim Vergleich elektronenmikroskopischer und histochemischer Befunde ist eine Akkumulation von Mitochondrien in den Plaques anzunehmen[112]. Auch Übergänge zu einem Drusentyp, der als degeneriert bezeichnet wird, ließen sich beobachten[113].

Fermenthistochemisch lassen sich in den senilen Plaques vermehrt Oxydoreductasen nachweisen[114]. Die Primitivplaque ist voll fermentaktiv, die Kernplaque zeigt zentral eine verloschene Enzymaktivität. Dabei ist in Kernplaques zentral saure Phosphatase nachzuweisen[115], was von Thomas (1965b) bestätigt

---

[94] Thomas 1968.   [95] Krigman et al. 1965.   [96] Thomas 1968.
[97] Thomas 1968, Friede 1968.   [98] Luse und Smith 1964.   [99] Wisniewski et al. 1965.
[100] Thomas und Wisniewska 1967.   [101] Embree et al. 1967.   [102] Embree 1968.
[103] Wisniewski und Terry 1968.   [104] Samuels et al. 1966.   [105] Miskolsczy 1925.
[106] Marinesco und Minea 1914.   [107] Pannese 1962, 1963.   [108] Schlote 1962, 1965.
[109] Terry et al. 1964.   [110] Hechst 1929.   [111] Terry et al. 1964.
[112] Krigman et al. 1965, Luse und Smith 1964, Kidd 1964. Gonatas et al. 1967.
[113] Krigman et al. 1965.
[114] Friede und Magee 1962, Friede 1965a, b, D'Angelo und Degiacomo 1964, Degiacomo 1966.
[115] Friede 1965a, b.

werden konnte. Hiermit finden histochemisch die elektronenmikroskopisch gefundenen Anhäufungen synaptischer Vesikel[116] eine Bestätigung.

Nach histochemisch-elektronenmikroskopischen Untersuchungen in den erweiterten Axonen und Dendriten der senilen Plaques wird von Suzuki und Terry (1967) die Ansicht vertreten, daß die Bildung der Plaques sekundär, d. h. Folge der Alzheimerschen Fibrillenbildung sei. Dabei wird die Bildung des Amyloids als eine ortsständige Gliazelleistung angesehen, und zwar durch die Mikroglia, die man in den senilen Drusen findet.

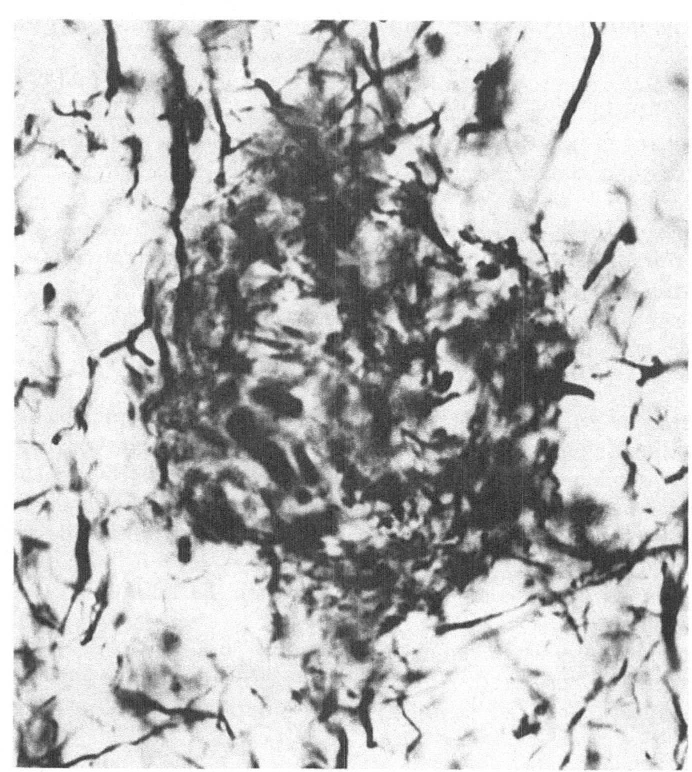

Abb. 13. Senile Plaque (Druse)

Der Nachweis von PAS-positiven Substanzen, sauren Mucopolysacchariden und Aminosäuren in den senilen Plaques[117] weist darauf hin, daß in den Corpora amylacea gleichartige Bausteine vorliegen[118].

Drusen entstehen auch bei der Paraamyloidose[119], die allerdings nach Lokalisation und Art der Ablagerungen sich eindeutig von der Alzheimerschen Krankheit abgrenzen läßt.

Schwartz (1964—1966) hat auf das ausgebreitete Vorkommen der Stoffwechselstörung Amyloidose hingewiesen, bei der bei alten Menschen in den Pankreasinseln[120], im Herzen und im Gehirn Amyloidablagerungen gefunden werden.

---

[116] Luse und Smith 1964.
[117] Bülow 1956, Schiffer 1957, Margolis 1959, van der Horst et al. 1960, Dombay 1962/63, Stam 1965.
[118] De Biase und Fabiani 1961.   [119] Krücke 1959.   [120] Gellerstedt 1938.

Für diese Niederschläge im Alter in den Gefäßwänden sowie in Form von Drusen und Fibrillen werden immunologische Vorgänge diskutiert[121].

Nach Bruns (1967) sollen aber Amyloidosen primäre dystrophische Zellerkrankungen des reticulo-histiocytären Systems im weitesten Sinne und keine Immuno- oder Autoimmunopathien sein. Formalgenetisch ist nach dieser Anschauung die Amyloidbildung aus speziellen Funktionseinheiten der Ribosomen abzuleiten.

b) Die neuroaxonale Dystrophie

Die neuroaxonale Dystrophie ist durch das Auftreten großer scholliger Gebilde charakterisiert, die aus Auftreibungen proximaler Axonabschnitte oder aus Nervenzellperikaryen entstehen[122]. In einem Griseum können sich die Veränderungen als Status globosus darstellen. Manchmal enthalten die Degenerationsprodukte, also die Axonschollen, noch einen Markscheidenmantel und randständige Neurofibrillen. Sie bestehen dann aus homogenen oder granulären Massen. Sekundäre Veränderungen, wie Lückenbildung, Spaltbildung und Pseudoverkalkung treten nach dem Kontinuitätsverlust des betroffenen Axons auf, um schließlich dem Abbau anheimzufallen.

Im alternden Gehirn besitzt die neuroaxonale Dystrophie eine Lokalspezifität für die Zona reticulata der Substantia nigra, für das Pallidum internum und für die Hinterstrangkerne der Medulla oblongata. In der Substantia nigra und im Pallidum ist sie mit anderen Veränderungen, wie mit einer Vermehrung des normalerweise vorhandenen glialen Lipopigmentes und des lokalen Eisengehaltes, kombiniert. Auch makroskopisch sind diese Veränderungen durch die Verstärkung der Eigenfarbe dieser Gebiete ins Rotbraune gekennzeichnet. Nach Seitelberger (1968) kann die neuroaxonale Dystrophie formal mit den Folgen einer celluloproximalen Neuritläsion verglichen werden.

Unter chronischem Vitamin E-Mangel kann tierexperimentell eine neuroaxonale Dystrophie erzeugt werden[123]. Nach ultrastrukturellen Untersuchungen enthalten die Schollen filamentöses Material, normale und pathologische Organellen, so insbesondere abartige Mitochondrien und verschiedene abnorme, unorganisierte und organisierte Strukturen, markgeschichtete Membranschlingen, Vesikel, Lamellenpakete, Tubuli und dergleichen. Auch nach enzymhistochemischen Untersuchungen, es wurde das Fehlen der Bernsteinsäuredehydrogenase festgestellt[124], entsprechen die Schollen nicht den üblichen regenerativen, reaktiven und degenerativen Produkten nach Axonläsionen. Vielmehr stellt die neuroaxonale Dystrophie einen eigenen Typ dystrophischer Degeneration des Neurons dar[125].

Nach Seitelberger (1968) lassen diese Veränderungen im Alter sowie die experimentell durch chronischen Vitamin E-Mangel erzeugte neuroaxonale Dystrophie daran denken, daß sie pathogenetisch mit einer Störung im cyanresistenten Bereich der Zellatmung verbunden sind und Zelleistungen beeinträchtigen, die für die Strukturen und den Stofftransport des Achsenzylinderfortsatzes von Bedeutung sind.

B. Gliale Veränderungen

Altersveränderungen der Glia sind bekannt als Proliferation und Hypertrophie mit deutlich vermehrter Gliafaserbildung[126]. Sie dient teilweise zur Deckung der durch den Verlust der Nervenzellen und ihrer Fortsätze entstandenen

[121] Walford und Sjaarda 1964, Blumenthal und Berns 1964.
[122] Seitelberger 1966, Brannon et al. 1967, Fujisawa 1967, Jellinger 1968.
[123] Pentschew und Schwarz 1962.   [124] Carpenter 1965.   [125] Lampert 1967.
[126] Biondi 1935, Neumann und Cohn 1967.

Defekte, scheint aber auch andererseits durch Stoffwechselstörungen stimuliert zu sein[127], wie die gliöse Randsklerose an den inneren und äußeren Grenzflächen des Gehirns und um die Gefäße.

Gliales Lipopigment ist im Alter vermehrt in der Substantia nigra, im Pallidum und in der Purkinjezellschicht des Kleinhirns zu finden. Das gliale Lipopigment verhält sich histochemisch verschieden vom neuronalen Lipofuscin. Es ist stark basophil und argentaffin. In der Eigenfarbe ähnelt es dem Melanin.

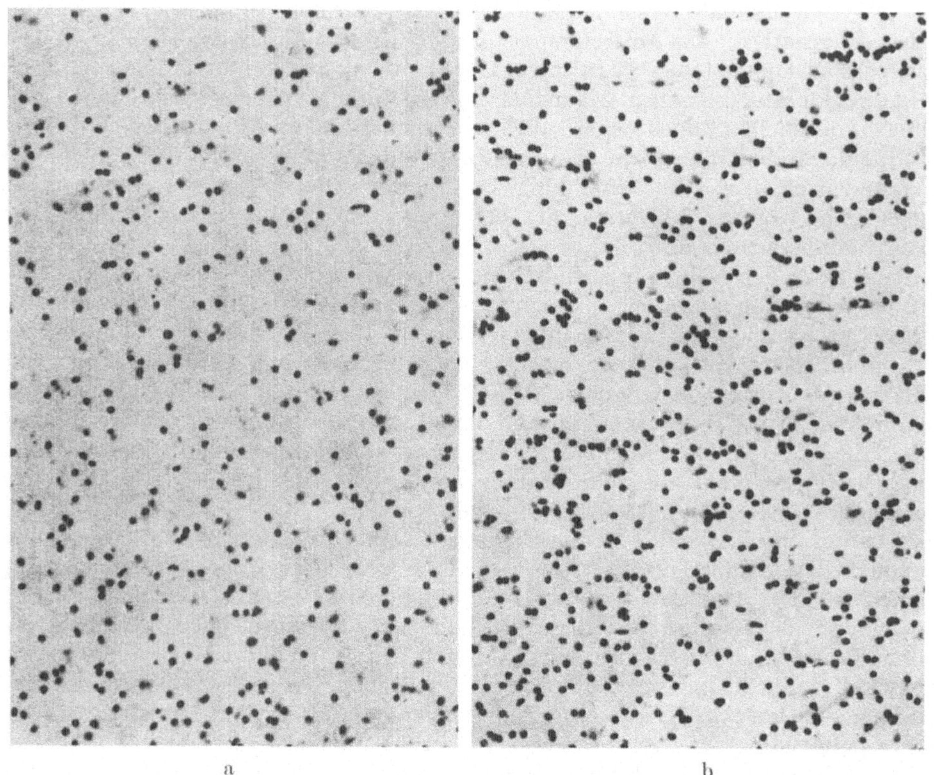

Abb. 14. a Gliazellen im Marklager bei einem 20jährigen. b Proliferation der zelligen Glia im Marklager bei einem 80jährigen

Seitelberger (1968) hat auf Alternsveränderungen der Astroglia in Form von proliferativen und regressiven Vorgängen hingewiesen. Nach seinen Untersuchungen tritt sie unabhängig von den neuronalen Alternsveränderungen auf und führt schließlich zum Zelluntergang. Die Großhirnrinde und die großen Basalkerne sind bevorzugt befallen. Das Endstadium ist bei hochgradigem Zellverlust, der allerdings bei der glialen Alternsdystrophie nur selten erreicht wird, der gliogene Status spongiosus, da eine Defektreparation nicht möglich ist.

Die häufigste Ablagerung im Gehirn und Rückenmark älterer Individuen sind die erstmalig 1723 von Morgagni und später von Purkinje und Virchow (1854) beschriebenen Corpora amylacea. Diese sphärischen Mucopolysaccharidprodukte von einem Durchmesser bis zu 50 µ liegen vorzugsweise im subependymalen Ge-

---

[127] Ravens und Calvo 1966.

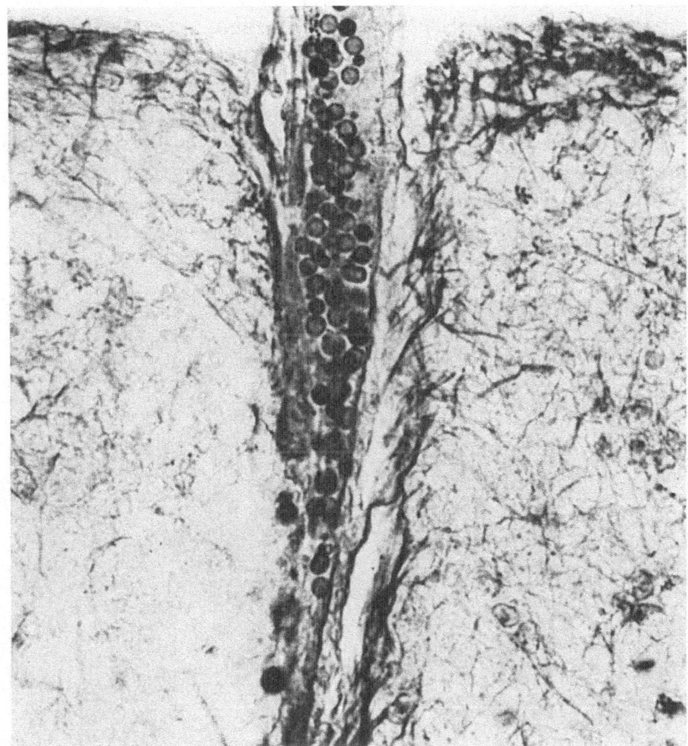

Abb. 15. Gliafaservermehrung an der äußeren Grenzfläche des Gehirns und perivasculär im Alter

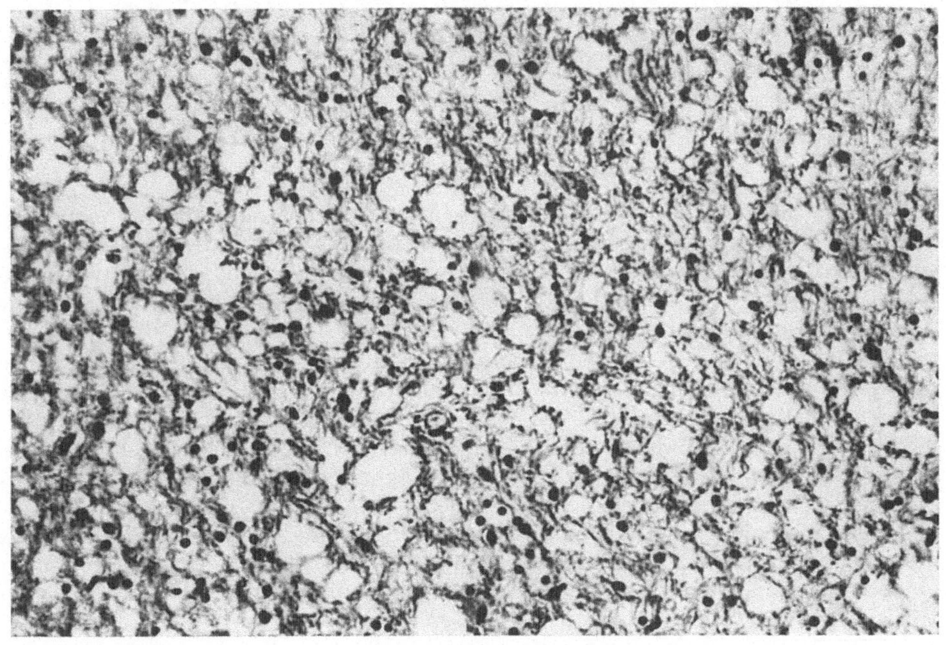

Abb. 16. Status spongiosus

webe sowie an der Membrana limitans superficialis und perivascularis, also an Grenzflächen. Sie lassen sich nicht in den Spinalganglien und peripheren Nerven nachweisen. Damit entsprechen die Prädilektionsstellen der Corpora amylacea denen der Gliafaserbildung im Alter. Nach elektronenmikroskopischen Untersuchungen liegen die Corpora amylacea im Cytoplasma von Astrocytenfortsätzen, ohne von ihnen durch eine begrenzende Membran scharf geschieden zu sein[128]. Ihr Auftreten kann als Folge einer gestörten glialen Transportfunktion angesehen werden, die mit dem Altern des Gehirns verbunden ist. Selbständige Alternsveränderungen der Oligodendroglia und Mikroglia ließen sich bisher nicht erkennen.

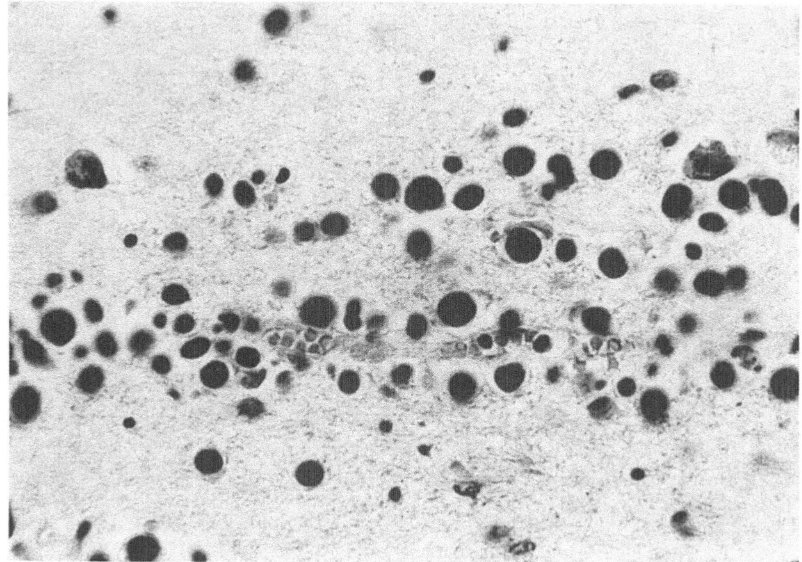

Abb. 17. Corpora amylacea

C. Vasculäre Veränderungen

Die Betrachtung der Alternsvorgänge im Zentralnervensystem hat neben den neuronalen und glialen Veränderungen auch den Alternswandel des Hirngefäßsystems zu berücksichtigen. Auswirkungen der Alternsveränderungen des Hirngefäßsystems können die übrigen geweblichen Alternsveränderungen des Gehirns überlagern und modifizieren.

Für die Folgen von Gefäßveränderungen, die als typische Erkrankung des höheren Lebensalters aufgefaßt wurden, entstand durch Canstatt (1839) der klinische Begriff „Cerebralsklerose". Eine scharfe Grenzziehung zu den geweblichen Veränderungen, die auf das Altern zu beziehen sind, ist aber nicht möglich. Gerade die letzteren können etwa durch Krankheiten des Herz-Kreislaufsystems modifiziert werden. Auch sind die Ursachen von Kreislaufstörungen im Zentralnervensystem nicht einheitlich. Sie können inner- und außerhalb des Gehirns liegen, und neben die funktionellen Störungen sind die organischen Gefäßveränderungen zu stellen, die sich wieder in Schäden im zuführenden und Schäden am abführenden Schenkel unterteilen lassen.

---

[128] Ramsey 1965.

Die Manifestation von Kreislaufstörungen ist aber auch durch den unterschiedlichen Sauerstoffbedarf in den einzelnen Hirnregionen[129] bedingt.

Die normale Beschaffenheit des Gefäßsystems im Zentralnervensystem, d.h. seine Wandstruktur und der Einbau, zeigen gewisse Besonderheiten. Bei der üblichen Einteilung in Adventitia, Media und Intima ist die Wanddicke der Hirnarterien geringer als an gleichgroßen Arterien anderer Organe. Eine Membrana elastica externa fehlt und innerhalb des Zentralnervensystems stellt das Gefäßsystem das einzige bindegewebige Element dar.

Aufgrund des hohen Sauerstoffbedarfes des Gehirns sind Einrichtungen zur Kontrolle des Blutdruckes und zur Sicherung eines ausreichenden Zu- und Abflusses vorhanden. Man unterscheidet die Zuflußarterien, das Zuflußsicherungssystem mit dem Circulus arteriosus Willisi, die eigentlichen Hirnarterien, die „Stämme" und „Äste", das intracerebrale Gefäßsystem bis zu den Capillaren und den venösen Schenkel mit seinem Abflußsicherungssystem, den duralen Sinus. Jeder Unterabschnitt dieses Gefäßsystems ist zur Erfüllung seiner Aufgabe mit gewissen Besonderheiten ausgerüstet.

Neben dem unterschiedlichen Sauerstoffbedarf der einzelnen Hirnregionen sind für die Folgen von Kreislaufstörungen im Gehirn auch die Versorgungsgebiete der Arterienstämme und -äste sowie die Grenzzonen der Versorgungsbereiche von Bedeutung.

Wandveränderungen der Hirngefäße, die im höheren Lebensalter häufiger angetroffen werden, sind die Arteriosklerose, die drusige Gefäßentartung oder kongophile Angiopathie und die Adventitialfibrose. Die sog. idiopathische intracerebrale Gefäßverkalkung wird zwar in allen Lebensaltern gefunden, kann sich aber im Alter zusammen mit der senilen neuroaxonalen Dystrophie verstärken. Die Wandveränderungen bei der intrakraniellen extra- oder intracerebralen Arteriosklerose sind grundsätzlich nicht von denen der übrigen Organe unterschieden. Ein grober geschwüriger Zerfall der Intimapolster ist allerdings bei der Hirnarteriosklerose selten. Auch Verkalkungen im Rahmen der Arteriosklerose kommen nicht häufig vor.

Über eine spezielle Verursachung der Hirnarteriosklerose liegen keine Anhaltspunkte vor. Nur an bestimmten Stellen werden lokale mechanische Faktoren verantwortlich gemacht, wie am Carotissyphon oder an der Umschlagstelle der Arteria lenticulostriata[130].

Die Arteriosklerose der Hirnarterien kann weithin unabhängig von der Sklerose der Gefäße des übrigen Organismus verlaufen. Zwischen der Arteriosklerose der Hirn- und Körperarterien besteht kein eindeutiger Parallelismus. Auch besteht eine schlechte Korrelation zwischen dem Befall der intracerebralen und extracerebralen basalen Arteriosklerose sowie zwischen den Pialarterien einerseits, den intracerebralen Arterien und den Basisgefäßen andererseits.

Bisher als Thromboendangiitis obliterans der Hirngefäße angesehene Veränderungen der Meningeal- und Rindengefäße mit Intimaverquellungen, -fibrosen, Lumeneinengungen und Thrombenbildungen bis zum Gefäßverschluß mit ihren Folgen auf das Gehirn werden heute als Folge einer Mangelversorgung, die sich in den Grenzzonen der Versorgungsgebiete besonders stark auswirken, aufgefaßt[131]. Die lokale Reduzierung der Durchblutung und Sauerstoffsättigung sind die entscheidenden Faktoren. Auf die Bedeutung der hämatogenen wie auch zellständigen mit der Gefäßwand verankerten Faktoren für die Entstehung der Arteriosklerose hat ROBERTSON (1965) hingewiesen.

---

[129] BERTHA 1956.   [130] ZÜLCH 1969.   [131] ROMANUL und ABRAMOWICZ 1964.

Enzymhistochemische Untersuchungen sprechen dafür, daß durch die Arterienwände im Gehirn eine Diffusion erfolgt, die die Versorgung des Neuropils gewährleistet[132]. Bei einer Veränderung der Arterienwand wird diese perivasale Versorgung beeinträchtigt. Es kann sowohl die Diffusion mechanisch als auch der aktive Transportmechanismus gestört sein. Mit enzymhistochemischen Untersuchungen ließen sich auch Funktionsstörungen bei der intracerebralen Arteriosklerose nachweisen[133].

Während bei normalen Gehirnen beim Nachweis der Succinodehydrogenase ein gleichmäßiger Aktivitätsgrad von der Arterienwand ab peripherwärts durch das Neuropil hindurch besteht, ist bei der Arteriosklerose eine mantelförmige Zone

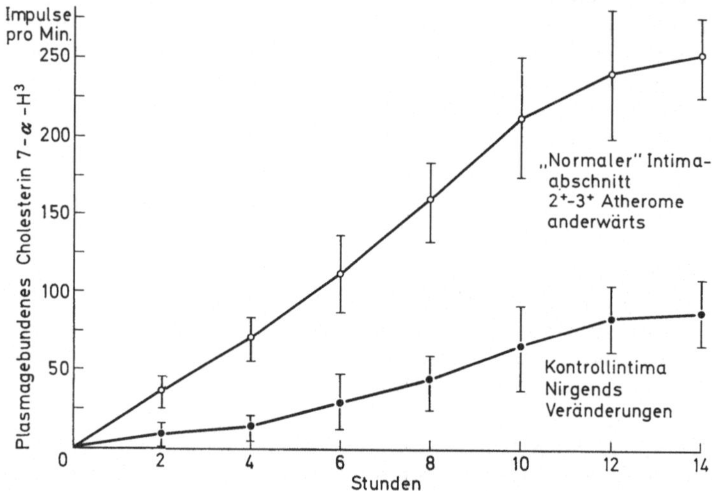

Abb. 18. Erhöhte Aufnahme plasmagebundenen Cholesterins in der Gewebekultur aus Intimazellen. (Aus Robertson 1965)

einer Aktivitätsminderung um die Arterien herum vorhanden. Diese Befunde zeigen, daß es makroskopisch und lichtmikroskopisch nicht so ohne weiteres faßbare Änderungen am funktionstragenden Parenchym gibt. Die häufig bestehende Diskrepanz zwischen einem schweren psychischen Abbau ohne ausgeprägte Erweichungen als Folge von Gefäßeinengungen oder Verschlüssen könnte hiermit eine Erklärung finden, ohne daß man gezwungen ist, in den ultrastrukturellen Bereich vorzudringen.

An den intracerebralen Arterien lassen sich aufgrund eines unterschiedlichen färberischen Verhaltens bei unterschiedlicher Wandbeschaffenheit und durch eine unterschiedliche Lokalisation von Veränderungen in der Gefäßwand und im Gefäßabschnitt neben der Arteriosklerose eine Hyalinose, eine Arterionekrose, eine Intimakollagenisierung und eine Fibrose abgrenzen[134]. Die Hyalinose und Arterionekrose haben nur eine geringe Korrelation zur Arteriosklerose, dagegen aber sehr enge Beziehungen zur Hypertension. Feigin und Prose (1959) unterscheiden an den Hirnarterien bei Hypertension eine kollagene Form mit ausgeprägter Fibrosierung aller Gefäßwandschichten von einer fibrinoiden Form, bei der sich die Wandverquellungen bis zur Wandnekrose steigern können. Diese Hochdruckangiopathie ist nicht mit den subpial und subependymal anzutreffenden

[132] Friede und Fleming 1962.   [133] Friede 1962.   [134] Arendt und Bachmann 1966.

Fibrosen der kleinen Gefäße zu verwechseln. Wahrscheinlich handelt es sich bei letzteren um Sammelvenen, die auch alternsunabhängig starke Fibrosierungen aufweisen können, ohne daß Beziehungen zur Hypertension zu sichern sind. Nach JACOB (1948) treten diese Fibrosen überall dort auf, wo chronische und chronisch-rezidivierende Ödeme bestanden haben.

Bei der drusigen Gefäßentartung[135], die identisch ist mit der kongophilen[136] und dyshorischen[137] Angiopathie, handelt es sich um Amyloidablagerungen in die Gefäßwände[138]. Es besteht eine enge Korrelation dieser senilen Gefäßwandveränderungen mit den senilen Drusen sowie nachweisbare Beziehungen zwischen Druse und Gefäß[139].

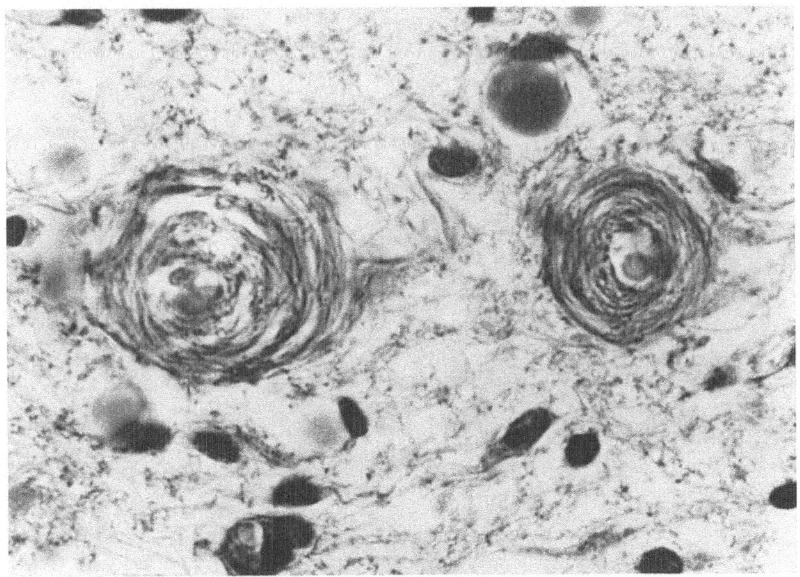

Abb. 19. Fibrosierung aller Gefäßwandschichten

Die Fibrose der intracerebralen und intraspinalen Gefäße wird als eine organeigene Variante der allgemeinen Gefäßalterung mit selbständigen Manifestationsbedingungen aufgefaßt.

Die Arteriosklerose der Hirnbasisarterien ist jenseits des 50. bzw. 60. Lebensjahres so häufig, daß ihr Vorliegen allein keine sicheren Schlüsse auf eine Schädigung des Hirngewebes zuläßt. Vielmehr scheint die Arteriosklerose der Hirnbasisarterien nur bei Zusammentreffen mit hämodynamischen, insbesondere kardialen Faktoren von Bedeutung zu sein. Veränderungen am Kreislaufsystem, seien sie extra- oder intrakraniell manifestiert, handelt es sich um Krankheiten oder Alternsveränderungen am Herz-Kreislaufsystem, können in ihren Auswirkungen die geweblichen Alternsveränderungen des Gehirns überlagern und modifizieren. Weder klinisch noch morphologisch ist die sog. Cerebralsklerose oder der Alternsabbau des Gehirns im Sinne von abgegrenzten Einheiten aufzufassen. Die zugrunde liegenden Symptome sind unspezifisch. Differente morphologische Veränderungen können bei gleicher Lokalisation gleiche Symptome hervorrufen.

---

[135] SCHOLZ 1938. [136] PANTELAKIS 1954. [137] MOREL und WILDI 1955.
[138] DIVRY 1927, 1952, SCHLOTE 1965. [139] KRAFT 1969.

V. Alternsveränderungen am Rückenmark

Ab 40. Lebensjahr nimmt das menschliche Rückenmark deutlich an Gewicht ab[140].

Regelmäßig ist mit zunehmendem Alter ein Schwund der Vorderhornzellen anzutreffen. Bereits um das 30. Lebensjahr ist dieser, wenn auch gering und nur in einzelnen Fällen, nachweisbar. Nach dem 50. Lebensjahr sind Ganglienzellausfälle in den Vorderhörnern des Rückenmarkes in verstärktem Maße vorhanden. Außerdem findet sich im höheren Alter eine Rarefizierung der Hinterstränge[141], wobei die Gollschen Stränge stärker in Mitleidenschaft gezogen sind. Diese Rarefizierungen im Vorderhorn und in den Hintersträngen spiegeln sich auch wider in

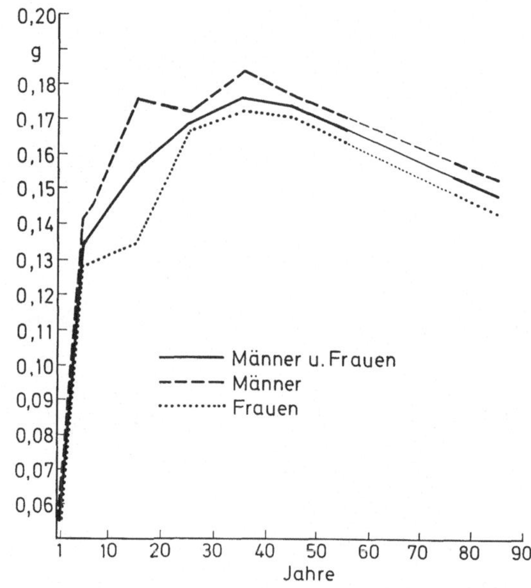

Abb. 20. Mittleres Trockengewicht in Gramm von 1 cm Rückenmarklänge. (Aus Seige 1960)

einer zahlenmäßigen Reduktion der Hinter- und Vorderwurzelfasern um maximal 30% des ursprünglichen Faserbestandes[142]. Diese Alternsveränderungen an den motorischen Vorderhornzellen treten immer so langsam auf und gehen so spurlos vor sich, daß eine mit neurophysiologischen Methoden faßbare Denervationsreaktion und eine entsprechende bioptisch histologisch nachweisbare Denervationsatrophie in der Muskulatur nicht eintreten[143].

Nach Corbin und Gardner (1937) macht die alternsabhängige Rarefizierung des Vorderhornzellbestandes, gemessen an der Zahl der an der vorderen Wurzel austretenden Nervenfasern bis zum 90. Lebensjahr, etwa 30% aus. Dagegen ist die motorische Leitungsgeschwindigkeit als eine der funktionellen Größen im Senium kaum niedriger als im mittleren Lebensalter[144]. Die Dauer der Muskelaktionspotentiale der motorischen Einheiten nimmt mit dem Lebensalter zu[145].

[140] Seige 1960.   [141] Duncan 1938.
[142] Corbin und Gardner 1937.   [143] Erbslöh 1968.
[144] Wagman und Lesse 1952, Norris et al. 1953, Mulder et al. 1961, Dobbelstein und
     Struppler 1963.
[145] Sacco et al. 1962, Erbslöh 1963b, Meyer 1965.

Das einzige, was auf die Alternsveränderungen im motorischen Neuron beim Vergleich mit jüngeren Individuen bezogen werden kann, ist die größere Variabilität der Faserquerschnittsflächen sowie eine gelegentliche Vermehrung der sog. myogenen Riesenzellen[146].

Senile Drusen- und Fibrillenveränderungen haben BRAUNMÜHL (1957) und wir im Rückenmark nie gefunden. FLÜGEL (1927) beschreibt bei zwei über 80 Jahre alten Menschen Alzheimersche Fibrillenveränderungen in den motorischen Ganglienzellen des Rückenmarkes. ALZHEIMER[147] erwähnt nur einmal eine einzige kleine Druse im Hinterhorn des Brustmarkes.

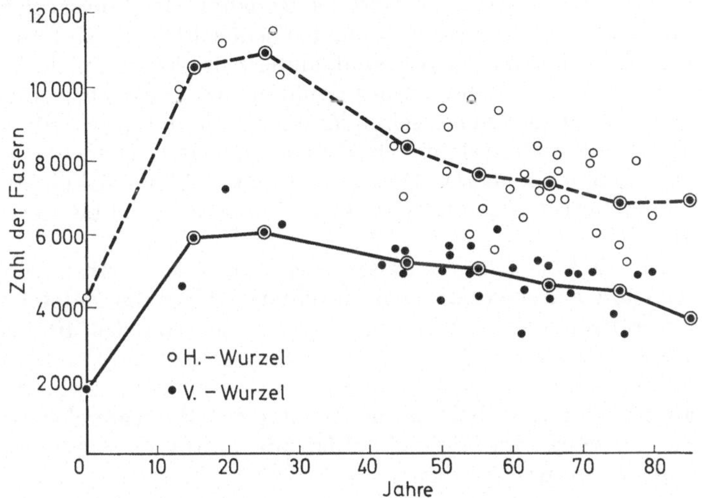

Abb. 21. Zahl der myelinisierten Fasern im Querschnitt der hinteren und vorderen Spinalwurzeln (Th$_8$). (Nach CORBIN und GARDNER 1937, aus ERBSLÖH 1968)

Die glialen Veränderungen im Rückenmark entsprechen denen im Gehirn. Auch ohne Markscheidenuntergänge ist mit zunehmendem Alter eine Zunahme der randlichen Faserglia sowie eine Zunahme der Fasergliose um den Zentralkanal wahrzunehmen. Die Corpora amylacea liegen bevorzugt in den peripheren Abschnitten des Rückenmarkes.

Eine Beteiligung der Rückenmarkarterien wird auch im höheren Lebensalter und bei stärkerer allgemeiner Arteriosklerose sowie bei einer Arteriosklerose intra- und extracerebraler Arterien vermißt[148]. Eine Elastose intra- und extramedullärer Gefäße sowie Intimaverbreiterungen extramedullärer Gefäße treten jenseits des 5. Lebensjahrzehntes auf[149]. Die Gefäßfibrose ist im 20. Lebensjahr in über 80%, und nach dem 50. Lebensjahr regelmäßig an den extra- und intramedullären Gefäßen anzutreffen. Sie nimmt nach dem 60. Lebensjahr deutlich an Intensität zu und führt am Rückenmark auch zu einer wesentlichen Einengung des Gefäßlumens[150].

VI. Alternswandel der Dura mater

Mit zunehmendem Alter kommt es in der Dura mater cerebri zu einer Kollagenisierung und Hyalinisierung der Bindegewebsfasern. In einzelnen Fällen ist

---

[146] ERBSLÖH 1968.			[147] BRAUNMÜHL 1957.
[148] STAEMMLER 1939, MORRISON 1959, ARENDT und SCHILDHAUS 1967.
[149] ARENDT und SCHILDHAUS 1967.			[150] ARENDT und SCHILDHAUS 1967, ZOLLINGER 1943.

eine, wenn auch geringe, Kollagenisierung bereits im 2., 3. und 4. Lebensjahrzehnt vorhanden. Vom 5. Dezennium an beherrschen starke, gerade verlaufende Fasern das Bild. Bei den Lückenbildungen können Löcher, das sind runde und ovale nichtendothelialisierte Hohlräume im kollagenen Bindegewebe, vorwiegend in der Nähe des Sinus sagittalis superior, und Spalten, die bevorzugt in der Außenschicht vorkommen, unterschieden werden. Während eine Zunahme im Alter bei den Löchern nicht nachzuweisen ist, zeigen die Spalten ab 3. Lebensjahr eine stetige Zunahme[151].

Im höheren Lebensalter läßt sich vermehrt Flüssigkeit in der Dura mater cerebri nachweisen, die nicht auf Grund der Abnahme der Polysaccharidmengen an die interfibrilläre Grundsubstanz gebunden sein soll[152]. So wird angenommen, daß sich diese Flüssigkeit in den Lückenbildungen findet, die nicht auf primäre Veränderungen des Duragewebes zurückzuführen sind. Vielmehr sollen sie durch eine Störung der Lymphströmung sekundär entstehen und durch altersabhängige Veränderungen der Blut-Kreislauf-Verhältnisse zwischen Schädeldach und Dura mater cerebri[153] bedingt sein. Das Duragewebe soll in Abhängigkeit vom Lebensalter eine höhere Vernetzung und damit eine größere Stabilität der kollagenen Fibrille erhalten[154].

Jenseits des 50. Lebensjahres lassen sich saure Mucosubstanzen in allen Schichten der Dura mater vermehrt nachweisen[155]. Über die Entstehung der im Alter gehäuft auftretenden Kalkablagerungen[156] jenseits des 40. Lebensjahres bestehen noch Unklarheiten. Neben Entwicklungsstörungen[157] werden eine vermehrte Kalkresorption aus osteoporotischem Knochen[158] sowie die Arteriosklerose[159] angeschuldigt, wobei die meist mit einer Bindegewebsverschlackung einhergehende, allgemein im Alter stattfindende Stoffwechselreduktion zur Erklärung heranzuziehen ist.

VII. Die Leistungen des Zentralnervensystems im Alter

A. Altern auf psychischem Gebiet

Das Altern der Psyche ist ein uraltes Lebensproblem. Das Wertvollste hierzu haben wohl die Dichter — und sei es nur in Aphorismen — beigetragen. Bei der Betrachtung der Vorgänge und Erscheinungen auf diesem Gebiet muß man sich vor allem vergegenwärtigen, daß Altern nicht unbedingt an ein Lebensalter gebunden ist.

Im Psychischen gehen involutive und evolutive Vorgänge ineinander über. Frühzeitige Abnutzungserscheinungen sind ebenso bekannt wie schöpferische Leistungen, die bis ins hohe Lebensalter und womöglich erst da zur Vollendung kommen.

Der Begriff „alt" entspricht nicht einer absoluten Gegebenheit. Er ist immer abhängig von einem Bezugssystem. Jeder Mensch ist jung und alt zugleich. Er hat gleichsam mehrere Gesichter, deren Ausdruck, ob alt oder jugendlich, auch von dem Kreis derer mitgeprägt wird, die dem Alternden begegnen[160]. Der einzelne Mensch ist das, was er als Mitmensch ist, nur in der Gegenposition zu einem anderen Individuum oder einer Mehrzahl solcher, nicht an sich[161]. Ob und wie alt man sich vorkommt, sich darstellt, bis zu einem gewissen Grad auch ist, hängt

---

[151] Arendt und Winkler 1969.   [152] Schmitt und Beneke 1968.   [153] Krempien 1967.
[154] Schmitt und Beneke 1968.   [155] Arendt und Winkler 1969.
[156] Teir und Ohela 1956.   [157] Teir und Ohela 1956.   [158] Aschoff 1936.
[159] Teir und Ohela 1956, Parnitzke 1948.   [160] Schulte und Harlfinger 1956.
[161] Kunz 1949.

vor allem von der Frage mit der Begegnung mit jeweils Jüngeren und Leistungsfähigeren auf der einen Seite und Älteren auf der anderen ab[162].

Die Bestimmung der Grenze zum Greisenalter im Psychischen ist nicht so sehr an die Alternsmängel selbst gebunden, als vielmehr an das Ausmaß der noch vorhandenen Ausgleichsfähigkeit. Für den Beginn des Alterns ist die Ausgleichsnotwendigkeit bei noch erhaltener Ausgleichsfähigkeit charakteristisch, während der zweite Abschnitt durch eine Ausgleichsnotwendigkeit bei Versagen der Ausgleichsfähigkeit gekennzeichnet ist[163].

Wird über Alternsveränderungen auf seelischem Gebiet gesprochen, so pflegt man die Versagenserscheinungen etwas einseitig in den Vordergrund zu rücken. Für das subjektive Erleben steht an der Schwelle des Alterns das Gefühl einer großen Müdigkeit, die im Zuge einer allseitigen Antriebsminderung auftritt. Der Mensch verarmt an Einfällen, an Initiative und Produktivität und das Denkfeld engt sich auf Althergebrachtes ein. Die Denkschritte werden kürzer, die Entschlüsse immer einförmiger. Im Emotionalen ist der alte Mensch nicht mehr so erschütterungsfähig. Auf dem Gebiet des höheren ethischen und ästhetischen Fühlens und Verhaltens findet sich Abstumpfung neben Enthemmung. Bis dahin leidlich ausgeglichene Charakterschwächen können nun zugespitzt in Erscheinung treten. Verhältnismäßig früh läßt die Merkfähigkeit nach, während das Altgedächtnis viel besser erhalten bleibt. Das sind in groben Zügen die Symptome eines alternsbedingten Persönlichkeitsabbaues und Leistungsversagens. Die erwähnten Versagenserscheinungen sind vielfach eingekleidet in eine vitale Mißbefindlichkeit, Gereiztheit und Verstimmtheit.

Den Konturen einer Alterspersönlichkeit wird man aber nicht gerecht, wenn nur die Mängel im Psychischen betrachtet werden, denn es gibt auch Alterszüge, die sozusagen doppelsinnig und doppelwertig sind, auch in manchen Auswirkungen. So können Alternsveränderungen von vorher Hemmendem befreien und eine alternsspezifische Entfaltung ermöglichen. Aber schließlich wächst doch aus der Insuffizienz und Erstarrung auch die Intoleranz.

Bei der Betrachtung der psychischen Alternserscheinung hat man sich von der Alternative positiv — negativ zu lösen. In einer wertungsfreien Schau ist vielmehr eine Umstrukturierung, eine gänzliche Funktionsumstellung zu registrieren. Der Alternde lebt nicht schlechter oder besser, sondern er lebt anders als der Jugendliche. So wird das Gedächtnis nicht nur einfach schlechter, sondern wählerischer. Das Anderssein läuft also vielfach auf eine Art Schongang hinaus. Das Denken verliert an Fülle, wird aber ökonomischer. Der ältere Mensch erspart sich Umwege durch größere Erfahrung, er lebt also rationeller. Insgesamt kommt man aber an der Tatsache nicht vorbei, daß der Verfall doch das Übergewicht bekommt, jedoch weitgehend in eine für die bewußte Vergegenwärtigung erträgliche Form gekleidet.

Die Versagenserscheinungen auf psychischem Gebiet brauchen nicht mit den körperlichen Rückbildungssymptomen parallel zu gehen. Die einzelnen Organe altern meistens nicht homochron, sondern heterochron. Dabei haben aber alle Organe, die ihrerseits altern, Einfluß auf das Altern des Gesamtorganismus.

B. Systembezogene Alternsvorgänge

ERBSLÖH (1968) hat darauf hingewiesen, daß es in einer gewissen Regelmäßigkeit im hohen Alter zu einem bestimmten Muster bevorzugt atrophisierter Grisea kommt. Für das bekannte, aber doch nicht so häufig vorkommende greisenhafte

---

[162] KEHRER 1952, 1954.   [163] KEHRER 1952, 1954.

psychische und motorische Verhalten des „Tattergreises" bietet sich das morphologische Substrat in drei miteinander verknüpften Kerngruppen an[164].

So könnte die Bradykinese und Bewegungsverarmung im Senium auf das Pallidum und das Centre médian des Thalamus bezogen werden[165], die als Zwischenglieder des cholinergischen ascendierenden retikulären Systems[166] angesehen werden.

Die Bradyphrenie und das Nachlassen der Merkfähigkeit ließen sich auf den Nucleus basalis mit dem benachbarten Brocaschen Diagonalband und den Hippocampus beziehen, die als Teil des cholinergischen limbischen Systems[167] angesehen werden. Auch die von Brody (1955) festgestellte Alternsatrophie des Gyrus temporalis superior ist hier erwähnenswert.

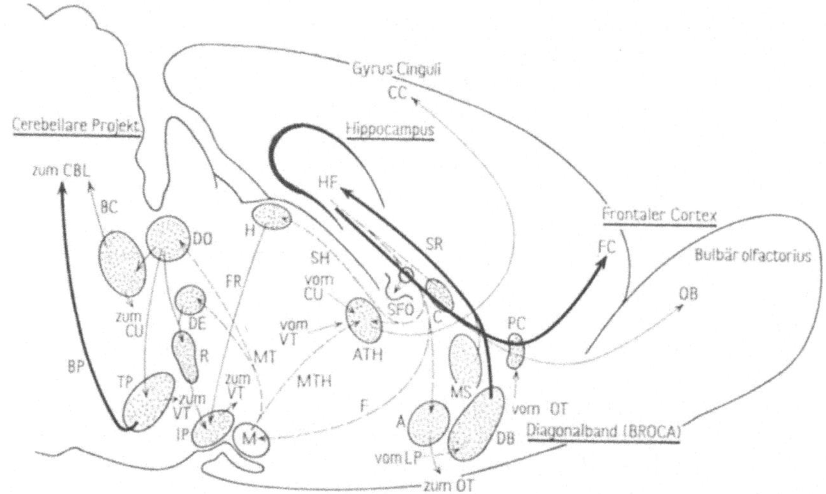

Abb. 22. Kerne und Projektionen des cholinergischen limbischen Systems. (Nach Lewis und Shute 1967, aus Erbslöh 1968)

Die motorische Zielunsicherheit im Alter wäre mit der starken Atrophie der Purkinjezellschicht, der Nuclei dentati sowie in den unteren Oliven[168] erklärbar, die ebenfalls Projektionsgebiete des cholinergischen limbischen Systems darstellen.

Die Atrophie der frontalen Hirnrinde würde sich zur Erklärung des motorischen Frühsymptoms, des Gegenhaltens[169] bei Untersuchung der passiven Beweglichkeit gut einfügen. Bei nur ausnahmsweiser Entstehung eines Parkinsonsyndroms ist nicht selten die Substantia nigra Schwerpunkt der Alternsatrophie[170].

C. Leistung und neuronale Veränderungen

Die morphologischen Befunde, die mit dem Gedächtnis in Zusammenhang gebracht werden können, sind in sich widersprechender Weise mitgeteilt worden.

Eine besondere Bedeutung haben beim Altern des nervösen funktionstragenden Parenchyms neben den Lysosomen[171] und Neurofibrillen die Veränderungen an der Nisslsubstanz, deren submikroskopisches Äquivalent die Palade-

[164] Gellerstedt 1933, Scherer 1932, Vogt 1937, 1942, Hassler 1965.
[165] Hassler 1965, Hassler 1949, 1967.   [166] Shute und Lewis 1967.
[167] Lewis und Shute 1967.
[168] Gellerstedt 1933, Scherer 1932, Andrew 1956, Höpker 1951.
[169] Pilleri 1961.   [170] Gellerstedt 1933, Hassler 1938, 1965.
[171] De Duve 1959, Kerenyi et al. 1967.

granula verbunden mit Anhäufung von endoplastischem Reticulum[172] sind. Eine Alterung von Mitochondrien ist bisher nicht überzeugend bewiesen worden[173]. Die Menge der Cholinesterase der Synapsen ist im Alter möglicherweise reduziert[174]. Damit werden Störungen der synaptischen Übertragung in Zusammenhang gebracht[175].

Neben den synaptischen Mechanismen[176] befassen sich die Hypothesen über den Sitz des Gedächtnisses[177] mit den Nucleinsäuren, die im Ergastoplasma der Nervenzellen vorhanden sind und als Nisslsubstanz erscheinen. Die Verminderung der Nervenzellen, die Störungen in der synaptischen Übertragung und die Änderung im Einbau der Nucleinsäure im Cytoplasma könnte mit einer Herabsetzung der Hirnleistung, speziell des Gedächtnisses, im Alter verbunden sein.

Neben einer alternsbedingten Abnahme von Nisslsubstanz in bestimmten Regionen[178] wird von einer Vermehrung von Nisslsubstanz[179] berichtet. Aber es wird auch die unveränderte Nisslsubstanz im Alter[180] beschrieben.

Die retrograde Zellveränderung nach einer Nervenverletzung läuft bei älteren Tieren intensiver ab als bei jüngeren[181]. Bei Ermüdungsversuchen ließen sich keine Unterschiede in der Nisslsubstanz zwischen jungen und alten Tieren erkennen[182]. Nach BONDAREFF (1964) soll bei älteren Tieren die Tigrolyse länger bestehen bleiben.

Cytophotometrische Messungen über den Ribonucleinsäuregehalt der Nervenzellen haben eine Zunahme von Ribonucleinsäure mit zunehmender Reifung der Zelle, eine weitere Zunahme, eine Konstanz oder eine Abnahme der Nucleinsäure im Alter der untersuchten Tiere erkennen lassen[183]. In verschiedenen Arealen wurden unterschiedliche Befunde erhoben. Nach WAYNER, WULFF und PIEKIEL-NIAK (1962) war mit zunehmendem Alter die Ribonucleinsäure in den motorischen Vorderhornzellen vermehrt, in den corticalen Pyramidenzellen und in den Spinalganglienzellen gering, in den Purkinjezellen deutlich vermindert, während der Nucleinsäuregehalt im Nucleus supraopticus unverändert blieb. Markierte Substanzen (^{3}H-Cytidin) wurden im Alter in die Purkinjezellen, die Körnerzellen und in die Kerne der corticalen Neurone vermindert, in die Spinalganglienzellen vermehrt und in die motorischen Vorderhornzellen unverändert eingebaut[184]. Hieraus läßt sich ableiten, daß Schädigungen an Orten der Ribonucleinsäuresynthese im Laufe der Zeit addiert werden, so daß eine kompensatorische Vermehrung der Ribonucleinsäureproduktion entstehen könnte[185].

Autoradiographische Untersuchungen ergaben bei Ischiadicusdurchschneidungen, daß im Gegensatz zu jungen Tieren bei alten keine Proteinsynthesevorgänge mehr in den motorischen Vorderhornzellen ablaufen[186]. Auch die Syntheseleistungen der Zellen sind bei der retrograden Reaktion im Alter vermindert, womit das herabgesetzte Reaktionsvermögen bei alten Tieren erklärt werden kann.

VIII. Das gealterte Zentralnervensystem

Die bisher unterscheidbaren Veränderungen im alternden Zentralnervensystem weisen keine deutliche Selbständigkeit auf. Jede einzelne Alteration hat

---

[172] PALAY und PALADE 1955. [173] BONDAREFF 1964.
[174] MALETA 1966. [175] DE ROBERTIS 1964, GONATAS et al. 1967. [176] ECCLES 1953.
[177] GLEES 1963, DINGMAN und SPORN 1964, KIMBLE 1965, SCHMITT 1967.
[178] ANDREW 1937, 1940, 1961, SULKIN und KUNTZ 1957, KUHLENBECK 1954, SHARMA 1960, OKABAYASHI 1959, CAMMERMEYER 1963, ANDREW und BARI 1965, KOTANI und KAWASHIMA 1961.
[179] VOGT 1949. [180] WILCOX 1959, BONDAREFF 1964. [181] CAMMERMEYER 1963.
[182] ANDREW 1937, 1940, 1961. [183] WULFF und FRESHMAN 1941, WULFF et al. 1963.
[184] WULFF et al. 1962. [185] THOMAS 1968. [186] GUTMANN et al. 1962.

eine eigene Lebenslinie in zeitlicher Hinsicht und in ihrer Intensitätsstufung sowie ein eigenes Verteilungsmuster. Im Greisengehirn sind sie sämtlich anzutreffen, jedoch individuell unterschiedlich. Durch das verschiedene zeitliche Einsetzen, die regionale Intensitätsschwankung und das topische Verteilungsmuster ergibt sich eine große Vielfalt von anzutreffenden Bildern des Alterns des Zentralnerven systems.

Aus der Gegenüberstellung der Vielfalt klinischer und morphologischer Befunde wird ersichtlich, daß eine einfache Korrelation der angetroffenen Gewebsbilder mit dem psychischen und meist auch mit dem neurologischen Befund des betreffenden alten Individuums nicht möglich ist. Es gibt klinisch völlig unauffällige Greise, in deren Gehirn schwere quantitativ eindrucksvolle Veränderungen vorhanden sind, und umgekehrt litten oft Träger wohlerhaltener, kaum atrophischer Gehirne ohne grobe histologische Auffälligkeiten an schweren senilen psychischen Veränderungen[187].

Wenn auch einerseits die Unspezifität der senilen Drusen — ihre qualitativ unscharfe Abgrenzung gegenüber dem normalen Senium und einer im Einzelfall unsicheren Korrelation zu klinischen Befunden — hervorgehoben wird, so wird doch andererseits[188] betont, daß bei einer größeren Dichte der Plaques stets klinische Symptome vorausgegangen sein müssen.

Insgesamt ist der Zustand des funktionstragenden Parenchyms nicht leicht zu beurteilen. Die submikroskopischen Befunde über Veränderungen an den senilen Synapsen könnten aber geeignet sein, eine Störung der Gesamtfunktion des Gehirnes im Sinne psychischer Alterationen zu erklären[189].

IX. Alternskrankheiten des Zentralnervensystems

Die senile Demenz in ihrer Variabilität ist die Alternskrankheit des Gehirns. Wie beim normalen Altern sind hier die Merkmale die gleichen, nur ist die Intensität der Einzelveränderungen im allgemeinen stärker ausgeprägt. Das topische Muster und das Verhältnis der einzelnen Veränderungen ist individuell verschieden. So können entweder atrophische oder argyrophile Veränderungen überwiegen oder auch Kombinationen angetroffen werden. Es ist aber hier ebenfalls unmöglich, aus der Analyse des Hirngewebsbildes eine Aussage über die Struktur der psychischen Störungen zu machen. Auch bei der senilen Demenz können die Geistesstörungen und morphologischen Alterationen kombiniert sein mit kreislaufbedingten Läsionen. Dies erschwert sowohl klinisch als auch morphologisch die Differentialdiagnose der Altersveränderungen.

Bei den präsenilen Demenzen tritt vor dem Hintergrund des allgemeinen Hirnalterns eine der unterschiedlichen Altersveränderungen in extremem Grade und meist auch in einer topischen Modifikation auf. So ist die präsenile Alzheimersche Krankheit durch das massive Auftreten der argyrophilen Dystrophie, gegebenenfalls in Verbindung mit einer kongophilen Angiopathie, charakterisiert. Ein Abweichen der topischen Verteilung der Dystrophie vom normalen Altern ist nicht die Regel. Da bei der Alzheimerschen Krankheit die normal im Alter zu findende argyrophile Dystrophie als krankheitsbestimmend auftritt, kann sie nicht einfach als vorzeitiges oder gesteigertes Altern definiert werden.

Die „heterogene Systemdegeneration"[190] ist eine präsenile argyrophile Dystrophie, die klinisch durch supranucleäre Lähmungen, besonders der Augenmuskeln, durch eine Rigidität und eine mäßige Demenz charakterisiert ist. Alz-

---

[187] Scholz 1957, Schükrü 1937.   [188] Grünthal 1930, 1936, Gerhard 1968.
[189] Gonatas et al. 1967.   [190] Steele et al. 1964.

heimersche Fibrillenveränderungen treten hier in den subcorticalen Grisea, also im Pallidum, im Corpus Luysi, der Zona compacta der Substantia nigra, in den Vierhügeln, der Brückenhaube und im Nucleus dentatus auf, wodurch erhebliche Nervenzellverluste bedingt sind. In der Großhirnrinde sind nur gering Alzheimersche Fibrillenveränderungen vorhanden, und senile Plaques fehlen. Von SEITELBERGER (1968) wurde vorgeschlagen, diese Erkrankung als präsenile subcorticale argyrophile Dystrophie oder als subcorticale Alzheimersche Krankheit zu bezeichnen.

Auch die Picksche Atrophie ist nicht ein vorzeitiges lokales Altern. Die morphologischen Veränderungen entsprechen zwar im allgemeinen denen der senilen atrophisierenden Gewebsalterationen, treten aber an Orten auf, die zum Teil beim normalen Altern nicht betroffen sind.

Eine starke diffuse Proliferation der Astroglia mit deutlicher Zellhypertrophie ohne nackte Gliakerne wird als präsenile gliale Dystrophie[191] bezeichnet. Bevorzugt werden die Rinde an der Markgrenze, das subcorticale Mark und die subcorticalen Kerne. Endzustand kann der gliogene Status spongiosus sein. Die Erkrankung heißt auch „progressive subcortical gliosis"[192]. Differentialdiagnostisch ist sie von der Pickschen oder Alzheimerschen Krankheit abzugrenzen.

Problematisch sind die Beziehungen der Alternsveränderungen und der Alternskrankheiten zu den übrigen degenerativen Veränderungen des Zentralnervensystems, also zu den sog. Systematrophien, die von SPATZ (1938, 1952) als vorzeitiges lokales Altern aufgefaßt werden.

Nach dieser Auffassung sind nicht qualitative Veränderungen für die Zuordnung als Krankheit und die Abgrenzung vom normalen Altern maßgebend, sondern die lokale Intensität und Vorzeitigkeit, gegebenenfalls auch die Verlaufsart und das Tempo des „atrophisierenden Prozesses". Die Berechtigung dieser Deutung bedarf allerdings noch der Überprüfung bei den einzelnen Systematrophien. Betrachtet man unter dieser Annahme die kombinierten Systematrophien sowie die Paralysis agitans, so scheint sich die Annahme zu bestätigen, daß mehrere und verschiedene „atrophisierende Prozesse" existieren[193].

Bei der Paralysis agitans findet sich eine Atrophie der Zona compacta der Substantia nigra, vor allem der lateral-dorsal gelegenen Anteile[194]. Aber auch in übrigen melaninpigmenthaltigen Nervenzellen, im Locus caeruleus und im dorsalen Vaguskern sowie in nicht pigmentierten Neuronen, so im Nucleus substantiae innominatae kommt es zu Zelluntergängen. Eine häufige Begleiterscheinung der Atrophie der melaninpigmenthaltigen Nervenzellen sind die Lewyschen Körperchen. Ihr Vorkommen nur in melaninpigmenthaltigen Neuronen weist auf Besonderheiten des Stoffwechsels dieser Neurone hin. Ihr Untergang ist nur indirekt für die Folgen und klinischen Symptome bei der Parkinsonschen Krankheit verantwortlich. Das in den Nervenzellen der Zona compacta entspringende nigrostriatale System erhält eine bestimmte physiologische Konzentration von Dopamin und Homovanilinsäure im Putamen und Nucleus caudatus aufrecht. Bei der Parkinsonschen Krankheit kommt es mit dem jeweiligen Ausmaß des Zellverlustes in der Zona compacta qualitativ zu einem korrelierten Absinken des Dopamin und Homovanilinsäurespiegels in dem an der Erkrankung nicht direkt beteiligten Putamen und Nucleus caudatus, die die charakteristische Bewegungsstörung mit Tremor, Rigor und Akinese bedingen[195]. Eine Zerstörung dieses dopaminergen nigrostriatalen Neuronensystems, das ein chemisch spezialisiertes Schaltglied im extrapyramidalen System darstellt, ruft immer die gleichartige

---

[191] SEITELBERGER 1968.   [192] NEUMANN und COHN 1967.   [193] SEITELBERGER 1968.
[194] HASSLER 1938.
[195] EHRINGER und HORNYKIEWICZ 1960, HORNYKIEWICZ 1963, BERNHEIMER 1964.

Symptomatik eines Parkinsonsyndroms hervor, ganz gleich, welche Ursache die Läsion hat[196].

Auch beim sog. Altersparkinsonismus kommt es zu einer Überlagerung verschiedener Veränderungen im Alter, so daß nicht einfach von einem pathologisch verstärkten lokalen Altern der Substantia nigra gesprochen werden kann. Neben einer Alternsatrophie der Zona compacta, einer diffusen Nervenzellverminderung und einem eventuellen Auftreten von Lewy-Körperchen, einer argyrophilen Dystrophie mit gelegentlich auftretenden Alzheimerschen Fibrillen, einer zumeist sehr beträchtlichen senilen neuroaxonalen Dystrophie in der roten Zone, kombiniert mit glialer Lipopigmentdystrophie, sind vasculäre Schäden in Form von perivasalen Kriblüren oder disseminiert verteilten kleinen Lakunen nachzuweisen.

Die argyrophile Dystrophie tritt außer im Alter und bei der Alzheimerschen Krankheit auch in Kombination mit anderen Degenerationen bei der Sträusslerschen Krankheit[197] sowie beim sog. Guam disease[198] auf. Die neuroaxonale Dystrophie ist bei verschiedenen degenerativen Krankheiten, so bei der HALLERVORDEN-SPATZschen Krankheit und der SEITELBERGERschen Krankheit, der infantilen neuroaxonalen Dystrophie die pathognomonische Organläsion. Bereits im frühen Lebensalter kann eine Lipopigmentdystrophie als Krankheit auftreten. Sie ist weiterhin abzugrenzen von den adulten cerebralen Lipoidosen und exogen bedingten Pigmentdegenerationen.

Aus den topistischen und cytologischen Analogien bei den normalen Alternsveränderungen, den Alternskrankheiten und den Systematrophien darf nicht abgeleitet werden, daß es keine grundlegenden Unterschiede zwischen diesen gibt[199]. In Familien mit Alzheimerscher und Pickscher Krankheit ist unter den Sekundärfällen kein verstärkter oder vorzeitiger Alternsabbau nachzuweisen. Es gibt also keine Übergangsfälle zwischen normalem Altern und diesen Erkrankungen. In gleicher Weise hat ZERBIN-RÜDIN (1967) auf die Unterschiede zwischen normalem Altern und dem krankhaften Abbau im Senium und Präsenium hingewiesen.

Der Vergleich zwischen normalem Altern und den Systematrophien zeigt, daß nicht nur quantitative, sondern auch qualitative Unterschiede bestehen, so eine materiell begründete Dekompensation der motorischen Leistung in der Peripherie bei der spinalen Muskelatrophie, die im Rahmen der Alternsrarefizierung der motorischen Neurone nie auftritt[200].

Weiterhin gibt es Hinweise, daß bei den Systematrophien ein Stoffwechseloder Enzymdefekt eine Rolle spielen kann[201]. Bei der myatrophischen Lateralsklerose sollen Zusammenhänge zu Funktionsstörungen des exokrinen Pankreas bestehen[202]. Auch Beziehungen zu den Avitamitosen[203] und zu toxischen Faktoren werden diskutiert[204].

X. Schlußbetrachtungen

Das eigentliche Wesen des Alternsvorganges kennen wir noch nicht. Zum gegenwärtigen Zeitpunkt besteht Übereinstimmung in der Anschauung, daß das Altern den Verlust an biologischer Information darstellt[205]. Die Häufung somatischer Mutationen und anderer Einflüsse, die auf die nucleäre Desoxyribonucleinsäure schädlich wirken, kann aber nicht als die alleinige Ursache des Alterns angesehen werden[206]. Es gibt Anzeichen dafür, daß auch Informationsverluste auf

[196] Seitelberger 1968.   [197] Gerstmann et al. 1936.
[198] Seitelberger und Nagy 1958.   [199] Grünthal 1930, Sjögren 1952, Scholz 1957.
[200] Erbslöh 1968.   [201] Lajtha 1964.   [202] Quick und Greer 1967.
[203] Stadler 1939, Stengel und Wilson 1946.
[204] McMenemy und Pollak 1941, Rauch 1948.   [205] Comfort 1970.
[206] Comfort 1970, v. Wangenheim 1964.

cytoplasmatischer Ebene erfolgen können[207]. Ebenso scheinen Autoimmuneffekte beim Altern eine Rolle zu spielen[208]. Eine einheitliche Ursache des Alterns ist bisher nicht erkennbar geworden.

Das Nervensystem als steuerndes System greift in die Funktionen aller Organe und jeder Körperzelle direkt oder indirekt ein. Das Leben eines komplizierten Organismus ist ohne die steuernde Funktion des Nervensystems nicht möglich. Andererseits ist das Zentralnervensystem als Organ des Körpers von der Funktion der übrigen Organe abhängig. Stoffwechselstörungen und Schäden der Körperorgane können rückwirkend zu Funktionsstörungen oder auch zu morphologisch nachweisbaren Veränderungen im Zentralnervensystem führen.

Bisher sind einfache Beziehungen zwischen dem morphologisch erfaßbaren Alternswandel des Zentralnervensystems und dessen Leistungen auf psychischem und somatischem Gebiet nicht wahrzunehmen. Der Einfluß des Nervensystems auf die Funktion der Körperorgane, wie er bei Schädeltraumen, bei Encephalitiden und Hirntumoren bekannt ist[209], wird beim Altern nicht deutlich sichtbar. Auch besteht ein qualitativer und quantitativer Unterschied zwischen den Systematrophien des Nervensystems und den Alternsveränderungen der Motoneurone[210].

Da die Funktion des Zentralnervensystems von einem konstanten Stoffwechselmilieu abhängig ist, werden Alternsveränderungen der übrigen Organe, sei es über Änderungen der Sauerstoff- oder Wirkstoffzufuhr, eher Folgen besonders am Gehirn hinterlassen. Bei der Betrachtung der Alternsveränderungen des Zentralnervensystems müssen diese Wechselwirkungen zwischen dem Nervensystem und den übrigen Organen berücksichtigt werden. Dabei sind die Auswirkungen von Organerkrankungen — nicht nur des Herzkreislaufsystems — auf das Nervensystem nicht in jedem Fall von den Alternsveränderungen abzugrenzen.

Das Altern — auch des Nervensystems — hat nicht nur eine, sondern viele Ursachen. Damit fehlen dem komplizierten Organismus des Menschen alle Voraussetzungen, jemals „unsterblich" werden zu können. Auch wenn es gelänge, diesen oder jenen der als Ursache der Alterung in Frage kommenden Faktoren auszuschalten, so würde jeder einzelne der übrigen Faktoren für sich allein genügen, dem Leben ein Ende zu setzen.

Die Lebensdauer eines Individuums hängt wahrscheinlich von der Leistungsfähigkeit der Organellen der Zelle ab. In der Natur bestehen Wechselbeziehungen zwischen der Häufigkeit von Mutationen und dem Lebensalter einer Art. Durch Mutation entstehen neue Genotypen mit höherer Lebensdauer. Je länger die Lebensdauer der Individuen einer Art ist, desto seltener kommt es bei ihnen zu Mutationen, sonst könnten sie nicht so alt werden. Es begrenzt also der gleiche Mechanismus die Lebenslänge, der allein in der Lage ist, die Lebensdauer durch Verbesserung der Leistungsfähigkeit der Zellen zu vergrößern. Damit ist Leben auf unserem Planeten darauf angewiesen, sich durch verjüngte Nachkommen fortzupflanzen.

Literatur

ABERCOMBIE, M.: Estimation of nuclear population from microtomic sections. Anat. Rec. **94**, 239—247 (1946). — ABOOD, L. G., GEIGER, A.: Breakdown of proteins and lipoids during glucose-free perfusion of the cat's brain. Amer. J. Physiol. **182**, 557—560 (1955). — ADAMS, C. W. M.: Histochemistry of cerebrovascular degeneration. In: Neurohistochemistry, ed. by C. W. M. ADAM. Amsterdam: Elsevier 1965. — AGDUHR, E.: Beitrag zur Technik für die Bestimmung der Anzahl der Nervenzellen je Volumeneinheit. Anat. Anz. **91**, 70—81 (1941). — AGOSTINI, L.: La reazione istochimica della fosfatasi acida nelle placche senili. Proc. 1st In-

---

[207] ORGEL 1963. [208] BURNET 1967. [209] Literatur s. NOETZEL 1968.
[210] ERBSLÖH 1968.

ternat. Congr. Neuropath. Rome **3**, 395—397 (1952). — Albert, E.: Das Altern, insbesondere die Hirnalterung als zelluläres Problem und seine biochemischen Aspekte. Fortschr. Neurol. Psychiat. **28**, 423—447 (1960). ~ Senile Demenz und Alzheimersche Krankheit als Ausdruck des gleichen Krankheitsgeschehens. Fortschr. Neurol. Psychiat. **32**, 625—673 (1964). — Albert, E., Gerhard, L.: Korrelation zwischen klinischen Herdstörungen und pathologisch-anatomischem Befund bei der senilen Demenz und der Alzheimerschen Krankheit. Fortschr. Neurol. Psychiat. **33**, 37—45 (1965). — Albertini, A. v.: Arteriosclerosis and age in terms of human pathology. Internat. Congr. Geront. St. Louis 1951, Abstr. 53—54. — Albright, J. F., Makinodan, T.: Growth and senescence of antibody-forming cells. J. cell. comp. Physiol. **67**, Suppl. 1, 185—206 (1966). — Alexander, P.: The role of DNA lesions in processes leading to aging in mice. Symp. Soc. exp. Biol. **21**, 29—50 (1967). — Alexandrowskaja, M. M.: Altersbesonderheiten des Gehirns und damit verbundene Erkrankungen. Proc. 7th Internat. Congr. Geront. Wien **3**, 39—41 (1966). — Allison, A. C.: The role of lysosomes in pathology. Proc. roy. Soc. Med. **59**, 867—868 (1966). — Allison, A. C., Paton, G. M.: Chromosome damage in human diploid cells following activation of lysosomal enzymes. Nature (Lond.) **207**, 1170 (1965). — Allison, R. S.: The senile brain. 1962. — Alpers, B. J., Forster, F. M., Herbut, P. A.: Retinal, cerebral and systemic arteriosclerosis: Histopathologic study. Arch. Neurol. Psychiat. (Chic.) **60**, 440—456 (1948). — Altschul, R.: Über das sogenannte „Alterspigment" der Nervenzellen. Virchows Arch. path. Anat. **301**, 273—286 (1938). ~ The Feulgen-Schiff stain in the study of age changes in the nervous system. Geriatrics **7** (1951). ~ Cellular patterns of the vessel wall: Their disorganization by aging and in arteriosclerosis. Geriatrics **7**, 270—273 (1951). — Alzheimer, A.: Über den Abbau des Nervengewebes. Ref.: Z. Psychiat. **63**, 568 (1906). ~ Über eine eigenartige Erkrankung der Hirnrinde. Zbl. Nervenheilk. Psychiat. **18**, 177—179 (1907). ~ Beiträge zur Kenntnis der pathologischen Neuroglia und ihre Beziehungen zu den Abbauvorgängen im Nervengewebe. In: Histologische und histopathologische Arbeiten über die Großhirnrinde, hrsg. v. F. Nissl u. A. Alzheimer, Bd. 3, S. 401—562. Jena: Fischer 1909. ~ Über eigenartige Krankheitsfälle des späten Alters. Z. ges. Neurol. Psychiat. **4**, 356—585 (1911). — Anders, H. E., Eicke, W.-J.: Die Gehirngefäße beim Hochdruck. Arch. Psychiat. Nervenkr. **112**, 1—44 (1941). — Anderson, P. J., Song, S. K.: Acid phosphatase in the nervous system. J. Neuropath. exp. Neurol. **21**, 263—283 (1962). — Andres, K. H.: Elektronenmikroskopische Untersuchungen über Strukturveränderungen an den Nervenfasern in Rattenspinalganglien nach Bestrahlung mit 185 MeV-Protonen. Z. Zellforsch. **61**, 1—22 (1963). — Andrew, W.: The effects of fatigue due to muscular exercise on the Purkinje cells of the mouse, with special reference to the factor of age. Z. Zellforsch. **27**, 534—554 (1937). ~ The Purkinje cell in man from birth to semility. Z. Zellforsch. **28**, 292—304 (1938). ~ Cellular changes with age. Springfield, Ill.: Thomas 1952. ~ Amitotic division in senile tissues as aporopable means of self-preservation. J. Geront. **10**, 1—12 (1955). ~ The neurologic and psychiatric aspects of disorders of ageing. Baltimore: Williams and Wilkins 1956. ~ Structural alterations with aging in the nervous system. J. chron. Dis. **3**, 575—596 (1956). ~ The reality of age differences in the nervous tissue. J. Geront. **14**, 259—267 (1959). ~ An electron microscopic study on types of age change in nerve cells, with particular reference to chromophilia and to accumulation of pigment in man and laboratory animals. J. Geront. **16**, 388 (1961). ~ Changes in the nucleus with advancing age of the organism. Advanc. geront. Res. **1**, 87—107 (1964), — Andrew, W., Andrew, N. V.: Comparison of the changes caused by fatigue and by aging in the cerebral cortex of mice. J. comp. Neurol. **72**, 525—534 (1940). — Andrew, W., Bari, M. A.: Some aspects of age changes in the spinal cord compared with those in other parts of the nervous system. Proc. 5th Internat. Congr. Neuropath. Zürich, Sept. 1965. Excerpta med. (Amst.), Found. 1966, p. 518—525. — Anton, G.: Gehirnmessungen mittels Kompensationsplanimeter. Wien. klin. Wschr. **16**, 1263—1267 (1903). — Apel, F. W., Apel, E. M.: Intracranial variation in the weight of the human brain. Hum. Biol. **14**, 48—68, 235—250 (1942). — Apelt, F.: Über den Wert von Schädelkapazitätsbestimmungen und vergleichende Hirngewichtsfeststellungen für die Innere Medizin und Neurologie. Dtsch. Z. Nervenheilk. **35**, 306—333 (1908). ~ Weitere mikroskopische und physikalische Untersuchungen der Hirnsubstanz. Dtsch. Z. Nervenheilk. **39**, 110—129 (1910). — Arab, A.: Plaques séniles et artériosclérose cérébrale. Abscence de rapports de dépendance entre les deux processus étude statistique. Rev. neurol. **91**, 22—36 (1954). ~ Unité nosologique entre démence cénile et maladie d'Alzheimer d'après une étude statistique et anatomo-clinique. Sist. nerv. **12**, 189—201 (1960). — Arendt, A.: Idiopathische, nicht arteriosklerotische, intrazerebrale Gefäßverkalkung nach Fahr. Mschr. Psychiat. Neurol. **132**, 24—34 (1956). ~ Zur Morphologie der Arterienerkrankungen des Gehirns. Z. ärztl. Fortbild. **53**, 1033—1040 (1959). ~ Altern des Zentralnervensystems. Wiss. Z. Karl-Marx-Univ. Leipzig, math.-nat. Reihe **19**, 441—449 (1970). — Arendt, A., Bachmann, P.: Intrazerebrale Gefäßwandveränderungen bei hypertonischer Hirnmassenblutung. Acta neuropath. (Berl.) **7**, 79—85 (1966). ~ Zur Pathogenese der hypertonischen Hirnmassenblutung. Acta neuropath. (Berl.) **7**, 86—88 (1966). — Arendt, A., Schildhaus, I.: Zur Pathologie der

Rückenmarkarterien. Fortschr. Neurol. Psychiat. **35**, 430—436 (1967). — ARENDT, A., WINKLER, H.: Zur Biomorphose der Dura mater cerebri. Z. Alternsforsch. **22**, 279—289 (1969). — ASCHOFF, L.: Pathologische Anatomie. Jena: Fischer 1936.

BAILEY, A. A.: Changes with age in the spinal cord. Arch. Neurol. Psychiat. (Chic.) **70**, 299—309 (1953). — BAILY, P., BONNI, G. v.: The isocortex of man. Urbana: University of Illinois Press 1951. — BAKER, A. B., IANONNE, A.: The large arteries of the circle of Willis. Neurology (Minneap.) **9**, 321—332 (1959). ~ The smaller intracerebral arteries. Neurology (Minneap.) **9**, 391—396 (1959). ~ The intracerebral arterioles. Neurology (Minneap.) **9**, 441—446 (1959). ~ Cerebro-vascular disease. A study of etiologic mechanism. Neurology (Minneap.) **11**, 23—31 (1961). — BAKER, A. B., REFSUM, S., DAHL, E.: Cerebro-vascular disease. A study of a Norwegian population. Neurology (Minneap.) **10**, 525—529 (1960). — BALTHASAR, K.: Anatomie und Lebensgeschichte der Riesenzellen und der großen Pyramidenzellen in der Area gigantopyramidalis. Nervenarzt **20**, 490—497 (1949). ~ Lebensgeschichte der vier größten Pyramidenzellarten in der fünften Schicht der menschlichen Area gigantopyramidalis. J. Hirnforsch. **1**, 281—336 (1954). — BARBER, A. A., BERNHEIM, F.: Lipid peroxidation: its measurement, occurence, and significance in animal tissues. Advanc. geront. Res. **2**, 355—403 (1967). — BAUER, K. F.: Organisation des Nervengewebes und Neurencystiumtheorie. München-Berlin: Urban & Schwarzenberg 1953. — BAUN, F.: Histologisch-statistische Untersuchungen am Großhirn des Pferdes mit besonderer Berücksichtigung der Mengen- und Artverhältnisse der Gliazellen zu den Ganglienzellen. Diss. Hannover 1951. — BAYLISS, W. M.: The vaso-motorsystem. New York: Longmans, Gren & Co. 1923. — BECKER, K., HOYER, S.: Hirnstoffwechseluntersuchungen unter der Behandlung mit Pyrithioxin. Dtsch. Z. Nervenheilk. **188**, 200—209 (1966). — BEHEIM-SCHWARZBACH, D.: Lebensgeschichte der melaninhaltigen Nervenzellen des Nucleus coeruleus. J. Hirnforsch. **1**, 62—93 (1954). ~ Das Parkinsonsyndrom im Lichte der lebensgeschichtlichen Veränderungen des Nucleus basalis. J. Hirnforsch. **2**, 2—35 (1955). — BERGENER, M., GERHARD, L.: Altersgebundene Veränderungen an pigmentierten Nervenzellen des Gehirns unter besonderer Berücksichtigung der submikroskopischen Morphologie. Proc. 7th Internat. Congr. Geront. Wien **3**, 213—219 (1966). — BERGER, H.: Untersuchungen über den Zellgehalt der menschlichen Großhirnrinde. Z. ges. Neurol. Psychiat. **69**, 46—60 (1921). — BERNHEIMER, H.: Distribution of homovanillic acid in the human brain. Nature (Lond.) **204**, 587—588 (1964). — BERNSMEIER, A.: Der sogenannte angiospastische Insult. Acta neurochir. (Wien), Suppl. **7**, 126—142 (1961). — Durchblutung des Gehirns. In: Physiologie und Pathophysiologie des vegetativen Nervensystems, hrsg. v. M. MONNIER, Bd. 2. Stuttgart: Hippokrates 1963. — BERNSMEIER, A., GOTTSTEIN, U.: Hirndurchblutung und Alter. Verh. dtsch. Ges. Kreisl.-Forsch. **24**, 248—253 (1958). ~ Die Sauerstoffaufnahme des menschlichen Gehirns. Pflügers Arch. ges. Physiol. **263**, 102—108 (1965). — BERNSMEIER, A., GOTTSTEIN, U., RUDOLPH, W.: Herzkrankheiten als Ursache cerebraler Zirkulationsstörungen. 2. Mitt. Dtsch. med. Wschr. **89**, 712—718 (1964). — BERTHA, H.: Die Morphologie und Pathophysiologie des zerebralen Kreislaufsystems. Wien. klin. Wschr. **68**, 222—230 (1956). — BIELSCHOWSKY, M.: Morphologie der Ganglienzelle. In: Handbuch der mikroskopischen Anatomie des Menschen, hrsg. v. W. v. MÖLLENDORFF, Bd. 4, Nervensystem, Tl. 1, S. 8—96. Berlin: Springer 1928. — BIONDI, G.: Über eine Alterserscheinung an den Gliazellen des menschlichen Gehirns. Arch. Psychiat. Nervenkr. **104**, 425—434 (1935). — BIRREN, J. E., IMUS, H. A., WINDLE, W. F.: The process of aging in the nervous system. Oxford: Blackwell 1959. — BIRREN, J. E., WALL, P. D.: Age changes in conduction velocity, refractory period, number of fibers, connective tissue space and blood vessels in sciatic nerve of rats. J. comp. Neurol. **104**, 1—16 (1956). — BISCHOFF, T. L. W. v.: Das Hirngewicht des Menschen. Bonn 1880. — BISHOP, J. S., LARNER, J.: Rapid activation-inactivation of liver uridine diphosphate glucoseglycogen transferase and phosphorylase by insulin and glucagon in vivo. J. biol. Chem. **242**, 1354—1356 (1967). — BJÖRKERUD, S.: The isolation of lipofuscin granules from bovine cardia muscle etc. Internat. Congr. Geront. Copenhagen 1963, Abstr. 32. ~ Isolated lipofuscin granules. A survey of a new field. Advanc. geront. Res. **1**, 257—288 (1964). — BJÖRKERUD, S., BJÖRNTORP, P., SCHERSTEN, T.: Lysosomal enzymes and aging. The content of different lysosomal enzymes of human liver tissue at different age. Proc. 7th Internat. Congr. Geront. Wien **1**, 119—124 (1966). — BJÖRKSTEN, J.: A common molecular basis for the aging syndrome. J. Amer. geriat. Soc. **6**, 740—748 (1958). — BLINKOV, S. M., GEEZER, J. J.: Das Zentralnervensystem in Zahlen und Tabellen. Jena: Fischer 1968. — BLUMENTHAL, H. T., BERNS, A. W.: Autoimmunity and aging. Advanc. geront. Res. **1**, 289—342 (1964). — BLUMENTHAL, H. T., HANDLER, F. P., BALCHE, J. O.: The histogenesis of arteriosclerosis of the larger cerebral arteries, with an analysis of the importance of mechanical factors. Amer. J. Med. **17**, 337—347 (1954). — BÖNING, H.: Zur Kenntnis des Spielraums zwischen Gehirn und Schädel. Z. ges. Neurol. Psychiat. **94**, 72—84 (1925). — BOLK, L.: Kraniologische Untersuchungen holländischer Schädel. Z. Morph. Anthrop. **5**, 135—180 (1902). ~ Beziehungen zwischen Hirnvolumen und Schädelcapacität nebst Bemerkungen über das Hirngewicht der Holländer. Petrus Camper **2**, 511—536 (1904). — BOLTON, C. F., WINKELMANN, R. K., DYCK, A. P. J.:

A quantitative study of Meissner's corpuscles in man. Neurology (Minneap.) 16, 1—9 (1966). — Bondareff, W.: Genesis of intracellular pigment in the spinal ganglia of senile rats. J. Geront. 12, 364—369 (1957). ~ Research on morphologic changes in the aging nervous system. Sth med. J. (Bgham, Ala.) 51, 1292—1295 (1958). ~ Histophysiology of the aging nervous system. Advanc. geront. Res. 1, 1—22 (1964). — Bonin, G. v.: A first study of the size of the cells in the cerebral cortex. J. comp. Neurol. 66, 103—111 (1937). ~ Brain-weight and body-weight of mammals. J. gen. Psychol. 16, 379—389 (1937). ~ Essay of the cerebral cortex. Springfield, Ill.: Thomas 1950. ~ The isocortex of tarsius. J. comp. Neurol. 95, 387—428 (1951). — Bonvallet, M., Dell, P., Hiebel, G.: Tonus sympathique et activité électrique cérébrale. C. R. Soc. Biol. (Paris) 147, 1166—1169 (1954). — Bourne, G. H.: Histochemical evidence of increased activity of hydrolytic enzymes in the cells of old animals. Nature (Lond.) 179, 472 (1957). ~ General aspects of aging in cells from physiologica point of view. In: The biology of aging, ed. by B. L. Strehler. Amer. Inst. of Biol. Science, Washington 1960. — Boyd, R.: Tables on the weight of the human body and intern organs in the sane and insane. Phil. Trans. 151, 241—262 (1861). — Braitenberg, V.: A note on myeloarchitectonics. J. comp. Neurol. 118, 141—156 (1962). — Brandenburg, E., Hallervorden, J.: Dementia pugilistica mit anatomischem Befund. Virchows Arch. path. Anat. 325, 680—709 (1954). — Brannon, W., McCormick, W., Lampert, P.: Axonal dystrophic in the gracile nucleus of man. Acta neuropath. (Berl.) 9, 1—6 (1967). — Brattgård, S. O., Erdström, J. E., Hyden, H.: Chemical and structural changes in nerve regeneration. In: Metabolism of the nervous system, ed. by D. Richter, p. 425—428. London: Pergamon Press 1957. — Braunmühl, A. v.: Kolloidchemische Betrachtungsweise seniler und präseniler Gewebsveränderungen. Z. ges. Neurol. Psychiat. 142, 1—54 (1932). ~ Versuche um eine kolloidchemische Pathologie des Zentralnervensystems. Klin. Wschr. 13, 897—901 u. 937—940 (1934). ~ „Kongophile Angiopathie" und „senile Plaques" bei greisen Hunden. Arch. Psychiat. Nervenkr. 194, 396—414 (1956). ~ Alterskrankheiten des Zentralnervensystems. In: Handbuch der speziellen pathologischen Anatomie und Histologie, hrsg. v. O. Lubarsch, F. Henke u. R. Rössle, Bd. 13, Tl. 1 A, S. 337—539. Berlin-Göttingen-Heidelberg: Springer 1957. — Breuch, S. R., Arey, L. B.: The number of myelinated and unmyelinated fibers in the optic nerve of vertebrates. J. comp. Neurol. 32, 1—33 (1920). — Brodmann, K.: Vergleichende Lokalisationslehre der Großhirnrinde. Leipzig 1909. — Brody, H.: Organization of the cerebral cortex. III. A study of aging in the human cerebral cortex. J. comp. Neurol. 102, 511—556 (1955). ~ The deposition of aging pigment in the human cerebral cortex. J. Geront. 15, 258—261 (1960). — Broser, K.: Hirngewicht und Hirnprozeß bei Schizophrenie. Arch. Psychiat. Nervenkr. 182, 439—449 (1949). — Brownson, R. H.: Perineuronal satellite cells in the motor cortex of aging brains. J. Neuropath. exp. Neurol. 14, 424 (1955). — Bruns, G.: Die Amyloidosen. Klin. Wschr. 45, 86—874 (1967). — Buchthal, F., Rosenfalck, A.: Action potential of sensory nerves in man physiological and clinical aspects. The Horowitz lectures 1965. Rehabil. Monograph. 29, 1 (1966). — Bühler, C., Brind, A., Horner, A.: Old age a phase of human life. Hum. Develop. 11, 53—63 (1968). — Bülow, I. C.: Die Anwendung histochemischer Methoden zur Darstellung der Drusen am Gehirn. Arch. Psychiat. Nervenkr. 195, 1—13 (1956). — Bürger, M.: Altern und Krankheit. Leipzig: Thieme 1947. ~ Die chemischen Altersveränderungen des menschlichen Gehirns. Z. Zellforsch. 8, 1—19 (1954). ~ Die chemische Biomorphose des Zentralnervensystems. Medizinische 1956, Nr 15, 561—567. ~ Die chemische Biomorphose des menschlichen Gehirns. Abh. Sächs. Akademie Wiss. Leipzig, Bd. 45, H. 6, Berlin 1957. ~ Die chemische Biomorphose des menschlichen Gehirns in ihren Beziehungen zu den Proteolipoiden (PLP). Abh. Sächs. Akademie Wiss. Leipzig, Bd. 46, H. 5, Berlin 1959. ~ Altern und Krankheit als Problem der Biomorphose. Leipzig: Thieme 1960. — Büttner, H. E., Massen, R.: Encephalographische Studien bei Apoplexien und senilen Demenzen. Z. ges. Neurol. Psychiat. 167, 507—513 (1939). — Burch, P. J. R.: An inquiry concerning growth, disease and aging. Edinburgh: Oliver & Boyd 1968. — Burkhardt, L.: Messungen der Substanzdichte am menschlichen Gehirn mittels des spezifischen Gewichts. Ein Beitrag zur Diagnostik der Hirnschwellung. Virchows Arch. path. Anat. 314, 260—276 (1949). — Burnet, F. M.: Concepts of autoimmune disease and their implications for therapy. Perspect. Biol. Med. 10, 141—152 (1967). — Buttlar-Brentano, K. v.: Zur Lebensgeschichte des Nucleus basalis, tuberomamillaris, supraopticus und paraventricularis unter normalen und pathogenen Bedingungen. J. Hirnforsch. 1, 337—419 (1954).

Calloway, N. O.: The basic laws of biologic senescence. J. Amer. geriat. Soc. 17, 638—643 (1969). — Cammermeyer, J.: Cytological manifestations of aging in rabbit and chinchilla brains. J. Geront. 18, 41—54 (1963). ~ Differential response of two neuron types to facial nerve transection in young and old rabbits. J. Neuropath. exp. Neurol. 22, 594—616 (1963). — Campbel, B.: The organization of the cerebral cortex. I. Introduction and methology. J. Neuropath. exp. Neurol. 13, 407—416 (1954). — Canstatt, C.: Krankheiten des höheren Alters und ihre Heilung. Erlangen: Enke 1839. — Carpenter, S.: A histochemical study of oxidative enzymes in the nervous system of vitamin E-deficient rats. Neurology (Minneap.) 15, 328—332

(1965). — CASARETT, G. W.: Acceleration of aging by ionizing radiations. In: The biology of aging. A Symposium held et Gatlinburg, Tennessee 1957, Washington 1960. — CASTAIGNE, P., LHERMITTE, F., ESCOUROLLE, R.: L'etat granulaire systematise du cerveau d'origine arteriopathique. Etude anatomique de 10 cas. Proc. 5th Internat. Congr. Neuropath. Zürich, Sept. 1965. Excerpta med. (Amst.), Found. 1966, p. 540. — CHALKLEY, H. W.: Method for quantitative morphologic analysis of tissue. J. nat. Cancer Inst. 4, 47—53 (1943). — CLARA, M.: Methoden der Lipidhistochemie. In: Handbuch der Histochemie, hrsg. v. W. GRAUMANN u. K. H. NEUMANN, Bd. 5, Tl. 1, S. 54—387. Stuttgart: Fischer 1965. — CLARK, W. E., LE GROS: A note on cortical cyto-architectonics. Brain 75, 96—104 (1952). — CLAUSEN, J., CHRISTENSEN, H. E.: Paraproteins and acid, mucopolysaccharides in primary amyloidosis. Biochemical and histologic studies of four human cases of primary amyloidosis. Acta path. microbiol. scand. 60, 493—511 (1964). — CLENDINNING, J.: Facts and inferences relative to the condition of the vital organs and viscera. Med. Chir. Trans. (Lond.) 21, 33 (1937). — COLMANT, H. J.: Spongiöse Dystrophien. Verh. dtsch. path. Ges. 52, 126—142 (1968). — COMFORT, A.: Die biologischen Grundlagen des Alterns. Z. Alternsforsch. 22, 105—110 (1969). ~ Basic research in gerontology. Gerontologia (Basel) 16, 48—64 (1970). — CORBIN, K. B., GARDNER, E. K.: Decrease in number of myelinated fibers in human spinal roots with age. Anat. Rec. 68, 63—74 (1937). — CORSELLIS, J. A. N.: Mental illnes and the ageing brain. Oxford: Maudsley 1962. — COTTRELL, L.: Histologic variations with age in apparently normal peripheral nerve trunks. Arch. Neurol. (Chic.) 43, 1138—1150 (1940). — CUMMINS, J. E., HYDEN, H.: Adenosine triphosphate (ATP) levels and adenosinetriphosphatase in neurons, glia and neuronal membranes of the vestibular nucleus. Biochim. biophys. Acta (Amst.) 60, 271—283 (1962). — CURTIS, H. J.: Biological mechanisms underlying the aging process. Science 141, 686—694 (1963). ~ Das Altern. Die biologischen Vorgänge. Stuttgart u. Jena: Fischer 1968.

DASTUR, D. K., LANE, M. H., HANSEN, D. B., KETY, S. S., BUTLER, R. N., PERLIN, S., SOKOLOFF, L.: Effects of aging on cerebral circulation and metabolism in man. In: Human aging. Bethesda, Maryland 1965. — DE BIASE, G., FABIANI, F.: Sull'istochimica e la morfogenesi dei „corpora amylacea" del sistema nervoso centrale (con riferimento al problema della natura paraamiloidea delle alterazioni cerebrali della senilità). Arch. De Vecchi Anat. pat. 34, 679—698 (1961). — DE DUVE, C.: Lysosomes, a new group of cytoplasmatic particles. In: Subcellular particles, ed. by T. HAYASHI, p. 129—159. New York: Ronald Press Comp. 1959. ~ The lysosome. Sci. Amer. 208, 64—72 (1963). — DE GIACOMO, P.: Istochimica enzimatica normale e patologica del systema nervoso centrale. Quad. Acta neurol. 24, 224—229 (1966). — DEGKWITZ, R.: Über den Einfluß körperlicher Erkrankungen auf das klinische Bild und den Verlauf zerebraler Arteriosklerosen. Zugleich ein Beitrag zur Pathogenese symptomatischer Psychosen. Fortschr. Neurol. Psychiat. 29, 268—295 (1961). — DALARUE, J.: Contribution à l'étude anatomo-pathologique de la sènescence. Ann. Anat. path. 4, 541—573 (1959). — DELAY, J., BRION, S., ESCOUROLLE, R., MARQUES, J. M.: Démences artériopathiques. Lésions du système hippocampo-mamillo thalamique dans li déterminisme des troubles mnésiques. Rev. neurol. 105, 22—23 (1961). — DELL, H. A.: Stages in the development of an arrested scan type microscopic particle counter. Brit. J. appl. Phys., Suppl. 3, 156 (1954). — DELORENZI, E.: Constanze numerica delle cellule di Purkinje del cerveletto dell'uomo in individui di varia eta. Z. Zellforsch. 14, 310—316 (1932). — DE NO, L.: Cytoarchitekture. In: Physiology of the nervous system, ed. by I. F. FULTON, p. 288—320. Oxford: University Press 1949. — DE ROBERTIS, E.: Histophysiology of synapses and neurosecretion. Oxford-London: Pergamon Press 1964. — DEVI, A., LINDSAY, P., RAINER, P. L., SARKAR, N. K.: Effects of age on some aspects of the synthesis of RNA. Nature (Lond.) 212, 474—475 (1966). — DEYL, Z.: Macromolecular aspects of aging. Exp. Geront. 3, 91—112 (1968). — DIETRICH, A.: Allgemeine Pathologie und pathologische Anatomie. Stuttgart: Hirzel 1948. — DIEZEL, P. B., PFLEIDERER, A., JR.: Histochemische und polarisationsoptische Untersuchungen am Amyloid. Virchows Arch. path. Anat. 332, 552—567 (1959). — DINGMAN, W., SPORN, M. B.: Molecular theories of memory. Science 144, 26—29 (1964). — DIVRY, P.: Etude histo-chimique des plaques séniles. J. belge Neurol. Psychiat. 27, 641—657 (1927). ~ De la nature de l'alteration fibrillaire d'Alzheimer. J. belge Neurol. Psychiat. 34, 197—201 (1934). ~ Considérations sur le vieillissement cerebral. J. belge Neurol. Psychiat. 47, 65—81 (1947). ~ La pathochimie générale et cellulaire des processus seniles et préséniles. Proc. 1st Internat. Congr. Neuropath. Rom 2, 313—345 (1952). DOMBAY, M.: Histologische Veränderungen des Nucleus amygdaleus im Senium. Z. Alternsforsch. 16, 219—228 (1962/63). — DUFFY, P. E., TENNYSON, V. M.: Phase and electron microscopic observations of Lewy-bodies and melanin granules in the substantia nigra and locus caeruleus in Parkinson's disease. J. Neuropath. exp. Neurol. 24, 398—414 (1965). — DUNCAN, D.: The incidence of the secondary (Wallerian) degeneration in normal mammals compared to that in certain experimental and diseased conditions. J. comp. Neurol. 51, 197—228 (1930). ~ Incidence of mild degrees of atrophy in the fasciculus gracilis. Arch. Path. 26, 664—671 (1938). — DUNCAN, D., NALL, D., MORALES, R.: Observations on the fine structure of old age pigment. J. Geront. 15, 336—362 (1960).

EARLE, K. M.: Studies on Parkinson's disease including X-ray fluorescent spectroscopy of formalin fixed brain tissue. J. Neuropath. exp. Neurol. 27, 1—14 (1968). — ECCLES, J. C.: Hypothesis relating to brain mind problem. Nature (Lond.) 168, 53—57 (1951). ~ The neurophysiological basis of mind. Oxford: Clarendon Press 1953. ~ The physiology of synapses. Berlin-Göttingen-Heidelberg: Springer 1964. — ECONOMO, C. v.: Ein Koeffizient für die Organisationshöhe der Großhirnrinde. Klin. Wschr. 5, 593—595 (1926). — ECONOMO, C. V., KOSKINAS, G. N.: Die Cytoarchitektonik der Hirnrinde der erwachsenen Menschen. Wien-Berlin: Springer 1925. — EHRENBERG, R., PÖHL, M.: Alternsvorgänge in der Großhirnrinde des Menschen. Z. Naturforsch. 9, 796—798 (1954). — EHRINGER, H., HORNYKIEWICZ, O.: Verteilung von Noradrenalin und Dopamin (3-Hydroxytyramin) im Gehirn des Menschen und ihr Verhalten bei Erkrankungen des extrapyramidalen Systems. Klin. Wschr. 38, 1236—1239 (1960). — EINARSON, L.: Deposits of fluorescent acid-fast products in the nervous system and skeletal muscles of adult rats with chronic vitamin-E deficiency. J. Neurol. Neurosurg. Psychiat. 16, 98—109 (1953). ~ Cellular structure in the central nervous system of vitamin E-deficient monkeys. In: Biological aspects of aging, ed. by N. W. SHOCK, p. 131—146. New York-London: Columbia University Press 1962. — EINARSON, L., TELFORD, I. R.: Effect of vitamin E deficiency on the central nervous system in various laboratory animals. Biol. Skr. Danske Videnske Selsk. 11, 1—81 (1960). — ELLIS, R. S. A.: Preliminary quantitative study of the Purkinje cells in normal, subnormal, and senescent human cerebella with some notes on functional localization. J. comp. Neurol. 30, 229—252 (1919). ~ Norms for some structural changes in the human cerebellum from birth to old age. J. comp. Neurol. 32, 1—34 (1920). — EMBREE, L. J.: Ribonucleic acid in experimental neurofibrillary degeneration studied by quantitative cytochemical methods. J. Neuropath. exp. Neurol. 27, 148—149 (1968). — EMBREE, L. J., HAMBERGER, A., SJÖSTRAND, J.: Quantitative cytochemical studies and histochemistry in experimental neurofibrillary degeneration. J. Neuropath. exp. Neurol. 26, 427—436 (1967). — ENGSTRÖM, A.: Die Röntgenmethoden in der histochemischen Forschungsarbeit. Anat. Anz. 101, Erg.-H. 26—34 (1954). — ERBSLÖH, F.: Über die Glukosebilanz von Leber und Gehirn und ihre Belastungs- und Schadensstufe. Vergleichende experimentelle Untersuchungen über die spezielle Sauerstoffmangel-Empfindlichkeit der Organe. München 1953. ~ Neurologie der Alterns- und Aufbrauchkrankheiten des Zentralnervensystems. Verh. dtsch. Ges. Path. 52, 1—21 (1968). — ERBSLÖH, F., BERNSMEIER, A., HILLESHEIM, H. R.: Der Glucoseverbrauch des Gehirns und seine Abhängigkeit von der Leber. Arch. Psychiat. Nervenkr. 196, 611—626 (1958). — ERBSLÖH, F., KLÄRNER, P., BERNSMEIER, A.: Über die Bilanz des cerebralen Zuckerstoffwechsels. Klin. Wschr. 36, 849—852 (1958). — ERBSLÖH, F., KUNZE, K., RECKE, B., ABEL, M.: Die myatrophische Lateralsklerose. Klinische, elektromyographische und bioptisch-histologische Untersuchungen an 112 Kranken. Dtsch. med. Wschr. 93, 1131—1141 (1968). — ERMINIO, F., BUCHTHAL, F., ROSENFALCK, P.: Motor unit territory and muscle fiber concentration in paresis due to peripheral nerve injury and anterior horn cell involvement. Neurology (Minneap.) 9, 657—671 (1959). — EVERITT, A. V.: The effect of pituitary growth hormone on the aging male rat. J. Geront. 14, 415—424 (1959). — EXSS, E.: Ultraviolettmikrospektrophotometrische Befunde an Nervenzellen mit experimentell erzeugten fibrillären Ablagerungen durch Aluminiumphosphat. Acta neuropath. (Berl.) 9, 141—145 (1967).

FABIANI, F.: Considerazioni su alcune proprieta istochimiche delle placche senili. Riv. pat. nerv. 78, 1154—1158 (1957). — FAZEKAS, J. F., ALEXANDER, F. A. D., HIMWICH, H. E.: Tolerance of the newborn to anoxia. Amer. J. Physiol. 134, 281—287 (1941). — FAZEKAS, J. F., ALMAN, R. W., BESSMAN, A. N.: Cerebral physiology of the aged. Amer. J. med. Sci. 223, 245—257 (1952). — FAZEKAS, J. E., YUAN, R. H., CALLOW, A. D. C., PAUL, R. E., JR., ALMAN, R. W.: Studies of cerebral hemodynamics in aortocranial diseases. New Engl. J. Med. 226, 224—228 (1962). — FEIGIN, I., PROSE, P.: Hypertensive fibrinoid arteriitis of the brain and gross cerebral hemorrhage. Arch. Neurol. (Chic.) 1, 98—110 (1959). — FÉNYES, I.: Alzheimersche Fibrillenveränderungen im Hirnstamm einer 28jährigen Postencephalitikerin. Arch. Psychiat. Nervenkr. 96, 700—717 (1932). — FEREMUTSCH, K.: Die Variabilität cytoarchitektonischer Strukturen und ihre Bedeutung für die cytoarchitektonische Methodik. Ref.: Schweiz. med. Wschr. 79, 459 (1949). ~ Die Variabilität der cytoarchitektonischen Struktur des menschlichen Hypothalamus. Mschr. Psychiat. 121, 87—113 (1951). — FEREMUTSCH, K., SIMMA, K.: Strukturanalysen des menschlichen Thalamus. I. Das ventrikelnahe Grau. Mschr. Psychiat. 126, 209—229 (1953). ~ Strukturanalysen des menschlichen Thalamus. IV. Nucleus anterior, Nucleus medio-dorsalis, Nucleus pulvinalis thalami. Mschr. Psychiat. 130, 347—359 (1955). — FEUERLEIN, W., DILLING, H.: Das Echo-Encephalogramm des 3. Hirnventrikels in verschiedenen Lebensaltern. Arch. Psychiat. Nervenkr. 209, 137—146 (1967). — FEW, A., GETTY, R.: Occurrence of lipofuscin as related to aging in the canine and procine nervous system. J. Geront. 22, 357—368 (1967). — FIELD, E. J.: The significance of astroglial hypertrophy in scrapie, kuru, multiple sclerosis and old age. Dtsch. Z. Nervenheilk. 192, 265—274 (1967). — FISCHER, W.: Zur Klinik der enzephalographisch diagnostizierten hirnatrophischen Prozesse. Jena: Fischer 1963. — FISCHMEISTER, H. F.: Apparative Hilfsmittel der Steologie. In: Quantitative Methoden in der Morphologie, hrsg. v. E. R. WEIBEL u. H. ELIAS. Berlin-Heidelberg-New York: Springer 1967. — FLORA, G., BAKER, A. B., KLASSEN, A.: Age and cerebral atherosclerosis. J. neurol. Sci. 6, 357—372 (1968). — FLORA, G., DAHL, E., NELSON, E.: Electron microscopic observations on human intracranial arteries. Arch. Neurol. (Chic.) 17, 162—173 (1967). — FLÜGEL, F. E.: Quelques recherches anatomiques sur la dégénérescence sénile de la moelle épinière. Rev. neurol. 34, 618—623 (1927). — FLYGER, G., HJELMQUIST, N. B. E.: Normal variatrious in the caliber of the human cerebral aquaeduct. Anat. Rec. 127, 151—162 (1957). — FÖRTIG, H.: Eine neue Theorie über die marterielle Grundlage der funktionellen Superiorität der linken Hemisphäre. Dtsch. med. Wschr. 48, 312—313 (1922). — FOIX, C., NICOLESCO, J.: Anatomie cérébrale: les noyaux gris centraux et la région mésencéphalo — sous — optique suivi d'un appendice sur l'anatomie pathologique de la maladie de Parkinson. Paris 1925. — FORNO, L. S.: Pathology of Parkinsonism. In: The Second Symposium on Parkinson's Disease. Suppl. J. Neurosurg. 2, 266—271 (1966). — FRENCH, J. D., AMERONGEN, F. K. V., MAGOUN, M. W.: An activating system in brain stem of monkey. Arch. Neurol. (Chic.) 68, 577—590 (1952). — FREYHAN, F. A., WOODFORD, R. B., KETY, S. S.: Cerebral blood flow and metabolism in psychoses of senility. J. nerv. ment. Dis. 113, 449—456 (1951). — FRIEDE, R.: Über die Molekularschicht (Lam. I) des Cortex und ihr Verhältnis zu den Zellschichten. Arch. Psychiat. Nervenkr. 193, 1—10 (1955). — FRIEDE, R. L.: Thalamocortical relations reflected by local gradations of oxidative enzymes; with some notes on patterns of enzyme distribution in nerve cells. In: Regional Neurochemistry, Proc. 4th Internat. Neurochem. Symposium, Varenna, Italy, 1960, Oxford: Pergamon Press 1961. ~ An enzyme histochemical study of cerebral arteriosclerosis. Acta neuropath. 2, 58—72 (1962). ~ The relation of the formation of lipofuscin to the distribution of oxidative enzymes in the human brain. Acta neuropath. 2, 113—125 (1962). ~ Chemoarchitecture and neuropathology. 4. Internat. Kongr. Neuropath. München, Sept. 1961, vol. 1, p. 70—75. Stuttgart: Thieme 1962. ~ Enzyme histochemical studies of senile plaques. J. Neuropath. exp. Neurol. 24, 477—491 (1965). ~ The histochemical architecture of ammon's horn as related to its selective vulnerability. Acta neuropath. (Berl.) 6, 1—13 (1966). ~ Quantitative and microscopical enzyme histochemistry in human neuropathologica material. Proc. 5th Internat. Congr. Neuropath. Zürich, Sept. 1965. Excerpta med. (Amst.), Found. 1966, p. 389—395. — FRIEDE, R. L., FLEMING, L. M.: A mapping of oxidative enzymes in the human brain. J. Neurochem. 9, 179—198 (1962). — FRIEDE, R. L., MAGEE, K. R.: Alzheimer's disease. Presentation of a case with pathologic and enzymatic-histochemical observations. Neurology (Minneap.) 12, 213—222 (1962). — FRIEDMAN, S. M., FRIEDMAN, C. L.: Prolonged treatment with pituitary powder in aged rats. Exp. Geront. 1, 37—48 (1964). — FÜNFGELD, E.: Über diffuse Rückbildungs- und Alterserkrankungen des Gehirns. In: Gegenwartsprobleme der psychiatrischen Forschung, S. 45—53. Stuttgart 1939. — FUJISAWA, K.: An unique type of axonal alternation (so-called axonal dystrophy) as seen in Goll's nucleus of 277 cases of controls. A contribution to the pathology of aging process. Acta neuropath. (Berl.) 8, 255—275 (1967).

GARDNER, E.: Decrease in human neurons with age. Anat. Rec. 77, 529—536 (1940). — GARFUNKEL, J. M., BAIRD, H. W., ZIEGLER, J.: Relationship of oxygen consumption to cerebral functional activity. J. Pediat. 44, 64—72 (1954). — GARG, A. G., TAYLOR, A. R.: A-scan echoencephalography in measurement of cerebral ventricles. Neurol. Neurosurg. Psychiat. 31, 245—249 (1968). — GATENBY, J. B., MOUSSA, T. A. A.: The neurone of the human autonomic system and the so-called "senility pigment". J. Physiol. (Lond.) 114, 252—254 (1951). — GEDIGK, P., BONTKE, E.: Zur Genese des Lipopigmentes. Verh. dtsch. Ges. Path. 40, 244—247 (1956). ~ Über den Nachweis von hydrolytischen Enzymen in Lipopigmenten. Z. Zellforsch. 44, 495—518 (1956). ~ Elektronenmikroskopische Untersuchung des Vitamin-E-Mangel-Pigmentes im Myometrium der Ratte. Virchows Arch. path. Anat. 337, 367—382 (1964). — GEIGER, A.: Correlation of brain metabolism and function by the use of a brain perfusion method in situ. Physiol. Rev. 38, 1—20 (1958). — GEIGER, A., GONIBOS, G., OTZUKI, S.: The effect of hypoxaemia on the metabolic pattern of the perfused brain of cats. In: Selective vulnerability of the brain in hypoxaemia. Oxford: Blackwell 1963. — GEIGER, A., YAMASAKI, S.: Cytidine and uridine requirement of the brain. J. Neurochem. 1, 93—100 (1956). GELLERSTEDT, N.: Zur Kenntnis der Hirnveränderungen bei der normalen Altersinvolution. Läk. för. Förh., N.F. 38, 5/6, 193—408, Upsala 1933. ~ Die elektive, insuläre (Para-)Amyloidose der Bauchspeicheldrüse. Zugleich ein Beitrag zur Kenntnis der „senilen Amyloidose". Beitr. path. Anat. 101, 1—13 (1968). — GERHARD, L.: Morphologische Befunde zur Differentialdiagnose „Cerebralsklerose" und senile Demenz. Verh. dtsch. Ges. Path. 52, 164—174 (1968). — GERSON, I. M., CHAT, E.: Electroencephalographic studies on the aging. Process: Psychometric correlates. J. Amer. geriat. Soc. 15, 185 (1967). — GERSTMANN, J., STRÄUSSLER, E., SCHEINKER, I.: Über eine eigenartige hereditär-familiäre Erkrankung des Zentralnervensystems. Zugleich ein Beitrag zur Frage des vorzeitigen lokalen Alterns. Z. ges. Neurol.

Psychiat. **154**, 736—762 (1936). — GIHR, M.: Methode der Rekonstruktion von Nervenzellen. J. Hirnforsch. **5**, 7—22 (1962). ~ Die Zellformen des Nucleus medialis dorsalis thalami des Menschen. Progr. Brain Res. **5**, 74—87 (1964). — GLEES, P.: Neuere Ergebnisse auf dem Gebiet der Neurohistologie: Nissl-Substanz, corticale Synapsen, Neuroglia und intercellulärer Raum. Dtsch. Z. Nervenheilk. **184**, 607—631 (1963). — GÖMÖRI, Z.: Histologische Veränderungen in der Großhirnrinde von Ratten mit Verlust des Erinnerungsvermögens im Alter. Gerontologia (Basel) **3**, 288—304 (1959). — GÖTZE, W., KRÜCKE, W.: Über Paramyloidose mit besonderer Beteiligung der peripheren Nerven und granulärer Atrophie des Gehirns, und über ihre Beziehungen zu den intracerebralen Gefäßverkalkungen. Arch. Psychiat. Nervenkr. **114**, 183—213 (1941). — GOLDMAN, S.: Aging, noise and choice. Perspect. Biol. Med. **17**, 12—30 (1968). — GONATAS, N. K., ANDERSON, W., EVANGELISTA, I.: The contribution of altered synapses in the senile plaque: an electron microscopic study in Alzheimer's dementia. J. Neuropath. exp. Neurol. **26**, 25—39 (1967). — GOTTSTEIN, U.: Physiologie und Pathophysiologie des Hirnkreislaufs. Med. Welt **1965**, 715—726. — GOTTSTEIN, U., BERNSMEIER, A., BLÖMER, H., SCHIMMLER, W.: Die cerebrale Hämodynamik bei Kranken mit Mitralstenose und kombiniertem Mitralvitium. Klin. Wschr. **38**, 1025—1030 (1960). — GOTTSTEIN, U., BERNSMEIER, A., SEDLMEYER, J.: Der Kohlenhydratstoffwechsel des menschlichen Gehirns. Klin. Wschr. **41**, 943—948 (1963); **42**, 310—313 (1964). — GOTTSTEIN, U., BERNSMEIER, A., STEINER, K.: Die Wirkung von Nicotinsäure auf Hirndurchblutung und cerebralen Stoffwechsel des Menschen. Klin. Wschr. **40**, 772—778 (1962). — GOTTSTEIN, U., HELD, K.: Insulinwirkung auf den menschlichen Hirnmetabolismus von Stoffwechselgesunden und Diabetikern. Klin. Wschr. **45**, 18—23 (1967). — GOTTSTEIN, U., HELD, K., SEBENING, H., WALPURGER, G.: Der Glucoseverbrauch des menschlichen Gehirns unter dem Einfluß intravenöser Infusionen von Glucose, Glucagon und Glucose-Insulin. Klin. Wschr. **43**, 965—975 (1965). — GOTTSTEIN, U., NIEDERMAYER, W., BERNSMEIER, A.: Die Gehirndurchblutung unter dem Einfluß vasoaktiver Substanzen. Z. ges. exp. Med. **131**, 430—439 (1959). — GOWERS, W. R.: A manual of diseases of the nervous system. London: Churchill 1886—1888. — GRAHMANN, H., ULE, G.: Ein Beitrag zur Kenntnis der chronischen cerebralen Krankheitsbilder bei Boxern. Mschr. Psychiat. Neurol. **134**, 261—283 (1957). — GRÖNTOFT, O.: The permeability to P^{32} in the different regions of the brain of newborn and adult rabbits. An investigation to the blood-brain barrier. Acta path. microbiol. scand. **63**, 481—492 (1965). — GRÜNTHAL, E.: Über die Alzheimersche Krankheit. Z. ges. Neurol. Psychiat. **101**, 128—157 (1926). ~ Klinisch-anatomisch vergleichende Untersuchungen über den Greisenblödsinn. Z. ges. Neurol. Psychiat. **111**, 763—817 (1927). ~ Die praesenilen und senilen Erkrankungen des Gehirns und Rückenmarkes. In: Handbuch der Neurologie, hrsg. v. O. BUMKE u. O. FOERSTER, Bd. 11, S. 466—509. Berlin: Springer 1930. ~ Die pathologische Anatomie der senilen Demenz und der Alzheimerschen Krankheit. In: Handbuch der Geisteskrankheiten, hrsg. v. O. BUMKE u. O. FOERSTER, Bd. 11, S. 638—672. Berlin: Springer 1930. ~ Der Zellbau im Thalamus der Säuger und des Menschen. J. Psychol. Neurol. **46**, 41—112 (1934). ~ Über Unterschiede im Gehirnbau der Anthropoiden und des Menschen und das eigentlich menschliche am Gehirn. Fortschr. Neurol. Psychiat. **8**, 261—284 (1936). ~ Über das klinische Bild nach umschriebenem beiderseitigem Ausfall der Ammonshornrinde. Mschr. Psychiat. Neurol. **113**, 1—16 (1947). ~ Über den derzeitigen Stand der Frage nach den klinischen Erscheinungen bei Ausfall des Ammonshorns. Psychiat. et Neurol. (Basel) **138**, 145—159 (1959). — GRÜNTHAL, E., WENGER, O.: Nachweis von Erblichkeit bei der Alzheimerschen Krankheit nebst Bemerkungen über den Altersvorgang im Gehirn. Mschr. Psychiat. Neurol. **101**, 8—25 (1939). — GRUNNET, M.: Changes in cerebral arteries with aging. Arch. Path. **88**, 314—318 (1969). — GURDJIAN, E. S., LINDNER, D. W., HARDY, W. G., WEBSTER, J. E.: Cerebro-vascular disease. An analysis of 600 cases. Neurology (Minneap.) **10**, 372—380 (1960). — GUTMANN, E., HANZLIKOVA, V.: Age changes of motor endplates in muscle fibers of the rat. Gerontologia (Basel) **11**, 12—24 (1965). ~ The motor unit in old age. Proc. 7th Internat. Congr. Geront. Wien **2**, 87—89 (1966). — GUTMANN, E., JAKOUBEK, B., HAJEK, I., ROHLICEK, V., SKALOUD, J.: Effect of age on proteosynthesis in spinal motoneurons following nerve interruption as shown by histoautoradiography of S^{35} labelled methionine. Physiol. bohemoslov. **11**, 437—441 (1962).

HABERLAND, C.: Primary systematic amyloidosis. Cerebral involvement and senile plaque formation. J. Neuropath. exp. Neurol. **23**, 135—150 (1964). — HACKL, H.: Untersuchungen über die Differenzzahl bei senil-arteriosklerotischen Demenzen. Nervenarzt **36**, 319—321 (1965). ~ Untersuchungen über das spezifische Gewicht des Gehirns. Psychiat. Neurol. med. Psychol. **17**, 330—332 (1965). — HAGER, H.: Die feinere Cytologie und Cytopathologie des Nervensystems. Stuttgart: Fischer 1964. ~ Allgemeine morphologische Pathologie des Nervengewebes. In: Handbuch der allgemeinen Pathologie, hrsg. v. H. W. ALTMANN, F. BÜCHNER u. a., Bd. 3, Tl. 3, S. 1—385. Berlin-Heidelberg-New York: Springer 1968. — HAHN, H. P. v., FRITZ, E.: Age-related alterations in the structure of DNA. Gerontologia (Basel) **12**, 237—249 (1966). — HALL, D. A.: The aging of connective tissue. Exp. Geront. **3**, 77—90 (1968). — HALLERVORDEN, J.: Eigenartige und nicht rubrizierbare Prozesse. In: Handbuch der Geisteskrankheiten, hrsg. v. O. Bumke u. O. Foerster, Bd. 11, S. 1063—1107. Berlin: Springer 1930. ~ Zur Pathogenese des postencephalitischen Parkinsonismus. Klin. Wschr. 12, 692—695 (1933). ~ Alzheimersche Fibrillenveränderungen im chronischen Stadium der Encephalitis epidemica. Zbl. ges. Neurol. Psychiat. 73, 724—725 (1934). ~ Spätform der amaurotischen Idiotie unter dem Bilde der Paralysis agitans. Mschr. Psychiat. Neurol. 99, 74—80 (1938). ~ Das normale und pathologische Altern des Gehirns. Nervenarzt 28, 433—445 (1957). ~ Anatomie und pathologische Anatomie des Gehirns. Ref.: Z. Alternsforsch. 12, 95 (1958). — Hallervorden, J., Quadbeck, G.: Die Hirnerschütterung und ihre Wirkung auf das Gehirn. Dtsch. med. Wschr. 82, 129—134, 142 (1957). — Hallgren, B., Sourander, P.: The non-haemin iron in the cerebral cortex in Alzheimer's disease. J. Neurochem. 5, 307—310 (1959/60). — Handmann, E.: Über das Hirngewicht des Menschen. Arch. Anat. (Anat. Abt.) 1906, 1—40. — Harman, D.: Free radical theory of aging: effect of free radical reaction inhibitors on the mortality rate of male LAF_1 mice. J. Geront. 23, 476—482 (1968). — Harms, J. W.: Morphologische und experimentelle Untersuchungen an alternden Hunden. Z. Anat. Entwickl.-Gesch. 71, 319—381 (1924). ~ Alterserscheinungen im Hirn von Affen und Menschen. Zool. Anz. 74, 249—256 (1927). ~ Altern und Somatod der Zellverbandstiere. Z. Alternsforsch. 5, 73—126 (1944/51). — Hartl, F., Burkhardt, L.: Über Strukturumbau des Skeletts, beson-ders des Schädeldaches und des Schlüsselbeins, beim Erwachsenen und seine Beziehungen zur Hypophyse nach Maßgabe des spezifischen Gewichts und histologischen Befundes. Virchows Arch. path. Anat. 322, 503—528 (1952). — Hartmann, N.: Der Aufbau der realen Welt. Grundriß der allgemeinen Kategorienlehre. Berlin: De Gruyter 1964. — Hassler, O.: Vascular changes in senile brains. A micro-angiographic study. Acta neuropath. (Berl.) 5, 40—53 (1965). ~ Deep cerebral venous system in man. A microangiographic study on its areas of drainage and its anastomoses with the superficial cerebral veins. Neurology (Minneap.) 16, 505—511 (1966). ~ Arterial deformities in senile brains. The occurence of the deformitis in a large autopsy series and some aspects of their functional significance. Acta neuropath. (Berl.) 8, 219—229 (1967). — Hassler, R.: Zur Pathologie der Paralysis agitans und des postencepha-litischen Parkinsonismus. J. Psychol. Neurol. 48, 387—476 (1938). ~ Über die afferenten Bahnen und Thalamiekerne des motorischen Systems des Großhirns. Arch. Psychiat. Nervenkr. 182, 759—818 (1949). ~ Extrapyramidal control of the speed of behaviour and its change by primary age processes. In: Behavior, aging and nervoussystem, ed. by A. T. Welford and J. E. Birren, Repr. 15. Springfield: Thomas 1965. ~ Funktionelle Neuroanatomie und Psychiatrie. In: Psychiatrie der Gegenwart, hrsg. v. H. W. Gruhle, R. Jung, W. Mayer-Gross u. M. Müller, Bd. 1, Tl. 1A, S. 153—285. Berlin-Heidelberg-New York: Springer 1967. — Haug, H.: Die Treffermethode, ein Verfahren zur quantitativen Analyse im histo-logischen Schnitt. Z. Anat. Entwickl.-Gesch. 118, 302—312 (1955). ~ Der Grauzellkoeffizient der primären sensorischen Hirnrinde des Menschen. Anat. Anz. 102, 385—388 (1956). ~ Remarks on the determination and significance of the gray cell coefficient. J. comp. Neurol. 104, 473—492 (1956). ~ Die Zelldichte und ihre Bedeutung für die Hirnrinde und ihre Areale. Dtsch. Z. Nervenheilk. 178, 648—667 (1959). — Haug, H., Rebhan, J.: Der Grauzellkoeffi-zient der menschlichen Hirnrinde. Berechnungen nach dem Zahlenmaterial von v. Economos. II. Weitere Zusammenhänge und Berechnungen der Gesamtzellzahl der Hirnrinde. Acta anat. (Basel) 28, 259—287 (1956). — Hay, R. J.: Cell and tissue culture in aging research. Advans. geront. Res. 2, 121—158 (1967). — Hechst, B.: Zur Histochemie und Histogenese der senilen Plaques. Arch. Psychiat. Nervenkr. 88, 126—148 (1929). ~ Über einen Fall von Mikro-encephalie ohne geistigen Defekt. Arch. Psychiat. Nervenkr. 97, 783—799 (1932). — Hein-rich, A.: Das normale Enzephalogramm in seiner Abhängigkeit vom Lebensalter. Z. Alterns-forsch. 1, 345—354 (1939). ~ Alternsvorgänge im Röntgenbild. Leipzig: Thieme 1947. ~ Planimetrische Hydrocephalusstudien. Halle: Marhold 1955. — Heinzel, W.: Die Ent-stehung des braunen Pigmentes. Frankfurt. Z. Path. 70, 724—739 (1960). — Heller, H., Missmahl, H.-P., Sohar, E., Gafin, J.: Amyloidosis: its differentiation into perireticulin and peri-collagen types. J. Path. Bact. 88, 15—34 (1964). — Heller, H., Sohar, E., Gafin, J.: Classification of amyloidosis with special regard to the genetic types. Path. et Microbiol. (Basel) 27, 833—840 (1964). — Hempel, K.-J.: Methodisches zur histopathologischen Aus-wertung psychiatrischer Krankheitsbilder. (Senium, senile Demenz, Schizophrenie und Epi-lepsie.) Fortschr. Med. 82, 425—430 (1962). ~ Quantitativ-morphologische Hirnbefunde beim Senium und bei der senilen Demenz. Proc. 7th Internat. Congr. Geront. Wien 1, 343—346 (1966). ~ Quantitative und topische Probleme der Alternsvorgänge im Gehirn. Verh. dtsch. Ges. Path. 52, 179—202 (1968). — Hendley, D. D., Strehler, B. L.: Enzymic activities of lipofuscin age pigments: Comparative histochemical and biochemical studies. Biochim. bio-phys. Acta (Amst.) 99, 406—417 (1965). — Henschen, F.: Morphological aspects on the process of aging. In: Thule Internat. Symposia Cancer and Aging, p. 61—80. Stockholm: Nordiska Bokh. 1968. — Hess, A.: The fine structure of young and old spinal ganglia. Anat. Rec. 123, 399—423 (1955). — Hieronymi, G.: Über den altersbedingten Formwandel ela-stischer und muskulärer Arterien. Heidelberg Akad. Wiss., math.-nat. Kl. 3, Abh. 1956. —

HIMWICH, H. E., BERNSTEIN, A. O., HERRLICH, H., CHESLER, A., FAZEKAS, E.: Mechanisms for the maintenance of life in the newborn during anoxia. Amer. J. Physiol. 135, 387—391 (1941). — HIRANO, A.: Pathology of amyotrophic lateral sclerosis. In: Slow, latent and temperate virus infections. NINDB Monograph Nr 2, S. 23—37. Bethesda: NIH 1965. — HIRANO, A., DEMBITZER, H. M., KURLAND, L. T., ZIMMERMAN, H. M.: The fine structure of some intraganglionic alterations. Neurofibrillary tangles, granulovacuolar bodies and "rod-like" structures as seen in Guam amyotrophic lateral sclerosis and Parkinson-dementia complex. J. Neuropath. exp. Neurol. 27, 167—182 (1968). — HIRANO, A., MALAMUD, N., KURLAND, L. T.: Parkinsonism-dementia complex, an endemic disease on the island of guam. Brain 84, 662—679 (1961). — HIRANO, A., ZIMMERMAN, H. M.: Alzheimer's neurofibrillary changes. A topographic study. Arch. Neurol. Psychiat. (Chic.) 7, 227—242 (1962). — HIRSH, I. R.: The measurement of hearing. New York: McGraw-Hill 1952. — HOCH-LIGETTI, C.: Effect of aging on the central nervous system. J. Amer. Geriat. Soc. 11, 403—408 (1963). — HODGE, C. F.: Changes in ganglion cells from birth to senile death. Observations on man and honeybee. J. Physiol. (Lond.) 17, 129—134 (1894). — HÖPKER, W.: Das Altern des Nucleus dentatus. Z. Alternsforsch. 5, 256—277 (1951). — HOFF, H., SEITELBERGER, F.: Die Altersveränderungen des menschlichen Gehirns. Z. Alternsforsch. 10, 307—318 (1957). — HOLLÄNDER, H.: Untersuchungen über die Häufigkeit arteriosklerotischer und seniler Veränderungen des Gehirns bei psychiatrisch Kranken im höheren Lebensalter. Diss. Düsseldorf 1959. — HOLLIDAY, R.: Errors in protein synthesis and clonal senescence in fungi. Nature (Lond.) 221, 1224—1228 (1969). — HORNET, T., NEREANTIU, F.: Alzheimer nerve cell modifications in experimental anoxia and aging. Proc. 5th Internat. Congr. Neuropath. Zürich, Sept. 1965. Excerpta med. (Amst.), Found. 1966, p. 481—485. — HORNYKIEWICZ, O.: Die topische Lokalisation und das Verhalten von Noradrenalin und Dopamin (3-Hydroxytyramin) in der Substantia nigra des normalen und Parkinson-kranken Menschen. Wien. klin. Wschr. 75, 309—312 (1963). — HORST, L. VAN DER, STAM, F. C., WIGBOLDUS, J. M.: Amyloidosis in senile and presenile involutional processes of the central nervous system. J. nerv. ment. Dis. 130, 578—587 (1960). — HÜTTNER, I., HARANGHY, L., VERESS, B., KERENYI, T.: Histochemische und elektronenhistochemische Untersuchungen der Nervenzellen im Laufe der Alterspigmentbildung. Proc. 7th Internat. Congr. Geront. Wien 2, 97—100 (1966). — HULTGREN, E. O.: Das Hirngewicht des Menschen in Beziehung zum Alter und zur Körpergröße. Kugl. svenska Vetenskapsakad. Handl. 4, 9 (1912). — HYDÉN, H.: Chemische Komponenten der Nervenzelle und ihre Veränderungen im Alter und während der Funktion. In: Die Chemie und der Stoffwechsel des Nervengewebes. 3. Coll. d. Ges. Physiol. Chem. Mosbach/Baden, April 1952, S. 1—26. Berlin-Göttingen-Heidelberg: Springer 1952. ~ Dynamic aspects on the neuron-glia relationship. In: The neuron, ed. by H. HYDÉN, p. 179—219. Amsterdam-London-New York: Elsevier 1967. — HYDÉN, H., LINDSTRÖM, B.: Microspectrographic studies on the yellow pigment in nerve cells. Discuss. Faraday Soc. 9, 436—441 (1950).

IM OBERSTEG, J.: Über Beziehungen des Körperbautypus zu Gewicht und Maß innerer Organe. Acta genet. (Basel) 3, 193—248 (1952). — INABA, C.: Zur Pathologie der Hirnrinde bei Idiotie. Arb. neur. Inst. Wien 29, 70—96 (1927). — INUKAI, T.: On the loss of Purkinje cells, with advancing age, from the cerebellar cortex of the albino rat. J. comp. Neurol. 45, 1—32 (1928). — ISHII, T.: Distribution of Alzheimer's neurofibrillary changes in the brain stem and hypothalamus of senile dementia. Acta neuropath. (Berl.) 6, 181—189 (1966). ~ Enzyme histochemical studies of senile plaques and the plaque-like degeneration of arteries and capillaries (Scholz). Acta neuropath. (Berl.) 14, 250—260 (1969). — ISSIDORIDES, M., SHANKLIN, W. M.: Histochemical reactions of cellular inclusions in the human neurone. J. Anat. (Lond.) 95, 151—159 (1961).

JACOB, H.: Beiträge zur Histopathologie präseniler und seniler Gewebsveränderungen des Zentralnervensystems. I. Über die Strukturmöglichkeiten seniler Drusen und über die fallweise verschiedenen Verläufe „drusiger Entartung" der grauen Hirnsubstanz. Z. ges. Neurol. Psychiat. 166, 313—341 (1939). ~ Beiträge zur Histopathologie präseniler und seniler Gewebsveränderungen des Zentralnervensystems. II. Über „verkalkte" senile Drusen (Pseudokalkdrusen). Z. ges. Neurol. Psychiat. 172, 791—796 (1941). ~ Zur histopathologischen Diagnose des akuten und rezidivierenden Hirnödems. Arch. Psychiat. Nervenkr. 179, 158—162 (1948). ~ Diskussionsbemerkung zu Alterskrankheiten. Proc. Internat. Congr. Neuropath. Rom 2, 422—428 (1952). ~ Differentialdiagnose perniciöser Involutionspsychosen, praeseniler Psychosen und Psychosen bei Involutionspellagra. Arch. Psychiat. Nervenkr. 201, 17—52 (1960). ~ Zerebraler Abbau im Alter. In: Geriatrie. Fortschritte auf dem Gebiet der inneren Medizin, hrsg. v. L. HEILMEYER, H. J. HOLTMEIER u. R. SCHUBERT, S. 133—146. Stuttgart: Thieme 1966. ~ Zur klinisch-neuropathologischen Differentialdiagnose praesenil-involutiver Erkrankungen des ZNS. Acta neuropath. (Berl.), Suppl. 3, 110—118 (1967). ~ Psychiatrische Aspekte der Alterns- und Aufbrauchkrankheiten des Gehirns. Verh. dtsch. Ges. Path. 52, 21—32 (1968). — JACOB, H., EICKE, W., ORTHNER, H.: Zur Klinik und Neuropathologie der subakuten präsenilen spongiösen Atrophien mit dyskinetischem Endstadium. Dtsch. Z. Nervenheilk. **178**, 330—357 (1958). — JACOBY, W.: Die Bedeutung von Maß und Zahl im Leben der Zelle. Naturw. Rdsch. **2**, 354—361 (1949). — JAEGER, R.: Planimetrische Messungen der Rinden- und Marksubstanz des Großhirns. Versuch einer Volumenbestimmung. Diss. Halle-Wittenberg 1910. ~ Inhaltsberechnungen der Rinden- und Marksubstanz des Großhirns durch planimetrische Messungen. Arch. Psychiat. Nervenkr. **54**, 261—272 (1914). — JELLINGER, K.: Neuroaxonale Dystrophien. Verh. dtsch. Ges. Path. **52**, 92—126 (1968). — JELLINGER, K., NEUMAYER, E.: Progressive subcorticale vasculäre Encephalopathie Binswanger. Eine klinisch-neuropathologische Studie. Arch. Psychiat. Nervenkr. **205**, 523—554 (1964). — JERVIS, G. A.: Early senile dementia in mongoloid idiocy. Amer. J. Psychiat. **105**, 102—106 (1948). — JISLINE, S. G.: Le diagnostic différentiel des psychoses d l'age sénile. Zh. Nevropat. Psikhiat. **60**, 707—714 (1960) [Russ.].—JOHNSON, A. B.: Apparent nucleoside phosphatase activity in the neurofibrillary tangles of Alzheimer's disease. J. Neuropath. exp. Neurol. **27**, 155—156 (1968). — JOSEPHY, H.: Acid phosphatase in the senile brain. Arch. Neurol. Psychiat. (Chic.) **61**, 164—169 (1949). — JUNG, R.: Neurophysiologie und Psychiatrie. In: Psychiatrie der Gegenwart, hrsg. v. H. W. GRUHLE, R. JUNG, W. MAYER-GROSS u. M. MÜLLER, Bd. 1, Tl. 1 A, S. 325—928. Berlin-Heidelberg-New York: Springer 1967.

KEHRER, F. A.: Von seelischem Altern. München 1952. ~ Über das psychische Altern des Menschen. Dtsch. med. Wschr. **79**, 1553—1555, 1587—1594 (1954). — KERENYI, T., HARRANGHY, L., HÜTTNER, I., VERESS, B., SZENTAGOTHA, K.: Some observations regarding the mechanism of lipofuscin pigment formation in the nervous system. Morph. Igazság. orv. Szle **7**, 196—203 (1967). — KETY, S. S.: The general metabolism of the brain in vivo. In: Metabolism of the nervous system, ed. by D. RICHTER. London 1957. — KETZ, H. A.: Die Altersveränderungen im Zentralnervensystem der Haustiere. Z. Alternsforsch. **13**, 103—111, 199—236 (1959). — KIDD, M.: Alzheimer's disease. An electron microscopical study. Brain **87**, 307—320 (1964). ~ Some electron microscopical observations on status spongiosus. Acta neuropath. (Berl.), Suppl. **3**, 137—144 (1967). — KIMBLE, D. P.: The anatomy of memory. Palo Alto, Calif.: Science and Behavior Books 1967. — KING, P. D.: A statistical comparison of senile brain disease and Alzheimer's disease. J. clin. Psychopath. **21**, 31—35 (1960). — KLASSEN, A. C., SUNG, I. H., STADLAN, E. M.: Histological changes in cerebral arteries with increasing age. J. Neuropath. exp. Neurol. **27**, 607 (1968). — KLATZO, I., WISNIEWSKI, H., STREICHER, E.: Experimental production of neurofibrillary degeneration. — 1. Light microscopic observations. J. Neuropath. exp. Neurol. **24**, 187—199 (1965). — KOCH, G.: Zur Erbpathologie der Alzheimerschen Krankheit. Erbarzt **9**, 31—34 (1941). — KODAMA, M.: Die regionäre Verteilung der arteriosklerotischen Veränderungen im Großhirn. Z. ges. Neurol. Psychiat. **102**, 597—619 (1926). — KOENIG, H.: Histochemical studies of lysosomes and lipofuscin granules in the nervous system. Proc. 5th Internat. Congr. Neuropath. Zürich, Sept. 1965. Excerpta med. (Amst.), Found. 1966, p. 476—477. — KOHN, R. R., LEASH, A. M.: Longterm lathyrogen administration to rats, with special reference to aging. Exp. molec. Path. **1**, 354—361 (1967). — KOJIMA, T. A.: Quantitative analysis of volume of cellbody in the cerebral cortex. Okajimas Folia anat. jap. **30**, 395—407 (1958). — KONONOVA, E.: Variability of structure of cerebral cortex. Lower frontal convolution of an adult. Contr. brain Inst. Moscow **1**, 39—116 (1935). — KOTANI, M., KAWASHIMA, K.: Observations of the spinal ganglion cells of senile mice with the electron microscope. Okajimas Folia anat. jap. **37**, 451—467 (1961). — KRAEMER, R.: Hirnatrophische Prozesse des höheren Alters. Nervenarzt **27**, 152—160 (1956). — KRAEPELIN, E.: Psychiatrie. Leipzig 1904. — KRAFT, G.: Licht- und polarisationsoptische Untersuchungen an einem Fall von seniler Demenz (mit besonderer Berücksichtigung der Gefäßbeziehungen von senilen Plaques). Diss. Tübingen 1969. — KRAUS, C., GIHR, M.: Statistischer Beitrag zur Gliederung des Nucleus anterior thalami. J. Hirnforsch. **8**, 39—45 (1965). — KREMPIEN, B.: Alternsgang der Gefäßbeziehungen zwischen Dura mater cerebri und Schädeldach. Virchows Arch. path. Anat. **342**, 282—294 (1967). — KRIGMAN, M. R., FELDMAN, R. G., BENSCH, K.: Alzheimer's presenile dementia. A histochemical and electronmicroscopic study. Lab. Invest. **14**, 381—396 (1965). — KRÜCKE, W.: Über atypische Amyloidosen im Bereich des Nervensystems. Zbl. ges. Neurol. Psychiat. **103**, 469 (1943). ~ Das Zentralnervensystem bei generalisierter Paramyloidose. Arch. Psychiat. Nervenkr. **185**, 165—192 (1950). ~ Die Amyloidose der Hirngefäße. Proc. 1th Internat. Congr. Neuropath. Rom **3**, 237—248 (1952). ~ Die Paramyloidose. Ergebn. inn. Med. Kinderheilk. **11**, 299—378 (1959). ~ Zur pathologischen Anatomie der Paramyloidose. Acta neuropath. (Berl.), Suppl. **2**, 74—93 (1963). — KRÜGER, H., ZUMPE, V., VELTIN, A.: Echoencephalographische Untersuchungen der III. Hirnkammer bei Gesunden verschiedenen Lebensalters. Arch. Psychiat. Nervenkr. **210**, 161—168 (1967). — KRUMP, J. E.: Die Lebenswandlung des Elektroenzephalogramms bei Herz- und Kreislaufkranken. Verh. dtsch. Ges. Kreisl.-Forsch. **24**, 258—265 (1958). — KUHLENBECK, H.: Some histologic age changes in the rat's brain and their relationship to comparable changes in the human brain. Confin. neurol. (Basel) **14**, 329—342 (1954). — KUHN, W.: Mögliche Beziehungen der optischen Aktivität des Alterns. Experentia (Basel) **11**, 429—435 (1955). — KUMAMOTO, T., BOURNE, G. H.: Histochemical localization of respiratory and other hydrolytic enzymes in neuronal lipopigment (lipofuscin) in old guinea pigs. Acta histochem. (Jena) **16**, 87—100 (1963). — Kunitzki, A.: Abhängigkeit der Struktur und Funktion der Großhirnrinde. Tag.-Ber. d. Pawlow Tag. 15. 1. 53, Berlin, Leipzig, S. 218—220 (1953). — Kuntz, A.: Variations in autonomic ganglia in man which are related to aging. Internat. Congr. Geront. St. Louis 1951, Abstr. 116. — Kunz, H.: Zur Psychologie und Psychopathologie der mitmenschlichen Rollen. Psyche (Stuttg.) **2**, 551—560 (1949).

Lafora, G. R.: Valorisation critique des deconvertes histopathologiques de la sénilité. Proc. 1th Internat. Congr. Neuropath. Rom **2**, 471—517 (1952). — Lajtha, A.: Alteration and pathology of cerebral protein metabolism. Int. Rev. Neurobiol. **7**, 1—40 (1964). — Lampert, P. W.: A comparative electron microscopic study of reactive, degenerating, regenerating, and dystrophic axons. J. Neuropath. exp. Neurol. **26**, 345—368 (1967). — Lampert, P., Blumberg, J. M., Pentschew, A.: An electronmicroscopic study of dystrophic axons in the gracile and cuneate nuclei of vitamin E-deficient rats. J. Neuropath. exp. Neurol. **23**, 60—77 (1964). — Lampert, P., Cressman, M.: Axonal regeneration in the dorsal column of the spinal cord of adult rat. Lab. Invest. **13**, 825—839 (1964). — Lang, J.: Beiträge zum Wachstum und Altern peripherer Nerven. Verh. anat. Ges. **115**, 325—333 (1965). — Larsson, T., Sjögren, T., Jacobson, G.: Senile dementia. A clinical, sociomedical and genetic study. Acta psychiat. scand., Suppl. **167** (1963). — Lascelles, R. G., Thomas, P. K.: Changes due to age in internodal length in the sural nerve in man. J. Neurol. Neurosurg. Psychiat. **29**, 40—44 (1966). — Lashley, K. S.: Thalamo-cortical connections of the rat's brain. J. comp. Neurol. **75**, 67—117 (1941). — Lassen, N. A., Feinberg, J., Lane, M. H.: Bilateral studies of cerebral oxygen uptake in young and aged normal subjects and in patients with organic dementia. J. clin. Invest. **39**, 491—500 (1960). — Lauber, H.: Das Pneumoencephalogramm. Meßverfahren bei Erwachsenen. München: Barth 1965. — Leibnitz, L., Wünscher, W.: Die lebensgeschichtliche Ablagerung von intraneuralem Lipofuscin in verschiedenen Abschnitten des menschlichen Gehirns. Anat. Anz. **121**, 132—140 (1967). — Lentz, T. L.: Fine structure of sensory ganglion cells during limb regeneration of the new triturus. J. comp. Neurol. **131**, 301—322 (1967). — Letterer, E.: Allgemeine Pathologie. Stuttgart: Thieme 1959. — Letterer, E., Caesar, R., Vogt, A.: Studien zur elektronenoptischen und immunmorphologischen Struktur des Amyloids. Dtsch. med. Wschr. **85**, 1909—1910, 1929—1930 (1960). — Lewis, P. R., Shute, C. C. D.: The cholinergic limbic system: Projections to hippocampal formation, medial cortex, nuclei of the ascending cholinergic reticular system and the subcortical organ and supraoptic crest. Brain **90**, 521—540 (1967). — Lewy, F. H.: Zur pathologischen Anatomie der Paralysis agitans. Dtsch. Z. Nervenheilk. **50**, 50—55 (1914). ~ Primär und sekundär involutive Veränderungen des Gehirns. Krkh. Forschung **1**, 164—176 (1925). — Lietz, S.: Das sog. subclavian steal syndrome. Beitrag zur klinischen Wertigkeit brachio-cephaler Durchblutungsstörungen. Dtsch. Z. Nervenheilk. **189**, 118—135 (1966). — Lindenberg, R.: Die Gefäßversorgung und ihre Bedeutung für Art und Ort von kreislaufbedingten Gewebsschäden und Gefäßprozessen. In: Handbuch der speziellen pathologischen Anatomie und Histologie, hrsg. v. O. Lubarsch, F. Henke u. R. Rössle, Bd. 13, Tl. 1B, S. 1071—1164. Berlin-Göttingen-Heidelberg: Springer 1957. — Lindenberg, R., Spatz, H.: Über die Thromboendarteriitis obliterans der Hirngefäße. Virchows Arch. path. Anat. **305**, 531—557 (1939). — Lindlar, F., Goebel, H. H.: Lipofuscin und Polyenfettsäuren in der Hirnrinde. Verh. dtsch. Ges. Path. **52**, 210—212 (1968). — Lindsley, D. B., Bowden, J. W., Magoun, H. W.: Effect upon the EEG of acute injury to the brainstem activating system. Electroenceph. clin. Neurophysiol. **1**, 475—486 (1949). — Linzbach, A. J.: Quantitative Biologie und Morphologie des Wachstums einschließlich Hypertrophie und Riesenzellen. In: Handbuch der allgemeinen Pathologie, hrsg. v. F. Büchner, E. Letterer u. F. Roulet, Bd. 6, Tl. 1, S. 180—382. Berlin-Göttingen-Heidelberg: Springer 1955. — Liss, L.: Senile brain changes. Histopathology of the ganglion cells. J. Neuropath. exp. Neurol. **19**, 559—571 (1960). — Lüers, T.: Über die familiäre juvenile Form der Alzheimerschen Krankheit mit neurologischen Herderscheinungen. Arch. Psychiat. Nervenkr. **179**, 132—145 (1947). — Lüers, T., Spatz, H.: Picksche Krankheit. In: Handbuch der speziellen pathologischen Anatomie und Histologie, hrsg. v. O. Lubarsch, F. Henke u. R. Rössle, Bd. 13, Tl. 1A, S. 614—715. Berlin-Göttingen-Heidelberg: Springer 1957. — Luria, A. R.: Higher cortical functions in man. London: Tavistock Publications 1966. — Luse, S., Smith, K. R.: The ultrastructure of senile plaques. Amer. J. Path. **44**, 553—563 (1964).

Magladery, J. W., Teasdall, R. D., French, J. H., Busch, E. S.: Cutaneous reflex changes in development and aging. Arch. Neurol. (Chic.) **3**, 23—31 (1960). — Maleta, G. J.: Brain cholinergic mechanisms in developing and aging rats. Proc. 7th Internat. Congr. Geront. Wien **2**, 95—96 (1966). — Mallison, R.: Die klinische Wertigkeit des Encephalogramms hirnatrophischer Prozesse des Rückbildungsalters. Ber. Kongr. Neurol. Psychiat. **1947**, 154—161. — Mannen, H.: La cytoarchitecture du système nerveux central humain regardée au point de vue de la distribution de grains de pigments jaunes contenant de la graisse. Acta anat. Nippon. **30**, 151—174 (1955). — Manocha, S. L.: Morphological and cytochemical studies on the ageing spinal neurones of the domestic fowl, gallus domesticus. Res. Bull. Panjab. Univ. 10, 343—356 (1959). ∼ Some interesting points on the histochemistry of the cytoplasmic inclusions of the ageing spinal neurones of reptiles, birds and mammals. Experientia (Basel) 17, 567—568 (1961). — MARCHAND, F.: Beschreibung dreier microcephaler Gehirne. Nova Acta Paracels. (Basel) 55, Nr 3, 173—280 (1890). ∼ Über das Hirngewicht des Menschen Biol. Zbl. 22, 376—382 (1902). — MARGOLIS, G.: Senile cerebral disease. A critical survey of traditional concepts based upon observations with newer technics. Lab. Invest. 8, 335—370 (1959). — MARINESCO, G.: La cellule nerveuse. Paris: Doin 1909. ∼ Sur le mécanisme chémocolloide de la sénilité et le problème de la mort naturelle. C. R. Soc. Biol. (Paris) 75, 582—584 (1913). ∼ Etudes sur le mécanismehistobiochimique de la vieillesse et de biochimique „rajeunissement". Paris: Masson 1934. — MARINESCO, G., MINEA, J.: Sur la production expérimentale de lésions neurofibrillaires semblables à la lésion d'Alzheimer dans les cultures de tissue nerveux in vitro. C. R. Sol. Biol. (Paris) 77, 455—457 (1914). — MARTIN, R.: Lehrbuch der Anthropologie. Jena: Fischer 1914. — MASKE, H.: Über den topochemischen Nachweis von Zink im Ammonshorn verschiedener Säugetiere. Naturwissenschaften 42, 424 (1955). — MATIEGKA, H.: Über das Hirngewicht, die Schädelkapazität und die Kopfform sowie deren Beziehung zur psychischen Tätigkeit des Menschen. S.-B. böhm. Ges. Wiss. Prag 20 (1902). — MAXWELL, D. S., KRUGER, L.: The fine structure of astrocytes in the cerebral cortex and their response to focal injury produced by heavy ionizing particles. J. Cell Biol. 25, part 2, 141—157 (1965). — MAYER, O.: Mikrometrische Untersuchungen über Zelldichtigkeit der Großhirnrinde bei den Affen. J. Phychol. Neurol. (Lpz.) 19, 232—251 (1912). — MAYNARD SMITH, J.: A theory of aging. Nature (Lond.) 184, 956—968 (1969). — MEIER-RUGE, W.: Das Verhalten von Ganglienzelle und Astroglia bei experimentell erzeugter Aufbrauchsituation. Verh. dtsch. Ges. Path. 52, 216—220 (1968). — MEYER, H. H.: Die Therapie zerebraler Durchblutungsstörungen im höheren Lebensalter. Med. Klin. 61, 1—11 (1966). — MEYER, J. E.: Über eine kombinierte Systemerkrankung in Klein-, Mittel- und Endhirn. Arch. Psychiat. Nervenkr. 182, 731—758 (1949). ∼ Zur Lokalisation arteriosklerotischer Erweichungsherde in arteriellen Grenzgebieten des Gehirns. Arch. Psychiat. Nervenkr. 196, 421—432 (1958). — MEYER, J. S., GOTOH, F., EBIHARA, S., TOMITA, M.: Effects of anoxia on cerebral metabolism and electrolytes in man. Neurology (Minneap.) 15, 892—901 (1965). — MEYER, J. S., GOTOH, F., TOMITA, M., AKIYAMA, M.: New technics for recording cerebral blood flow and metabolism in subjects with cerebrovascular disease. In: Cerebral vascular diseases, ed. by C. H. MILLIKAN, R. G. SIEKERT and J. P. WHISNANT. Trans. of the 5th Conference, New York, London 1966. — MINZ, A. J.: Der Zustand des Nervensystems bei Greisen. Z. Alternsforsch. 21, 271—277 (1968). — MISKOLCZY, D.: Über die Frühveränderungen der Pyramidenzellen nach experimentellen Rindenverletzungen. Trav. Lab. rech. biol. Univ. Madrid 23, 135—156 (1925 (1925). — MISSMAHL, H. P., HARTWIG, A.: Polarisationsoptische Untersuchungen über die Beziehungen zwischen den Drusen und Fibrillenveränderungen im Gehirn bei Alzheimerscher Erkrankung und drusenartigen Ablagerungen amyloider Substanz in anderen Organen. Dtsch. Z. Nervenheilk. 171, 173—180 (1954). — MIYAGISHI, T., TAKAHATA, N., IIZUKA, R.: Electron microscopic studies on the lipo-pigmentes in the cerebral cortex nerve cells of senile and vitamin E deficient rats. Acta neuropath. (Berl.) 9, 7—17 (1967). — MÖBIUS, P. J.: Über den physiologischen Schwachsinn des Weibes. Halle: Marhold 1906. — MONTAGNA, W., GIACOMETTI, L., MACHIDA, H.: Histology and cytochemistry of human skin. Aging changes in the cholinesterasecontaining nerves of the scalp. J. Geront. 20, 401—404 (1965). — MOORE, M. T.: Some questions concerning vascular disease of the brain. J. Neuropath. exp. Neurol. 19, 179—194 (1960). — MOOSEY, J.: Development of cerebral atherosclerosis in various age groups. Neurology (Minneap.) 9, 569—574 (1959). ∼ Morphology, sites and epidemiology of cerebral atherosclerosis. Res. Publ. Ass. nerv. ment. Dis. 41, 1—22 (1966). — MOREL, F., DE MONTMOLLIN, R.: Ventriculométrie. Schweiz. Arch. Neurol. Psychiat. 49, 254—257 (1942). — MOREL, F., WILDI, E.: General and cellular pathochemistry of senile and presenile alterations of the brain. Proc. Internat. Congr. Neuropath. Rom 11, 374—377 (1952). ∼ De la capacité des centricules cérébraux enfonction de l'age et de la présence de plaques séniles et d'altération d'Alzheimer. Schweiz. Arch. Neurol. Psychiat. 72, 211—217 (1953). ∼ Contribution à la connaissance de différentes altérations cérébrales du grand. Schweiz. Arch. Neurol. Psychiat. 76 174—223 (1955). — MORRISON, L. R.: The effect of advancing age upon the human spinal cord. Cambridge: Harvard University Press 1959. — MORUZZI, G., MAGOUN, H.: Brain stem reticular formation and activation of the EEG. Electroenceph. clin. Neurophysiol. 1, 455—473 (1949). — MOYER, E. K., KALIZEWSKI, B. F.: The number of nerve fibers in motor spinal nerve voots of young mature and aged cats. Anat. Rec. 131, 681—700 (1958). — MÜLLER, C.: Alterspsychiatrie. Stuttgart: Thieme 1967. — MUNDY-CASTLE, A. C.: Central excitablity in the age. In: Medical and clinical aspects of aging, ed. by H. I. BLUMENTHAL. New York-London: Columbia University Press 1962.

NANDY, K., BOURNE, G.: Effect of centrophenoxine on the lipofuscin pigments in the neurones of senile guinea-pigs. Nature (Lond.) 210, 313—314 (1966). — NAUWERCK, C.: Zur

Entstehung der Rückenmarkserweichung. Beitr. path. Anat. **2**, 75—81 (1888). — Neu-
bürger, K.: Das persönliche Erleben des Alterns. Münch. med. Wschr. **108**, 1897—1901
(1966). — Neumann, M. A.: Combined amyloid vascular changes and argyrophilic plaques in
the central nervous system. J. Neuropath. exp. Neurol. **19**, 370—382 (1960). ~ Langdon Down
syndrome and Alzheimer's disease. J. Neuropath. exp. Neurol. **26**, 149—150 (1967). — Neumann, M. A., Cohn, R.: Incidence of Alzheimer's disease in large mental hospitals; relation
to senile conditions. Arch. Neurol. Psychiat. (Chic.) **69**, 615—636 (1953). ~ Progressive subcortical gliosis. A rare form of presenile dementia. Brain **90**, 405—418 (1967). — Newton,
R. D.: The identity of Alzheimer's disease and senile dementia and their relationship to
senility. J. ment. Sci. **94**, 225—249 (1948). — Nishi, N.: Elektronenmikroskopische Untersuchungen an der Hirnrinde von Ratten bei Vitamin-E-Mangel mit Beziehungen zu senilen
Veränderungen und zur Hirnschwellung. [Jap.] Psychiat. Neurol. jap. **66**, 339—355 (1964).
Ref.: Z. ges. Neurol. Psychiat. **179**, 4 (1965). — Nissl, F.: Nervenzellen und graue Substanz.
Münch. med. Wschr. **45**, 988—992, 1023—1029, 1060—1062 (1898). — Noetzel, H.: Die
Struktur des zentralen und peripheren Nervensystems als Grundlage seiner Funktion und
seiner Erkrankungen. In: Handbuch der allgemeinen Pathologie, hrsg. v. H. W. Altmann,
F. Büchner u. a., Bd. 3, Tl. 3, S. 458—464. Berlin-Heidelberg-New York: Springer 1968. —
Norris, A., Shock, N. W., Wagman, H. J.: Age changes in the maximum conduction velocity
of motor fibers of human ulnar nerve. J. appl. Physiol. **5**, 589—593 (1953). — Novack, P.,
Shenkin, H. A., Bortin, L., Goluboff, B., Soffe, A. M.: Effects of carbon dioxide inhala-
tion upon cerebral blood flow and cerebral oxygen consumption in vascular disease. J. clin.
Invest. **32**, 696—702 (1953). — Nováková, V., Schlüter, G., Sandritter, W.: RNS-
Gesamtmenge der Ganglienzellen des Zentralnervensystems bei normalen und früh entwöhnten
Ratten. Virchows Arch. Abt. B **4**, 16—20 (1969). — Novikoff, A. B.: Lysosomes in nerve
cells. In: The neuron, ed. by H. Hyden, p. 319—377. Amsterdam-London-New York: Elsevier 1967. — Noyan, B.: Vergleichende Untersuchungen der Alzheimerschen Fibrillenverände-
rungen bei Alzheimerscher Krankheit und Encephalitis. Proc. 5th Internat. Congr. Neuropath.
Zürich Sept. 1965. Excerpta med. (Amst.), Found. 1966, p. 485—489.

Obersteiner, H.: Über das hellgelbe Pigment in den Nervenzellen und das Vorkommen
weiterer fettähnlicher Körper im Centralnervensystem. Arb. neurol. Inst. Univ. Wien **10**,
245—274 (1903). ~ Weitere Bemerkungen über die Fett-Pigmentkörnchen im Zentralnervensystem. Arb. neurol. Inst. Univ. Wien **11**, 400—406 (1904). ~ Anleitung beim Studium des
Baues der nervösen Zentralorgane. Wien: Deuticke 1912. — Obrist, W. D., Busse, E. W.:
Relation of EEG to intellectual function in senescence. In: Medical and clinical aspects of
aging, ed. by H. I. Blumenthal. New York-London: Columbia University Press 1962. —
Obrist, W. D., Sokoloff, D. L., Lassen, N. A., Lane, M. H., Butler, R. N., Feinberg, I.:
Relation of EEG to cerebral blood flow and metabolism in old age. Electronenceph. clin.
Neurophysiol. **15**, 610 (1963). — Okabayashi, Y.: On the degenerative changes of the Purkinje
cells in the domestic cat with advancing age. Mie med. J. **11**, 397—406 (1959). — Oksche, A.:
Histologische Untersuchungen über die Bedeutung des Ependyms, der Glia und der Plexus
chorioidei für den Kohlenhydratstoffwechsel des ZNS. Z. Zellforsch. **48**, 74—129 (1958). ~
Der histochemisch nachweisbare Glykogenaufbau und -abbau in den Astrocyten und Ependym-
zellen als Beispiel einer funktionsabhängigen Stoffwechselaktivität der Neuroglia. Z. Zellforsch. **54**, 307—361 (1961). — Oksche, A., Vaupel-von Harnack, M.: Elektronenmikroskopische Studien über Altersveränderungen (Filamente) der Plexus chorioidei des Menschen
(Biopsiematerial). Z. Zellforsch. **93**, 1—29 (1969). — Olsen, S., Petri, C.: Histochemical
localization of acid phosphatase in the human cerebellar cortex. Acta neurol. scand. **39**, 112—
122 (1963). — Onari, K., Spatz, H.: Anatomische Beiträge zur Lehre von der Pickschen umschriebenen Großhirnatrophie (Picksche Krankheit). Z. ges. Neurol. Psychiat. **101**, 470—511
(1926). — Orgel, L. E.: The maintenance of accuracy of protein synthesis and its relevance
to aging. Proc. nat. Acad. Sci. (Wash.) **49**, 517—521 (1963).

Palay, S. L., Palade, G. E.: The fine structure of neurons. J. biophys. biochem. Cytol. **1**,
69—88 (1955). — Pallis, C. A., Duckett, S., Pearse, A. G. E.: Diffuse lipofuscinosis of the
central nervous system. Neurology (Minneap.) **17**, 381—394 (1967). — Pannese, E.: Detection
of neurofilaments in the perikaryon of hypertrophic nerve cells. J. Cell Biol. **13**, 457—461
(1962). ~ Investigations on the ultrastructual changes of the spinal ganglion neurons in the
course of axon regeneration and cell hypertrophy. Z. Zellforsch. **61**, 561—586 (1963). —
Panofsky, W., Staemmler, M.: Untersuchungen über Hirngewicht und Kapazität nach der
Reichardtschen Methode. Frankfurt. Z. Path. **26**, 519—549 (1922). — Pantelakis, S.: Un
type particulier d'angiopathie sénile du système nerveux central: L'angiopathie congophile.
Mschr. Psychiat. Neurol. **128**, 219—256 (1954). — Pearse, A. G. E.: Histochemistry. Theoretical and applied, 2. ed. London: Churchill 1960. — Pearson, G. H. J.: Effect of age on
vibratory sensibility. Arch. Neurol. Psychiat. (Chic.) **20**, 482—496 (1928). — Peiffer, J.:
Durch Alterung der Hirngefäße bedingte Abbauprozesse. Verh. dtsch. Ges. Path. **52**, 155—164
(1968). — Penfield, W., Milner, B.: Memory deficit produced by bilateral lesions in the

hippocampal zone. Arch. Neurol. (Chic.) **79**, 475—479 (1958). — PENTSCHEW, A., SCHWARZ, K.: Systemic axonal dystrophy in vitamin E-deficient adult rats, with implication in human neuropathology. Acta neuropath. (Berl.) **1**, 313—334 (1962). — PERNITZKE, H. K.: Falxverkalkungen in Klinik und Röntgenbild. Dtsch. Z. Nervenheilk. **159**, 81—96 (1948). — PETERS, G.: Paraproteinosen und Zentralnervensystem. Dtsch. Z. Nervenheilk. **161**, 359—395 (1949). ~ Die anatomischen Veränderungen bei den degenerativen Erkrankungen des Nervensystems und den Psychosen. In: Lehrbuch der speziellen pathologischen Anatomie, hrsg. v. E. KAUFFMANN u. M. STAEMMLER, S. 575—650. Berlin: De Gruyter 1961. ~ „Cerebrale Arteriosklerose" und senile Demenz. In: Psychiatrie der Gegenwart, hrsg. v. H. W. GRUHLE, R. JUNG, W. MAYER-GROSS u. M. MÜLLER, Bd. 1, Tl. 1A, S. 317—324. Berlin-Heidelberg-New York: Springer 1967. — PETERSON, E. R., BORNSTEIN, M. B.: The neurotoxic effects of colchicine on tissue cultures of cordganglia. J. Neuropath. exp. Neurol. **27**, 121—122 (1968). — PFISTER, H.: Kapazität des Schädels beim Säugling und älteren Kinde. Mschr. Psychiat. Neurol. **13** 577—589 (1903). — PILLERI, G.: Über das chronologische Auftreten von motorischen Schablonen des Oralsinnes, deren ontogenetische Bedeutung und klinisch-anatomische Zusammenhänge bei atrophisierenden Hirnerkrankungen. Schweiz. Arch. Neurol. Neurochir. Psychiat. **88**, 273—298 (1961). — PILLERIE, G.: The Klüver-Bucy syndrom in man. A clinico-anatomical contribution to the function of the medial temporal lobe structures. Psychiat. et Neurol. (Basel) **152**, 65—103 (1966). — PRIBRAM, K. H., FULTON, J. F.: An experimental critique of the effects of anterior cingulate ablations in monkey. Brain **77**, 34—44 (1954). — PYHTILÄ, M. J., SHERMAN, F. G.: Age-associated studies on thermal stability and template effectiveness of DNA and nucleoprotein from beef thymus. Biochem. biophys. Res. Commun. **31**, 340—344 (1968).

QUADBECK, G.: Hexosaminstoffwechsel bei Erkrankungen des Zentralnervensystems. 4. Internat. Kongr. Neuropath. München 1961, Bd. 1, Stuttgart 1962. ~ Experimentelle Untersuchungen zur Frage der zerebralen Durchblutungsstörung. Med. Welt **1965**, 2107—2210. ~ D-Glucose und verwandte Kohlenhydrate in Neurologie und Psychiatrie. In: D-Glucose und verwandte Verbindungen in Medizin und Biologie, hrsg. v. H. BARTELHEIMER, W. HEYDE u. W. THORN. Stuttgart 1966. ~ Physiologie und Pathologie der Blut-Hirn-Schranke. Hippokrates (Stuttg.) **38**, 45—53 (1967). ~ Pathochemie der Alterungsvorgänge im Gehirn. Verh. dtsch. Ges. Path. **52**, 64—73 (1968). — QUICK, D. T., GREER, M.: Pancreatic dysfunction in patients with amyotrophic lateral sclerosis. Neurology (Minneap.) **17**, 112—116 (1967).

RAMSEY, H. J.: Ultrastructure of corpora amylacea. J. Neuropath. exp. Neurol. **24**, 25—39 (1965). — RAVENS, J. R., CALVO, W.: Neuroglial changes in the senile brain. Proc. 5th Internat. Congr. Neuropath. Excerpta med. (Amst.), Found. 1966, p. 506—512. — REDONDO, J. A., LAUSBERG, G.: Das Schädelhirntrauma im höheren Lebensalter. Zbl. Neurochir. **28**, 181—191 (1967). — REICHARDT, M.: Über die Bestimmung der Schädelkapazität an der Leiche. Allg. Z. Psychiat. **62**, 787—801 (1905). ~ Schädelinnenraum, Hirn und Körper. Stuttgart: Fischer 1965. — REINMUTH, O. M., BETETA, E., SCHEINBERG, P.: Total cerebral blood flow and metabolism in cerebral vascular disease in relation to hypertension. Neurology (Minneap.) **18**, 815—825 (1966). — RICHTER, D.: Protein metabolism of the brain. Proc. 4. Internat. Congr. Biochem. **3**, 173 (1958). — ROBERTSON, A. L.: Studies on the effects of local factors in the development of spontaneous and experimental atherosclerosis. In: Cerebral vascular diseases, ed. by C. H. MILLIKAN, R. G. SIEKERT and J. P. WHISNANT, p. 153—158. New York-London: Grune & Stratton 1965. — ROCKSTEIN, M.: The relation of cholinesterase activity to change in cell number with age in the brain of the adult worker honneybee. J. cell. comp. Physiol. **35**, 11—23 (1950). ~ Aging of insects. In: The biology of aging, ed. by B. C. STREHLER, p. 243. Washington, D.C.: Amer. Institute of Biological Sciences 1960. — RÖSSLE, R.: Wachstum und Altern. München: Bergmann 1923. ~ Natürliches und krankhaftes Altern bei Mensch und Tier. 4. Internat. Congr. Path. comp. Madrid 1952. — RÖSSLE, R., ROULET, F.: Maß und Zahl in der Pathologie. Berlin-Wien: Springer 1932. — ROMANUL, C. A., ABRAMOWICZ, A.: Changes in brain and pial vessels in arterial border zones. Arch. Neurol. (Chic.) **11**, 40—65 (1964). — RONGE, H.: Altersveränderungen der Meissnerschen Körperchen in der Fingerhaut. Z. mikr.-anat. Forsch. **54**, 167—177 (1944). — ROSE, J. E., WOLOLSEY, C. N.: A study of thalamo-cortical relations in the rabbit. Bull. Johns Hopk. Hosp. **73**, 65—128 (1943). — ROTH, M., TOMLINSON, B. D., BLESSED, G.: Correlation between scores for dementia and counts of "senile plaques" in cerebral grey matter of elderly subjects. Nature (Lond.) **209**, 109—110 (1966). — RUDOLPH, O.: Untersuchungen über Hirngewicht, Hirnvolumen, Schädelkapazität. Beitr. path. Anat. **58**, 48—87 (1914). — RUZICKA, V.: Die Protoplasmahysteresis und das Verjüngungsproblem. Dtsch. med. Wschr. **48**, 931—932 (1922). ~ Beiträge zum Studium der Protoplasmahysteresis und der hysteretischen Vorgänge. (Zur Kausalität des Alterns.) I. Die Protoplasmahysteresis als Eutropieerscheinung. Arch. mikr. Anat. **101**, 459—582 (1924). — RYZEN, M.: A microphotometric method of cell enumeration with in the cerebral cortex of man. J. comp. Neurol. **104**, 233—246 (1956).

Sabuncu, N.: Quantitative Histologie der Alterspsychosen. Verh. dtsch. Ges. Path. **52**, 250—255 (1968). — Sacco, G., Buchthal, F., Rosenfalck, P.: Motor unit potentials at different ages. Arch. Neurol. (Chic.) **6**, 366—373 (1962). — Sacher, G. A.: Relation of lifespan to brain weight and body weight in mammals. CIBA Fond. Sympos. Aging, vol. 5, p. 115—132. London: Churchill 1959. ~ Molecular versus systemic theories on the genesis of aging. Exp. Geront. **3**, 265—272 (1968). — Sacher, G. A., Trucco, E.: The stochastic theory of mortality. Ann. N.Y. Acad. Sci. **96**, 985—1007 (1962). — Sakai, M., Austin, J., Witmer, F., Trueb, L.: Studies of corpora amylacea. Arch. Neurol. (Chic.) **21**, 526—544 (1969). — Samorajski, T., McCloud, J.: Alkaline phosphormonoesterase and blood brain permeability. Lab. Invest. **10**, 492—501 (1961). — Samorajski, T., Keefe, J. R., Ordy, J. M.: Intracellular localization of lipofuscin age pigments in the nervous system. J. Geront. **19**, 262—272 (1946). — Samorajski, T., Ordy, J. M., Keefe, J. R.: The fine structure of lipofuscin age pigment in the nervous system of aged mice. J. Cell Biol. **26**, 779—795 (1965). — Samuels, S., Craston, D. F., Derby, B., Ward, S. S.: Metal involvement and the etiology of the neurofibrillary tangles. Proc. 7th Internat. Congr. Geront. Wien 8, 209—211 (1966). — Sandritter, W., Novakova, V., Pilny, J., Kiefer, G.: Cytometrische Messungen des Nculeinsäure- und Proteingehaltes von Ganglienzellen der Ratte während der postnatalen Entwicklung und im Alter. Z. Zellforsch. **80**, 145—152 (1967). — Sanides, F.: Die Architektonik des menschlichen Stirnhirns. Berlin-Göttingen-Heidelberg: Springer 1962. — Saunders, R. L., Feindel, W. H., Carvalho, V. R.: X-ray microscopy of the blood vessels in the human brain. Med. biol. Ill. **15**, 108—122 (1965). — Schaffer, K.: Über das morphologische Wesen und die Histopathologie der hereditär-systematischen Nervenkrankheiten. Berlin: Springer 1926. — Schaffer, K., Miskolczy, D.: Histopathologie des Neurons. Leipzig: Barth 1938. — Scharf, J. H.: Chemie und Anatomie des Neurons. Psychiat. Neurol. med. Psychol. (Lpz.) **16**, 357—373 (1964). — Scharpff, K.: Hirngewicht und Psychose. Arch. Psychiat. Nervenkr. **49**, 242—252 (1912). — Scheid, W.: Zur Klinik der cerebralen Durchblutungsstörungen. Nervenarzt **32**, 389—394 (1961). — Scheidegger, S.: Alterungsprozesse des Zentralnervensystems beim Menschen und bei Tieren. Gerontologia (Basel) **4**, 228—244 (1960). — Scherer, H. J.: Beiträge zur pathologischen Anatomie des Kleinhirns. II.: Die Erkrankungen des Kleinhirnmarkes und seiner Kerne, insbesondere des Nucleus dentatus. Z. ges. Neurol. Psychiat. **139**, 337—368 (1932). — Schiffer, D.: Placche senili: contributo allo studio istochimico. Riv. Pat. nerv. ment. **78**, 571—587 (1957). — Schliack, H., Dahl, U.-P.: Hirndurchblutungsstörungen beim Aortenbogensyndrom (Takayasu). Dtsch. med. Wschr. **88**, 41—46 (1963). — Schlote, W.: Beobachtungen zur Entstehung seniler Drusen. Zbl. ges. Neurol. Psychiat. **177**, 200—201 (1964). ~ Die Amyloidnatur der kongophilen, drusigen Entartung der Hirnarterien (Scholz) im Senium. Acta neuropath. (Berl.) **4**, 449—468 (1965). ~ Polarisationsoptische und elektronenmikroskopische Beobachtungen bei „drusiger" Degeneration der Hirnrindengefäße im Senium. Proc. 5th Internat. Congr. Neuropath. Zürich Sept. 1965. Excerpta med. (Amst.), Found. 1966, p. 490—494. ~ Polarisationsoptisch differenzierbare Stadien der intraneuronalen „Amyloid"-Bildung bei Morbus Alzheimer. Verh. dtsch. Ges. Path. **52**, 204—209 (1968). — Schmitt, F. O.: Makromolekulare Datenverarbeitung im Zentralnervensystem. Klin. Wschr. **45**, 863—869 (1967). — Schmitt, W., Beneke, G.: Altersveränderungen der Dura mater und ihre Beziehungen zur Pachymeningiosis. Verh. dtsch. Ges. Path. **52**, 322—326 (1968). — Schneider, G.: Über die Pathogenese der Amyloidose. Immunologische, histochemische und morphologische Untersuchungen. Ergebn. allg. Path. path. Anat. **44**, 1—102 (1964). — Scholz, W.: Studien zur Pathologie der Hirngefäße. II. Die drusige Entartung der Hirnarterien und -capillaren. Z. ges. Neurol. Psychiat. **162**, 694—715 (1938). ~ Degenerationsprozesse und ihre Ausbreitung im Nervensystem. In: Handbuch der speziellen pathologischen Anatomie und Histologie, hrsg. v. O. Lubarsch, F. Henke u. R. Rössle, Bd. 13, Tl. 1 A, S. 28—41. Berlin-Göttingen-Heidelberg: Springer 1957. ~ Für die allgemeine Histopathologie degenerativer Prozesse, bedeutsame morphologische, histochemische und strukturphysiologische Daten. In: Handbuch der speziellen pathologischen Anatomie und Histologie, hrsg. v. O. Lubarsch, F. Henke u. R. Rössle, Bd. 13, Tl. 1 A, S. 42—265. Berlin-Göttingen-Heidelberg: Springer 1957. — Scholz, W., Nieto, D.: Studien zur Pathologie der Hirngefäße. I. Fibrose und Hyalinose. Z. ges. Neurol. Psychiat. **162**, 675—693 (1938). — Schükrü, A.: Über das Gehirn des „ältesten Mannes der Welt". Arch. Psychiat. Nervenkr. **106**, 260—266 (1937). — Schulte, W., Harlfinger, H.: Seelisches Altern als Lebensproblem. Fortschr. Neurol. Psychiat. **24**, 341—368 (1956). ~ Zerebrale Gefäßsklerose. In: Arteriosklerose, hrsg. v. G. Schettler, S. 411—453. Stuttgart: Thieme 1961. — Schwartz, P.: Über Amyloidose des Gehirns, der Langerhansschen Inseln und des Herzens alter Personen. Zbl. allg. Path. path. Anat. **108**, 169—187 (1965). ~ Cerebral, pancreatico-insular and cardiac alterations shown by fluorescence microscopy in aged persons and in old dogs. Proc. 5th Internat. Congr. Neuropath. Zürich Sept. 1965. Excerpta med. (Amst.), Found. 1966, p. 580—584. ~ Neue Beiträge zur Pathologie des Alterns. Verh. dtsch. Ges. Path. **50**, 368—374 (1966). ~ Amyloidosis. Cause and manifestation of senile deterioration. Springfield, Ill.: Thomas 1969. ~ Schwartz, P.,

Kurucz, J., Kurucz, A.: Recherches sur la morphologie et la pathogénie des altérations séniles. Nouvelles observations sur les altérations séniles du cerveau et leur origine. Press méd. 72, 2979—2984 (1964). — Seige, K.: Zur Biomorphose des menschlichen Rückenmarkes. Z. Alternsforsch. 14, 51—66, 126—147 (1960). — Seitelberger, F.: Zur Morphologie und Histochemie der degenerativen Axonveränderungen im Zentralnervensystem. Ier Congr. Internat. des Sciences Neurologiques: IIIe Congr. Internat. de Neuropath., Bruxelles 1957, p. 127—147. ~ Zur allgemeinen Histopathologie degenerativer Prozesse des Nervensystems. Acta med. Acad. Sci. hung. 21, 448—459 (1965). ~ Die neuro-axonale Dystrophie. Ein neues Syndrom der Altersveränderungen des Gehirns. Proc. 7th Internat. Congr. Geront. Wien 3, 169—173 (1966). ~ Zur regionalen Pathologie des extrapyramidalmotorischen Systems. Wien. Z. Nervenheilk. 23, 1—16 (1966). ~ Beitrag zur spongiösen Encephalopathie. Acta neuropath. (Berl.), Suppl. 3, 60—72 (1967). ~ Präsenile gliale Dystrophie. Acta neuropath. (Berl.), Suppl. 4, 109—118 (1968). ~ Allgemeine Neuropathologie der Alterns- und Aufbrauchkrankheiten des Gehirns. Verh. dtsch. Ges. Path. 52, 32—61 (1968). — Seitelberger, F., Jellinger, K.: Umschriebene Gehirnatrophie bei Alzheimerscher Krankheit. Dtsch. Z. Nervenheilk. 178, 365—379 (1958). — Seitelberger, F., Nagy, K.: Zur Histopathologie und Klinik der Spätform von amaurotischer Idiotie. Dtsch. Z. Nervenheilk. 177, 577—596 (1958). — Shapot, V. S.: Brain metabolism in relation to the functional state of the central nervous system. In Metabolism of the nervous system, hrsg. v. D. Richter. London 1957. — Shariff, G. A.: Cell counts in the primate cerebral cortex. J. comp. Neurol. 98, 283—400 (1953). — Sharma: S.: Morphological and cytochemical studies on the aging spinal neurones of the wall lizard, hemidactylus flavivirides Rüppell. Res. Bull. Panjab. Univ. 11, 183—200 (1960). — Shenkin, H. A., Novack, P., Goluboff, B., Soffe, A., Bortin, L.: Effects of aging, arteriosclerosis, and hypertension upon cerebral circulation. J. clin. Invest. 32, 459—465 (1953). — Shimoda, A.: Elektronenoptische Untersuchungen über den perivasculären Aufbau des Gehirns unter Berücksichtigung der Veränderungen bei Hirnödem und Hirnschwellung. Dtsch. Z. Nervenheilk. 183, 78—98 (1961). — Shute, C. C. D., Lewis, P. R.: The ascending cholinergic reticular system. Neocortical, olfactory and subcortical projections. Brain 90, 497—520 (1967). — Silvermann, A. J., Busse, E. W., Barnes, R. H.: Studies in the processes of aging: Elektroencephalographic findings in 400 elderly subjects. Electroenceph. clin. Neurophysiol. 7, 67—74 (1955). — Simchowicz, G.: Über die Alzheimersche Krankheit und ihre Beziehungen zur senilen Demenz. Gaz. Lék. 40, 1009 u. 1047 (1913). — Simchowicz, T.: Histologische Studien über die senile Demenz. Histol. Histopath. Arb. 4, 267—444 (1911). — Simma, K.: Über Thalamusveränderungen bei seniler Demenz und bei der Alzheimerschen Krankheit. Mschr. Psychiat. Neurol. 122, 156—178 (1951). — Sinex, F. M.: Biochemistry of aging. Science 134, 1402—1405 (1961). — Sjögren, H.: Presenile brain atrophic syndromes velated to micro- and macroscopical analyses and to weight of the brain. A study of 400 cases. Acta psychiat. scand. 40, 446—461 (1965). — Sjögren, T., Sjögren, H., Lindgren, A. G. H.: Morbus Alzheimer und Morbus Pick. Acta psychiat. scand., Suppl. 82 (1952). — Sjögren, H., Sourander, P.: Histopathologica studies in Alzheimer's disease. 4. Internat. Kongr. Neuropath. München 1961, 3, 319—323. Stuttgart: Thieme 1962. — Smith, C. G.: Age incidence of olfactory nervues in man. J. comp. Neurol. 77, 589—596 (1942). — Snell, O.: Die Abhängigkeit des Hirngewichtes von dem Körpergewicht und den geistigen Fähigkeiten. Arch. Psychiat. Nervenkr. 23, 436—446 (1891). — Solitare, G. B., Lamarche, J. B.: Alzheimer's disease and senile dementia as seen in mongoloids: Neuropathological observations. Amer. J. ment. Defic. 70, 840—848 (1966). — Soniat, T. L. L.: Histogenesis of senile plaques. Arch. Neurol. Psychiat. (Chic.) 46, 101—114 (1941). — Sosa, J. M.: Aging of neurofibrils. J. Geront. 7, 191—195 (1952). — Spann, W.: Das Hirngewicht in Beziehung zur Todesursache und anderen Faktoren. Dtsch. Z. ges. gerichtl. Med. 44, 733—741 (1956). — Spann, W., Dustmann, H. O.: Das menschliche Hirngewicht und seine Abhängigkeit von Lebensalter, Körperlänge, Todesursache und Beruf. Dtsch. Z. ges. gerichtl. Med. 56, 299—317 (1965). — Spatz, H.: Über den Eisennachweis im Gehirn, besonders in Zentren des extrapyramidalmotorischen Systems. Neurology (Minneap.) 77, 261—390 (1922). ~ Über „Picksche Krankheit". Zbl. ges. Neurol. Psychiat. 47, 873—874 (1927). ~ Die systematischen Atrophien. Eine wohlgekennzeichnete Gruppe der Erbkrankheiten des Nervensystems. Arch. Psychiat. Nervenkr. 108, 1—18 (1938). ~ Picksche Krankheit, Systematrophie und vorzeitiges lokales Altern. 1. Internat. Kongr. Neuropath. Rom 2, 375—406 (1952). ~ Der basale Neocortex und seine Bedeutung für den Menschen. Ber. phys.-med. Ges. Würzburg 71, 7—17 (1964). — Spencer, H.: Principles of biology. 1866. — Speyer, J. F.: Mutagenic DNA polymerases. Biochem. biophys. Acta (Amst.) 91, 223—227 (1965). — Spiegel, A.: Über die degenerativen Veränderungen in der Kleinhirnrinde im Verlauf des Individualzyklus vom Cavia cobaya Macgr. Zool. Anz. 79, 173—183 (1928). — Spielmeyer, W.: Histopathologie des Nervensystems. Berlin: Springer 1922. — Staemmler, M.: Beiträge zur normalen und pathologischen Anatomie des Rückenmarkes I. Zur Pathologie der Blutgefäße des Rückenmarkes. Z. ges. Neurol. Psychiat. 164, 179—194 (1939). — Stam, F. C.: Histochemistry of the senile involution of the brain. Proc. 5th Internat.

Congr. Neuropath. Zürich, Sept. 1965. Excerpta med. (Amst.), Found. 1966, p. 513—517. — Stammler, A.: Histochemische Untersuchungen des „lipoiden Pigmentes" in den Ganglienzellen des Gehirns. Virchows Arch. path. Anat. **332**, 347—357 (1959). — Steele, J. C., Richardson, J. C., Olszewski, J.: Progressive supranuclear palsy. A heterogeneous degeneration involving the brain stem, basal ganglia and cerebellum with vertical gaze and pseudobulbar palsy, nuchal dystonia and dementia. Arch. Neurol. (Chic.) **10**, 333—359 (1964). — Stief, A.: Über die anatomischen Grundlagen der vegetativen Störungen bei Geisteskrankheiten. Dtsch. Z. Nervenheilk. **97**, 112—132 (1927). — Still, J. W.: The cybernetic theory of aging. J. Amer. geriat. Soc. **17**, 625—637 (1969). — Stochdorph, O.: Zur nosologischen Stellung der kongophilen Angiopathie (sog. Altersamyloidose des Gehirns). Verh. dtsch. Ges. Path. **52**, 233—236 (1968). — Stochdorph, O., Meessen, H.: Die arteriosklerotische und die hypertonische Hirnerkrankung. In: Handbuch der speziellen pathologischen Anatomie und Histologie, hrsg. v. O. Lubarsch, F. Henke u. R. Rössle, Bd. 13, Tl. 1 B, S. 1465—1510. Berlin-Göttingen-Heidelberg: Springer 1957. — Strassmann, G. S.: Aging processes of the brain. 4. Internat. Kongr. Neuropath. München 1961, **3**, 326—331. Stuttgart: Thieme 1962. — Strehler, B. L.: Time, cells and aging. New York-London: Academic Press 1962. ~ On the histochemistry and ultrastructure of age pigment. In: Advances in gerontological research, ed. by B. L. Strehler, vol. 1, p. 343—384. New York-London: Academic Press 1964. ~ Streicher, W.: Biochemical investigation of the aging nervous system. In: The biology of aging. A Symposium held et Gatlinburg, Tennessee 1957. Washington 1960. — Strukov, A. I., Eror, V. V., Pavliklima, L. V.: On the pathogenesis of amyloidosis. Virchows Arch. path. Anat. **336**, 550—563 (1963). — Struwe, F.: Histopathologische Untersuchungen über Entstehung und Wesen der senilen Plaques. Z. ges. Neurol. Psychiat. **122**, 291—307 (1929). — Sulkin, N. M.: Histochemical studies on mucoproteins in nerve cells of the dog. J. biophys. biochem. Cytol. **1**, 459—469 (1955). ~ The properties and distribution of PAS positive substances in the nervous system of the senile dog. J. Geront. **10**, 135—144 (1955). ~ Ageing of the nerve cell. In: Structural aspects of ageing, ed. by G. H. Bourne, p. 199—215. London: Pigman 1961. — Sulkin, N. M., Kuntz, A.: Histochemical alterations in autonomic ganglion cells associated with aging. J. Geront. **7**, 533—543 (1952). — Sulkin, N. M., Srivanij, P.: The experimental production of senile pigments in the nerve cells of young rats. J. Geront. **15**, 2—9 (1960). — Sundermann, A., Kempf, G.: Über den physiologischen Eisengehalt einiger Stammhirnganglien und seine Abhängigkeit vom Lebensalter. Z. Alternsforsch. **15**, 97—105 (1961). — Surbek, B.: L'angiopathie dyshorique (Morel) de L-écorce cérébrale. Acta neuropath. (Berl.) **1**, 168—197 (1961). — Surwillo, W. W.: The relation of response-time variability to age and the influence of brain wave frequency. Electroenceph. clin. Neurophysiol. **15**, 1029—1032 (1963). — Suzuki, K., Terry, R. D.: Fine structural localization of acid phosphatase in senile plaques in Alzheimer's presenile dementia. Acta neuropath. (Berl.) **8**, 276—284 (1967). — Szendröi, M., Bozsik, G.: Über die Veränderungen des Faserkontingentes und Kaliberspektrums der spinalen Vorderwurzel bei amyotrophischer Lateralsklerose. Acta med. Acad. Sci. hung. **21**, 475—481 (1965).

Tappel, A. L.: Will antioxidant nutrients slow aging process. Geriatrics **23**, 97—105 (1968). — Tariska, I.: Alzheimer's fibrillary degeneration in circumscribed cerebral atrophy. Acta med. Acad. Sci. hung. **21**, 483—495 (1965). — Teir, H., Ohela, K.: Über Verhärtungen in der Dura. Dtsch. Z. ges. gerichtl. Med. **45**, 488—491 (1956). — Terry, R. D.: The fine structure of neurofibrillary tangles in Alzheimer's disease. J. Neuropath. exp. Neurol. **22**, 629—642 (1963). — Terry, R. D., Gonatas, N. K., Weiss, M.: Ultrastructural studies in Alzheimer's presenile dementia. Amer. J. Path. **44**, 269—297 (1964). — Terry, R. D., Pena, C.: Experimental production of neurofibrillary degeneration. 2. Electron microscopy, phosphatase histochemistry and electron probe analysis. J. Neuropath. exp. Neurol. **24**, 200—210 (1965). — Terry, R. D., Weiss, M.: Studies in Tay-Sachs disease. 1. A methods. 2. Electron microscopic. J. Neuropath. exp. Neurol. **22**, 2—4 (1963). — Tewari, H. B., Bourne, G. H.: Histochemical studies on the distribution of β-glucuronidase and succinic dehydrogenase in young and old spinal ganglion cells of the rat. Z. Zellforsch. **58**, 70—75 (1962). — Thomas, E.: Dehydrogenasen und Esterasen in unveränderten und geschädigten Spinalganglienzellen vom Menschen. Acta neuropath. (Berl.) **2**, 231—245 (1963). ~ Histochemie am peripheren Nervensystem. Proc. 5th Internat. Congr. Neuropath. Zürich, Sept. 1965. Excerpta med. (Amst.), Found. 1966, p. 396—404. ~ Histochemie der Alternsvorgänge des Nervensystems, insbesondere der Alzheimerschen Fibrillenveränderungen. Verh. dtsch. Ges. Path. **52**, 74—92 (1968). — Thomas, E., Pearse, A. G. E.: The fine localization of dehydrogenases in the nervous system. Z. Zellforsch. **2**, 266—282 (1961). — Thomas, E., Wisniewska, K.: Histochemische Untersuchungen an Nervenzellen mit experimentell erzeugten fibrillären Ablagerungen durch Aluminiumphosphat. Acta neuropath. (Berl.) **9**, 335—345 (1967). — Thompson, E. L.: The dorsal longitudinal fasciculus in didelphis Virginiana. J. comp. Neurol. **76**, 239—281 (1942). — Thompson, H.: The total number of functional nerve cells in the cerebral cortex of man. J. comp. Neurol. **9**, 113—140 (1899). — Thurnam, J.: Weight of the brain and the circumstances affecting it. London 1866. — Tissot, R., Monnier, M.: Der Blutkreislauf im Gehirn und seine Regulierung. In: Physiologie und Pathophysiologie des vegetativen Nervensystems, hrsg. v. M. Monnier, Bd. 1, S. 360—396. Stuttgart: Hippokrates 1963. — Tomlinson, B. E.: Brain changes in old people with well preserved intellectual capacity. Proc. 5th Internat. Congr. Neuropath. Zürich, Sept. 1965. Excerpta med. (Amst.), Found. 1966, p. 560—564. — Tomlinson, B. E., Blessed, G., Roth, M.: Observations on the brains of non-demented old people. J. neurol. Sci. 7, 331—356 (1968); 11, 205—242 (1970). — Torack, R. M.: Ultrastructure and histochemical studies in a case of progressive dementia and its relationship to protein metabolism. Amer. J. Path. 49, 77—97 (1966). ~ Ultrastructural and histochemical studies of cortical biopsies in subacuta dementia. Acta neuropath. (Berl.) 13, 34—55 (1969). — Torvik, A., Jörgensen, L.: Thrombotic and embolic occlusions of the carotid arteries in an autopsy material. I. Prevalence, location and associated diseases. J. neurol. Sci. 1, 24—39 (1964). — Tower, D. B.: Structural and functional organization of mammalien cerebral cortex: the correlation of neurone density with brain size. J. comp. Neurol. 101, 19—51 (1954). — Treff, W. M.: Größenbestimmung der Nervenzellen und Gliazellen im Caudatum mediale bei unterschiedlicher Schnittdicke im histologischen Präparat. J. Hirnforsch. 6, 123—136 (1963). — Trétiakoff, C.: Contribution à l'étude de l'anatomie pathologique du locus niger de Soemmering. Paris 1919. — Truex, R.: Morphological alterations in the gasserian ganglion cells and their association with senescence in man. Amer. J. Path. 16, 255—268 (1940). — Tuchweber, B., Gabbiani, G., Selye, H.: Wirkung von Vitamin E und Methyltestosteron auf das dem vorzeitigen Altern ähnliche Syndrom infolge Dihydrotachysterin. Amer. J. clin. Nutr. 13, 238—242 (1963). — Turex, R. C., Zwemer, R. L.: Truc fatty degeneration in sensory neurons of the aged. Arch. Neurol. Psychiat. (Chic.) 48, 988—995 (1942).

Ule, G.: Feinstruktur der spongiösen Dystrophie der grauen Substanz. Verh. dtsch. Ges. Path. 52, 142—152 (1968).

Verzár, F.: Experimentelle Gerontologie. Stuttgart: Enke 1965. — Vierordt, H.: Daten und Tabellen. Jena: Fischer 1906. — Virchow, R.: Über eine im Gehirn und Rückenmark des Menschen aufgefundene Substanz mit der chemischen Reaktion der Cellulose. Virchows Arch. path. Anat. 6, 135—138 (1854). — Vogt, C.: La myéloarchitecture du thalamus du cercopithèque. J. Psychol. Neurol. (Lpz.) 12, 285—324 (1909). — Vogt, C., Vogt, O.: Allgemeine Ergebnisse unserer Hirnforschung. J. Psychol. Neurol. (Lpz.) 25, 279—462 (1919). ~ Erkrankungen der Großhirnrinde im Lichte der Topistik, Pathoklise und Pathoarchitektonik. J. Psychol. Neurol. (Lpz.) 28, 1—171 (1922). ~ Die vergleichende architektonische und die vergleichende reizphysiologische Felderung der Großhirnrinde mit besonderer Berücksichtigung der menschlichen. Naturwissenschaften 14, 1190—1194 (1926). ~ Sitz und Wesen der Krankheiten im Lichte der topistischen Hirnforschung und des Variierens der Tiere. J. Psychol. Neurol. (Lpz.) 47, 237—457 (1937). ~ Morphologische Gestaltung unter normalen und pathologischen Bedingungen. J. Psychol. Neurol. (Lpz.) 50, 161—524 (1942). ~ Ageing of nerve cells. Nature (Lond.) 158, 304 (1946). ~ Gestaltung der topistischen Hirnforschung und ihre Forderung durch den Hirnbau und seine Anomalien. J. Hirnforsch. 1, 1—46 (1954). — Vogt, O.: Der Begriff der Pathoklise. J. Psychol. Neurol. (Lpz.) 31, 245—255 (1925). ~ Study of the aging of nerve cells. Internat. Congr. Geront. St. Louis 1951, Abstr. 164—165. — Vollmar, J., El Bayar, M., Kolmar, D., Pfleiderer, E., Diezel, P. B.: Zerebrale Durchblutungsinsuffizienz bei Verschluß der Arteria subclavia („subclavian steal effect"). Dtsch. med. Wschr. 90, 8—14 (1965).

Wagman, I. H., Lesse, H. J.: Maximum conduction velocities of motor fibers of ulnar nerve in human subjects of various ages and sizes. J. Neurophysiol. 15, 235—244 (1952). — Wahren, W.: Neurohistologischer Beitrag zur Frage des Alterns. Z. Alternsforsch. 10, 343—357 (1957). — Walford, R. L.: Autoimmunity and aging. J. Geront. 17, 281—285 (1962). ~ Further considerations towards an immunologic theory of aging. Exp. Geront. 1, 67—76 (1964). — Walford, R. L., Sjaarda, J. R.: Increase of thioflavine-t-staining material (amyloid) in human tissues with age. J. Geront. 19, 57—61 (1964). — Wallace, B. J., Volk, B. W., Lazarus, S. S.: Fine structural localization of acid phosphatase activity in neurons of Tay-Sachs disease. J. Neuropath. exp. Neurol. 23, 676—691 (1964). — Wallace, B. J., Volk, B. W., Schneck, L., Kaplan, H.: Fine structural localization of two hydrolytic enzymes in the cerebellum of children with lipidosis. J. Neuropath. exp. Neurol. 25, 76—96 (1965). — Walter, K.: Die Commotio cerebri am alternden Hirn. Heidelberg 1960. — Wangenheim, K.-H. v.: Alterung und Tod — zellgenetisch betrachtet. Naturwiss. u. Med. 1, 3—21 (1964). — Wayner, M. J., Wulff, V. J., Piekielniak, M.: Ribonucleic acid content of tissues of rats of various ages. J. Geront. 17, 455 (1962). — Webster, H. D.: Transient, focal accumulation of axonal mitochondria during the early stages of wallerian degeneration. J. Cell Biol. 12, 361—383 (1962). — Wechsler, W.: Entwicklung und Alterung von Nervenzellen (Elektronenmikroskopische Untersuchungen an menschlichen und tierischen Gehirnen). Proc. 5th Internat. Congr. Neuropath. Zürich, Sept. 1965. Excerpta med. (Amst.), Found. 1966, p. 469—

475. — Wegener, H. H.: Zum Auftreten „seniler Plaques" im Praesenium. Verh. dtsch. Ges. Path. **52**, 256—259 (1968). — Weil-Malherbe, H.: Der Energiestoffwechsel des Gehirns. Münch. med. Wschr. **104**, 21—24 (1962). — Weiss, A.: Zur Pathogenese der Gehirnhämorrhagie. Diss. Erlangen 1896. — Weiss, P.: Nerve regeneration in the rat following tubular splicing of severed nerve. Arch. Surg. **46**, 525—547 (1943). ~ The concept of perpetual neuronal growth and proximodistal substance convection. In: Regional neurochemistry, ed. by S. S. Kety and J. Elkes, p. 220—242. Oxford-London-New York-Paris: Pergamon Press 1961. — Welcker, H.: Untersuchungen über Wachstum und Bau des menschlichen Schädels. Leipzig 1962. — Welford, A. I.: Age changes in the times taken by choice, discrimination and the control of movement. Aging around the world. Proc. 5. Congr. Geront. Social and psychological aspects of aging, ed. by C. Tibitts and W. Donahue, p. 725. New York-London: Columbia University Press 1962. — Whisnant, J. P., Martin, M. J., Sayre, G. P.: Atherosclerotic stenosis of cervical arteries. Clinical significance. Arch. Neurol. (Chic.) **5**, 429—432 (1961). — Whiteford, R., Getty, R.: Distribution of lipofuscin. In: The canine and procine brain as related to aging. J. Geront. **21**, 31—44 (1966). — Wiener, J., Lattes, R. G., Spiro, D.: The cellular pathology of experimental hypertension. II. Arteriolar hyalinosis and fibrinoid change. Amer. J. Path. **47**, 457—487 (1965). — Wilcox, H. H.: Changes in nervous system with age. Publ. Hlth Rep. (Wash.) **71**, 1179—1184 (1956). ~ Structural changes in the nervous system related to the process of aging. In: The process of aging in the nervous system, ed. by J. E. Birren. Springfield, Ill.: Thomas 1959. — Wildi, E., Lindner, A., Costoulas, G.: Étude statistique des altérations dégéneratives cérébrales apparaissant ou cours du viellissement. Psychiat. et Neurol. (Basel) **148**, 41—68 (1964). ~ Resistence des cervaux des schizophrenes envers les alterations degeneratives seniles. Proc. Internat. Congr. Neuropath. Zürich, Sept. 1965. Excerpta med. (Amst.), Found. 1966, p. 567. ~ Schizophrenie et involution cérébrale senile. Etude anatomo-pathologique et statistique de 75 cas. Psychiat. et Neurol. (Basel) **154**, 1—26 (1967). — Wisniewski, H., Terry, R. D.: Further studies on experimental neurofibrillary tanges. J. Neuropath. exp. Neurol. **27**, 149 (1968). — Wisniewski, H., Terry, R. D., Pena, C., Streicher, E., Klatzo, I.: Experimental production of neurofibrillary degeneration. J. Neuropath. exp. Neurol. **24**, 139 (1965). — Wolf, A.: Clinical neuropathology in relation to the process of ageing. In: The process of ageing in the nervous system, ed. by J. E. Birren. Springfield, Ill.: Thomas 1959. — Wolff, J.: Die Astroglia im Gewebsverband des Gehirns. Acta neuropath. (Berl.), Suppl. **4**, 33—39 (1968). — Woodard, J. S.: Clinicopathologic significance of granulovacuolar degeneration in Alzheimer's disease. J. Neuropath. exp. Neurol. **21**, 85—91 (1962). ~ Alzheimers disease in late adult life. Amer. J. Path. **49**, 1157—1170 (1966). — Wright, E. A., Spink, J. M.: A study of the loss of nerve cells in the central nervous system in relation to age. Geront. e Geriat. **3**, 277—287 (1959). — Wünscher, W.: Zum normalen und krankhaften Altern des Gehirns. Psychiat. Neurol. med. Psychol. (Lpz.) **6**, 161—184 (1955). ~ Die Anatomie des alten Gehirns. Z. Alternsforsch. **11**, 60—75 (1957). — Wünscher, W., Küstner, R. R.: Untersuchungen über die mengenmäßige Verteilung von Lipofuszin und Vitamin-E-Mangel-Pigment in Nervenzellen von Ratten verschiedener Altersstufen. Gerontologia **13**, 153—164 (1967). — Wulff, V. J., Freshman, M.: Age-related reduction of the RNA content of rat cardiac muscle and cerebellum. Arch. Biochem. **95**, 181—182 (1961). — Wulff, V. J., Piekielniak, M., Wayner, M. J.: The ribonucleic acid content of tissues of rats of different ages. J. Geront. **18**, 322—325 (1963). — Wulff, V. J., Quastler, H., Sherman, F. G.: A possible role of RNA metabolism in the aging process. J. Geront. **17**, 456 (1962). ~ A hypothesis concerning RNA metabolism and aging. Proc. nat. Acad. Sci. (Wash.) **48**, 1373—1375 (1962).

Yajima, A.: The decrepitude of the rat, brain with special reference to changes in nucleid acid. Tohoku J. exp. Med. **89**, 235—244 (1966). — Yasukochi, G., Haruta, Y., Tsutsumi, T. S.: The effect of hippocampal lesions upon conditioned avoidance behaviour in cats. Folia psychiat. neurol. jap. **16**, 159—169 (1962). — Yoshikawa, M., Hirai, S.: Lipid peroxide formation in the brain of aging rats. J. Geront. **22**, 162—165 (1967).

Zelena, J., Lubinska, L.: Early changes of acetylcholinesterase activity near the lesion in crushed nerves. Physiol. bohemoslov. **11**, 261—267 (1962). — Zerbin-Rüdin, E.: Hirnatrophische Prozesse. In: Handbuch der Humangenetik, hrsg. v. P. E. Becker, Bd. 5, Tl. 2, S. 84. Stuttgart: Thieme 1967. — Ziegler, D. K., Zosa, A., Zilei, T.: Hypertensive encephalopathie. Arch. Neurol. **12**, 472—478 (1965). — Zollinger, H. U.: Die Perisklerose der kleinen Gefäße (Venulen, Arteriolen, Capillaren) in Netzhaut und Hirn. Schweiz. Z. Path. **6**, 193—202 (1943). ~ Die hypertensive Angiopathie. Schweiz. Z. Path. **22**, 262—285 (1959). ~ Zülch, K. J.: Mangeldurchblutung an der Grenzzone zweier Gefäßgebiete als Ursache bisher ungeklärter Rückenmarksschäden. Dtsch. Z. Nervenheilk. **172**, 81—101 (1954). ~ Die aktuelle Problematik auf dem Gebiet der Pathogenese, Klinik und Therapie der Hirndurchblutungsstörungen. Wien. med. Wschr. **116**, 494—503 (1966). ~ Anatomie und Pathophysiologie der Alternsprozesse des Gehirns und seiner Gefäße. Wien. klin. Wschr. **81**, 553—561 (1969).

Das Altern der Keimdrüsen

Von

R. BERTOLINI, Leipzig (DDR)

Mit 10 Abbildungen

A. Einleitung

Das hohe Alter der Menschen unserer Zeit gehörte im Altertum zu den Seltenheiten[1]. Trotzdem hatten die Ärzte dieser Epoche ausreichend Gelegenheit, sich mit den alternsabhängigen anatomischen und physiologischen Eigenheiten sowie den Erkrankungen des alten Menschen zu beschäftigen. Sie gaben Anweisungen für eine gesunde Lebensführung und glaubten, dadurch das Leben zu verlängern, wobei, den damaligen Untersuchungsmethoden entsprechend, der alternsbedingte Wandel von Struktur und Funktion der Geschlechtsorgane bereits berücksichtigt wurde[2]. Einige Forscher der nachfolgenden Jahrhunderte deuteten die Beziehungen zwischen Altern, Fortpflanzung und Sexualleben im Sinne der „Verlängerungsmittel oder Verkürzungsmittel des Lebens", wie sie HUFELAND in der „Makrobiotik" zusammengestellt hat. Mit Einführung der experimentellen Medizin in der zweiten Hälfte des 19. Jahrhunderts wurde gleichzeitig der Grundstein für die experimentelle biologische Alternsforschung gelegt. Man begann die Ursache für das Altern in der Involution einzelner Organe zu suchen und vermutete, daß die Regression der Geschlechtsdrüsen zu ähnlichen Vorgängen in anderen Organen und Organsystemen des Körpers führe. Im Laufe der Jahre wurden 3 Körpersysteme bei der Aufstellung von Alternstheorien berücksichtigt: das Inkretsystem[3], das Nervensystem[4] und das Blutgefäßsystem[5]. Die Annahme, daß einzelne Organe und Organsysteme die Alterung des gesamten Körpers einleiten, fand zunächst starke Beachtung, blieb aber bis heute unbewiesen. Trotzdem muß man die ersten Beobachtungen über den Einfluß verschiedener Drüsen auf Wachstum und Altern, insbesondere die Berichte über die Tätigkeit der männlichen Keimdrüse, als Bausteine der Endokrinologie bezeichnen. Zuerst sei an den mutigen Selbstversuch BROWN-SEQUARD's (1889) erinnert, der noch vor Einführung der Hormonlehre erfolgte. Im Alter von 72 Jahren injizierte er sich Extrakte aus Hoden, Nebenhoden und Samenleitern von Meerschweinchen und Hund. Danach beobachtete er eine Steigerung der körperlichen und geistigen Leistungsfähigkeit. Fehleinschätzungen des Versuches durch die Fachwelt und spekulative Gedanken in Laienkreisen behinderten die Entfaltung der Gedanken BROWN-SEQUARD's ebenso, wie später die Überbewertung der Steinachschen Versuche (1920) zur Verjüngung alternder Tiere und des Menschen der richtigen wissenschaftlichen Einordnung schadete. Zweifellos haben die Unterbindung des Samenleiters und die Hodentransplantation Wichtiges zur Entwicklung der Hormontherapie beigetragen.

---

[1] LÜTH 1965.   [2] LÜTH 1965.   [3] STEINACH 1920, ROMEIS 1931, GROEN 1957.
[4] MÜHLMANN 1900.   [5] BÜRGER 1960.

Fortschritte auf dem Gebiet der Molekularbiologie schufen die Voraussetzungen für eine bessere Erkennung der „basalen Prozesse" des Alterns. Seit dem Nachweis der für das Altern eigentümlichen internen Bindungen in Proteinen und Nucleotiden verstärkte sich das Bemühen um die Bestimmung des biologischen Alters durch qualitative und quantitative Prüfungen[6]. Folgerichtig wird heute dem Altern von Zellen sowie Intercellularsubstanzen große Aufmerksamkeit gewidmet und der alternsbedingte Strukturwandel des kollagenen Bindegewebes als Modell bewertet[7]. Auch bei den zahlreichen Beobachtungen über die Alternsveränderungen der Geschlechtsorgane ist die starke Beteiligung des Bindegewebes erkennbar, dessen Altern jedoch nicht getrennt von den Vorgängen im gesamten Körper und in den Regulationssystemen oder unter Vernachlässigung des Sexualdimorphismus betrachtet werden darf[8]. Fernerhin zeigt die Anatomie der Geschlechtsdrüsen der verschiedenen Altersgruppen die engen Beziehungen zwischen Wachstum und Altern auf[9].

Die in den höheren Lebensjahrzehnten auffallende Involution verläuft mit individuellen Schwankungen und von Organ zu Organ verschieden. Sämtliche aus der Feststellung der Verminderung von Größe und Gewicht gezogenen Schlußfolgerungen haben ihre Grenzen, jedoch besitzen die vor 40 Jahren von Rössle und Roulet (1932) gesammelten Maße und Zahlen einen hohen Wert, weil die Biometrie für die Gerontologie zunehmend an Bedeutung gewinnt und das überlieferte wertvolle Material als Grundlage verwendet. Allerdings verdeutlichen Messungen lediglich augenfällig gewordene quantitative Wandlungen und sagen zunächst über den Alternsvorgang selbst wenig aus. Allgemein besteht Einvernehmen, daß die Gewichtsabnahme des alternden Organs auf zwei verschiedenen geweblichen Vorgängen beruht, nämlich einmal auf der Atrophie der spezifischen Zellen und zum anderen auf einer Vermehrung des interstitiellen Bindegewebes[10]. Bereits diese einfach feststellbaren Maße der Keimdrüsen (Gewicht, Volumen, lineare Maße) sprechen für einen unterschiedlichen Alternswandel von Testis und Ovar[11] (Abb. 1, 2 und 3). Die Schrumpfung beider Eierstöcke verläuft allerdings in vielen Fällen seitenungleich[12].

Sicher stellt die Involution der männlichen oder die der weiblichen Keimdrüse nicht die primäre Ursache für das Altern des gesamten Organismus dar[13], zumal das Altern des Ovars nach Bürger (1960) unabhängig von dem des Körpers verläuft. Gerade diese letztere Beobachtung spricht mehr für ein eigengesetzliches Verhalten des ovariellen Struktur- und Funktionswandels, auch wenn die Ursachen dafür mehr in übergeordneten Regulationen als im Ovar selbst zu suchen sind. So werden auch bei einem Vergleich des alternsbedingten Gestaltwandels der Keimdrüsen beider Geschlechter deutliche Unterschiede in Zeit und Beschleunigung erkennbar[14], während die cytologische und histologische Analyse der cellulären und intercellulären Bausteine grundsätzlich übereinstimmen und in gewisser Hinsicht eine einheitliche Deutung zulassen. Jede derartige Betrachtungsweise muß die Doppelfunktion der Keimdrüsen einschließen. Sie besteht 1. in der Hormonproduktion[15] und 2. in der Keimzellentwicklung. Dabei bleiben die alternsabhängigen morphologischen oder biochemischen Befunde stets Teilbilder aus dem Funktionskreis Hypophyse-Keimdrüse, der durch die Einschaltung des Zwischenhirns in einen neurohormonalen Regulationsmechanis-

---

[6] Verzár 1965.   [7] Emmrich 1966.   [8] Rother 1967.
[9] Tanner 1962, Bertolini 1969.   [10] Eberth 1904.
[11] Wehefritz 1924, Bürger und Schlomka 1928, Rössle und Roulet 1932, Schonfeld 1943, Taylor, Auley und Engle 1952, Tervilä 1958, v. Lanz und Neuhäuser 1963.
[12] Stieve 1952.   [13] Romeis 1931.   [14] Bertolini 1970.
[15] Butenandt und Kudzus 1935.

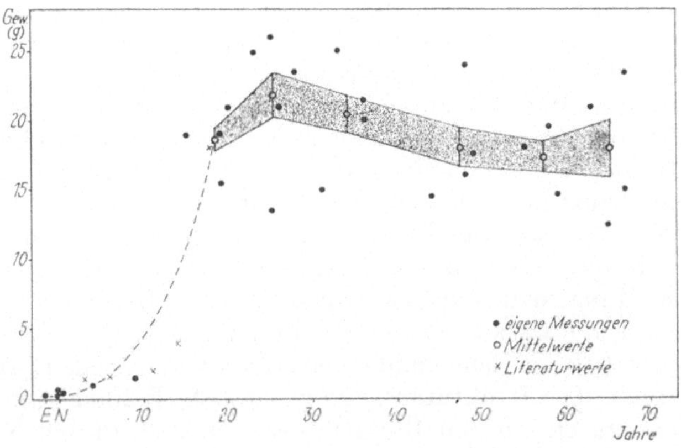

Abb. 1. Hodenfrischgewicht im Ablauf des Lebens. Mittelwerte und mittlere Abweichung für Altersgruppen von 10 Jahren. Bandkurve für den Bereich der mittleren Abweichung. (Aus v. Lanz und Neuhäuser 1963)

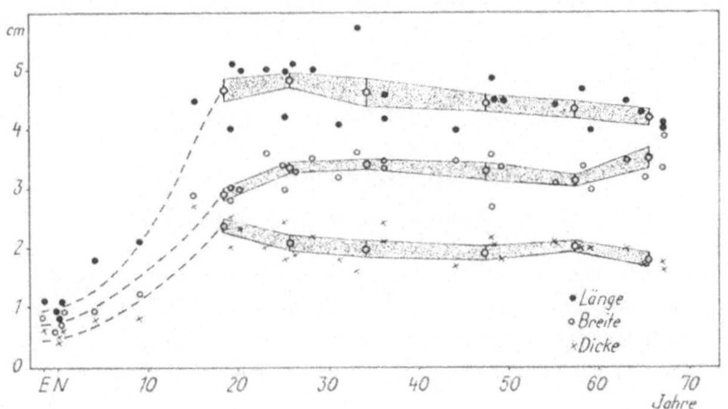

Abb. 2. Lineare Hodenmaße (Länge, Breite, Dicke) frischer Organe. Mittelwerte und mittlere Abweichung für Altersgruppen von 10 Jahren. Bandkurve für den Bereich der mittleren Abweichung. (Aus v. Lanz und Neuhäuser 1963)

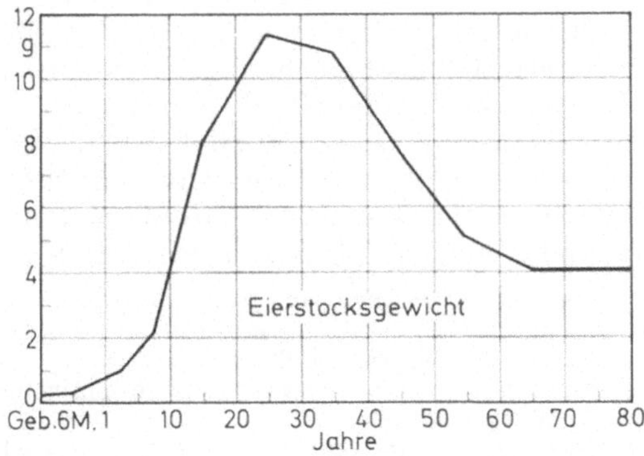

Abb. 3. Kurve des Gewichtswachstums beider Ovarien. (Aus Roessle und Roulet 1932)

mus eingefügt ist. Die Rückkoppelung zwischen Peripherie und Zentrum leitet bei der alternden Frau die „Anpassung des Zwischenhirns und Neurovegetativums an die durch Ausfall des Ovars entstandene Situation"[16] ein. Obwohl das Geschlechtssystem des alternden Mannes und das des Greises nicht derartigen einschneidenden Veränderungen unterliegen, ist es für das Studium der altersabhängigen Strukturen der Keimdrüsen beider Geschlechter berechtigt, die Strukturelemente heranzuziehen, die sich für die histologische Kontrolle hormonaler Einflüsse eignen[17]. Das sind im Hoden 1. die Leydig-Zellen des intertubulären Gewebes, 2. das „Keimepithel", 3. die Sertoli-Zellen und 4. die Basalmembran der samenbildenden Kanälchen. Für das Ovar kommen in Betracht: 1. die Theka- und Granulosazellen, 2. die Basalmembran der Follikel, 3. die Lutein- und Paraluteinzellen, 4. die interstitiellen Zellen und 5. die Hiluszwischenzellen. Aus der Sicht der Gerontologie muß die Strukturanalyse zusätzlich Befunde am Bindegewebsgerüst der Keimdrüsen, an den Blutgefäßwänden und an den Nerven erheben. Unternimmt man den Versuch, die Altersveränderungen in der Reihenfolge von der strukturellen Organisation der Zelle über die Zellverbände und ihre Intercellularsubstanzen bis zur Gesamtheit des Organs einschließlich der Blutgefäße und Nerven darzustellen, so stößt man besonders bei der Erhebung des mikroskopischen Normbefundes auf erhebliche Schwierigkeiten[18]. Die Gründe dafür werden im Folgenden ausführlicher erörtert.

B. Das Altern des Hodens

1. Das Hodenzwischengewebe

a) Hodenzwischenzellen, Leydig-Zellen

Die als Abkömmlinge des Mesenchyms geltenden Leydig-Zellen treten beim Menschen in zwei zeitlich voneinander getrennten Generationen oder Cyclen auf[19]. Bereits im 3. Keimlingsmonat beginnt die Entwicklung der ersten Zwischenzellgeneration und steigert sich in den nachfolgenden 6 Wochen[20]. Tierexperimentellen Ergebnissen zufolge wirkt die Tätigkeit der inkretorischen Zellen des fetalen Hodens fördernd auf das Wachstum der männlichen Geschlechtsorgane und hemmt die weitere Entwicklung der Geschlechtsgänge. Dabei werden die auch im männlichen Feten angelegten Müller'schen Gänge, die die inneren weiblichen Geschlechtsorgane bilden[21], bis auf geringe Epithelreste abgebaut. Kleine Mengen von Testosteron sollen für den Descensus testium erforderlich sein. Histologische Untersuchungen an Hodenzwischenzellen menschlicher Feten sowie die positiven histochemischen Nachweise von Cholesterin und Ketosteroiden deuten auf ihre hormonale Tätigkeit[22]. Über die vorhandene Stoffwechselaktivität geben die positiven histotopochemischen Nachweise der Diphosphorpyridin-Nucleotid-Diaphorase, Lactatdehydrogenase, unspezifischen Esterase, alkalischen und sauren Phosphatase Auskunft[23]. Fetale Leydig-Zellen besitzen ein ausgedehntes granuliertes endoplasmatisches Reticulum[24], das vor dem Abbau der Zellen in ein glattes endoplasmatisches Reticulum übergeht. Reinke'sche Kristalle wurden in fetalen Leydig-Zellen nicht gesehen[25].

[16] Ufer 1966.   [17] Moore 1939, Tonutti 1955, McDonald 1965.   [18] Petersen 1935.
[19] Leydig 1850, Mihalkovics 1873, v. Lenhossèk 1897, v. Winiwarter 1912, Mancini, Vilar, Lavieri, Andrada und Heinrich 1963.
[20] Tonutti, Weller, Schuchardt und Heinke 1960, Collins und Pugh 1964, Mietkiewski, Cymerys und Walsczak 1966.
[21] Töndury 1957.   [22] Ferner und Runge 1956.   [23] Jirásek 1962.
[24] Hatakeyama 1965.   [25] Pelliniemi und Niemi 1969.

Die normalen, hormongesteuerten qualitativen und quantitativen Wandlungen des intertubulären Bindegewebes, der Leydig-Zellen und der samenbildenden Kanälchen beim Menschen veranlaßten ALBERT u. Mitarb. (1953) zu nachfolgender Einteilung: 1. fetaler Hoden, 2. postnataler Hoden, 3. der Hoden des Kindes, 4. der Hoden während der Pubertät, 5. reifer Hoden und 6. der senile Hoden. Das Hodenzwischengewebe der embryo-fetalen Periode verändert sich laufend. Während der zweiten Schwangerschaftshälfte bilden kollagene Fasern zwischen den Hodenkanälchen feine Verstrebungen und festigen den Einbau der Blutgefäße. In größeren Bindegewebslagern formieren sich in der zweiten Hälfte des 1. Lebensjahres elastische Netze[26]. Vor der Geburt beginnt der Verfall der Leydig-Zellen, und mit dem Ende der Stimulierung des Zwischengewebes, die durch das Choriongonadotropin direkt oder indirekt über die fetale Hypophyse erfolgt, schreitet während der ersten Lebenswochen die vollständige Rückbildung der Zellen der 1. Generation schnell voran[27]. Das lockere Zwischengewebe besteht etwa bis zum 12. Lebensjahr aus reticulärem und kollagenem Bindegewebe, das die gewundenen Hodenkanälchen trennt (Abb. 4). Kurz vor Beginn der Pubertät differenzieren sich aus Fibroblasten über verschiedene Zwischenstufen junge Stadien der Leydig-Zellen, die nach MANCINI u. Mitarb. (1963) zu 3 Zelltypen heranreifen. Man muß allerdings die Frage stellen, inwieweit die auf unterschiedliche fermenthistochemische Befunde zurückgehende Einteilung nicht nur Funktionszustände der Zellen erfaßt.

BLUM (1936) unterscheidet 4 Altersstufen des Hodens: 1. die Evolution bis zur Pubertät, 2. die Revolution zu Beginn der Geschlechtsreife, 3. die Reife und Blüte und 4. die Involution mit dem Übergang ins Senium. Über die Zahl der Zwischenzellen im Alter bestanden bis zu der Einführung genauer Methoden für die quantitative Bestimmung der absoluten Mengenverhältnisse der verschiedenen Gewebe des Hodens gegensätzliche Meinungen. Zusätzlich zu den Schwierigkeiten, die die Auswertung der Verfahren belasten, blieben die Ergebnisse deshalb widersprüchlich, weil einige Untersucher die Begriffe Zwischengewebe, Zwischenzellen, interstitielles Bindegewebe unterschiedlich definierten. Das Vorkommen von Leydig-Zellen außerhalb des Hodenzwischengewebes[28] in der Tunica albuginea und im Nebenhoden beschrieben McDONALD und CALAMS (1958) erneut. Mit zunehmendem Alter soll ihre Zahl steigen, und zwischen dem 6. und 9. Lebensjahrzehnt am größten sein. STIEVE (1919) untersuchte als erster das Mengenverhältnis der Zwischenzellen zum generativen Anteil eines Tierhodens. Mit der von ihm angegebenen Technik ermittelten später SCHINZ und SLOTOPOLSKY (1924, 1927) die Menge von Hodenkanälchen und Zwischengewebe beim Menschen. Die Leydig-Zellen sind mit 8—28%, im Mittel 12%, am gesamten Gewebe des Hodens beteiligt. Nach STIEVE (1930) weist der Hoden des alten Mannes eine relative Vermehrung der Zwischenzellen auf, die lediglich durch die Rückbildung der Samenkanälchen bedingt sei. Abgesehen von dieser Begründung wurde schon früher die Vermehrung der Leydig-Zellen im Alter[29] als unregelmäßiges Vorkommnis gewertet oder abgelehnt[30]. Neuere biostatistische Untersuchungen sprechen für die Verminderung der Leydig-Zellen mit zunehmendem Alter[31]. Sie widerlegen gegenteilige Ansichten[32] und bestätigen die Meinung, daß die Zahl der Zwischenzellen erst vom 6. Lebensjahrzehnt abnimmt[33]. TILLINGER (1957) errechnete 5,43 Zwischenzellen pro Samenkanälchen

---

[26] PETER 1938.
[27] SNIFFEN 1950, TONUTTI, WELLER, SCHUCHARDT und HEINKE 1960, KOMATSUZAKI 1961, SOKAL 1964.
[28] WIESER 1931.   [29] SPANGARO 1902.   [30] OIYE 1928.
[31] SARGENT und McDONALD 1948, TILLINGER 1957.   [32] KASAI 1908.   [33] TEEM 1936.

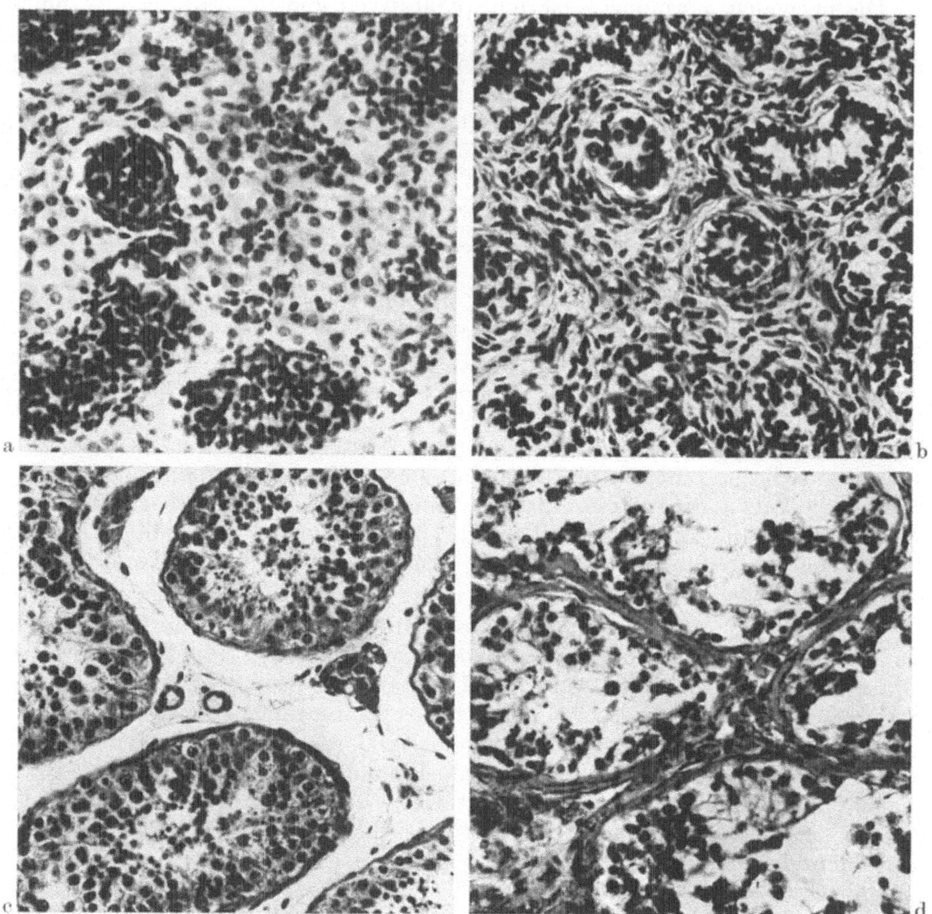

Abb. 4a—d. Strukturwandel des menschlichen Hodens auf den verschiedenen Altersstufen.
a Keimling von 32 cm Scheitel-Fersenlänge. Geschlossene Kanälchen, reichlich Leydigsche
Zwischenzellen; b 8 Jahre. Wenig geöffnete Kanälchen, Fehlen der Leydigschen Zwischenzellen; c 18 Jahre. Rege Samenzellbildung. Leydigsche Zwischenzellen in lockerem Gewebe;
d 82 Jahre. Rückgang der Samenzellbildung. Fortgeschrittene Verdickung der Tunica propria.
Leydigsche Zwischenzellen vorhanden. Vergrößerungen: a und b 200:1, c und d 160:1,
Mikrophotographien

im 3. Lebensjahrzehnt. Dies ist das Maximum während des gesamten Lebens.
Dann beginnt ihre ununterbrochene Verringerung, und im 8. Lebensjahrzehnt
beträgt die Zahl nur 3,29.

Obwohl die quantitativen Methoden der mikroskopischen Anatomie für die
Einordnung eines Hodens in die entsprechende Altersgruppe nicht zu entbehren
sind, bedarf es histologischer und chemischer Untersuchungen, um die Höhe der
Hormonproduktion zu erfassen[34]. Außer den biologischen Tests und der Bestimmung der 24-Std-Ausscheidung der 17-Ketosteroide[35] stehen jetzt weitere

---

[34] Gerlach 1931, Hammond 1934, Olesen 1948, Nowakowski und Schmidt 1957, Dirscherl 1960, Piotti, Ghiringhelli und Magrini 1967.
[35] Hamilton und Hamilton 1948.

Techniken zur Verfügung[36]. Der von mehreren Untersuchern empfohlene chemische Nachweis des Androsterons, ein Metabolit des Testosterons, zeigt, daß nach dem 65. Lebensjahr im Harn nur etwa ein Viertel der Menge ausgeschieden wird, die zwischen 20 und 40 Jahren meßbar ist[37]. Die Werte der Fructosebestimmung im Ejaculat bestätigen[38] in anderer Weise den Leistungsabfall des innersekretorischen Anteils des Hodens. In gleichem Maße, wie die Menge der männlichen Keimdrüsenhormone mit fortschreitendem Alter abnimmt, verringert sich der Fructosegehalt des Ejaculats. Dies ist zugleich ein Beispiel für die alternsabhängige Intensität der Fernwirkung des Testosterons mit ihren gestaltlichen und funktionellen Folgen. Einige Bearbeiter sehen sich veranlaßt, das Absinken der hormonalen Tätigkeit des Hodens und seine Folgen, d.h. die neurovegetativen Störungen und die allgemeine Kräfteverminderung, als Climacterium virile zu bezeichnen. Da jedoch der Strukturwandel alternder Hoden und die Funktionsveränderungen im gesamten Körper nicht so tiefgreifend verlaufen wie im Ovar und im weiblichen Organismus, wird der Begriff von vielen Seiten abgelehnt[39]. „Der normale Mann macht kein Klimakterium durch, wohl aber Prostatiker"[40].

Die genannten chemischen Kontrollen geben über den Zusammenhang von Alter und Hormonproduktion der gesamten Keimdrüse Auskunft. Sie können das Altern der einzelnen Leydig-Zellen nicht verfolgen, ein Mangel, der auch der mikroskopischen Technik noch anhaftet. Einige Befunde erlauben allerdings Rückschlüsse auf die Zellfunktion. So bestehen zwischen Lipidgehalt der Leydig-Zellen und Testosteronbildung direkte Beziehungen. Wird ein Ausstoß von Androgenen experimentell erzeugt, verringert sich die intracelluläre Lipidmenge[41]. Während des Alternsprozesses nehmen die Lipide, die als homogene osmiophile Tropfen und als dichte osmiophile Körnchen vorkommen, in den Leydig-Zellen ab[42]. Die Vacuolisierung und der höhere Entfaltungsgrad des Cytoplasmas sprechen für Aktivität. Das Fehlen dieser Zeichen ist jedoch nicht einem Altern gleichzusetzen, sondern kann lediglich den Arbeitszustand der Zelle widerspiegeln[43]. Anhäufungen der Pigmente im Cytoplasma, Zahl und Größe von Zellkernen und Eiweißkristallen gelten ebenfalls als unsichere Alternsmerkmale[44]. Schließlich sei auf die Feststellungen von HOOKER (1947) hingewiesen, daß zwar die „alternden" Leydig-Zellen von Mensch und Rind cytologisch vergleichbar sind, daß dagegen Größe und Vacuolisierung der Zellen bei Hund und Maus im Gegensatz zum Menschen im Alter zunehmen. Elektronenmikroskopische Untersuchungen an alternden Leydig-Zellen brachten folgende Befunde: Auftreten fibrillärer Elemente im Zellkern, dessen Innenlamelle sich verdichtet, Abnahme der Anzahl der Poren und Zeichen der Verringerung der Kernaktivität[45]. Den Alternsveränderungen, denen die elektronenmikroskopisch nachgewiesene Basalmembran der Leydig-Zellen unterliegt, muß weiter nachgegangen werden[46].

---

[36] HAMBURGER 1948, HEDINGER, LABHART, OBER, PRADER, WERNLY und ZANDER 1957, MORER-FARGAS und NOWAKOWSKI 1965, AXELROD 1965.

[37] WELLER 1961.   [38] NOWAKOWSKI und SCHMIDT 1957, 1959.

[39] BLUM 1936, WERNER 1939, 1943, 1946, THOMAS und HILL 1940, DOUGLAS 1941, BAUER 1944, HELLER und MYERS 1944, LANDAU 1951, SNIFFEN, HOWARD und SIMMONDS 1951, REITER 1953, SPENCE 1954, BELONOSCHKIN 1956, MENG 1958, DOEPFMER 1960.

[40] MOSZKOWICZ 1937.   [41] LONG und ENGLE 1952.

[42] NELSON und HELLER 1945, ENERY und NELSON 1950, LYNCH und SCOTT 1950, FAWCETT und BURGOS 1956a, HOTCHKISS 1956.

[43] HERCHEN 1954.

[44] BARDELEBEN 1897, CLARA 1928, TONUTTI, WELLER, SCHUCHARDT und HEINKE 1960.

[45] YASUZUMI, NAKAI, TSUBO, YASUDA und SUGIOKA 1967.

[46] BUKOFZER 1924, HATAKEYAMA 1965.

b) Interstitielles Bindegewebe, Tunica albuginea, Blut- und Lymphgefäße

Das *Zwischengewebe* setzt sich aus Leydig-Zellen, Bindegewebe mit den darin befindlichen Fibrocyten und freien Zellen, aus Blut- und Lymphgefäßen sowie aus Nerven zusammen. Die Angaben über das quantitative Verhältnis von Zwischengewebe und Samenkanälchen auf den einzelnen Altersstufen sind, wie bereits erwähnt, widersprüchlich. Eine Zusammenfassung der ermittelten Ergebnisse und der voneinander abweichenden Meinungen gab Stieve (1930). In letzter Zeit durchgeführte Gesamtbestimmungen des generativen Anteils brachten Werte von 78%[47] und von 58%[48]. Nach Schuchardt (1955) ist das Zwischengewebe im alternden Hoden „fast immer absolut und relativ vermehrt", was jedoch von v. Lanz und Neuhäuser (1963) mit der Treffermethode[49] nicht festgestellt werden konnte. Arbeit und Wirkung der Leydig-Zellen werden natürlich von dem Zustand der anderen Bestandteile des Insterstitiums gefördert oder behindert. Die Zweckmäßigkeit der Architektur des interstitiellen Bindegewebes ist daran zu erkennen, daß das Gerüst und die dazwischenliegenden Räume eine funktionelle Einheit bilden[50]. Die in Abhängigkeit von Blutgefäßfüllung und Funktion der Hodenkanälchen veränderlichen Gefügelücken gewährleisten in allen Teilen des Hodens einen gleichen Binnendruck, eine für die Spermiogenese unerläßliche Voraussetzung. In diesem Zusammenhang ist es ohne Bedeutung, ob Septula den Hoden des Menschen untergliedern oder ob den Befunden von Fleischer und Schneider (1967) entsprechend im Hoden des Erwachsenen stärkere Bindegewebszüge nur in Begleitung von Blutgefäßen vorkommen. Wichtig erscheint die Tatsache, daß die anatomischen Altersveränderungen des Hodens nicht allein mit Umstellungen in der hormonalen Regulation begründet werden dürfen, denn die während des Lebens im gesamten Körper eintretenden Regressionen im Bindegewebe und Blutgefäßsystem betreffen auch die männliche Keimdrüse.

Der Strukturwandel der *Tunica albuginea* auf den einzelnen Altersstufen läßt in der Kindheit und im Erwachsenenalter eine Abhängigkeit, im Senium aber eine gewisse Unabhängigkeit von den jeweiligen Vorgängen im Inneren des Hodens erkennen. Bei Neugeborenen überwiegen in der Tunica albuginea die Reticulinfasern[51]. In der zellreichen, schichtweise abgestuften Bindegewebskapsel des Kindes beginnt vor der Reifezeit eine lebhafte Fibrillogenese. Mit fortschreitendem Alter erscheinen die ersten Anzeichen der Fibrohyalinose in der oberflächlichen Schicht, und während des Greisenalters dehnt sich der Prozeß nach der Innenfläche der Tunica albuginea aus[52].

Spangaro (1902) gliedert die histologischen Befunde der Alternsvorgänge am Hoden in zwei Gruppen. In dem normalen senilen Hoden führt die Verkleinerung des Durchmessers der Samenkanälchen zu der Vergrößerung der Zwischenräume. Alle Bindegewebslager, wie die verdickte Wand der Samenkanälchen, das fasrige Zwischengewebe und das Bindegewebe von Hodennetz und Tunica albuginea weisen eine Anreicherung des mit Elasticafarbstoffen darstellbaren Materials auf. Alle Faserarten können, wenngleich mit bemerkenswerten individuellen Unterschieden, vermehrt sein. Mitunter bilden die Samenkanälchen Hernien oder Divertikel, die nur jüngste Stadien des Keimepithels enthalten. Derartige Ausstülpungen kommen schon in Hoden jüngerer Männer vor, und Stieve (1930) stellt sie deshalb als Alternszeichen in Frage. Auch die Angaben von Spangaro (1902), daß dem normalen senilen Hoden die zweite

---

[47] Schuchardt 1955.   [48] v. Lanz und Neuhäuser 1963.   [49] Haug 1955.
[50] Rolshoven 1937.   [51] Gruenwald 1946.
[52] Mancini, Arrillaga, Vilar und de la Balze 1955.

Form, der atrophische Hoden, folgen könne, werden von diesem Autor bezweifelt. Das Greisenalter allein soll die Atrophie jedenfalls nicht erklären[53]. Wie schwierig es ist, die im Alter auftretenden Veränderungen richtig zu bewerten, zeigt die Beobachtung, daß der sich in verschiedenen Schweregraden im Keimepithel einstellende Schaden auch bei kranken jüngeren Männern vorhanden sein kann[54]. Ein in Atrophie übergehender Hoden verliert an Größe und Gewicht, wobei das spezifische Gewebe besondere Verluste erleidet, während der Bindegewebsanteil eher vermehrt erscheint. Die Tunica albuginea wird über 1 mm dick. An die mitunter schwierige Abgrenzung der Fibrosis testis bei arteriosklerotischen Zirkulationsstörungen[55], längere Zeit bestehender Scrotalhernie oder Hydrocele, Tuberkulose, Lepra, nach Infektionen, Strahlenschädigungen und nach Traumen, braucht hier nur erinnert zu werden[56].

Die, wenn auch unterschiedlich entwickelten, alternsbedingten Strukturveränderungen im interstitiellen Bindegewebe[57] haben Rückwirkungen auf die Funktion des *Gefäßsystems*. Der *arterielle Blutstrom* erreicht das Innere des Hodens nicht nur über das Mediastinum testis, sondern die von oben hinten an den Hoden herantretende A. testicularis verläuft um den Hoden herum und gibt in allen Höhen Zweige ab, die durch die Tunica albuginea in das Parenchym eindringen[58]. Art der Aufteilung und Anastomosen sichern die gleichmäßige Durchflutung aller Bezirke. Im Kindesalter haben die Arterien einen geraden Verlauf, und Anastomosen sind verhältnismäßig selten. Kurz vor Beginn der Reifezeit erhöht sich die Anzahl der mittleren und kleineren Arterienäste[59]. Die Arterien erreichen etwa im 21. Lebensjahr ihre volle Entfaltung. RICHARD (1928) beschreibt Einschränkungen in der Strombahn durch verstärkte Schlängelungen der alternden Arterien. Die Füllung der Endverzweigungen wird erschwert, und viele Anastomosen verlieren ihre Durchgängigkeit. Auch verringert sich die Menge der kleineren Arterien. Ihr Strukturwandel unterscheidet sich nicht von Alternsveränderungen anderer Arterien des Organismus[60]. Berücksichtigt man, daß nach FERNER und MÜLLER (1956) und FERNER (1958) zwischen Leydig-Zellen und Hodenkanälchen durch gemeinsame Capillarnetze engste räumliche und funktionelle Beziehungen bestehen, so scheinen im Alter neben einem schlechteren Stoffaustausch im Zwischenzellgebiet Beeinträchtigungen des Hormontransportes von den Leydig-Zellen in die Samenkanälchen möglich. Erschwerend für die Stoffübertragung in die Tubuli wirkt sich im hohen Lebensalter die Verdickung der Tunica propria des Keimepithels aus. Dies ist in jedem Fall eine Bremse für die Nahwirkung des Testosterons, auch wenn man unter Außerachtlassung des Prinzips der polaren Differenzierung inkretorisch tätiger Zellen annimmt, daß die Leydig-Zellen ihre Produkte allseitig in die Gewebsflüssigkeit abgeben.

Radiographischen Untersuchungen zufolge unterliegen die *Venen* des Hodens nach dem 50. Lebensjahr Umgestaltungen. Erweiterungen, Spiralbildungen und Wellungen nehmen mit dem Fortschreiten des Alters zu[61]. Im Plexus pampiniformis kommt es zur Verschiebung des Mengenanteils von glatter Muskulatur und Bindegewebe zugunsten des letzteren. Kollagene Fasern und elastische Netze schieben die Muskelbündel auseinander. Die weit verteilten äußeren Längsmuskelzüge gestalten die Grenze zwischen den einzelnen Venen im Alter unregelmäßig[62].

[53] STAEMMLER 1942.   [54] GOETTE 1921.   [55] BELONOSCHKIN 1954.   [56] SIMMONDS 1910.
[57] BÜRGI und HEDINGER 1959.
[58] HILL 1909, HARRISON und BARCLAY 1948, HARRISON 1949, FAWCETT 1956, HUNDEIKER 1961, HUNDEIKER und KELLER 1963.
[59] GILBO 1957.   [60] HIERONYMI 1956.   [61] AZZALI 1958.   [62] LIEBSCHER 1966.

Über das Altern der *Lymphgefäße* des Hodens berichtet Shdanov (1960). Lymphcapillaren verlaufen zwischen den Samenkanälchen und vereinigen sich zu größeren Lymphgefäßen, die Geflechte um die Blutgefäße bilden. Die Lymphgefäße erreichen die Bindegewebskapsel und treten an allen Seiten des Hodens aus, cranial durch das Mediastinum testis. Mit Hilfe der Injektionstechnik sind folgende Hauptmerkmale des alternden Lymphgefäßnetzes zu erfassen: Reduktion der Capillarschlingen, Unregelmäßigkeiten in der Verteilung, Verödungen von Gefäßstrecken und wechselnder Durchmesser der offenen Gefäße durch verdickte Wandflächen mit Regressionen der Bausteine.

2. Die Samenkanälchen

a) Form und Zellen der Samenkanälchen

In Abhängigkeit von der Funktion[63] und dem alternsbedingten Strukturwandel der Leydig-Zellen wechseln Form und Zellinhalt der Samenkanälchen. Ihre Anlagen in dem fetalen Hoden sind die geschlängelten soliden Hodenstränge, die eine Dicke[64] von 60—80 nm besitzen und von der hochentwickelten ersten Zwischenzellgeneration umlagert werden[65]. Die Hodenstränge bestehen aus zwei Zellarten, den Vorstufen der Sertoli-Zellen und den Spermatogonien. Mancini u. Mitarb. (1960) ermittelten für die Durchmesser etwas niedrigere Werte, bestätigten jedoch ihre Verkleinerung im postnatalen Hoden und deuteten diese als Folge der Rückbildung der Leydig-Zellen. Bis zum Beginn der Pubertät vergrößern sich Durchmesser[66] und Zellzahl der Hodenkanälchen wieder, wobei sich mit dem Ingangkommen der Spermiogenese das Verhältnis zwischen Samenzellvorstufen und Sertoli-Zellen zugunsten der Keimzellen ändert. Ab dem 6. Lebensjahr erfolgen die Bildung und anschließend die Erweiterung der Lichtung der Hodenkanälchen. Nach Charny u. Mitarb. (1952a, b) verläuft die Entwicklung des Hodens in 3 Phasen: 1. Statische Phase: von der Geburt bis zum 4. Lebensjahr, 2. Wachstumsphase: vom 4.—10. Lebensjahr, 3. Reifungsphase: vom 10. Lebensjahr bis zur Pubertät. Cytologie und Cytochemie[67] der Samenzellbildung im reifen Hoden sollen hier unerwähnt bleiben, da die Einzelheiten noch nicht zu den qualitativen Vorgängen im senilen Hoden in Beziehung gesetzt werden können. Übereinstimmend berichten alle Untersucher, daß die Aktivität des alternden Keimepithels abnimmt, wenn auch mit beträchtlichen individuellen Unterschieden[68]. Wie neue morphometrische Befunde[69] zeigen, ist es allerdings nicht möglich, nur durch Begutachtung histologischer Präparate von Biopsien oder ganzer Schnittserien die anteilmäßige Zusammensetzung des gesamten Hodens abzuschätzen.

Das Längenwachstum der Samenkanälchen ist äußerlich an der Vergrößerung des kindlichen Hodens erkennbar. Vor Eintritt in die Pubertät nimmt die Gesamttubuluslänge pro Gramm Hodengewicht ab. Der Tubulusdurchmesser vergrößert sich. Für den reifen Hoden beträgt die Tubulusgesamtlänge 300—350 m. Nach dem 30. Lebensjahr beginnt bereits eine Abnahme und im höheren Alter verringert sich die Länge auf 200—300 m. Nach v. Lanz und Neuhäuser (1963) bleibt der mittlere Durchmesser der Hodenkanälchen von 0,2 mm während des geschlechtsreifen Lebens annähernd gleich. Spangaro (1902) gibt für das höhere Alter die Verringerung des Maßes an. Seinen Angaben zufolge verkleinert sich der Durchmesser von 200—260 nm bei reifen Hoden auf 180—200 nm bei senilen

---

[63] Kyrle 1910.   [64] Spangaro 1902.   [65] Sniffen 1952.   [66] Schuchardt 1960, 1961.
[67] Elftman 1952, Heinke und Doepfmer 1960, Horstmann 1961.
[68] Oberndorfer 1931.   [69] v. Lanz und Neuhäuser 1963, Neuhäuser 1964.

Hoden. Im Alter verliert auch das Keimepithel an Höhe. Die bereits im normalen reifen Hoden mitunter vorhandenen sogenannten hypoplastischen Zonen sind von Alternsveränderungen leicht zu unterscheiden[70].

Einige Merkmale der *Sertoli-Zellen*, die sich im 2.—4. Lebensjahr herausbilden[71] und deren Feinstruktur aufgeklärt wurde[72], können als repräsentativ für den gesamten Alternsprozeß des Hodens gelten. Auffällig sind Veränderungen ihres Lipidgehaltes[73]. Nach dem Beginn der Pubertät bis zum Ende des 3. Lebensjahrzehntes ist ein leichter Anstieg der Lipide erkennbar, jedoch bleibt die Gesamtmenge geringer als bei höheren Altersstufen. Mit Überschreiten des 50. Lebensjahres beginnt die Anreicherung anfärbbarer Lipide[74]. In den Sertoli-Zellen älterer Hoden tritt Ascorbinsäure auf[75]. Bei Unterfunktion des Keimepithels steigt der Glykogengehalt in den Sertoli-Zellen an[76]. Ob die Erhöhung des Glykogengehaltes eine Alternsveränderung darstellt, bedarf jedoch noch einer Klärung.

b) Die Eigenhaut der Samenkanälchen

Die Bindegewebshaut, Tunica propria, umhüllt jedes Samenkanälchen. Sie paßt sich stets den Krümmungen der leicht isolierbaren Kanälchen an. Äußere Fasern verflechten die Tunica propria mit dem lockeren interstitiellen Bindegewebe. Über die Schichtenfolge und über die an der Zusammensetzung der Eigenhaut beteiligten Gewebe gibt es verschiedene Ansichten[77]. MONTAGNA und HAMILTON (1952) gliedern sie in 4 Schichten, jedoch kann die 4. Lage, deren Fibrillen als Bindeglied zu dem lockeren Zwischengewebe wirken, schwer abgrenzbar sein oder fehlen. Bereits STIEVE (1930) wies darauf hin, daß die Schichten der Tunica propria in Hoden von Kindern und jüngeren Männern kaum, in älteren Hoden jedoch sicher abzugrenzen sind.

Vergleichende histochemisch-elektronenmikroskopische Befunde an Hoden von Männern im Alter von 17—67 Jahren sprechen für die Dreischichtung der Eigenhaut[78]. Die Spermatogonien und Sertoli-Zellen liegen der Basalmembran an, die Glykoproteide enthält und elektronenmikroskopisch aus einer dichten feingranulierten Substanz besteht. Ihr folgt nach außen eine zellfreie schwach PAS-positive helle Zone, in der einige längsgerichtete kollagene Fibrillen verlaufen. Die äußerste und 3. Schicht gibt eine stark positive Perjodsäure-Schiff'-Reaktion. Elektronenmikroskopisch besteht diese Schicht aus 6 Lagen kollagener Fibrillen, die untereinander verflochten sind und Fibrocyten einschließen. Elastische Fasern fehlen in allen Schichten. Unter Berücksichtigung des „Elasticaproblems" bedeutet dies keinen Widerspruch zu den älteren, an konventionell gefärbten Gewebsschnitten erhobenen Befunden. Die in der älteren Basalmembran lichtmikroskopisch zu beobachtende Anreicherung des mit Elasticafarbstoffen nachweisbaren Materials ist nicht gleichbedeutend mit einer Ein- oder Anlagerung elastischer Netze. Gleiches gilt für die bei älteren Männern vermehrten „elastischen Fasern" in den der Basalmembran außen anliegenden Strukturen[79], die erst im 2. Lebensjahrzehnt elastische Netze erhalten[80].

Die mit fortschreitendem Alter erfolgende Verdickung der Kanälchenwand ist das regelmäßigste und seit Jahrzehnten bekannte Alternszeichen[81]. TONUTTI

---

[70] HEDINGER und PLATTNER 1961, PLATTNER 1962, HEDINGER, HUBER und WEBER 1967, HUBER, WEBER und HEDINGER 1968.

[71] ENGLE 1952.   [72] FAWCETT und BURGOS 1956b, BAWA 1963.

[73] MONTAGNA und HAMILTON 1951.   [74] LYNCH und SCOTT 1950, 1952.

[75] MANCINI, NOLAZCO und DE LA BALZE 1952.   [76] ARZAC 1950, LONG und ENGLE 1952.

[77] STIEVE 1930.   [78] SCHMIDT 1964.   [79] MANCINI, NOLAZCO und DE LA BALZE 1952.

[80] DE LA BALZE, BUR, SCARPA-SMITH und IRAZU 1954.

[81] ARTHAUD 1885, LANGHANS 1887, GRIFFITHS 1893, HEINKE und DOEPFMER 1960.

(1958) stellt den Strukturwandel nicht in Abrede, fordert aber den Ausschluß einer möglichen Verdickung der Tunica propria durch eine Verkleinerung der Hodenkanälchen. Nach Montagna und Hamilton (1951) wird von den Veränderungen im Alter die Außenzone der Basalmembran am meisten betroffen. Ergänzend seien noch die kolbenartigen Ausstülpungen am Innenrand der Basalmembran erwähnt, obwohl über deren Altern nähere Angaben fehlen[82]. Sie haben eine in der Dichte wechselnde Lamellenstruktur und sind von der eng anliegenden Zellmembran der Sertoli-Zellen umhüllt. Selten kommen ähnliche Gebilde im Bereich von Spermatogonien vor. Die Kölbchen gewährleisten offenbar die Verankerung des Keimepithels an der Eigenhaut und fördern wahrscheinlich den Stoffaustausch.

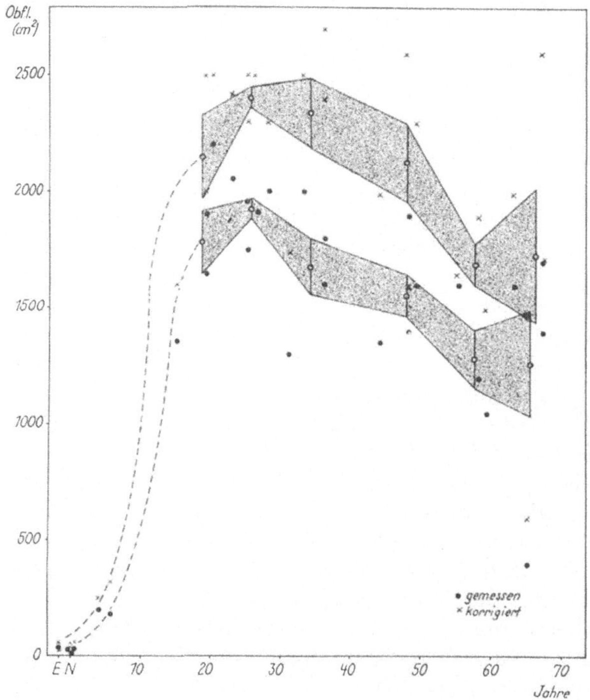

Abb. 5. Oberflächenwerte der Tunica propria der Samenkanälchen im Verlauf des Lebens. Mittelwerte und mittlere Abweichung für Altersgruppen von 10 Jahren. Bandkurven für den Verlauf der mittleren Abweichung. (Aus v. Lanz und Neuhäuser 1963)

Durch die zunehmende Verdickung der Eigenhaut, ein Vorgang, der auch nach Erkrankungen der samenableitenden Wege zu beobachten ist[83], können Verzögerungen beim Stoffumschlag an der Grenze von Interstitium und Samenkanälchen eintreten. Die von den Leydig-Zellen gebildeten androgenen Stoffe, insbesondere das Testosteron, beeinflussen durch „Kontaktwirkung" Struktur und Funktion der samenbildenden Kanälchen. Wie die androgene Kontaktwirkung im einzelnen erfolgt, entzieht sich unserer Kenntnis[84]. Für die Erklärung der bei Greisen verminderten Samenzellbildung ist das Absinken der Konzentration der Androgene innerhalb der Samenkanälchen in Betracht zu ziehen. Im

[82] Lacy 1962, Schmidt 1964.   [83] Nelson 1952.   [84] Doepfmer 1960.

histologischen Präparat äußert sich dieser Wandel in abgeschwächten Proliferations-, Wachstums- und Differenzierungsvorgängen im Keimepithel. Dabei ist zu berücksichtigen, daß die Androgenbildung einen Teilvorgang im System Hypophyse-Hoden darstellt und noch andere Wirkstoffe, z.B. das FSH (follikelstimulierendes Hormon), in den Ablauf der Spermiogenese eingreifen.

Wichtige Angaben über Bau und Funktion der Tunica propria, auch über die alternsbedingten Veränderungen der Basalmembran, liefern die metrischen Untersuchungen zur Bestimmung der inneren Oberfläche der Eigenhaut (Abb. 5). „Nach Korrektur der Schrumpfung[85] beträgt die Oberfläche der Tunica propria beim reifen Hoden 2000—2500 cm². Während sie in der Zeit vor der Pubertät steil ansteigt, nimmt sie nach dem 30. Lebensjahr kontinuierlich ab. Dies erklärt sich durch zunehmende Degeneration und Hyalinisierung von Kanälchen, deren Oberfläche dann nicht mehr von funktionstüchtigem Keimepithel besetzt ist. Im Alter nimmt die Streuung der Werte zu. Wir sehen darin einen quantitativen Ausdruck für die Tatsache, daß gerade nach dem 60. Lebensjahr Hoden verschiedenster Funktionszustände gefunden werden". Außerdem spiegelt sich hier der bekannte Sachverhalt wider, daß die männliche Keimdrüse bis ins hohe Alter hinein voll funktionsfähig sein kann[86].

C. Das Altern des Ovars

1. Allgemeines

Der eindrucksvolle Vergleich histologischer Präparate eines an Follikeln reichen Ovars der geschlechtsreifen Frau, dessen Struktur in regelmäßiger Folge weitgehende örtliche Wandlungen erfährt, mit denen aus einem einförmigen Bindegewebsovar der Greisin[87], erweckt den Eindruck, daß der Alternsvorgang der weiblichen Keimdrüsen mit mikroskopischen Techniken leicht zu verfolgen sei. Die objektiven Zeichen des Klimakteriums bekräftigen diese Meinung. Es genügt aber nicht, das Aufhören der Regelblutungen, das Erlöschen der generativen Funktion und die Änderungen im Inkretsystem allein als Auswirkung der Eierstockatrophie zu betrachten[88].

MASTERS (1952) unterscheidet 3 Zeitabschnitte oder Altersstufen des weiblichen Geschlechtssystems: 1. Wachstum, 2. Aktivität und 3. Involution. Eileiter, Uterus, Vagina und äußere Geschlechtsorgane haben jeweils den phasenentsprechenden Aufbau. Für das Ovar gilt diese Einteilung nur mit gewissen Einschränkungen, weil sich hier von der Geburt bis zum Klimakterium zwei Vorgänge überschneiden. In den verschiedenen Regionen des Ovars kommen gleichzeitig Wachstum und Regression vor. Wenn der Abbau des „spezifischen Gewebes" das Übergewicht erlangt hat, beginnt das Sichtbarwerden des näherrückenden Funktionsverlustes. Normalerweise beendet das Ovar seine Tätigkeit allmählich[89]. Die mikroskopisch-anatomischen und die chemischen Befunde am Ende der Geschlechtsreife zeigen eine gewisse Übereinstimmung. Für den Morphologen bestehen allerdings Schwierigkeiten, die alternsbedingten cytologischen Veränderungen der Keimdrüse eindeutig zu definieren, wobei individuelle Schwankungen im Alternswandel des Ovars nicht die einzigen Probleme darstellen. Zunächst muß Einvernehmen mit dem Kliniker in der Anwendung der Begriffe „Klimakterium"[90] und „Menopause" herrschen. Das Klimakterium ist der Lebens-

---

[85] HENNIG 1958.   [86] v. LANZ und NEUHÄUSER 1963.   [87] WALDEYER 1870.
[88] KÄSER, FRIEDBERG, OBER, THOMSEN und ZANDER 1969.
[89] DÖRING 1963, WENNER und HAUSER 1958, FORAKER 1961.   [90] SEVRINGHAUS 1948.

abschnitt der Frau vom Ende der Geschlechtsreife bis zum Ende der endokrinen Umstellung[91]. Annähernd in der Mitte dieser Zeit liegt die Menopause (letzte Regelblutung). Demnach beginnt das Klimakterium mit der Prämenopause und endet mit der Postmenopause, der sich etwa vom 60. Lebensjahr ab das Senium anschließt. Umordnung und Anpassung des Inkretsystems[92] der Frau dauern bis zu 12 Jahren. Die Vorgänge im Ovar und in dem gesamten Organismus der Frau unterscheiden sich wesentlich vom Alternsverlauf bei weiblichen Tieren. Deshalb sind die Ergebnisse der experimentellen Endokrinologie und Gerontologie nur mit Einschränkungen und Vorbehalten auf den Menschen übertragbar,

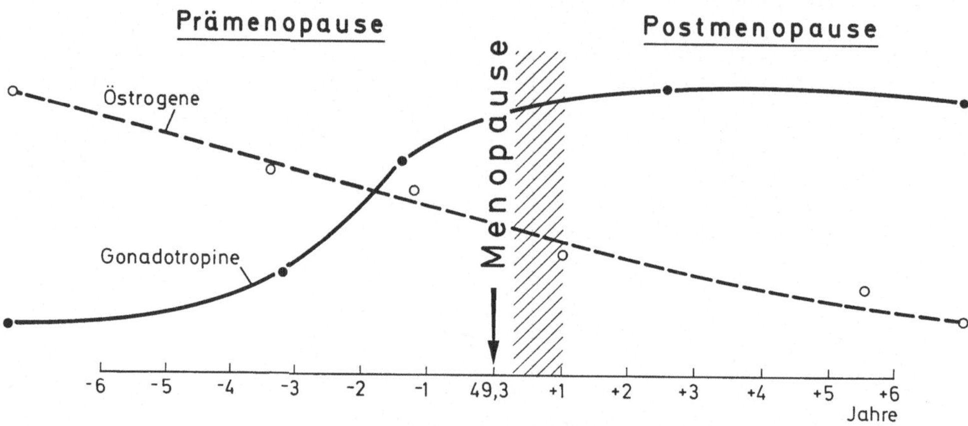

Abb. 6. Verhalten der Gonadotropin- und Östrogenausscheidung im Klimakterium. (Aus Kaiser und Daume 1965)

obgleich die hormonale Steuerung der weiblichen Gonaden durch das Zwischenhirn-Hypophysensystem bei Mensch und Tier einheitliche biologische Grundsätze erkennen läßt. Letzteres gilt auch für die Biosynthese der Ovarialhormone[93]. Die Steroidhormone wirken nicht artspezifisch, sondern funktionsspezifisch.

Den Bemühungen, den Hormonstatus einer Frau in Prämenopause und Postmenopause mit der funktionellen Histologie des Ovars[94] in Übereinstimmung zu bringen, sind Grenzen gesetzt. Die Hormonproduktion des Eierstockes[95], die mengenmäßig und zeitlich unter der Einwirkung der Gonadotropine des Hypophysenvorderlappens erfolgt, verringert sich nach dem 40. Lebensjahr, wie die Werte der Östrogenausscheidung zeigen[96] (Abb. 6). Dies beantwortet das Hypophysen-Zwischenhirnsystem mit der fortlaufenden Erhöhung des Ausstoßes an Gonadotropinen[97]. Über die Ursache der Verminderung der Östrogenbildung gibt es zwei Ansichten, von denen die eine die herabgesetzte Zahl und Funktion der Follikel, die zweite eine abnehmende Ansprechbarkeit der innersekretorischen Zellen[98] auf die übergeordneten Steuerungshormone für bedeutsam hält. Die

---

[91] Hauser und Wenner 1961, Kaiser und Daume 1965, Bahner 1966, Hörmann und Kloss 1966.

[92] Wagner 1955.   [93] Short 1961, 1964, Kumari und Goldzieher 1966.

[94] Hertig 1944, Velardo und Rosa 1963, Wenner 1965.

[95] Kohn 1930, Allen, Hisaw und Gardner 1939, Pincus und Thiman 1948, 1955, Hamblen 1949, Selye 1949, Hohlweg 1953, Krohn 1957, Paulsen, Leach, Sandberg, Sheinfeld und Maddock 1958, Dirscherl 1960a und b, Diczfalusy und Lauritzen 1961, Bahner 1966, Boschan 1969.

[96] Pincus, Romanoff und Carlo 1954, Pincus 1956, Würterle 1957, Riley 1964.

[97] Orthner 1955.   [98] Evans und Simpson 1950, Hauser 1969.

größte Menge der Gonadotropinausscheidung wird einige Jahre nach der Menopause gemessen, zu einer Zeit, in der die Oestrogenbildung von seiten des Ovars gering oder erloschen ist. Erst im Greisenalter nimmt die Ausscheidung der Gonadotropine ab.

Quantitative chemische Analysen[99] ergaben, daß das Ovar kleine Mengen von Steroidhormonen enthält, da die Wirkstoffe nicht gespeichert werden[100]. Aus den Werten ist also die Größe der tatsächlichen Hormonproduktion[101] nicht zu erkennen. Ähnliches gilt natürlich für Beobachtungen der Vorgänge am Bildungsort der Steroidhormone. Umfangreiche elektronenmikroskopische Untersuchungen liegen über Entstehung und Abbau der Gestagene vor[102]. Zur Zeit reicht die Genauigkeit der histochemischen Technik für die Ortsbestimmung der Steroide nicht aus[103]. Zwar beziehen gebräuchliche Lipidreaktionen die Steroide ein, der Ort des Nachweises muß jedoch nicht mit dem Ort der Synthese übereinstimmen. Stoffdurchgänge und kurzfristige Speicherungen lassen sich mitunter kaum voneinander unterscheiden. Außerdem darf nicht jedes mit histologischen Verfahren erfaßbare Steroid einem Hormon zugeordnet werden. Besseren Einblick in die Biosynthese der Steroidhormone gewähren diejenigen Methoden der Histochemie[104], die es gestatten, unmittelbar am Aufbau oder Umsatz beteiligte Enzyme nachzuweisen[105].

Für die vollständige Darstellung der Zusammenhänge von Struktur und Funktion der Eierstöcke während des Klimakteriums müssen histologisch-histochemische Befunde an den peripheren Receptoren, also an den Schleimhäuten von Uterus[106] und Vagina herangezogen werden[107]. Während der Prämenopause kommt es infolge des Progesteronmangels und des relativen Übergewichtes der Östrogene zu einer Hyperproliferation des Endometriums bis zur glandulär-cystischen Hyperplasie. Absolut gerechnet sollen dabei allerdings weniger Östrogene als auf der Lebenshöhe gebildet werden[108]. Mit Beginn der Postmenopause tritt die Atrophie der Uterusschleimhaut ein. Der Übergangsschleimhaut (ruhendes Endometrium) folgt das Altersendometrium[109]. Stellenweise kann das Epithel zugrunde gehen, und Gewebsbrücken verlegen die Lichtungen des Uterus[110]. Das mehrschichtige Plattenepithel der Portio vaginalis cervicis reicht tiefer in den Canalis cervicis hinein[111]. Veränderungen in der Schleimhaut der Vagina erscheinen mit großen individuellen Zeitunterschieden. Die Verringerung in der Anzahl der Zellagen des Epithels kann bereits zum Zeitpunkt der Menopause, aber auch Jahre danach erfolgen[112]. Gleichzeitig kommt es zur Verminderung des intracellulären Glykogens. Das Ansteigen des „Clitorisindexes", der durch Multiplikation von Durchmesser und Länge der Glans clitoridis bestimmt wird, hält vom 50.—90. Lebensjahr an[113].

---

[99] ZANDER 1958, LISSE und SCHÜRENKÄMPER 1969.   [100] UFER 1966.

[101] ALLEN, HISAW und GARDNER 1939, RYAN 1963.   [102] MERKER 1969.

[103] BRANDAU und LUH 1964.   [104] BAILLIE, FERGUSON und HART 1966.

[105] BRANDAU und LUH 1964, 1965, SCHMIDT, WENDLER und GABLER 1970.

[106] ZANDER und HOLZMANN 1969.   [107] DE LAURENTIIS und FORLEO 1960.

[108] FLUHMANN 1944.

[109] MÖRICKE 1881, SCHRÖDER 1930, JOACHIMOVITS 1928, 1936, SPEERT 1949, VOKAER 1951, BEHRENS 1953, 1956, NABRISKI, ZELOOF und JHERAD 1958, SALVADORI, CAGNAZZO und CASSANO 1959, LEWIN 1961, NOER 1961, CRAINZ 1963a, b und c, SCHMIDT-MATTHIESEN 1963, MANSOUR und BARADI 1967.

[110] SELLHEIM 1907.

[111] GRUENAGEL 1957, SCHNEPPENHEIM, HAMPERL, KAUFMANN und OBER 1958, HAMPERL 1965.

[112] GRAGERT 1925, GISBERTZ 1930, PAPANICOLAOU 1933, CRUICKSHANK und SHARMAN 1934, PAPANICOLAOU, TRAUT und MARCHETTI 1948, MATTER 1958, SMOLKA und SOOST 1965. HORSTMANN und STEGNER 1966.

[113] HUFFMAN 1968.

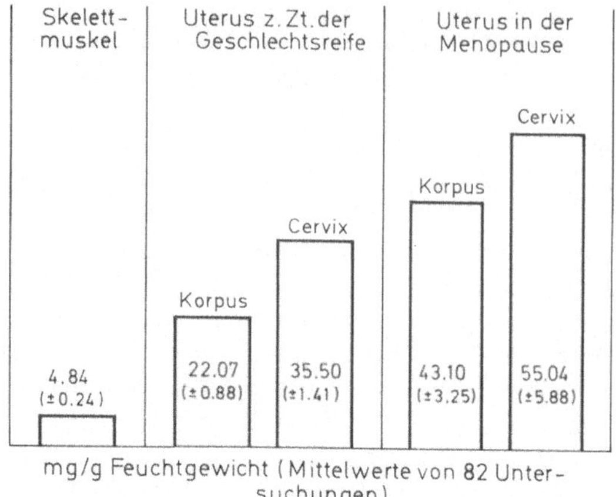

Abb. 7. Kollagengehalt menschlicher Skelet- und Uterusmuskulatur. (Aus Cretius 1959)

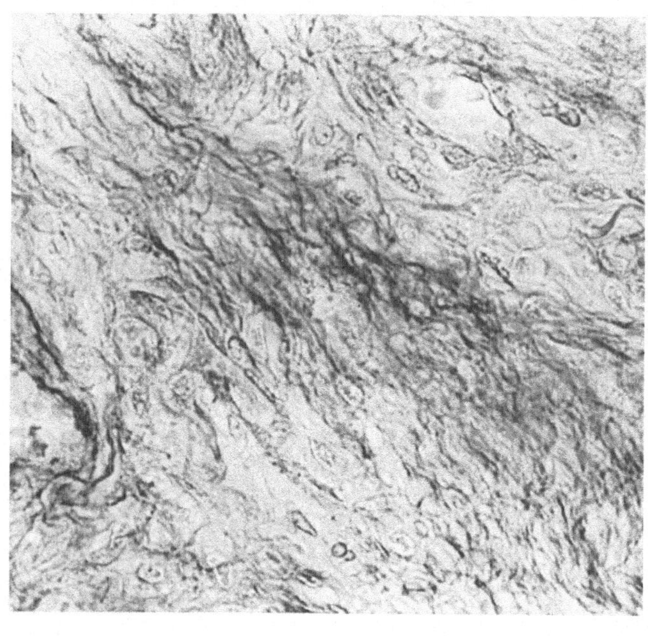

a

Abb. 8a—d. Alternsbedingter Strukturwandel am kollagen-elastischen Gerüst des Schwell-
körpers der Clitoris (Mensch). a Neugeborenes: Aufbau der elastischen Netze, b 17 Jahre:
entwickeltes elastisches Gerüst, c 63 Jahre: Stellen mit Vermehrung des „Elastica-positiven"
Materials, d 79 Jahre: Schwund des elastischen Gerüstes. Resorcin-Fuchsin, Vergr. 550:1,
Mikrophotographien

　　　Der Wandel von Größe, Form, Oberfläche und Konsistenz der inneren weiblichen Geschlechtsorgane während des Klimakteriums ist die Folge der ver-
siegenden Ovarialfunktion und beruht großenteils auf quantitativen Verschiebungen zwischen dem Bindegewebe[114] und den „organspezifischen" Bausteinen

[114] Hörmann 1908.

einschließlich der Blut- und Lymphgefäße zugunsten des ersteren. Im Eileiter wird die glatte Muskulatur durch starres Bindegewebe ersetzt[115]. Das Gefüge von Bindegewebe und glatter Muskulatur der Uteruswand[116] erleidet gleiche Veränderungen[117], wie der Nachweis des Kollagengehaltes[118] (Abb. 7) und die Auszählung der glatten Muskelzellen pro Flächeneinheit bestätigen[119]. Elektronenmikroskopischen Befunden zufolge beeinträchtigt die „Kollagenisierung" der Cervix uteri[120] die Konstruktion an der Nahtstelle zwischen Uterus und Vagina[121]. Bei der Beurteilung des Alternsganges des Bindegewebes muß man den wechselnden „Reifegrad" verschiedener Organe zur Zeit der Geburt berücksichtigen. Organe,

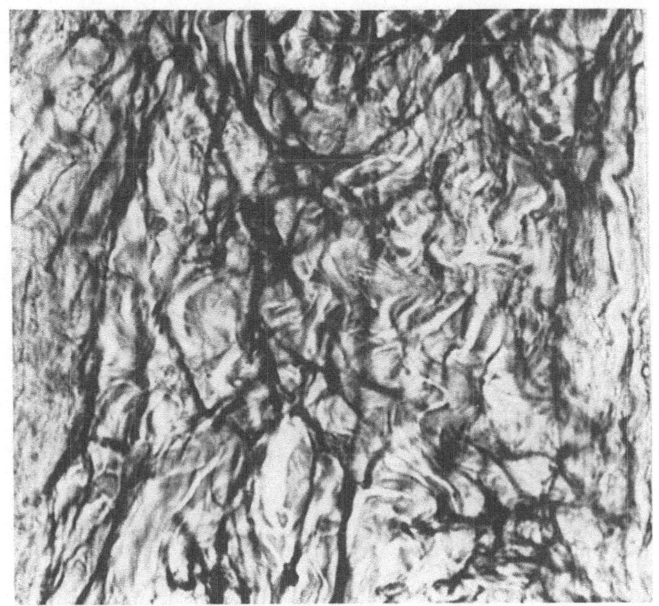

Abb. 8b

die nach der Geburt sofort funktionellen Belastungen unterliegen, haben eine fortgeschrittenere Bindegewebsentwicklung als Organe, deren Funktion später einsetzt[122]. Ein Beispiel für solche Zusammenhänge ist die fortdauernde Entwicklung des Clitorisschwellkörpers nach der Geburt. Im Senium unterliegt das Bindegewebe der Clitoris den bekannten altersbedingten Veränderungen[123] (Abb. 8).

Schwierig ist es, von seiten der Morphologie Befunde über das statistisch gesicherte Verhältnis zwischen Menarchealter und Menopausealter beizusteuern. Deshalb können die Probleme der Acceleration[124] und die der Retardation des Alterns der Frauen[125] sowie der Einfluß von Konstitution, Klima, Rasse, Lebens-

---

[115] SCHNAPER 1898, HÖRMANN 1907/08, GEIST 1913, PINERO und FORAKER 1963.
[116] GOERTTLER 1930, DANFORTH 1947.   [117] DUBRAUSZKY 1962.   [118] CRETIUS 1959.
[119] SCHWALM und DUBRAUSZKY 1966.   [120] BERWIND 1954.   [121] LIERSE 1960a und b.
[122] REISENWEBER 1968, BERTOLINI 1970.   [123] BERTOLINI 1961.
[124] RÖSSLE und BÖNING 1924, KOCH 1935, BENNHOLDT-THOMSEN 1942, FREUND und MAIER 1952, HAGEN, PASCHLAU und PASCHLAU 1961.
[125] LICKINT 1960.

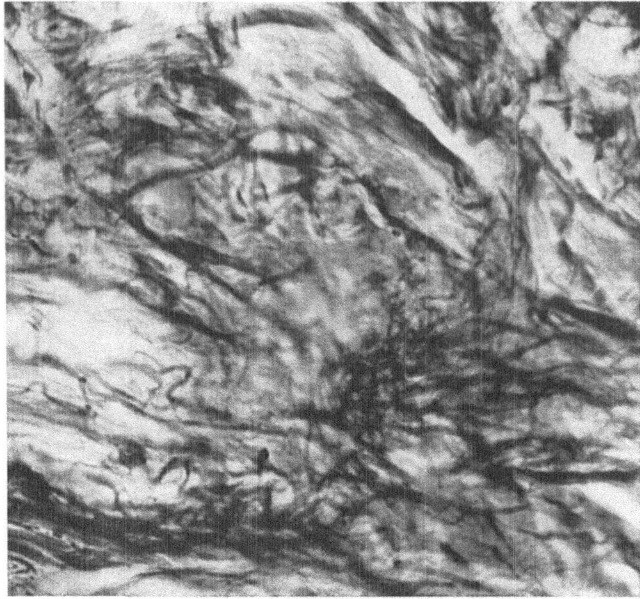

Abb. 8c

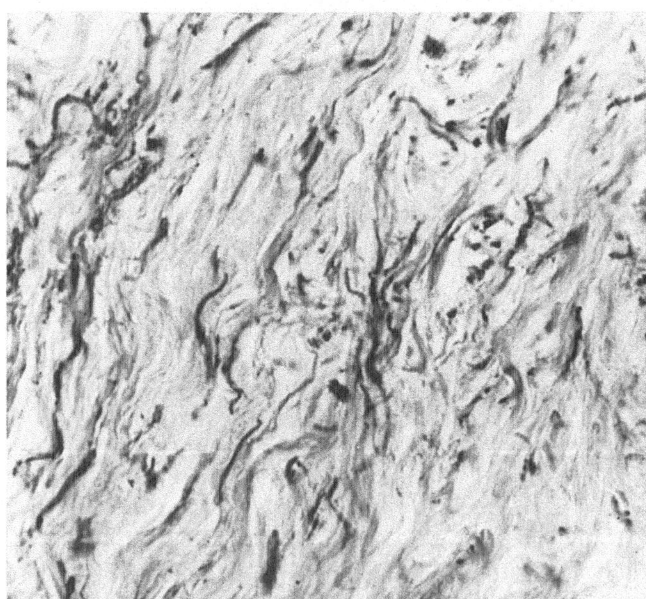

Abb. 8d

standard, Lebensgewohnheiten, Kräftezustand, nervaler Regulation[126], Ehe und
Gravidität u. a.[127] hier nur erwähnt werden. Unter Berücksichtigung dieser Faktoren führten biostatistische Erhebungen zu folgenden, inzwischen mehrfach be-

---

[126] Arvay, Nagy, Kovacs-Nagy 1956, Makarchenko und Saenko-Lubarskaya 1963.
[127] Hauser und Wenner 1961.

stätigten Ergebnissen: 1. zeitliche Vorverlegung der Menarche und 2. späterer Eintritt der Menopause[128]. Mathematischen Beweisen zufolge[129] bestehen zwischen Menarchealter, Menopausealter und potentieller Lebensdauer[130] Beziehungen, nachdem es BACKMAN (1945) gelang, die potentielle Lebensdauer zu berechnen. Jeder der 3 Wachstumscyclen (Primordialcyclus, Grundwachstumscyclus mit Pubertätscyclus) ist durch die Formeln

$$y = c_0 \cdot \int_{-\infty}^{x} e^{-x^2} \cdot dx \quad \text{(Wachstum)}$$

und

$$x = c_1 \cdot \log t + c_2 \quad \text{(Organische Zeit)}$$

(c_0, c_1 und c_2 sind Konstanten; e ist die Basis des natürlichen Logarithmus; t ist die physikalische Zeit)

zu kennzeichnen. Der 3. Cyclus ist für die Wachstumsendgröße der wichtigste. Es hat sich herausgestellt, „daß die Geschlechtsreife dann eintritt, wenn die organische Zeit dieses 3. Cyclus $x = \sqrt{0/2}$ geworden ist", (Der Ausdruck $\sqrt{0/2}$ ist Glied der Serie organischer Zeiten $(x) - \sqrt{3/2}, - \sqrt{2/2}, - \sqrt{1/2}, \sqrt{0/2}, \sqrt{1/2}, \sqrt{2/2}, \sqrt{3/2}$, in welche die wichtigsten biologischen Ereignisse fallen.) „woraus sich dann die physikalische Zeit der Reife bestimmen läßt: $0 = c_1 \cdot \log t_{0,5} + c_2$ und also $\log t_{0,5} = - c_2/c_1$, wenn man mit $t_{0,5}$ das Alter, vom Beginn des Cyclus gerechnet, meint, wo die Geschlechtsreife eintritt."

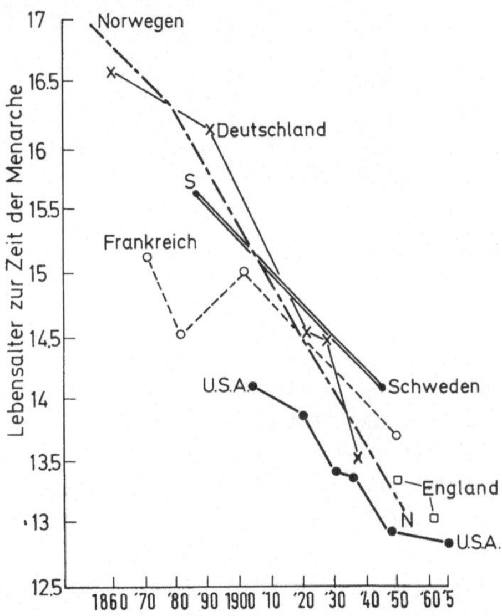

Abb. 9. Vorverlegung des Menarchealters im Zeitraum von 1860—1965. Zusammengestellt nach verschiedenen Untersuchungen. (Aus HUFFMAN 1968)

Wie der Beginn der Geschlechtsreife ist auch die Menopause nach der Formel zu bestimmen, wenn $x = \sqrt{2/2}$. Die Berechtigung, die Lebensdauer als Funktion der Zeiten von Menarche und Menopause auszudrücken, wurde durch klinische

---

[128] BACKMAN 1948, SHARMAN 1962.   [129] BACKMAN 1925, 1938a und b, 1940.
[130] LANKESTER 1870.

Nachuntersuchungen bestätigt[131]. Sie stellen gleichzeitig einen Beitrag zur Acceleration dar.

Jahrzehnt	Menarche	Menopause	Lebensdauer
1830	17,4	45	56,4
1860	15,5	45	58,2
1940	14,4	48,13	64,5

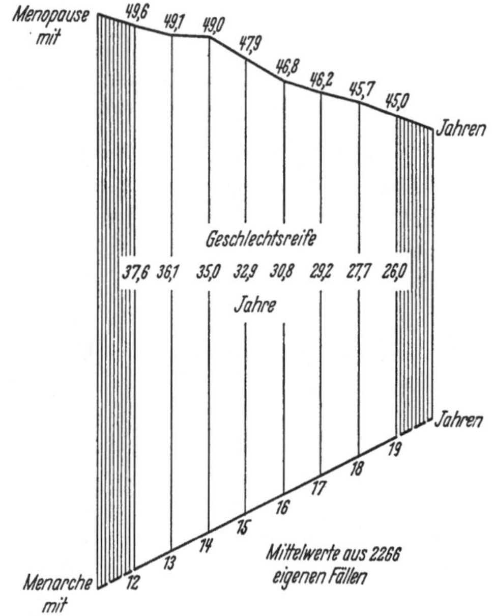

Abb. 10. Zeitliche Abhängigkeit der Menopause von der Menarche. (Aus Goecke 1959)

Von seiten der Klinik wird die Verschiebung des Menopausenalters (Abb. 9) für weniger wichtig erachtet[132] als die statistisch gesicherte Tatsache, daß bei Frühmenarche eine späte Menopause und bei Spätmenarche eine frühe Menopause zu erwarten sind (Abb. 10). Demnach verkürzt sich bei Spätmenarche die Zeit der Geschlechtsreife. 1950 betrug das „mittlere Menopausealter", d.h., das Lebensjahr, in dem die Menopause erfolgt, 51,4 Jahre[133].

2. Stroma ovarii, Blut- und Lymphgefäße

Zur Zeit der Geburt sind im Ovar Anordnung und Verteilung der Strukturen nicht beendet[134]. Bereits im 8. Fetalmonat können 3 Typen der Rindensubstanz unterschieden werden[135]. Zuerst bilden die unreifen Eizellen in dem zellreichen Bindegewebe Anhäufungen, die Eiballen (fetaler Typ). Allmählich lösen sich die Gruppen auf (intermediärer Typ), und anschließend liegen die Eizellen mit ihren Hüllzellen gleichmäßig verteilt dicht aneinander (jugendlicher Typ, bereits bei

---

[131] Backman 1948.   [132] Hauser und Wenner 1961.
[133] Goecke 1959, Hauser, Obiri, Valaer, Erb, Müller, Remen und Vanäänen 1961, Hauser und Wenner 1961, Hauser 1969.
[134] Mintz 1959, Potter 1963, Hadjioloff 1969.   [135] Delestre 1911, Gräper 1938.

Neugeborenen vorhanden). Eine postnatale Oogenese[136] ist für den Menschen wohl nicht anzunehmen[137]. Sowohl Schätzungen als auch Berechnungen der Zahl der Primärfollikel weichen weit voneinander ab[138]. Beide Ovarien des Neugeborenen sollen insgesamt 400000 Follikel enthalten[139], doch wurden auch bedeutend höhere Zahlen ermittelt[140]. Unabhängig von der unterschiedlichen Größe der vermuteten oder der mit Verfahren der Biometrie festgestellten Zahlen besteht über den fortwährenden Untergang von Follikeln während der Kindheit und der Geschlechtsreife kein Zweifel. Bis zum 25. Lebensjahr verringert sich die Zahl der Follikel[141] auf 159000, wobei ein verstärkter Untergang im frühen Kindesalter[142] erfolgt. (Follikelatresie s. S. 567.)

Die Einordnung der Eizellen in das Gerüst des Ovars und die Follikelrückbildung sind Ausdruck der Wechselbeziehungen zwischen der Eizelle samt ihrer Epithelhülle einerseits und dem Eierstockbindegewebe einschließlich der Gefäße andererseits. Noch deutlicher zeigt sich dieses Zusammenwirken während des Ovarialcyclus mit seinen Phasen Follikelreifung-Ovulation-Gelbkörperbildung-Gelbkörperrückbildung. Da das Ovar einige Jahre nach der Menopause keine oder nur einzelne Primär- und Sekundärfollikel enthält[143] und der bindegewebige Umbau vollzogen ist, erlangen die Vorgänge in der funktionellen Einheit Follikelgefäßführendes Bindegewebe bei alternden Ovarien besondere Bedeutung.

Der alternsbedingte Wandel des Stroma ovarii verläuft entsprechend der Art der an dem Gefüge beteiligten Intercellularsubstanzen. Unter dem einschichtigen kubischen, über große Flächen abgeflachten Epithel und der zugehörigen Basalmembran bildet die periphere Rindenschicht die etwa 0,1 mm dicke *Tunica albuginea*. Sie soll sich erst im 7. Lebensmonat abgrenzen lassen, während des 2. Lebensjahres derber werden[144] und im 5. Lebensjahr voll ausgebildet sein[145]. Als frühester Zeitpunkt ihrer Differenzierung wird die Geburt[146], als spätester die Reifezeit[147] angegeben. Nun gehen kollagene Bündel der Tunica albuginea im Bogen in die senkrecht verlaufenden Fasern der Zona parenchymatosa über. Die Tunica albuginea besteht bei der geschlechtsreifen Frau aus 3, bei der Greisin aus 5—6 alternierend geschichteten Faserlagen[148]. Allerdings kann die Tunica albuginea im fortgeschrittenen Alter mit dem Bindegewebe der Rindensubstanz verschmelzen oder fehlen. Mitunter schnüren sich von Einsenkungen oder engen Schläuchen des Oberflächenepithels kleinere Cysten ab. Als weitere Alternsmerkmale gelten der Schwund und die stellenweise Vermehrung des Deckgewebes.

In der dichter strukturierten *Rindensubstanz* bilden die kollagenen Fasern ein dreidimensionales Netzwerk[149], in dem sich die Primärfollikel befinden. Die spindelförmigen Zellen liegen eng aneinander. Gitterfasernetze verspannen die Basalmembran des Oberflächenepithels mit dem Gitterfasergeflecht der Follikel. Die Grenzfunktion zu dem Follikelepithel übernimmt die zugehörige Basalmembran, die aus einem homogenen Häutchen und feinsten Gitterfasern besteht[150]. Alternsbedingte Veränderungen an der Basalmembran sind nicht bekannt. Bei sprungreifen Follikeln verschwindet sie[151] zuerst in der Nähe des Eihügels.

Die größte Breite nimmt die Rinde im 20. Lebensjahr ein[152]. Nach dem Untergang sämtlicher Follikel bleibt die Rindenzone des senilen Ovars gegen die Marksubstanz abgrenzbar. Allgemein sollen die Bindegewebszellen kleiner geworden

---

[136] Evans und Swezy 1931, Burkl 1958.   [137] Watzka 1957, Starck 1965.
[138] Watzka 1957.   [139] Schröder 1930.   [140] Block 1953.   [141] Block 1952.
[142] Watzka 1957.   [143] Schallock 1965.   [144] Spuler 1930.   [145] Runge 1906.
[146] Sauramo 1954a.   [147] Buto 1929.   [148] Henle 1866, Waldeyer 1870, Miller 1930.
[149] Petry 1950.   [150] Kieselbach und Rosenbauer 1968.   [151] Watzka 1957.
[152] Schwarz und Young 1950.

sein. Den Bindegewebsverhältnissen entsprechend werden die Ovarien 3 Gruppen zugeordnet: 1. dem hyperplastischen Typ, 2. dem intermediären Typ und 3. dem atrophischen Typ[153]. Unregelmäßige Faserneubildung und Hyalinisierung vorhandener Strukturen zerstören die Raumgitter und führen zu einem in allen Richtungen verlaufenden „Faserfilz". Diese häufig benutzte Bezeichnung für das Faserbild der Rindensubstanz während der Geschlechtsreife sollte also der Kennzeichnung des alten Ovars vorbehalten bleiben[154]. In höheren Lebensjahrzehnten ist das ehemalige Gerüst der Zona parenchymatosa dem gealterten Bindegewebe anderer Organe ähnlich. Über das Vorkommen elastischer Netze in der Rindensubstanz bestehen unterschiedliche Ansichten[155]. Anreicherungen des mit Elasticafärbungen darstellbaren Materials in der Marksubstanz, Zona vasculosa und an dem Hilus ovarii können beobachtet werden[156]. Regressionen an den Bausteinen des kollagenen Bindegewebes und an der glatten Muskulatur[157] entsprechen den üblichen Alternserscheinungen.

Nicht nur die Bauweise des Stroma ovarii, sondern auch seine Funktion unterliegen im Verlauf des Lebens Veränderungen[158]. Allmählicher Abfall der Bindegewebsaktivität nahe der Menopause führt zu Verzögerungen in der Rückbildung des Gelbkörpers. Er wird zuerst langsamer, später überhaupt nicht mehr durch Fibroblasten und Bindegewebsfasern ersetzt. Deshalb befinden sich in alternden Ovarien oft mehrere hyalinisierte Corpora albicantia. Für diesen Funktionsverlust soll auch der Zustand der Blut- und Lymphgefäße eine Rolle spielen.

Die *arterielle Blutversorgung* des Ovars[159] erfolgt über die Eierstockarkade, die dem Anheftungsrand des Ovars nach Vereinigung der A. ovarica und des Ramus ovaricus der A. uterina angelagert ist und deren Äste durch den Hilus in das Mark gelangen. Ein Ästchen aus der A. ovarica dringt über den oberen Pol in die Drüse ein und beteiligt sich in geringem Maße an der Durchströmung des Organs. Auf den verschiedenen Altersstufen wechselt die Menge des in den Hauptstämmen fließenden Blutes. Beide Arterien sind vom 25.—45. Lebensjahr gleichmäßig belastet, während vor dieser Zeit die A. ovarica und danach der Ramus ovaricus der A. uterina die Durchblutung übernehmen[160]. Das stimmt jedoch nicht mit der klinischen Beobachtung überein, daß bei Frauen, die nicht geboren haben, im 5. Lebensjahrzehnt die großen Blutgefäße des Uterus „atrophisch" und die des Ovars gut entwickelt sein sollen[161]. Die Aufteilung der Arterien beginnt an der Mark-Rinden-Grenze und endet in Follikelnähe[162]. Im Kindesalter ist die Korkzieherform der Spiralarterien weniger ausgebildet als bei Frauen. Auch erhöht sich die Zahl der Arterienäste bis zur Pubertät. Zwischen dem 20. und 30. Lebensjahr sollen 50—60 arterielle Gefäße in der Marksubstanz eingebaut sein[163]. Sie verringern sich nach dem 50. Lebensjahr auf 20; zugleich wird das gesamte Netz gröber[164].

Auffällig sind die degenerativen Veränderungen der kleinen Arterien des Ovars, die bereits am Ende des 2. Lebensjahrzehntes eintreten[165]. Nach Sohma (1908) gibt es zwei völlig verschiedene Formen sklerotisierender Prozesse: 1. die Menstruations- und Ovulationssklerose und 2. die senile Sklerose. Obwohl heute die Menstruationssklerose, d. h., der Einfluß des Cyclus auf die Arterien des

---

[153] Bigelow 1958.
[154] Hörmann 1907, Woll, Hertig, Smith und Johnson 1948, Petry 1950.
[155] Buto 1929, Tommaselli 1936, Sauramo 1952, Ferner und Dietel 1953.
[156] Woltke 1900.   [157] Parvis und Rilke 1952.   [158] Joel und Foraker 1960.
[159] Dabelow 1939, Delson, Lubin und Reynolds 1949, Reynolds 1950.
[160] Poulhès und Gaubert 1954, 1957.   [161] Korte 1970.
[162] Poulhès und Gaubert 1954, 1957.   [163] Amirov 1958.   [164] Cordier 1959.
[165] Rabl 1898, Böshagen 1904, Pankow 1906, Miller 1937, Ringrose 1963.

Ovars, abgelehnt wird[166], besteht kein Zweifel an der hochgradigen Veränderung der Gefäßstruktur in der Rindenschicht des Ovars. Der Ovarialcyclus stellt höchste Anforderungen an die Blutgefäße. Mechanische Belastungen wie Dehnung und Schrumpfung, die während der Follikelreifung, durch den Follikelsprung und bei der Rückbildung des Gelbkörpers entstehen, erklären den Schwund der Muskulatur in der Media aber nicht ausreichend. Mit dem Einbau von elastica-positivem und hyalinem Material verbinden sich Veränderungen im Stoffaustausch der Gefäßwand[167]. Da bei dem Abbau von Follikeln und Gelbkörpern einzelne Blutgefäßnetze zerfallen, können auch die vorgeschalteten Gefäß-strecken in Mitleidenschaft gezogen werden. Möglicherweise kommt es zu Veränderungen des Einbaues der kleinen Blutgefäße in das Stroma ovarii. Dagegen betrifft die senile Sklerose vorwiegend große Verteilergefäße in Nähe des Hilus. Degenerative Veränderungen treten zuerst in der Intima und anschließend in ihrer Grenzschicht zur glatten Muskulatur auf. Mit fortschreitendem Alter werden die Anastomosen seltener[168]. Bindegewebe löst die glatten Muskelzellen der Intimapolster in den Sperrarterien ab[169].

Regressionen[170] in den *Venen und Venengeflechten* haben einen geringeren Umfang. Die glatten Muskelpolster der Drosselvenen verlieren nach Versiegen des Ovarialcyclus ihre Bedeutung.

Bei der Füllung der *Lymphgefäße* älterer Ovarien mit Hilfe der von SHDANOV (1960) entwickelten Injektionstechnik entstehen wegen der in der Rindensubstanz dichter gewordenen Bündelung der kollagenen Fasern Schwierigkeiten. Die Regelmäßigkeit des Lymphnetzes in Ovarien jüngerer Frauen geht verloren[171]. Mit der Verringerung der Anzahl der Lymphcapillaren erscheinen ungleichmäßige Netze und blind endigende Abzweigungen. Beträchtliche Verziehungen sowie Verminderungen erleiden die Lymphcapillaren in der Nähe atretischer Follikel und Corpora fibrosa. Das wiederum führt möglicherweise zu Verzögerungen im Abbau der Gelbkörper[172]. Die vermehrten Corpora albicantia in einem alternden Ovar sind als Folge der genannten Vorgänge zu betrachten, wobei funktionelle Einschränkungen im Bindegewebe und an den Blutgefäßen hinzukommen.

Der sich über Jahre erstreckende allgemeine alternsbedingte Strukturwandel des Bindegewebes und der Gefäße des Ovars[173] läßt sich mit verschiedenen Verfahren der Morphologie leicht verfolgen. Für die Erkennung des Alterns der Fibrocyten, der Intercellularsubstanzen sowie der glatten Muskelzellen in den Gefäßwänden ist es gestattet, die an entsprechenden Geweben aus anderen Körperregionen gewonnenen Ergebnisse heranzuziehen. Dabei ist allerdings zu berücksichtigen, daß die Alternsprozesse am Eierstockbindegewebe noch besondere Fragen aufwerfen. Zu ihrer Beantwortung eignen sich Prüfungen der kollagenen Fasern auf Außenversilberung, Innenversilberung, periodische Innenbänderung[174], Zugfestigkeit, Dehnungswiderstand[175] und Eigendoppelbrechung[176] sowie Beobachtungen über die Widerstandsfähigkeit der Fasern bei Einwirkung der Kollagenase[177]. Vielleicht darf man die ungenügende Follikelreifung in der Prämenopause, die Persistenz einzelner oder mehrerer Follikel, teilweise auf solche Störungen im Zusammenwirken der Gewebe zurückführen, zumal sich Eierstockbindegewebe und Blutgefäßsystem aktiv an dem Ovarialcyclus[178] beteiligen. Der Einsatz der genannten histologischen, histochemischen und histo-

---

[166] KOPPEN 1952, 1957.   [167] KOPPEN 1957.   [168] AMIROV 1958.
[169] PARVIS und RILKE 1952.   [170] CORDIER 1959.   [171] POLANO 1903.
[172] BACHMANN 1950.   [173] BIGELOW 1958.   [174] SCHWARZ 1960.
[175] ROLLHÄUSER 1951a und b, VERZÁR 1965a und b.
[176] ROLLHÄUSER 1952, HUTSCHENREITER und SCHEUNER 1970.   [177] REICH 1966.
[178] KELLER 1943, PETRY 1943, 1950, FERNER und DIETEL 1953.

physikalischen Methoden und biologischen Tests erscheint schon deshalb gerechtfertigt, weil das heterochrone Altern[179] der weiblichen Keimdrüse eine Ausnahme darstellt. Auch die Regeneration der bindegewebigen Strukturen nach den Ovulationen sollte in ihrer Abhängigkeit vom Alter untersucht werden. „Im Ovar entsteht durch den Follikelsprung ‚in gewisser Hinsicht' eine Wunde"[180], bei deren Verschluß das Bindegewebe mithilft. Ob die im Laufe des Lebens eintretenden Veränderungen an Fibrocyten und Intercellularsubstanzen[181] Follikelsprung und „Wundverschluß" verändern, ist unbekannt.

3. Hiluszwischenzellen

Gruppen großer rundlicher oder polyedrischer Zellen sowie Einzelzellen im Bindegewebe von Wurzel und Aufhängeapparat des Ovars, meist marklosen Nerven benachbart, wurden zunächst als „neurotrope Zellen" angesehen[182]. Angaben, daß gleiche Zellen in der Marksubstanz des Ovars zu finden seien[183], werden wegen ihrer mitunter schwierigen Unterscheidung von Thecazellen bezweifelt[184]. Bis in das 1. Lebensjahr hinein können derartige Zellnester im Lig. latum uteri vorkommen[185]. Ihre differentialdiagnostische Abgrenzung gegenüber Paraganglien[186] oder versprengten Nebennierenrindenkeimen ist erforderlich. v. Winiwarter (1908) rechnete die Zellen dem chromaffinen System zu, dagegen stellten Berger (1923, 1928) und Kohn (1928) ihre Ähnlichkeit mit den Leydig-Zellen heraus. Dies betrifft die cytologischen Merkmale, die Histogenese[187] und den alternsbedingten Strukturwandel[188]. Die Hiluszwischenzellen sind wie die Leydig-Zellen mesenchymaler Natur. Das fetale Ovar enthält kleinere Zellgruppen, die sich nach der Geburt zurückbilden. Bis zum Beginn des zweiten Lebensjahrzehnts fehlen die Hiluszwischenzellen. Vor Beginn der Reifezeit erscheinen einzelne Zellen, im 16. Lebensjahr haben sie die regelmäßige Verteilung. Im Klimakterium[189] vergrößern sich die einzelnen Zellen sowie die Zellkomplexe und sind in dieser Form bis ins Senium nachzuweisen[190]. Intracelluläre Pigmentgranula und Reinke'sche Kristalle sollen nach Erlöschen des Ovarialcyclus reichlicher vorhanden sein.

Die endokrine Funktion der Hiluszwischenzellen[191] ist im Zusammenhang mit pathologisch-histologischen und klinischen Befunden wahrscheinlich. Von ihnen ausgehende Geschwülste können die Vermännlichung des weiblichen Organismus verursachen[192]. Mit histochemischen Verfahren läßt sich die Biosynthese von Androgenen[193] allerdings nicht überzeugend darstellen[194]. Altersveränderungen der einzelnen Zellen sind unbekannt.

4. Die interstitiellen Zellen

Leider haben bisher die Bemühungen um eine funktionelle Histologie der in Komplexen vorkommenden interstitiellen Zellen wenig Erfolg, da die Unter-

---

[179] Bürger 1960.   [180] Petry 1950.

[181] Lecomte du Noüy 1932, 1936, Binet und Bourliere 1955, Wassermann 1956a und b, Wassermann und Kubota 1956, Delbrück 1962, Doberauer 1962.

[182] Berger 1922, 1945.   [183] Wallart 1929.   [184] Enneker 1958.

[185] Wallart 1927, 1929.   [186] Neumann 1925, 1927, 1929a und b, Pawlowski 1929.

[187] Stange 1956a und b, Enneker 1958.

[188] Jaffé 1931, Husslein 1949, Dhom 1954, Sauramo 1954b, Dhom und Mende 1956, Harrison 1962.

[189] Niendorf 1952.   [190] Watzka 1957.   [191] Voss 1954, Merill 1959, Junkmann 1960.

[192] Berger 1942, Sternberg 1949, Tagliaferro, Wells, Kay und Hoge 1953.

[193] Simmer 1969.   [194] Bartolomei 1954, Enneker 1958.

sucher deren Herkunft, Abgrenzung und Funktion[195] nicht einheitlich deuten. WATZKA (1957) empfiehlt die Anwendung des Begriffes für die Thecaluteinzellen, die sich als modifizierte Stromazellen wieder in diese umwandeln können, falls sie nicht zugrunde gehen. Die lipid- und pigmenthaltigen epitheloiden Zellen treten besonders in der Umgebung von atretischen Sekundär- und Tertiärfollikeln auf und erfüllen die Aufgabe der „basalen Oestrogenbildung"[196], d. h., sie produzieren das Hormon unabhängig von den cyclischen Schwankungen während der Follikelreifung und der Tätigkeit des Gelbkörpers[197]. Allerdings scheint das Für und Wider in der Festlegung der hormonalen Funktion der interstitiellen Zellen bis heute nicht beseitigt[198]. Die interstitiellen Zellen differenzieren sich bereits während der Fetalperiode[199], obwohl ihre Anzahl beim Neugeborenen gering ist[200]. In den ersten Lebensmonaten setzt eine starke Vermehrung ein. Zur gleichen Zeit ist der Follikeluntergang besonders groß. Auch auf den nachfolgenden Altersstufen bestehen zwischen Follikelatresie und Entstehung der interstitiellen Zellen direkte Zusammenhänge. Während der Postmenopause kommt es zur Hypertrophie der Theca interna.

Über die im Klimakterium herrschenden Wechselbeziehungen zwischen Stroma ovarii und interstitiellen Zellen sind die Untersuchungen nicht abgeschlossen. Hypertrophische Stromazellen können sich ohne Anwesenheit eines Primärfollikels entwickeln[201] und werden öfters bei Hyperplasie des Endometriums sowie bei Carcinomen des Uterus und der Mamma gefunden[202]. Noduläre oder diffuse Hyperplasien im Stroma des Ovars treten mit großen individuellen Unterschieden zwischen dem 40. und 50. Lebensjahr auf. Diese Bereiche aktivierter Stromazellen gelten als normales Vorkommnis und waren in einigen Fällen bis zum 60. Lebensjahr nachzuweisen. Einerseits wurden die histochemischen Reaktionen der Steroid-Enzyme in diesen Zellen als negativ, andererseits als positiv bezeichnet[203]. Da die Ergebnisse biochemischer Verfahren mit Sicherheit für die Produktion von Oestrogenen auch nach der Menopause sprechen[204] und die Ovarien anscheinend erst später ihre vegetative Funktion einstellen, soll der Begriff „altersatrophische Ovarien" vermieden werden[205]. Es wird darauf aufmerksam gemacht, daß die chemisch nachgewiesenen Oestrogene aus Ovar und Nebenniere stammen können. Möglicherweise sondern diese Drüsen nur die chemischen Vorstufen des Hormons ab, und der Wirkstoff entsteht erst in der „Körperperipherie". In alten Ovarien sind sämtliche interstitiellen Zellen verschwunden[206].

5. Die Follikelatresie

Einen weiteren im Alternswandel veränderlichen Prozeß stellt die Follikelatresie dar, die von der Fetalzeit[207] bis in die Postmenopause abläuft. Die in den Einzelheiten und in der Bedeutung trotz vieler Untersuchungen nicht befriedigend geklärte Rückbildung kann in jedem Follikelstadium einsetzen. INGRAM (1962) bezeichnet die Atresie als einen degenerativen Prozeß, dessen Frühstadien bei Primärfollikeln histologisch kaum zu erfassen sind (über die hohe Anzahl der im Kindesalter[208] und im ersten Drittel der Geschlechtsreifeperiode verfallen-

---

[195] SELYE 1947, ROCKENSCHAUB 1950, HUBER 1953, BURKL und KELLNER 1954, PLATE 1963.
[196] ZONDEK 1926, DEANE 1952, PINKERTON 1959, STAEMMLER 1964a und b.
[197] OBER 1957. [198] BRAMBELL 1956, WATZKA 1957. [199] ASCHNER 1914, FISCHEL 1930.
[200] BERNARDO-COMEL 1931.
[201] WALLART und SCHEIDEGGER 1934, SOMMERS und TELOH 1952, BURT 1954.
[202] WOLL, HERTIG, SMITH und JOHNSON 1948, SHIPPEL 1950, BIGELOW 1958, THUNG 1961.
[203] NOVAK, GOLDBERG, JONES und O'TOOLE 1965. [204] NOCKE und LEYENDECKER 1970.
[205] KORTE 1970. [206] ROMEIS 1931.
[207] HARTMANN 1926, ARON und ARON 1953, VOKAER 1956. [208] BENTHIN 1910.

den Follikel s. S. 563). Zwischen dem 26. und 35. Lebensjahr verringert sich die Anzahl der Primärfollikel auf 59000 und bis zum 45. Lebensjahr[209] auf 34000. Nach dem Klimakterium enthält das Ovar selten Follikel. Es gibt jedoch große individuelle Schwankungen nach Zeit und Umfang der Rückbildung, die durch Konstitution, Kräftezustand, Einfluß von Gefäß-, Nerven-[210] und Inkretsystem[211], Schwangerschaft und Lactation bedingt sind. In letzter Zeit wurden erneut Bedenken gegen den Aussagewert der zur Verfügung stehenden quantitativen Verfahren[212] geäußert, da die Herstellung ausreichender Schnittserien kaum möglich ist. Die Berechnung der Primärfollikel und die Zählung der großen Follikel bringen genauere Ergebnisse, jedoch verursachen die Follikel „mittlerer Größe" erhebliche Abweichungen in den Werten, falls die Erfassung durch Zählung der Eizellkerne erfolgt. Das umfangreiche Schrifttum über Verlauf, Ursache und Beeinflussung der Follikelatresie (s. Schröder 1930, Watzka 1957, Ingram 1962) enthält kaum Angaben über qualitative Unterschiede in den verschiedenen Altersgruppen. Dies betrifft auch den Verlust der Enzymaktivität[213]. In alternden Ovarien löst sich bei Atresie größerer Follikel die Eizelle früher und vollständig auf[214]. Cystische Follikelatresien gehen in den Narbenzustand über[215]. Über die Rolle der *Basalmembran* des Follikelepithels ist in diesem Zusammenhang wenig bekannt. Bei Primärfollikeln weist die Verdickung des Grundhäutchens auf den Beginn der Rückbildung hin[216]. Die Eizelle des atretischen Follikels kann in eine degenerative parthogenetische Teilung eintreten[217]. Ob die Fragmentation unbefruchteter Eizellen[218] in zugrundegehenden Follikeln am Ende der Geschlechtsreife häufiger ist, bedarf weiterer Untersuchungen.

Die Eizellen sollen ohne Beziehungen zum follikulären Cyclus heranreifen[219], doch verfällt bei der Atresie von Bläschenfollikeln jeweils zuerst die Eizelle. Inwieweit die menschlichen Eizellen, insbesondere die Zellkerne einem allmählich einsetzenden alternsbedingten Strukturwandel unterliegen, ist eine sehr wichtige Frage. Zu ihrer Beantwortung muß man zunächst an Zellmodellen die Alterung der Nucleotide verfolgen[220]. Brückenbildungen in diesen Makromolekülen könnten die der Proteinbiosynthese vorhergehenden Informationsübertragungen einschränken oder aufheben. Dadurch kommt die Bildung neuen Zelleiweißes zum Erliegen, und die Abbauvorgänge erlangen das Übergewicht.

Bereits von der Mitte des 4. Lebensjahrzehntes an weicht der „Fortpflanzungsapparat" einem obliterierenden Stroma[221] und läßt eine germinative Ovarialinsuffizienz entstehen[222]. Stieve (1951) spricht von der Oocytenschwäche der alternden Frau. Möglicherweise können geschädigte Eizellen ausgestoßen und befruchtet werden und die Entstehung von Mißbildungen begünstigen. Natürlich ist dies nicht der einzige Grund für die Häufung von bestimmten Mißbildungen bei Kindern von Müttern im Alter über 35—40 Jahren[223], denn der Alternsprozeß im Ovar schränkt die generative und die hormonale Funktion

---

[209] Block 1951, 1952, Block, Magnusson und Odeblad 1953.   [210] Stieve 1952, 1953.
[211] Ingram 1962.   [212] Winter 1960.
[213] McKay, Pinkerton, Hertig und Danziger 1961.   [214] Bogen 1950.
[215] Hauser und Wenner 1961.   [216] Watzka 1957.
[217] Häggström 1922, Hinselmann 1929, Bargmann und Scheffler 1943, Stieve 1952, Balfour-Lynn 1956, Braren 1957.
[218] Mathis 1935, Thibault 1949, Burkl 1962.   [219] Burkl und Kellner 1960.
[220] Verzár 1965.   [221] Klebanow 1949a.   [222] Klebanow und Hegnauer 1951.
[223] Bennholdt-Thomsen 1932, Murphy 1936, 1937, 1954, Malpas 1937, Bleyer 1938, Klebanow 1948, 1949a und b, Martin 1949, Büchi 1950, Klebanow und Hegnauer 1950, 1951, Hegnauer 1951, Eichmann und Gesenius 1952, McMahon und McKeown 1953, Dürr 1955, Rübsaamen und Leder 1955, Werthemann 1955, Stanton 1956, Jacobziner, Pakter, Gold und Rich 1957, Winter und Pätz 1958, Witt 1958, Beolchini 1959, Lenz 1959, Weinmann 1959, Krone 1961, Hess 1969.

gleichermaßen ein. Dies bedingt Hemmungen in Entwicklung, Erhaltung und Funktion des Endometriums sowie gegebenenfalls Eibettstörungen im Endometrium.

D. Beziehungen zwischen Keimdrüsen und Organismus im Alternsprozeß

Obwohl die zahlreichen, langjährigen Bemühungen um die Aufklärung des Strukturwandels während der alternsbedingten Involution einzelner Organe oder Körpersysteme ergebnisreich endeten, brachten die davon abgeleiteten Alternstheorien keine endgültige Klärung des Alternsproblems. Vermutungen, daß die Rückbildung der Geschlechtsdrüsen das Altern des Organismus einleitet und beschleunigt, haben sich nicht bestätigt. In der 2. Hälfte des 19. Jahrhunderts lag die mittlere Lebenserwartung einer Frau noch unter dem mittleren Menopausealter. Das Verhältnis der beiden Größen änderte sich schnell, und zur Zeit beträgt die mittlere Lebenserwartung der Frau etwa 72 Jahre[224]. Nach Erlöschen der Fortpflanzungsfunktion folgt, den statistischen Ermittlungen entsprechend, eine Lebenszeit von 20—25 Jahren[225]. Regressionen in der alternden männlichen Keimdrüse dürfen gleichfalls nicht als Ursache für das Altern angegeben werden. „Anscheinend hat man dabei die bekannte Tatsache übersehen, daß Eunuchen ungefähr ebenso lange leben wie andere Männer"[226]. Ob allerdings die Hormone der Keimdrüse keine Bedeutung für das Altern der somatischen Zellen haben[227], bedarf des Beweises, denn gegenwärtig sind die Kenntnisse über die Wirkungsweise der Hormone in den Hormonreceptoren unzureichend[228]. Außerdem wirken Androgene, Oestrogene und Gestagene nicht nur auf die Ausbildung und Erhaltung von Geschlechtsorganen und Geschlechtsmerkmalen. Sie beeinflussen, wenn auch unterschiedlich, den Stoffwechsel. Zum Teil sind ihre Wirkungen, direkt oder indirekt über die Hypophyse, mit Wachstumserscheinungen verknüpft. Testosteron kann eine proteinanabole, aber ebenso eine proteinkatabole Wirkung entfalten. Es steuert die Anreicherung von Glykogen in der Muskulatur[229]. Oestrogene bewirken am Uterus und Testosteron an der Prostata der Ratte die Steigerung von RNS- und Proteinbiosynthese[230]. Die Möglichkeit eines mit dem Altern sich ändernden Hormoneinflusses auf das Verhalten des genetischen Materials und auf die Proteinbiosynthese ist deshalb in Erwägung zu ziehen[231]. Mehrere biochemische Verfahren zur Kontrolle der Wirkung der Sexualhormone auf Atmung, Wasser- und Mineralhaushalt, Kohlehydrat-, Eiweiß-, Lipid-, Kalk- und Phosphatstoffwechsel[232] sind durch histologisch-histochemische Kontrollen ergänzbar, jedoch fehlen gegenwärtig Befunde über einen alternsabhängigen Wandel dieser Vorgänge.

In einigen Kapiteln wurde versucht aufzuzeigen, daß Bindegewebe, Blut- und Lymphgefäße der alternden Keimdrüsen beider Geschlechter Strukturveränderungen erleiden, die nicht allein mit Veränderungen der Hormonsekretion von Ovar oder Hoden erklärbar sind. Das Altern ist ein „komplexes Phänomen"[233], und man muß daher die von ROMEIS (1931) ausgesprochene Kritik über die Bewertung der primären Involution einzelner Organe für das Altern anerkennen. „Die Feststellung, daß sich die Vorgänge des Alterns auf endokrinem Wege bis

---

[224] BERTOLINI 1969.   [225] NOCKE und LEYENDECKER 1970.   [226] CURTIS 1968a.
[227] CURTIS 1968a und b.   [228] JUNGBLUT, HÄTZEL, DE SOMBRE und JENSEN 1967.
[229] DIRSCHERL 1955.   [230] NEUBERT 1966.
[231] DAVIDSON 1965, SEKERIS 1967, BLECH 1968.   [232] DIRSCHERL 1960b.
[233] CURTIS 1968a.

zu einem gewissen Grade beeinflussen lassen, besagt natürlich nicht, daß die Involution dieses oder jenes Inkretorganes, z. B. des Hodens oder der Hypophyse, die primäre Ursache für das Altern des ganzen Organismus darstellt. Für eine derartige primitive Auffassung des Alternsprozesses lassen sich bis jetzt weder morphologische noch funktionelle Beweise erbringen." Die innere Gesetzmäßigkeit des Alterns der Geschlechtsdrüsen ist Teil der allgemeinen Gesetzmäßigkeiten des Alterns des gesamten Organismus[234].

Literatur

Altern des Hodens

Albert, A., Underdahl, L. O., Greene, L. F., Lorenz, N.: Male hypogonadism: I. The normal testis. Mayo Clin. Proc. **28**, 409—422 (1953). — Arthaud, G.: Étude sur le testicule sénile. Thèse (Paris) **303**, 2—24 (1885). — Arzac, J. P.: Glycogen in human testicular biopsy material. J. clin. Endocr. **10**, 1465—1470 (1950). — Axelrod, L. R.: Metabolic patterns of steroid biosynthesis in young and aged human testes. Biochim. biophysica Acta (N.Y.) **97**, 551—556 (1965). — Azzali, G.: Ricerche anatomo-radiografiche sulla senescenza delle vene del testicolo dell'uomo. Biol. lat. (Milano) **11**, 643—661 (1958).

Balze, F. A. de la, Bur, G. E., Scarpa-Smith, F., Irazu, J.: Elastic fibers in the tunica propria of normal and pathologic human testes. J. clin. Endocr. **14**, 626—639 (1954). — Bardeleben, K. v.: Die Zwischenzellen des Säugetierhodens. Anat. Anz. **13**, 529—536 (1897). — Bauer, J.: The male climacteric — A misnomer. J. Amer. med. Ass. **126**, 914 (1944). — Bawa, S. R.: Fine structure of the Sertoli cell of the human testis. J. Ultrastruct. Res. **9**, 459—474 (1963). — Belonoschkin, B.: Spermiogenesis in elderly men. Fertil. and Steril. **5**, 182—192 (1954). ~ Männliches Klimakterium? Münch. med. Wschr. **98**, 1468—1470 (1956). — Bertolini, R.: Wachstum und Altern der Organismen. In: K. A. Rosenbauer, Entwicklung, Wachstum, Mißbildungen und Altern bei Mensch und Tier. Stuttgart: Wissenschaftl. Verlagsgesellschaft mbH. 1969. ~ Die Morphologie des Alterns. Wiss. Z. Karl-Marx-Univ. Leipzig, math.-nat. Reihe **19**, 383—389 (1970). — Blum, V.: Das Problem des männlichen Klimakteriums. Wien. klin. Wschr. **49**, 1133—1139 (1936). — Bürger, M.: Altern und Krankheit als Problem der Biomorphose, 4. Aufl. Leipzig: Thieme 1960. — Bürger, M., Schlomka, G.: Ergebnisse und Bedeutung chemischer Gewebsuntersuchungen für die Alternsforschung. Klin. Wschr. **7**, 1944—1952 (1928). — Bürgi, H., Hedinger, Chr.: Histologische Hodenveränderungen im hohen Alter. Schweiz. med. Wschr. **89**, 1236—1239 (1959). — Bukofzer, E.: Über das Verhalten der Krystalle und Krystalloide im Hoden bei den verschiedenen Erkrankungen und Altersstufen. Virchows Arch. path. Anat. **248**, 427—449 (1924). — Butenandt, A., Kudszus, H.: Über Androstendion, einen hochwirksamen männlichen Prägungsstoff. Hoppe-Seylers Z. physiol. Chem. **237**, 75—88 (1935).

Charny, C. W., Conston, A. S., Meranze, D. R.: Development of the testis. A histologic study from birth to maturity with some notes on abnormal variations. Fertil. and Steril. **3**, 461—479 (1952a). — Charny, C. W., Conston, A. S., Meranze, D. R.: Testicular developmental histology. Ann. N.Y. Acad. Sci. **55**, 597—608 (1952b). — Clara, M.: Untersuchungen an menschlichen Hodenzwischenzellen. Z. mikr.-anat. Forsch. **13**, 72—130 (1928). — Collins, D. H., Pugh, R. C. B.: Classification and frequency of testicular tumours. Brit. J. Urol. **36**, Suppl. zu Nr 2, 1—11 (1964).

Dirscherl, W.: Die männlichen Sexualhormone. In: R. Ammon und W. Dirscherl, Fermente — Hormone — Vitamine und die Beziehungen dieser Wirkstoffe zueinander, Bd. II. Stuttgart: Thieme 1960. — Doepfmer, R.: Die männliche Fertilität bei Jugendlichen und Greisen. Dtsch. med. Wschr. **85**, 427—430 (1960). — Douglas, R. J.: The male climacteric: Its diagnosis and treatment. J. Urol. (Baltimore) **45**, 404—405 (1941).

Eberth, C. J.: Die männlichen Geschlechtsorgane. Jena: Fischer 1904. — Elftman, H.: Cytochemistry of human spermatogenesis. In: E. T. Engle, Studies on testis and ovary eggs and sperm. Springfield: Charles C. Thomas 1952. — Emmrich, R.: Realität und Theorien des Alterns. S.-B. sächs. Akad. Wiss. Leipzig, math.-nat. Kl. **107**, H. 5, 1—20 (1966). — Engle, E. T.: The male reproductive system. In: A. I. Lansing, Cowdry's problems of ageing, 3. ed. Baltimore: Williams & Wilkins 1952.

Fawcett, D. W.: Observations on the submicroscopic structure of small arteries, arterioles and capillaries. Anat. Rec. **124**, 401 (1956). — Fawcett, D. W., Burgos, M. H.: Observations on the cytomorphosis of the germinal and interstitial cells of the human testis. Ciba Found.

---

[234] Spassokukotzki, Bartschenko und Genis 1963.

Coll. Ageing 2, 86—99 (1956a). ~ The fine structure of Sertoli cells in human testis. Anat. Rec. 124, 401—402 (1956b). — FERNER, H.: Die Dissemination der Hodenzwischenzellen und der Langerhansschen Inseln als funktionelles Prinzip für die Samenkanälchen und das exokrine Pankreas. Z. mikr.-anat. Forsch. 63, 35—52 (1958). — FERNER, H., MÜLLER, I.: Kanälchen- und Capillararchitektonik des Froschhodens. (Zugleich ein Beitrag zum Problem der Dissemination der Leydigschen Zwischenzellen.) Z. Anat. Entwickl.-Gesch. 119, 335—349 (1956). — FERNER, H., RUNGE, W.: Histochemische Untersuchungen zur Frage der endokrinen Aktivität der Hodenzwischenzellen während der Fetalzeit beim Menschen. Z. Zellforsch. 45, 39—50 (1956). — FLEISCHER, E., SCHNEIDER, D.: Über die räumliche Anordnung der Septula testis. Wiss. Z. Karl-Marx-Univ. Leipzig, math.-nat. Reihe 16, H. 1, 123—132 (1967).

GERLACH, W.: Die Deutung des Aschebildes in der Pathologie. Verh. dtsch. path. Ges. 26, 163—174 (1931). — GILBO, I. S.: The arteries of the human male genital gland. Arch. Anat. (Strasbourg) 34, H. 1, 106—114 (1957). — GOETTE, K.: Beitrag zur Atrophie des menschlichen Hodens. Veröff. Kriegs- u. Konstit.path. 2, H. 5, 1—28 (1921). — GRIFFITHS, M. A.: The structural changes observed in the testicules of aged persons. J. Anat. Physiol. (Lond.) 27, 474—482 (1893). — GROEN, J.: General physiology of ageing. Proc. IVth Congr. Int. Ass. Geront., Merano, July 1957, vol. 1: Biol. Soc. Meaning of Ageing. — GRUENWALD, P.: Structure of testis in infancy and childhood. Arch. Path. 42, 35—48 (1946).

HAMBURGER, C.: Normal urinary excretion of neutral 17-ketosteroids with special reference to age and sex variations. Acta endocr. (Kbh.) 1, 19—37 (1948). — HAMILTON, H. B., HAMILTON, J. B.: Aging in apparently normal men. I. Urinary titers of ketosteroids and of alpha-hydroxy- and betahydroxy-ketosteroids. J. clin. Endocr. 8, 433—452 (1948). — HAMMOND, T. E.: The function of the testes after puberty. Brit. J. Urol. 6, 128—141 (1934). — HARRISON, R. G.: The distribution of the vasal and cremasteric arteries to the testis and their functional importance. J. Anat. (Lond.) 83, 267—282 (1949). — HARRISON, R. G., BARCLAY, A. E.: The distribution of the testicular artery (internal spermatic artery) to the human testis. Brit. J. Urol. 20, 57—66 (1948). — HATAKEYAMA, S.: A study on the interstitial cells of the human testis, especially on their finestructural pathology. Acta path. jap. 15, 155—197 (1965). — HAUG, H.: Die Treffermethode, ein Verfahren zur quantitativen Analyse im histologischen Schnitt. Z. Anat. Entwickl.-Gesch. 118, 302—312 (1955). — HEDINGER, CHR., HUBER, R., WEBER, E.: Frequency of so called hypoplastic or dysgenetic zones in scrotal and otherwise normal human testes. Virchows Arch. path. Anat. 342, 165—168 (1967). — HEDINGER, CHR., LABHART, A., OBER, K. G., PRADER, A., WERNLY, M., ZANDER, J.: Endokrinologische Untersuchungsmethoden. In: A. LABHART, Klinik der inneren Sekretion. Berlin-Göttingen-Heidelberg: Springer 1957. — HEDINGER, CHR., PLATTNER, D.: Dysgenetische, sogenannte hypoplastische Zonen in retinierten und beidseits normal deszendierten Hoden. Path. et Microbiol. (Basel) 24, 227—233 (1961). — HEINKE, H., DOEPFMER, R.: Fertilitätsstörungen beim Manne. In: H. SCHUERMANN und R. DOEPFMER, Handbuch der Haut- und Geschlechtskrankheiten, Ergänzungswerk, Bd. VI/3. Berlin-Göttingen-Heidelberg: Springer 1960. — HELLER, C. G., MYERS, G. B.: The male climacteric, its symptomatology, diagnosis and treatment. J. Amer. med. Ass. 126, 472—477 (1944). — HENNIG, A.: Kritische Betrachtungen zur Volumen- und Oberflächenmessung in der Mikroskopie. Zeiss-Werkz. 30, 78—86 (1958). — HERCHEN, H.: Quantitative Untersuchungen über die Plasmarückbildung und Plasmaentfaltung der Leydig-Zellen des Rattenhodens in Abhängigkeit von Grad der Gonadotropinstimulierung. Endokrinologie 31, 184—199 (1954). — HIERONYMI, G.: Über den alternsbedingten Formwandel elastischer und muskulärer Arterien. S.-B. Heidelberg. Akad. Wiss., math.-nat. Kl., 3. Abh., 1—134 (1956). — HILL, E. C.: The vascularisation of the human testis. Amer. J. Anat. 9, 463—474 (1909). — HOOKER, C. W.: The biology of the interstitial cells of the testis. Recent Progr. Hormone Res. 3, 173—195 (1947). — HORSTMANN, E.: Elektronenmikroskopische Untersuchungen zur Spermiohistogenese beim Menschen. Z. Zellforsch. 54, 68—89 (1961). — HOTCHKISS, R. S.: The human testis. Fertil. and Steril. 7, 284—299 (1956). — HUBER, R., WEBER, E., HEDINGER, CHR.: Zur mikroskopischen Anatomie der sog. hypoplastischen Zonen des normal descendierten Hodens. Virchows Arch. path. Anat. Abt. A 344, 47—53 (1968). — HUNDEIKER, M.: Vergleichende Untersuchungen über die Gefäßversorgung männlicher Keimdrüsen. Inaug.-Diss. Freiburg i. Br. 1961. — HUNDEIKER, M., KELLER, K.: Die Gefäßarchitektur des menschlichen Hodens. Gegenbaurs morph. Jb. 105, 26—73 (1963).

JIRÁSEK, J. E.: Die enzymatische Histotopochemie der Zwischenzellen in den Hoden menschlicher Embryonen. Acta histochem. (Jena) 13, 226—232 (1962).

KASAI, K.: Über die Zwischenzellen des Hodens. Virchows Arch. path. Anat. 194, 1—17 (1908). — KOMATSUZAKI, T.: Studies on interstitial cells of the testis. J. Nippon med. School 28, 739—752 (1961). — KYRLE, J.: Beitrag zur Kenntnis der Zwischenzellen des menschlichen Hoden. Zbl. allg. Path. path. Anat. 21, 54—60 (1910).

LACY, D.: Certain aspects of testis structure and function. Brit. med. Bull. 18, 205—208 (1962). — LANDAU, R. L.: The concept of the male climacteric. Med. Clin. N. Amer. 35, 279—

288 (1951). — Langhans: Über Hodenatrophie. In: S. Kocher, Die Krankheiten der männlichen Geschlechtsorgane. Stuttgart: Thieme 1887. — Lanz, T. v., Neuhäuser, G.: Metrische Untersuchungen an den Tubuli contorti des menschlichen Hodens. Z. Anat. Entwickl.-Gesch. **123**, 462—489 (1963). — Lenhossèk, M. v.: Beiträge zur Kenntnis der Zwischenzellen des Hodens. Arch. Anat. Physiol. **1897**, 65—85. — Leydig, F.: Zur Anatomie der männlichen Geschlechtsorgane und Analdrüsen der Säugetiere. Z. wiss. Zool. **2**, 1—57 (1850). — Liebscher, J.: Der Plexus pampiniformis auf den verschiedenen Altersstufen. Inaug.-Diss. Leipzig/Olomouc 1966. — Long, M. E., Engle, E. T.: Cytochemistry of the human testis. Ann. N.Y. Acad. Sci. **55**, 619—628 (1952). — Lüth, P.: Geschichte der Geriatrie. (Dreitausend Jahre Physiologie, Pathologie und Therapie des alten Menschen.) Stuttgart: Enke 1965. — Lynch, K. M., Jr., Scott, W. W.: The lipid content of the Leydig cell and Sertoli cell in the human testis as related to age, benign prostatic hyperplasia, and prostatic cancer. J. Urol. (Baltimore) **64**, 767—776 (1950). — Lynch, K. M., Jr., Scott, W. W.: The Sertoli cells as related to age of man and experimental alteration of the pituitary-gonad axis in the animal. With consideration of its role in spermatogenesis. Fertil. and Steril. **3**, 35—48 (1952).

Mancini, R. E., Arrillaga, F., Vilar, O., Balze, F. A. de la: Modification du tissu conjonctif de l'albuginée du testicule humain à divers âges. C. R. Soc. Biol. (Paris) **149**, 1672—1673 (1955). — Mancini, R. E., Narbaitz, R., Lavieri, J. C.: Origin and development of the germinative epithelium and Sertoli cells in the human testis. Anat. Rec. **136**, 477—490 (1960). — Mancini, R. E., Nolazco, F., Balze, F. A. de la: Histochemical study of normal adult human testes. Anat. Rec. **114**, 127—147 (1952). — Mancini, R. E., Vilar, O., Lavieri, J. C., Andrada, J. A., Heinrich, J. J.: Development of Leydig cells in the normal human testis. Amer. J. Anat. **112**, 203—214 (1963). — McDonald, D. F.: The physiology and physiopathology of the male sexual glands. In: Handbuch der Urologie. Berlin-Heidelberg-New York: Springer 1965. — McDonald, J. H., Calams, J. A.: A histological study of extraparenchymal Leydig-like cells. J. Urol. (Baltimore) **79**, 850—858 (1958). — McEnery, W. B., Nelson, W. O.: Cytochemical studies on testicular lipids. Anat. Rec. **106**, 221—222 (1950). — Meng, H.: Climacterium virile. Med. Klin. **53**, 1051—1053 (1958). — Mietkiewski, K., Cymerys, Z., Walsczak, M.: Histologie et histochimie du testicule foetal humain. Arch. Anat. micr. Morph. exp. **55**, 23—35 (1966). — Mihalkovics, V. v.: Beiträge zur Anatomie und Histologie des Hodens. Ber. Verh. Kgl. Ges. Wiss. Leipzig, math.-phys. Kl. **25**, 217—256 (1873). — Montagna, W., Hamilton, J. B.: Histological studies of human testes. I. The distribution of lipids. Anat. Rec. **109**, 635—660 (1951). ∼ Histological studies of human testes. II. The distribution of glycogen and other HJO_4-Schiff reactive substances. Anat. Rec. **112**. 237—249 (1952). — Moore, C. R.: Biology of the testis. In: E. Allen, C. H. Danforth and E. A. Doisy, Sex and internal secretions. Baltimore: Williams & Wilkins 1939. — Morer-Fargas, F., Nowakowski, H.: Die Testosteronausscheidung im Harn bei männlichen Individuen. Acta endocr. (Kbh.) **49**, 443—452 (1965). — Moszkowicz, L.: Biologische Grundlagen zum Problem des männlichen Klimakteriums. Wien. klin. Wschr. **50**, 1443—1449 (1937). — Mühlmann, M. S.: Über die Ursache des Alters. Wiesbaden: Bergmann 1900.

Nelson, W. O.: Spermatogenesis in testes of men with blocked or absent efferent ducts. In: E. T. Engle, Studies on testis and ovary eggs and sperm. Springfield: Charles C. Thomas 1952. — Nelson, W. O., Heller, E. G.: Hyalinization of the seminiferous tubules associated with normal or failing Leydig-cell function. J. clin. Endocr. **5**, 13—26 (1945). — Neuhäuser, G.: Zur Kritik quantitativer Hodenbiopsie. Anat. Anz. Erg.-Bd. zu **113**, 385—388 (1964). — Nowakowski, H., Schmidt, H.: Das Altern der männlichen Keimdrüsen. Endokrinologie **34**, 346—347 (1957). ∼ Die Hodenveränderungen beim alternden Mann und deren klinische Bedeutung. Schweiz. med. Wschr. **89**, 1204—1211 (1959).

Oberndorfer, S.: Die inneren männlichen Geschlechtsorgane. In: F. Henke und O. Lubarsch, Handbuch der speziellen pathologischen Anatomie und Histologie, Bd. VI/3. Berlin: Springer 1931. — Oiye, T.: Statistische und histologische Hodenstudien. Mitt. allg. Path. (Sendai) **4**, 425—492 (1928). — Olesen, H.: Morfologiske Sperma- og testisundersøgelser. Kopenhagen: Munksgaards 1948.

Pelliniemi, L. J., Niemi, M.: Fine structure of the human foetal testis. Z. Zellforsch. **99**, 507—522 (1969). — Peter, K.: Die embryonale Entwicklung der Geschlechtsorgane. In: K. Peter, G. Wetzel und Fr. Heiderich, Handbuch der Anatomie des Kindes, Bd. II. München: Bergmann 1938. — Petersen, H.: Histologie und mikroskopische Anatomie, 5. Abschnitt: Fortpflanzungsorgane. München: Bergmann 1935. — Piotti, L. E., Ghiringhelli, F., Magrini, U.: The function of the testicle in the aged: A histochemical and biological study. Rev. franç. Endocr. clin. **8**, 479—491 (1967). — Plattner, D.: Hypoplastische und keimepithelfreie Zonen in beidseits deszendierten Hoden als Zeichen einer partiellen Dysgenesie. Virchows Arch. path. Anat. **335**, 598—616 (1962).

Reiter, T.: General practitioner's forum: Treatment of the male climacteric by combined implantation. Practitioner **170**, 181—188 (1953). — Richard, M.: Die Gefäßversorgung der männlichen Keimdrüse. Dtsch. Z. Chir. **210**, 267—274 (1928). — Rössle, R., Roulet, F.:

Maß und Zahl in der Pathologie. Berlin-Wien: Springer 1932. — Rolshoven, E.: Die funktionellen Strukturen des Hodenbindegewebes. Gegenbaurs morph. Jb. **79**, 235—274 (1937). — Romeis, B.: Altern und Verjüngung. Sonderdruck aus: M. Hirsch, Handbuch der inneren Sekretion, Bd. II. Leipzig: Kabitzsch 1931. — Rother, P.: Morphologie und Funktion der Glandulae parathyreoideae. Habilitationsschrift Leipzig 1967.

Sargent, J. W., McDonald, J. R.: A method for the quantitative estimate of Leydig cells in the human testis. Mayo Clin. Proc. **23**, 249—254 (1948). — Schinz, H. R., Slotopolsky, B.: Beiträge zur experimentellen Pathologie des Hodens und zur Histologie und Histogenese des normalen Hodens, der Hodenatrophie und der Hodennekrose. Denkschr. schweiz. naturforsch. Ges. **61**, Abh. 2 (1924). ~ Methodik experimenteller und histologischer Untersuchungen am Hoden. Vasoligatur, Röntgen- und Radiumbestrahlung, quantitative histologische Analyse. In: E. Abderhalden, Handbuch der biologischen Arbeitsmethoden, Abt. V, Teil 3b. Berlin: Urban & Schwarzenberg 1927. — Schmidt, F. C.: Licht- und elektronenmikroskopische Untersuchungen am menschlichen Hoden und Nebenhoden. Z. Zellforsch. **63**, 707—727 (1964). — Schonfeld, W. A.: Primary and secondary sexual characteristics; study of their development in males from birth through maturity, with biometric study of penis and testes. Amer. J. Dis. Child. **65**, 535—549 (1943). — Schuchardt, E.: Zur quantitativen Beurteilung menschlicher Hodenbiopsien. 1. Symposion d. Dtsch. Ges. f. Endokrinologie 1953 „Zentrale Steuerung der Sexualfunktionen. — Die Keimdrüsen des Mannes". Berlin-Göttingen-Heidelberg: Springer 1955. ~ Die Struktur des Hodens und die Regulation seiner Funktionen. Regensburg. Jb. ärztl. Fortbild. **8**, 69—82 (1960). ~ Die Struktur des Hodens und die Regulation seiner Funktionen. Grundlage zum Verständnis der männlichen Keimdrüsenstörungen. Med. Welt **1961**, 1123—1130. — Shdanov, D. A.: Greisenhafte Veränderungen der Lymphkapillaren und Gefäße. Arch. Anat., Histol. u. Embryol. **39**, H. 10, 24—36 (1960). — Simmonds, M.: Über Fibrosis testis. Virchows Arch. path. Anat. **201**, 108—135 (1910). — Sniffen, R. C.: The testis. I. The normal testis. Arch. Path. **50**, 259—284 (1950). ~ Histology of the normal and abnormal testis at puberty. Ann. N.Y. Acad. Sci. **55**, 609—618 (1952). — Sniffen, R. C., Howard, R. P., Simmonds, F. A.: The testis. III. Absence of germ cells; sclerosing tubular degeneration; "Male climacteric". Arch. Path. **51**, 293—311 (1951). — Sokal, Z.: Obraz morfologiczny jadra meskiego w roznych okresach zycia. Folia morph. (Warszawa) **23**, 103—112 (1964). — Spangaro, S.: Über die histologischen Veränderungen des Hodens, Nebenhodens und Samenleiters von Geburt an bis zum Greisenalter, mit besonderer Berücksichtigung der Hoden-Atrophie, des elastischen Gewebes und des Vorkommens von Krystallen im Hoden. Anat. H. **18**, 593—771 (1902). — Spence, A. W.: The male climacteric: Is it an entity? Brit. med. J. **1954** II, 1353—1355. — Staemmler, M.: Keimdrüsen und Umwelt. III. Die Altersveränderungen der Keimdrüsen. Z. menschl. Vererb.- u. Konstit.-Lehre **26**, 464—469 (1942). — Steinach, E.: Verjüngung durch experimentelle Neubelebung der alternden Pubertätsdrüse. Berlin: Springer 1920. — Stieve, H.: Das Verhältnis der Zwischenzellen zum generativen Anteil im Hoden der Dohle (Colaeus monedula). Arch. Entwickl.-Mech. Org. (Berl.) **45**, 455—497 (1919). ~ Harn- und Geschlechtsapparat. In: W. v. Möllendorff, Handbuch der mikroskopischen Anatomie des Menschen, Bd. VII/2. Berlin: Springer 1930. ~ Der Einfluß des Nervensystems auf Bau und Tätigkeit der Geschlechtsorgane des Menschen. Stuttgart: Thieme 1952.

Tanner, J. M.: Wachstum und Reifung des Menschen. (Deutsche Übersetzung von K.-H. Weber.) Stuttgart: Thieme 1962. — Taylor, H. C., Jr., McAuley, P., Engle, E. T.: The morphological basis of ovarian function. In: E. T. Engle, Studies on testis and ovary eggs and sperm. Springfield: Charles C. Thomas 1952. — Teem, M. B.: Size and weight of the normal and of the pathologic prostate gland. Arch. Path. **22**, 817—822 (1936). — Tervilä, L.: The weight of ovaries after stress ending in death. Ann. Chir. Gynaec. Fenn. **47**, Suppl. 81, 232—244 (1958). — Thomas, H. B., Hill, R. T.: Testosterone propionate and the male climacteric. Endocrinology **26**, 953—954 (1940). — Tillinger, K. G.: Testicular morphology; a histo-pathological study with special reference to biopsy findings in hypogonadism with mainly endocrine disorders and in gynecomastia. Acta endocr. (Kbh.), Suppl. **30** (1957). — Töndury, G.: Testis: Anatomie und Embryologie. In: A. Labhart, Klinik der inneren Sekretion. Berlin-Göttingen-Heidelberg: Springer 1957. — Tonutti, E.: Über die Strukturelemente des Hodens und ihr Verhalten unter experimentellen Bedingungen. 1. Symposion d. Dtsch. Ges. f. Endokrinologie 1953 „Zentrale Steuerung der Sexualfunktionen. — Die Keimdrüsen des Mannes". Berlin-Göttingen-Heidelberg: Springer 1955. ~ Diskussionsbemerkung zu Nowakowski, H., und H. Schmidt, Das Altern der männlichen Keimdrüsen. 5. Symposion d. Dtsch. Ges. f. Endokrinologie 1957 „Hormone und Psyche. — Die Endokrinologie des alternden Menschen". Berlin-Göttingen-Heidelberg: Springer 1958. — Tonutti, E., Weller, O., Schuchardt, E., Heinke, E.: Die männliche Keimdrüse. Stuttgart: Thieme 1960.

Ufer, J.: Hormontherapie in der Frauenheilkunde. Grundlagen und Praxis, 3. Aufl. Berlin: Walter de Gruyter & Co. 1966.

Verzár, F.: Experimentelle Gerontologie. Stuttgart: Enke 1965.

Wehefritz, F.: Systematische Gewichtsuntersuchungen an Ovarien mit Berücksichtigung anderer Drüsen mit innerer Sekretion sowie über ihre Beziehungen zum Uterus. Z. Konstit.-Lehre (Berl.) 9, 161—171 (1924). — Weller, O.: Die Alternsvorgänge an der männlichen Keimdrüse und ihre Bedeutung für die Geriatrie. Ther. d. Gegenw. 100, 487—490 (1961). — Werner, A. A.: The male climacteric. J. Amer. med. Ass. 112, 1441—1443 (1939). ~ The male climacteric: Additional observations of thirty-seven patients. J. Urol. (Baltimore) 49, 872—882 (1943). ~ The male climacteric. Report of two hundred and seventy-three cases. J. Amer. med. Ass. 132, 188—194 (1946). — Wieser, C.: Über die Hiluszellen der Keimdrüsen, insbesondere im Vergleich mit den Leydig'schen Zwischenzellen. Endokrinologie 8, 321—335, 404—423 (1931). — Winiwarter, H. v.: Observations cytologiques sur les cellules interstitielles du testicule humain. Anat. Anz. 41, 309—320 (1912).

Yasuzumi, G., Nakai, Y., Tsubo, I., Yasuda, M., Sugioka, S.: The fine structure of nuclei as revealed by electron microscopy. IV. Intranuclear inclusion formation in Leydig cells of aging human testes. Exp. Cell Res. 45, 261—276 (1967).

Altern des Ovars

Allen, E., Hisaw, F. L., Gardner, W. U.: The endocrine function of the ovaries. In: E. Allen, C. H. Danforth and E. Doisy, Sex and Internal Secretions. Baltimore: Williams & Wilkins 1939. — Amirov, Kh. N.: Peculiarities of ovarian blood supply in dependence to age. Akush. i Ginek. 34, H. 6, 75—80 (1958). — Aron, M., Aron, C.: L'atrésie folliculaire: Déterminisme et signification. Arch. Anat. (Strasbourg) 36, 69—86 (1953). — Arvay, A., Nagy, T., Kovacs-Nagy, S.: Die Wirkung der auf die Sinnesorgane ausgeübten extrem starken Reize auf die Funktion und Morphologie des Ovars. Z. Geburtsh. Gynäk. 146/147, 371—388 (1956). — Aschner, B.: Über Morphologie und Funktion des Ovariums unter normalen und pathologischen Verhältnissen. Arch. Gynäk. 102, 446—510 (1914).

Bachmann, R.: Ovarialstudien II — Gelbkörper und Lymphgefäße. Z. mikr.-anat. Forsch. 55, 115—164 (1950). — Backman, G.: Über generelle Wachstumsgesetze beim Menschen. Acta Univ. Latv. 12, 315—365 (1925). ~ Drei Wachstumsfunktionen (Verhulsts, Gompertz', Backmans). Wilhelm Roux' Arch. Entwickl.-Mech. Org. 138, 37—58 (1938a). ~ Wachstumsdauer und Lebenslänge beim Menschen. Kungl. Fysiograf. Sallskap. Lund Förhandl. 8, Nr 10, 118—134 (1938b). ~ Gewichtswachstum der Frau. Wilhelm Roux' Arch. Entwickl.-Mech. Org. 140, 315—344 (1940). ~ Altern und Lebensdauer des Organismus. Veröff. d. Dtsch. Wissenschaftl. Inst. Stockholm, Reihe III, Naturw. Nr 3, 1—145 (1945). ~ Die beschleunigte Entwicklung der Jugend. Verfrühte Menarche, verspätete Menopause, verlängerte Lebensdauer. Acta anat. (Basel) 4, 421—480 (1948). — Bahner, F.: Endokrinologische und Stoffwechselstörungen im Klimakterium. Internist (Berl.) 7, 315—321 (1966). — Baillie, A. H., Ferguson, M. M., Hart, D. McK.: Developments in steroid histochemistry. London and New York: Academic Press 1966. — Balfour-Lynn, S.: Parthogenesis in human beings. Lancet 1956 II, 1071—1072. — Bargmann, W., Scheffler, A.: Zur Frage der parthenogenetischen Furchung menschlicher Ovarialeizellen. Anat. Anz. 94, 97—100 (1943). — Bartolomei, G.: Ricerche istochimiche sulle cellule dell'ilo ovarico. Nota I: Ovaie normali. Atti Soc. med.-chir. Padova 31, 162—168 (1954). — Behrens, H.: Die Variationsmöglichkeiten im Aufbau der Uterusschleimhaut in den einzelnen Phasen des mensuellen Zyklus. Leipzig: Thieme 1953. ~ Histologische Studien am Endometrium als Grundlagen klinischer Diagnostik. Leipzig: Thieme 1956. — Bennholdt-Thomsen, C.: Kindliche Krankheitsformen in ihrer Beziehung zu hohem Alter der Erzeuger. Z. Kinderheilk. 53, 181—199 (1932). ~ Die Entwicklungsbeschleunigung der Jugend. Ergebn. inn. Med. Kinderheilk. 62, 1153—1237 (1942). — Benthin, W.: Über Follikelatresie in kindlichen Ovarien. Arch. Gynäk. 91, 498—529 (1910). — Beolchini, P. E.: Ricerche statistiche e genetiche sulle malformazioni congenite. Acta Genet. med. (Roma) 8, 493—510 (1959). — Berger, L.: Sur l'existence de glandes sympathicotropes dans l'ovaire et le testicule humains; leur rapports avec la glande interstitielle du testicule. C. R. Acad. Sci. (Paris) 175, 907—909 (1922). ~ La glande sympathicotrope du hile de l'ovaire; ses homologies avec la glande interstitielle du testicule. Les rapports nerveux des deux glandes. Arch. Anat. (Strasbourg) 2, 255—306 (1923). ~ Sympathicotrope Zellen im Eierstock und ihre neurokrine Funktion. Zugleich ein Beitrag zur Frage der Hodenzwischenzellen. Virchows Arch. path. Anat. 267, 433—445 (1928). ~ Tumeur des cellules sympathicotropes de l'ovaire avec virilisation. Rev. canad. Biol. 1, 539—563 (1942). ~ The sympathicotropic cells in the ovaries of foetuses and new borns. Trans. roy Soc. Can. 39, 23—27 (1945). — Bernardo-Comel, M. C.: Intorno alle cellule interstiziali dell'ovaia di donna nel periodo fetale. Arch. ital. Anat. Embriol. 29, 78—108 (1931). — Bertolini, R.: Die Clitoris des Menschen, ihr Blutgefäßsystem und ihr alternsbedingter Strukturwandel. Gegenbaurs morph. Jb. 102, 93—136 (1961). ~ Wachstum und Altern der Organismen. In: K. A. Rosenbauer, Entwicklung, Wachstum, Mißbildungen und Altern bei Mensch und Tier.

Stuttgart: Wissenschaftl. Verlagsgesellschaft mbH. 1969. ~ Die Morphologie des Alterns. Wiss. Z. Karl-Marx-Univ. Leipzig, math.-nat. Reihe 19, 383—389 (1970). — BERWIND, TH.: Elektronenmikroskopische Untersuchungen am Fasersystem der Cervix uteri der Frau. Arch. Gynäk. 184, 459—468 (1954). — BIGELOW, B.: Comparison of ovarian and endometrial morphology spanning the menopause. J. Obstet. Gynaec. (N.Y.) 11, 487—513 (1958). — BINET, L., BOURLIERE, F.: Précis de Gérontologie. Paris: Masson & Cie. 1955. — BLECH, W.: Die biochemische Wirkungsweise der Hormone. Naturw. Rdsch. 21, 457—465 (1968). — BLEYER, A.: Role of advanced maternal age in causing mongolism. Amer. J. Dis. Child. 55, 79—92 (1938). — BLOCK, E.: Quantitative morphological investigations of the follicular system in women. Methods of quantitative determinations. Acta anat. (Basel) 12, 267—285 (1951). ~ Quantitative morphological investigations of the follicular system in women. Variations et different ages. Acta anat. (Basel) 14, 108—123 (1952). ~ A quantitative morphological investigations of the follicular system newborn female infants. Acta anat. (Basel) 17, 201—206 (1953). — BLOCK, E., MAGNUSSON, G., ODEBLAD, E.: A study of normal and atretic follicles with autoradiography. Acta obstet. gynec. scand. 32, 1—6 (1953). — BÖSHAGEN, A.: Über die verschiedenen Formen der Rückbildungsprodukte der Eierstockfollikel und ihre Beziehungen zu Gefäßveränderungen des Ovariums, nebst Bemerkungen über Luteinzellenwucherungen in den Eierstöcken Schwangerer. Z. Geburtsh. Gynäk. 53, 323—342 (1904). — BOSCHANN, H.-W.: Die physiologische Rolle des Progesterons. A. Beim Menschen. In: O. EICHLER, A. FARAH, H. HERKEN und A. D. WELCH, Handbuch der experimentellen Pharmakologie, Bd. XXII/2. Berlin-Heidelberg-New York: Springer 1969. — BOGEN, W.: Der Bau der Ovarien bei Uterus myomatosus. Inaug.-Diss. Berlin 1950. — BRAMBELL, F. W. R.: Ovarian changes. In: A. S. PARKES, Marshall's physiology of reproduction, 3rd. ed. London: Longmans, Green & Co. 1956. — BRANDAU, H., LUH, W.: Zur Lokalisation der innersekretorischen Funktion des menschlichen Ovars. Acta endocr. (Kbh.) 46, 580—596 (1964). ~ Die Histotopik von Oxydoreduktasen des Intermediärstoffwechsels im interstitiellen Gewebe des menschlichen Ovars. Ein Beitrag zur funktionellen Morphologie der interstitiellen Zellen. Arch. Gynäk. 200, 407—420 (1965). — BRAREN, F.: Parthenogenetisches Teilungsstadium einer menschlichen Eizelle. Anat. Anz. 104, 372—375 (1957). — BÜCHI, E. C.: Über die Abhängigkeit der Mißbildungen vom Gebäralter. Arch. Klaus-Stift. Vererb.-Forsch. 25, 557—562 (1950). — BÜRGER, M.: Altern und Krankheit als Problem der Biomorphose, 4. Aufl. Leipzig: Thieme 1960. — BURKL, W.: Betrachtungen zum Problem der postnatalen Oogenese nebst einigen Befunden in den Ovarien geschlechtsreifer Frauen. Z. mikr.-anat. Forsch. 63, 131—144 (1958). ~ Segmentation und Fragmentation der Eizellen in atretischen Eierstockfollikeln. Z. Zellforsch. 58, 369—386 (1962). — BURKL, W., KELLNER, G.: Über die Entstehung der Zwischenzellen im Rattenovar und ihre Bedeutung im Rahmen der Oestrogenproduktion. Z. Zellforsch. 40, 361—378 (1954). ~ Eireifung und Follikelwachstum. Z. Zellforsch. 52, 1—8 (1960). — BURT, A. S.: The human hypophysis in ovarian stromal hyperplasia and pregnancy. Cancer (Philad.) 7, 1227—1234 (1954). — BUTO, T.: Zur Histologie des menschlichen Ovarialstromas. Mitt. med. Akad. Kioto 3, Referate, 73—78 (1929).

CORDIER, G.: Quelques précisions sur la vascularisation et sur l'anatomie des lymphatiques de l'ovaire. Bull. Soc. gynéc. obstét. (Paris) 11, 109—129 (1959). — CRAINZ, F.: Ricerche istochimiche sulla mucosa endocervicale umana durante il ciclo mestruale e dopo la menopausa. VII. Metodo di millon all'acido solforico per le proteine non istoniche. Boll. Soc. ital. Biol. sper. 39, 679—682 (1963a). ~ Richerche istochimiche sulla mucosa endocervicale umana durante il ciclo mestruale e dopo la menopausa. VIII. Calcolo delle proteine istoniche. Boll. Soc. ital. Biol. sper. 39, 682—685 (1963b). ~ Richerche istochimiche sulla mucosa endocervicale umana durante il ciclo mestruale e dopo la menopausa. IX. Sguardo riassuntivo. Boll. Soc. ital. Biol. sper. 39, 685—687 (1963c). — CRETIUS, K.: Der Kollagengehalt menschlicher Uterusmuskulatur. Bibl. gynaec. (Basel) 20, 68—89 (1959). — CRUICKSHANK, R., SHARMAN, A.: The biology of the vagina in the human subject. J. Obstet. Gynaec. Brit. Emp. 41, 190—207, 208—226, 369—384 (1934). — CURTIS, H. J.: Das Altern — Die biologischen Vorgänge. Stuttgart: Fischer 1968a. ~ The nature of the ageing process. In: E. BITTAR, The biological basis of medicine. London and New York: Academic Press 1968b.

DABELOW, A.: Das Gefäßnetz des Ovars und sein Verhalten während der zyklischen Veränderungen. Anat. Anz. 88, 172—182 (1939). — DANFORTH, D. N.: The fibrous nature of the human cervix, and its relation to the isthmic segment in gravid and nongravid uteri. Amer. J. Obstet. Gynec. 53, 541—560 (1947). — DAVIDSON, E. H.: Hormones and genes. Sci. Amer. 212, 36—45 (1965). — DEANE, H. W.: Histochemical observations on the ovary and the oviduct of the albino rat during the oestrous cycle. Amer. J. Anat. 91, 363—414 (1952). — DELBRÜCK, A.: Untersuchungen über Enzyme des Energie-Stoffwechsels im Bindegewebe. Klin. Wschr. 40, 677—683 (1962). — DELESTRE, M.: Recherches sur les ovaires du nouveau-né. Ann. Gynéc. Obstét. 38, 193—210 (1911). — DELSON, B., LUBIN, S., REYNOLDS, S. R. M.: Vascular patterns in human ovary. Amer. J. Obstet. Gynec. 57, 842—853 (1949). — DHOM, G.: Morphologische, quantitative und histochemische Studien zur Funktion der Hiluszellen des Ovars. Z. Geburtsh. Gynäk. **142**, 182—309 (1954). — Dhom, G., Mende, H. J.: Die alkalische Phosphatase in den Hiluszellen des Ovars. Virchows Arch. path. Anat. **328**, 337—346 (1956). — Diczfalusy, E., Lauritzen, Chr.: Oestrogene beim Menschen. Berlin-Göttingen-Heidelberg: Springer 1961. — Dirscherl, W.: Über die Wirkungsweise der Steroidhormone. 5. Colloquium d. Ges. f. Physiol. Chemie 1954 „Hormone und ihre Wirkungsweise". Berlin-Heidelberg-New York: Springer 1955. ~ Die Sexualhormone. In: R. Ammon und W. Dirscherl, Fermente — Hormone — Vitamine und die Beziehungen dieser Wirkstoffe zueinander, Bd. II. Stuttgart: Thieme 1960a. ~ Die Follikelhormone (Östrogene). In: R. Ammon und W. Dirscherl, Fermente — Hormone — Vitamine und die Beziehungen dieser Wirkstoffe zueinander, Bd. II. Stuttgart: Thieme 1960b. — Doberauer, W.: Beeinflussung von Wundheilungsvorgängen durch das Lebensalter. Geront. clin. (Basel) **4**, 112—127 (1962). — Döring, G. K.: Über die relative Häufigkeit des anovulatorischen Cyclus im Leben der Frau. Arch. Gynäk. **199**, 115—123 (1963). — Dubrauszky, V.: Wieviel Muskulatur enthält die Gebärmutter (Korpus, Cervix)? Geburtsh. u. Frauenheilk. **22**, 1022—1026 (1962). — Dürr, F.: Zur Frage exogener Ursachen fetaler Mißbildungen. Inaug.-Diss. Tübingen 1955.

Eichmann, E., Gesenius, H.: Die Mißgeburtenzunahme in Berlin und Umgebung in den Nachkriegsjahren. Arch. Gynäk. **181**, 168—184 (1952). — Enneker, C.: Systematische Untersuchungen über das Vorkommen von Hiluszellen des Ovars in den verschiedenen Lebensaltern. Arch. ital. Pat. **2**, 861—894 (1958). — Evans, H. M., Simpson, M. E.: Physiology of the gonadotrophins. In: G. Pincus and K. V. Thiman, The hormones, vol. II. New York: Academic Press 1950. — Evans, H. M., Swezy, O.: Ovogenesis and the normal follicular cycle in adult mammalia. Mem. Univ. Calif. **9**, 119—225 (1931).

Ferner, H., Dietel, H.: Über das menschliche Ovarialstroma und den Einbau der Primärfollikel. Z. Zellforsch. **38**, 139—147 (1953). — Fischel, A.: Über die Entwicklung der Keimdrüse des Menschen. Z. Anat. Entwickl.-Gesch. **92**, 34—72 (1930). — Fluhmann, C. F.: Hormonal relations of menopausal symptoms. J. clin. Endocr. **4**, 586—590 (1944). — Freund, J., Maier, E. H.: Zur Ätiologie der Entwicklungsbeschleunigung. Z. Kinderheilk. **71**, 1—33 (1952). — Foraker, A. G.: The human ovary in relation to aging. Amer. J. Obstet. Gynec. **82**, 481—496 (1961).

Geist, S. H.: Senile Involution des Eileiters. Arch. mikr. Anat. **81**, 220—232 (1913). — Gisbertz, H.: Zur Morphologie der Glykogenablagerung im Vaginalepithel. Mschr. Geburtsh. (Basel) **84/85**, 24—31 (1930). — Goecke, H.: Die Klinik des Klimakteriums. Arch. Gynäk. **193**, 33—49 (1959). — Goerttler, K.: Die Architektur der Muskelwand des menschlichen Uterus und ihre funktionelle Bedeutung. Gegenbaurs morph. Jb. **65**, 45—128 (1930). — Gräper, L.: Weibliche kindliche Geschlechtsorgane. In: K. Peter, G. Wetzel und Fr. Heiderich, Handbuch der Anatomie des Kindes, Bd. 2. München: Bergmann 1938. — Gragert, O.: Zur Biologie der Vagina des Menschen. Arch. Gynäk. **124**, 77—112 (1925). — Gruenagel, H. H.: Die Plattenepithel-Cylinderepithel-Grenze an der Portio vaginalis uteri bei unreifen und reifen Neugeborenen, Säuglingen und Kindern bis zu 9 Jahren. Frankf. Z. Path. **68**, 465—496 (1957).

Hadjioloff, A. I.: Le développement et la structure de l'ovaire chez les mammifères de point de vue d'une théorie du tissu sexuel. 54e Congrés de l'Association des Anatomistes de langue Francaise, Sofia, 30. 3.—3. 4. 1969. Éditions de l'Académie Bulgare des Sciences. — Häggström, G.: Über degenerative „parthenogenetische" Teilungen von Eizellen in normalen Ovarien des Menschen. Acta obstet. gynec. scand. **1**, 137—168 (1922). — Hagen, W., Paschlau, G., Paschlau, R.: Wachstum und Gestalt. Vergleichende Untersuchungen an deutschen und japanischen Schulkindern zum Thema der Akzeleration und des Habitus. Stuttgart: Thieme 1961. — Hamblen, E. C.: Endocrinology of woman. Springfield: Charles C. Thomas 1949. — Hamperl, H.: Gestalt und Struktur der Portio vaginalis uteri zu verschiedenen Lebensaltern. Geburtsh. u. Frauenheilk. **25**, 289—298 (1965). — Harrison, R. J.: The structure of the ovary. In: S. Zuckerman, The ovary, vol. I. New York and London: Academic Press 1962. — Hartmann, H.: Über Bildung und Reifung von Follikeln bei Neugeborenen und Kindern. Arch. Gynäk. **128**, 1—10 (1926). — Hauser, G. A.: Rückbildung der Fortpflanzungsfunktionen im Klimakterium und in der Menopause. In: O. Käser, V. Friedberg, K. G. Ober, K. Thomsen und J. Zander, Gynäkologie und Geburtshilfe, Bd. I. Stuttgart: Thieme 1969. — Hauser, G. A., Obiri, J. A., Valaer, M., Erb, H., Müller, Th., Remen, U., Vanäänen, P.: Der Einfluß des Menarchealters auf das Menopausealter. Gynaecologia (Basel) **152**, 279—286 (1961). — Hauser, G. A., Wenner, R.: Das Klimakterium der Frau. Ergebn. inn. Med. Kinderheilk., N. F., **16.**, 125—197. Berlin: Springer 1961. — Hegnauer, H.: Mißbildungshäufigkeit und Gebäralter. Geburtsh. u. Frauenheilk. **11**, 777—792 (1951). — Henle, J.: Handbuch der systematischen Anatomie des Menschen, Bd. II.: Eingeweidelehre. Braunschweig: Vieweg & Sohn 1866. — Hertig, A. T.: The ageing ovary. J. clin. Endocr. **4**, 581—582 (1944). — Hess, G.: Vergleichende Untersuchungen über Schwangerschaft und Geburt bei Jugendlichen und bei Frauen jenseits des 40. Lebensjahres — unter besonderer Berücksichtigung der Mißbildungsfrequenz. Inaug.-Diss. Leipzig 1969. — Hinsel-

MANN, H.: Über das Verhalten der Eizellen in den größten atresierenden Follikeln des menschlichen Eierstockes. Z. Geburtsh. Gynäk. 96, 358—372 (1929). — HÖRMANN, K.: Über das Bindegewebe der weiblichen Geschlechtsorgane. I. Die Bindegewebsfasern im Ovarium. Arch. Gynäk. 82, 619—678 (1907). ~ Über das Bindegewebe der weiblichen Geschlechtsorgane. II. Die Bindegewebsfasern in der Tube. Arch. Gynäk. 84, 161—181 (1907/08). ~ Über das Bindegewebe der weiblichen Geschlechtsorgane. III. Die Bindegewebsfasern in der Schleimhaut des Uterus. Arch. Gynäk. 86, 404—433 (1908). — HÖRMANN, G., KLOSS, W.: Das Klimakterium in der Sicht des Gynäkologen. Internist (Berl.) 7, 321—327 (1966). — HOHLWEG, W.: Die Hormone der Keimdrüsen. In: L. SEITZ und A. I. AMREICH, Biologie und Pathologie des Weibes, 2. Aufl., Bd. 1. Berlin u. Wien: Urban & Schwarzenberg 1953. — HORSTMANN, E., STEGNER, H.-E.: Tube, Vagina und äußere weibliche Geschlechtsorgane. In: W. v. MÖLLENDORFF: Handbuch der mikroskopischen Anatomie des Menschen, Erg.-Bd. zu Bd. VII/4. Berlin-Heidelberg-New York: Springer 1966. — HUBER, H.: Genitalcarzinom und Ovarium. Arch. Gynäk. 183, 457—469 (1953). — HUFFMAN, J. W.: The gynecology of childhood and adolescence. Philadelphia: W. B. Saunders Comp. 1968. — HUSSLEIN, H.: Hiluszellen im Ovar als Ursache der senilen Hyperplasia endometrii. Z. Geburtsh. Gynäk. 130, 32—43 (1949). — HUTSCHENREITER, J., SCHEUNER, G.: Untersuchungen zur Eigendoppelbrechung des Kollagens. Acta histochem. (Jena) 35, 337—342 (1970).

INGRAM, D. L.: Atresia. In: S. ZUCKERMAN, The ovary, vol. I. New York and London: Academic Press 1962.

JACOBZINER, H., PAKTER, J., GOLD, E. M., RICH, H.: A correlative study of congenital malformations. Preliminary report. N.Y. St. J. Med. 57, 3453—3457 (1957). — JAFFÉ: Über die sogenannten Hiluszellen der Keimdrüsen. Forsch. Fortschr. dtsch. Wiss. 7, 461—463 (1931). — JOACHIMOVITS, R.: Studien zu Menstruation, Ovulation, Aufbau und Pathologie des weiblichen Genitales bei Mensch und Affe (Pithecus fascicularis mordax). Biol. gen. (Wien) 4, 447—540 (1928). ~ Drei atypische Formen alternder Gebärmutterschleimhaut, die zu Blutungen führen. Zbl. Gynäk. 60, 2179—2184 (1936). — JOEL, R. V., FORAKER, A. G.: Fate of the corpus albicans: A morphologic approach. Amer. J. Obstet. Gynec. 80, 314—316 (1960). — JUNGBLUT, P. W., HÄTZEL, I., DE SOMBRE, E. R., JENSEN, E. V.: Über Hormon-„Receptoren" — Die oestrogenbindenden Prinzipien der Erfolgsorgane. 18. Colloquium d. Ges. f. Physiol. Chemie 1967 „Wirkungsmechanismen der Hormone". Berlin-Heidelberg-New York: Springer 1967. — JUNKMANN, K.: Die Androgene des Ovars. 6. Symposion d. Dtsch. Ges. f. Endokrinologie 1959 „Moderne Entwicklung auf dem Gestagengebiet". Berlin-Göttingen-Heidelberg: Springer 1960.

KÄSER, O., FRIEDBERG, V., OBER, K. G., THOMSEN, K., ZANDER, J.: Die geschlechtsspezifischen Funktionen der Frau und ihre Störungen. Gynäkologie und Geburtshilfe, Bd. I. Stuttgart: Thieme 1969. — KAISER, R., DAUME, E.: Über eine einheitliche Nomenklatur für das Klimakterium und seine Begleitsymptome. Geburtsh. u. Frauenheilk. (Stuttgart) 25, 974—986 (1965). — KELLER, L.: Das Bindegewebsgerüst des Eierstockes und seine funktionelle Bedeutung. Gegenbaurs morph. Jb. 88, 351—376 (1943). — KIESELBACH, A., ROSENBAUER, K. A.: Anatomie und Physiologie der Sexualorgane. In: H. GIESE, Die Sexualität des Menschen. Handbuch der medizinischen Sexualforschung, 2. Aufl. Stuttgart: Enke 1968. — KLEBANOW, D.: Hunger und psychische Erregungen als Ovar- und Keimschädigungen. Geburtsh. u. Frauenheilk. 8, 812—820 (1948). ~ Die Gefahr der Keimschädigung bei Rückbildungsvorgängen in den weiblichen Gonaden. Dtsch. med. Wschr. 74, 606—610 (1949a). ~ Fertilitätsstörungen als Spätfolge chronischen Hungers und schwerer seelischer Traumen. Geburtsh. u. Frauenheilk. 9, 421—429 (1949b). — KLEBANOW, D., HEGNAUER, H.: Zur Frage der causalen Genese von angeborenen Mißbildungen. Med. Klin. 45, 1198—1203, 1233—1240 (1950). ~ Zur Frage der sekundären germinativen Ovarialinsuffizienz. Zbl. Gynäk. 73, 50—64 (1951). — KOCH, E. W.: Über die Veränderung des menschlichen Wachstums im ersten Drittel des 20. Jahrhunderts. Leipzig: Barth 1935. — KOHN, A.: Über Leydigsche Zwischenzellen im Hilus des menschlichen Eierstockes(extraglanduläre Zwischenzellen). Endokrinologie 1, 3—10 (1928). ~ Morphologie der inneren Sekretion und der inkretorischen Organe. In: A. BETHE und G. U. BERGMANN, Handbuch der Physiologie, Bd. 16/1. Berlin: Springer 1930. — KOPPEN, K.: Alters- und krankheitsbedingte Veränderungen am Ovar der Frau. Arch. Gynäk. 181, 290—299 (1952). ~ Die Einflüsse von Alter und Krankheit auf die Ovarien. Leipzig: Barth 1957. — KORTE, W.: Die Morphologie des alternden Ovars. Gynäkologe 2, 107—112 (1970). — KROHN, P. L.: The problem of the ageing ovary. Schweiz. med. Wschr. 87, 417—419 (1957). — KRONE, H. A.: Die Bedeutung der Eibettstörungen für die Entstehung menschlicher Mißbildungen. Veröff. morph. Pathologie, H. 62. Stuttgart: Fischer 1961. — KUMARI, L., GOLDZIEHER, J. W.: In vitro steroidogenesis in normal human ovarian tissue. Acta endocr. (Kbh.) 52, 455—464 (1966).

LANKESTER, E. R.: On comparative longevity in man and the lower animals. London: Macmillan 1870. — LAURENTIIS, G. DE, FORLEO, R.: Su alcuni aspetti istochimich dell'ovaia in menopausa. Riv. ostet. Ginec. 15, 464—490 (1960). — LECOMTE DU NOÜY, P.: Le temps et la Vie. Paris: Gallimard 1936. ~ Une mesure de l'activité physiologique. C. R. Soc. Biol. (Paris) 109, 1227—1230 (1932). — Lenz, W.: Die Abhängigkeit der Mißbildungen vom Alter der Eltern. Verh. dtsch. Ges. inn. Med. 64, 74—88 (1959). — Lewin, E.: Histochemische Untersuchungen an Uterusschleimhäuten. Z. Geburtsh. Gynäk. 157, 196—223 (1961). — Lickint, F.: Über die „Retardation" des Alterns der Frauen. Münch. med. Wschr. 102, 691— 694 (1960). — Lierse, W.: Die Konstruktion der Nahtstelle zwischen Cervix uteri und Vagina. Z. Zellforsch. 52, 674—685 (1960a). ~ Untersuchungen über die Anordnung der längsverlaufenden Muskulatur in der Cervix uteri. Z. Zellforsch. 52, 739—747 (1960b). — Lisse, K., Schürenkämper, P.: Die Biosynthese der Steroidhormone in menschlichen Ovarien verschiedener Zyklusphasen. Endokrinologie 55, 145—161 (1969).

MacMahon, B., McKeown, Th.: The incidence of harelip and cleft palate related to birth rank and maternal age. Amer. J. Human Genetics 5, 176—183 (1953). — Makarchenko, A. F., Saenko-Lubarskaya, V. F.: Early climacteric as a manifestation of premature ageing. Mekhanizny Stareniya (Kiev) 1963, 460—464. — Malpas, P.: The incidence of human malformations and the significance of changes in the maternal environment in their causation. J. Obstet. Gynaec. Brit. Emp. 44, 434—454 (1937). — Mansour, F. S., Baradi, A. F.: Enzyme histochemical study on postmenopausal endometrium in symptomfree patients. Amer. J. Obstet. Gynec. 97, 109—116 (1967). — Martin, K. F.: Menschliche Mißbildungen und ihre Beziehungen zum Alter der Mutter. Inaug.-Diss. München 1949. — Masters, W. H.: The female reproductive system. In: A. I. Lansing, Cowdry's problems of ageing, 3. ed. Baltimore: Williams & Wilkins 1952. — Mathis, J.: Beobachtungen an Eierstockseizellen. Z. mikr.-anat. Forsch. 37, 601—620 (1935). — Matter, R.: Histochemische Untersuchungen an der menschlichen Vaginalschleimhaut. Z. Geburtsh. Gynäk. 151, 225—246 (1958). — McKay, D. G., Pinkerton, J. H. M., Hertig, A. T., Danziger, S.: The adult human ovary: a histochemical study. J. Obstet. Gynec. (N.Y.) 18, 13—39 (1961). — Merker, H.-J.: Synthese, Wirkung und Abbau der Gestagene im elektronenmikroskopischen Bild. In: O. Eichler, A. Farah, H. Herken und A. D. Welch, Handbuch der experimentellen Pharmakologie, Bd. XXII/2. Berlin-Heidelberg-New York: Springer 1969. — Merrill, J. A.: Ovarian hilus cells. Amer. J. Obstet. Gynec. 78, 1258—1271 (1959). — Miller, J. W.: Genitalsystem. A. Der Eierstock — Ovarium. In: W. Stoeckel, Handbuch der Gynäkologie, Bd. I/1. München: Bergmann 1930. ~ Weibliche Geschlechtsorgane. In: O. Lubarsch und F. Henke, Handbuch der speziellen pathologischen Anatomie, Bd. VII/3. Berlin: Springer 1937. — Mintz, B.: Continuity of the female germ cell line from embryo to adult. Arch. Anat. micr. Morph. exp. (Suppl.) 48, 155—172 (1959). — Möricke: Die Uterusschleimhaut in den verschiedenen Altersperioden und zur Zeit der Menstruation. Z. Geburtsh. Gynäk. 7, 84—137 (1881). — Murphy, D. P.: Maternal age at the conception of the congenitally malformed child. — A study based on six hundred and seven cases. Amer. J. Dis. Child. 51, 1007—1013 (1936). ~ The etiology of congenital malformations in the light of biologic statistics. Amer. J. Obstet. Gynec. 34, 890—897 (1937). ~ The birth of congenitally malformed children in relation to maternal age. Ann. N.Y. Acad. Sci. 57, 503—506 (1954).

Nabriski, S., Zeloof, D., Jherad, A.: The post-menopausal endometrium. Harefuah 55, 132—137 (1958). — Neubert, D.: Beeinflussung des Nucleinsäure- und Proteinstoffwechsels durch Pharmaka. Internist (Berl.) 7, 435—454 (1966). — Neumann, H. O.: Nebennierenknötchen und Paraganglienzellen im Lig. lat. bzw. Hilus ovarii. Zbl. Gynäk. 49, 465—471 (1925). ~ Fremdartige Zellen im Eierstock (Ein weiterer Beitrag zur Kenntnis der embryonalen Keimversprengung). Virchows Arch. path. Anat. 263, 274—278 (1927). ~ Die Hiluszellen des Eierstocks — Die „sympathicotropen Zellen" L. Bergers. Virchows Arch. path. Anat. 273, 511—523 (1929a). ~ Histologische Studien zur Frage der sympathicotropen Zellen (L. Berger) bzw. der Hiluszellen des Ovariums. Arch. Gynäk. 136, 550—599 (1929b). — Niendorf, Fr.: Sogenannte Hiluszellen im senilen Ovar. Arch. Gynäk. 182, 351—358 (1952). Nocke, W., Leyendecker, G.: Die endokrinen Funktionen von Hypothalamus, Hypophysenvorderlappen und Ovar während der Prae- und Postmenopause. Gynäkologe 2, 113— 122 (1970). — Noer, T.: The histology of the senile endometrium. Acta path. microbiol. Scand. 51, 193—205 (1961). — Novak, E. R., Goldberg, B., Jones, G. S., O'Toole, R. O.: Enzyme histochemistry of the menopausal ovary associated with normal and abnormal endometrium. Amer. J. Obstet. Gynec. 93, 669—682 (1965).

Ober, K. G.: Ovar. In: A. Labhart, Klinik der inneren Sekretion. Berlin-Göttingen-Heidelberg: Springer 1957. — Orthner, H.: Anatomie und Physiologie der Steuerungsorgane der Sexualität. In: H. Giese, Die Sexualität des Menschen. Handbuch der medizinischen Sexualforschung, 1. Aufl. Stuttgart: Enke 1955.

Pankow, [O.]: Graviditäts-, Menstruations- und Ovulationssklerose der Uterus- und Ovarialgefäße. Arch. Gynäk. 80, 271—282 (1906). — Papanicolaou, G. N.: The sexual cycle in the human female as revealed by vaginal smears. Amer. J. Anat. 52, Suppl. 3, 519—637 (1933). — Papanicolaou, G. N., Traut, H. F., Marchetti, A. A.: The epithelia of woman's reproductive organs. New York: The Commonwealth Fund 1948. — Parvis, V. P., Rilke, F.: Evoluzione nel corso dell'etá dei vasi e dei dispositivi di regolazione del circolo nell'ilo ovarico umano. Arch. ital. Anat. Embriol. **57**, 115—151 (1952). — PAULSEN, C. A., LEACH, R. B., SANDBERG, H., SHEINFELD, S., MADDOCK, W. O.: Function of the postmenopausal ovary: comparison of urinary estrogen and gonadotropin excretion and response to administration of FSH in postmenopausal and ovariectomized women. J. Amer. Geriat. Soc. **6**, 803—813 (1958). — PAWLOWSKI, E.: Über die sogenannten Hiluszellen des Ovariums. Endokrinologie **3**, 321—338 (1929). — PETRY, G.: Die Proteinasen im Liquor folliculi und ihre Bedeutung für den Follikelsprung. Fermentforschung (Berl.) **17**, 184—192 (1943). ~ Die Konstruktion des Eierstockbindegewebes und dessen Bedeutung für den ovariellen Zyklus. Z. Zellforsch. **35**, 1—32 (1950). — PINCUS, G.: Aging and urinary steroid excretion. In: T. ENGLE and G. PINCUS, Hormones and the aging process. New York: Academic Press 1956. — PINCUS, G., ROMANOFF, L. P., CARLO, J.: The excretion of urinary steroids by men and women of various ages. J. Geront. **9**, 113—132 (1954). — PINCUS, G., THIMAN, K. V.: The hormones, vol. I, vol. II, vol. III. New York: Academic Press 1948, 1950, 1955. — PINERO, D. A., JR., FORAKER, A. G.: Aging in the fallopian tube. Amer. J. Obstet. Gynec. **86**, 397—400 (1963). — PINKERTON, J. H. M.: Oestrogen production in the immature human ovary. J. Obstet. Gynaec. Brit. Emp. **66**, 820—822 (1959). — PLATE, W. P.: Oestrogene functie van de tussencellen in de gonade. Ned. T. Verlosk. **63**, 83—96 (1963). — POLANO, O.: Beiträge zur Anatomie der Lymphbahnen im menschlichen Eierstock. Mschr. Geburtsh. (Basel) **17**, 281—295, 466—496 (1903). — POTTER, E. L.: The ovary in infancy and childhood. In: H. G. GRADY and D. E. SMITH, The ovary. Baltimore: Williams & Wilkins 1963. — POULHÈS, J., GAUBERT, J.: Les artères parenchymateuses de l'ovaire. C. R. Ass. Anat. **82**, 880—884 (1954). ~ Die Eierstockgefäße und einige ihrer pathologischen Veränderungen. Ciba Symp. **4**, 194—198 (1957).

RABL, H.: Beitrag zur Histologie des Eierstocks des Menschen und der Säugetiere nebst Bemerkungen über die Bildung von Hyalin und Pigment. Anat. H. **11**, 109—220 (1898). — REICH, G.: Kollagen. Eine Einführung in Methoden, Ergebnisse und Probleme der Kollagenforschung. Dresden: Steinkopff 1966. — REISENWEBER, G.: Die Entwicklung des Septum linguae beim Menschen. Inaug.-Diss. Leipzig 1968. — REYNOLDS, S. R. M.: The vasculature of the ovary and ovarian function. In: G. PINCUS, Recent progress in hormone research, vol. 5. New York: Academic Press 1950. — RILEY, G. M.: Clin. Obstet. Gynec. **7**, 432 (1964). Zit. bei F. BAHNER, Endokrinologische und Stoffwechselstörungen im Klimakterium. Internist (Berl.) **7**, 315—321 (1966). — RINGROSE, C. A. D.: The controversial and dynamic ovary. Canad. med. Ass. J. **89**, 641—645 (1963). — ROCKENSCHAUB, A.: Theca- und Stroma-Luteinzellen des Eierstockes als fluoreszierende Körnchen („Fluorozyten"). Geburtsh. u. Frauenheilk. **10**, 829—834 (1950). — RÖSSLE, R., BÖNING, H.: Das Wachstum der Schulkinder. Veröff. Kriegs- u. Konstit.path. **4**, 1—72 (1924). — ROLLHÄUSER, H.: Konstitutions- und Altersunterschiede in Festigkeit kollagener Fibrillen. Gegenbaurs morph. Jb. **90**, 157—179 (1951a). ~ Die Festigkeit menschlicher Sehnen nach Quellung und Trocknung in Abhängigkeit vom Lebensalter. Gegenbaurs morph. Jb. **90**, 180—191 (1951b). ~ Untersuchungen über den submikroskopischen Bau kollagener Fasern. Gegenbaurs morph. Jb. **92**, 1—28 (1952). — ROMEIS, B.: Altern und Verjüngung. In: Handbuch der inneren Sekretion (herausgeg. v. M. HIRSCH), Bd. II. Leipzig: Kabitzsch 1931. — RÜBSAAMEN, H., LEDER, O.: Zu den Ursachen menschlicher Mißbildungen. Beitr. path. Anat. (Jena) **115**, 348—372 (1955). — RUNGE, E.: Beitrag zur Anatomie der Ovarien Neugeborener und Kinder vor der Pubertätszeit. Arch. Gynäk. **80**, 43—67 (1906). — RYAN, K. J.: Synthesis of hormones in the ovary. In: H. G. GRADY and D. E. SMITH, The ovary. Baltimore: Williams & Wilkins 1963.

SALVADORI, B., CAGNAZZO, G., CASSANO, F.: Endocrinological considerations on secretory endometrium in the menopause. Monit. ostet.-ginec. **30**, 962—970 (1959). — SAURAMO, H.: Histology, histopathology and function of the senile ovary. Ann. Chir. gynaec. Fenn. **41**, Suppl. 1, 1—66 (1952). ~ Histology and function of the ovary from the embryonic period to the fertile age. Acta obstet. gynec. scand. **33**, Suppl. 2, 1—25 (1954a). ~ Occurence, function and pathology of ovarian sympathicotropic cells, with special reference to their differentiation from interstitial or hilus cells. Acta obstet. gynec. scand. **33**, Suppl. 2, 59—81 (1954b). — SCHALLOCK, G.: Morphologische Veränderungen im Alter. In: W. DOBERAUER, A. HITTMAIER, R. NISSEN und F. H. SCHULZ, Handbuch der praktischen Geriatrie, Bd. I. Stuttgart: Enke 1965. — SCHMIDT, W., WENDLER, D., GABLER, W.: Aktivität und Lokalisation verschiedener Steroiddehydrogenasen (StDH) während der Plazentation der Ratte. Acta histochem. (Jena) (im Druck). — SCHMIDT-MATTHIESEN, H.: Das normale menschliche Endometrium. Stuttgart: Thieme 1963. — SCHNAPER, E.: Über die Alternsveränderungen der Fallopischen Tuben. Zbl. Gynäk. **44**, 1201—1204 (1898). — SCHNEPPENHEIM, P., HAMPERL, H., KAUFMANN, C., OBER, K. G.: Die Beziehungen des Schleimepithels zum Plattenepithel an der Cervix uteri im Lebenslauf der Frau. Arch. Gynäk. **190**, 303—345 (1958). — SCHRÖDER, R.: Weibliche Genitalorgane. In: W. V. MÖLLENDORFF, Handbuch der mikroskopischen Anatomie des Menschen, Bd. VII/1. Berlin: Springer 1930. — SCHWALM, H., DUBRAUSZKY, V.: The structure of the musculature of the human uterus-muscles and connective tissue. Amer.

J. Obstet. Gynec. **94**, 391—404 (1966). — Schwarz, O. H., Young, Cl. C.: The structure and function of the cortex of the human ovary. Amer. J. Obstet. Gynec. **59**, 820—830 (1950).— Schwarz, W.: Heutige Vorstellungen über die ultramikroskopische Struktur des Bindegewebes. II. Symposion an der Medizinischen Univ.-Klinik Münster. „Struktur und Stoffwechsel des Bindegewebes." Stuttgart: Thieme 1960. — Scully, R. E.: An unusual ovarian tumor containing Leydig cells but associated with endometrial hyperplasia, in a postmenopausal women. J. clin. Endocr. **13**, 1254—1264 (1953). — Sekeris, C. E.: Wirkung der Hormone auf den Zellkern. 18. Colloquium d. Ges. f. Physiol. Chemie 1967 „Wirkungsmechanismen der Hormone". Berlin-Heidelberg-New York: Springer 1967. — Sellheim, H.: Die Physiologie der weiblichen Genitalien. In: W. Nagel, Handbuch der Physiologie des Menschen, Bd. II/1. Braunschweig: Vieweg & Sohn 1907. — Selye, H.: Textbook of endocrinology, 3. Aufl. Montreal: Acta endocrinologica Inc. 1949. — Sevringhaus, E. L.: The management of the climacteric. Springfield: Charles C. Thomas 1948. — Sharman, A.: The menopause. In: S. Zuckerman, The ovary, vol. I. New York and London: Academic Press 1962. — Shdanov, D. A.: Alternsveränderungen der Lymphkapillaren und -gefäße. Arch. Anat., Histol. u. Embryol. **39**, H. 10, 24—36 (1960). — Shippel, S.: The ovarian theca cell. Amer. J. Obstet. Gynec. **57**, 362—387 (1950). — Short, R. V.: Steroid concentrations in the follicular fluid of mares at various stages of the reproductive cycle. J. Endocr. (Oxford) **22**, 153—163 (1961). ~ Ovarian steroid synthesis and secretion in vivo. Recent Progr. Hormone Res. **20**, 303—340 (1964). — Simmer, H. H.: Allgemeine Einführung in die Endokrinologie der Fortpflanzung. In: O. Käser, V. Friedberg, K. G. Ober, K. Thomsen und J. Zander, Gynäkologie und Geburtshilfe, Bd. I. Stuttgart: Thieme 1969. — Smolka, H., Soost, H.-J.: Grundriß und Atlas der gynäkologischen Zytodiagnostik. Stuttgart: Thieme 1965. — Sohma, M.: Über die Histologie der Ovarialgefäße in den verschiedenen Lebensaltern, mit besonderer Berücksichtigung der Menstruations- und Ovulationssklerose. Arch. Gynäk. **84**, 377—422 (1908). — Sommers, S. C., Teloh, H. A.: Ovarian stromal hyperplasia in breast cancer. Arch. Path. **53**, 160—166 (1952). — Spassokukotzki, J. A., Bartschenko, L. I., Genis, E. D.: Langes Leben und physiologisches Altern. Kiew: Staatl. Medizin. Verl. d. Ukrain. SSR 1963. — Speert, H.: The endometrium in old age. Surg. Gynec. Obstet. **89**, 551—559 (1949).— Spuler, A.: Entwicklungsgeschichte des weiblichen Genitalapparates. In: W. Stoeckel, Handbuch der Gynäkologie, Bd. I/1. München: Bergmann 1930. — Stanton, E. F.: Pregnancy after forty-four. Amer. J. Obstet. Gynec. **71**, 270—283 (1956). — Staemmler, H. J.: Störungen der weiblichen Sexualfunktion. In: A. Jores und H. Nowakowski, Praktische Endokrinologie, 2. Aufl. Stuttgart: Thieme 1964a. ~ Die gestörte Regelung der Ovarialfunktion. Berlin-Göttingen-Heidelberg: Springer 1964b. — Stange, H.-H.: Ein Beitrag zur normalen und pathologischen Anatomie des Rete ovarii. Zbl. Gynäk. **78**, 81—85 (1956a). ~ Ein Beitrag zur Histogenese der Hiluszellen. Zbl. Gynäk. **78**, 129—132 (1956b). — Starck, D.: Embryologie, 2. Aufl. Stuttgart: Thieme 1965. — Sternberg, W. H.: The morphology, androgenic function, hyperplasia and tumors of the human ovarian hilus cells. Amer. J. Path. **25**, 493—522 (1949). — Stieve, H.: Die Oozytenschwäche der alternden Frau. Zbl. Gynäk. **73**, 637—643 (1951). ~ Der Einfluß des Nervensystems auf Bau und Tätigkeit der Geschlechtsorgane des Menschen. Stuttgart: Thieme 1952. ~ Cyclus, Physiologie und Pathologie (Anatomie). Arch. Gynäk. **183**, 178—203 (1953).

Tagliaferro, I. E., Wells, J., Kay, S., Hoge, R. H.: Ovarian hilus cell (Leydig cell) hyperplasia associated with masculinization. Arch. intern. Med. **91**, 675—684 (1953). — Thibault, C.: L'œuf des mammifères sou développement parthenogénétique. Ann. Sci. nat. Zool. **11**, 136—219 (1949). — Thung, P. J.: Ageing changes in the ovary. In: G. H. Bourne, Structural aspects of ageing. London: Pitman Medical Publishing Co. Ltd. 1961. — Tommaselli, A.: Su d'un particolare comportamento del tessuto elastico nelle varie fasi evolutive del corpo luteo. Ginecologia (Torino) **2**, 97—108 (1936).

Ufer, J.: Hormontherapie in der Frauenheilkunde. Grundlagen und Praxis, 3. Aufl. Berlin: de Gruyter & Co. 1966.

Velardo, J. T., Rosa, Ch. G.: Enzyme, III. Teil: Female genital system. In: W. Graumann und K. Neumann, Handbuch der Histochemie, Bd. III/3. Stuttgart: Fischer 1963. — Verzár, F.: Experimentelle Gerontologie. Stuttgart: Enke 1965a. ~ Biologie des Alterns. In: W. Doberauer, A. Hittmaier, R. Nissen und F. H. Schulz, Handbuch der praktischen Geriatrie, Bd. I. Stuttgart: Enke 1965b. — Vokaer, R.: Observations sur l'histologie, l'histométrie et l'histophotométrie de l'endométre humain. Gynéc. et Obstét. **50**, 372—385 (1951). ~ La fonction ovarienne et son exploration. Histogenèse — Histophysiologie. Chimie des hormones ovariennes. Techniques d'exploration. Paris: Masson & Cie. 1956. — Voss, H. E.: Zur Physiologie und Pathologie der Produktion androgener Wirkstoffe im weiblichen Organismus. Z. Geburtsh. Gynäk. **140**, 83—102 (1954).

Wagner, H.: Das Klimakterium der Frau. Stuttgart: Enke 1955. — Waldeyer, W.: Eierstock und Ei. Leipzig: Engelmann 1870. — Wallart, J.: Sur le tissu paraganglionnaire de l'ovaire humain. Arch. Anat. (Strasbourg) **7**, 1—39 (1927). ~ Über das paraganglionäre

Gewebe des Eierstockes während der Schwangerschaft und bei Myom des Uterus. Arch. Gynäk. **138**, 564—584 (1929). — WALLART, J., SCHEIDEGGER, S.: Ovarialcarcinom und Rete ovarii. Virchows Arch. path. Anat. **292**, 643—651 (1934). — WASSERMANN, F.: The intercellular components of connective tissue: origin, structure and interrelationship of fibers and ground substance. Ergebn. Anat. Entwickl.-Gesch. **35**, 240—333 (1956a). ~ Über die strukturellen Grundlagen der Chemie und des Stoffwechsels der Stützsubstanzen. 7. Colloquium d. Ges. f. Physiol. Chemie „Chemie und Stoffwechsel von Binde- und Knochengewebe". Berlin-Göttingen-Heidelberg: Springer 1956b. — WASSERMANN, F., KUBOTA, L.: Observations on fibrillogenesis in the connective tissue of the chick embryo by the aid of silver impregnation. J. biophys. biochem. Cytol. **2**, 67—72 (1956). — WATZKA, M.: Weibliche Genitalorgane. Das Ovarium. In: W. v. MÖLLENDORFF, Handbuch der mikroskopischen Anatomie des Menschen, Bd. VII/3. Berlin-Göttingen-Heidelberg: Springer 1957. — WEINMANN, J.: Statistische Untersuchungen zur Entstehung von Lippen-Kiefer-Gaumenspalten. Inaug.-Diss. München 1959. — WENNER, R.: Les glandes endocrines chez la femme agée. Schweiz. med. Wschr. **89**, 1197—1204 (1965). — WENNER, R., HAUSER, G. A.: Die Umstellung der innersekretorischen Drüsen bei der alternden Frau und ihre Folgen für den Organismus. 5. Symposion d. Dtsch. Ges. f. Endokrinologie 1957 „Hormone und Psyche — Die Endokrinologie des alternden Menschen". Berlin-Göttingen-Heidelberg: Springer 1958. — WERTHEMANN, A.: Allgemeine Teratologie mit besonderer Berücksichtigung der Verhältnisse beim Menschen. In: F. BÜCHNER, E. LETTERER, F. ROULET, Handbuch der allgemeinen Pathologie, Bd. VI/1. Berlin-Göttingen-Heidelberg: Springer 1955. — WINIWARTER, H. v.: Das interstitielle Gewebe der menschlichen Ovarien. Anat. Anz. **33**, 1—9 (1908). — WINTER, G. F.: Methodisches zur quantitativen Histologie des menschlichen Eierstockes. Zbl. Gynäk. **82**, 1297—1304 (1960). — WINTER, G. F., PÄTZ, A.: Die Mißbildungshäufigkeit in Berlin und Umgebung in den Jahren 1950—1956. Arch. Gynäk. **190**, 404—418 (1958). — WITT, H. J.: Vorkommen und Verteilung von Mißbildungen in den letzten fünfundfünfzig Jahren. Zbl. Gynäk. **80**, 1432—1442 (1958). — WOLL, E., HERTIG, A. T., SMITH, G. VAN, JOHNSON, L.: The ovary in endometrial carcinoma. With notes on the morphological history of the aging ovary. Amer. J. Obstet. Gynec. **56**, 617—633 (1948). — WOLTKE, W.: Beiträge zur Kenntnis des elastischen Gewebes in der Gebärmutter und im Eierstock. Beitr. path. Anat. **27**, 575—585 (1900). — WÜRTERLE, A.: Zur Altersabhängigkeit der Ausscheidung von 17-Ketosteroiden bei der Frau (unter besonderer Berücksichtigung der Ovarialfunktion). 5. Symposion d. Dtsch. Ges. f. Endokrinologie 1957 „Hormone und Psyche — Die Endokrinologie des alternden Menschen". Berlin-Göttingen-Heidelberg: Springer 1958.

ZANDER, J.: Steroids in the human ovary. J. biol. Chem. **232**, 117—122 (1958). — ZANDER, J., HOLZMANN, K.: Der menschliche Zyklus. In: O. KÄSER, V. FRIEDBERG, K. G. OBER, K. THOMSEN und J. ZANDER, Gynäkologie und Geburtshilfe, Bd. I. Stuttgart: Thieme 1969. — ZONDEK, B.: Über die Funktion des Ovariums. Z. Geburtsh. Gynäk. **90**, 372—380 (1926).

Das Altern endokriner Drüsen

Von

RAINER SCHMIDT, Halle/Saale

Mit 23 Abbildungen

I. Einleitung

Mit Sicherheit darf heute die Frage nach einer möglichen Zellalterung für die höheren Lebensformen bejaht werden, da mit zunehmender Spezialisierung der Zellen eine Rückkehr zu undifferenzierten Zuständen unmöglich geworden und trotz zeitweilig erhalten gebliebener Teilungsfähigkeit das Leben dieser Zellen begrenzt ist[1]. Unter Altern verstehen wir eine Änderung in lebenden Systemen während der Zeitpassage[2], die mit einer sichtbaren Einbuße an Lebendigkeit, Minderung der Leistung und Verringerung der im Stoffwechsel verfügbaren Substanzen verbunden ist. Die Faktoren, die zu solchen Alternsvorgängen an einem Organ führen können, sind möglicherweise für alle übrigen Organe andere, ebenso der Zeitpunkt des Auftretens erster Alternsveränderungen. Die moderne Alternsforschung steht ohne Zweifel einem außerordentlich komplizierten und komplexen biologischen Problem gegenüber, bei dessen Klärung nicht nur die Stadien des Erwachsenseins und des Greisenalters berücksichtigt werden müssen, sondern auch die Perioden der Geburt, des Wachstums und der Fortpflanzung. Altern beginnt bereits unmittelbar mit der Empfängnis und umspannt den ganzen Individualcyclus.

Im folgenden werden die morphologischen und funktionellen Veränderungen an den Organen des endokrinen Regulationsapparates behandelt, die als Kriterien der Gewebs- und Zellalterung Anerkennung gefunden haben, ohne dabei alle Anzeichen und Symptome des Alterns im Lichte der verschiedenen Alternstheorien zu erörtern. Eingedenk der Tatsache, daß sich die Gerontologie erst in den vergangenen Jahren zu einem rasch entwickelnden und angesehenen Forschungsgebiet auszuweiten begonnen hat, ist es verständlich, daß die bisher am Endocrinium beim Altern in Erscheinung tretenden Degenerationsvorgänge überwiegend in der Phase der Rückbildung des Individuums untersucht und beobachtet wurden und zum großen Teil Charakter von Einzelbeobachtungen ohne gezielte und systematische Bearbeitung zur Lösung des biologischen Grundproblems besitzen. Aus diesem Grunde wenden wir uns vor der Besprechung der Alternsveränderungen an den einzelnen endokrinen Drüsen der zentralen Frage nach den altersbedingten Veränderungen in Geweben, Parenchymzellen bzw. Funktionszellen spezifischer Gewebe zu, da Krankheit und chronisches Leiden, Ernährungsunterschiede und sogar funktionelle Zustände Bilder hervorrufen können, die Alternsveränderungen gleichen können, aber nicht zum normalen Alternsprozeß gehören.

---

[1] CURTIS 1968.   [2] STREHLER 1962.

II. Der inkretorische Regulationsapparat

Zum inkretorischen Regulationsapparat werden alle Organe und Zellsysteme gerechnet, die Hormone in den Blut- und Lymphstrom abgeben[3]:

1. Das Zwischenhirn-Hypophysensystem, 2. die Epiphysis cerebri, 3. die Schilddrüse, 4. die Epithelkörperchen, 5. die Nebennieren und Paraganglien, 6. die Pankreasinseln, 7. das endokrine Zellsystem der Magen- und Darmschleimhaut, 8. Anteile der Keimdrüsen, 9. die Placenta, 10. spezialisierte Ganglienzellgruppen des vegetativen Systems und 11. periphere Zellen der Gefäßwand.

Von all diesen Systemen bzw. Organen des inkretorischen Apparates werden — bis auf die innersekretorischen Anteile der Keimdrüsen und der Placenta, die ihre Bearbeitung im Abschnitt ,,Altern der Geschlechtsorgane'' erfahren —, soweit bekannt, in den folgenden Kapiteln die Veränderungen im Lebenslauf zusammengefaßt, die nach Ansicht der jeweiligen Autoren zu Leistungsminderungen und Einbußen der Funktionstüchtigkeit im höheren Alter führen sollen. Bei dem derzeitigen Stand unseres Wissens von alternsbedingten Struktur- und Funktionswandlungen im innersekretorischen Regulationssystem muß sich die Bearbeitung vorerst nur auf das Aufspüren und Zusammentragen alternsspezifischer Erscheinungen am inkretorischen Einzelorgan erstrecken. Dieser Umstand ist bei den immer umfangreicher werdenden Vorstellungen über Verknüpfungen des Endocriniums untereinander sowie mit Abschnitten des zentralen und vielleicht auch des vegetativen Nervensystems im Sinne einer Rückkoppelung unbefriedigend, spiegelt aber deutlich den Rückstand der gerontologischen Forschung auf diesem wichtigen Gebiet biologischer Prozeßregelung wider.

Die Deutung von morphologischen Veränderungen an den Hormonbildungsstätten im Laufe der Biomorphose als echte Alternserscheinungen und die Abgrenzung solcher Zustandsbilder von ähnlichen, aber nicht alternsbedingten wird durch verschiedene Besonderheiten des inkretorischen Systems zusätzlich erschwert. Obwohl man an Hand klinischer Beobachtungen, experimenteller Untersuchungen und gedanklicher Überlegungen zeitweilig am Endocrinium jenen Vorgängen, die man als Alternsveränderungen im Gesamtorganismus bezeichnete, eine Schlüsselstellung zuerkennen wollte[4], sind die biologischen Vorgänge des Alterns an den Einzelgliedern des innersekretorischen Systems weitgehend unbekannt. Gründe hierfür sind in der komplizierten Vermaschung der endokrinen Drüsen zu Regelsystemen zu suchen, deren Kenntnis und Erforschung selbst für das ,,nichtgealterte'' Inkretsystem bei weitem noch nicht abgeschlossen sind. Aber auch das Wissen der von BARGMANN (1970) ausführlich dargestellten licht- und elektronenmikroskopischen Wandlungen im Gefüge der Hormonbildungsstätten als Ausdruck von Rhythmen oder funktionellen Phasen wie der Hormonbildung, Stapelung und Ausschüttung sind bei der Suche nach Alternsveränderungen an dem einzelnen endokrinen Organ Voraussetzung. All diese Dinge mögen dazu geführt haben, daß das Endocrinium, vielleicht mit Ausnahme der ursprünglich für das Altern wichtig angesehenen innersekretorischen Anteile der Geschlechtsorgane, heute noch zu den vernachlässigten Gebieten der Alternsforschung gehört, obwohl bereits vor 45 Jahren in einer zusammenfassenden Monographie auf die Aktualität der Thematik und das geringe Wissen über alternsbedingte Veränderungen an den endokrinen Drüsen hingewiesen wurde[5]. Im "Background Paper on Research in Gerontology: Medical", einer Arbeitsvorlage des "National Advisory Committee for the White House Conference on Aging" aus dem Jahre 1961, die die ungelösten Probleme der Alternsforschung in den einzelnen medizinischen Disziplinen aufzeigen sollte, wird als Erklärung für die minimale

---

[3] BARGMANN 1970.   [4] BARTHELHEIMER 1954.   [5] COOPER 1925.

alternsbezogene Forschung eine mangelnde Begeisterungsfähigkeit anerkannter Endokrinologen für gerontologische Probleme angegeben[6].

III. Kriterien der Gewebs- und Zellalterung

In den vergangenen Jahren hat das Fehlen einer gebräuchlichen Definition und objektiver Kriterien viel Verwirrung in das biologische Konzept des Alterns gebracht. Nach Strehler (1962) ist das Altern eine Eigentümlichkeit des Organismus und nicht seiner Umgebung. Alternsveränderungen sollten in den günstigsten Umweltbedingungen ablaufen, gruppencharakteristisch, universell, fortschreitend, innerlich bedingt und funktionsmindernd sein. Nur bei Berücksichtigung all dieser Forderungen ist eine objektive Alternsforschung möglich, die die natürlichen, zu Dysfunktionen und letztlich Tod führenden Grundveränderungen von Struktur und Funktion erfassen kann und von den krankheitsbedingten abzugrenzen in der Lage ist. Ein Teil der sich widersprechenden, angeblich alternsbedingten Befunde an den endokrinen Drüsen mag auf einer Nichteinhaltung dieser Forderungen beruhen und erschwert, gültige Verallgemeinerungen über die Biomorphose der jeweiligen Inkretorgane zu treffen. Detaillierte Untersuchungen mit modernen Verfahren der Biochemie und der Morphologie gestatten, künftig zunehmend objektivere Einblicke in quantitative, chemische und morphologische Wandlungen der Zellverbände, Zellen und subcellulären Bestandteile hormonbildender Drüsen im Alternsablauf.

Während die älteren Gerontologen[7] alternsbedingte Funktionsminderungen und morphologische Veränderungen im Zusammenhang mit der bei Metazoen typischen zunehmenden Verknüpfung und fortschreitenden Spezialisierung der Zellen sehen möchten, wird heute für das Altern mehr die Zell- als Gewebs-, Organ- oder gar Organsystemebene verantwortlich gemacht. Sicher ist eine so krasse Abstufung der beim Altern in Mitleidenschaft gezogenen morphologischen Bereiche nicht möglich und auch nicht wahrscheinlich. Geeignet erscheint daher die von Strehler (1963) vertretene Arbeitshypothese, nach der sich im Alternsprozeß auf beiden Ebenen, der sub- und supracellulären, Veränderungen abspielen, aber die dominierenden und irreversiblen von Zellschädigungen herrühren.

IV. Die innersekretorisch tätige Zelle im Alter

Wir wissen, daß die innersekretorischen Drüsen wie jedes andere Körpergewebe im wesentlichen aus Zellen derselben Differenzierungsrichtung, den eigentlichen Funktionszellen, und der dazugehörigen extracellulären Komponente, der Intercellularsubstanz mit den verschiedenen fibrösen und kolloidalen Bestandteilen (kollagene, elastische und retikuläre Fasern) besteht. Alternsveränderungen treten vor allem am Kollagen und an den anderen Bindegewebselementen auf und werden gern als Modellfälle des Alternsvorganges analysiert. Da diese Wandlungen am Bindegewebe in einem gesonderten Abschnitt ausführlich beschrieben werden, darf die Bindegewebsalterung in den endokrinen Drüsen nur global erwähnt und das Interesse überwiegend auf die Veränderungen gerichtet werden, die sich bei der Gewebsalterung an den eigentlichen Drüsen-, Parenchym- oder auch Funktionszellen der Inkretorgane kundtun. Wie eng Funktionszellen und Bindegewebselemente allerdings miteinander verbunden sind, zeigen die Organgewichte im höheren Alter. Allgemein darf eine Gewichtsabnahme des spezifischen

---

[6] Busse, Flieder und Bortz 1961.   [7] Pearl 1921.

Organgewebes als Alternskriterium gewertet werden, auch wenn das Organgesamtgewicht durch Fetteinlagerung oder teilweisen Bindegewebsersatz der spezifischen Funktionszellen unverändert oder sogar erhöht erscheint.

1. Zelle

Innersekretorisch tätige Zellen unterscheiden sich von inaktiven Elementen im allgemeinen durch Zellvergrößerung und Volumenzunahme des Kerns[8]. Diesen funktionellen Veränderungen gesellen sich im Alter weitere Erscheinungsformen der Zellen zu, deren degenerative Natur überwiegt. Hierher gehören die intracellulären Fett- und Pigmenteinlagerungen, die Entstehung von Vacuolen in der Zelle sowie einige Veränderungen an den Zellorganellen. Die Drüsenzellen fallen durch Abnahme der regelmäßigen Zellanordnung, bedingt durch eine größere Inhomogenität der Einzelzellen im Vergleich zu Gewebszellen junger Individuen, durch Unterschiede in der Intensität der Färbungen und durch eine größere Variabilität der Kernvolumina — möglicherweise durch eine Abnahme der Kern-Plasma-Relation — auf. Zuweilen wird ein Zellverlust noch als Zeichen der Gewebsalterung in endokrinen Organen gewertet, obwohl Zweifel bestehen, ob Zelltod und Zellverlust tatsächlich allgemeine Symptome des Alternsprozesses beim Menschen und beim Tier sind.

2. Zellkern

Das Volumen eines Zellkerns kann im Zusammenhang mit der Zelltätigkeit beträchtlich schwanken und wird sowohl von einer Reihe äußerer Umwelteinflüsse und individueller Faktoren (Stress, Geschlecht, Sexualcyclus, tages- und jahreszeitliche Schwankungen im Hormonhaushalt) als auch vom Lebensalter beeinträchtigt. Die karyometrische Beurteilung von Zellen endokriner Organe verlangt vom morphologisch tätigen Alternsforscher besondere Zurückhaltung und Objektivität, da Änderungen im Kernvolumen für sich allein betrachtet recht wenig Verläßliches über den Funktions- und Alternszustand eines Organs aussagen können. Die älteren Vorstellungen von einer Zunahme der relativen Kerngröße bei verjüngend wirkenden Eingriffen und einer Vermehrung des Plasmas im Vergleich zur Kernmasse als Ausdruck des Alterns wurden experimentell nicht gründlich genug untermauert. Allgemeine Untersuchungen über den Einfluß von Ermüdung und Alter auf die Kerngröße beim Rind zeigten keinerlei Veränderungen der Kerngrößen. Die oft beschriebenen Kernunregelmäßigkeiten, sowie das häufigere Auftreten von Amitosen, Pyknosen und Karyolysen[9] sind nach STREHLERs (1962) Auffassung mehr Folge einer Gewebsmilieuverschlechterung als Widerspiegelung von Alternsprozessen. Dementgegen werden andererseits die Zunahmen von geschädigten bzw. vom Normzustand abweichenden Kernen mit Zellalterung korreliert und die Veränderungen als strahlungsbedingt gedeutet[10].

Neben dem häufigeren Auftreten von Amitosen, die als Ausdruck einer gesteigerten Organtätigkeit und eines überstürzten Zellersatzes möglicherweise infolge einer alternsbedingten Gewebsmilieuverschlechterung zu werten sind, wird bei der Altersbeurteilung der Hormondrüsen der Mitosehäufigkeit besondere Beachtung geschenkt. Während die Abnahme der Mitosen in den Funktionszellen der Hypophyse[11] und im Follikelepithel der Schilddrüse[12] als ein typisches Zeichen für die Alterung und Leistungsminderung der betreffenden Drüsen gewertet werden, läßt sich das Auftreten von Riesenzellen, Mehrkernigkeit und Nebennuclei, bei-

---

[8] BARGMANN 1970, Lit.   [9] ANDREW 1943.   [10] CURTIS 1968.
[11] CHARIPPER, PEARLSTEIN und BOURNE 1961.
[12] KORENCHEVSKY, PARIS und BENJAMIN 1953, BLUMENTHAL 1955.

spielsweise in den Kernen des hypothalamo-neurohypophysären Systems[13] oder im Nebennierenmark[14], auf die gesteigerte Amitosetätigkeit zurückführen. Alternsbedingte Veränderungen an den Zell- und Kernmembranen sind morphologisch infolge fortwährender Umwandlungen der Membransysteme sicher schwierig zu erfassen und gegenwärtig unbekannt.

3. Zellorganellen und paraplasmatische Substanzen

Alternsveränderungen auf der Zellebene müssen sich auch an den subcellulären Organellen abspielen und evtl. sichtbar machen lassen. Da die Zelle kein unbegrenzt kompliziertes biologisches System darstellt, können für solche Veränderungen nur das endoplasmatische Reticulum, der Golgi-Komplex, die Mitochondrien, die Granula, Vacuolen und Einschlußkörper (Pinocytosevacuolen, Lysosomen, Lipofuscingranula) in Frage kommen.

a) Ergastoplasma

Da zwischen der Ausbildung des Ergastoplasmas und der Stoffwechselaktivität endokriner Zellen besonders enge Beziehungen bestehen[15], wie sich an Epithelkörperchen und kälteaktivierten Schilddrüsen hat zeigen lassen[16], müßte die endokrine Zelle bei einer Minderung der Zellfunktion und Leistung im Alter eine Abnahme bzw. einen Verlust von endoplasmatischem Reticulum erwarten lassen. Für diese Annahme fehlen bisher die morphologischen Beweise.

b) Golgi-Komplex

Ob die an Nervenzellen beschriebene Umwandlung des netzartigen Golgi-Komplexes in nicht zusammenhängende irreguläre Granula als typische Alternserscheinung gedeutet werden darf[17], erscheint bei den von Bargmann (1970) zusammengestellten vielfältigen Erscheinungsformen des Golgi-Gerüstes in Abhängigkeit vom Funktionszustand zumindest für die endokrinen Zellen recht fragwürdig. So kann sich der reich verästelte Golgi-Apparat nichtgealterter und hochaktiver Thyreoideazellen[18] bereits im Zustand der Inkretstapelung in eine fragmentierte Form umwandeln, ebenso der in der ersten Hälfte des Geschlechtscyclus hypertrophierte Golgi-Apparat der eosinophilen und basophilen Hypophysenvorderlappenzellen in der zweiten Cyclushälfte[19]. Ob die Wandlungen am Golgi-Apparat rein funktioneller Natur oder auch Ausdruck alternsbedingter intracellulärer Veränderungen sind, kann momentan nicht beantwortet werden.

c) Mitochondrien

Die Mitochondrien zählen neben dem Kern zu den konstantesten Zellstrukturen endokriner Zellen. Anzahl, Form und Größe sind in den einzelnen Zellen recht variabel, stehen jedoch mit der Stoffwechselintensität in einer direkten Beziehung. Leider wissen wir bisher noch nichts Genaues über die Lebensdauer der einzelnen Mitochondrien[20] und damit auch noch nichts Sicheres über die Entwicklungs- und Abbauformen dieser Zellorganelle. Zusätzlich vollziehen sich bereits unter physiologischen Bedingungen an den Mitochondrien eine Reihe von strukturellen Formänderungen, die das Erkennen etwaiger alternsbedingter Wandlungen erschwert. Mitochondrien des Schilddrüsenfollikelepithels gehören zum Crista-Typus[21],

[13] von Buttlar-Brentano 1954.   [14] Clara 1936.   [15] Lever 1961, Lit.
[16] Bargmann 1970.   [17] Andrew 1960.   [18] Bargmann 1939, Lit.   [19] Romeis 1940.
[20] Klug 1968.   [21] Ekholm und Sjöstrand 1957.

während Mitochondrien von Nebennierenrinden-, Gelbkörper-, Placenta- und Leydig-Zellen der Säugetiere als Steroidhormonbildner zum Tubulus-Typ[22] oder bei etwas abgeänderter Innenstruktur meist in den Nebennierenrindenzellen zum Sacculus-Typ[23] gerechnet werden. Als eindrucksvolles Beispiel für die Möglichkeit eines funktionell bedingten Strukturwechsels von Mitochondrien sei der Wandel von Mitochondrien des Tubulus-Typs in Mitochondrien des Crista-Typs in den Leydig-Zellen nach Hypophysektomie, infolge Wegfalls der stimulierenden Beeinflussung der Androgenbildung im Hoden durch die Hypophysenvorderlappenzellen, erwähnt[24]. Auch gegenüber pathologischen Bedingungen oder Milieuveränderungen sind die Mitochondrien sehr empfindlich, so daß eine Abgrenzung von funktionell, pathologisch oder alternsbedingten Mitochondrienveränderungen schwerfallen dürfte. Versuche, das Alter eines Tieres in Beziehung zur Morphologie seiner Mitochondrien zu setzen[25], stoßen verständlicherweise auf Widerspruch, da die Degenerationen oder die verschiedenen Zustandsformen und Gruppierungen dieser Zellorganellen zu universellen Ursprungs sein können. Nach STREHLER (1963) sollte daher die Fragestellung, ob Mitochondrien altern können, dahingehend abgewandelt werden, daß man das Augenmerk mehr auf möglicherweise unterschiedliches Reaktionsverhalten der Mitochondrien in alten und jungen Zellen nach Einwirkungen von außen richtet.

d) Pigmente, Lysosomen

Pigmenteinlagerungen in endokrinen Drüsenzellen, vor allem im Hinter-[26], aber auch Vorderlappen[27] der Hypophyse, sowie in den einzelnen Abschnitten der Nebenniere[28] (s. S. 619), galten bisher als sicheres morphologisches Alternskriterium. In vielen Untersuchungen werden daher Beziehungen zwischen Pigmentzunahme und Organalterung geknüpft. Obwohl in bezug auf die Nebenniere solche Relationen heute in Frage gestellt bzw. zurückhaltender beurteilt werden[29] und vielfach die Lipofuscinanhäufungen generell als Folge vorausgegangener Insulte und Gewebsschädigungen betrachtet werden, scheint die Pigmentablagerung dennoch ein wesentliches Merkmal im Alternsprozeß zu sein[30]. Sollten die Lipofuscine durch Anhäufung und Autooxidation von Lipidkomponenten der Lysosomen entstehen, könnten die Lysosomen zu einem wichtigen Faktor bei der morphologischen Alternsbestimmung auch endokriner Zellen werden. Zur Zeit sind die Untersuchungsbefunde verschiedener Autoren jedoch zu heterogen, um die lysosomalen Enzymaktivitäten zum Index des Alterns zu erklären[31].

V. Allgemeine Bedeutung der endokrinen Drüsen beim Alternsvorgang

Die endokrinen Drüsen spielen eine bedeutende Rolle bei der Realisierung und Steuerung des genetisch programmierten Wachstums und der Entwicklung des Säugetierorganismus. Es ist daher verständlich, wenn man diesem System auch eine entscheidende Bedeutung in den Phasen der Rückbildung des Lebensablaufes beimessen wollte. Eine der Alternstheorien versuchte, die endokrinen Drüsen für das Altern des Gesamtorganismus verantwortlich zu machen. Aus „Abnutzung" der verschiedenen endokrinen Organe resultiere ein Nachlassen ihrer Funktionen,

---

[22] BELT und PEASE 1956.   [23] LINDNER 1966.   [24] EKHOLM und SJÖSTRAND 1957.
[25] DEMPSEY 1956.   [26] COOPER 1925.   [27] PAYNE 1946, 1952.
[28] MÜHLMANN 1896, 1927, ELLIOTT und ARMOUR 1911, BOURNE und JAYNE 1961, DELAMARE 1904, MERKEL 1915, DIETRICH und SIEGMUND 1926, DRIBBEN und WOLFE 1947.
[29] BACHMANN 1954.   [30] SULKIN 1955.   [31] ELENS und WATTIAUX 1969.

was einen allgemeinen Alternsprozeß einleitet und im Nachgang alle übrigen Körperzellen altern läßt. Ob diese Vorstellungen zu Recht bestehen und das endokrine System die dominierende Rolle für Alternsvorgänge im Gesamtorganismus spielt, erscheint nach funktionellen Untersuchungen zweifelhaft. So werden von den endokrinen Drüsen (Hypophyse, Gonaden, Nebennieren, Schilddrüse, Epithelkörperchen, Pankreas, Epiphyse) 24 verschiedene Hormone abgesondert, von denen nur 7 im Alter möglicherweise durch „Abnutzung" ihrer Produktionsstätten vermindert sind. 3 Hormone werden im Alter vermehrt abgegeben, 6 sind in allen Lebensphasen konstant bzw. schwanken zur Zeit der Pubertät und in den letzten Lebensdekaden, während von 8 der 24 Hormone Altersbeziehungen völlig unbekannt sind. Nach unseren derzeitigen Kenntnissen nehmen die Funktionen der endokrinen Drüsen selbst unter Berücksichtigung des allgemeinen Leistungsabfalls aller Systeme im alten Organismus weniger als alle anderen Körperfunktionen ab[32]. Inwieweit die oft nur geringen funktionellen Alternsveränderungen mit strukturellen Involutionserscheinungen in den einzelnen Hormondrüsen korreliert sind, soll in den nachfolgenden Abschnitten aufgezeigt werden. Sicher komplizieren die unterschiedlichen Lebensspannen beim Menschen und bei den für die gerontologische Forschung herangezogenen Laboratoriumstieren die Vergleichsmöglichkeiten der Alternsveränderungen in den endokrinen Drüsen. Nach Untersuchungen von Andrew (1957) ist es allerdings möglich, die Organe einer 2 Jahre alten Maus mit denen einer 3jährigen Ratte, eines 7jährigen Meerschweinchens und eines 70—80jährigen Menschen zu vergleichen. Alternsveränderungen wie Pigmentablagerung, gesteigerte Amitosehäufigkeit, Ersatz spezifischer Zellen durch Binde- oder Fettgewebe, Hyperplasien und regelmäßiges Auftreten ektopischen Lymphgewebes in verschiedenen Organen und inkretorischen Drüsen sollen beim Menschen und den genannten Laboratoriumstieren gleich oder ähnlich sein. Nur die bei einigen Tieren weitaus geringeren arteriosklerotischen Veränderungen an den Gefäßen weichen deutlich von denen des Menschen ab.

VI. Struktur- und Funktionsänderungen der innersekretorischen Organe und Systeme im Alter

Die morphologischen Grundlagen der cellulären Prozesse und die auffälligen, lichtmikroskopisch faßbaren Wandlungen im Gefüge der Hormonbildungsstätten, sog. Morphokinesen, die sich im Zusammenhang mit der inneren Sekretion abspielen und bei der Abgrenzung von Alternsveränderungen beachtet werden müssen, sind bei Bargmann (1970) ausführlich dargestellt. Auf den Bau der innersekretorischen Organe und Systeme im Wandel unterschiedlicher Funktionsstadien braucht deshalb in den folgenden Abschnitten nicht näher eingegangen zu werden. Nur die an den einzelnen Gliedern des innersekretorischen Systems erhobenen morphologischen Alternsveränderungen sollen in der vorgeschriebenen Kürze dargestellt und mit funktionellen Befunden, soweit möglich, in Zusammenhang gebracht werden.

1. Das Zwischenhirn-Hypophysensystem

Zum Zwischenhirn-Hypophysensystem wird die aus Vorderlappen, Pars intermedia, Pars tuberalis und Hinterlappen (mit Infundibulum, Eminentia mediana und sog. Zwischenstück) bestehende Hypophyse mit ihren Verbindungen zu den Kernen des Hypothalamus gerechnet.

---

[32] Curtis 1968.

A. Morphologische Alternsveränderungen

Die etwa 610—800 mg schwere menschliche Hypophyse ist nicht die größte, aber funktionell wohl wichtigste der innersekretorischen Drüsen. Sie stimuliert und steuert alle anderen Inkretorgane in den wichtigsten Abschnitten des Lebensablaufes, unterliegt aber selbst durch ihre engen morphologischen und funktionellen Beziehungen mit Kernen des Hypothalamus einer zentralen Regulation durch das Gehirn. Es ist verständlich, wenn man der Hypophyse auf Grund dieser bevorzugten Stellung im innersekretorischen System eine besondere Bedeutung und Verantwortlichkeit für den Alternsprozeß zuerkennen wollte. Vorstellungen, den Alternsprozeß mit Hypophysenhormoninjektionen aufzuhalten oder zu verlangsamen, ließen sich experimentell nicht bestätigen. Kommt der Hypophyse nach heutiger Auffassung auch nicht die entscheidende Rolle für die Auslösung eines allgemeinen Alternsvorganges im Organismus zu, so unterliegt die Drüse selbst dem Altern und weist mehr oder weniger deutliche Zeichen alternsbedingter Veränderungen auf. Neben Auffassungen, die Hypophyse sei auch im hohen Alter nicht sichtbar verändert, gibt es eine Vielzahl von Befunden beim Menschen und beim Tier, die als alternsbedingt gedeutet wurden. Zu ihnen gehören[33]:

Veränderungen im Zellbestand des Vorderlappens und in der Struktur der Zellen
    Zunahme der basophilen Zellen
    Abnahme der eosinophilen Zellen
    Vermehrung der chromophoben Zellen bei gleichzeitiger Verringerung der chromophilen Zellen auf Kosten der eosinophilen Zellen
    Vacuolisierung der chromophilen Zellen
    Entstehung von Kolloidvacuolen und Anreicherung von Kolloid
    Entwicklung von Adenomen
    Abnahme der Mitosehäufigkeit
Veränderungen im Zwischenlappen
    Basophileninvasion in den Hinterlappen
Veränderungen an Zwischenhirnkernen, Hinterlappen und Neurosekretion
Veränderungen an Vorder-, Zwischen- und Hinterlappen
    Gewichts- und Größenänderungen
    Vermehrung des interstitiellen Bindegewebes
    Pigmentablagerungen
und eine Reihe von mehr artspezifischen Alternsveränderungen bei verschiedenen Säugetieren, Vögeln und Fischen. Es darf bereits an dieser Stelle darauf aufmerksam gemacht werden, daß aus all den Veränderungen keine direkten Rückschlüsse auf die Hormonproduktion der Drüse gezogen werden können.

a) Vorderlappen

In den Epithelverbänden des Vorderlappens wurden mit verfeinerten histologischen Untersuchungs- und Färbeverfahren eine Reihe von Zelltypen differenziert, deren zahlenmäßiges Verhältnis im Alter Verschiebungen erfahren soll. Diese Erhebungen sind mit besonderer Kritik aufzunehmen, da, ganz abgesehen von den verschiedenen Differenzierungstechniken der einzelnen Autoren, ein Vergleich zwischen menschlichem und tierischem Untersuchungsgut nur mit Vorbehalt möglich ist. So sind die Zellanalysen an alten Hypophysen teils uneinheitlich und widersprechend und nur schwer zu verallgemeinern. Im Vorderlappen werden zur Zeit folgende Zellen unterschieden: Die undifferenzierten Drüsenzellen (Stammzellen), die vor allem in der Neugeborenenhypophyse zahlreich vorkommen, die

---

[33] SPAGNOLI und CHARIPPER 1955, CHARIPPER, PEARLSTEIN und BOURNE 1961, GAZKO 1969.

Somatotropin-produzierenden α-Zellen (40% aller Vorderlappenzellen), die Gonadotropine und Thyreotropin-bildenden β-Zellen, von denen beim Menschen die thyreotropen (ϑ)-Zellen und ζ-Zellen unterschieden werden[34]. Als γ-Zellen werden auch die chromophoben Zellen bezeichnet, die vermutlich corticotrope Hormone absondern[35]. Schließlich werden in der menschlichen Hypophyse die Gonadotropine produzierenden δ-Zellen und die wohl zu der Gruppe der Acidophilen gehörenden, Prolactin bildenden Schwangerschafts- oder ε-Zellen gefunden. Die aus thyreotropen Basophilen nach Thyreoidektomie hervorgehenden sog. Thyreoidektomiezellen sind in unserem Zusammenhang bedeutungslos, während die aus hypertrophischen gonadotropen Basophilen sich entwickelnden Kastrationszellen als Speicherzellen von gonadotropem Hormon Interesse verdienen, da solche Zellelemente bei senilen Ratten in ähnlicher Weise im Vorderlappen auftreten[36].

Nach auf Schätzung beruhenden Untersuchungen älterer Autoren[37] differenzieren sich die „eosinophilen" (α-) Zellen bereits im 3. intrauterinen Lebensmonat und nehmen bis zur Pubertät zahlenmäßig stark zu. Die Basophilen sollen sich etwas später ausbilden und ihre größte Vermehrung im Alter erfahren. Die chromophoben (γ-) Zellen entstehen nach diesen Untersuchungen erst im 7. postnatalen Monat und nehmen in den folgenden Jahren ebenfalls mengenmäßig zu. Die unterschiedlichen Mengenangaben der einzelnen Zellarten lassen sich teilweise auf die bereits erwähnten verfahrenstechnisch begründeten Differenzierungsunterschiede zurückführen. So überwiegen nach Auszählung speziell gefärbter Präparate bei den einen Autoren[38] die chromophoben Zellen in den menschlichen Hypophysen (Mann: 52% chromophobe, 37% eosinophile und 11% basophile Zellen; Frau: 49—50% chromophobe, 43—44% eosinophile, 7% basophile Zellen), während bei anderen[39] die Eosinophilen (ca. 40%) die etwa in gleicher Anzahl vorkommenden basophilen und chromophoben Zellen übertreffen.

Entsprechend diesen uneinheitlichen Differenzierungsergebnissen sind die Mitteilungen über Altersveränderungen im Zellbild des Vorderlappens erwartungsgemäß widersprüchlich.

α) Basophile Zellen

Von einer Reihe von Autoren wird eine Zunahme der Basophilen[40] bei beiden Geschlechtern oder nur bei Frauen[41] im Alter hervorgehoben. Als spezifisches Charakteristikum für alte Hypophysen sehen diese Autoren die Erhöhung der Basophilenzahl an, eine Ansicht, die nicht generell bestätigt wird, aber doch auch bei verschiedenen, das Altern fördernden pathologischen Prozessen (Hypertonie, interstitielle Nephritis, schwere Arteriosklerose) zu beobachten ist[42]. Morphologische Veränderungen der Basophilen beginnen bei Frauen wahrscheinlich im Klimakterium (45—60 Jahre) und äußern sich in einer zahlenmäßigen Vermehrung der gonadotropen Basophilen bei gleichzeitiger Zunahme ihrer Farbintensität und bei Erhöhung des RNS-Gehaltes. In einigen dieser Zellen treten im Cytoplasma Vacuolen auf, ein Vorgang, der an die Veränderungen an basophilen Zellen nach Kastration und Thyreoidektomie erinnert und an eine Funktionssteigerung der Basophilen in diesem Zeitabschnitt denken läßt[43]. Vom 70. Lebensjahr an kommt es zu einer weiteren Vergrößerung und Zunahme der Vacuolen in den Basophilen mit Einlagerung von Kolloid in einigen der Zellen[44]. In dieser Phase besteht der

---

[34] Bargmann 1970. [35] Purves 1966, Lit. [36] Gatz 1933. [37] Cooper 1925.
[38] Rasmussen 1934, Halpern 1938. [39] Cooper 1925, Bargmann 1970.
[40] Kraus 1928, Biggart 1935, Parsons 1936, Puech u.a. 1953, Shanklin 1953, Antognetti und Scopinaro 1954.
[41] Rasmussen 1938. [42] Gazko 1969. [43] Wolodina 1966. [44] Shock 1960.

überwiegende Teil der Vorderlappenzellen aus oxyphilen Zellen[45], ein Befund, der mit den Ansichten von ROMEIS (1940) in Einklang steht. Er spricht von einem nur wechselnd häufigen Auftreten der Basophilen, aber reichlichem Angebot oxyphiler Zellen im Alter.

β) Eosinophile, chromophobe, γ- und δ-Zellen

Unser derzeitiges Wissen über alternsbedingte Veränderungen an den übrigen Zellarten des Hypophysenvorderlappens ist weitaus geringer und noch widerspruchsvoller als bei den basophilen Zellen. Während von einigen Autoren eine leichte Abnahme der eosinophilen Zellen im Alter beschrieben wird[46], berichten andere Untersucher gegensätzlich von einer Zunahme der acidophilen Zellen bei gleichzeitiger Abnahme der Chromophoben[47]. Hierzu passen wiederum andere Befunde nicht[48], nach denen bei Mann und Frau über 50 Jahre sich die Chromophoben um etwa 4% auf Kosten der Eosinophilen vermehren, wahrend die Basophilen beim Mann unverändert bleiben und bei der Frau um etwa 2% ansteigen sollen. Ältere Untersucher sahen in den verschiedensten morphologischen Veränderungen Alternskriterien für die Hypophyse. So sei die Abnahme der eosinophilen Zellen und ihrer Granulierungen ein Charakteristikum für senile atrophische Hypophysen, bzw. die Basophileninvasion und starke Pigmentierung der Vorderlappenzellen[49]. Bei Männern soll es zu einer Vermehrung der chromophoben Zellen, verbunden mit einer Abnahme der Eosinophilen, kommen, während in gealterten weiblichen Hypophysen die Basophilenzahl zunimmt[50].

δ-Zellen treten vor dem 10. Lebensjahr nie auf, vermehren sich dann graduell und sind bei Männern über 60 zahlreicher ausgebildet als bei gleichaltrigen Frauen[51]. Die Hypophysen von älteren weiblichen Personen sollen dafür einen höheren Prozentsatz an γ-Zellen aufweisen. Die mit dem Chalkley-Verfahren[52] gewonnenen, allerdings nicht statistisch gesicherten Messungen an Vorderlappenzellen können trotz Beziehung zu verschiedenen Konstitutionstypen und Altersgruppen recht wenig zur Objektivierung von Alternsveränderungen an der Hypophyse beitragen. Bei der Frau fanden die Autoren eine vom mittleren Lebensalter bis ins Senium verfolgbare Volumenzunahme der α- und β-Zellen, während die chromophoben γ-Zellen im Volumen abnahmen. Beim Mann waren die Befunde ähnlich, mit Ausnahme der relativ unveränderten Basophilen und einer bereits in mittleren Jahren eingetretenen γ-Zell-Volumenzunahme.

Auch an tierischen Hypophysen wurden zahlenmäßige Verschiebungen der spezifischen Vorderlappenparenchymzellen mit dem Alter in Verbindung gebracht. So finden sich in alten Hühnerhypophysen keine funktionstüchtigen Basophilen, wenig granuläre Acidophile und ein allmähliches Verdämmern aller chromophoben Zellen durch Pyknose[53]. Beim über 12 Monate alten Goldhamster nehmen die Acidophilen bei männlichen Tieren ab und bei weiblichen steigen die Basophilen an, die bei den Goldhamsterböcken teilweise pyknotisch, degranuliert und vacuolig verändert sind[54]. Untersuchungen an Ratten im Alter von einem Monat bis zu 28 Monaten erbrachten mit steigendem Alter ein allmähliches Abnehmen der Eosinophilen, eine Vermehrung der Chromophoben, aber keine Veränderungen an den Basophilen[55]. Spontane Hypophysengeschwülste kommen bei alten Ratten häufig vor, ebenso bei einigen schnellalternden Mäusestämmen. Untersuchungen an sehr alten Hunden[56] ergaben keinerlei Anzeichen von Alternsveränderungen an den Hypophysen, abgesehen von einer geringgradigen Eosinophilie.

Wenn man die Artefaktgefährdung von Membransystemen und Mitochondrien bei den Anfang der 50er Jahre geübten Fixierungs- und Schnittechniken berücksichtigt, sind die an Hypophysen weißer Mäuse im Alternsablauf erhobenen Befunde[57] (unregelmäßige Kernmembranaußenlamelle, Kernverdichtung, Mitochondrienvergrößerung und Vacuolisierung,

[45] GAZKO 1969.   [46] RASMUSSEN 1934, ANTOGNETTI und SCOPINARO 1954.
[47] SHANKLIN 1953.   [48] KRAUS 1928.   [49] COWDRY 1942.   [50] KAMERON 1948.
[51] SWANSON und ERZIN 1960.   [52] HARTL und FISCHER 1955.   [53] PAYNE 1946.
[54] SPAGNOLI und CHARIPPER 1955.   [55] WOLFE 1943.   [56] TREVES 1959.
[57] WEISS und LANSING 1953.

Fragmentierung der Doppelmembransysteme) nicht von vornherein als submikroskopische, alternsspezifische Veränderungen zu akzeptieren. Am ehesten sind die Alternsveränderungen mit den Bildern der Drüse vergleichbar, die bei Unterfunktionen oder Erschöpfungszuständen, beispielsweise infolge chronischer Infektionen, bekannt sind[58].

Histologische Untersuchungen an zahlreichen Hypophysen alter Leute[59] zeigten allerdings neben völlig normalen Strukturen sehr selten Veränderungen, die als typisch für eine Unterfunktion der Drüse zu werten wären[60], statt dessen traten häufiger hyperplastische Zellinseln in Form von Adenomen auf.

γ) Adenome

Bei der mikroskopischen Durchmusterung alter Hypophysen finden sich nicht selten Hyperplasien oder Mikroadenome, die als typische Altersgebilde des Hirnanhangs betrachtet werden. Am häufigsten kommt es zur Adenombildung im Alter zwischen 40 und 60 Jahren, obwohl Parsons (1936) Adenome in viel früheren Jahren angetroffen hat. Nach seinen Untersuchungen fallen 33—71% der Adenome in die Altersklassen der 20—40jährigen. Selbst bei 10jährigen konnten bereits Zellwucherungen beobachtet werden. Solche Hyperplasien kommen oft in einer Vielzahl vor. In einer Hypophyse wurden beispielsweise bis zu 41 Adenome gefunden. Sie bestehen meist aus basophilen, eosinophilen und chromophoben Zellen, gelegentlich sind auch Nerven eingelagert. Die Hyperplasien sind nicht nur für die Hypophyse eigentümlich, sondern sie sind im vorgerückten Alter eine häufige Erscheinung in allen Drüsen innerer und äußerer Sekretion[61]. Atypische Areale hypertrophischer Zellen in Rattenhypophysen bestehen überwiegend aus chromophoboiden Zellen ähnlich den Adenomen älterer Tiere.

δ) Mitosehäufigkeit

Beobachtungen über alternsbedingte Abnahme der Mitosehäufigkeit an den spezifischen Drüsenzellen der Hypophyse beziehen sich fast ausnahmslos auf tierisches Material.

In Hypophysen über 6 Monate alter Ratten sind Mitosen im Gegensatz zu früheren Lebensphasen nur noch spärlich anzutreffen. Untersuchungen von Hunt (1943) über die mitotische Aktivität in den Hypophysenvorderlappen erwachsener weiblicher Ratten verschiedener Altersstufen und zu unterschiedlichen Tageszeiten ließen eine graduelle Mitoseaktivitätsabnahme im Alter von 300 Lebenstagen an erkennen. Bei über 24 Monate alten männlichen Mäusen kommt es zu einem völligen Mitosestop, während bei den weiblichen Tieren die ständig bis zum Erliegen abnehmende Mitosehäufigkeit die 24 Monate-Grenze überschreiten kann. Ein erneuter Anstieg der indirekten Teilungsvorgänge zwischen dem 27. und 30. Lebensmonat der Mäuse kann nicht erklärt werden[62].

Interessant sind in diesem Zusammenhang Untersuchungen über Mitosehäufigkeiten an anderen endokrinen Drüsen nach Stimulierung durch Hormongaben. So bewirken Oestrogen- und Progesterongaben in der Schilddrüse, in den Epithelkörperchen und in den Nebennieren des Meerschweinchens Mitoseaktivitätssteigerungen[63].

Sind die Befunde ein Beweis dafür, daß die Mitosen in den genannten Drüsen nach Hormonstimulierung vermehrt auftreten, könnte die alternsbedingte Mitoseabnahme im Vorderlappen möglicherweise mit einem Nachlassen stimulierender Impulse höher gelegener Regelzentren (Zwischenhirn) erklärt werden.

ε) Strukturen in alten Drüsen

Ob die von Shanklin (1946) beschriebenen „concretions" mit den von Payne (1946, 1962) in den acidophilen Zellen der Hühnerhypophyse beschriebenen Körpern vergleichbar sind, ist schwer zu entscheiden. Die Shanklinschen Gebilde sollen

---

[58] Laroche und Bourlière 1960.   [59] Puech, Combier und Pages 1953.
[60] Puech, Combier und Pages 1953.   [61] Gazko 1969.   [62] Blumenthal 1955.
[63] Blumenthal 1950.

vom 15. Lebensjahr ab im Subarachnoidalspalt um den Stiel oder auf der Oberfläche des Infundibulums gelegen sein und sich vom Mesothel der Arachnoidea herleiten. Sicherlich handelt es sich bei diesen Gebilden nicht mehr um normale Alternsstrukturen. Desgleichen sind die gelegentlich auftretenden Kalk-, hyalinen Knorpel- oder Knocheneinlagerungen, die tubulösen Drüsen ähnlichen Strukturen und Cysten nicht ausschließlich alterskorreliert.

b) Zwischenlappen, Pars intermedia

Der Zwischenlappen der Hypophyse baut sich beim Menschen aus Epithelsträngen mit undifferenzierten und mit basophilen Zellen auf. Häufig kommen in ihm kolloidhaltige Follikel und gelegentlich mit Flimmerepithel ausgekleidete Cysten (Rathkesche Cysten)[64] vor, die mit dem Lebensalter an Zahl zunehmen. Nach BARGMANN (1970) scheint die Pars intermedia des Erwachsenen einer langsamen Rückbildung mit einhergehender Proliferation des Bindegewebes zu unterliegen.

α) Basophileninvasion in den Hinterlappen

Eine Besonderheit der Zona intermedia sind frei im Bindegewebe gelegene basophile Zellen, die einzeln oder in Form geschlossener Epithelstränge in den Hinterlappen der Hypophyse einwandern können. Diese Intermediazellinvasion nimmt mit fortschreitendem Alter zu, beginnt im Alter von 10 Jahren, setzt sich bis zum 40. Jahr fort und ist im Alter voll ausgebildet. Es handelt sich um einen Prozeß, der bis ins hohe Alter anhält, aber seinen Höhepunkt bereits in mittleren Jahren erreicht haben kann. In der Regel ist die Invasion bei etwa der Hälfte aller Hypophysen (43%) im 6. und 7. Lebensjahrzehnt am stärksten ausgeprägt[65].

c) Zwischenhirnkerne, Hinterlappen und Neurosekretion

Sezernierende Nervenzellen werden bei Wirbellosen und Wirbeltieren einschließlich des Menschen angetroffen. Ihr Sekret, kurz Neurosekret genannt, wird funktionell den Inkreten endokriner Organe zugerechnet. Bei Wirbeltieren finden sich neurosekretorische Zellen in autonomen Zentren des Gehirns, in bestimmten Bezirken des Rückenmarks und in den peripheren autonomen Ganglien[66].

Über Alternsveränderungen an den sezernierenden Nervenzellen des Rückenmarks und der peripheren autonomen Ganglien ist z.Z. nichts bekannt, über Entwicklung und Biomorphose des neurosekretorischen Zwischenhirnsystems des Menschen und der Säuger liegen nur wenige Studien vor.

Morphologische Veränderungen scheinen sich an den Nuclei basalis, tuberomamillaris, supraopticus und paraventricularis mit zunehmendem Alter in unterschiedlicher Stärke abzuspielen[67].

Am Nucleus basalis tritt eine normale, stets mit Tigrolyse beginnende Alternsinvolution in Form der Lipofuscininvolution und der grobwabigen Fettinvolution auf. Eine weitere, zu besonders raschen Zellausfällen führende Regressionsform, die „glasige Zellveränderung", entwickelt sich allgemein innerhalb eines schon Lipofuscin enthaltenden Zelleibanteils und muß wohl schon mehr zu den pathologischen als normalinvolutiven Prozessen gerechnet werden.

Für die Tuberomamillariszelle ist im Alter nur die Lipofuscineinlagerung typisch, da Fett in der maturen Zelle fehlt. Die Zellen der Nuclei supraopticus et paraventricularis, in denen sich die morphologisch faßbaren Prozesse der Neuro-

---

[64] SCHMIDT 1959.   [65] PARSONS 1936.   [66] SCHARRER, E. und B. 1954.
[67] VON BUTTLAR-BRENTANO 1954.

sekretion[68] vollziehen, die zur Bildung von elektiv färbbaren Körnchen und Tröpfchen führen, zeigen nur eine geringe Alternsneigung. Zellunter gänge und Lipofuscineinlagerungen wurden nie beobachtet, dafür aber das Auftreten von Riesenzellen, Mehrkernigkeit, Nebennuclei, metachromatische Schollen und Tropfen als Alternsmerkmale gewertet.

Abgesehen von den noch zu erwähnenden Pigmentanhäufungen im Hinterlappen scheinen an den aus marklosen Nervenfasern der Ganglienzellen des Nucleus supraopticus und paraventricularis und aus Gliazellen bestehenden Hinterlappengewebe keine alternsbedingten Veränderungen aufzutreten. Nur Menge und Verteilung des Neurosekretes im Hinterlappen unterliegt offenbar Schwankungen in den verschiedenen Altersstufen.

Während die neurosekretorische Tätigkeit beim Hund schon vor der Geburt einsetzt und in der Neurohypophyse färbbares Sekret anzutreffen ist, differenzieren sich beim Menschen die Ganglienzellen des Nucleus supraopticus und paraventricularis erst während der Neugeborenen- und Säuglingsperiode[69]. Untersuchungen an Embryonen zeigen, daß das Auftreten von Neurosekret in den Perikarien des Systems und in der Neurohypophyse etwa synchron verlaufen[70].

Sowohl bei den Wirbeltieren[71] wie auch bei den Wirbellosen[72] bestehen Beziehungen zwischen dem Alter der Tiere und der neurosekretorischen Aktivität. Offensichtlich nimmt die Stärke der Neurosekretion mit dem Lebensalter und dem Körpergewicht zu[73], um im höheren Alter abzunehmen oder gar zu erlöschen. Für eine Sekretabnahme im Alter sprechen Untersuchungen an Ratten in verschiedenen Altersstufen. So weisen junge (3—6 Monate) und ältere Tiere (12—24 Monate) keine Unterschiede im Neurosekretgehalt auf, während senile Ratten (über 24 Monate) deutlich weniger Sekret im Hinterlappen besitzen[74]. Bei über 50 Monate alten Ratten konnte im Vergleich zu 10monatigen Tieren neben einer ausgeprägten Abnahme des neurosekretorischen Materials im Hinterlappen ein Granulationsverlust in den juxtaglomerulären Zellen der Niere und eine Verschmälerung der Zona glomerulosa in der Nebennierenrinde registriert werden[75]. Ob die ganz im Gegensatz zur Neurosekretabnahme stehenden Beobachtungen, nach denen die Menge der mit dem Chromalaun-Hämatoxylin-Verfahren färbbaren neurosekretorischen Substanz bei Ratten im Alter am ausgeprägtesten in den Randpartien und in der der Pars intermedia benachbarten Neurohypophyse zunehmen soll[76], Gültigkeit haben, kann nicht entschieden werden.

d) Alternsveränderungen an Vorder-, Zwischen- und Hinterlappen

α) *Hypophysengewicht und -größe*

Wie an früherer Stelle bereits erwähnt, darf eine Reduzierung des spezifischen Organgewebes als Alternskriterium gewertet werden, auch wenn das Organgesamtgewicht durch Fetteinlagerung oder teilweisen Bindegewebsersatz der spezifischen Funktionszellen unverändert oder sogar erhöht ist. Am Beispiel der Hypophysengewichtsbestimmungen wird besonders deutlich, daß aus dem Organgesamtgewicht einer Drüse ohne genauere Analyse des Funktionsgewebes recht wenig über Alternsveränderungen an dem Organ ausgesagt werden kann. Deshalb haben die teilweise oft recht widersprüchlichen Wägungsbefunde an Hirnanhangsdrüsen in verschiedenen Altersstufen ohne histologische Analyse des Drüsengewebes für die Deutung des Funktionszustandes nur geringen Aussagewert.

Die durchschnittlichen Hypophysengewichte für Männer und Frauen vom 20. bis zum 80. Lebensjahr sind bereits von Roessle und Roulet (1932) zusammengestellt worden (s. Tabelle 1). Nach diesen Wägungen erreicht die Hypophyse bei beiden Geschlechtern ihr Gewichtsmaximum zwischen dem 3. und 4. Lebensjahr-

---

[68] Scharrer, E. und B. 1954, Bargmann 1949, 1954, 1956, 1966, Hofer 1968, Pilgrim 1969.
[69] Bargmann 1970.   [70] Bock, Brinkmann und Marckwort 1968.
[71] Hild 1951, Azzali 1952.   [72] Weyer 1935, Scharrer, B. 1941.   [73] Azzali 1952.
[74] Rodeck, Lederis und Heller 1960.   [75] Dunihue 1965.
[76] Morrison und Staroscik 1964.

zehnt, um dann mit zunehmendem Alter wenig, aber doch kontinuierlich an Gewicht zu verlieren (Abb. 1). Zu ähnlichen Ergebnissen kamen andere Autoren[77], ein Teil fand aber auch eine auffallende Gewichtskonstanz der Hypophyse, selbst bei sehr alten Menschen. So soll das Hypophysendurchschnittsgewicht von 0,1 g

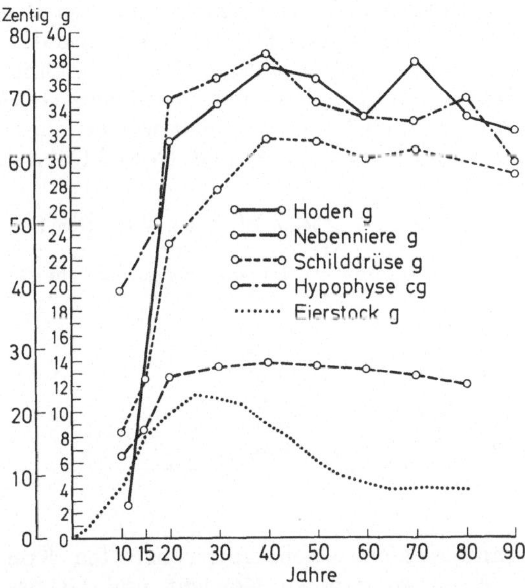

Abb. 1. Altersgewichtskurven von Hypophyse, Ovarien, Hoden, Nebennieren und Schilddrüse auf der Grundlage der Zahlen von Rössle, R., und F. Roulet (1932). Hypophysengewicht in Zentigramm, übriges Organgewicht in Gramm. (Aus Bürger, M. Leipzig: Thieme 1960)

Tabelle 1. *Hypophysengewicht in Abhängigkeit vom Alter.* (Nach Roessle und Roulet, 1932)

Alter in Jahren	Hypophysengewicht (in g)	
	Männer	Frauen
20—29	0,733	0,801
30—39	0,741	0,814
40—49	0,687	0,775
50—59	0,666	0,789
60—69	0,697	0,754
70—79	—	0,730

bei Neugeborenen auf 0,59 g bei Erwachsenen ansteigen und auf diesem Maximalgewicht bis zum 75. Lebensjahr verharren[78]. Andere Wägungen fanden einen Gewichtsgipfel bei Männern zwischen dem 30. und 40. Lebensjahr und eine bis ins höchste Alter nur bei Frauen anhaltende Gewichtskonstanz der Hirnanhangsdrüse[79]. Das Ausbleiben einer Gewichtsabnahme im Alternsprozeß wird in diesen Fällen mit einer Vergrößerung der Hypophyse zur Zeit von Schwangerschaften zu erklären versucht[80]. Im Gegensatz hierzu stehen Befunde, bei denen es zwar zu

---

[77] Rasmussen 1928.   [78] Larosch und Burler 1960.   [79] Monastirskaja 1964.
[80] Shanklin 1953.

38*

geringen Gewichts- und Größenänderungen zwischen dem 20. und 80. Jahr kommt, aber das Hypophysengewicht von Frauen über 60 Jahren sich erniedrigen und das der Männer über 40 einen geringen Anstieg erfahren soll[81]. Neuere Gewichtsbestimmungen an 108 menschlichen Hypophysen in Altersstufen von 2 Monaten bis zu 60 Jahren[82] ergaben ein Durchschnittsgewicht von $407 \pm 18{,}5$ mg und bestätigen im wesentlichen die Gewichtskurven von Roessle und Roulet. Nach Abschluß der Wachstums- und Entwicklungsphase des Organismus nimmt nach diesen Untersuchungen das Gewicht der Drüse allmählich zu, wobei im Alter von 11 bis zu 20 Jahren ein ganz besonders deutlicher Gewichtsanstieg zu verzeichnen ist und im Alter über 50 das Gewicht wieder langsam abnimmt (s. Tabelle 2). Die alternsbedingten Volumen- und Gewichtsänderungen gehen in den

Tabelle 2. *Hypophysengewicht in Abhängigkeit vom Alter.* (Nach Jawerbaum, 1967)

Alter in Jahren	Hypophysengewicht (in g)
0—10	0,184
11—20	0,397
21—30	0,497
31—40	0,478
41—50	0,507
51—60	0,380

verschiedenen Abschnitten nicht gleichmäßig vonstatten. Kommt es zu Gewichtsverringerungen im Alter, so nehmen Gewicht und Größe des Vorderlappens faktisch dann ab, wenn der Hinterlappen und die Pars intermedia die Tendenz zur Vergrößerung zeigen[83]. Nach Rasmussen (1928) kommt es zu solchen Veränderungen im Alter über 50 Jahre, ohne daß die begleitende Hinter- und Zwischenlappenvergrößerung mit einer Zunahme des drüsenspezifischen Parenchyms und des Kolloids in den Cysten der Pars intermedia verbunden ist.

Inwieweit die unterschiedlichen Wägungsbefunde durch Einbau von unspezifischem Fett- und Bindegewebe bedingt sein könnten, kann den einzelnen Arbeiten nicht entnommen werden. Sicher ist jedoch, daß sich im Alter um die Drüse die fibröse Kapsel auffallend bei gleichzeitiger Reduzierung der elastischen Faseranteile und diffuser wie auch herdförmiger Wucherung des Bindegewebes verdickt[84]. Bei Tieren kommt es offensichtlich zu ähnlichen Gewichtsverschiebungen wie beim Menschen in den verschiedenen Altershypophysen.

So ist beispielsweise das Hypophysen-Körpergewichtsverhältnis bei jungen Hunden größer als bei Erwachsenen. Das relative Hypophysengewicht nimmt im hohen Alter der Tiere ab[85].

β) Interstitielles Bindegewebe

Als typische und wahrscheinlich eindeutigste Altersveränderung muß in allen endokrinen Drüsen die zur Infarzierung neigende Bindegewebsvermehrung gewertet werden. In älteren wie auch neueren Untersuchungen wird eine altersabhängige Zunahme der bindegewebigen Anteile in der Hypophyse bestätigt[86], wobei die Sklerose in der Umgebung des Hypophysenstiels und der Blutgefäße beginnt und von hier aus die gesamte Drüse mit Bindegewebe durchsetzt wird[87].

---

[81] Parsons 1936.   [82] Jawerbaum 1967.   [83] Gazko 1969.
[84] Chmelnizki, Boiko, Wlassowa u.a. 1968.   [85] Hewitt 1950.
[86] Cooper 1925, Hartl und Fischer 1955, Warter, Schwartz und Delage 1958.
[87] Larosch und Burler 1960.

Begleitet sind diese Vorgänge mit einer Verminderung der Vascularisierung, die sich vor allem in einer starken Reduktion des Capillarnetzes im Hinterlappen kundtut[88].

Bei Mäusen vermehrt sich das Bindegewebe in den Hypophysen selbst im hohen Alter kaum, dafür sind aber die Zellen des Vorderlappens wahrscheinlich als Alternsveränderung beträchtlich verkleinert[89].

γ) Pigmente

Tingierte Granula wurden in allen Teilen der Hypophyse im Alter gefunden[90], in den Drüsenzellen des Vorderlappens, am mit Methylenblau-Eosin gefärbten Hinterlappen zwischen Neurogliafasern und in der Nähe des Zwischenlappens. Sie nehmen mit höherem Alter gewöhnlich zu und werden als Pigmentgranula angesehen, die in Begleitung der Alternsdegeneration entstehen. Die Vermehrung der Pigmente kommt überwiegend durch Vergrößerung der Pigmentgranula zustande. Das früheste Auftreten von Pigment im Hinterlappen konnte an zwei 15- und 20jährigen menschlichen Hypophysen beobachtet werden.

Auch im Vorderlappen von alten Hühnern gefundene Pigmente wurden als Alternserscheinung gedeutet.[91]

Es darf aber nicht außer acht gelassen werden, daß sich Pigmente in der alten Hypophyse auch verringern können[92].

B. Funktionelle Alternsveränderungen

Wie bereits an früherer Stelle erwähnt, nehmen nach unseren derzeitigen Kenntnissen die Funktionen der endokrinen Drüsen selbst unter Berücksichtigung des allgemeinen Leistungsabfalls aller Systeme im alten Organismus weniger als alle anderen Körperfunktionen ab. Von den in den endokrinen Organen gebildeten Hormonen zeigen nur wenige alternsbedingte quantitative Änderungen in der Synthese und Ausschüttung der Inkrete.

a) Hormone des Vorderlappens

Zu den wichtigsten Hormonen des Vorderlappens zählen das Wachstumshormon, adrenocorticotrope, thyreotrope und gonadotrope Hormone. Ihr Verhalten und mengenmäßiges Vorkommen im höheren Lebensalter kann im vorgegebenen Rahmen nur in Kürze beleuchtet werden.

α) Somatotropin, Wachstumshormon

Das Wachstumshormon wird in den α-Zellen, die etwa 40% des Vorderlappenzellbestandes ausmachen, gebildet und kommt in den Hypophysen fast aller Wirbeltierklassen vor. Seine wachstumsstimulierende Wirkung auf Organe und Gewebe könnte vermuten lassen, daß mit Beendigung der eigentlichen Wachstumsvorgänge der Somatotropingehalt im Blut und in der Hypophyse nicht mehr die Werte erreicht wie zur Zeit der Entwicklung und des Wachstums. Hormonanalysen an Hypophysen verschiedener Altersstufen[93] ergaben jedoch keine wesentlichen Beziehungen zwischen Alter, Geschlecht und Hormongehalt. So enthalten die Hypophysen von 8 Monate alten Früchten 3,3 E Somatotropin, von Kindern (12jährig) 6,5 E und von Erwachsenen im Alter von 42 bis zu 72 Jahren etwa 12,6 E/mg Drüse[94]. Im Blut ist der Hormongehalt mit 12 γ/ml bei

[88] COOPER 1925, MONASTIRSKAJA 1964.   [89] BLUMENTHAL 1955.
[90] COOPER 1925, KRAUS 1928, PARSONS 1936, ANTOGNETTI und SCOPINARO 1954.
[91] PAYNE 1946, 1952.   [92] ROMEIS 1940.
[93] GEMZELL und HEIJKENSKJÖLD 1958, GEMZELL und LIE 1958.   [94] GERSHBERG 1957.

Kindern zwar höher als bei Erwachsenen ($5\,\gamma$/ml), aber Änderungen im Sinne einer Hormonabnahme im Alter sind weder im Blut noch in der Hypophyse bekannt.

β) Adrenocorticotropes Hormon, ACTH, Corticotropin

ACTH wird in den Basophilen des Vorderlappens[95], vermutlich aber auch in den als γ-Zellen bezeichneten Chromophoben gebildet[96]. Bereits bei 21—27 Wochen alten Feten ließen sich 10 E ACTH pro Gramm Drüsentrockengewebe bestimmen. Im Laufe der weiteren Entwicklung nimmt die ACTH-Konzentration ständig zu. Mit $1^1/_2$ Jahren beträgt der Hormongehalt bereits 196 E und erreicht im Alter von 40 bis zu 75 Jahren 310 E/g Trockengewicht[97] (Tabelle 3). Aus diesen Untersuchungen sind keine Rückschlüsse auf Veränderungen im Hormonbestand der Hypophyse beim Übergang vom Erwachsenen- zum Greisenalter möglich. Andere Bestimmungen ergänzen unsere Vorstellungen dahingehend, daß der ACTH-Gehalt in der Hypophyse im Laufe des Lebens nahezu konstant bleibt und auch im Alter keine Veränderungen erkennen läßt[98] (Tabelle 4).

Tabelle 3. *ACTH-Gehalt in den Hypophysen weißer Ratten verschiedener Altersstufen.* (Nach Blok, 1962)

Alter in Monaten	ACTH-Gehalt in Einheiten pro Milligramm Frischgewicht
1	29,50
3	22,90
12	29,38
24	30,65

Tabelle 4. *ACTH-Gehalt in menschlichen Hypophysen verschiedenen Alters.* (Nach Taylor u. a., 1953)

Alter in Jahren	Zahl der Fälle	ACTH-Gehalt in Einheiten pro Gramm Trockengewicht
21.—27. Fetalwoche	3	10
0—$1^1/_2$	7	196
40—75	5	310

Bei Ratten vermehren sich der Gesamtgehalt an adrenocorticotropem Hormon und Hypophysengewicht im Alter, ohne daß sich die Hormonkonzentration in der Hypophyse bezogen auf 1 g Trockengewicht im Laufe von 3—24 Lebensmonaten ändert[99] (s. Tabelle 3). Nach in vitro-Untersuchungen ist die Inkretion von ACTH in der Hypophyse weißer Ratten bei jungen Tieren bedeutend höher als bei ausgewachsenen (12 Monate). Ebenso ist die Adrenocorticotropin-Abgabe in das Blut bei jungen Tieren wesentlich schneller als bei alten Ratten. Daraus kann gefolgert werden, daß die Menge der ACTH-Inkretion in der Hypophyse von jungen Tieren bedeutend höher ist als bei erwachsenen und alten, aber die Konzentration in der Hypophyse im Laufe des ganzen Lebens konstant bleibt.

γ) Thyreotropes Hormon, Thyreotropin, TSH

Das thyreotrope Hormon wird in den Basophilen des Hypophysenvorderlappens gebildet und stimuliert die Freisetzung jodhaltiger Thyronine der Schilddrüse. Hypophysektomie bewirkt eine Atrophie der Schilddrüsenepithelzellen, Anhäufung von Kolloid und ein Absinken des Jodstoffwechsels in der Drüse[100].

---

[95] Gazko 1969. [96] Purves 1966. [97] Taylor, Loraine und Robertson 1953.
[98] Blok 1962. [99] Blumenthal 1954. [100] Gazko 1969.

Im Alter ändert sich nach vielen übereinstimmenden Mitteilungen[101] der Thyreotropingehalt in der Hypophyse nicht, und die Sekretion des Hormons bleibt selbst im fortgeschrittenen Alter unverändert erhalten[102].

δ) Gonadotrope Hormone

Zu den gonadotropen Hormonen des Vorderlappens werden das follikelstimulierende Hormon (FSH), das Luteinisierungshormon (LH) oder Hormon, das die interstitiellen Zellen stimuliert (ICSH) und das luteotrope Hormon (LTH, Luteotropin, Prolactin) gerechnet.

Tabelle 5. *Die Abhängigkeit des Gonadotropingehaltes in der menschlichen Hypophyse vom Alter.* (Nach WITSCHI und RILEY, 1940)

Alter in Jahren	Männer		Frauen	
	Anzahl	Einheiten	Anzahl	Einheiten
Neugeboren		30	—	—
0—19	2	1350	—	—
20—29	4	760	3	135
30—39	6	760	2	105
40—49	9	900	7	1030
50—59	5	625	2	1850
60—69	13	580	4	1850
70—79	12	1420	1	1250
80—85	15	1150	—	—

Der Gehalt an Gonadotropinen, die von verschiedenen Zelltypen des Hypophysenvorderlappens (β-, δ- und ε-Zellen) gebildet werden, ist in Hirnanhangsdrüsen von Kindern besonders niedrig. Bei Erwachsenen hingegen steigen die Aktivitäten besonders hoch an[103], sowohl bei Männern als auch bei Frauen, wobei die durchschnittlichen Werte bei Frauen höher liegen. Mit Einsetzen der Menopause erhöht sich die Gonadotropinkonzentration in den Hypophysen von Frauen erneut und hält sich auf diesem Niveau in den folgenden Lebensphasen. Bei Männern hingegen kommt es erst nach etwa dem 60.—70. Lebensjahr zu einem mäßigen Aktivitätsanstieg der gonadotropen Hormone[104]. Nach quantitativen Bestimmungen enthält die Hypophyse von Frauen in der Periode der Menopause etwa 2500 E follikelstimulierendes Hormon, während die Drüsen von jungen Frauen im Alter von 18 bis zu 32 Jahren nur ca. 200 E enthalten[105]. Einen ähnlichen Anstieg zeigt das Luteinisierungshormon, das sich mit Einsetzen des Klimakteriums von 200 auf 500 E erhöht. Aus diesen Befunden wird deutlich, wie mit den Funktionseinschränkungen der Ovarien eine gonadotrope bzw. follikelstimulierende Aktivitätssteigerung der Hypophyse verbunden ist. Übereinstimmend wird von einer Vielzahl von Autoren die alternsbedingte Zunahme der Gonadotropine bestätigt, wobei die quantitativen Angaben über den Aktivitätsgrad der Hormone verfahrensabhängig schwanken (s. Tabelle 5). Nach neueren Bestimmungen kommt es zu einem Anstieg der gonadotropen Aktivitäten in menschlichen Hypophysen nach dem 60. Lebensjahr[106], aber auch zu einem

---

[101] MULLER, EITEL und LOESER 1935, SAXTON und LOEB 1937, WITSCHI und RILEY 1940, BLUMENTHAL 1954.
[102] LAROSCH und BURLER 1960.   [103] SAXTON und LOEB 1937.
[104] HENDERSON und ROWLANDS 1938.   [105] ESKIN 1936, 1939.
[106] MINKINA und WOLOSCHTSCHENKO 1967.

geringen Aktivitätsverlust beim Erreichen des 8. Lebensjahrzehntes. Nach diesen Messungen beträgt die gonadotrope Aktivität der Hypophysen im Alter von 40 bis zu 50 Jahren 57,7, von 50 bis zu 60 Jahren 95,2 und im Alter von 60 bis zu 80 Jahren nur noch 69,8 E. Der Prolactingehalt in menschlichen Hypophysen unterliegt keinen alternsbedingten Veränderungen[107].

b) Hormon der Pars intermedia

Im Zwischenlappen der Hypophyse wird das Melanophorenhormon (Intermedin, Melanotropin) gebildet, das die Pigmentverteilung in den Zellen der Haut zu steuern vermag. Über Alternsveränderungen der Inkretbildung und -abgabe ins Blut ist wenig bekannt. Das Intermedin soll im Alter nach Untersuchungen von Korenchevsky (1961) in der Hypophyse nicht verringert sein.

c) Hormone des Hinterlappens

Zu den Hormonen des Hinterlappens werden das Vasopressin und das Oxytocin gerechnet. Beide Hormone sind Oktapeptide und werden in den neurosekretorischen Zellen des Nucleus paraventricularis und supraopticus im Hypothalamus gebildet, um auf neurosekretorischen Bahnen über den Hypophysenstiel in den Hinterlappen zu gelangen. Über alternsbedingte Veränderungen im Neurosekretgehalt der Hypophyse s. auch S. 593. Bei Neugeborenen beträgt der Vasopressingehalt im Hinterlappen nur etwa den fünften Teil der hormonellen Aktivität von Erwachsenen (Durchschnittswerte: 166 und 762 E/mg Trockengewebe der Neurohypophyse)[108], während bei 14—15jährigen Kindern ungefähr 1000 E/mg zu finden waren. Aber selbst bei 5 Monate alten Feten ließ sich bereits eine antidiuretische Aktivität nachweisen, die im Laufe der nachfolgenden embryonalen Entwicklung und im 1. Jahr nach der Geburt bis zu einem Maximalwert am Ende des 1. Lebensjahres ansteigt, sich dann gering erniedrigt und auf einem für Erwachsene typischen Aktivitätsniveau in der weiteren Entwicklung hält. Lassen die Untersuchungen auch nur eine Aussage bis zum 54. Lebensjahr beim Menschen zu, so sprechen Befunde an alten Rindern dafür, daß sich auch im hohen Alter der Hinterlappenhormongehalt in den Hypophysen nicht zu erniedrigen scheint[109]. Über die Oxytocinmengen im Hinterlappen des Menschen während verschiedener Alternsphasen sind Untersuchungen vom 1. bis zum 90. Lebensjahr bekannt[110]. Die Oxytocinaktivitäten betragen demnach im 1. bis zum 15. Lebensjahr 80 E, im 16. bis zum 30. Jahr 110, im 31. bis zum 60. Jahr 80, im 61. bis zum 70. Jahr 120 und im 71. bis zum 90. Jahr 55 E. Diese Ergebnisse und Befunde aus der Embryonalentwicklung sprechen für eine Zunahme des Oxytocingehaltes während der Embryonalperiode und dem 60. und 70. Lebensjahr und für eine deutliche Abnahme im höheren Greisenalter. Auch bei Rindern kommt es zu einem Aktivitätsanstieg auf einen Maximalwert im 1. Lebensjahr, der auf einen Standardwert mit zunehmendem Alter abfällt[111].

2. Die Epiphysis cerebri

A. Morphologische Veränderungen

Die menschliche Epiphyse besteht aus strangförmigen und in Nestern angeordneten Pineal- und Gliazellen, die sich unter Einbeziehung von Capillaren und Gitterfasern wechselseitig durchdringen[112]. Die Pinealzellen, die Parenchymzellen

[107] Korenchevsky 1961.   [108] Heller und Zaimis 1949.   [109] Nikitin 1950.
[110] Jores und Zschimmer 1934, Heller und Zaimis 1949.
[111] Nikitin und Twerskoi 1951.   [112] Bargmann 1970.

der Drüse, die sich zur Zeit färberisch nicht in verschiedene Zelltypen unterteilen lassen[113], sind mit der enzymatischen Bildung von Melatonin aus Serotonin innersekretorisch tätig. Melatonin wirkt vor allem hemmend auf den Vaginaloestrus und bedingt eine Gewichtsabnahme der Ovarien, wird aber von peripheren Nerven und einigen anderen innersekretorischen Organen (Hypophyse, Schilddrüse, Nebenniere) aufgenommen. Die individuell sehr unterschiedliche Struktur der menschlichen Epiphyse unterliegt einer Reihe von regressiven Veränderungen, die zum Teil schon recht frühzeitig auftreten können. Selbst im hohen Alter kommt es jedoch nicht immer zu Alterns- und Rückbildungserscheinungen an der Epiphyse, zu denen gerechnet werden:

Gewichtsreduktion und Größenabnahme der Druse,
Degeneration des spezifischen Gewebes,
Bildung von Cysten und Hirnsand,
Vermehrung des Bindegewebes mit Einlagerung von Mast- und Plasmazellen.

a) Gewichtsreduktion und Größenabnahme

Die Epiphyse wiegt 0,154—0,59 g und erfährt ihre größte Entwicklung während der Kindheit. Von der 1. Lebenswoche an wächst sie schnell und erreicht ihr Endgewicht von 70—220 mg mit 22—24 Jahren. Im Alter von 60 bis zu 70 Jahren kommt es zu einer geringen Gewichtsreduktion auf etwa 100—150 mg[114]. Andere Wägungen ergaben trotz beachtlicher Schwankungen in der Tendenz ähnliche Befunde. So beträgt das Durchschnittsgewicht im Alter von 68 bis zu 96 Jahren bei Männern 148,5 mg und bei Frauen 126,5 mg[115]. Andere Autoren[116] fanden ein gleichbleibendes Gewicht im 21.—30. Lebensjahr von 101,2 mg, das sich zwischen dem 31. und 40. Jahr auf durchschnittlich 94,3 mg verringert, um vom 41.—50. bzw. 60. Jahr noch einmal auf 136,8 mg anzusteigen. Aus all den Befunden ist ersichtlich, daß es in einigen Epiphysen zu einer Atrophie im Alter kommen kann, bei anderen wiederum zu einem Anstieg des mittleren Drüsengewichts. Eine Involution der Epiphyse im Alter ist somit nicht die alleinige Regel.

b) Degeneration des spezifischen Gewebes

Abgesehen von den noch zu besprechenden Cystenbildungen und Kalkablagerungen in den spezifischen Zellen der Epiphyse sind ausgesprochene Altersveränderungen an den Pinealzellen alter Drüsen schwer auszumachen. Sowohl in der Form als auch im Aussehen sind keine auffälligen altersbezogenen Erscheinungen wahrnehmbar bis auf eine bräunliche Pigmenteinlagerung in sehr alten Drüsenzellen. Eine Reihe von Autoren ist daher der Ansicht, daß selbst in hohem Alter die Epiphyse keine wesentlichen Strukturänderungen an ihren Parenchymzellen erleidet[117], und die Drüse nicht den im Laufe des Alternsprozesses üblichen Involutionen unterliegt, ähnlich solchen Drüsen mit begrenzter Funktionstüchtigkeit. Andere Untersucher[118] halten herdförmige und begrenzte Degenerationen des spezifischen Gewebes für möglich, betrachten aber das verbliebene Parenchym für voll funktionstüchtig auch im hohen Alter.

Horanyi (1959) ordnet der Epiphyse in allen Lebensphasen eine wichtige Funktion zu, da er selbst im hohen Alter eine große Anzahl normalgestalteter Drüsenzellen fand, die weder Fettablagerungen noch senile Degenerationsherde aufwiesen. Zu ähnlichen Ergebnissen kamen andere Autoren bei ihren Unter-

---

[113] Quay 1965.   [114] Cutore 1910.   [115] Arieti 1954.
[116] Chelimski 1960, Jawerbaum 1967.
[117] Trautmann 1934, Horanyi 1959, Milku und Wreschoju 1959.
[118] Bargmann 1943, Krabbe 1943.

suchungen an Vögeln[119] und Ziegen[120]. Die Tiere besaßen in den Epiphysen ein bis
ins hohe Alter funktionstüchtiges Parenchym mit nur ganz geringen Involutionserscheinungen. Ob dieses als funktionstüchtig angesehene spezifische Pinealgewebe
alter Menschen und Tiere mit oft nur geringen lokalen Degenerationsherden sich
voll auf der Höhe uneingeschränkter Funktion befindet, wird bezweifelt[121], da
beispielsweise jede cystisch veränderte Epiphyse in Wirklichkeit Merkmale trage,
wie sie von anderen ausgesprochen regressiv veränderten Organen her bekannt
seien.

Die Ansicht von einer Verringerung der Pinealzellen infolge Zunahme der
Gliaelemente konnte zumindest an der Epiphyse des Rindes[122] nicht bestätigt
werden. Somit bleibt die angebliche Dichtezunahme der Gliafasern im Alter
vorerst ein rein subjektiv empfundener Befund. Auch Mitteilungen über Pinealzellen jugendlicher Menschen mit großen Zellkernen und reichlichen Zellfortsätzen
und alter Menschen mit pyknotischen und wenigen Ausläufern passen zwar zu den
allgemeinen Kriterien des Zellalterns, konnten aber nicht bestätigt werden[123].

c) Bildung von Cysten und Hirnsand

Gelegentlich werden die Zirbelcysten als pathologische Organveränderungen
gewertet; doch scheint das in einem hohen Prozentsatz häufige Auftreten vor
allem in der menschlichen Epiphyse Ausdruck einer altersbedingten Involution
zu sein[124]. Über die Entstehung der Cysten existieren verschiedene Ansichten.
Einmal sollen die meisten Cysten der menschlichen Epiphyse aus Abschnürungen
des Recessus pinealis, zum kleineren Teil aus Erweichungsherden in Gliaflecken
entstehen[125]. Andere Beobachtungen sprechen für eine Cystenbildung aus Anlaß
eines durch Gefäßobliteration bedingten Zerfalls von Gliaflecken. Bargmann
(1943) erklärt die Cystenbildung mit intracellulärer Flüssigkeitsansammlung im
spezifischen Zirbelgewebe und nachfolgender sekundärer Degeneration der Pinealzellen. Es scheint demnach, abgesehen von der embryonalen Entstehungsmöglich-
keit, zwei Wege der Cystenbildung zu geben, einmal durch Erweichung von Gliaflecken und zum anderen durch herdartige Degenerationen von Pinealzellen
inmitten des sonst unveränderten Zirbelgewebes. Der letzte Weg wird für die
normalen altersbedingten Cysten wahrscheinlich gehalten, obwohl wir nicht die
eigentlichen Ursachen für diese herdförmigen Pinealzelldegenerationen kennen
und solche Veränderungen schon an Epiphysenzellen der kindlichen Epiphyse
vorkommen. Eine Zuordnung aller regressiven Veränderungen zu einer bestimmten
Phase des Lebensablaufes ist bisher nicht gelungen, ebensowenig kann im Gegensatz zu früheren Ansichten von einer Blütezeit der Drüse in der postnatalen
Entwicklung bis zum 6. Lebensjahr gesprochen werden[126].

Auch die Kalkkonkremente findet man in Epiphysen aller Altersklassen[127].
Inwieweit der Acervulus Ausdruck einer regressiven Entwicklung oder Degeneration ist, kann nicht entschieden werden[128].

d) Vermehrung des Bindegewebes

Ob die in seltenen Fällen durch extrem starke Bindegewebsvermehrung beobachtete Sklerose und Atrophie der Epiphyse[129] noch als normale Altersveränderungen zu deuten sind, erscheint fraglich. Durch die enorme Bindegewebsvermehrung in manchen alten Drüsen wird das Parenchym verdrängt und

---

[119] Milku, Postelniku und Teodoru 1959.   [120] Trautmann 1934.   [121] Döring 1944.
[122] Trautmann 1934.   [123] Bargmann 1943.   [124] Döring 1944.   [125] Krabbe 1911.
[126] Bargmann 1943.   [127] Oksche 1965.   [128] Frauchiger und Wildi 1965.
[129] Döring 1944, Antognetti und Scopinaro 1954, Arieti 1954.

atrophiert. Neben dieser extensiven Bindegewebszunahme kommen alternsbedingte Veränderungen des Bindegewebes in der von anderen endokrinen Drüsen her bekannten Stärke vor, können aber auch im höchsten Alter (94 Jahre) fehlen[130].

Aus allen zur Zeit erhobenen Befunden und Beobachtungen darf auf eine selbst im hohen Alter aktive Epiphyse geschlossen werden, deren funktionelle Wirksamkeit im Alter ein wenig eingeschränkt zu sein scheint[131]

B. Funktionelle Veränderungen

Untersuchungen über den Melatoningehalt der Epiphyse in verschiedenen Altersstufen fehlen bisher auf Grund methodischer Schwierigkeiten. Durch Klärung bestimmter Stoffwechselvorgänge in der Drüse (Phosphor-, Magnesium-, Calcium-, Bleistoffwechsel) versuchte man einen Einblick in ihre Funktionstüchtigkeit im Alter zu erhalten. Aus all den verschiedenen Befunden darf offensichtlich gefolgert werden, daß die Epiphyse im Laufe des ganzen Lebens voll funktionsfähig bleibt und die Calcifizierung der Drüse zu keiner wesentlichen Funktionseinschränkung führt.

3. Die Schilddrüse

A. Morphologische Veränderungen

Die Schilddrüse wird durch bindegewebige Septen in Läppchen untergliedert, die aus verschieden großen kugeligen bis eiförmigen geschlossenen Follikeln bestehen, in die die Trägersubstanz des Thyroxins als Kolloid abgeschieden wird. In den Verband des Follikelepithels werden als Abkömmlinge der Ultimobranchialkörper die das Calcitonin bildenden parafollikulären oder C-Zellen einbezogen[132]. Die in ihrer Größe sehr variablen Follikel werden von Capillaren mit fenestriertem Endothel und gelegentlich blind endenden Lymphcapillaren umsponnen. Altersveränderungen an der Schilddrüse können sich daher nur auf wenige Strukturen der Drüse erstrecken. Obwohl die Glandula thyreoidea von allen innersekretorischen Drüsen hinsichtlich ihrer Strukturen und Funktionen mit am genauesten im Alternsablauf untersucht und für diese Drüse zum ersten Mal eine Lebenskurve aufgestellt wurde[133], weichen die Ansichten über Veränderungen der Drüse im Alter weit voneinander ab.

Einige Autoren vertreten die Ansicht, daß die Schilddrüse im Alter über 50 Jahre noch die gleichen oder nur minimal von denen jugendlicher Stadien abweichende Funktionen und Strukturen aufweist[134]. Andere sprechen von einer auch im strukturellen Bild zum Ausdruck kommenden Hyperaktivität im höheren Lebensalter[135]. Die Mehrzahl aller Untersucher kommt jedoch zu dem Schluß, daß die Schilddrüse beim Menschen etwa vom 50. Jahr ab und auch beim alten Laboratoriumstier histologische Zeichen der Involution verbunden mit einer deutlichen Funktionsabnahme erkennen läßt[136]. DOGLIOTTI (1931) unterscheidet zwei

---

[130] MILKU und WRESCHOJU 1959.   [131] GAZKO 1969.

[132] PEARSE und CARVALHEIRA 1967, BARGMANN 1970.   [133] BÜRGER 1960.

[134] GAIA BUCCIOLINI 1958, DE ALBUQUERQUE, CORDEIRO, ULYSSEA und BARBOSA DE SOUZA 1963 u.a.

[135] DOGLIOTTI und NIZZI-NUTI 1935, KALDERON und WITTNER 1967, KLEIN 1960, PIETRA, CONSTANZO und COGNASSO 1960, DE GENNES, BATRINOS, MOREAU und DESCHAMPS 1961, PITIS, SPANDONIDE, CIOVÎRNACHE und BERCEANU 1961 u.a.

[136] BARBAROSSA, CARNOVALE, MARTINA und OROFINO 1962, DELLA MAGGIORE und MUCIO 1961, GÁSPÁR 1968, KOSHIYAMA 1962, MACGREGOR und WAGNER 1958, McGAVACK und SEEGERS 1956, 1959, MOSTBECK 1960, ODDIE, THOMAS, RUNDLE, MYHILL und CATT 1960, PARK, KEARNS, TELOH und DAVIS 1959, ROSENBERG 1966, SEEGERS, McGAVACK, ENZINGER, HAAR und KRAWZOFF 1957, STOFFER, HELLWIG, WELCH und McCUSKER 1961, WOODHEAD und ELLETT 1966 u.a.

Arten von Veränderungen, zum einen präsenile, die im Alter von 50 bis zu 65 Jahren auftreten sollen und in einer Verkleinerung der Follikelgröße unter Erhalt des Kolloids bestehen, und zum anderen die eigentlichen Alternsveränderungen nach dem 65. Lebensjahr. Sie sind durch extreme Follikelverkleinerung oft unter Verlust des Follikellumens und durch Hyperplasie des Bindegewcbes charakterisiert. Nach seiner Meinung ist die Verarmung der Drüse an Kolloid mit einer Hyperfunktion der Zellelemente verbunden. Auch bei Tieren lassen sich unterschiedliche Zustandsbilder an alten Schilddrüsen feststellen. Bei sehr alten männlichen Ratten erscheinen die Drüsen wesentlich aktiver als bei gleichaltrigen Weibchen[137]. Allerdings überwiegen auch hier die Befunde, die für Alternsveränderungen der Schilddrüsenstruktur sprechen. So fanden sich bei 844 Tage alten Ratten[138] fast die gleichen Alternsveränderungen wie beim alten Menschen, die in folgenden Strukturveränderungen bestehen:

Gewichtsreduktion und Größenabnahme der Gesamtdrüse,
Verkleinerung der Follikel,
Atrophie des Follikelepithels, Pigment- und Lipideinlagerungen,
Abnahme der Mitoseaktivität,
Änderungen des Kolloids,
Interstitielle Bindegewebsvermehrung,
Gefäßveränderungen.

Mit den morphologischen Alternserscheinungen an der Schilddrüse sind offensichtlich funktionelle Abweichungen in der Leistung der Drüse verbunden. Sie äußern sich nach vielen übereinstimmenden Untersuchungen in

einer Verminderung der [131]Jod-Aufnahme durch die Drüse bei unveränderten proteingebundenen Jodwerten im Plasma
und in einer Abnahme des extrathyreoidalen Thyroxinumsatzes.

a) Gewicht und Größe

Das Gewicht normaler Drüsen von Erwachsenen aus kropffreien Ländern beträgt 20—30 g und soll sich im Alter auf 10 g verringern[139]. Absolute Zahlenangaben sagen allerdings, wie die Gewichtskurven von Rössle und Roulet (1932) zeigen (s. Tabelle 6), nicht allzuviel aus, da nach Bürger (1960) „exakte Schilddrüsengewichte unabhängig von der Landschaft ihrer Träger sich nicht finden lassen" (Abb. 2). Das Maximalgewicht erreicht die Schilddrüse im 30. Lebensjahr und verändert sich mit zunehmendem Alter bei Männern und Frauen unterschiedlich. Bei Männern nimmt das Gewicht nach dem 50. Lebensjahr fließend ab und erreicht sein Minimum mit dem 8. Lebensjahrzehnt; bei Frauen kommt es zu einer Gewichtsreduktion bis zum Klimakterium mit einem erneuten Gewichtsanstieg nach dem 55. Lebensjahr bis auf Werte, wie sie im 30. Lebensjahr anzutreffen waren (Abb. 3). Abgesehen von dieser auch heute noch nicht geklärten Proliferation des spezifischen Parenchyms im 5. Dezennium der Frau mit einer „Verjugendlichung" bei manchen Greisen nimmt das Schilddrüsengewicht im Alter ab. McGavack und Seegers (1956) geben an Hand großer Untersuchungszahlen von Frauen im Alter zwischen 60 und 80 Jahren eine Verkleinerung in 79%, eine normale Größe (zwischen 20 und 30 g) in 13,6% und eine Vergrößerung meist durch kropfige Knotenbildung in 7,4% der Fälle an. Die Knotenbildung muß sicher als ein anormaler Prozeß, als eine Krankheit betrachtet werden[140], da die gesunde Schilddrüse ihre Maximalgröße um das 20.—30. Lebensjahr erreicht und

---

[137] Korenchevsky, Paris und Benjamin 1953.   [138] Lansing und Wolfe 1944.
[139] Wegelin 1926.   [140] Hollis 1968.

Tabelle 6. *Schilddrüsengewichte von Männern und Frauen verschiedener Altersstufen ohne endemische Kropfbildung.* (Nach ROESSLE und ROULET, 1932)

Alter	Männer		Frauen	
	Anzahl	Durchschnittsgewicht g	Anzahl	Durchschnittsgewicht g
In Monaten:				
0— 1	58	2,91	56	2,75
2—12	34	3,05	106	2,19
In Jahren:				
1— 5	40	6,07	110	4,35
6—10	15	8,38	38	7,75
11—15	5	12,52	15	11,50
16—20	77	23,54	34	20,74
21—30	207	27,77	79	28,94
31—40	134	31,82	73	32,28
41—50	72	31,40	59	29,80
51—60	28	30,00	53	28,78
61—70	12	30,45	52	31,14
71—90	9	28,96	33	31,06

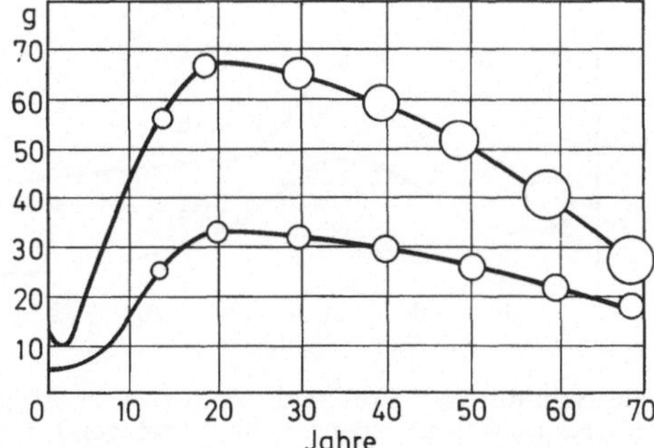

Abb. 2. Schilddrüsengewichte aus kropfbehafteten (obere Kurve) und kropffreien (untere Kurve) Gegenden. (Nach BÜRKLE DE LA CAMP 1924; aus BÜRGER, M. Leipzig: Thieme 1960)

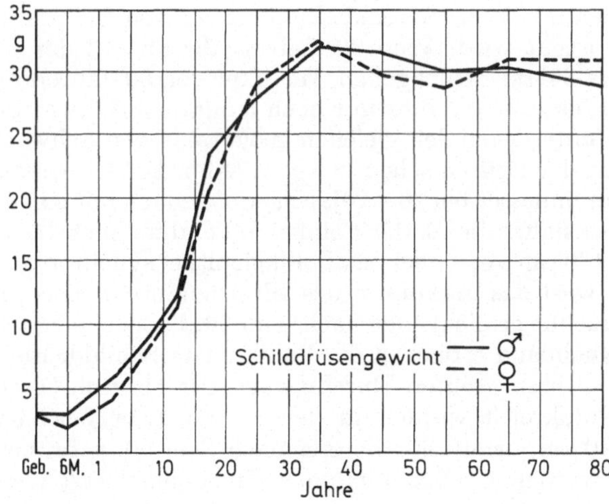

Abb. 3. Lebenskurve der Schilddrüse in mittlerer Meereshöhe (Jena-Basel). (Nach RÖSSLE, R., und F. ROULET. Berlin-Wien: Springer 1932)

sich dann allmählich zurückbildet. Die knotenhaltige Drüse hingegen vergrößert sich in mittleren Jahren bis zum 60. oder 70. Jahr und bildet sich danach erst zurück. Inwieweit die Gewichts- und auch Strukturänderungen der Schilddrüse mit der Arteriosklerose korreliert sind, versuchte Gáspár (1968) an 55 Personen zwischen 61 und 90 Jahren zu klären, die an Coronar- oder anderer Gefäßsklerose verstorben waren. Er bejaht solche Verknüpfungen, da 71% der Drüsen kleiner waren und nur 2—18 g wogen, während 29% ein normales Gewicht aufwiesen.

b) Follikelgrößen

Die kleinen kugeligen, mit kubisch-prismatischem Epithel versehenen Follikel von Neugeborenen haben etwa einen Durchmesser von 60—70 μm[141]. Zur Zeit der Pubertät erreicht der durchschnittliche Follikeldurchmesser bereits 200 bis 250 μm[142], um dann vom 35. Lebensjahr an allmählich abzufallen. Stoffer et al.

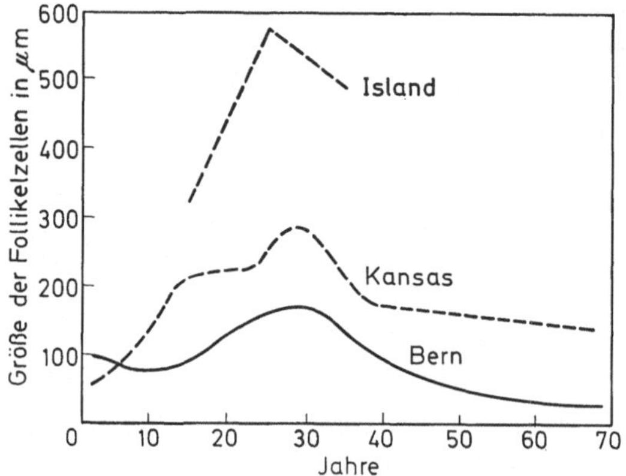

Abb. 4. Durchschnittliche Schilddrüsen-Follikeldurchmesser in Abhängigkeit vom Alter aus kropffreien, kropfarmen (Kansas) und kropfreichen (Schweiz) Gegenden. [Aus Stofferi R. P., et al., Geriatrics 16 (1961)]

(1961) geben einen mittleren Bläschendurchmesser von 241 μm an, der im 3. Lebensjahrzehnt erreicht wird. Vom 30. Lebensjahr an soll der Durchmesser alle 10 Jahre um etwa 30 μm zurückgehen. Im Alter von 50 Jahren sei dann ein Wert erreicht, der sich bis zum 70. Jahr nur noch langsam auf etwa 155 μm verringert.

Diese Zahlen unterliegen den gleichen geographischen Schwankungen, wie wir das beim Gewicht der Drüsen sehen konnten (Abb. 4). Bei Amerikanern wird der größte Follikeldurchmesser bei 16—20jährigen Personen mit 249 μm angegeben[143]. Bis zum 60. Lebensjahr nimmt die Follikelgröße allmählich bis auf einen stationären Wert von 180 μm ab, wobei das Follikelepithel synchron an Höhe zunimmt. Im Staate Ohio wird das Maximum des Bläschendurchmessers mit 280 μm erst im 4. Lebensjahrzehnt erreicht, das nach dem 50. Lebensjahr nicht unter 220 μm absinkt[144]. Im Rheinland erreichen die Follikel von Schilddrüsen 30jähriger Personen mit 192 μm ihren größten Durchmesser, der bis zum 60. Jahr auf 130 μm absinkt[145]. In Frankreich wurden in der 3. und 4. Lebensdekade die größten Durchmesser (240 μm) ermittelt, die erst nach dem 50. Jahr sich verkleinern[146]. Auch in Island wurden Größenabnahmen der Follikel erst nach dem 50. Jahr

---

[141] Bargmann 1943. [142] Wetzel 1936. [143] Rice 1931. [144] Krug 1940.
[145] Orator und Schleussing 1931. [146] Thomas 1934.

beobachtet[147]. Im Bergischen Land liegt der größte Durchschnittsfollikeldurchmesser von 246 μm bei 25jährigen[148]. Mit Erreichen des 50. Lebensjahres sinken die Durchmesser auf 200 μm und im 75. Jahr bis auf 154 μm ab. Auch nach Messungen in Italien (Florenz) kommt es zu einer Follikelgrößenreduzierung, aber erst nach dem 65. Lebensjahr[149], wobei alle übrigen Strukturen meist normal sind bzw. Zeichen einer Aktivitätssteigerung aufweisen. Wenn auch manche Autoren von einer Follikelatrophie oder -obliteration sprechen, sobald die Zellen klein, rückgebildet und das Kolloid nur noch schwach anfärbbar sind[150], so muß doch hervorgehoben werden, daß selbst im höchsten Alter alle Drüsen noch genügend funktionstüchtige Drüsenbezirke aufweisen, die den Anforderungen nach ausreichender Hormonproduktion genügen. Inwieweit die in den Lebenskurven erfaßten Unterschiede der Schilddrüsenfollikel mehr auf Umwelteinflüsse als auf alternsbedingte Faktoren zurückzuführen sind, ist schwer zu entscheiden, aber für die verschiedenen Meßwerte wahrscheinlich. Allgemeingültig kommt es jedoch zu einer Verkleinerung der Follikel im höheren Alter, ein Befund, der als Alternskriterium gewertet werden dürfte.

c) Follikelepithel

Gestalt und Größe der Follikelzellen wechseln in den verschiedenen Phasen der Schilddrüsenaktivität. Im Ruhestadium kommt es bei gleichzeitiger Eindickung des Kolloids zu einer Abflachung der Follikelwandzellen, bei Hormonbedarf zur fermentativen Kolloidverflüssigung und Epithelvergrößerung[151]. Abgesehen von

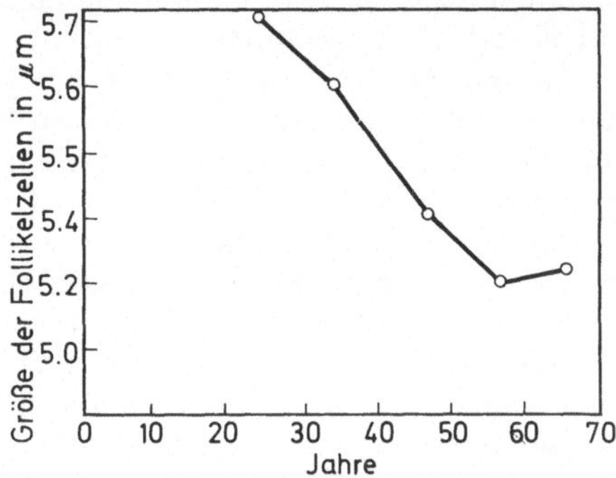

Abb. 5. Durchschnittliche Höhe der Follikelzellen in verschiedenen Lebensdekaden. [Aus STOFFER, R. P., Geriatrics 16 (1961)]

diesen funktionellen Veränderungen nimmt die Höhe der Follikelzellen mit steigendem Lebensalter generell ab[152] (Abb. 5). Nach Messungen sind die Höhenänderungen des Schilddrüsenepithels allerdings nur minimal[153]. In der 3. Dekade des Lebens beträgt die Durchschnittshöhe der Zellen 5,7 μm und nach dem 50. Jahr nie weniger als 5,2 μm. Die Form der Follikelzellen variiert mit dem Funktionszustand der Drüse. Bei Neugeborenen überwiegt die kubisch-prismatische, in mittleren Lebensabschnitten mehr die prismatisch-säulenartige Form, und im Alter kommt es zu einer Abflachung, in extremen Fällen zu einer deutlichen Atrophie

[147] SIGURJONSSON 1938, 1940.   [148] LEICHER 1951.   [149] DOGLIOTTI und NIZZI-NUTI 1935.
[150] HOLLIS 1968.   [151] DE ROBERTIS 1941, 1949, DZIEMIAN 1943, BARGMANN 1970.
[152] BARGMANN 1943.   [153] STOFFER, HELLWIG, WELCH und McCUSKER 1961.

der Zellen[154]. Solche atrophischen Zustände des Drüsenepithels sind nicht nur beim Menschen[155], sondern auch bei Meerschweinchen[156], Ratte[157], Goldhamster[158] und Maus[159] beschrieben worden. Es fehlt aber auch nicht an Mitteilungen, die funktionsmindernde Altersveränderungen am Schilddrüsenepithel ablehnen und sogar eine Hyperaktivität aus den Strukturen und Funktionsprüfungen an senilen und präsenilen Drüsen ableiten.

Kissenähnliche Proliferationen in den Follikelwänden, sog. Sanderson-Polster, werden als Zeichen einer Schilddrüsenaktivität bzw. als Orte einer lokalen Resorption gedeutet. Sie finden sich in den jüngeren Altersgruppen bei etwa 38% der Drüsen und in 13% bei älteren Personen[160].

Das Follikelepithel älterer Menschen und Tiere kann reichlich Abnutzungspigmente enthalten[161]. Auch intracellulär gelegene Lipidgranula nehmen an Zahl und Größe im Alter zu[162]. Adenome treten im Alter gehäuft auf[163].

d) Mitoseaktivität der Follikelepithelzellen

Wie in verschiedenen anderen alternden Geweben kommt es auch in der senilen Schilddrüse zu einer deutlichen Abnahme der Mitosehäufigkeit[164]. Obwohl keine quantitativen Untersuchungen hierzu vorliegen, wird der subjektiv gewonnene Eindruck vom Nachlassen der Mitosehäufigkeit von verschiedenen Autoren als ein typisches Alternskriterium gewertet[165].

e) Kolloid

Im Lebensablauf sollen sich Beschaffenheit, Menge und Färbbarkeit des Kolloids ändern. An H.E.-gefärbten Schnitten ist das Kolloid aller Drüsen unter 30 Jahren leuchtend rot, während im Alter über 50 ein Drittel der Schilddrüsen stets einige Follikel mit blaugefärbtem Kolloid aufweisen[166]. Von 213 Schilddrüsen war bei 20 Drüsen von Personen über 40 Jahre mehr als die Hälfte des Kolloids blaugefärbt und in nur 7 Fällen ausschließlich basisches Kolloid anzutreffen. Auch andere Autoren berichten von einem Nachlassen der eosinophilen Anfärbbarkeit des Kolloids im Alter[167], aber neben der Farbblässe scheint es auch zu einem Kolloidmangel kommen zu können[168]. Als weiteres Kriterium für gealtertes Kolloid wird eine Verfestigung des Inkretes gewertet. Dieser Wechsel und Änderungen in der Anfärbbarkeit des Kolloids werden allerdings als charakteristische Altersveränderungen der Drüse teilweise in Frage gestellt[169], da sie von zu vielen unkontrollierbaren Faktoren während der Gewebspräparation, Fixierung und Färbung abhängen.

Nach Thomas (1934) kommt es im 1. Lebensjahrzehnt zu einer allmählichen Kolloidstapelung, der um das 14. Lebensjahr eine massive Sekretabgabe folgt. Bis zum 45. Lebensjahr besteht nach Ansicht des Autors ein Gleichgewicht von Kolloidbildung und -ausschwemmung, danach setzen Involution mit Kolloidresorption und geringer Stapelung ein (vgl. auch Bargmann 1943). Diese Veränderungen dürften zum Teil die bereits erwähnten Gewichts- und Größenabnahmen der Drüsen im Alter bedingen.

---

[154] Charipper, Pearlstein und Bourne 1961, McGavack und Seegers 1959.
[155] Kurimoto 1950, Mustacchi und Loewenhaupt 1950.   [156] Blumenthal 1945.
[157] Korenchevsky, Paris und Benjamin 1950.   [158] Spagnoli und Charipper 1955.
[159] Blumenthal 1955.   [160] Stoffer, Hellwig, Welch und McCusker 1961.
[161] Steege 1952.   [162] Gazko 1969.   [163] Korenchevsky, Paris und Benjamin 1950.
[164] Korenchevsky, Paris und Benjamin 1950.
[165] Charipper, Pearlstein und Bourne 1961.
[166] Stoffer, Hellwig, Welch und McCusker 1961.   [167] Andrew 1944.
[168] Mustacchi und Loewenhaupt 1950.   [169] Davis und Kearns 1952.

f) Interstitielles Bindegewebe

Mit Ausnahme weniger Arbeiten, die auch an Altersschilddrüsen keine wesentlichen Unterschiede zu jugendlichen Drüsen finden konnten, wird von fast allen Untersuchern eine deutliche Zunahme des interstitiellen Bindegewebes bei Mensch[170], Maus[171], Goldhamster[172], Meerschweinchen[173], Pferd[174], Schaf[175] und einigen anderen Säugetieren und niederen Wirbeltieren[176] beschrieben. Nach halbquantitativen Untersuchungen[177] darf man annehmen, daß die Bindegewebszunahme nicht unbedingt mit dem kalendarischen Alter des Individuums synchron verlaufen muß. So bestanden nach STOFFER et al. (1961) die stärksten Bindegewebsvermehrungen bei 9 Personen, die jünger als 50 und bei 15, die älter als 50 waren, während eine mittlere Bindegewebszunahme bei 21 Drüsen unter 50 Jahren und bei 62 in den alten Gruppen anzutreffen war.

g) Schilddrüsenarterien

Nach Befunden von HIERONYMI (1956) zeigen die Aa. thyreoideae superiores einige strukturelle Umbauvorgänge in ihrer Wandung während der einzelnen Lebensabschnitte, von denen nur die Strukturveränderungen an der Tunica media zwischen dem 40. und 50. Jahr alternsbedingt sein könnten. Sie bestehen in einer Auflockerung der Media, teilweisen Atrophie und Nekrose der Muskelfasern bei gleichzeitiger Vermehrung des kollagenfaserigen Bindegewebes, oder in seltenen Fällen auch der elastischen Fasern.

Autoradiographische Untersuchungen[178] bekräftigen die Annahme, daß ein Teil der degenerativen Veränderungen am Follikelepithel durch Einschränkung der Blutversorgung infolge Arteriosklerose der Blutgefäße zustande kommt[179].

h) Häufigkeit der Alternsveränderungen

Die vorangehend aufgeführten Veränderungen in der Schilddrüsenmorphologie sind nicht bei allen alten Menschen anzutreffen. Häufig finden sich auch völlig entgegengesetzte Beobachtungen, vor allem hinsichtlich der Follikelgröße und des Kolloidgehaltes. Auffällig variieren die Beobachtungen an den Drüsen sehr alter Menschen (70—90 Jahre). Einige Prozentangaben (Verkleinerung der Follikel 42%, Atrophie des Drüsenepithels 57,5%, Abnahme der Kolloidmenge 37,5%, Proliferation des Bindegewebes 67,5% der Fälle) mögen die Häufigkeit der wesentlichen Alternskriterien in dieser Altersgruppe veranschaulichen[180] und zeigen, daß die Veränderungen nie generell in allen alten Drüsen anzutreffen sind. Trotz alledem darf angenommen werden, daß die Zahl normaler Drüsen mit dem Alter ab- und die von atrophischen zunimmt. Nach den Angaben von SOMMERS (1957) liegt bei 71—94jährigen Menschen der Anteil normaler Drüsen mit 37% allerdings noch recht hoch im Vergleich zu 14% hyperplastischen und 23% atrophischen Drüsen. Ob die Atrophie der Schilddrüse im hohen Alter als normale Alternsveränderung gewertet werden darf, bezweifeln einige Autoren[181], die die aktive und hyperaktive Schilddrüse als alterscharakteristisch ansehen möchten, zumal Hyperthyreosen und Thyreotoxikosen in etwa 9,8% aller alten Menschen auftreten[182]. Andere Autoren teilen nicht die Ansicht von einer kompensatorischen

---

[170] ASCHOFF 1937, COOPER 1925, DAVIS und KEARNS 1952, HOLLIS 1968, MUSTACCHI und LOEWENHAUPT 1950, PARK, KEARNS, TELOH und DAVIS 1959.

[171] ANDREW 1944, BLUMENTHAL 1955, LOEB 1940/41.

[172] SPAGNOLI und CHARIPPER 1955.   [173] BLUMENTHAL 1955, LOEB 1940/41.

[174] LITTY 1907.   [175] SPÖTTEL 1929.   [176] EGGERT 1935/36.

[177] STOFFER, HELLWIG, WELCH und McCUSKER 1961.   [178] DIONINI und CELLA 1956.

[179] MUSTACCHI und LOEWENHAUPT 1950.   [180] MUSTACCHI und LOEWENHAUPT 1950.

[181] DOGLIOTTI und NIZZI-NUTI 1935.   [182] IVERSEN 1953.

Funktion der Schilddrüse im hohen Alter, obwohl auf Grund der morphologischen und noch zu besprechenden funktionellen Befunde an alten Drüsen zwei Verlaufsmöglichkeiten wahrscheinlich sind. Entweder unterliegt die Drüse im Alternsprozeß atrophischen Veränderungen mit Nachlassen ihrer Funktion, oder es entwickelt sich mit dem Altern des Organismus eine kompensatorische Hypertrophie der Drüse. Dabei brauchen nach Korenchevsky (1961) atrophische und degenerative Veränderungen nicht Ausdruck des normalen Alternsablaufs zu sein, sondern können bereits Übergänge zum pathologischen Altern beinhalten (Abb. 6).

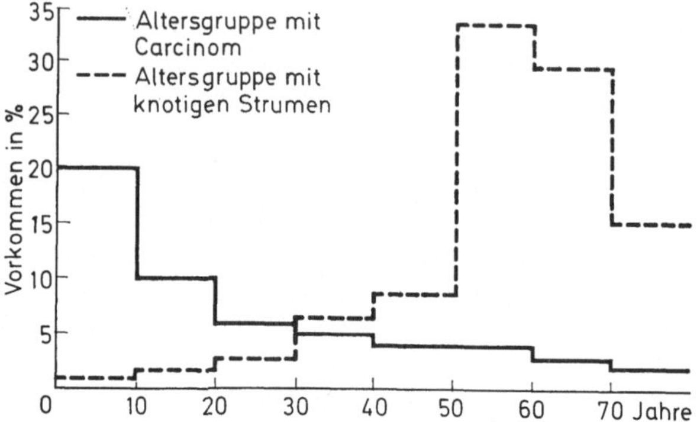

Abb. 6. Altersverteilung von vielknotigen Kröpfen und prozentuales Auftreten von Strumacarcinomen in den einzelnen Altersdekaden. [Aus McGavack, T. H., et al., J. Amer. geriat. Soc. 4 (1959)]

B. Funktionelle Veränderungen

Die Schilddrüse bildet, speichert und gibt bei Bedarf zwei Hormone ab, Thyroxin und Trijodthyronin, die die Oxydationsprozesse in den Organen regulieren. Die Bindung von Jod, die in Form der Mono-, Di- und Trijodo-Thyronine und des Thyroxins erfolgt, scheint sich im Bereich des Golgi-Komplexes und im Ergastoplasma der Follikelepithelzelle, aber auch im Follikellumen abzuspielen.

Die morphokinetischen Reaktionen der Schilddrüse werden von den thyreotropes Hormon bildenden Basophilen des Hypophysenvorderlappens reguliert, wobei das Zwischenhirn durch Freisetzung eines Thyreotropin-releasing-factor wiederum übergeordnet und steuernd auf die Vorderlappentätigkeit der Hypophyse einwirkt. Über die Tätigkeit der Schilddrüse im hohen Alter können nur Hormonbestimmungen in der Drüse und funktionell-diagnostische Untersuchungen wie Bestimmung der [131]J-Aufnahme, des proteingebundenen Jodes im Plasma, des Tyrosingehaltes im Blut und klinische Untersuchungen auf Hypofunktionszustände der Schilddrüse Aufschluß geben.

a) Hormongehalt in der Schilddrüse

Der Hormongehalt wird meist indirekt aus dem Jodgehalt der Schilddrüse erschlossen. Ungefähr 1% des Gesamtjodgehaltes ist anorganisches Jod und der Bestimmung gut zugänglich. Der Jodgehalt steigt mit zunehmendem Alter an, wobei mit dem 40. Jahr ein Maximalwert erreicht wird, der vom 50. Lebensjahr an allmählich wieder abfällt[183]. Bestimmungen des Thyroxinjodes aus dem Gesamtjod der Drüse in verschiedenen Altersstufen[184] ergaben keine statistisch gesicherten Veränderungen in Beziehung zum Alter.

---

[183] Kirk 1951 u.a.   [184] Leland und Foster 1932.

b) ¹³¹Jod-Aufnahme durch die Schilddrüse

Aufnahme und Anreicherung von Jod ist eine typische Eigenschaft der Schilddrüse. Mit Hilfe von radioaktivem Jod kann man daher Einblick in den Funktionszustand der Drüse gewinnen. Hyperthyreoide Drüsen speichern bedeutend mehr Jod als normale oder gar Drüsen mit Unterfunktion. Bei Drüsen alter Menschen

Tabelle 7. *¹³¹Jod-Aufnahme in der menschlichen Schilddrüse nach Injektion von 40—100 mCi in Abhängigkeit vom Alter.* (Nach QUIMBY, WERNER und SCHMIDT, 1950)

Alter in Jahren	¹³¹Jod-Aufnahme (in %)
0—20	27,3
20—29	26,8
30—39	26,1
40—49	24,6
50—59	23,7
60—69	22,1
70—89	23,2

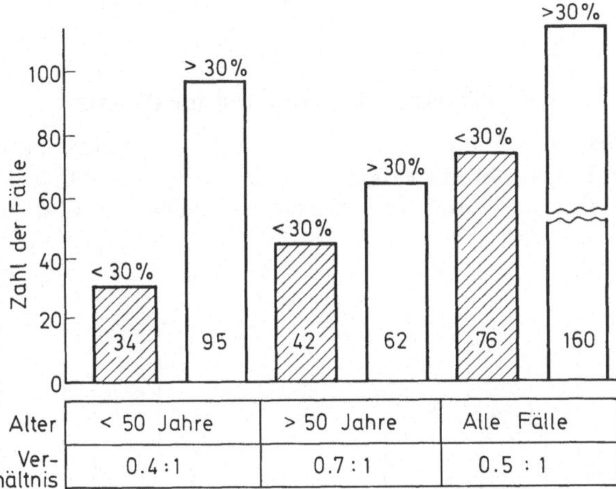

Abb. 7. 24 Std-¹³¹Jod-Aufnahme durch die Schilddrüsen junger und alter Personen. Schraffierte Kolumnen = weniger als 30% ¹³¹Jod-Aufnahme, weiße Säulen = mehr als 30% ¹³¹Jod-Aufnahme. [Aus STOFFER, R. P., Geriatrics **16** (1961)]

kommt es in der ersten Stunde nach Verabfolgung des Isotops zu einer ausgeprägten Abnahme des radioaktiven Jodes in der Drüse[185]. Bestimmungen an einem großen Kollektiv euthyreoider Personen zeigen eindeutig, daß mit zunehmendem Alter die Jodaufnahme langsam abnimmt[186] (s. Tabelle 7, Abb. 7), ohne mit klinischen Symptomen einer Schilddrüsenunterfunktion gekoppelt zu sein. Je älter die Personen (über 75 Jahre), um so größere individuelle Unterschiede machen sich bei der Jodspeicherung bemerkbar. In dieser Altersgruppe zeigten von 53 Drüsen 19% eine erhöhte Jodbindung, 28% normales Verhalten und über die Hälfte (53%) eine erniedrigte Jodaufnahme[187].

Auch bei Tieren nimmt die Aufnahme von radioaktivem Jod mit zunehmendem Alter ab[188], wobei alte Ratten zusätzlich eine Verlangsamung in der Jodaufnahme und -abgabe erkennen lassen (Tabelle 8).

---

[185] PERLMUTTER und RIGGS 1949.   [186] QUIMBY, WERNER und SCHMIDT 1950.
[187] GAZKO 1969.   [188] VERZAR und FREYDBERG 1956, WERSCHIKOWSKAJA 1964.

39*

Die Verminderung der radioaktiven Jodaufnahme durch die Schilddrüse im Alter läßt auf eine Funktionsabnahme der Drüse schließen, wenn man darunter nur die Einschränkung der Jodentnahme aus dem Blut und seiner Speicherung versteht.

Tabelle 8. ^{131}*Jod-Aufnahme in Prozent zur injizierten Isotopenmenge durch die Rattenschilddrüse in Abhängigkeit vom Alter.* (Nach Werschikowskoi, 1964)

Zeit nach ^{131}Jod-Injektion in Stunden	Alter in Monaten				
	3	12	18	24	32
2	14,5 ± 1,6	12,6 ± 1,3	11,5 ± 1,4	10,6 ± 0,4	8,6 ± 0,6
6	17,8 ± 1,3	14,5 ± 1,8	12,6 ± 0,6	11,2 ± 0,8	8,5 ± 0,8
12	26,9 ± 1,8	19,6 ± 1,0	16,8 ± 1,0	14,4 ± 1,1	11,2 ± 1,2
24	26,7 ± 1,6	24,6 ± 1,7	24,8 ± 1,4	20,6 ± 1,6	16,4 ± 0,9
48	20,1 ± 2,0	21,8 ± 1,9	22,4 ± 0,6	18,4 ± 0,9	17,5 ± 1,4
72	18,2 ± 1,8	19,2 ± 1,7	19,6 ± 1,1	17,9 ± 1,2	16,7 ± 1,4
96	15,3 ± 1,4	16,3 ± 1,8	16,7 ± 0,8	14,6 ± 1,3	15,8 ± 1,5
120	12,0 ± 1,6	14,5 ± 2,1	13,8 ± 0,8	14,5 ± 1,2	15,8 ± 0,8

c) Proteingebundenes Jod im Plasma

Die Schilddrüsenhormone binden sich nach ihrer Freisetzung ins Blut komplex mit Eiweißen und zirkulieren in dieser Form, wobei 75—90% des proteingebundenen Jodes im Thyroxin und Trijodthyronin enthalten sind[189]. Aus der Menge

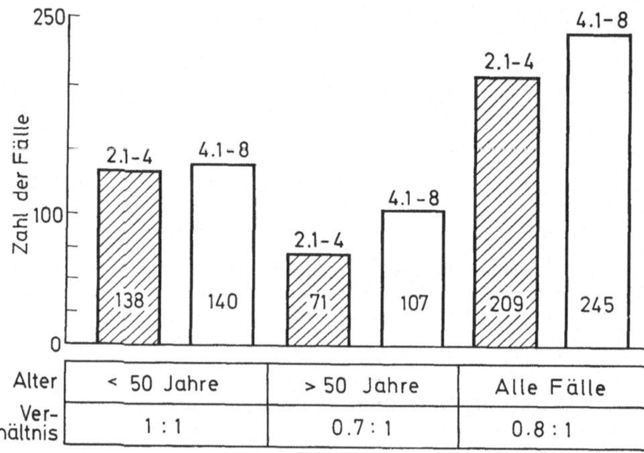

Abb. 8. Proteingebundenes Jod im Serum von euthyreoiden Personen. Schraffierte Kolumnen = euthyreoide Individuen mit niedrigen proteingebundenen Jodwerten; weiße Säulen = Werte über 4,1 mg. Bei stoffwechselnormalen Personen treten niedrige proteingebundene Jodwerte im Alter über 50 Jahre weniger häufig auf als in jüngeren Altersgruppen. [Aus Stoffer, R. P., Geriatrics **16** (1961)]

des proteingebundenen Jodes kann man somit indirekt auf die Konzentration an Schilddrüsenhormonen schließen, die bei Hyperthyreose höher und bei Hypothyreose niedriger als normal ist (Abb. 8). Zahlreiche Untersuchungen sprechen

---

[189] Leites und Laptewa 1967.

dafür, daß das eiweißgebundene Jod im Lebensablauf keine Veränderungen erfährt und selbst im hohen Alter (87 Jahre) Serumwerte erreicht, die denen eines 2jährigen Kindes entsprechen[190].

d) Thyroxingehalt im Blut

Ein Tag nach Injektion von [131]J bestehen keine Unterschiede im Vorkommen von freiem radioaktivem Jod und thyroxingebundenem im Blutserum von 40- und 60jährigen. Untersuchungen über Menge und Verteilung des freien und gebundenen Thyroxins im Blutserum von 99 Menschen im Alter von 2 bis zu 87 Jahren erbrachten in der relativen und absoluten Menge des freien Thyroxins keine Alternsabhängigkeit. Die Bindung des „endogenen" Thyroxins an thyroxinbindende Globuline nimmt im 40.—50. Jahr ab, um sich dann von neuem im Alter zu erhöhen[191].

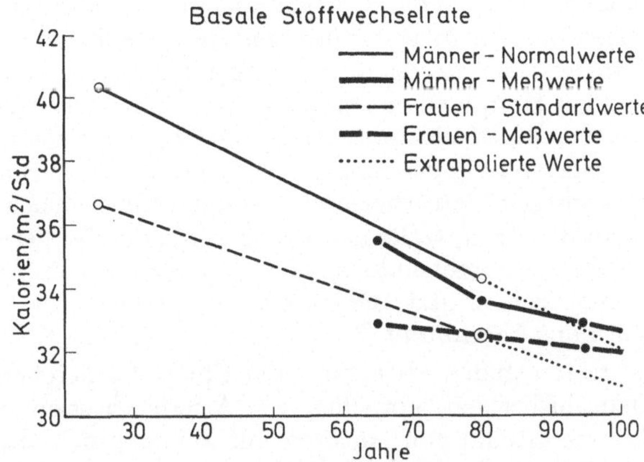

Abb. 9. Basale Stoffwechselrate (Grundumsatz). [Aus McGavack, T. H., et al., J. Amer. geriat. Soc. 4 (1959)]

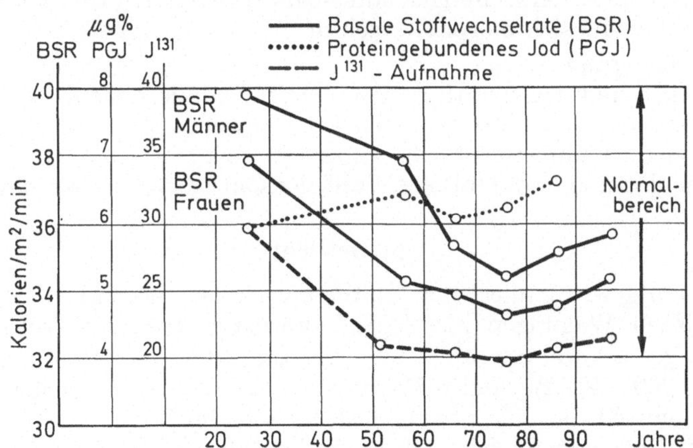

Abb. 10. Schilddrüsenfunktionen und Alter. [Aus Hollis, W. C., Geriatrics 23 (1968)]

e) Tyrosingehalt im Blut

Bei der Hormonsynthese in der Schilddrüse kommt es auch zu einer Jodierung der Aminosäure Tyrosin. Aus der Menge des im Blut vorhandenen Tyrosins läßt

---

[190] Kountz, Chiefti und Kirk 1949.   [191] Braverman, Dawber und Ingbar 1966.

sich daher ebenfalls auf die Aktivität der Drüse schließen. Hoher Tyrosingehalt tritt bei der Hyperthyreose und Erniedrigung bei Unterfunktion auf. Von mehreren Autoren wurde übereinstimmend festgestellt, daß der Tyrosingehalt im Blutserum bei sehr alten Menschen nicht von den Normwerten junger Personen abweicht[192]. Somit sprechen die unveränderten Werte des proteingebundenen Eiweißes, des freien Thyroxins und der Aminosäure Tyrosin im Blut für eine hinreichend hohe Aktivität der Schilddrüsenfunktionen im hohen Alter (Abb. 9, 10).

4. Die Epithelkörperchen

A. Morphologische Veränderungen

Die weizenkorngroßen, von einer feinen Bindegewebskapsel umgebenen Epithelkörperchen, meist vier oder mehr, liegen auf der Rückseite der Schilddrüsenlappen und bestehen aus einem von Blutcapillaren, Bindegewebe und Fettzellen durchsetzten Epithelgewebe, das sich überwiegend aus wasserhellen Zellen (helle Hauptzellen), dunklen Hauptzellen und oxyphilen Welshschen Zellen aufbaut[193]. Die wasserhellen Zellen lassen sich nochmals in die kleinen wasserhellen Zellen mit einem dichtstrukturierten pyknotischen Kern unterteilen. Die Bildung des für den Calciumhaushalt wichtigen Parathormons erfolgt offensichtlich in den wasserhellen Zellen und in den Hauptzellen, wobei die dunkle Hauptzelle einem Ruhestadium, die aus ihr hervorgehende helle Hauptzelle einem Stadium erhöhter Eiweißsynthese entsprechen und die wasserhelle Hauptzelle vornehmlich die Stapelung des Hormons übernimmt[194].

Im Lebenslauf treten an den Strukturen der Epithelkörperchen Veränderungen auf, die nach dem bisherigen Vorgehen als Alternskriterien gewertet werden können, aber bei einer Reihe von Autoren auf Widerspruch stoßen. Nach ihrer Ansicht verändern sich die Glandulae parathyreoideae auch im hohen Alter nicht oder nur sehr unwesentlich, und wenn, dann nur im Sinne einer Funktionssteigerung. Neuere Untersuchungen sprechen für regressive Erscheinungen an den Drüsen im Alter, die sich morphologisch in

Gewichtsänderungen,
atrophischen und degenerativen Parenchymveränderungen,
einer Vermehrung des interstitiellen Bindegewebes,
und in einer Zunahme des Fettgewebes
äußern, ohne dabei eine wesentliche Funktionseinschränkung zu bewirken.

a) Gewicht

Das Gesamtgewicht aller vier Epithelkörperchen beträgt etwa 0,13—0,36 g (Abb. 11). Nach Wägungen histologisch normaler Drüsen[195] wiegen 32% der Drüsen weniger als 150 mg, 31% 150—200 mg, 24% 200—250 mg, 8% 250 bis 300 mg, 4% 300—400 mg und 0,7% darüber. Im Alter nimmt das Gewicht der Drüsen zu, obwohl das Parenchym histologisch die Zeichen einer Atrophie erkennen läßt. Bei Männern wird zwischen dem 20. und 30. Lebensjahr ein Wert erreicht, der in den weiteren Lebensabschnitten beibehalten wird. Bei Frauen dauert die Gewichtszunahme bis zum 45. und 50. Lebensjahr an (Abb. 12). Der Gewichtsanstieg bei gleichzeitiger Rückbildung des eigentlichen Drüsengewebes ist durch Vermehrung hauptsächlich des Fett- und zum kleineren Teil auch des Bindegewebes mit zunehmendem Alter in den Epithelkörperchen bedingt[196].

---

192 Malamos, Miras und Koutras 1966, Longin 1966.   193 Bargmann 1967.
194 Bargmann 1970.   195 Gilmour und Martin 1937.   196 Dawidowski 1966.

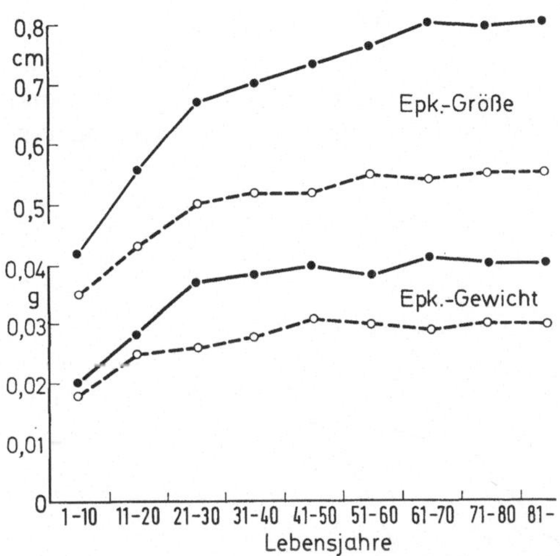

Abb. 11. Größe (längster Durchmesser) und Gewicht menschlicher Epithelkörperchen im Alter von einem Jahr bis zu 85 Jahren (untere Epithelkörperchen ——————, obere Epithelkörperchen ------). (Nach DANISCH, F., 1924; aus ROTHER, P., Med. Habil.schr. Leipzig 1967)

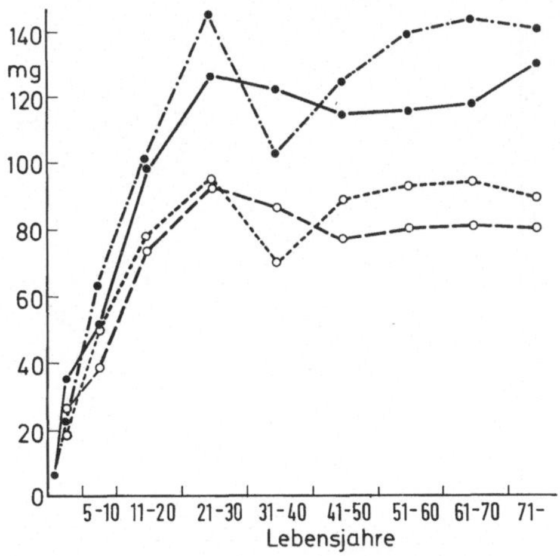

Abb. 12. Gewicht aller vier Epithelkörperchen zusammen (——————) und ihres Parenchyms; ♂ ——————, ♀ +++. (Nach GILMOUR, J. R., und W. J. MARTIN 1937; aus ROTHER, P., Med. Habil.schr. Leipzig 1967)

b) Parenchymzellen

Hauptzellen und wasserhelle Zellen sind bereits bei Feten, Neugeborenen und Säuglingen anzutreffen und bestimmen den epithelialen Aufbau der Epithelkörperchen in dieser Zeit[197]. Besonders bei älteren Menschen beobachtete Syncytien mit acidophilem Cytoplasma, die Übergangsstadien zu den Hauptzellen darstellen, werden neuerdings als echte Syncytien in Frage gestellt[198].

Die oxyphilen Zellen, obwohl in einigen Fällen schon bei $3^{1}/_{2}$- und $4^{1}/_{2}$jährigen Kindern gesehen, erscheinen in den Epithelsträngen der Epithelkörperchen zahlreicher einzeln oder inselnbildend zur Zeit der Pubertät[199] und nehmen mit dem

---

[197] MOSCA 1955.   [198] BARGMANN 1970.   [199] YANASE 1907, GETZOWA 1907.

Alter deutlich zu[200] (Abb. 13). Als Durchschnittswert werden zwischen dem 40. und 50. Lebensjahr etwa 4% Oxyphile gefunden, die sich über 50 geschlechtsabhängig vermehren. Bei Frauen können bis zu 10% und bei Männern etwas weniger (etwa 6%) Welshsche Zellen in den Altersdrüsen angetroffen werden. Eine

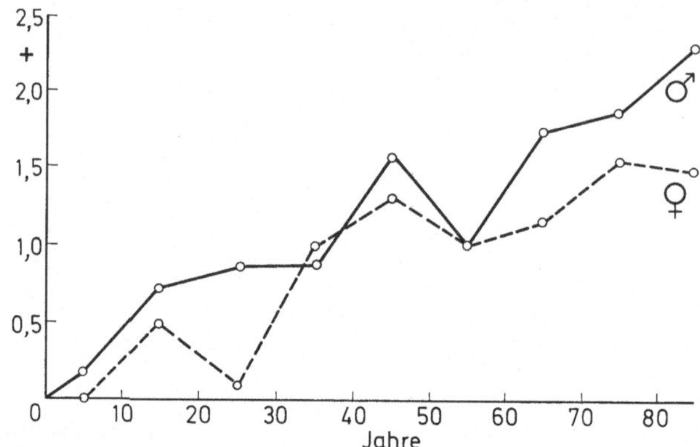

Abb. 13. Alternsbedingte Zunahme der oxyphilen Zellen. (Aus Rother, P., Med. Habil.schr. Leipzig 1967)

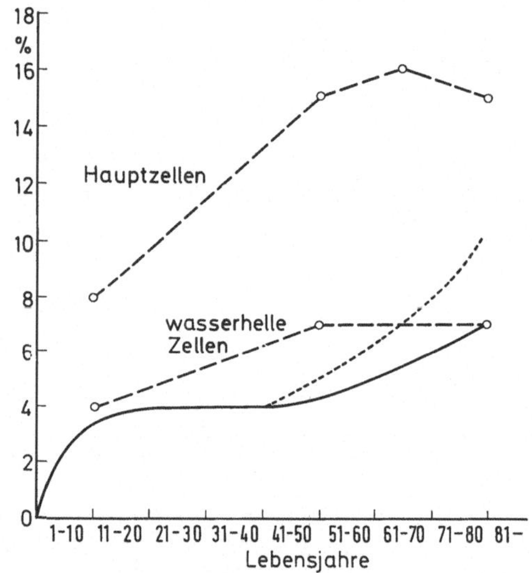

Abb. 14. Prozentualer Anteil des interstitiellen Fettgewebes (----) in aus Hauptzellen und aus wasserhellen Zellen aufgebauten Drüsen. Prozentualer Anteil oxyphiler Zellen an der Gesamtzahl der Drüsenzellen, ♂ ———, ♀ +++. (Nach Wernly, M., und C. BerdjisChamsi 1946; aus Rother, P., Med. Habil.schr. Leipzig 1967)

Vermehrung dieses Zelltyps scheint bis zum 80. Lebensjahr möglich zu sein[201], obwohl auch Ansichten geäußert werden, nach denen oxyphile Zellen jenseits der 60er Jahre überhaupt nicht mehr vorkommen sollen[202] (Abb. 14). An histologischen Altersveränderungen in den einzelnen Zelltypen werden einige unsichere Fakten

[200] Wernly und Berdjis-Chamsi 1946, Antognetti und Scopinaro 1954, Erdheim 1903, Cooper 1925, Kurakawa 1925.
[201] Koopmann 1921.   [202] Danisch 1925.

angeführt. In den Hauptzellen kommt es zu einer zahlenmäßigen Zunahme der intracellulären Lipidgranulen, wobei man nicht weiß, ob sie mit der Hormonbildung oder mit degenerativen Prozessen zusammenhängen. Die Fettkörnchen können um das 50. Lebensjahr bereits die Größe eines Zellkerns erreicht haben[203]. Die in Hauptzellen immer anzutreffenden Glykogengranula sind in den Zellen alter Drüsen besonders zahlreich vorhanden, was für eine besonders hohe hormonelle Aktivität der Zellen in dieser Phase sprechen könnte. Ganz im Gegensatz hierzu fehlen Pigment und Lipidgranula in den oxyphilen Zellen oder sind zumindest nur in kleinen Mengen vorhanden. Das gab Grund zu der Annahme, die

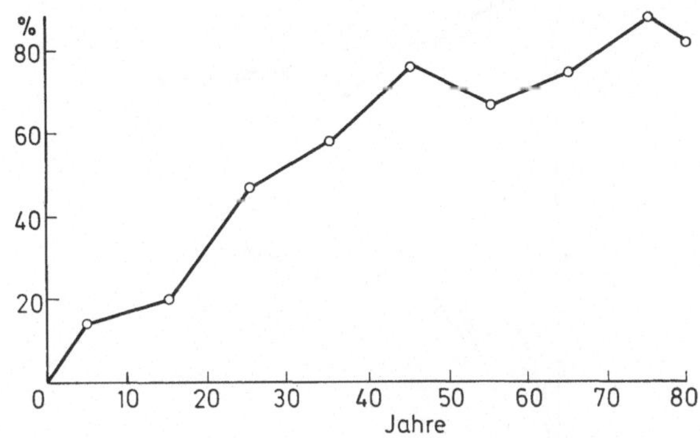

Abb. 15. Häufigkeit von Epithelkörperchenkolloid in den verschiedenen Jahrzehnten. (Aus ROTHER, P., Med. Habil.schr. Leipzig 1967)

oxyphilen Zellen seien inaktive Drüsenelemente oder hätten einen so hohen Stoffwechsel, daß sich Glykogen in ihnen gar nicht erst ansammeln kann. Für Stoffwechselaktivität und Sekretionsvermögen der oxyphilen Zellen sprechen Reichtum an Mitochondrien und Fermenten (Dehydrogenasen, Diaphorasen) im Cytoplasma[204]. Die Angaben über Größenzunahmen, Ausbildung heller Lücken und verwaschener Zellgrenzen bei alten oxyphilen Zellen beruhen auf subjektiven Eindrücken älterer Autoren und wurden im Nachgang anderer Untersucher nicht bestätigt. Im hohen Alter treten im Drüsenparenchym viele hyperchromatische Zellen mit goldgelbem Pigment im Kern auf. In den Hauptzellen alter Drüsen soll Pigment nach anderen Angaben spärlich vorkommen[205]. Kolloid hingegen sammelt sich mit zunehmendem Alter nicht nur zwischen den Hauptzellen, sondern auch zwischen den oxyphilen Zellen an[206] (Abb. 15). Eine Abnahme der Mitoseaktivität von Drüsenzellen im Alter, wurde nur an Rattenepithelkörperchen beobachtet[207].

c) Interstitielles Bindegewebe und Fettgewebe

Eine allgemeine und diffuse Sklerose des Bindegewebsstromas trifft man in menschlichen[208] und zum Teil auch in tierischen Epithelkörperchen an.

---

[203] ERDHEIM 1903.

[204] TREMBLAY und PEARSE 1959, BALOGH und COHEN 1961, ROTH und MUNGER 1962, ROTHER 1968.

[205] HERXHEIMER 1926.   [206] CHMELNIZKI, BOIKO und WLASSOWA 1968.

[207] KORENCHEVSKY, PARIS und BENJAMIN 1950, KORENCHEVSKY PARIS und BENJAMIN 1953.

[208] LAROSCH und BURLER 1960.

Bei alten Mäusen[209] und Ratten[210] treten ähnliche Bindegewebsveränderungen auf wie beim Menschen im hohen Alter. Hunde hingegen zeigen nur eine perivasale Bindegewebsvermehrung[211].

In vielen Fällen ist die Bindegewebszunahme so massiv, daß sie zu einer Atrophie größerer oder auch kleinerer Bezirke des Drüsenparenchyms führt. Bereits an früherer Stelle wurde auf die Vermehrung von Fettgewebe in alten Drüsen hingewiesen, die selbst bei Atrophie und Degeneration des spezifischen Parenchyms für eine Gewichtszunahme bzw. -konstanz der Epithelkörperchen im Alter sorgt (Abb. 16). Es gibt aber auch eine Reihe von Untersuchern, die die

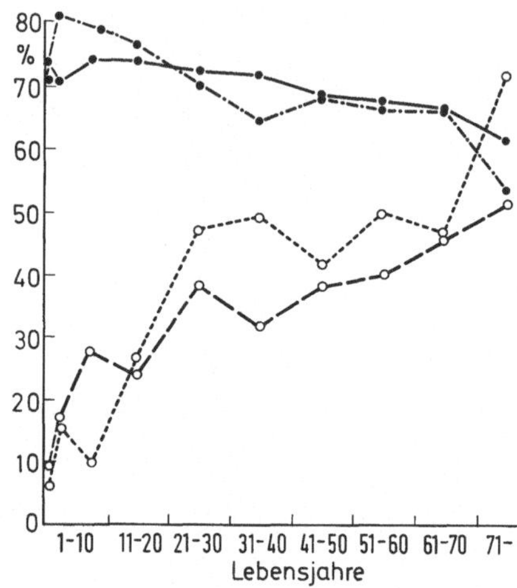

Abb. 16. Prozentualer Anteil des Parenchyms in Epithelkörperchen (———) und des Fetts in deren interstitiellem Bindegewebe (----), ♂ ———, ♀ +++. (Nach Gilmour, J. R., und W. J. Martin 1937; aus Rother, P., Med. Habil.schr. Leipzig 1967)

Bindegewebszunahmen in Epithelkörperchen als zu gering betrachten, um sie Alternsveränderungen zuordnen zu können. Kurakawa (1925) lehnte eine Bindegewebsvermehrung nach der Pubertät völlig ab und negierte jegliche atrophischen und degenerativen Veränderungen am Drüsenparenchym. Seine bereits damals geäußerten Vorstellungen, die oxyphilen Zellen seien eine spezifische Form aktiver Zellen, werden heute wieder diskutiert[212].

d) Blutversorgung

Cooper (1925) folgerte aus einer reicheren Vascularisierung in älteren Epithelkörperchen, aus vergrößerten und zahlreicheren Blutgefäßen im Bindegewebe und aus einer engeren Verknüpfung der spezifischen Drüsenzellen mit den Capillaren, daß die Drüsen ihre volle Aktivität bis an das Lebensende beibehalten. Diese Befunde wurden neuerdings bestätigt[213], regten aber auch zu Widerspruch an[214]. Bis auf eine perivasculäre Fibrose und nur seltene arteriosklerotische Gefäßbefunde[215] sollen auftretende Gefäßveränderungen an den Epithelkörperchen im Alter rein hyperplastischer Natur sein.

---

[209] Loeb 1940/41.   [210] Korenchevsky u.a. 1950.   [211] Köhler 1941/42.
[212] Rother 1968.   [213] Zoli und Morace 1963.   [214] Carlson 1942.
[215] Danisch 1924, 1925.

B. Funktionelle Veränderungen

Über funktionelle Altersveränderungen der Epithelkörperchen ist recht wenig bekannt. Die Wirkung des Parathormons kann nur indirekt aus dem Verhalten des Phosphor- und Calciumstoffwechsels erschlossen werden, wobei in Normgrenzen sich abspielende Veränderungen der Blutserumwerte von Phosphor und Calcium noch keinen Rückschluß auf gestörte Epithelkörperchenfunktionen zulassen.

Die klinisch öfter zu beobachtenden Funktionssteigerungen der Drüsen bei alten Menschen, die in ausgeprägten Fällen als Hyperparathyreoidismus in Erscheinung treten, sind meist mit Skeletveränderungen im Sinne einer Osteoporose verknüpft[216]. Auch heute ist noch unklar, ob die Entwicklung der Altersosteoporose mit Veränderungen der funktionellen Aktivität der Epithelkörperchen verbunden ist. Vieles spricht dafür, daß es sich bei dem senilen Hyperparathyreoidismus bereits um pathologische Erscheinungen handelt, die nicht nur auf die Epithelkörperchenfunktion beschränkt sind. Gewöhnlich ist eine Osteoporose Ausdruck einer Funktionssteigerung der Epithelkörperchen, aber im Alter sind nach den erhobenen Befunden solche Zustandsbilder der Drüsen selten[217], obwohl morphologische Untersuchungen an 60—90jährigen alle Zeichen einer Hyperaktivität finden ließen (Volumen- und Gewichtserhöhung, Vermehrung der Hauptzellen und wasserhellen Zellen, Kolloidstapelung bei guter Vascularisierung und geringer Bindegewebsentwicklung) und die Aktivierung der Epithelkörperchen als ein Kompensationsversuch der senilen Hypocalcämie gedeutet wurde[218]. Vermutlich können an der Entstehung der Altersosteoporose der altersbedingte Aktivitätsverlust der Muskeln und das Nachlassen der Oestrogen- bzw. Androgenproduktion bei Frau und Mann unmittelbar beteiligt sein. Die Oestrogene nehmen durch ihren stimulierenden Effekt auf die Osteoblasten Einfluß auf den Calciumgehalt und die Androgene entfalten eine ausgeprägte anabolische Wirkung[219]. Der Calcium- und Phosphorgehalt im Blutserum alter Menschen sind auch bei der Osteoporose normal und entsprechen nicht den Werten, wie sie bei Hyperparathyreoidismus aufzutreten pflegen. Es fehlen aber auch bei alten Menschen ohne osteoporotische Veränderungen die Zeichen einer Unterfunktion, so daß im hohen Alter keine Funktionseinschränkung der Epithelkörperchen am Calcium- und Phosphorstoffwechsel ablesbar ist.

5. Die Nebennieren und Paraganglien

A. Morphologische Veränderungen

Die Nebenniere besteht aus zwei von einer gemeinsamen bindegewebigen Kapsel umgebenen Anteilen, der mesodermalen Rinde und dem ektodermalen Mark. Beide Anteile besitzen eine spezifische hormonale Funktion. Im Nebennierenmark werden von den mit Chromsalzen anfärbbaren Markzellen Katecholamine, das Adrenalin und das Noradrenalin gebildet, in den verschiedenen Zonen der Nebennierenrinde die Glucocorticoid- und die Steroidhormone. Die Verminderung der 17-Ketosteroidausscheidung im Alter gehört zu den charakteristischen Altersveränderungen und -kriterien, die wir in der Alternsforschung kennen, so daß man schon daran gedacht hat, sie als brauchbaren Maßstab für das physiologische Alter des Individuums zu setzen. Es ist aus diesem Grunde verständlich, wenn man den Nebennieren hinsichtlich ihrer Morphogenese und Funktionswandlungen im Lebenslauf besondere Aufmerksamkeit geschenkt hat.

---

[216] DANISCH 1924, 1925.   [217] RIDDICK 1967.   [218] ZOLI und MORACE 1963.
[219] GAZKO 1969.

Alternsveränderungen betreffen beide Abschnitte der Glandula suprarenalis, jedoch die Rinde in stärkerem Maße als das Mark. An morphologischen Alternsveränderungen werden eine Reihe von Strukturwandlungen angeführt, die durch funktionelle Beobachtungen ergänzt werden. Zu ihnen gehören:

Gewichts- und Größenänderungen

Veränderungen in der Nebennierenrinde

    Atrophie der Zona glomerulosa und reticularis

    Hyperplasie der Zona fasciculata, oft adenomatös

    Verlust charakteristischer Lipide und Anhäufung von Fett

    Zunahme des interstitiellen Bindegewebes

    Pigmentablagerung

Veränderungen im Nebennierenmark (unsicher)

Veränderungen im Hormonspiegel

    Abnahme der funktionellen Aktivität der Androgene

a) Gewichts- und Größenänderungen der Gesamtdrüse

Das Maximalgewicht der Nebennieren wird im Alter von 31 bis zu 40 Jahren erreicht, wobei das Durchschnittsgewicht bei Männern mit 13,91 g etwas höher liegt als das der Frauen (12,16 g)[220]. Ein Vergleich der Absolut- und Relativgewichte von Nebennieren junger und alter Menschen läßt keinen[221] oder nur einen geringen Gewichtsabfall mit zunehmendem Alter erkennen[222]. Die Wägungen älterer Autoren, nach denen es im Greisenalter zu einer deutlichen Verkleinerung, Schrumpfung und Gewichtsabnahme der Drüsen kommen soll[223], werden von neueren Untersuchungen nicht mehr bestätigt. Während noch Anfang des Jahrhunderts die Nebennieren von 50—76jährigen mit einem Durchschnittsgewicht von 4,8 g pro Drüse angegeben wurden[224], liegen die Gewichte heute höher. So konnten an einem aussagekräftigen Untersuchungsgut[225] von 129 Personen im Alter von 60 bis zu 99 Jahren, von denen mehr als zwei Drittel über 75 Jahre alt waren, durchschnittliche Gewichte von 6—7,5 g pro Drüse ermittelt werden. Nach diesen Untersuchungen nehmen Gewicht und Größe der Nebennieren im Alter nicht ab, Befunde, die von einer Reihe anderer Autoren bestätigt werden[226]. Über 10 g schwere Drüsen sind fast immer adenomatös, wobei in einem hohen Prozentsatz (14%) die Adenome größer als 2 mm und makroskopisch erkennbar sind[227]. Diese durch Mikro- und Makroadenome bedingte Gewichtssteigerung im Alter[228] findet sich nach Überschreiten des 80. Lebensjahres vor allem häufig bei Frauen (29%) und seltener bei Männern (2%). Eine Reihe von Mitteilungen, die einen Gewichtsanstieg der Nebennieren im Alter für typisch bezeichnen[229], aber die Drüsen nicht auf Vorhandensein von Adenomen überprüften, müssen entsprechend kritisch bewertet werden.

Bei Tieren liegen die Verhältnisse ähnlich. Alte Hamster[230] und Hühner[231] zeigen keine oder nur geringe Gewichtsänderungen im Sinne einer Abnahme, nur bei Ratten[232] sollen sowohl das absolute wie auch das relative Nebennierengewicht im Alter ansteigen können.

---

[220] Bürger 1960.

[221] Beck, De Maublanc, Berthaux, Levillain und Barre 1964, Mühlmann 1896, 1927.

[222] Korenchevsky 1961.

[223] Seiler 1823, Huschke 1845, Merkel 1915, Dietrich und Siegmund 1926.

[224] Delamare 1904.   [225] Beck u. a. 1964.   [226] Dawidowski 1966.

[227] Beck u. a. 1964.   [228] Spain und Weinsaft 1964.

[229] Sabrazes und Husnot 1907.   [230] Meyers und Charipper 1956.   [231] Payne 1949.

[232] Yeakel 1946.

b) Veränderungen der Nebennierenrinde

α) Nebennierenrindenzonen

Die Nebennierenrinde gliedert sich in die supracapsulär gelegene Zona glomerulosa, in die lipidreiche Zona fasciculata und in die pigmenthaltige Zona reticularis, die häufig Zellen im Stadium des Zelluntergangs aufweist. Die Rinde erfährt im Laufe des Lebens nicht nur Verschiebungen im Verhältnis zur Marksubstanz, sondern vor allem auch auffallende Veränderungen und Wandlungen der Rindenzonen untereinander, die so typisch sind, daß sich die Morphokinese des Rindenorgans in einer Lebenskurve[233] veranschaulichen läßt, die bereits die Embryonalphasen mitberücksichtigt (Abb. 17). Kurz vor und auch während der Geburt

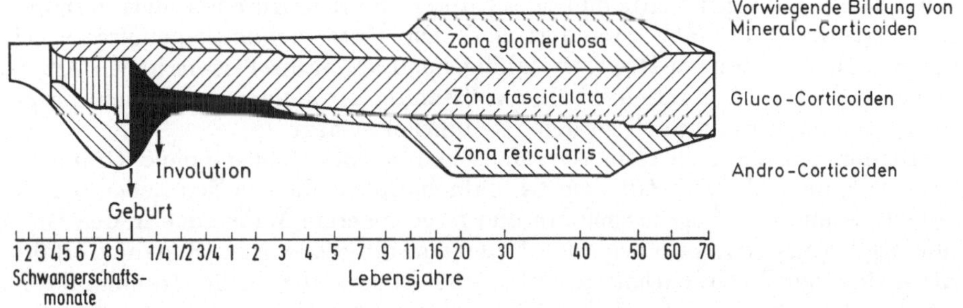

Abb. 17. Schematische Lebenskurve der Nebennierenrinde. Nebenniere als akzessorische Geschlechtsdrüse (wird beim Keimling vom gonadotropen Chorionhormon der Placenta stimuliert, beim Erwachsenen durch Hormone des HVL). [Nach ROTTER, W., Arch. path. Anat. **316** (1949)]

kommt es zu einer vorübergehenden Involution der Nebennierenrinde durch Fortfall des gonadotropen Chorionhormons. Vom 3. Lebensjahr an beginnt der Aufbau der Rinde unter Vergrößerung und Gliederung in die charakteristischen Zonen, wobei sich trotz gleichzeitiger Vergrößerung des Markanteils das Rindenmarkverhältnis zugunsten der Rinde verschiebt, um seine volle Entfaltung in der Lebensmitte zu erreichen. Die Veränderungen der Nebennierenrinde werden wesentlich vom Funktionszustand der Keimdrüsen mitbestimmt[234]. Beim Mann setzt die Fasciculataverbreiterung mit dem 30. Lebensjahr ein (Rindenzonenverhältnis 1:2:2) und nimmt gegen Ende der 4. und 5. Lebensdekade unter Einlagerung einzelner Fettzellen (Rindenzonenverhältnis 1:3:2) und im 6. Lebensjahrzehnt auf Kosten der Zona glomerulosa und reticularis durch weitere Verfettung beträchtlich zu. Im Alter über 70 sind Glomerulosa und Reticularis bis auf Zellgruppen an der Rinden-Mark-Grenze zugunsten der Fasciculata völlig verschwunden.

Bei der Frau gleichen die Verhältnisse bis zum 40. Lebensjahr etwa denen des Mannes (Rindenzonenverhältnis 1:1:3). Vom 40. Jahr ab nimmt die Reticularis ab (Verhältnis 1:1:1), und mit dem Einsetzen des Klimakteriums dringt die Fasciculata unaufhaltsam gegen Glomerulosa und Reticularis vor. Etwa 1 Jahr nach Aussetzen der Menstruation kann die Nebennierenrinde faktisch nur noch aus den Zellen der Fasciculata bestehen, was im 6. und 7. Lebensjahrzehnt für

---

[233] ROTTER 1949.
[234] STIEVE 1946, 1947, LAESCHKE 1947, BACHMANN 1954, SOFFER, DORFMAN und GABRILOVE 1961.

beide Geschlechter die Regel ist. Die wichtigsten Altersveränderungen in der Nebennierenrinde spielen sich im inneren und äußeren Transformationsfeld[235] ab und unterstreichen die Bedeutung dieser Bereiche für Rindenumbauvorgänge und Adaptation im Alter. Ob die Zona glomerulosa tatsächlich eine Atrophie auf Kosten der Zona fasciculata erleidet, wird neuerdings in Frage gestellt[236]. In den altersverbreiterten Nebennierenrinden über 70 Jahre alter Menschen sei die Dicke der Zona glomerulosa mit 0,28 ± 0,08 mm kaum von den Ausmaßen junger Personen im Alter von 20 bis zu 29 Jahren zu unterscheiden (0,29 ± 0,11 mm).

Nach dem 60. Lebensjahr verringern sich nach anderen Messungen[237] Dicke und Ausdehnung aller 3 Zonen unter Verkleinerung ihrer Zellelemente, wobei die Zona fasciculata in allen Altersgruppen (von 6 bis zu 105 Jahren) die stärkste Zone ist. Diese Veränderungen sind mit dem 80. Lebensjahr am stärksten ausgeprägt und mit einer Verdickung der Kapsel und des Drüsenstromas verbunden, ohne daß die Blutgefäße verändert sind. Die Untersuchungsergebnisse weichen von den Beobachtungen Rotters dahingehend ab, daß selbst im hohen Alter die Zonae glomerulosa et reticularis nie vollständig atrophieren und auch die Zona fasciculata eine, wenn auch geringe, Reduktion erfährt.

In den Nebennierenzellen des Menschen werden fuchsinophile Granula gefunden[238], die sich etwa mit dem 24. Jahr hauptsächlich in den Zellen der Zona reticularis und der Zona fasciculata und in geringerem Maße auch in den Glomerulosazellen zu entwickeln beginnen[239] und eine alternsbedingte Zunahme erfahren. Etwa 19% der Zellen enthalten im 20.—30. Lebensjahr solche Granula, 50% im Alter ab 70 Jahren. Wahrscheinlich nehmen die Granula jenseits der 80er Jahre wieder ab[240]. Eine Vermehrung der fuchsinophilen Granula wird auch bei einer Reihe endokriner Störungen, wie Thyreotoxikose, Virilismus und Rindenhyperplasie, beobachtet[241].

β) Lipoidgehalt

Die Lipoide der Nebennierenrinde sind beim Erwachsenen vor allem im äußeren und mittleren Drittel der Zona fasciculata diffus oder fleckförmig verteilt[242]. Auch in der Zona reticularis kommt es in mittleren Lebensjahren zu Lipoideinlagerungen, bei der Frau vor allem mit Einsetzen der Menopause. Mit zunehmendem Alter greifen die Einlagerungen auf die Zona fasciculata über[243].

Eine bei Tieren beobachtete relative Lipoidverarmung (Hamster[244], Ungulaten) paßt nicht zu den geschilderten Lipoidvermehrungen beim Menschen, scheint sich aber im Alter auszugleichen, obwohl die Zunahme möglicherweise auch durch lipoidhaltige Pigmente bedingt sein könnte.

Neuere histochemische Untersuchungen an Nebennieren ziehen die Lipoidvermehrung in der Rinde in Zweifel[245]. Nach diesen Befunden sollen die Lipoide im hohen Alter in den Rindenzellen abnehmen und nicht nur Rückschlüsse auf eine alternsbedingte Hormonproduktionseinschränkung erlauben, sondern auch die verringerte Hormonfreisetzung bei schweren mechanischen Traumen erklären.

Sieht man von den etwas widersprüchlichen Befunden ab, so kann man an lipoidhaltigen Rindenorganen deutlich den regelnden Einfluß des Zwischenhirn-Hypophysenvorderlappensystems am Lipoidverteilungsbild studieren. Nach Hypophysektomie kommt es an den verkleinerten Nebennieren zu einer regressiven Transformation der Rinde mit Verschmälerung der Zona fasciculata und Lipoidabgabe aus dem inneren und äußeren Transformationsfeld, bei ACTH-

[235] Tonutti 1941, 1942, 1945.   [236] Chelimski 1963.   [237] Kuschaschwili 1965.
[238] Broster und Vines 1933.   [239] Broster, Allen und Vines 1938.   [240] Sudds 1940.
[241] Steege 1952.   [242] Wallraff 1949.   [243] Stieve 1946.
[244] Meyers und Charipper 1956.   [245] Kuschaschwili 1965.

Gaben zu einer dichten gleichmäßigen Verteilung der Lipoide, wie sie bei progressiver Transformation eintritt[246].

γ) Pigmentablagerungen

Pigmentanhäufungen in den Nebennieren alter Menschen werden seit langem als Alternserscheinung gewertet[247], obwohl heute Relationen zwischen Pigmentzunahme und Organalterung in bezug auf die Nebenniere in Frage gestellt bzw. zurückhaltender beurteilt werden[248]. Pigmente kommen in der Rinde und im Mark vor, sind aber besonders gehäuft in der Zona reticularis anzutreffen, die man bei alten Menschen auch als Zona pigmentosa bezeichnen könnte. Embryonale Nebennieren sind pigmentlos[249] oder schwach melaninhaltig[250]. Kindliche Drüsen können bereits Pigmente enthalten, die sich nach der Pubertät stärker vermehren und von da ab kontinuierlich mit dem Alter zunehmen. An Pigmenten kommen in Rinde und Mark 2 Arten vor, deren Natur und Bedeutung noch nicht hinreichend geklärt sind[251]. Das in Alkohol unlösliche schwarze Pigment ist Melanin, das alkohollösliche gelbe wahrscheinlich ein aus Fetten, Fettsäuren und Lipochromen in unterschiedlichen Verhältnissen zusammengesetztes Pigment[252]. Diese Pigmentart kommt in allen Zellen der Nebennierenrinde, am häufigsten in der Zona reticularis, aber kaum im Mark vor. Über die Bildung der Pigmente herrscht Unklarheit. Neben einer exogenen Genese mit anschließender Infiltration in die Drüse[253] wird auch eine Pigmentbildung aus Mitochondrien diskutiert[254]. Letzterem Entstehungsweg wird mehrfach widersprochen, wobei eine Pigmentbildung aus dem Golgi-Komplex ebenfalls für unwahrscheinlich gehalten wird[255]. Das Auftreten von Melanin im Nebennierenmark, beispielsweise beim australischen Opossum, ist ein interessanter Befund für diejenigen Autoren gewesen, die eine Beziehung zwischen Adrenalin- und Melaninbildung vermuten. Melaninpigment kommt bei einer großen Anzahl von Säugetieren vor, wobei es bis vor kurzem noch keinen eindeutigen Hinweis für eine Erklärung der seltsamen Lipochromanhäufungen in den Säugetiernebennieren gab[256]. Histochemische und elektronenmikroskopische Untersuchungen am Lipidpigment in Nebennieren von 4, 8, 20 und 30 Monate alten Mäusen[257] sind daher besonders aufschlußreich. Nach diesen Befunden nehmen die pigmenthaltigen Zellen im Alter zu, wobei oft mehrere Pigmentzellen sich zu vielkernigen Riesenzellen mit ungewöhnlich großen Pigmenteinschlüssen (5 μm) vereinigen können. Das Pigment und die Parenchymzellen der Zona reticularis enthalten verschiedene Lipide, Cholesterol und andere Cholesterolester, Sphingolipide, Phosphorglyceride und möglicherweise Triglyceride. Zusätzlich ließen sich Polysaccharide und einige lysosomale Enzyme identifizieren. Spezifische Reaktionen am Lipidpigment erfaßten Sulfatide, Peroxydasen und Perhydrolgruppen. Eine primäre Fluorescenz des Lipidpigmentes konnte bei Bestrahlung ungefärbter Schnitte mit UV-Licht erzielt werden. Die Substruktur der Pigmente ist durch cytoplasmatische Partikel von verschiedener Größe und Elektronendichte mit teilweiser myelinähnlicher Membranstruktur aus 50 Å breiten helleren Zonen charakterisiert. Eindeutige alternsbedingte Veränderungen am Pigment selbst bestehen nicht. Wenn mit den Untersuchungen auch nicht der spezifische Zellmechanismus der Pigmentbildung geklärt werden konnte, so ver-

[246] BARGMANN 1970, Lit.
[247] DELAMARE 1904, MERKEL 1915, DIETRICH und SIEGMUND 1926, DRIBBEN und WOLFE 1947.
[248] BACHMANN 1954. [249] DIETRICH und SIEGMUND 1926. [250] MÜHLMANN 1896, 1927.
[251] BOURNE und JAYNE 1961. [252] FINDLAY 1920.
[253] DE ROBERTIES 1948, FINDLAY 1920. [254] PAYNE 1949, BLACKMANN 1946.
[255] HOERR 1936. [256] BOURNE und JAYNE 1961.
[257] SAMORAJSKI und ORDY 1967.

muten die Autoren, daß die Pigmente in den Zellen der Zona reticularis entstehen und endogenen Ursprungs sind.

δ) Interstitielles Bindegewebe

In den verschiedenen Abschnitten der Nebennierenrinde und im Mark kommt es zu der von anderen Organen her bekannten Bindegewebsvermehrung im Alter, wobei die Verdickung der Kapsel weniger auffallend ist als die Verbreiterung der interparenchymatösen Septen[258]. Für solche Veränderungen des interstitiellen Bindegewebes sprechen viele Untersuchungsbefunde[259], obwohl mit Recht auf Täuschungsmöglichkeiten aufmerksam gemacht wurde[260], die durch Abnahme des Zellvolumens und dadurch bedingtes stärkeres Hervortreten des Bindegewebsgerüstes bedingt sein können.

Bei alten Ratten[261] ist die Bindegewebsvermehrung in den Nebennieren nicht sehr ausgeprägt, bei Mäusen[262] hingegen kommt es zu einer deutlichen Zunahme des Bindegewebes, die so stark sein kann, daß in einigen Fällen große Teile des Rindenparenchyms durch Bindegewebe verdrängt werden. Ähnliche Veränderungen treten in den Nebennieren alter Vögel auf[263]. Neben rein quantitativen Veränderungen des Bindegewebes kommt es aber auch zu Strukturwandlungen im Bindegewebsaufbau der verschiedenen Rindenzonen im Alter[264]. In der Nebennierenkapsel von Ratten bilden sich Reticulinfasern zu kollagenen Fasern um, wobei die kollagenen Fasern eine allgemeine Dickenzunahme erfahren. In der Zona glomerulosa und fasciculata kommt es hingegen zu einer geringen Verdickung der Reticulinfasern, aber zu keiner Transformation in kollagene Fasern. In der Zona reticularis schließlich scheinen die Reticulinfasern sich zu verdicken, bei gleichzeitigem Auftreten von kollagenen Fasern.

c) Nebennierenmark

Alternsveränderungen sind am Mark weit weniger ausgeprägt als in der Rinde. Eine angeblich im Alter einsetzende Atrophie des menschlichen Nebennierenmarks[265] konnte in späteren Untersuchungen nicht bestätigt werden. Als alternsbedingte Veränderungen an menschlichen Nebennieren wird eine Bindegewebsvermehrung um die Markzellgruppen im höheren Alter gewertet[266], die nach Überschreiten des mittleren Lebensalters eintritt[267] und mit einer Kollagenisierung der Gitterfasern verbunden ist[268]. Über das Auftreten von Pigmentzellen im Mark alter Nebennieren gehen die Ansichten auseinander. Während das Vorkommen selbst in alten Drüsen teilweise negiert wird, sprechen andere Autoren von einer charakteristischen alternsbedingten Pigmentzunahme auch im Mark[269].

Die mit kräftigen längsverlaufenden Muskelzügen versehenen Markvenen erfahren mit zunehmendem Alter Umbauvorgänge. Die möglicherweise als Drosselvorrichtung wirkenden Längsmuskelbündel nehmen mit dem Lebensalter zu[270]. Arteriosklerotische Veränderungen finden sich an den Gefäßen der Rinde wie auch des Marks in verschiedener Stärke und sind nach Ansicht einiger Autoren die Ursachen für degenerative Veränderungen an den Nebennierenzellen[271] im Alter.

Aus den bisher aufgeführten morphologischen Alternsveränderungen ist nicht auf den Funktionszustand des Nebennierenmarks im Alter zu schließen. Eine bei senilen Rattenmännchen beobachtete Markhyperplasie[272] und Zellkernvergrößerung der Markzellen[273] könnte für eine Funktionssteigerung des Marks im

[258] Cooper 1925, Delamare 1904.
[259] Dribben und Wolfe 1947, Stieve 1946, Dietrich und Siegmund 1926.
[260] Bachmann 1941.   [261] Jayne 1953.   [262] Loeb 1940/41.   [263] Payne 1949.
[264] Dribben und Wolfe 1947.   [265] Delamare 1904.   [266] Bourne und Jayne 1961.
[267] Cooper 1925.   [268] Bachmann 1941, Cooper 1925.
[269] Watrin 1924, Elliott und Tuckett 1906, Ciulla 1909.   [270] Bargmann 1933.
[271] Delamare 1903, Puech, Combier und Pages 1953.
[272] Yeakel 1946.   [273] Silvestrino 1933.

Alter sprechen, allerdings wird diese Meinung durch gegensinnige Befunde wieder abgeschwächt[274].

d) Paraganglien

Neben der Marksubstanz der Nebenniere, dem Paraganglion suprarenale, kommen noch eine Reihe von freien sympathicogenen Paraganglien vor, die bei Tieren zeitlebens bestehen, wenn auch mit etwas verminderter Chromierbarkeit ihrer Zellen[275]. Beim Menschen kommt es nach einer kurzen Wachstumsperiode bereits bei Kindern oder schon kurz nach der Geburt zur Rückbildung, wobei die einzelnen Paraganglien nicht gleichzeitig und auch nicht vollständig degenerieren. Bis zur Pubertät sind fast alle freien Paraganglien rückgebildet, auch das größte der freien Paraganglien, das Paraganglion aorticum abdominale, das sich langsamer auflöst. Mit der Substitution des paraganglionären Gewebes durch Binde- und Fettgewebe verlieren die chromaffinen Zellen meist ihre Chromierbarkeit und können in dieser Form bis ins hohe Alter bestehen bleiben[276]. Sicher bewahrt nur ein Paraganglion seine Chromaffinität und Funktion bis in das Greisenalter, das Nebennierenmark. Ob auch im Sympathicus in älteren Lebensphasen noch vereinzelte, mit Chromsalzen angefärbte chromophile Zellen anzutreffen sind, wird unterschiedlich beantwortet.

B. Funktionelle Veränderungen

Die Hormone der Nebennierenrinde lassen sich in drei Gruppen einteilen, in die Glucocorticoide, Mineralocorticoide und Androsteroide. Als Produktionsstätte der den Eiweiß-, Kohlenhydrat- und Fettstoffwechsel regulierenden Glucocorticoide wird die Zona fasciculata angesehen, da eine Abgabe von Glucocorticoiden mit einer Cholesterin- und Ascorbinsäureverringerung in der Zona fasciculata verbunden ist[277]. Auch die Bildung der Sexualhormone (Androsteroide) wird der Zona fasciculata und der Zona reticularis zugeschrieben, während die den Salz- und Wasserhaushalt regulierenden Mineralocorticosteroide überwiegend in der Zona glomerulosa synthetisiert werden. Organkapseln mit Glomerulosaanteilen bzw. Glomerulosaabschnitten bilden bedeutend größere Mengen an Aldosteron als die Zona fasciculata[278]. Es ist allerdings durchaus möglich, und für eine solche Annahme sprechen eine Reihe von Befunden, daß die Nebennierenrindenhormone überwiegend in der Zona fasciculata entstehen[279] und die Zellen der angrenzenden Transformationsfelder sich nur in ihrer quantitativen Fähigkeit zur Hormonbildung von den Fasciculatazellen unterscheiden.

Einblick in die hormonelle Aktivität der Nebennierenrinde im Alter gestatten Mengenbestimmungen der Nebennieren-Hormonabsonderung in das Blut und in den Harn unter Normalbedingungen und bei verschiedenen funktionellen Belastungen.

a) Glucocorticoide

Die Glucocorticoide kommen im Blut in freier oder in an Eiweiß gebundener Form vor. Bei der Beurteilung von Alternsveränderungen ist es daher ratsam, neben der Bestimmung des Gesamthormongehaltes im Blut auch die freien und gebundenen Hormonformen zu berücksichtigen. Zu den wichtigsten Hormonen der Glucocorticoide gehören das Hydrocortison und das Corticosteron, die im Organismus 24 Std-Werte von 4,9 bis zu 27,9 mg bzw. 0,84 bis zu 4,0 mg erreichen[280]. Die Glucocorticoidsekretion, gesteuert vom Zentralnervensystem, Hypothalamus und adrenocorticotropen Hormon des Hypophysenvorderlappens,

[274] CLARA 1936.   [275] WATZKA 1943, Lit.   [276] WATZKA 1943.   [277] BARGMANN 1970.
[278] GROSS 1956, Lit.   [279] TONUTTI 1942, KLÄRNER 1955.   [280] JUDAEW 1961.

ist bei Stress-Situationen bedeutend erhöht. Im fortgeschrittenen Alter kommt es beim Menschen und bei Tieren zu keiner Abnahme der Glucocorticoidsekretion, eher zu einer allerdings nach vorliegenden Untersuchungen statistisch nicht gesicherten leichten Zunahme der 17-Oxycorticosteroid-Sekretion. Frauen im Alter von 50 bis zu 59 Jahren haben einen gering erhöhten 17-Oxycorticosteroid-Gehalt im Blutplasma[281], aber auch bei Männern kommt es im Vergleich zu jungen Personen zu keiner alternsbedingten Sekretionsabnahme, sondern ebenfalls nur zu einem unbedeutenden Anstieg[282]. Selbst im hohen Alter (bis zu 96 Jahren) finden sich keine auffallenden Veränderungen der freien und gebundenen 17-Oxycorticosteroide beim Menschen und auch bei Ratten sprechen die Hormonmengen im Plasma junger (10—12 Wochen = 13,62 µg/100 ml), erwachsener (13—14 Monate = 15,43 µg/100 ml) und alter Tiere (23—24 Monate = 16,55 µg/100 ml) für eine volle Funktionstüchtigkeit der Nebennierenrinde im Alter. Aus den Ergebnissen darf gefolgert werden, daß die Glucocorticoidfunktion der Nebennieren im Alter voll aufrecht erhalten wird und es zu keinen Änderungen im Verhältnis von freien und eiweißgebundenen Glucocorticoiden kommt.

Einen weiteren Einblick in das Glucocorticoidverhalten geben Bestimmungen an ausgeschiedenen Hormonen oder ihrer Metabolite, da nur ein ganz geringer Teil der Glucocorticoide unverändert im Harn erscheint. Die Corticosteron- und Hydrocortisonausscheidung ändert sich bei beiden Geschlechtern im Lebensablauf nicht. Untersuchungen an 20—89jährigen Menschen zeigten keinerlei Unterschiede in der Stärke der Exkretion[283]. Die 11-Desoxy-17-Ketosteroid-Ausscheidung im Harn ist hingegen im höheren Alter (über 70 Jahre) deutlich verringert[284]. Die 17-Oxycorticosteroid-Ausscheidung und die Exkretion reduzierter Corticosteroide nimmt im Alter im Vergleich zu jugendlichen Lebensabschnitten nur unwesentlich ab[285], so daß hinsichtlich der 17-Oxycorticosteroid-Ausscheidung und -Produktion in den verschiedenen Altersstufen auf keine bedeutenden Einschränkungen geschlossen werden kann[286]. Bei Männern liegt die Ausscheidung der 17-Oxycorticosteroide ein wenig höher als bei Frauen, auch im Alter, doch sind diese Unterschiede statistisch nicht signifikant[287]. Allerdings sind auch einige Mitteilungen bekannt, nach denen es zu einem fortschreitenden Abfall der 17-Oxycorticosteroid-Ausscheidung im Harn bei Personen im Alter von 60 bis zu 96 Jahren kommen soll. Diese Befunde wurden dahingehend bestätigt, daß bei alten Menschen (54—75 Jahre) der Durchschnittswert der 24 Std-Ausscheidung von 17-Oxycorticosteroiden bei $3,42 \pm 0,23$ mg lag und bei jungen Personen (19—23 Jahre) die Exkretion mit 7,34 mg einen deutlich höheren Wert zeigte[288]. Trotz der zuletzt aufgeführten Befunde wird nach Sichtung aller Ergebnisse die Sekretion der Glucocorticoidhormone vom Alternsprozeß offensichtlich nicht wesentlich beeinflußt und verändert. Für diese Annahme sprechen die nur geringen Änderungen der Glucocorticoidhormone bei hohem Alter im Blutplasma und während der 24 Std-Ausscheidung im Harn.

b) Mineralocorticoide

Nach einigen wenigen Untersuchungen zur Überprüfung der Sekretion und Ausscheidung der Mineralocorticoide kommt es im Alter zu keinen Veränderungen.

---

[281] Baranow, Podolskaja und Rosowskaja 1960. [282] Samuels 1956.
[283] Pincus 1956, Antognetti und Scopinaro 1954. [284] Dorfmann 1954.
[285] Albeaux-Fernet, Bugard und Romani 1958.
[286] Baranow, Podolskaja und Rosowskaja 1960.
[287] Miloslawski, Ardamatski, Iwanow u. a. 1963. [288] Eres 1963.

Die Aldosteronausscheidung bewegt sich bei 55—60jährigen Menschen in den Grenzen der Norm[289].

c) Androsteroide

Einen Einblick in den Stoffwechsel der Androsteroide vermitteln die neutralen 17-Ketosteroide, die bei Frauen in der Nebennierenrinde, bei Männern zu einem Drittel durch Umwandlung der Sexualhormone und zu zwei Dritteln in der Nebennierenrinde gebildet werden. Die 17-Ketosteroid-Exkretion drückt somit deutlich die androgene Funktionstüchtigkeit der Nebennierenrinde und zum Teil der Keimdrüsen aus. Auf die funktionelle Aktivität der Nebennierenrinde im Alter läßt sich durch summarische Bestimmung der 17-Ketosteroide, durch fraktionierte Analyse der im Harn ausgeschiedenen 17-Ketosteroide und durch Bestimmung des Ausscheidungsverhältnisses von 17-Ketosteroiden und 17-Hydroxycorticosteroiden schließen.

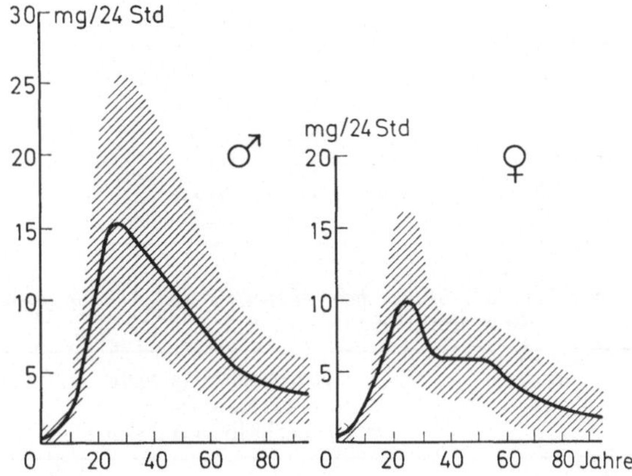

Abb. 18. Ausscheidung der 17-Ketosteroide bei gesunden Männern und Frauen im Verlauf des Lebens. (Nach HAMBURGER, C., 1948; aus BÜRGER, M. Leipzig: Thieme 1960)

Über die 17-Ketosteroid-Ausscheidung durch die Nieren liegen umfangreiche Untersuchungen vor, die vor allem auch die Exkretion im höheren Alter analysiert haben. Alle Autoren kommen zu dem übereinstimmenden Ergebnis, daß mit zunehmendem Alter sowohl der 17-Ketosteroid-Gehalt im Blut[290] als auch die Ausscheidung der 17-Ketosteroide auffallend und kontinuierlich abnimmt[291]. Die 17-Ketosteroid-Ausscheidung beginnt etwa mit dem 3. Lebensjahr und erreicht ihr Maximum im Alter von 20 bis zu 40 Jahren[292], um von da ab bis zum 50. Jahr schnell abzufallen. Im weiteren Altersverlauf kommt es zu einem weiteren, aber weit langsameren Absinken der Exkretion, das bis ins hohe Alter anhält. Bei Frauen und Männern bestehen im alternsabhängigen Ausscheidungsmodus keine wesentlichen Unterschiede[293], nur die ausgeschiedenen Mengen innerhalb von 24 Std liegen in mittleren Jahren bei Männern mit durchschnittlich 15—25 mg etwas höher als bei gleichaltrigen Frauen mit 6—15 mg[294] (Abb. 18). Bis zu

---

[289] ALBEAUX-FERNET, BUGARD und ROMANI 1958, MEMEO 1962.
[290] HOCHSTÄDT und REICHENBACH 1961.
[291] WÜRTERLE 1956, BORTH, LINDER und RIONDEL 1957, KORNEEW 1965, SWETSCHNIKOWA und BEKKER 1965.
[292] MIGDALSKA 1965, HAMBURGER 1948.   [293] PINCUS, ROMANOFF und CARLO 1954.
[294] GAZKO 1969.

5 Jahren beträgt die Durchschnitts-24 Std-Ausscheidung 1 mg 17-Ketosteroide, im Alter von 15—50 Jahren 10 mg bei Frauen und 20 mg bei Männern, um sich nach dem 50. Jahr auf 9 mg (Männer) bzw. 5 mg (Frauen) zu verringern[295]. Schwankungen von 15—30% in der Exkretion der 17-Ketosteroide kommen beim gesunden Menschen vor. Nach anderen Messungen[296] wird das Ausscheidungsmaximum bei Männern und Frauen mit 20—29 Jahren erreicht (Männer 15,3 ± 2,2 mg/24 Std, Frauen 10,6 ± 2,9 mg/24 Std), um sich dann allmählich auf Werte zu verringern, die im 70.—80. Lebensjahr um das $1^1/_2$—2fache niedriger liegen als die Maximalwerte in jungen Jahren. Ähnliche Bestimmungen sind in den Tabellen 9 und 10 wiedergegeben, die stellvertretend für eine Vielzahl von

Tabelle 9. *17-Ketosteroid-Ausscheidung bei Frauen in Abhängigkeit vom Alter.* (Nach Swetschnikowoi und Bekker, 1962)

Altersgruppen in Jahren	n	Durchschnittswerte an 17-Ketosteroiden innerhalb von 24 Std	Prozent zur Norm
18—40	5	12,20 ± 0,47	100
41—50	11	9,77 ± 0,96	87,2
51—60	30	9,46 ± 0,80	84,2
61—70	15	8,89 ± 1,10	79,4
71—80	12	7,56 ± 0,73	67,5
81—90	10	6,33 ± 0,72	56,6

Tabelle 10. *17-Ketosteroid-Ausscheidung bei Männern in Abhängigkeit vom Alter.* (Nach Swetschnikowoi und Bekker, 1962)

Altersgruppen in Jahren	n	Durchschnittswerte an 17-Ketosteroiden innerhalb von 24 Std	Prozent zur Norm
18—40	5	20,00 ± 0,48	100
41—50	8	16,30 ± 0,88	83,5
51—60	14	13,70 ± 0,81	70,1
61—70	8	9,19 ± 1,50	47,1
71—80	11	7,25 ± 1,53	37,1
81—90	10	6,83 ± 0,56	35,0

Untersuchungsbefunden aufgeführt werden sollen, die zwar gewisse Schwankungen in den Absolutzahlen aufweisen, aber alle die Tendenz der Abnahme der 17-Ketosteroid-Ausscheidung erkennen lassen. Im Alter kommt es weiterhin zu einer Abnahme des 17-Ketosteroid-Verhältnisses zu den 17-Oxycorticosteroiden, was mit einer Funktionseinschränkung der Keimdrüsen erklärt wird[297]. Alternsbedingte Veränderungen treten auch in den Fraktionen der 17-Ketosteroide auf. Die Abnahme der 17-Ketosteroid-Ausscheidung geht hauptsächlich auf Kosten von Änderungen im Anteil der α-Fraktion, die 92% der androgenen Aktivität ausmacht[298]. Bei chromatographischer Analyse der neutralen 17-Ketosteroide im Harn findet sich im Alter ein Wandel im Verhältnis der 11-Desoxy-17-Ketosteroide zu den 11-Oxy-17-Ketosteroiden derart, daß die erste Fraktion ab- und die zweite zunimmt[299]. Im hohen Alter verkleinert sich das Verhältnis der Frak-

[295] Bricaire und Laudat 1959.   [296] Migdalska 1965.
[297] Hochstädt und Reichenbach 1961.   [298] Hamilton, Hamilton und Mestler 1954.
[299] Brooksbank und Salokangas 1959.

tionen auffallend. Die Ausscheidung der 17-Ketosteroide bei Frauen im Alter von 20 bis zu 80 Jahren steht eng mit dem Funktionszustand der Eierstöcke im Zusammenhang, was deutlich in der höheren Ausscheidung zur Zeit normaler Ovarialfunktion (9,45 mg) im Vergleich zur Abgabe in der Menopause (5,27 mg) zum Ausdruck kommt[300].

Die Ausscheidung der Glucocorticoide und Mineralocorticoide ändert sich im Alternsprozeß wenig oder kaum, die Exkretion der 17-Ketosteroide ist aber so typisch und in ihrer alternsbedingten Abnahme so charakteristisch, daß man schon daran gedacht hat, sie als brauchbaren Maßstab für das physiologische Alter des Individuums zu setzen[301].

6. Der Inselapparat der Bauchspeicheldrüse

A. Morphologische Veränderungen

Die im exokrinen Pankreasgewebe eingebetteten Langerhansschen Inseln mit einem beim Menschen geschätzten Gesamtgewicht von 2,4—4,5 g, einer Durchschnittsgröße von 100—200 µm und einer Zahl zwischen 200000 und 2 Millionen bestehen nach ihrem morphologischen und färberischen Verhalten aus verschiedenen Zelltypen, den A- (A1-, A2-), B- und D-Zellen[302].

Die A-Zellen, die sich durch das Verhalten ihrer Granula gegenüber Silberimprägnation in die argyrophilen A1-Zellen und in die argyrophoben A2-Zellen unterteilen lassen, sind in den Inseln von Feten und Neugeborenen zahlreicher anzutreffen als in denen von Erwachsenen, wo sie etwa 20% der Inselzellen ausmachen[303]. Den A-Zellen, und zwar speziell den A2-Zellen, wird die Bildung eines zweiten Inselhormons, des glykogenolytisch wirksamen Glucagons zugesprochen[304] und damit eine gewisse Unabhängigkeit von den B-Zellen zuerkannt.

Die B-Zellen, die vermutlichen Insulinbildner, sind mit rund 80% aller Inselzellen die am häufigsten vertretenen Zellelemente und bilden mit den A-Zellen eine für die einzelnen Species typische Relation, die im Alternsablauf Veränderungen erfährt.

Die beim Erwachsenen in etwa 3% in den Inseln auftretenden D-Zellen[305] wurden lange Zeit als Degenerationsformen von Inselzellen betrachtet, sollen aber nach neueren Vorstellungen ein funktionstüchtiger Zelltyp sein, dessen Substanz möglicherweise regulierend in den Lipidhaushalt einzugreifen vermag[306].

Metahypophysärer Diabetes nach Zufuhr von hohen Dosen Vorderlappenextrakt[307] und Atrophie der Inseln mit Verringerung der A-Zellzahl nach Hypophysektomie[308] sowie die Vermehrung der Acidophilen im Vorderlappen diabetischer Mäuse[309] lassen eine Steuerung der Inseln bzw. ihrer A-Zellen durch einen α-cytotropen Faktor[310] wahrscheinlich sein. Die B-Zellen hingegen scheinen keiner direkten zentralen Steuerung zu unterliegen, werden dafür aber indirekt über die Glucocorticoide der Nebennierenrinde, die die Insulinsekretion über die Gluconeogenie anregen, stimuliert[311].

Die Entwicklung der Bauchspeicheldrüse und die Entstehung der Langerhansschen Inseln während der embryonalen und postnatalen sowie frühkindlichen

---

[300] WÜRTERLE 1956.   [301] CURTIS 1968.   [302] BARGMANN 1970, Lit.
[303] FERNER 1942, 1951.   [304] BÜRGER 1950.
[305] BARGMANN 1939, CARAMIA 1963, CAVALLERO und SOLCIA 1964, KOBAYASHI und FUJITA 1969.
[306] GABE und MARTOJA 1969.   [307] LEVER, JEACOCK und YOUNG 1961.
[308] FERNER und TONUTTI 1953, CAVALLERO, MALANDRA und MOSCA 1957.
[309] YAMADA 1964.   [310] FERNER 1952, KRACHT 1953, 1954.   [311] KRACHT 1957.

Periode sind durch eine Reihe von Untersuchungen[312] gut bekannt, weniger umfassend ist unser derzeitiges Wissen von den am Inselapparat sich abspielenden Veränderungen im Alternsablauf. Alternsbedingte Funktionseinschränkungen am endokrinen Pankreas sind trotz gegenteiliger Meinungen sicher nicht zu übersehen und lassen sich möglicherweise mit bestimmten morphologischen Veränderungen korrelieren, die, wenn auch nicht allzustark ausgeprägt, häufig zu beobachten sind. Wird der Inselapparat auch zu den wenigen Organen gerechnet, die den üblichen Alternsveränderungen zu widerstehen vermögen[313], so lassen sich doch folgende Veränderungen an alten Inseln finden:

Abnahme des relativen Pankreasgewichtes
Zunahme der Inselzahl und des Inselgewebes
Änderungen im Zellbestand der Inseln, Verschiebung der A/B-Relation
    Verminderung der B-Zellen
    Vermehrung der A-Zellen
Änderungen in der Struktur der Inselzellen
    Vacuolisierung der Inselzellen (sog. hydropische Degeneration)
    Atrophie der Inselzellen
Vermehrung des interstitiellen Bindegewebes im exokrinen Pankreas und Einwuchern desselben in die Inseln
Gefäßveränderungen

Diese Veränderungen treten frühestens 1—2 Jahrzehnte nach Abschluß des Wachstums und der Entwicklung der Bauchspeicheldrüse auf, der mit 18—20 Jahren[314] oder gar erst mit 20—40 Jahren[315] erreicht werden soll. Allgemein werden bis zum 50. Lebensjahr an den Inseln keine strukturellen Umwandlungen beobachtet, die mit Alternsveränderungen in Beziehung gebracht werden könnten.

a) Gewicht

Wie bereits eingangs angedeutet, wird das Gewicht aller Langerhansschen Inseln des menschlichen Pankreas auf etwa 2,4—4,5 g geschätzt. Durch die Einlagerung des Inselapparates in das exokrine Parenchym der Bauchspeicheldrüse sind Gewichtsänderungen des endokrinen Pankreas im Alter verständlicherweise nicht erfaßbar. Nach Wägungen des Gesamtorgans nimmt das Gewicht der Bauchspeicheldrüse nach dem 50. Lebensjahr wie viele andere Organe ab. Nur bei gleichzeitiger histologischer Untersuchung des endokrinen Anteils ist eine Aussage über Änderungen in Umfang, Anzahl und Zellbestand der Inseln möglich. Aus der Gewichtszunahme der Gesamtbauchspeicheldrüse allein kann nicht auf den Zustand des endokrinen Abschnittes geschlossen werden.

b) Inselzahl und Inselgewebe

Die Ansichten über alternsbedingte Veränderungen in der Häufigkeit und Größe der Inseln gehen auseinander. Neben Meinungen, an den Inseln seien selbst im hohen Alter kaum Größen- und Zahlenunterschiede zu beobachten, werden auch Zu- und Abnahmen der genannten Parameter als alternstypisch angeführt. Nach Untersuchungen an Personen im Alter von 4 Monaten bis zu 77 Jahren ist die Alternsperiode durch ausgeprägte Involutionserscheinungen am Pankreas charakterisiert, die sich am endokrinen Abschnitt in einer Verringerung der Inseln und des Inselgewebes äußern sollen[316]. Zu gegensätzlichen Befunden kamen

---

[312] Feldmann 1955.   [313] Gundobin 1906, Kaisarjanz 1949.   [314] Aljawi 1948.
[315] Pusik 1951.   [316] Pusik 1951.

andere Autoren[317], die zeigen konnten, daß die Menge des endokrinen Gewebes beim Menschen mit je einem Maximum in den 60er und 80er Jahren zunimmt (s. Tabelle 11). Nach dem 40.—50. Lebensjahr steigt die Zahl der Inseln um

Tabelle 11. *Durchschnittliche Inselzahl auf einer Fläche von 50 mm² in Bauchspeicheldrüsen von Personen verschiedener Altersstufen.* (Nach KRONROD, 1964)

Altersgruppen in Jahren	Durchschnittliche Inselzahl/50 mm²
0—50	102,9 ± 2,8
51—60	125,9 ± 5,2
61—70	125,2 ± 4,3
71—80	129,0 ± 5,9
81—90	159,1 ± 11,6

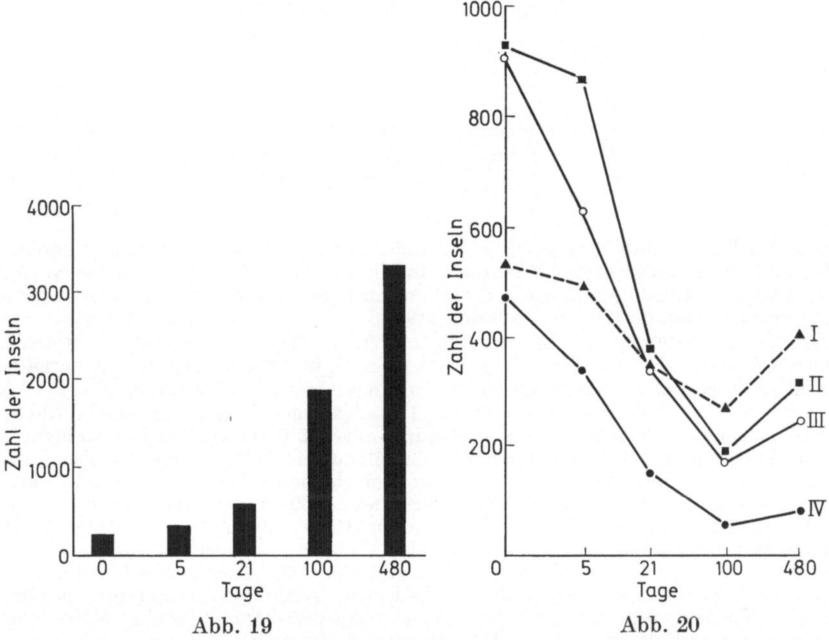

Abb. 19. Die Zahl der Langerhansschen Inseln bei Ratten verschiedener Altersstufen. Das Diagramm verdeutlicht die Zunahme der Inselzahl während der gesamten Beobachtungsperiode. [Aus HELLMAN, B., Acta endocr. **32** (1959)]

Abb. 20. Die Anzahl der Langerhansschen Inseln bezogen auf 200 cm² Körperoberfläche (*I*), 1000 mg Lebergewicht (*II*), 100 mg Pankreasgewicht (*III*) und 10 g Körpergewicht (*IV*). In allen Fällen kommt es zu einer Abnahme der Inseln mit einem niedrigsten Wert bei 100 Tage alten Ratten. Bemerkenswerterweise steigen alle 4 Quotienten bei über 100 Tage alten Tieren wieder an. [Aus HELLMAN, B., Acta endocr. **32** (1959)]

0,8—1% und erreicht im hohen Alter eine Zunahme des Inselgewebes um 2—3% [318]. Dabei nehmen bis zum 50. Lebensjahr die Inseln mit großem Durchmesser zu, erfahren eine erneute Vergrößerung nach den 50er Jahren und verlieren im höheren Alter deutlich an Größe. Nach anderen Ergebnissen nimmt die Zahl

---

[317] KUTSCHERENKO 1937, SCHEWTSCHUK 1962, 1963, KRONROD 1964.
[318] SCHEWTSCHUK 1963.

der Inseln im Alter deutlich zu, bei anhaltender Vergrößerung ihrer Durchmesser bis ins hohe Alter[319]. Trotz der im einzelnen oft unterschiedlichen Mitteilungen scheint eine Zunahme des Inselgewebes durch Neubildung von Inseln im höheren Alter typisch zu sein. Danach erfährt der Inselapparat seine wesentlichsten Umbildungen in den ersten Lebensmonaten und nach dem 40.—50. Lebensjahr[320], die in einer Erhöhung der Inselzahl, der Inseln mit großem Durchmesser und einer Bindegewebszunahme in der zweiten Umbildungsperiode bestehen. Neben einer Zunahme der großen Inseln kommt es im Alter interessanterweise gleichzeitig zu einer Vermehrung der oft nur aus A-Zellen bestehenden kleinen Inseln, die wahrscheinlich für das Ansteigen der A-Zellen im Inselsystem alter Drüsen verantwortlich zu machen sind[321].

Tabelle 12. *Durchschnittliche Inselzahl auf einer Fläche von 100 mm² in Bauchspeicheldrüsen von Ratten verschiedener Altersstufen.* (Nach Schewtschuk, 1962)

Altersgruppen	Durchschnittliche Inselzahl/100 mm²
2 Wochen	207
2— 4 Monate	130
7—12 Monate	80
$1^1/_2$—2 Jahre	95

Auch bei Ratten kommt es zu einer Veränderung der Inselzahl mit zunehmendem Alter; 480 Tage alte Tiere sollen etwa 13mal mehr Inseln als am Tag ihrer Geburt haben (Abb. 19). Das Verhältnis Inselzahl zu Gewicht der Bauchspeicheldrüse nimmt mit dem Alter ab. Bei neugeborenen Ratten beträgt die Relation etwa 8; 100 Tage nach der Geburt nur noch 0,5, um von da ab wieder ein wenig anzusteigen[322] (Abb. 20). Nach anderen Untersuchungen nimmt die Zahl der Inseln mit zunehmendem Alter ab (s. Tabelle 12), und das Verhältnis von Inselzahl zu Drüsenmasse macht bei 2wöchigen Tieren einen Faktor von 2,0, bei 2—4 Monate alten 1,01, bei 7—12 Monaten 0,5 und bei $1^1/_2$—2jährigen Tieren 0,9 aus[323]. Nach diesen Untersuchungen enthalten die Bauchspeicheldrüsen von 2 Wochen alten Ratten mehr Langerhanssche Inseln und somit einen höheren Anteil an endokrinem Gewebe als in mittleren Jahren. Bei alten Tieren kommt es zu einer Verschiebung des exokrinen und endokrinen Gewebes zugunsten des letzteren. Nach Hagemann (1960) wächst die Zahl der Langerhansschen Inseln in den ersten 20 Tagen auf Werte von 3 600—12 000, maximal 24 000 an, um mit zunehmendem Alter wieder abzunehmen. Nach 4 Wochen finden sich etwa nur noch 8 600 Inseln und bei 2jährigen Ratten soll eine Zahl von 7 700—4 500 Inseln erreicht sein, die mit zunehmendem Alter noch weiter abnimmt. Ob die Gewichtsreduktionen der Bauchspeicheldrüsen im hohen Alter überwiegend auf Kosten des exkretorischen Drüsengewebes vor sich gehen[324], erscheint nach den vorangegangenen Untersuchungen fraglich.

c) Zellbestand der Inseln, A/B-Relation

Im höheren Alter verändert sich der Zellbestand der Langerhansschen Inseln zugunsten der A-Zellen. Während nach einigen Untersuchungen die Zahl der A-Zellen bis zu dem 50. Jahr maximal zunehmen soll[325], um dann allmählich um das 85. Lebensjahr herum wieder abzunehmen, fand die Mehrzahl der Autoren eine kontinuierliche A-Zellvermehrung vom 60. Jahr an bis in das höchste Alter. Bis zum 60. Lebensjahr sind etwa 20% der Inselzellen A-Zellen, die nach dem 60. Jahr auf 37% ansteigen können, bei gleichzeitiger Verminderung der B-Zellen von annähernd 80 auf 63%[326]. Für die alternstypische A-Zellvermehrung sprechen auch quantitative Zellbestimmungen an den Inseln von Unfalltoten im Alter von

---

[319] Kronrod 1964.   [320] Schewtschuk 1963.   [321] Terbrüggen 1948.
[322] Hellman 1959 a, b, c.   [323] Schewtschuk 1962.   [324] Chmelnizki, Boiko u. a. 1968.
[325] Seifert 1954.   [326] Kronrod 1964.

11,5 Monaten bis zu 87 Jahren[327]. All diese Befunde reihen sich gut in Beobachtungen an Inseln von 100 Nichtdiabetikern aller Altersklassen vom Neugeborenen bis zum 86jährigen ein[328]. Die A/B-Relation der Inselzellen verschiebt
sich von 1:1 in der Neugeborenenperiode, über 1:3,5 zwischen dem 5. und 9. Jahr
auf eine durchschnittliche Relation von 1:4 bei Erwachsenen im Alter von 20 bis
zu 49 Jahren, um sich im höheren Alter durch Zunahme A-zellreicher bandartiger
Inseln zugunsten der A-Zellen wieder etwas zu verkleinern.

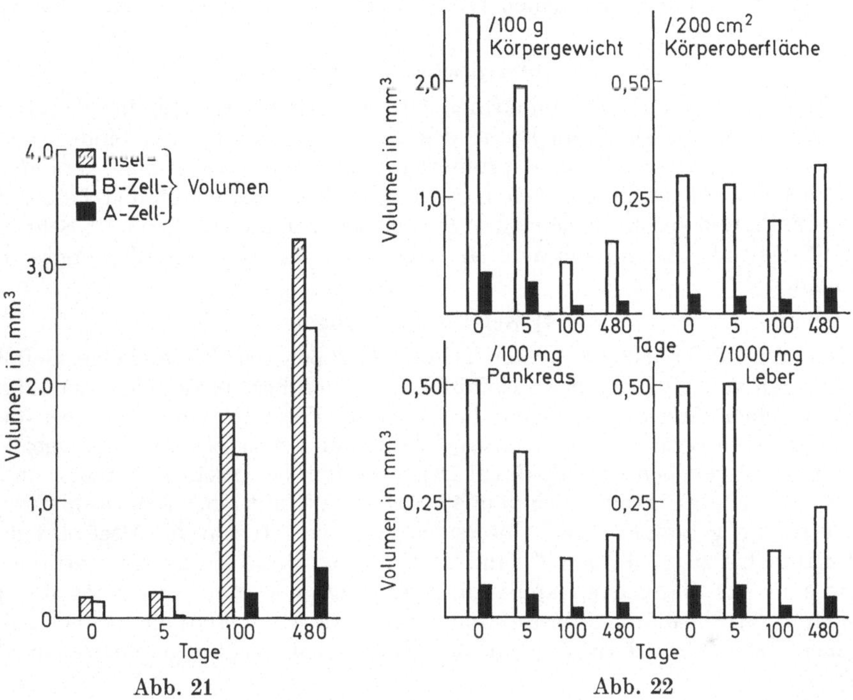

Abb. 21   Abb. 22

Abb. 21. Absolutwerte des A- und B-Zellvolumens und des Volumens der ganzen Insel in
mm³ bei Neugeborenen, 5, 100 und 480 Tage alten Ratten. Bei 100 und 480 Tage alten Tieren
nimmt das Volumen der A-Zellen am stärksten zu. [Aus HELLMAN, B., Acta endocr. **32** (1959)
Abb. 22. Das gesamte A- (dunkle Kolumnen) und B-Zellvolumen (helle Kolumnen) in mm³
bezogen auf Körpergewicht (100 g), Körperoberfläche (200 cm²), Pankreasgewicht (100 mg)
und Lebergewicht (1000 mg). Mit Ausnahme der Relation zur Körperoberfläche wurden die
höchsten Werte bei den jüngsten Tieren gefunden. Im Alter nehmen die Werte ab, wobei
allerdings auffallend ist, daß 480 Tage alte Tiere höhere Volumina als 100 Tage alte Ratten
aufweisen. [Aus HELLMAN, B., Acta endocr. **32** (1959)]

Zu ähnlichen Verschiebungen im Zellbild der Langerhansschen Inseln kommt es bei
Ratten. Inseln von neugeborenen Tieren enthalten etwa 23mal mehr B- als A-Zellen. Bei
480 Tage alten Ratten hat sich die Relation durch A-Zellzunahme verkleinert, indem nur noch
18mal mehr B-Zellen anzutreffen sind[329] (Abb. 21, 22). Aber auch eine absolute Verringerung
an B-Zellen ist offenbar mit zunehmendem Alter zumindest bei Ratten möglich[330]. Die niedrigsten B-Zellzahlen finden sich bei 20 Tage alten Tieren, weit höhere bereits bei 60 Tage
alten. Eine alternsbedingte Abnahme der B-Zellen tritt auch in den Inseln von Meerschweinchen
auf[331], ohne daß degenerative oder sklerotische Veränderungen an den Inseln in Erscheinung
treten[332].

[327] ZHUKOV 1962.   [328] SCHULTRICH 1965.   [329] HELLMAN 1959.
[330] POKRAJÁC, RABADIJA, VRANIČ und ALLEGRETTI 1959.
[331] ALLEGRETTI und POKRAYAS 1956.
[332] ANDREW 1944, KORENCHEVSKY, PARIS und BENJAMIN 1950, 1953.

d) Strukturänderungen der Inselzellen

Die Inselzellen sind bis in das hohe Alter morphologisch kaum verändert. Eine Atrophie einzelner Inselzellen[333] sollte im Rahmen des normalen Zellersatzes und nicht als Altersveränderung gedeutet werden. Auch der Häufigkeitsverlauf im Auftreten von Zellvacuolen in den Inselzellen spricht nicht für eine alternskorrelierte Erscheinung. Bei Säuglingen, Kleinkindern und Jugendlichen fehlen die Vacuolen, bis zum 49. Jahr tritt dann eine progressive Vacuolisierung von mehr als drei Viertel aller Zellen (76,7%) auf, die mit steigendem Alter wieder deutlich abnimmt[334].

e) Interstitielles Bindegewebe

Wie bei allen anderen endokrinen Drüsen kommt es auch im Pankreas zu einer alternsbedingten Vermehrung des Bindegewebes. In den bindegewebigen Septen des exokrinen Gewebes proliferiert das Bindegewebe nach dem 40. und 50. Lebensjahr[335], erschwert den Kontakt der Blutgefäße mit den Langerhansschen Inseln und sproßt in sehr alten Drüsen sogar in die Inseln ein[336]. Sehr oft ist eine Fibrose der Inseln nach dem 50. Lebensjahr mit einer Inselhyalinose (12%) verbunden[337].

f) Gefäßveränderungen

Bis zum 19. Lebensjahr treten an den Gefäßen der Inseln keine Gefäßveränderungen auf, hingegen erste Gefäßwandschäden bereits zwischen dem 20. und 29. Jahr. Nach dem 40. Jahr sind alle Gefäße in Form einer mittleren bis starken Arteriosklerose befallen. Die arteriosklerotischen Veränderungen sind meist mit einer Fibrose, fettigen oder hyalinen Degeneration der Inseln verbunden und vor allem bei Diabetes bereits nach dem 40. Lebensjahr mit einer Arteriosklerose und Inselatrophie gekoppelt. Bei Untersuchungen von Inseln in Altersstufen von 3 Monaten bis zu 87 Jahren[338] fand sich an den alten Inseln eine intrainsuläre Fibrose in der Nähe der Capillaren. Die Häufigkeit und Intensität der pericapillären intrainsulären Fibrose nimmt mit dem Alter deutlich zu und kann zu degenerativen Veränderungen an den Inselzellen im fortgeschrittenen Alter führen.

B. Funktionelle Veränderungen

In den Langerhansschen Inseln werden nach unserer heutigen Kenntnis zwei Hormone gebildet, in den A-Zellen das hyperglycämisierend und glykogenolytisch wirkende Glucagon und in den B-Zellen das den Blutzuckerspiegel und den Glykogengehalt in den Geweben antagonistisch zum Glucagon regulierende Insulin.

a) Glucagon

Obwohl zu den auffallenden alternsbedingten Veränderungen im Zellbestand der Langerhansschen Inseln eine Zunahme der A-Zellen gehört, darf hieraus nicht ohne weiteres auch auf eine Vermehrung der Glucagonproduktion in diesen Altersstufen geschlossen werden. Zur Zeit fehlen entsprechende Untersuchungen, die Beziehungen zwischen Glucagonsekretion, Glucagongehalt im Blut und in den Geweben in Abhängigkeit vom Alter bestätigen.

b) Insulin

Über den Mechanismus der Insulinbildung und die Beteiligung von Fermenten bei diesem Synthesevorgang besteht noch keine völlige Klarheit. Wahrscheinlich

[333] Andrew 1944.   [334] Schultrich 1965.   [335] Bine und Burler 1960.
[336] Pusnik 1951, Schewtschuk 1963.   [337] Schultrich 1965.   [338] Schikow 1964.

werden die beiden Ketten des Monomer Insulin gesondert synthetisiert und bilden
nach Vereinigung das Insulinmolekül. Das fertige Insulin wird entweder in das
Blut abgegeben oder in den Granula der Zellvacuolen von B-Zellen deponiert.
Offenbar sind Stapelung und auch Bildung des Insulins eng mit dem Metall Zink
verknüpft, das mit dem Histidinrest der Kette B in Verbindung tritt. Auskunft
über Änderungen der Insulinsekretion in das Blut während verschiedener Lebensalter können daher Untersuchungen über den Insulingehalt in der Bauchspeicheldrüse und im Blut und Untersuchungen über den Zinkstoffwechsel sowie Blut-
zucker- und Gewebsglykogenbestimmungen geben.

α) Insulingehalt in der Bauchspeicheldrüse

Nach älteren Untersuchungen[339] beträgt der Insulingehalt pro 1 g Gewebe
durchschnittlich 1,7 E und ändert sich beim Menschen während des Lebenslaufes
nicht wesentlich. Neuere Bestimmungen[340] ergaben bei 6 Monate alten Kindern
mit 7,8 E im Mittel und bei Erwachsenen im Alter von 38 bis zu 64 Jahren mit
3,7 E/g Bauchspeicheldrüsengewebe höhere Werte, wobei sich die Einheiten bei
Erwachsenen selbst nach dem 70. Lebensjahr nicht weiter verringern. Das Maximum des Insulingehaltes in der Bauchspeicheldrüse scheint mit dem 6. Monat
nach der Geburt erreicht zu sein[341] und nimmt in den ersten Lebensjahren wieder
ab, bis im Alter von 10 bis zu 30 Jahren pro Gramm Bauchspeicheldrüsengewebe
etwa 1—5,5 E und mit 70 Jahren und darüber 0,5—5,0 E erreicht werden. Sehr
häufig finden sich aber auch bei alten Menschen die gleichen Werte wie in jungen
Jahren. Der Insulingehalt pro Gramm Drüse verringert sich nach Untersuchungen
bei Tieren bereits deutlich in der ersten Hälfte der Ontogenese und nimmt beim
Menschen vom 1. bis zum 16. Lebensjahr wieder um das 5—6fache zu, bis die
für den Erwachsenen typischen Werte erreicht sind[342]. In der zweiten Hälfte der
intrauterinen Entwicklung treten kaum Änderungen im Insulingehalt des Drüsengewebes auf oder sind zumindest nur unbedeutend. Die starken individuellen
Schwankungen sowohl in der Ausbildung von Inselgewebe[343] als auch im Insulingehalt[344] erfordern künftig gezielte Insulinbestimmungen unter Berücksichtigung
der morphologischen Eigentümlichkeiten in den einzelnen Altersabschnitten.

β) Zinkgehalt in der Bauchspeicheldrüse

A- und B-Zellen der Langerhansschen Inseln beim Menschen und bei vielen
Tieren besitzen reichlich Zink, das für die funktionelle Aktivität dieser Zellen von
großer Bedeutung zu sein scheint. Nach Zufuhr von Kohlenhydraten verringert
sich das Zink in der Drüse und bei starker Kohlenhydratbelastung kommt es zu
einem vollständigen Verschwinden des Zinks aus den Inseln. Zur gleichen Zeit
erfolgt eine intensive Insulinausschüttung aus den B-Zellen in das Blut. Auch die
auf Metallkomplexbildung beruhenden experimentellen Diabetesformen[345] sind
an das Vorhandensein von reaktionsfähigem Zink gebunden. Die Ausbildung eines
Dithizon- und Alloxandiabetes ist bei vorheriger Freisetzung des Zinks aus den
B-Zellen, beispielsweise durch Glucose- oder Adrenalingaben, die eine Insulin-
abgabe in das Blut bewirken, nicht möglich. Ebenso ist es unmöglich, einen
experimentellen Diabetes beim Meerschweinchen zu erzeugen, dessen Inseln kein
mobiles Zink enthalten. Ein enger Zusammenhang zwischen Zink- und Insulin-
lokalisation scheint im Zellinneren zu bestehen und macht die Vorstellungen verständlich, die die Insulindeponierung, -bildung und -sekretion mit dem Zink in

---

[339] SCOTT und FISCHER 1938.   [340] JORPES und RASTGELDI 1953.
[341] WRENCHALL, BOGOCH und RITCHIE 1952.   [342] RENSCHEL 1964.   [343] PUSIK 1951.
[344] WRENCHALL, BOGOCH und RITCHIE 1952.   [345] MASKE 1957, SCHMIDT 1966, Lit.

Verbindung bringen[346]. Nach eigenen Befunden kommt das Zink in den A- wie auch B-Zellen der Langerhansschen Inseln in zwei auffallenden Formen vor, diffus in den Vacuolen verteilt und in einer randständigen Anordnung. Beide Vacuolentypen sind in A- und B-Zellen gleichzeitig anzutreffen, bei den A-Zellen überwiegt allerdings der diffuse Vacuolentyp, während in den B-Zellen die randständige Zinkanordnung in den Vacuolen vorherrschend ist. Diese an Inselzellen

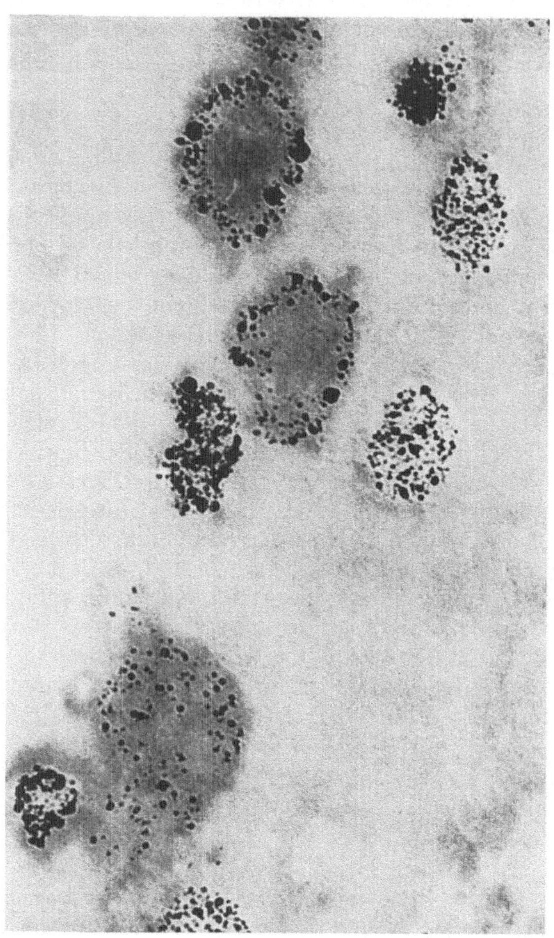

Abb. 23. Zinkhaltige Vacuolen mit unterschiedlicher Metallverteilung. A-Zelle, Langerhanssche Insel, Ratte. Sulfid-Silber-Verfahren am Paraffingewebeblock, Umbettung in Vestopal, Zielpräparation der A-Zellen. Elektronenoptische Aufnahme 76 000:1. (Präparat und Aufnahme: R. Schmidt und R. Schultka, Anatomisches Institut, Halle/Saale)

der Ratte erhobenen Beobachtungen lassen an verschiedene Funktionsformen der Vacuolen bei dieser Tierart denken und erklären den unterschiedlichen Reaktionsausfall der Sulfidsilber-Reaktion an den A- und B-Zellen (A-Zellen auffallend zinkreich, B-Zellen weniger zinkhaltig) (Abb. 23).

Mit histochemischen und colorimetrischen Zinkbestimmungsverfahren, die allerdings keine genauen quantitativen Aussagen zulassen, kommt Zink beim

346 Maske 1957, Schmidt 1966.

Menschen in den ersten Lebensmonaten in höherer Konzentration vor, da der Anteil an Inselgewebe hier besonders hoch ist. Im Alter über 50 Jahre verringert sich der Metallgehalt. Zu diesem Zeitpunkt sind oft nicht alle Zellen zinkhaltig. Im Alter über 70 Jahre sollen schließlich die Inseln sich in ihrem Zinkgehalt kaum vom exokrinen Gewebe unterscheiden[347], ein Befund, der nicht unwidersprochen geblieben ist.

Polarographische Untersuchungen der Bauchspeicheldrüsen von Ratten im Alter von 2—4, 5—6, 7—12 und 18—24 Monaten ergaben Zinkmengen von 14,2; 16,5; 13,9 und 12,3 γ/g Bauchspeicheldrüsengewebe. Ob die geringe Abnahme des Zinks im Alter auf eine Einschränkung der funktionellen Aktivität des Inselapparates schließen läßt, ist durch andere Untersuchungen, nach denen es zu keiner Zinkabnahme im Alter kommt[348], in Frage gestellt. In den B-Zellen der Inseln weißer Ratten werden im hohen Alter Insulindeponierung und Insulinmengen in der Bauchspeicheldrüse nicht nennenswert verändert.

γ) Insulingehalt im Blut

Aus den Granula der B-Zellen wird das Insulin in das Blut abgegeben. Die Ausscheidung erfolgt entweder durch Austritt der Körnchen durch einen Hiatus ihrer Membran in das Cytoplasma, wo sie gelöst werden und die Zelle verlassen[349], oder indem sich die Vesikel bei Einwirkung von Glucose auf die B-Zelle dem Plasmalemm nähern, mit dem ihre Membran verschmilzt. Der Inhalt der Bläschen tritt nach dem Muster einer Emiocytosis in den Intercellularraum über, wird dort gelöst und gelangt anschließend in die Blutbahn[350]. Die umschriebenen Verdünnungen des Endothels der Inselcapillaren (Pseudofenestrierung) begünstigen möglicherweise den Transport des Insulins in das Blut.

Die Insulinaktivität im Blutplasma sinkt sowohl beim Menschen als auch beim Tier (weiße Ratten) mit zunehmendem Alter ab.

Zur Zeit der Geburt besteht eine besonders hohe Funktionstüchtigkeit des Inselapparates, worauf Bestimmungen der Insulinaktivität im Nabelschnurblut schließen lassen[351] und die für Neugeborene typische Hypoglykämie hinweist. Die Insulinaktivität im Blutserum von 16—30jährigen Männern bewegt sich zwischen 80 und 410 E/ml (Durchschnittswert 188) und erniedrigt sich im 70. Jahr und darüber auf 30—260 E/ml (Durchschnittswert 113)[352]. Nach anderen Untersuchungen[353] beträgt die Insulinaktivität im Alter von 19—25 Jahren 41,0 ± 26,7 und mit 25—49 Jahren 27,0 ± 19,9 mE/ml. Eine noch stärkere Aktivitätsabnahme (18,0 ± 19,1 mE/ml) tritt bei Personen höheren Alters (50—82 Jahre) auf. Keine Änderungen in der Insulinaktivität bei stoffwechselgesunden Personen im Alter von 10 bis zu 49 Jahren (10—290 E/ml) fand LYNGSOE (1962). Nach Ansicht des Autors kommt es im von ihm untersuchten Altersbereich weder zu Struktur- noch zu Funktionsänderungen des Inselapparates. Die für Alternserscheinungen am endokrinen Pankreas verantwortlichen Altersperioden (über 50) wurden von ihm nicht untersucht, wohl aber von einigen anderen Autoren[354], die übereinstimmend im Blutserum von Menschen und Tieren Insulinaktivitätsverluste im Alter fanden.

δ) Blutzucker, Altersdiabetes

Der Blutzuckerspiegel des gesunden erwachsenen Menschen pendelt zwischen 80—120 mg-%. Nach älteren Bestimmungen[355] erhöht sich der Blutzucker von 85 mg-% bei 5—10jährigen Kindern, auf 108 mg-% bei über 60 Jahre alten Personen. Nachfolgende Untersucher konnten generell die Blutzuckererhöhung im

[347] SCHEWTSCHUK 1962, 1963.   [348] LEONOW, GAZKO und GULKO 1968.
[349] LEGG 1967.   [350] HELLMANN und HELLERSTRÖM 1969, LAZAROW 1963, Lit.
[351] LIBERMAN und JAROSCHEWSKI 1963.   [352] MELANI, MARIGO und RICOTTI 1962.
[353] SCHUKOW 1964.   [354] TODOROW 1965, GAZKO 1966.   [355] KOHL und DAHMANN 1940.

Alter bestätigen[356], wobei die Absolutwerte verfahrensabhängig schwanken. Auch bei Ratten kommt es zu Blutzuckererhöhung im Alter (2 Jahre)[357].

Nach klinischen Beobachtungen treten funktionelle Störungen im Kohlenhydratstoffwechsel, die auf das Inselsystem zurückzuführen sind, vermehrt im Alter über 60 Jahre bei beiden Geschlechtern auf. Zhukov (1962) fand an 93 gesund erscheinenden Personen der SU im Alter von 18—93 Jahren mit dem doppelten Glucose-Toleranztest interessante altersbezogene Dysfunktionen der Langerhansschen Inseln. Von 52 Personen unter 40 Jahren waren 6 als kohlenhydratstoffwechselgestört bzw. diabetisch zu ermitteln. Bei den 50—60jährigen waren es von 15 Personen 9 und in der Altersgruppe über 60 alle 11 Getesteten. Der Autor führt das häufige Auftreten eines Diabetes mellitus bei älteren Personen auf eine alternsbedingte Erschöpfung des Inselapparates zurück. Auch andere Autoren vertreten die Ansicht, daß ein Diabetes mellitus im Alter viel häufiger vorliegt, als allgemein angenommen wird. So fanden sich bei 90 angeblich stoffwechselgesunden Niederländern[358] im Alter von 60 bis zu 89 Jahren immerhin 46, das sind 51%, mit Blutzuckertoleranzkurven über 220 mg/100 ml. Zu ähnlichen Ergebnissen im skandinavischen Raum kam Marton (1964), der die Funktionsminderung beim Menschen über 70 auf eine verminderte Insulinproduktion oder auf eine geschwächte Reaktionsfähigkeit der B-Zellen des Inselapparates zurückführen möchte. Während die Funktionseinschränkungen der Inselzellen im Alter allgemein anerkannt werden, beurteilt man die morphologischen Erscheinungsformen des Inselzellbildes beim nichtdiabetischen Tier und Menschen in verschiedenen Altersstufen unterschiedlich. So fanden Feldmann u.a. (1954) an ihrem Sektionsmaterial bei 10,3% aller Leichen einen Diabetes, aber von den Diabetikern gehörten nur 25,5% in die Altersgruppe der 70—85jährigen. Bei einer anderen Erhebung an 185 Personen im Alter von 75 bis zu 100 Jahren lag die Diabeteshäufigkeit noch um 50% niedriger (13,5%). Feldmann (1955) negiert nicht an Hand dieser Befunde eine alternsbedingte Funktionseinschränkung des Pankreas, weist jedoch darauf hin, daß der Inselapparat zu den wenigen Organen gehört, die den üblichen Altersveränderungen zu widerstehen vermögen. Für eine Toleranzminderung des Organismus gegenüber Kohlenhydraten, möglicherweise infolge einer Insulinsekretionseinschränkung im Alter, sprechen zahlreiche klinische und experimentelle Befunde. Die verzögerte Glucoseabwanderung aus dem Blut alter Menschen könnte aber auch mit einer Herabsetzung der B-Zellempfindlichkeit des Inselapparates gegenüber dem Stimulans verbunden sein, oder durch ein Nachlassen der Empfindlichkeit peripherer Gewebe zum Insulin bedingt sein[359].

Auf jeden Fall geht der Toleranzverlust gegenüber Glucose langsam und schrittweise vor sich und braucht offenkundig nicht mit einer Störung der Insulinsekretion verbunden zu sein[360].

Man muß sich darüber klar sein, daß die Entstehung des Diabetes im Alter zwar eine beträchtliche Häufung erfährt, daß aber meist erst die exogene Beeinflussung, besonders die übermäßige Nahrungsaufnahme mit oder ohne Entwicklung einer Fettsucht, für die Manifestation bei vorhandener Anlage ausschlaggebend ist. Sicher ist der Altersdiabetes vorwiegend extrainsulär bedingt, in seinem Verlauf leicht und oft nicht insulinbedürftig. Die Arteriosklerose der Pankreasarterien hat für seine Entstehung offenbar nicht die Bedeutung, die man ihr früher zugeschrieben hat[361]. Vermutlich ist der Diabetes vorwiegend eine

---

[356] Vranič und Pokrajás 1961, Gazko 1969.
[357] Shock 1961, Stuchlikova, Hruškova, Hruza, Jelenkova, Novak und Soukupova 1967.
[358] Schouten 1967. [359] Schok und Andres 1968. [360] Burler 1962.
[361] Bartelheimer 1954.

anlagebedingte Krankheit, deren Auftreten davon abhängt, ob es zum Versagen eines hoch beanspruchten genetisch minderwertigen Inselorgans kommt.

VII. Ausblick

Viele, meist klinische Beobachtungen über Natur und Wesen des Alterns hat man zu Alternstheorien zu vereinigen versucht. Auch dem endokrinen System wurde zeitweilig für jene Vorgänge, die als Alternsveränderungen bezeichnet werden, eine Schlüsselstellung zuerkannt. Erkrankungen an wichtigen endokrinen Drüsen mit einhergehender frühzeitiger Vergreisung (Morbus Cushing, Kretinismus, postencephalitischer Parkinsonismus, Fettsucht und Diabetes u. a.) ließen eine enge Verbindung von Altern und innerer Sekretion auch während des normalen Lebensablaufes vermuten. Ganz abgesehen davon, daß „gegenwärtig die Zeit für eine umfassende Alternstheorie besonders vielzelliger Organismen noch nicht reif ist" (HOLLE 1970), nehmen nach heutiger Kenntnis die Funktionen der endokrinen Drüsen mit dem Alter weit weniger ab als alle anderen Körperfunktionen. Aus den zusammengetragenen Befunden darf mit Recht gefolgert werden, daß der Alternsvorgang im Organismus nicht als ein reiner Drüsenprozeß verbunden mit Hyper- oder Hypofunktionen bestimmter innersekretorischer Drüsen betrachtet werden darf. Obwohl an fast allen endokrinen Organen im höheren Alter sichtbare Alternsveränderungen auftreten, lassen sich mögliche komplexe und plurihormonale Störungen als Folge eines Alterns dieses übergeordneten Steuerungssystems vorerst noch nicht übersehen. Künftige Untersuchungen zur Klärung alternsbedingter Veränderungen am endokrinen System werden sich nicht nur den Inkretbildungsstätten zuwenden müssen, sondern auch den spezifischen Zielorganen der Hormonwirkung, den Enzymmolekülen. Am Beispiel des Insulins (BLECH 1968) wissen wir zwar, wie weit wir noch von einem umfassenden Verständnis der Hormonwirkung z. Z. entfernt sind. Aus Untersuchungen mit Schilddrüsenhormonen an Lebern schilddrüsenloser Ratten und Kaulquappen, die eine deutliche Hormonwirkung auf den Transport der RNS vom Zellkern in das Cytoplasma zu den sich bildenden Ribosomen, wie auf die Entstehung neuer Membranen des endoplasmatischen Reticulums erkennen lassen, dürfen wir auf eine direkte hormonale Beeinflussung der Proteinbiosynthese schließen. Selbst keine oder nur geringgradige alternsbedingte Strukturwandlungen an den Hormonbildungsstätten mit mehr oder weniger deutlichen Abweichungen in der Hormonproduktion könnten möglicherweise bei Änderungen des peripher gelegenen Hormonreceptors zu veränderlichen Enzymaktivitäten im intermediären Zellstoffwechsel führen. Zur Zeit müssen wir uns aber noch mit der von GSELL (1966) auf der Tagung der Joachim-Jungius-Gesellschaft der Wissenschaften Hamburg gegebenen Einschätzung begnügen: „Die Veränderungen in der Zelle, im Protoplasma und in den Eiweißmolekülen liegen noch ganz im Dunkeln. Alternsveränderungen am Bindegewebe sind heute erst im Beginn der Forschung. Eine spezifische, nur dem Alter zukommende Änderung der Zellen, des Zellmechanismus oder der Organfunktion, ist heute noch nicht erfaßt."

Literatur

AALTONEN, K. E.: Klinische Beobachtungen an Greisen, die das achtzigste Lebensjahr vollendet haben. Acta med. scand. **99**, 356—386 (1939). — ABBO, F. E.: The 17-ketosteroid/17-hydroxycorticosteroid ratio as a useful measure of the physiological age of the human adrenal cortex. J. Geront. **21**, 112—114 (1966). — ACKERMANN, P. G., IVERSEN, K.: Radioiodine excretion on the aged. J. Geront. **8**, 458—464 (1953). — ALBEAUX-FERNET, M.: Endokrinologie et sénescence. Rev. franç. Géront. **4**, 155—157 (1958). ~ L'exploration fonctionelle du cortex surrénal chez le sujet agé. Techniques et résultats. Rev. franç. Géront. 5, 13—15 (1959). ~ Thyroide et sénescence. Rev. franç. Géront. 7, 463—465 (1961). — ALBEAUX-FERNET, M., BUGARD, P., ROMANI, J. D.: Le comportement de la fonction cortico-surrénale au cours de la sénescence. Ann. Endocr. (Paris) 19, 370—383 (1958). — ALBERT, A., RANDALL, R. V., SMITH, R. A., JOHNSON, C. E.: Urinary excretion of gonadotropin as a function of age. In: E. T. ENGLE and A. PINCUS, Hormones and the aging process, p. 49—57. New York: Academic Press 1956. — ALGRANATI MONDOLFO, A.: Di alcune ricerche sulla pineale. Arch. ital. Anat. Istol. pat. 4, 149—189 (1933). — ALJAWI, R. A.: Tipowie i wosrastnie osobennosti podscheludotschnoi schelesi. Awtoref. kand. diss. Taschkent 1948. — ALLARA, E.: Il connettivo della tiroide nelle varie età. Arch. ital. Anat. Embriol. 32, 383—418 (1934). ~ La stroma delle paratiroidi nelle varie età. Anat. Anz. 80, 401—429 (1935). ~ Caracteri istiochimici delle paratiroidi senili. G. Geront. 5, 751—752 (1957). — ALLEGRETTI, N., POKRAJÁC, N.: Einfluß der Schwangerschaft auf die Langerhansschen Inseln der Meerschweinchen. Naturwissenschaften 43, 525 (1956). — ANDRES, R.: Aging, glucose tolerance, and diabetes. A proposal. Abstract of paper presented at the 17th Annual Meeting Gerontological Society, Mineapolis, Minnesota, October 1964. Gerontological Soc. (St. Louis, Mo.) 1964, Suppl. (30). — ANDREW, W.: Senile changes in the liver of mouse and man, with special reference to the similarity of the nuclear alterations. Amer. J. Anat. 72, 199—221 (1943). ~ Senile changes in the pancreas of Wistar Institute rats and of man with special regard to the similarity of locule and cavity formation. Amer. J. Anat. 74, 97—127 (1944). ~ Cellular changes with age. Springfield: Ch. C. Thomas 1952. ~ Cellular structure. In: N. W. SHOCK, Problems of aging. New York: Josiah Macy, Jr. Found. 1953. ~ Changes in mitochondria in various tissues with ageing of the organism. In: 3rd Congr. Int. Assoc. Geront., London 1954, Old Age in the Modern World. London: E. & S. Livingstone Ltd. 1955. ~ Tissue changes in old age. Similarities and differences in man and laboratory animals. Geriatrics 12, 433—438 (1957). ~ Comments. In: B. L. STREHLER et al., The biology of aging, p. 37, Publ. No 6. Washington: Amer. Inst. Biol. Sci. 1960. — ANTOGNETTI, L.: Le glandole endocrine della vecchiaia. Athena (Roma) 21, 85—92 (1955). ~ Patologia endocrina della vecchiaia. Athena (Roma) 21, 159—161 (1955). — ANTOGNETTI, L., SCOPINARO, D.: Aspetti funzionali delle glandole endocrine in vecchiaia. Arch. E. Maragliano Pat. Clin. 9, 103—159 (1954). ~ Rapporti tra glandole endocrine e vecchiaia. G. Geront. 2 (Suppl. 2), 1—227 (1954). — ARIETI, S.: The pineal gland in old age. J. Neuropath. exp. Neurol. 13, 483—491 (1954). — ÁRVAY, A., TAKÁCS, I.: Einfluß der Sexualfunktion auf die Ausscheidung der Nebennierenrindensteroide im Laufe der Alterung von Ratten. Gerontologia (Basel) 8, 81—91 (1963). — ASCHOFF, L.: La desquamazione dell'epitelio folliculare della teroide. Atti Mem. Lombarda Med. 5, 15 (1937). — AZZALI, G.: Ricerche sulla neurosecrezione in Anguilla anguilla. Monit. zool. ital. 60, 50—60 (1952).

BACHMANN, R.: Nebennierenstudien. Ergebn. Anat. Entwickl.-Gesch. 33, 31—134 (1941). ~ Die Nebenniere. In: v. MÖLLENDORFs Handbuch der mikroskopischen Anatomie des Menschen, Bd. VI/5. Berlin-Göttingen-Heidelberg: Springer 1954. — BADACH, L., BERTRAND, L.: Etude de l'axe hypophysosurrénal du vieillard par le métopirone. Rev. franç. Étud. clin. biol. 9, 983—988 (1964). — BAKER, S. P., GAFFNEY, G. W., SHOCK, N. W., LANDOWNE, M.: Physiological responses of five middle-aged and elderly men to repeated administration of the thyroid stimulating hormone (thyrotropin; TSH). J. Geront. 14, 37—47 (1959). — BALOGH, K., COHEN, R. B.: Oxydative enzymes in the epithelial cells of normal and pathological human parathyroid glands. Lab. Invest. 10, 354—360 (1961). — BARANOW, W. G.: Klimax i patogenes nekotorich naruschenni klimakteritscheskowo perioda. Klin. Med. (Mosk.) 38, 18—23 (1960). — BARANOW, W. G., PODOLSKAJA, I. JU., ROSOWSKAJA, I. T.: Funkzija kori nadpotschetschnikow u schenschtschin w period starenija i klimaxa. Probl. Endokr. Gormonoter. 6, 96—103 (1960). — BARBAROSSA, C., CARNOVALE, M., MARTINA, G. D., OROFINO, G. V.: Captazione tiroidea dello J¹³¹ nel ratto geronte (suoi rapporti con l'ipotalamo e l'epifisi). G. Geront. 10, 1329—1331 (1962). — BARGMANN, W.: Über den Bau der Nebennierennerven des Menschen und der Säugetiere. Z. Zellforsch. 17, 118—138 (1933). ~ Innersekretorische Drüsen I — Schilddrüse, Epithelkörperchen, Langerhanssche Inseln. In: v. MÖLLENDORFs Handbuch der mikroskopischen Anatomie des Menschen, Bd. VI/2. Berlin: Springer 1939. ~ Die Epiphysis cerebri. In: v. MÖLLENDORFs Handbuch der mikroskopischen Anatomie des Menschen, Bd. VI/4. Berlin: Springer 1943. ~ Über die neurosekretorische Verknüpfung von Hypothalamus und Neurohypophyse. Z. Zellforsch. 34, 610—643 (1949). ~ Das Zwischenhirn-Hypophysensystem. Berlin-Göttingen-Heidelberg: Springer 1954. ~ Relationship between neurohypophysial structure and function. Proc. of the VIII. Symp. of the Colston Res. Soc. Bristol 1956. London: Butterworth & Co. 1956. ~ Neurosecretion. Int. Rev. Cytol. 19, 183—202 (1966). ~ Histologie und mikroskopische Anatomie des Menschen. Stuttgart: Georg Thieme 1967. ~ Die funktionelle Morphologie des inkretorischen Regulationssystems. Handbuch der allgemeinen Pathologie, Bd. VIII/1. Berlin-Heidelberg-New York: Springer 1970. — BARTELHEIMER, H.: Altern und innere Sekretion. Med. Klin. 49, 245—250 (1954). — BARTOLINI, G.: Ricerche sulle cellule tireotrope dell'adenoipofisi umana nelle varie età della vita.

Arch. De Vecchi Anat. pat. **35**, 549—580 (1961). — BASYLEWYCZ, L.: Hormonorgane und Alter. Z. Vitamin-, Hormon- u. Fermentforsch. **2**, 265—287 (1949). — BECK, H., MAUBLANC, C. DE, BERTHAUX, P., LEVILLAIN, R., BARRE, C.: Les adénomes cortico-surrénaux des sujets âgés. Tentatives de corrélation avec l'hypertension artérielle. Sem. Hôp. Paris **40**, 1371—1375 (1964). — BELT, W. D., PEASE, D. C.: Mitochondrial structure in sites of steroid production. J. biophys. biochem. Cytol. **2**, 369—374 (1956). — BERMAN, I., WINTER, S. R., NEWBY, E. J.: The relations of age to the incorporation of tritiated thymidine into the thymus of Fischer rats. Anat. Rec. **154**, 635—649 (1966). — BIGGART, J. H.: The hypophysis of the human castrate. Bull. Johns Hopk. Hosp. **54**, 157 (1934). — BINE, L., BURLER, F.: Osnowi gerontologii. Moskwa 1960. — BIRREN, J. E.: Handbook of aging and the individual. Chicago: Chicago Univ. Press 1959. — BJÖRKMAN, N., HELLERSTRÖM, C., HELLMAN, B., PETERSSON, B.: The cell types in the endocrine pancreas of the human fetus. Z. Zellforsch. **72**, 425—445 (1966). — BLACKMANN, S. S.: Concerning the function and origin of the tericular zone of the adrenal cortex. Bull. Johns Hopk. Hosp. **78**, 180—214 (1946). — BLECH, W.: Die biochemische Wirkungsweise der Hormone. Naturwiss. Rdsch. **21**, 457—465 (1968). — BLOK, L. N.: Trudi nautschno-issledowatelskowo instituta biologii i biologitscheskowo fakulteta Charkowskowo gosudarstwennowo uniwersiteta **33—34**, 75—79 (1962). — BLUMENTHAL, H. T.: Aging processes in the endocrine glands of the guinea pig. I. The influence of age, sex and pregnancy on the mitotic activity and the histologic structure of the thyroid, parathyroid and adrenal glands. Arch. Path. **40**, 264—269 (1945). ~ Studies on aging processes in the endocrine glands of the guinea pig. II. The effects of estrogen and progesterone on the thyroid, parathyroid and adrenal glands of male and female guinea pigs of various ages. Arch. Path. **50**, 687—698 (1950). ~ Studies on aging processes in the endocrine glands of the guinea pig. II. The effect of estrogen and luteum hormone on mitotic activity in the thyroid, parathyroid, and adrenal glands of guinea pigs of various ages. J. Geront. **5**, 387 (1950). ~ Relation of age to the hormonal content of the human anterior hypophysis; effect of various physical and chemical agents on thyrotropic, corticotropic and parathyrotropic hormones. Arch. Path. **57**, 481—494 (1954). ~ Aging processes in the endocrine glands of various strains of normal mice; relationship of hypophyseal activity to aging changes in other endocrine glands. J. Geront. **10**, 253—267 (1955). ~ Age-related autoimmune phenomena of the endocrine glands. Abstract of paper presented at the 17th Annual Meeting of Gerontological Society Minneapolis, Minnesota, October 1964. Gerontological Soc. (St. Louis, Mo.) 1964, Suppl. (29). — BOCK, R., BRINKMANN, H., MARCKWORT, W.: Färberische Beobachtungen zur Frage nach dem primären Bildungsort von Neurosekret im supraopticohypophysären System. Z. Zellforsch. **87**, 534—549 (1968). — BONDAREFF, W.: Electron microscope study of the pineal body in aged rats. J. Geront. **20**, 321—327 (1965). — BONFIGLI, E. R., NANNICINI, P. A., MUSMECI, L., NOFRI, R.: Histology and function of the human thyroid gland at various ages (Ital.). Boll. Soc. tosco-umbra Chir. **21** (Suppl. 4), 1399—1448 (1960). — BORTH, R., LINDER, A., RIONDEL, A.: Urinary excretion of 17-hydroxy-corticosteroids and 17-ketosteroids in healthy subjects, in relation to sex, age, body weight and height. Acta endocr. (Kbh.) **25**, 33—44 (1957). — BOURNE, G. H.: Changes in dephosphorylating enzymes in young and old tissues of the rat. A preliminary communication. Gerontologia (Basel) **1**, 50—58 (1957). ~ Age-related structural changes in the endocrine glands. Abstract of paper presented at the 17th Annual Meeting of Gerontological Society, Minneapolis, Minnesota, October 1964. Gerontological Soc. (St. Louis, Mo.) 1964, Suppl. (29). — BOURNE, G. H., JAYNE, E. P.: The adrenal gland. In: G. H. BOURNE, Structural aspects of aging. London: Pitman medical Publishing Co. Ltd. 1961. — BRAVERMAN, L. E., DAWBER, N. A., INGBAR, S. H.: Observations concerning the binding of thyroid hormones in sera of normal subjects of varying ages. J. clin. Invest. **45**, 1273—1279 (1966). — BRICAIRE, H., LAUDAT, PH.: Sem. Hôp. Path. Biol. **7**, 865 (1959). — BROOKSBANK, B. W. L., SALOKANGAS, A.: Fractional analysis of urinary neutral 17-ketosteroids in relation to age. Acta endocr. (Kbh.) **30**, 231—241 (1959). — BROSTER, L. R., ALIEN, C., VINES, H. W. C.: The adrenal cortex and intersexuality. London: Chapman & Hall Ltd. 1938. — BROSTER, L. R., VINES, H. W. C.: The adrenal cortex. London: H. R. Lewis and Co. 1933. — BÜRGER, M.: Das Glukagon. Fortschr. Diagn. Therap. **1**, H. 7, 1—22 (1950). ~ Korrelationsstörungen des Endokriniums beim alternden Menschen. Dtsch. med. J. **4**, 21—29 (1953). ~ Altern und Krankheit als Problem der Biomorphose, 4. Aufl. Leipzig: VEB Georg Thieme 1960. — BURKL, W.: Veränderungen an den sogenannten zentroazinären Zellen der menschlichen Bauchspeicheldrüse in vorgeschrittenen Lebensaltern. Anat. Anz. **97**, 263—275 (1950). — BURLER, F.: Starenie i starost. IL 1962. — BUSSE, E. W., FLIEDER, D. E., BORTZ, E.: Background paper on research in gerontology: medical. White House conference on aging, January 9—12, 1961. — BUTTLAR-BRENTANO, K. VON: Zur Lebensgeschichte des Nucleus basalis, tuberomammilaris, supraopticus und paraventricularis unter normalen und pathogenen Bedingungen. J. Hirnforsch. **1**, 337—419 (1954).

CARAMIA, F.: Electronenmicroscopic description of a third cell type in the islets of the rat pancreas. Amer. J. Anat. **112**, 53—64 (1963). — CARLSON, A. J.: The thyroid, pancreatic islets, parathyroids, adrenals, thymus and pituitary. In: E. V. Cowdry, Problems of ageing. Baltimore: Williams & Wilkins Co. 1942. ~ The thyroid, pancreatic islets, parathyroids, adrenals, thymus and pituitary. In: A. I. Lansing, Cowdry's Problems of ageing, 3rd. ed. Baltimore: Williams & Wilkins Co. 1952. — Carr, I.: The human adrenal cortex at the time of death. J. Path. Bact. 78, 533—541 (1959). — Cavallero, C., Malandra, B., Mosca, L.: Isole pancreatiche e glucagone. Soc. Italiana di Endocrinol. VII. Congresso nazionale, Firenze 1957. Livorno: Stabil. Poligrafico Belforte 1957. — Cavallero, C., Solcia, E.: Morfologia funzionale delle isole pancreatiche. Acta diabet. lat. 1, 5—31 (1964). — Celestino da Costa, A.: Recherches sur l'histophysiologie des glandes surrénales. Arch. Biol. (Liège) 28, 111—196 (1913). — Charipper, H. A., Pearlstein, A., Bourne, G. H.: Ageing changes in the thyroid and pituitary glands. In: G. H. Bourne, Structural aspects of aging. London: Pitman medical Publishing Co. Ltd. 1961. — Charvat, J.: Starnuti a vnitrni sekrece. Acta Univ. Carol., Ser. Med., Suppl. 7, 37—52 (1959). — Chelimski, A. M.: W kn,: Sbornik nautschn. rabot respublikanskoi bolonizi Min. sdrawoochran. Tschuwaschskoi ASSR 2, 65 (1960). ~ Wosrastnie ismenenija rasmerow kori nadpotschetschnikow. Arch. Patol. 12, 35—38 (1963). — Chmelnizki, O. K., Boiko, E. K., Wlassowa, S. A. i dr.: W kn.: Aktualnie problemi gerontologii i geriatrii. Kiew 1968. ~ Morfologitscheskie ismenenija scheles wnutrennei sekrezii w poschilom i startscheskom wosraste. Aktualnie problemi gerontologii i geriatrii. Kiew 1968. — Christensen, S.: Studies on variations of the argyrophile network in the rat's thymus correlated with the age-groups. Acta anat. (Basel) 16, 221—232 (1952). — Ciuca, A., Jucovski, V.: Das frühzeitige Altern der Bevölkerung in den endemischen Kropfgegenden. Z. Alternsforsch. 17, 268—283 (1964). — Ciulla, M.: Gli organi a secrezione interna nelle gravidanza e nel puerperio. Palermo 1909 (Bachmann 1954). — Clara, M.: Vergleichende Histologie des Nierenglomerus und der Lungenalveole nach Untersuchungen beim Menschen und beim Kaninchen. Z. mikr.-anat. Forsch. 40, 147—280 (1936). — Clerc, E.: Die Schilddrüse im hohen Alter vom 50. Lebensjahr an aus der norddeutschen Ebene und Küstengegend, sowie aus Bern. Frankfurt. Z. Path. 10, 1—9 (1912). — Cohen, S. I., Shmavonian, B. M.: Cathecholamines, vasomotor conditioning and aging. Abstract of paper presented at the 17th Annual Meeting of Gerontological Society, Minneapolis, Minnesota, October 1964. Gerontological Soc. (St. Louis, Mo.) 1964, Suppl. (29). — Comfort, A.: The biology of senescence. New York: Rinehart 1956. — Cooper, E. R. A.: The histology of the more important human endocrine organs at various ages. London: Oxford University Press 1925. — Corbetta, S.: Le ghiandole paratiroidi nell'età senile. Acta geront. (Milano) 1, 51—66 (1951). — Cowdry, E. V.: Problems of ageing. Baltimore: Williams & Wilkins Co. 1942. ~ Ageing of individual cells. In: A. I. Lansing, Cowdry's problems of ageing, 3rd ed. Baltimore: Williams & Wilkins Co. 1952. — Crane, W. A. J., Dutta, L. P.: The influence of age and hormonal status on the uptake of tritiated thymidine by rat pancreas. J. Endocr. 28, 341—342 (1964). — Curtis, H. J.: Cellular processes involved in aging (Symposium). Fed. Proc. 23, 662—667 (1964). ~ Das Altern. Die biologischen Vorgänge. Jena: VEB Gustav Fischer 1968. — Cutore, I.: Arch. ital. Anat. Embriol. 9, 402 (1910).

Danisch, F.: Die menschlichen Epithelkörperchen im Senium. I. Mitteilung. Frankfurt. Z. Path. 30, 443—462 (1924). ~ Die menschlichen Epithelkörperchen im Senium. II. Mitteilung. Frankfurt. Z. Path. 32, 188—216 (1925). — Davis, H., Kearns, J. E.: Surgical and pathologic problems of the thyroid in geratrics. Annual Meeting of the American Geriatric Society, Chicago, Illinois, June 7, 1952. — Dawidowski, I. W.: Gerontologija. Moskwa 1966. — Dawson, A. B.: Early secretory activity in the hypothalamic nuclei and neurohypophysis in the rat, determined by selective staining. J. Morph. 188, 549—564 (1966). — De Albuquerque, D., Cordeiro, J. G. H., Ulyssea, R., Barbosa de Souza, R.: Funcao Tireoidiana na Velhice. Rev. Ass. méd. bras. 9, 105—113 (1963). — De Gasperi, R. N.: Rate of disappearance of J^{131} from the thyroid glands of young and old rats. Gerontologia (Basel) 11, 214—221 (1965). — De Gennes, L., Batrinos, M. L., Moreau, L., Deschamps, H.: L'hyperthyroidie du sujet âgé de plus de 60 ans. A propos de 86 cas. Presse méd. 69, 2425—2427 (1961). — Delamare, G.: Recherches sur la Senescence de la Glande Surrenale. C. R. Soc. Biol. (Paris) 55, 1152—1154 (1903). ~ Glandes surrénales. In: Traitéd'anat. Hum. par Poirier et Champy, T.V. II, F., 1433—1483 (1904). — Della Maggiore, U., Mucio, G.: Considerazioni sulla funzione tireoidea nella senescenza. G. Geront. 9, 129—133 (1961). — Dempsey, E. W.: Homeostatic and histochemical aspects of the endocrine glands. In: Lansing, A. I., Cowdry's Problems of ageing, 3rd ed. Baltimore: Williams & Wilkins Co. 1952. ~ Mitochondrial changes in different physiological states. In: Wolstenholme, G. E. W., and E. C. P. Millar, Foundation Colloquia on Ageing, vol. 2, Ageing in transient tissues. Boston: Little Brown 1956. — Dietrich, A., Siegmund, H.: Die Nebenniere und das chromaffine System (Paraganglien, Steißdrüse, Karotisdrüse). In: Handbuch der speziellen pathologischen Anatomie und Histologie, Bd. 8, S. 951—1089. Berlin: Springer 1926. — Dini, S.: Sul contenuto in glicogene dell'ipofisi. Arch. De Vecchi Anat. pat. 30, 739—744 (1959). — Dionini, I., Cella, C.: J. Geront. 4, 316 (1956); zit. nach Gazko 1969. — Döpke, G.: Die Hyperthyreose im höheren Lebensalter. Wien. klin. Wschr. 76, 613—615 (1964). — Döring,

F.: Über die sog. Involutionsveränderungen der Epiphysis cerebri. Z. Alternsforsch. 5, 66—72 (1944). — DOGLIOTTI, G. C., NIZZI-NUTI, G.: Transformazioni strutturali della tiroide nele' età senile. Arch. Sci. med. 57, 641—672 (1933). ~ Thyroid and senescence: structural transformation of thyroid in old age and their functional interpretation. Endocrinology 19, 289—292 (1935). — DOMANIG, E.: Struma und Alter. Wien. klin. Wschr. 61, 568—569 (1949). — DORFMANN, R. I.: Neutral steroid hormone metabolites. Recent Progr. Hormone Res. 9, 5—26 (1954). — DOROSHOW, L. W.: Genital aberrant adrenal tissue in a 65 year old man. Sinai Hosp. J. (Baltimore) 14, 108—110 (1968). — DOWINER, D. G.: Nekotorie wosrastnie osobennnosti morfologii podtscheljustnich sljunnich scheles tscheloweka. Trudi 6-wo Nautsch. Konf. Wosrast. Morf., Fisiol., Bioch., Prosweschtschenie, Moskwa 1965, 580—581. — DREYFUS, G., ALEXANDRE, C.: Senescence des glandes endocrines et denture. Méd. et Hyg. (Genève) 17, 418 (1959). ~ Senescence des glandes endocrines et denture. Rev. franç. Géront. 6, 465—467 (1960). — DREYFUS, G., SZEPETOWSKI: Glandes endocrines et senescence. Rev. Stomat. (Paris) 59, 592—594 (1958). — DRIBBEN, I. S., WOLFE, J. M.: Structural changes in the connective tissue of the adrenal glands of female rats associated with advancing age. Anat. Rec. 98, 557—585 (1947). — DUNIHUE, F. W.: Reduced juxtaglomerular cell granularity, pituitary neurosecretory material, and width of the zona glomerulosa in aging rats. Endocrinology 77, 948—951 (1965). — DZIEMIAN, A. J.: Proteolytic activity of the thyroid gland. J. cell. comp. Physiol. 21, 339 (1943).

EGGERT, BR.: Zur Morphologie und Physiologie der Eidechsenschilddrüse. I. Das jahreszeitliche Verhalten der Schilddrüse von Lacerta agilis L., L. vivipara JACQ und L. muralis LAUR. Z. Zool. 147, 205—262 (1935/36). — EKHOLM, R., SJÖSTRAND, F. S.: The ultrastructural organization of the mouse thyroid gland. J. Ultrastruct. Res. 1, 178—199 (1957). — ELENS, A., WATTIAUX, R.: Age-correlated changes in lysomal enzyme activities: An index of ageing? Exp. Geront. 4, 131—135 (1969). — ELLIOTT, T. R., ARMOUR, R. G.: The development of the cortex in the human suprarenal gland and its condition in hemicephaly. J. Path. 15, 481—488 (1911). — ELLIOTT, T. R., TUCKETT, I. L.: The cortex and medulla in the suprarenal glands. J. Physiol. (Lond.) 34, 332—369 (1906). — ENGLE, E. T.: Endocrine aspects of aging. In: N. W. SHOCK, Problems of ageing. New York: Josiah Macy, Jr. Found. 1951. — ERDHEIM, J.: Zur normalen und pathologischen Histologie der Glandula thyroidea, parathyroidea und Hypophysis. Beitr. path. Anat. 33, 158—236 (1903). — ERES, W. P.: K woprosu o funkzii gipofiso-adrenalowoi sistemi u liz poschilowo wosrasta. Ukr. biochim. Z. 35, 58—63 (1963). ~ Wlijanie fisitscheskoi nagruski raslitschnoi intensiwnosti na sistemu gipofiskora nadpotschetschnikow u liz molodowo i poschilowo wosrasta. Probl. Endokr. Gormonoter. 9, 68—72 (1963). — ESKIN, I. A.: Issledowanija soderschanija gonadotropnowo gormona w gipofise menopausnoi i normalnoi schenschtschini. W kn.: Experiment. biolog. i med. 1, 172—173 (1936). ~ Trudi po dinamike raswitija. 11, 167 M.-L. 1939.

FALCONER, I. R., ROBERTSON, H. A.: Changes in thyroid activity during growth in the sheep. J. Endocr. 22, 23—30 (1961). — FELDMAN, M.: The pancreas in the aged. An autopsy study. Geriatrics 10, 373—374 (1955). — FELDMAN, M., FELDMAN, M., JR.: The incidence of cholelithiasis, cholesterosis and liver disease in diabetes mellitus. Diabetes 3, 305—307 (1954). — FERNER, H.: Beiträge zur Histologie der Langerhansschen Inseln des Menschen mit besonderer Berücksichtigung der Silberzellen und ihrer Beziehung zum Pankreasdiabetes. Virchows Arch. path. Anat. 309, 87—136 (1942). ~ Studien über die Histophysiologie des Inselsystems der Bauchspeicheldrüse und den Diabetes mellitus. Virchows Arch. path. Anat. 319, 390—432 (1951). ~ Das Inselsystem des Pankreas. Stuttgart: Georg Thieme 1952. — FERNER, H., TONUTTI, E.: Die Wirkung der Hypophysektomie auf das Zellbild der Inseln bei Ratten und Meerschweinchen. Z. Zellforsch. 38, 267—274 (1953). — FINDLAY, G. M.: The pigment of the adrenals. J. Path. 23, 483—489 (1920). — FISCHER, E.: Die Glandulae parathyroideae des Menschen. Arch. Anat. Physiol., Anat. Abt. 1911, 133—162 (1911). — FOSS, G. L.: Endocrines for the elderly. Publ. Hlth (Lond.) 74, 372—377 (1960). — FRANCIS, K. G., MULLIGAN, R. M.: The weight of the pituitary gland of the male dog in relation to body weight and age, with a differential cell count of the anterior lobe. J. Morph. 85, 141—162 (1949). — FRAUCHIGER, E., WILDI, E.: Zur pathologischen Anatomie tierischer Epiphysen. In: J. A. KAPPERS and J. P. SCHADE, Progress in brain research, vol. 10, Structure and function of the epiphysis cerebri. Amsterdam-London-New York: Elsevier Publishing Co. 1965. — FREEMAN, J. T.: Endocrines and aging. Abstract of paper presented at the 17th Annual Meeting of Gerontological Society, Minneapolis, Minnesota, October 1964. Gerontological Soc. (St. Louis, Mo.) 1964, Suppl. (28). — FRIEDMAN, S. M.: Adrenal-neurohypophyseal regulation of electrolytes and work performance. Agerelated changes in the rat. Abstract of paper presented at the 17th Annual Meeting of Gerontological Society, Mineapolis, Minnesota, October 1964. Gerontological Soc. (St. Louis, Mo.) 1964, Suppl. (30). — FROLKIS, V. V.: Neuro-humoral regulations in the aging organism. J. Geront. 21, 161—167 (1966).

GABE, M., MARTOJA, M.: Contribution a'l'histologie du Pancréas endocrine d'Eliomys quercinus L. Arch. histol. jap. 30, 123—147 (1969). — GAFFNEY, G. W., GREGERMAN, R. I., YIENGST, M. J., SHOCK, N. W.: Serum protein- bound iodine concentration in blood of euthyroid men aged 18—94 years. J. Geront. **15**, 234—241 (1960). — Gaia Bucciolini, M.: Il comportamento dello stroma della tiroide nella senescenza. Arch. ital. Embriol. **63**, 459—472 (1958). — Garau, Br.: Formula anatomica e istofunzionale della tiroide nelle varie epoche della vita. Endocrinologia (Buc.) **13**, 103—145 (1938). — Gáspár, I. A.: Postmortem observations on the thyroid in atherosclerosis. J. Amer. Geriat. Soc. **16**, 686—695 (1968). — Gatz, A. J.: Comparative cytological study of the anterior lobe of the hypophysis of male albino rats affected by gonadectomy. Thesis Univ. Minnesota 1933. — Gazko, G. G.: Insulinowaja aktiwnost plasmi krowi u wsroslich i starich kris, opredeljaemaja manometritscheskim metodom. Probl. Endokr. Gormonoter. **12**, 95—96 (1966). ~ Endokrinnaja sistema pri starenii. Isdatelstwo „Nauka i Technika". Minsk 1969. — Gemzell, C. A., Heijkenskjöld, F.: Somatotropin i humana hypofyser. Nord. Med. **59**, 361—363 (1958). — Gemzell, C. A., Lie, C. H.: Estimation of growth hormone content in a single human pituitary. J. clin. Endocr. **18**, 149—157 (1958). — Gershberg, H.: Growth hormone content and metabolic actions of human pituitary glands. Endocrinology **61**, 160—165 (1957). — Getzowa, S.: Über die Glandula parathyreoidea, intrathyreoidale Zellhaufen derselben und Reste des postbranchialen Körpers. Virchows Arch. path. Anat. **188**, 181—235 (1907). — Giles, J. S., Everitt, A. V.: The role of the thyroid and food intake in the ageing of collagen fibres. I. In the young rat. Gerontologia (Basel) **13**, 65—69 (1967). — Gilmour, J. R.: The normal histology of the parathyroid glands. J. Path. Bact. **48**, 187—222 (1939). — Gilmour, J. R., Martin, W. J.: The weight of the parathyroid glands. J. Path. Bact. **44**, 431—462 (1937). — Gittler, R. D., Friedfeld, L.: Adrenocortical responsiveness in the aged. J. Amer. Geriat. Soc. **10**, 153—159 (1962). — Goodman, J. I., Goldberg, L. B.: Diabetes mellitus in the aged. Ohio St. med. J. **49**, 981—985 (1953). — Grad, B.: Theories of aging. Gerontology and geriatrics, Sect. XX. Excerpta med. (Amst.) **2**, 233—238 (1959). — Gregerman, R. I.: The age-related alteration of thyroid function and thyroid hormone metabolism in man. Abstract of paper presented at the 17th Annual Meeting of Gerontological Society, Minneapolis, Minnesota, October 1964. Gerontological Soc. (St. Louis, Mo.) 1964, Suppl. (30). — Gross, Fr.: Nebennierenrinde und Wasser-Salzstoffwechsel unter besonderer Berücksichtigung von Aldosteron. Klin. Wschr. **34**, 929—941 (1956). — Gsell, O.: Alter und Krankheit. In: Das Altern — Fakten und Probleme. Göttingen: Vandenhoek und Ruprecht 1966. — Gundobin, N. P.: Ossobennosti detskowo wosrasta. SPB 1906.

Hafter, E.: Histological age changes in the thymus of the teleost Astyanax. J. Morph. **90**, 555—582 (1952). — Hagemann, E.: Ratte und Maus. Versuchstiere in der Forschung. Berlin: De Gruyter & Co. 1960. — Halpern, S. R.: Quantitative cytological studies of the anterior lobe of the hypophysis of fetuses and children, correlated with sexual and skeletal development. Endocrinology **22**, 173—180 (1938). — Hamburger, C.: Normal urinary excretion of neutral 17-ketosteroids with special reference to age and sex variations. Acta endocr. (Kbh.) **1**, 19—37 (1948). — Hamilton, H. B., Hamilton, J. B.: Ageing in apparently normal men. I. Urinary titer of ketosteroids and of alpha-hydroxy and beta-hydroxa ketosteroids. J. clin. Endocr. **8**, 433—452 (1948). — Hamilton, J. B., Hamilton, H. B., Mestler, G. E.: Aging in apparently normal men. II. Androgenic activity of urinary ketosteroids and of there α- and β-fractions; the relationship of androgenic titers to values obtained by colorimetric assay. J. clin. Endocr. **14**, 139—153 (1954). — Hartl, F., Fischer, C.: Morphologische Veränderungen an der Adenohypophyse des Menschen und ihre Beziehungen zu Lebensalter, Geschlecht und Konstitution. Z. Altersforsch. **8**, 301—308 (1955). — Hatakeyama, Sh.: Submicroscopic study on the developmental morphokinetics of the human embryonal and newborn adrenal cortex. Acta path. jap. **16**, 253—285 (1966). — Heller, A. L., Shipley, R. A.: Endocrine studies in aging. J. clin. Endocr. **11**, 945—962 (1951). — Heller, H., Zaimis, E. J.: The antidiuretic and oxytocic hormones in the posterior pituitary glands of newborn infants and adults. J. Physiol. (Lond.) **109**, 162—169 (1949). — Hellman, B.: The numerical distribution of the islets of Langerhans at different ages of the rat. Acta endocr. (Kbh.) **32**, 63—77 (1959a). ~ The effect of ageing on the number of the islets of Langerhans in the rat. Acta endocr. (Kbh.) **32**, 78—91 (1959b). ~ The effect of ageing on the total volumes of the A and B cells in the islets of Langerhans of the rat. Acta endocr. (Kbh.) **32**, 92—112 (1959c). — Hellman, B., Hellerström, C.: Histology and histophysiology of the islets of Langerhans in man. In: E. F. Pfeiffer, Handbuch des Diabetes mellitus, Bd. 1, S. 89—118. München: J. F. Lehmann 1969. — Henderson, W. R., Rowlands, I. W.: The gonadotropic activity of the anterior pituitary gland in relation to increased intracranial pressure. Brit. med. J. **1938 I**, 1094—1097. — Herberg, L., Gries, F. A.: Modell des Altersdiabetes beim Menschen. Hereditäre Adipositas und hereditärer Diabetes mellitus bei Laboratoriumstieren. Dtsch. med. Wschr. **93**, 824—827 (1968). — Herxheimer, G.: Die Epithelkörperchen. In: Handbuch der speziellen pathologischen Anatomie und Histologie, Bd. 8, S. 548—680. Berlin: Springer 1926. — Hewitt, W. F., Jr.: Age and sex differences in weight of pituitary gland in dogs. Proc. Soc. exp. Biol. (N.Y.) **74**, 781—782 (1950). — Hickler, R. B.: The adrenals and aging. J. Amer. Geriat. Soc. **10**, 22—25 (1962). — Hieronymi, G.:

Über den altersbedingten Formwandel elastischer und muskulöser Arterien. S.-B. Heidelberger Akad. Wiss., Math.-nat. Kl. Berlin-Göttingen-Heidelberg: Springer 1956. — HILD, W.: Vergleichende Untersuchungen über Neurosekretion im Zwischenhirn von Amphibien und Reptilien. Z. Anat. Entwickl.-Gesch. 115, 459—479 (1951). — HOCHSTÄDT, B., REICHENBACH, B.: The process of ageing and adrenocortical activity. Geront. clin. (Basel) 3, 55—62 (1961). — HOERR, N. L.: Histological studies on lipids. II. A cytological analysis of the liposomes in the adrenal cortex of the guinea pig. Anat. Rec. 66, 317—342 (1936). — HOFER, H. O.: The phenomenon of neurosecretion. In: The structure and function of the nervous system, vol. I, p. 461—517. New York: Academic Press 1968. — HOFFMANN, R. A., ROBINSON, P. F.: Changes in some endocrine glands of whitetailed deer as affected by season, sex and age. J. Mammal. 47, 266—280 (1966). — HOFSTATTER, L., SONNENBERG, A., KOUNTZ, W. B.: The glucose tolerance in elderly patients. Biol. Symposia 11, 87—95 (1945). — HOLLE, G.: Prolegomema. Wiss. Z. Karl-Marx-Univ. Leipzig, math.-nat. R. 19, 451—474 (1970). — HOLLIS, W. C.: The aged thyroid gland. Geriatrics 23, 124—131 (1968). — HORANYI, B.: Das Corpus pineale im Senium. Wien. Z. Nervenheilk. 17, 129—139 (1959). — HORVATH, S. M., WISOTSKY, R., CORWIN, W.: The oral glucose tolerance test in old men. J. Geront. 2, 25—30 (1947). — HUNT, T. E.: Mitotic activity in the anterior hypophysis of mature female rats of different age groups and at different periods of the day. Endocrinology 32, 334—339 (1943). — HUSCHKE: Capsules surrénales. In: Encyclop. anat. Trad. Jourdan V, 333 (1845).

IOANITIU, D.: Contributions to the study of clinical forms of endemic thyreopathic dystrophy in the aged. Rum. med. Rev. 3/2, 21—22 (1959). — IVERSEN, K.: Thyreotoxicosis in aged individuals. J. Geront. 8, 65—69 (1953).

JACKSON, C. M.: Effects of inanition upon the structure of the thyroid and parathyroid glands of the albino rats. Amer. J. Anat. 19, 305—352 (1916). — JAWERBAUM, N. P.: Soderschanie medi, marganza, schelesa, swinza, kalzija i magnija w schischkowidnoi schelese, gipofise i nadpotschetschnikach w wosrastnom aspekte. Kand. diss. Irkutsk 1967. — JAYNE, E. P.: Cytochemical studies of ages pigments in man and the rat. (Abstract). J. Geront. 5, 386 (1950). ~ Cytology of the adrenal gland of the rat at different ages. Anat. Rec. 115, 459—483 (1953). — JORES, A., ZSCHIMMER, E.: Über den Gehalt menschlicher Hypophysen an uteruswirksamem Hormon. Naunyn-Schmiedebergs Arch. exp. Path. Pharmak. 174, 715—722 (1934). — JORPES, E., RASTGELDI, S.: The insulin content of the human pancreas. Acta physiol. scand. 29, 163—169 (1953). — JUDAEW, N. A.: Chimitscheskie metodi opredelenija steroidnich gormonow w biologitscheskich schidkostach. Moskwa 1961.

KAISARJANZ, G. A.: Tesisi dokl. 5-wo Bsesojusnaja sesda anatomow, gistologow, embriologow. Leningrad 1949, 38. — KALANT, O. J., SELLERS, E. A·: The influence of age and sex on the succinoxidase activity of the adrenal gland of the rat. Endocrinology 55, 777—781 (1954). — KALDERON, A. E., WITTNER, M.: Histochemical studies of thyroid cells in longterm tissue culture. Endocrinology 80, 797—807 (1967). — KALJUSCHNI, I. T.: Funkzija schtschitowidnoi schelesi i ee adaptazionnaja rol u teraptitscheskich bolnich srednewo i poschilowo wosrasta. Sbor. Trud. 16, 127—128 (1964). ~ The functional condition of the thyroid gland in healthy and sick persons 40 to 75 years of age. Papers presented at the 2nd Conference on Gerontology and Geriatrics, Moscow 1960. — KAMERON, A. T.: Dostischenija sowremennoi endokrinologii. IL, 1948. — KERÉNYI, N. A., SARKAR, K.: The postnatal transformation of the pineal gland. Acta morph. Acad. Sci. hung. 16, 223—236 (1968). — KETTLER, L.-H.: Der Einfluß des Lebensalters auf Entstehung und Ablauf regressiver Veränderungen. In: Biologie der Lebensalter. Verh. dtsch. Ges. exp. Med. 2, 39—61 (1963). — KINSELL, L. W.: Hormones growth and senescence. J. Amer. Geriat. Soc. 3, 31—35 (1955). — KIRK, J. E.: The urinary excretion of neutral 17-ketosteroids in middleaged and old men. J. Geront. 4, 34—38 (1949). ~ Metabolism of arteria tissue. J. Geront. 6, 167—170 (1951). — KIRK, J. E., LAURSEN, T. J. S.: Changes with age in diffusion coefficients of solutes for human tissue membranes. In: G. E. W. WOLSTENHOLME and M. P. CAMERON, Ciba Foundation Colloquia on Aging, vol. 1, General aspects, p. 69—75. Boston: Little Brown 1955. — KLÄRNER, P.: Veränderungen an Nebenniere und Hypophyse der Ratte nach vielmonatiger Zufuhr von ACTH. Beitr. path. Anat. 115, 488—513 (1955). — KLEIN, E:. Altersveränderungen der Schilddrüsenfunktion und ihre Bedeutung für die Nosologie. Verh. dtsch. Internistenkongr., p. 350—357. Leipzig 1955. ~ Über die Beziehungen zwischen dem thyreoidalen und peripheren Jodstoffwechsel bei Schilddrüsengesunden und Hyperthyreosen. Acta endocr. (Kbh.) 34, 137—147 (1960). — KLUG, H.: Bau und Funktion tierischer Zellen. Wittenberg-Lutherstadt: A. Ziemsen 1968. — KOBAYASHI, SH., FUJITA, T.: Fine structure of mammalian and avian pancreatic islets with special reference to D-cells and nervous elements. Z. Zellforsch. 100, 340—363 (1969). — KÖHLER, H.: Altersveränderungen der Schilddrüse (Glandula thyreoidea) und der Epithelkörperchen (Glandulae parathyreoideae) des Hundes. Z. Alternsforsch. 3, 125—139 (1941/42). — KOHL, H., DAHMANN, H.: Blutzuckerbelastungen in verschiedenen Lebensaltern. Z. Alternsforsch. 2, 310—317 (1940). — KOHN, A.: Studien über die Schilddrüse I. Arch. mikr. Anat. 44, 366—422 (1895). — KOOPMANN, H.:

Beitrag zur Epithelkörperchenfrage unter besonderer Berücksichtigung der Acidophilie der Zelle. Frankfurt. Z. Path. **25**, 342—372 (1921). — Korenchevsky, V.: Physiological and pathological ageing. New York 1961. — Korenchevsky, V., Paris, S. K., Benjamin, B.: Treatment of senescence in rats with sex and thyroid hormones. J. Geront. **5**, 120—157 (1950). ~ Effects of castration and the processes of aging in male rats and man. J. Geront. **8**, 6—32 (1953). — Korneew, G. Ja.: Modifikazija frakzionnowo rasdelenija 17-ketosteroidow motschi. Lab. Delo **3**, 146—153 (1965). ~ Widelenie s motschoi frakzii 17-ketosteroidow u schenschtschin w postmenopausalnii period s klimakteritscheskim newrosom i bes nerwosa. Probl. Endokr. Gormonoter. **11**, 39—46 (1965). — Koshiyama, K.: Clinical studies on iodine metabolism and thyroid function with J^{131}. I. Age-related differences in thyroid function in normal subjects (Jap.). Jap. Arch. intern. Med. (Kyoto) **9**, 381—392 (1962). — Kountz, W. B., Chiefti, M., Kirk, E.: Serum protein-bound iodine and age. J. Geront. **4**, 132—135 (1949). — Krabbe, K. H.: Corpus pineale. Ugeskr. Laeg. (dän.) **73**, 1716 (1911). — Kracht, J.: Wirkung von Wachstumshormon auf die Langerhansschen Inseln des Rattenpankreas. Naturwissenschaften **40**, 607—608 (1953). ~ Glukagon und Inselapparat (Histometrische Ergebnisse). Naturwissenschaften **41**, 336 (1954). ~ Bildungsstätten der Hypophysenvorderlappenhormone. 4. Symp. der Dtsch. Ges. für Endokrinologie 1956 über „Die partielle Hypophysenvorderlappen-Insuffizienz", S. 1—18. Berlin-Göttingen-Heidelberg: Springer 1957. — Kraus, E. J.: Die Beziehungen der Zellen des Vorderlappens der menschlichen Hypophyse zueinander unter normalen Verhältnissen und in Tumoren. Beitr. path. Anat. **58**, 159—210 (1914). ~ Über die Bedeutung der basophilen Zellen des menschlichen Hirnanhangs auf Grund morphologischer Studien. Med. Klin. **24**, 623—625 (1928). — Kronrod, B. A.: Wosrastnie i patologitscheskie ismenenija podscheludotschnoi schelesi. W kn.: Wosrastnaja i funkzionalnaja morfologija endokrinnoi sistemi, 124—157. Leningrad 1964. — Krug, J. D.: Iodine content of normal thyroid gland correlated with histology and iodine content of other normal body tissues in Central Ohio. Dissertation, Ohio State University, Columbus 1940. — Kurakawa, K.: Histological studies of normal and pathological human parathyroid glands. Jap. med. World. **5**, 241—251 (1925). — Kurimoto, T.: Histological changes of endocrine organs in old age. Folia endocr. jap. **26**, 5 (1950). — Kurtz, S. M.: Ageing changes in the salivary glands and pancreas. In: G. H. Bourne, Structural aspects of aging. London: Pitman medical Publishing Co. Ltd. 1961. — Kuschaschwili, L. A.: O nekotorich strukturnich i gistochimitscheskich ismenenijach adenogipofisa i kori nadpotschetschnich scheles w starschich wosrastnich periodach schisni tscheloweka. W kn.: Sowremennie woprosi gerontologii i geriatrii 98—99. Tbilisi 1965. ~ K isutscheniju strukturnich i nekotorich gistochimitscheskich ismenenii k kore nadpotschetschnikow w poschilom i startscheskom wosraste dolgoletija. Soobschtsch. Akad. nauk. Grus. SSR **89**, 451—456 (1965). ~ Struktura adenogipofisa i kori nadpotschetschnich scheles w prozesse starenija organisma tscheloweka. Tbilisi: Mezniereba 1967. — Kutscherenko, P. A.: Arch. pat., anat. i patofisiol. **31**, 96 (1937).

Laeschke, R.: Die Nebennierenrinde des Menschen bei Störungen der Keimdrüsentätigkeit und bei Fettansatz trotz Mangelernährung. Anat. Anz. **96**, 1—15 (1947). ~ Die physiologischen und vom Verhalten der Keimdrüsen abhängenden Veränderungen der Nebennierenrinde des erwachsenen Menschen. Z. mikr.-anat. Forsch. **57**, 1—84 (1951). — Langs, H., Pozefsky, T., Colker, J., Andres, R.: Effect of age on sensitivity to insulin. Abstract of paper presented at the 17th Annual Meeting of Gerontological Society, Minneapolis, Minnesota, October 1964. Gerontological. Soc. (St. Louis, Mo.) 1964, Suppl. (30). — Lansing, W., Wolfe, J. M.: Structural changes associated with advancing age in the thyroid gland of the female rat with particular reference to alterations in the connective tissue. Anat. Rec. **88**, 311—325 (1944). — Laroche, C., Bourlière, F.: Glandes endocrines. In: L. Binet, and F. Bourliere, Précies de Gerontologie, p. 455—494. Paris: Masson & Cie. 1955. ~ W kn.: Osnowi gerontologii. Moskwa 1960. — Lazarow, A.: Functional characterization and metabolic pathways of the pancreatic islet tissue. Recent Progr. Hormone Res. **19**, 489—540 (1963). — Legg, P. G.: The fine structure and innervation of the beta and delta cells in the islet of Langerhans of the cat. Z. Zellforsch. **80**, 307—321 (1967). — Leicher, F.: Die Schilddrüse und ihre Krankheiten im Bergischen Land. Virchows Arch. path. Anat. **320**, 404—436 (1951). — Leipert, Th.: Endokrine Regulationen im Alter. Wien. med. Wschr. **108**, 433—437 (1958). — Leites, S. M., Laptewa, N. N.: Otscherki po patofisiologii obmena weschtschestw i endokrinnoi sistemi. Moskwa 1967. — Leland, J. P., Foster, G. L.: A method for the determination of thyroxine in the thyroid. J. biol. Chem. **95**, 165—179 (1932). — Leonow, W. A., Gazko, G. G., Gulko, W. W.: Weszi AN BSSR, serija biol. nauk. 5, 1968. — Leutert, G.: Die Biomorphose der Gewebe aus der Sicht der normalen Anatomie. Z. Alternsforsch. **14**, 1—17 (1960). — Lever, J. D.: Fine structural appearances in relation to function in certain secretory organs. In: Electronmicroscopy in anatomy, p. 207—224. London: Arnold 1961. — Lever, J. D., Jeacock, M. K., Young, F. G.: The production and dure of metahypophyseal diabetes in the cat: a biochemical and electron-microscopical study with particular reference to the changes in the islets of Langerhans of the pancreas. Proc. roy. Soc. B **154**, 139—150 (1961). — LEWINA, S. E.: Morfologit-scheskoe issledowanie endokrinnoi sistemi tscheloweka na rannich stadijach raswitija. 6-i Nautsch. Konf. Wosrast. Morf., Fisiol. Bioch., Prosweschtschenie, Moskwa 1963, 119—120. — LIBERMAN, L. L., JAROSCHEWSKI, JU. A.: Ob insuljarnoi funkzii materi i ploda. Bull. exper. biol. med. **56**, 21—24 (1963). — LICHATSCHEWA, N. B.: Nowie dannie po anatomii krowenosnich sosudow scheles wnutrennei sekrezii. Trudi 6-wo Wsesojus. sesda anatomow, gistologow i embriologow. Charkow 1961, t. 2, 654—656. ~ Wosrastnie osobennosti anatomii krowenosnich sossudow okoloschtschitowidnich scheles. Trudi 5-wo Nautsch. Konf. Wosrast. Morf., Fisiol. Bioch., Prosweschtschenie, Moskwa 1962, 502—504. — LINDNER, E.: Die Sacculi mitochondriales der Diskochondrien und Sphaerochondrien in der Nebennierenrinde vom Igel (Erinaceus europaeus L.). Z. Zellforsch. **72**, 212—235 (1966). — LITTY, A.: Beiträge zur Kenntnis der normalen und pathologischen Anatomie der Glandula thyreoidea und parathyreoidea des Pferdes. Med. Diss. Leipzig 1907. — LOEB, L.: Harvey Lectures. 50. Science. Lancaster: Press Printing Co. 1940/41. — LONGIN, M. L.: Swobodnie aminokisltí fenilalanin i tirosin w siworotke krowi u sdorowich liz raslitschnowo wosrasta i pri patologii schtschito-widnoi schelesi. Westn AN BSSR, Serija biol. nauk **2**, 115—118 (1966). — LUCIEN, M.: L'hypophyse chez le vieillard. Rev. franç. Endocr. **7**, 441—455 (1929).

MACGREGOR, G. A., WAGNER, H.: The influence of age on excretion of radioactive iodine. Lancet 1958 II, 612—618. — MACKEVIČAITĖ-LAŠIENE, J.: Zur Morphologie der endokrinen Drüsen. 1. Mitt.: Gewichts- und Größenverhältnisse der endokrinen Drüsen in Litauen. Acta med. Fac. Vytaiti Magni Univ. **3**, (1936). zit. nach BARGMANN 1939. — MALAMOS, B., MIRAS, C. J., KARLI-SAMOUILIDOU, J. N., KOUTRAS, D. A.: The serum tyrosine level as an index of thyroid function. J. Endocr. **35**, 223—228 (1966). — MALVALDI, G., MENCACCI, P., VIOLA-MAGNI, M. P.: Mitoses in the adrenal medullary cells. Experientia (Basel) **24**, 475—476 (1968). — MAR-BURG, O.: Die Adipositas cerebralis. Wien. med. Wschr. 1908 II, 2617—2622 (1908). — MAR-CHETTA, F. C., SAKO, K.: The enlarged thyroid in the elderly patient. Geriatrics **23**, 181—188 (1968). — MARSHALL, F. W.: Sugar content of the blood of elderly people. Quart. J. Med. **24**, 257—284 (1930/31). — MÁRTON, I.: Oreg emberek csokkent cukortolerantia-janak vizsgalata. Orv. Hetil. **105**, 1976—1978 (1964). — MASKE, H.: Interaction between insulin and zinc in the islets of Langerhans. Diabetes **6**, 335—341 (1957). — MAZKEWITSCHAITE, JA.: K woprosu o wese i rasmerach endokrinnich scheles. Diss. Kaunas. SSSR, 1949. — MAZZI, C.: Some considerations on the parathyroids in the senile age. Acta geront. geriat. Belg. **5**, 38—39 (1967). — McGAVACK, T. H.: Endocrine ichnograph of aging. Abstract of paper presented at the 17th Annual Meeting of Gerontological Society, Minneapolis, Minnesota, October 1964. Gerontol. Soc. (St. Louis, Mo.) 1964, Suppl. (28). — McGAVACK, T. H., SEEGERS, W.: Thyroid function and disease in old age. J. Amer. geriat. Soc. **4**, 535—542 (1956). ~ Status of the thyroid gland after age 50 Metabolism 8, 136—150 (1959). — McKINNON, P., McKINNON, I.: Morphologic features of the human suprarenal cortex in men aged 20—86 years. J. Anat. (Lond.) **94**, 184—191 (1960). — MELANI, F., MARIGO, S., RICOTTI, V.: Arch. Stud. Fisiopat. Ricambio **26**, 323 (1962). — MEMEO, S. A.: Aspetti fisiologici e fisiopatologici della corteccia surrenale nel sogetto anziano. Arch. Sci. med. **114**, 401—424 (1962). — MERKEL, F.: Die Anatomie des Menschen. Mit Hinweisen auf die ärztliche Praxis. Wiesbaden 1915. — MIETKIEWSKI, K., ROSSOWSKI, W.: Histochemistry of the male rat adenohypophysis in the course of histogenesis. Folia histochem. cytochem. (Kraków) **1**, 301—312 (1963). — MIGDALSKA, B.: Wydalanie 17-hydroksykortykoidow z moczem u zdrowych kobiet i mezczyzn w wieku of 14 do 80 lat. Endokr. pol. **15**, 301—308 (1964). ~ Wydalanie 17-ketosteroidow w moczu ludzi zdrowych w wieku od 14 do 80 lat. Pol. Arch. Med. wewnet. **35**, 801—805 (1965). — MILCU, ST. M., PITIS, M., SPANDONIDE, T., STAN, M., STANESCU, N.: Endocrine pathology of the aged. (The relationship between endocrine glands and the type of senescence). Rum. med. Rev. 3/2, 9—18 (1959). — MILCU, ST. M., POSTELNICU, D., TEODORU, V.: Some observations on the structure of the pineal gland in aged birds and animals. Rum. med. Rev. 3/3, 14—15 (1959). — MILCU, ST. M., POTOP, I., CIOCIRDIA, C., JUVINA, E.: P^{32} uptake by the brain, pineal gland, and pituitary body of white rats in relation with age. Rum. med. Rev. 3/2, 24—26 (1959). — MILCU, ST. M., VREJOIU, GH.: Structures of the pineal gland in aged subjects. Rum. med. Rev. 3/3, 13—14 (1959). — MILOSLAWSKI, JA. N., ARDAMATSKI, N. A., IWANOW, JU. W., i dr.: Motschewaja exkrezija 17-ketosteroidow i 17-oxikortikosteroidow u sdorowich ljudei. Probl. Éndokr. Gormonoter. **9**, 76—80 (1963). — MINKINA, A. I., WOLOSCHTSCHENKO, S. I.: Probl. Éndokr. Gormonoter. **13**, 115 (1967). — MIYAKE, T.: Endocrine function in the aged. [Jap.] Jap. J. Geriat. **1**, (Suppl.) 87—93 (1964). — MONASTIRSKAJA, B. I.: Nekotorie woprosi funkzionalnoi morfologii adenogipofisa. W kn.: Wosrastnaja i funkzionalnaja morfologija endokrinoi sistemi. Medizina, Leningrad 1964, 5—37. ~ O wosrastnich ismenenijach endokrinnich scheles tscheloweka. Trudi 6-wo Nautsch. Konf. Wosrast. Morf., Fisiol., Bioch., Prosweschtschenie, Moskwa 1965, 572—577. — MOREL, L. E.: Les parathyroides.: Librairie scientifique. Paris: A. Hermann & Fils 1912. — MORRISON, A. B., STAROSCIK, R. N.: The neurosecretory substance in the neurohypophysis of the rat during maturation and aging. Gerontologia (Basel) **9**, 65—70 (1964). — Mosca, L.: Le paratiroidi del neonati umano. Biol. lat. (Milana) 8, 1331—1385 (1955). — Mostbeck, A.: Die Schilddrüse im Alter. Wien. klin. Wschr. **72**, 252—256 (1960). — Mühlmann, M.: Zur Histologie der Nebenniere. Virchows Arch. path. Anat. **146**, 365—368 (1896). ~ Wachstum, Altern, Tod. Ergebn. Anat. Entwickl-Gesch. **27**, 1—245 (1927). — Müller, R., Eitel, H., Loeser, A.: Der thyreotrope Wirkstoffgehalt der menschlichen Hypophyse. Naunyn-Schmiedebergs Arch. exp. Path. Pharmakol. **179**, 427—439 (1935). — Mustacchi, P. O., Lowenhaupt, E.: Senile changes in the histologic structure of the thyroid gland. Geriatrics 5, 268—273 (1950). — Muttini, P.: La funzionalità tiroidea esplorata con J^{131} nell'età senile. Arch. E. Maragliano Pat. Clin. **23**, 151—155 (1967).

Nakamura, M.: Cytological and histological studies on the pancreatic islets of a diabetic strain of the mouse. Z. Zellforsch. **65**, 340—349 (1965). — Nikitin, P. I.: Ismenenija anti-diuretitscheskoi aktiwnosti gipofisa w ontogenese. Fisiol. Z. SSSR **36**, 728—733 (1950). — Nikitin, P. I., Twerskoi, G. B.: Ismenenie antidiuretitscheskoi aktiwnostoi newrogipofisa w ontogenese. Fisiol. Z. SSSR **37**, 205—208 (1951). — Noodt, K.: Zur normalen und patho-logischen Histologie der Epithelkörperchen. Virchows Arch. path. Anat. **238**, 262—268 (1922). — Nizzinuti, G.: Ricerche sulla senescenza. La struttura delle paratiroidi nelle varie età. Boll. Soc. ital. Biol. sper. **9**, 211—214 (1934).

Oakberg, E. F.: Quantitative studies of pancreas and islands of Langerhans in relation to age, sex, and body weight in white Leghorn chickens. Amer. J. Anat. **84**, 279—310 (1949). — Oddie, T. H., Thomas, I. D., Rundle, F. F., Myhill, J., Catt, B.: Diagnostic limits for thyroidal radioiodine uptake rates. J. clin. Endocr. **20**, 389—400 (1960). — Oksche, A.: Survey of the development and comparative morphology of the pineal organ. In: J. A. Kappers and J. P. Schade, Progress in brain research, vol. 10, Structure and function of the epiphysis cerebri. Amsterdam-London-New York: Elsevier Publishing Co. 1965. — Oliver, J.: Anatomic changes of normal senescence. In: E. J. Stieglitz, Geriatric medicine. 3rd ed. Philadelphia: J. B. Lippincott 1954. — Orator, V., Schleussing, H.: Schilddrüse und Kropf am Niederrhein, morphologische, chemische, klinische und vergleichend-geographische Unter-suchungen. Jena: G. Fischer 1931.

Pappenheimer, A. M., Willens, S. L.: Enlargement of the parathyroid glands in renal disease. Amer. J. Path. **11**, 73—91 (1935). — Parhon, C. I., Pitis, M., Stan, M., Bala-ceanu, M., Ciovirnache, A., Ionescu, D.: New contributions concerning experimental aging through endocrine mechanisms. Rum. med. Rev. **3** (2), 22—23 (1959). — Parhon, C. I., Postelnicu, D., Petrea, I.: Some remarks on the morphology of the anterior pituitary in aged subjects. Rum. med. Rev. **3** (3), 11—12 (1959). — Park, H. Y., Kearns, J. E., Teloh, H. A., Davis, H. G.: The changes in morphology of the thyroid gland with aging. Quart. Bull. Northw. Univ. med. Sch. **33**, 8—11 (1959). — Parsons, R. J.: The pituitary gland and its relation to age, hypertension and pathological process: A study of 107 unrelated pituitaries. Medical Paper delicated to Henry Ashbury Christian. Baltimore: Waverly Press 1936. — Payne, F.: The cellular picture in the anterior pituitary of normal fowls from embryo to old age. Anat. Rec. **96**, 77—92 (1946). ~ Changes in the endocrine glands of the fowl with age. J. Geront. **4**, 193—199 (1949). ~ Cytological changes in the cells of the pituitary, thyroids, adrenals and sex glands of ageing fowl. In: A. I. Lansing, Cowdry's Problems of ageing, 3rd ed., p. 381—402. Baltimore: Williams & Wilkins 1952. — Pearl, R.: The biology of death. VII. Natural death, public health, and population problem. Sci. Monthly, March-Sept. 193—212 (1921). — Pearse, A. G. E., Carvalheira, R. F.: Cytochemical evidence for an ultimobranchial origin of rodent thyroid C cells and calcitonin. Nature (Lond.) **214**, 929—930 (1967). — Pelz, K. S., Gottfried, S. P.: Studies of the suprarenal gland in old age. Geriatrics **16**, 226—229 (1961). — Perlmutter, M., Riggs, D. S.: Thyroid collection of radioactive iodine and serum protein-bound iodine concentration in senescence, in hypothyroidism and in hypopituitarism. J. clin. Endocr. **9**, 430—439 (1949). — Perloff, W. H.: Geriatric endo-crinology. Penn. med. J. **57**, 544—545 (1954). — Petersen, H.: Anatomische Studien über die Glandulae parathyreoideae des Menschen. Virchows Arch. path. Anat. **174**, 413—434 (1903). — Pflugfelder, O.: Untersuchungen über das inkretorische System alternder Haus-katzen. Z. Alternsforsch. **9**, 1—28 (1955). — Pietra, R., Constanzo, F., Cognasso, P. A.: Studies on thyroid function in advanced age. [Ital.] Acta geront. (Milano) **10**, 201—207 (1960). — Pilgrim, Ch.: Morphologische und funktionelle Untersuchungen zur Neurosekret-bildung. Ergebn. Anat. Entwickl.-Gesch. **41**, 7—79 (1969). — Pincus, G.: Aging and urinary steroid excretion. In: E. T. Engle and G. Pincus, Hormones and the aging process, p. 1—19. New York: Academic Press 1956. — Pincus, G., Romanoff, L. P., Carlo, J.: The excretion of urinary steroids by men and women of various ages. J. Geront. **9**, 113—132 (1954). — Piotti, L. E., Mazzi, C., Rossi, L.: Aspetti clinico-funzionali e anatomo-patologici dele paratiroidi nell'età senile. G. Geront. **14**, 837—870 (1966). — Pitis, M., Spandonide, T., Ciovîrnache, A., Berceanu, A.: Investigations on energy metabolism as related to age and to thyroid syndromes. Geront. clin. **3**, 110—118 (1961). ~ Cercetari asupra hipertiroidici la batrini. Stud. Cercet. Endocr. **14**, 355—365 (1963). — PITTMAN, J. A.: The thyroid and aging. J. Amer. Geriat. Soc. **10**, 10—21 (1962). — PLANEL, H., GUILHEM, A.: Contribution à l'étude histochimique des pigments de la glande surrénale du cobaye en fonction de l'âge. C.R. Soc. Biol. (Paris) **149**, 1504—1506 (1955). — POKRAJAC, N., RABADIJA, L., VRANIĆ, M., ALLE-GRETTI, N.: Das Inselsystem der Ratte in verschiedenen Lebensaltern. Naturwissenschaften **46**, 338—339 (1959). — POLVANI, F.: Studio anatomico della glandola pineale umana. Fol. Neurobiol. **7**, 655—695 (1913). — POPOWALATKINA, N. W.: O raswitii i funkzionalnom snatschenii endokrinnich scheles u embrionow, plodow, noworoschdennich i detei perwowo goda schisni. Trudi 4-i Nautsch. Konf. Wosrast. Morf. Fisiol., Bioch. Prosweschtschenie, Moskwa 1960, 347—351. — POTOP, I., JUVINA, E., CIOCIRDIA, C.: Influence of the thymus upon P^{32} uptake by the brain, pineal gland, and hypophysis in the white rat in relation with age. Rum. med. Rev. **3** (2), 26—28 (1959). — PREMACHANDRA, B. N., BERNS, A. W., BLUMENTHAL, H. T.: Central and peripheral changes in the thyroid function in the thyroglobulin immunized guinea pig. Abstract of paper presented at the 17th Annual Meeting of Gerontological Society, Minneapolis, Minnesota, October 1964. Geront. Soc. (St. Louis, Mo.) 1964, Suppl. (30). — PUECH, A., COMBIER, J., PAGES, A.: Contribution à l'étude de l'histopathologie de l'hypophyse sénile. Montpellier méd. **43**, 610—615 (1953). ~ La cortico-surrénale sénile; documents cliniques, biologiques et anatomiques. Montpellier méd. **43**, 616—629 (1953). — PURVES, H. D.: Cytology of the adenohypophysis. In: HARRIS and DONOVAN, The pituitary gland, vol. I, p. 148—232. London: Butterworths 1966. — PUSIK, W. I.: Wosrastnaja morfologija scheles wnutrennei sekrezii. Moskwa 1951.

QUAY, W. B.: Histological structure and cytology of the pineal organ in birds and animals. Progr. in Brain Res. **10**, 49—86 (1965). — QUIMBY, E. N., WERNER, S. C., SCHMIDT, C.: Influence of age, sex, and season upon radioiodine uptake by the human thyroid. Proc. Soc. exp. Biol. (N.Y.) **75**, 537—540 (1950).

RASMUSSEN, A. T.: The weight of the principal components of the normal male adult human hypophysis cerebri. Amer. J. Path. **42**, 1—27 (1928). ~ The weight of the principal components of the normal hypophysis cerebri of the adult human female. Amer. J. Path. **55**, 253—275 (1934). — RAWSON, R. W.: The thyroid in the aging process. In: E. T. ENGLE and G. PINCUS, Hormones and the aging process, p. 39—47. New York: Academic Press 1956. — REITER, R. J., PIZZARELLO, D. J.: Radioautographic study of cellular replacement in the adrenal cortex of male rats. Tex. Rep. Biol. Med. **24**, 189—194 (1966). — RENSCHEL, G.: W kn.: Diabet. Moskwa 1964, 352. — REYNOLDS, F. W.: Hormonal alterations with aging. Postgrad. Med. **24**, 624—626 (1958). — RICE, C. O.: The life cycle of the thyroid gland in Minnesota. West. J. Surg. **39**, 925—940 (1931). — RIDDICK, F. A.: Primary hyperpara-thyroidism in the aged. Geriatrics **22**, 94—98 (1967). — RINNE, U. K.: Neurosecretory material passing into the hypophysial portal system in the human infundibulum, and its foetal development. Acta neuroveg. (Wien) **25**, 310—324 (1963). — RIPA, R., FERSINI, C.: La cortico-tropinemia venosa del vecchio. G. Geront. **11**, 1057—1060 (1963). — ROBERTIS, E. DE: Proteolytic enzyme activity of colloid extracted from single follicles of the rat thyroid. Anat. Rec. **80**, 219—231 (1941). ~ Cytological and cytochemical bases of thyroid function. Ann. N.Y. Acad. Sci. **50**, 317 (1949). — ROBINSON, A. M.: The excretion of 17-ketosteroids in men of different age groups with special reference to prostatic cancer. Brit. J. Cancer **2**, 13—16 (1948). — RODECK, H., LEDERIS, K., HELLER, H.: The hypothalamo-neurohypophysial system in old rats. J. Endocr. **21**, 225—228 (1960). — RODIN, A. E., OVERALL, J.: Statistical relationships of weight of the human pineal to age and malignancy. Cancer (Philad.) **20**, 1203—1214 (1967). — RÖSSLE, R., ROULET, F.: Maß und Zahl in der Pathologie. Berlin-Wien: Springer 1932. — ROMEIS, B.: Hypophyse. In: V. MÖLLENDORFS Handbuch der mikroskopischen Anatomie des Menschen, Bd. VI/3. Berlin: J. Springer 1940. — RØMCKE, O.: Der Blutzucker im älteren Alter, insbesondere bei hypertonischen Zuständen. Acta med. scand. (Suppl.) **39**, 1—150 (1931). — ROOT, H. F., BARCLAY, P.: The octogenarian diabetic; observations in cases of diabetes before and after the age of eighty years. Diabetes **4**, 191—196 (1955). — ROSENBERG, C. A.: Aging and endocrine function — The pancreas. J. Amer. geriat. Soc. **14**, 947—953 (1966). — ROTH, S. L., MUNGER, B. L.: The cytology of adeno-matous, atrophic, and hyperplastic parathyroid glands of man. Virchows Arch. path. Anat. **335**, 389—410 (1962). — ROTHER, P.: Morphologie und Funktion der Glandulae parathyreo-ideae. Med. Habilschr. Leipzig 1968. ~ Über Vorkommen und Funktion der oxyphilen Welshschen Zellen in Glandulae parathyreoideae. Z. mikr.-anat. Forsch. **79**, 533—556 (1968). — ROTTER, W.: Die Entwicklung der fetalen und kindlichen Nebennierenrinde. Virchows Arch. path. Anat. **316**, 590—618 (1949). ~ Das Wachstum der fetalen und kindlichen Nebennieren-rinde. Z. Zellforsch. **34**, 547—561 (1949).

SABRAZES, J., HUSNOT, P.: Tissu interstitiel, macrophages et Mastzellen des capsules surrénales chez l'homme et les animaux. Gaz. Sci. méd. Bordeaux 1907, 267—268 (1907). — SAMORAJSKI, T., ORDY, J. M.: The histochemistry and ultrastructure of lipid pigment in the adrenal glands of aging mice. J. Geront. **22**, 253—267 (1967). — SAMUELS, L. T.: Effect of aging on the steroid metabolism as reflected in plasma levels. In: E. T ENGLE and G. PINCUS,, Hormones and the aging process. New York: Academic Press 1956. — SANDRITTER, W. FEDERLIN, K., GERATZ, D.: Zur Morphologie und Funktion der Epithelkörperchenzellen. I. Quantitative und qualitative histochemische Untersuchungen an Epithelkörperchenzellen von Ratten. Frankfurt. Z. Path. **66**, 290—318 (1955). — SAXTON, J., LOEB, L.: Thyroid stimulation and gonadotropic hormones of the human anterior pituitary gland at different ages and in pregnant and lactating women. Anat. Rec. **69**, 261—279 (1937). — SCHAER, H.: Vergleichende Untersuchungen an Schilddrüsen zwischen dem 25. und 50. Lebensjahr. Beitr. path. Anat. **36**, 249—274 (1928). — SCHARRER, B.: Neurosecretion. IV. Localization of neurosecretory cells in the central nervous system of Limulus. Biol. Bull. **81**, 96—104 (1941). — SCHARRER, E., SCHARRER, B.: Neurosekretion. In: Handbuch der mikroskopischen Anatomie des Menschen, Bd. VI/5, S. 953—1066. Berlin-Göttingen-Heidelberg: Springer 1954. — SCHDANOW, D. A.: Nowie dannie o funkzionalnoi morfologii limfatitscheskoi sistemi endokrinnich scheljos. Probl. Endokr. Gormonoter. **7**, 52—62 (1961). — SCHEWTSCHUK, I. A.: Wosrastno-funkzionalnaja morfologija i gistochimija zinka podscheludotschnoi schelesi. Dokl. diss. Tschernowzi 1962. ~ Wosrastnie ismenenija gistologitscheskowo stroenija i soderschanija zinka podscheludotschnoi schelesi tscheloweka w ontogenese. Trudi 5-i Nautsch. Konf. Wosrast. Morf., Fisiol., Bioch. Prosweschtschenie, Moskwa 1962, 509—512. ~ Morfologitscheskie i gistochimitscheskie pokasateli starenija podscheludotschnoi schelesi tscheloweka. W kn.: Mechanismi starenija. Kiew 1963, 438—443. — SCHGENTI, W. K., TATISCHWILI, I. JA., DEKANOSIDSE, T. I., MAKASCHWILI, G. A.: O sostojanii strukturi nekotorich organow wnutrennei sekrezii w starschie wostnie periodi schisni tscheloweka. Trudi Tbil. med. in-t **23**, 5—8 (1967). — SCHMIDT, R.: Von der sekretorischen Tätigkeit des Flimmerepithels in den Rathkeschen Cysten der Hypophyse des Meerschweinchens. Z. mikr.-anat. Forsch. **65**, 313—326 (1959). ~ Morphologische Veränderungen an den Organen der weißen Ratte nach Alloxangaben in Beziehung zu ihrem Schwermetallgehalt; Untersuchungen zur diabetogenen Wirkung des Alloxans infolge Komplexverbindung mit Metallen. Med. Habil.-Schr. Univ. Halle 1965. ~ Der Alloxandiabetes. Morphologie, Chemismus und Literatur. Nova Acta Leopoldina, N.F. **179**, Bd. 32, 1—749 (1967). ~ Das Altern endokriner Drüsen. Wiss. Z. Karl-Marx-Univ. Leipzig, math.-nat. R. **19**, 451—474 (1970). — SCHUKOW, N. A.: Intrainsuljarnii perikapillarnii fibros i ewo rol w funkzionalnich naruschenijach insuljarnowo apparata podscheludotschnoi schelesi u liz poschilowo i startscheskowo wosrasta. Probl. Endocr. Gormonoter. **10**, 13—17 (1964). — SCHUKOW, N. A.: Probl. Endokr. Gormonoter. **10**, 99 (1964). — SCHOUTEN, J.: De bloedsuikerbelasting curve bij bejaarden. Huisarts. wetensch. **10**, 224—226 (1967). — SCHULTRICH, S.: Der Alternswandel des Inselapparates beim nichtdiabetischen Menschen. Z. mikr.-anat. Forsch. **73**, 506—540 (1965). — SCOTT, D. A., FISCHER, A. M.: J. clin. Invest. **17**, 725 (1938). — SEEGERS, W., McGAVACK, T. H., ENZINGER, J., HAAR, H., KRAWZOFF, M.: The thyroid in aging. Proc. IVth Congress Int. Ass. Geront. Merano, July 1957, vol. II clin. Div. 303—307. — SEIFERT, G.: Zur Orthologie und Pathologie des qualitativen Inselzellbildes (nach Bensley-Terbrüggen). Virchows Arch. path. Anat. **325**, 379—396 (1954). — SEILER, B. G.: Nebennieren. In: PIERER und CHOULANT, Medic. Realwörterbuch. Altenburg 1823. — SHANKLIN, W. M.: Age changes in the histology of the human pituitary. Acta anat. (Basel) **19**, 290—304 (1953). — SHOCK, N. W.: Aging. Some Social and Biological Aspects. Public. No. 65. Washington: Amer. Ass. Advancement Sci. 1960. ~ Physiological aspects of aging in man. Ann. rev. Physiol. **23**, 97—122 (1961). — SHOK, N. A., ANDRES, R.: W kn.: Prisposobitelnie wosmoschnosti starejuschtschewo organisma. Kiew 1968, 119. — SICHINAVA, G. N.: Characteristics of the adrenal function in old age. [Russ.] Sovet. Med. **29**, 58—60 (1966). — SIGURJONSSON, J.: Über Beziehungen des Jodreichtums zur Größe und Struktur der Schilddrüse. Virchows Arch. path. Anat. **301**, 91—110 (1938). ~ Studies on the human thyroid in Iceland. Reykjavik Prentsmidjan Edda H. F., 48—49 (1940). — SILVESTRINO, E.: Le grandezze nucleari nelle ghiandole surrenali studiate statisticamente. Nota I. Boll. Soc. ital. Biol. sper. 8, 727—732 (1933). — SIMONIN, R., ARNOUX, R.: Endocrines et sénescence. Arch. mediterran. med. **49**, 53—75 (1967). — SMITH, L. E.: Glucose tolerance in the aged. J. Geront. **3**, 66—69 (1948). — SMITH, L. E., SHOCK, N. W.: Intravenous glucose tolerance tests in aged males. J. Geront. **4**, 27—33 (1949). — SMOLJANSKI, B. L.: Funkzionalnoe sostojanie kori nadpotschetschnikow w swjasi s prozessami starenija i wosdeistwija askorbinowoi kisloti. Awtoref. Kand. diss. Leningrad 1963. ~ Suprarenal cortical function in the process of ageing. [Russ.] Klin. Med. (Moskwa) **1**, 36—41 (1964). — SOFFER, L., DORFMAN, R. J., GABRILOVE, I. L.: The human adrenal gland. Philadelphia: Lea & Febinger 1961. — SOLICA, E., SAMPIETRO, R.: Cytologic observations on the pancreatic islets with reference to some endocrine-like cells of the gastrointestinal mucosa. Z. Zellforsch. **68**, 689—698 (1965). — SOLOMON, J., GREEP, R. O.: Relationship between pituitary growth hormone content and age in rats. Proc. Soc. exp. Biol. (N.Y.) **99**, 725—727 (1958). — SPAGNOLI, H. H., CHARIPPER, H. A.: The effect of aging on the histology and cytology of the pituitary gland of the golden hamster (Cricetus auratus), with brief reference to simultaneous changes in the thyroid and testis. Anat. Rec. **121**, 117—139 (1955). — Spain, D. M., Weinsaft, P.: Solitary adrenal cortical adenoma in elderly female. Arch. Path. **78**, 231—233 (1964). — Spark, Ch.: Relation between basophilic invasion of the neurohypophysis and hypertensive disorders. Arch. Path. **19**, 473—501 (1935). — Spöttel, W.: Die Abhängigkeit der Schilddrüsenausbildung von Rasse, Alter, Geschlecht und Jahreszeit bei verschiedenen Schafrassen. Z. Anat. Entwickl.-Gesch. **89**, 607—671 (1929). — Starr, P., Petit, D. W., Chaney, A. L., Rollman, H., Aiken, J. B., Jamieson, B., Kling, J.: Clinical experience with the blood protein-bound iodine determination as a routine procedure. J. clin. Endocr. **10**, 1237—1250 (1950). — Steege, H.: Über die fuchsinophilen Zellen von Vines. Ein Beitrag zur Histochemie der Nebennierenrinde der Frau beim postklimakterischen Virilismus. Frankfurt. Z. Path. **63**, 209—221 (1952). — Stieve, H.: Über physiologische und pathologische Veränderungen der Nebennierenrinde des Menschen und ihre Abhängigkeit von der Tätigkeit der Keimdrüsen. Kungl. svenska Vetenskapsakad. Handl. 3. Ser. **23**, Nr. 6 (1946). ~ Über physiologische und pathologische Veränderungen der Nebennierenrinde des Menschen und ihre Abhängigkeit von der Tätigkeit der Keimdrüsen und Nebennierenrinde. Z. Geburtsh. **127**, 209—231 (1946). ~ Die Nebennierenrinde des Menschen, ihre Geschlechtsunterschiede und Alternsveränderungen, ihr Verhalten bei Storungen der Keimdrusentatigkeit und bei paradoxer Fettsucht. Forsch. Fortschr. dtsch. Wiss. **21/23**, 154—158 (1947). — Stoffer, R. P., Hellwig, C. A., Welch, J. W., McCusker, E. N.: The thyroid gland after 50. Geriatrics **16**, 435—443 (1961). — Strehler, B. L.: Time, cells and aging. New York and London: Academic Press 1962. ~ Molecular biology of aging. Naturwissenschaften **56**, 57—61 (1969). — Stuchliková, E., Hruškova, J., Hruza, Z., Jelenkova, H., Novak, P., Soukupova, K.: The effect of adrenaline on lipolysis and glycogenolysis in relation to age and stress. Exp. Geront. **2**, 15—21 (1967). — Sudds, M. V. N.: The cell contents of the cortex of the suprarenal gland. Endocrinology **26**, 895—899 (1940). — Sulkin, N. M.: The occurence, distribution and nature of PAS-positive substances in the nervous system of the senile dog. In: Old age in the modern world. Proc. 3rd Congr. Intern. Assoc. Gerontol., London 1954. London: Livingstone 1955. Also in: J. Geront. **10**, 135—144 (1955). ~ Histochemical studies on mucoproteins in nerve cells of the dog. Cytologia **1**, 459—468 (1955). — Swanson, H. E., Erzin, C.: The natural history of the delta cell of the human adenohypophysis: in childhood, adulthood, and pregnancy. J. clin. Endocr. **20**, 952—966 (1960). — Swetschnikowa, I. W., Bekker, W. M.: Funkzija kori nadpotschetschnikow pri aterosklerose u liz poschilowo i startscheskowo wosrasta. Trudi Ukr. nautsch. issled. in-t. exp. Endokr. t. 20, endokrinopatii letschenie ich gormonami, wip. **2**, 170—174 (1965). — Swyer, G. I. M.: The endocrines in old age. Med. Press **241**, 208—211 (1959).

Taylor, N. R. W., Loraine, J. A., Robertson, H. A.: The stimation of ACTH in human pituitary tissue. J. Endocr. **9**, 334 (1953). — Terbrüggen, A.: Untersuchungen über Inselapparat und Inseladenome des Pankreas, insbesondere über die Zelltypen bei Diabetes mellitus und Spontanhypoglykämie. Virchows Arch. path. Anat. **315**, 407—460 (1948). — Thom, W.: Untersuchungen über die normale und pathologische Hypophysis cerebri. Arch. mikr. Anat. **57**, 632—652 (1901). — Thomas, F.: L'histophysiologie de la glande thyroide humaine à la lumière de tests morphologiques nouveaux. Arch. Biol. (Liége) **45**, 189—337 (1934). — Thung, P. J.: Ageing in the gonad-adrenal system. Gerontologia (Basel) **6**, 41—64 (1962). — Todorow, I. N.: W kn.: Trudi 7-i Nautsch. Konf. Wosrast. Morf., Fisiol. Bioch., Moskwa 1965, 463. — Tonutti, E.: Hormonal gesteuerte Transformationsfelder in der Nebennierenrinde? Z. mikr.-anat. Forsch. **50**, 495—501 (1941). ~ Zur Histophysiologie der Nebennierenrinde: Bau und Histochemie bei der Atrophie des Organs nach Hypophysektomie. Z. mikr.-anat. Forsch. **51**, 346—392 (1942). ~ Die Umbauvorgänge in den Transformationsfeldern der Nebennierenrinde als Grundlage zur Beurteilung der Nebennierenrindenarbeit. Z. mikr.-anat. Forsch. **52**, 32—86 (1942). ~ Die X-Zonen-Erscheinung der Nebenniere als regressive Transformation des Rindenorgans, Widerlegung ihrer androgenen Bedeutung. Z. Zellforsch. **33**, 336—357 (1945). — Tóth, F., Gimes, R.: Senile changes in the female endocrine glands and internal sex organs. Acta morph. Acad. Sci. hung. **12**, 301—313 (1964). — Trautmann, A.: Zur Frage der physiologischen Involution der Epiphysis cerebri. Dtsch. tierärztl. Wschr. **1934I**, 599—602 (1934). — Tremblay, G., Pearse, A. G. E.: A cytochemical study of oxydative enzymes in the parathyroid oxyphil cell and their functional significance. Brit. J. exp. Path. **40**, 66—70 (1959). — Treves, G.: L'ipofisi senile del cane. Arch. De Vecchi Anat. pat. **30**, 771—794 (1959). — Truten, N. I.: Diseases of the thyroid gland in old age. [Russ.] Sovet. Med. **29**, 55—57 (1966).

Vernon, S.: Connective tissue, hormones and aging. J. Amer. Geriat. Soc. **5**, 786—792 (1957). — Verzár, F.: Compensatory hypertrophy of kidney and adrenal in the lifespan of rats. In: Old age in the modern world. Proc. 3rd Congr. Intern. Assoc. Gerontol. London 1954, 139—150. London: Livingstone 1955. ~ Experimentelle Gerontologie. Stuttgart: Enke 1965. — Verzár, F., Freydberg, V.: Changes of thyroid activity in the rat in old age. J. Geront. **11**, 53—57 (1956). — Verzár, F., Spichtin, H.: The role of the pituitary in the aging of collagen. Gerontologia (Basel) **12**, 48—56 (1966). — Vranič, M., Pokrajác, N.: The effect of age and fasting on blood sugar level in normal and adrenalectomized rats. J. Geront. **16**, 110—116 (1961).

Wallraff, J.: Histochemische Untersuchungen an den Nebennieren des erwachsenen Menschen. Z. Zellforsch. **34**, 362—427 (1949). — Walser, A.: Ausscheidung der Nebennieren-steroide und Alter. Schweiz. med. Wschr. **89**, 46, 1215—1217 (1959). — Walter, F. K.: Weitere Untersuchungen zur Pathologie und Physiologie der Zirbeldrüse. Z. ges. Neurol. Psychiat. **83**, 411—463 (1923). — Warter, J., Schwartz, J., Delage, J.: Glandes endocrines et sénescence. (A suivre.) Strasbourg méd. **9**, 373—396 (1958). — Watrin, J.: Réaction pigmentaire expérimentale des capsules surrénales. C. R. Soc. Biol. (Paris) **90**, 1061—1062 (1924). — Watzka, M.: Die Paraganglien. In: v. Möllendorfs Handbuch der mikroskopischen Anatomie des Menschen, Bd. VI/4. Berlin: Springer 1943. — Wegelin, C.: Schilddrüse. In: Handbuch der speziellen pathologischen Anatomie und Histologie, Bd. 8, S. 1—547. Berlin: Springer 1926. — Weiss, J., Lansing, A. I.: Age changes in the fine structure of anterior pituitary of the mouse. Proc. Soc. exp. Biol. (N.Y.) **82**, 460—466 (1953). — Weller, O.: Altersvorgänge an der Nebenniere, der Schilddrüse und der männlichen Keimdrüse. Med. Welt **14**, 689—695 (1961). — Wernly, M., Berdjis-Chamsi, C.: Les parathyreoides humaines. Contribution à l'étude des hyperplasies et des adénomes. Helv. med. Acta, Ser. A, Suppl. XIX (1946). — Werschikowskaja, N. W.: Wosrastnie ismenenija gonadotropnoi funkzii gipofisa u muschtschin. W sb. Mechanismi starenija. Kiew 1963, 226—228. ~ Fisiol. Z. **10**, 543—546 (1964). ~ W kn.: 7-i Nautsch. Konf. Wosrast., Morf., Fisiol. Bioch., Moskwa 1965, 266—268. — West, C. D., Brown, H., Simons, E. L., Carter, D. B., Kumagai, L. F. Englert, E.: Adrenocortical function and cortisol metabolism in old age. J. clin. Endocr. **21**, 1197—1207 (1961). — Wetzel, G.: Thymus, Schilddrüse und Epithelkörperchen. Handbuch Anatomie des Kindes, Bd. 2. München 1936. — Weyer, F.: Über drüsenartige Nervenzellen im Gehirn der Honigbiene, Apis mellifica L. Zool. Anz. **112**, 137—141 (1935). — Whitehead, R.: The hypothalamic lesion of the multiple endocrine adenoma syndrome. Acta neuropath. (Berl.) **4**, 191—199 (1964). — Wilhelm, A., Sajonski, H.: Zur Histomorphologie der Adenohypophyse des Sumpfbibers (Myocastor coypus Molina) unter besonderer Berücksichtigung der Pars distalis adenohypophyseos. Z. mikr.-anat. Forsch. **79**, 557—572 (1968). — Witschi, E., Riley, G. M.: Quantitative studies on the hormones of human pituitaries. Endocrinology **26**, 565—576 (1940). — Wolfe, J. M.: The effects of advancing age on the structure of the anterior hypophyses and ovaries of female rats. Amer. J. Anat. **72**, 361—383 (1943). — Wolfe, J. M., Bryan, R., Wright, A. W.: Observations on histologic structure of anterior pituitaries of old female rats. Proc. Soc. exp. Biol. (N.Y.) **38**, 80—82 (1938). — Wolodina, E. P.: Probl. Endokr. Gormonoter. **12**, 16 (1966). — Wolstenholme, G. E. W., Porter, R.: The human adrenal cortex: its function throughout life. In Honour of Prof. Dr. h. c. F. Verzár. London: J. & A. Churchill 1967. — Woodhead, A. D., Ellett, S.: Endocrine aspects of ageing in the guppy, Lebistes reticulatus Peters. I. The thyroid gland. Exp. Geront. **1**, 315—330 (1966). — Wrenshall, G. A., Bogoch, A., Ritchie, R. C.: Extractable insulin of pancreas. Correlation with pathological and clinical findings in diabetic and nondiabetic cases. Diabetes **1**, 87—107 (1952). — Würterle, A.: Zur Altersabhängigkeit der Harnausscheidung von Stoffwechselprodukten androgener Hormone bei der Frau (Ausscheidung der neutralen 17-Ketosteroide). Z. Alternsforsch. **10**, 54—61 (1956).

Xuereb, G. P.: The changes which occur with ageing in the vascular pattern of the infundibular process of the human hypophysis cerebri. J. Endocr. **10**, 238—244 (1954).

Yamada, K.: Zit. nach Nakamura (1965). — Yanase, J.: Über Epithelkörperchenbefunde bei galvanischer Übererregbarkeit der Kinder. Wien. klin. Wschr. **39**, 1157—1160 (1907). — Yeakel, E. H.: Changes with age in the adrenal glands of Wistar albino and gray Norway rats. Amer. Soc. Zool. Boston. Anat. Rec. **96**, 525 (1946). — Yoffey, J. M., Baxter, J. S.: Histochemical changes in the suprarenal gland of the adult male rat. J. Anat. (Lond.) **83**, 89—98 (1949).

Zhukov, N. A.: Internal secretion of the pancreas in various age groups. [Russ.] Probl. Éndokr. **8**, 67—69 (1962). — Zoli, A., Morace, G.: Contributo alla conoscenza dell'aspetto morfologico delle paratiroidi del vecchio. Rass. Neurol. veg. **17**, 109—135 (1963).

Namenverzeichnis

Die *kursiven* Seitenzahlen beziehen sich auf die Literatur